**Gynécologie
Obstétrique**

Chez le même éditeur

Dans la même collection

Anatomie pathologique, par le Collège français des pathologistes (CoPath), 2013, 416 pages.

Cardiologie, par le Collège National des enseignants de cardiologie – Société Française de Cardiologie (CNEC-SFC), 2e édition, 2014, 464 pages.

Chirurgie maxillo-faciale et stomatologie, par le Collège hospitalo-universitaire français de chirurgie maxillo-faciale et stomatologie. 4e édition, 2017, 408 pages.

Dermatologie, par le Collège des enseignants en dermatologie de France (CEDEF). 7e édition, 2017, 472 pages.

Gériatrie, par le Collège national des enseignants de gériatrie (CNEG), 4e édition, 2018, 384 pages.

Hématologie, par la Société française d'hématologie. 3e édition, 2018, 400 pages.

Hépato-gastro-entérologie, par la Collégiale des universitaires en hépato-gastro-entérologie (CDU-HGE), 4e édition, 2018, 536 pages.

Imagerie médicale – Radiologie et médecine nucléaire, par le Collège des enseignants de radiologie de France (CERF) et le Collège national des enseignants de biophysique et de médecine nucléaire (CNEBMN), 2015, 632 pages.

Immunopathologie, par le Collège des enseignants d'immunologie, 2015, 328 pages.

Médecine intensive, réanimation, urgences et défaillances viscérales aiguës, par le Collège des Enseignants de Médecine Intensive – Réanimation (CEMIR), 6e édition, 2018, 656 pages.

Médecine physique et réadaptation, par le Collège français des enseignants universitaires de médecine physique et de réadaptation (COFEMER), 5e édition, 2015, 312 pages.

Neurologie, par le Collège français des enseignants en neurologie (CEN), 4e édition, 2015, 600 pages.

Neurochirurgie, par le Collège de neurochirurgie, 2016, 272 pages.

Nutrition, par le Collège des enseignants de nutrition. 2e édition, 2015, 256 pages.

Ophtalmologie, par le Collège des ophtalmologistes universitaires de France (COUF), 3e édition, 2017, 336 pages.

ORL, par le Collège français d'ORL et de chirurgie cervico-faciale, 4e édition, 2017, 432 pages.

Parasitoses et mycoses des régions tempérées et tropicales, par l'Association française des enseignants de parasitologie et mycologie (ANOFEL). 5e édition, 2016, 504 pages.

Pédiatrie, par A. Bourrillon, G. Benoist, le Collège national des pédiatres universitaires, 7e édition, 2017, 1016 pages.

Rhumatologie, par le Collège français des enseignants en rhumatologie (COFER). 6e édition, 2018, 456 pages.

Santé publique, par le Collège universitaire des enseignants de santé publique (CUESP), 3e édition, 2015, 464 pages.

Urologie, par le Collège français des urologues (CFU), 4e édition, 2018, 448 pages.

Gynécologie Obstétrique

Sous l'égide du
Collège National des Gynécologues et Obstétriciens Français
et de la Conférence Nationale des PU-PH
en gynécologie-obstétrique

Sous la direction de
Gilles Body, Xavier Deffieux, Philippe Deruelle, Olivier Graesslin,
Cyril Huissoud, Didier Riethmuller, Geoffroy Robin

4e édition

Elsevier Masson

ELSEVIER

Elsevier Masson SAS, 65, rue Camille-Desmoulins, 92442 Issy-les-Moulineaux cedex, France
Gynécologie Obstétrique, 4e édition, sous l'égide du Collège National des Gynécologues et Obstétriciens Français et de la Conférence Nationale des PU-PH en gynécologie-obstétrique.
© 2018, Elsevier Masson SAS
ISBN : 978-2-294-75406-7
e-ISBN : 978-2-294-75540-8
Tous droits réservés.

Les illustrations sans source spécifiée sont soit libres de droits, soit elles proviennent des fonds des auteurs ou du CNGOF. Les figures 3.1, 19.1, 20.1, 20.12 et 28.11 ont été dessinées par Carole Fumat.

Les praticiens et chercheurs doivent toujours se baser sur leur propre expérience et connaissances pour évaluer et utiliser toute information, méthodes, composés ou expériences décrits ici. Du fait de l'avancement rapide des sciences médicales, en particulier, une vérification indépendante des diagnostics et dosages des médicaments doit être effectuée. Dans toute la mesure permise par la loi, Elsevier, les auteurs, collaborateurs ou autres contributeurs déclinent toute responsabilité pour ce qui concerne la traduction ou pour tout préjudice et/ou dommages aux personnes ou aux biens, que cela résulte de la responsabilité du fait des produits, d'une négligence ou autre, ou de l'utilisation ou de l'application de toutes les méthodes, les produits, les instructions ou les idées contenus dans la présente publication.

Tous droits de traduction, d'adaptation et de reproduction par tous procédés, réservés pour tous pays. Toute reproduction ou représentation intégrale ou partielle, par quelque procédé que ce soit, des pages publiées dans le présent ouvrage, faite sans l'autorisation de l'éditeur est illicite et constitue une contrefaçon. Seules sont autorisées, d'une part, les reproductions strictement réservées à l'usage privé du copiste et non destinées à une utilisation collective et, d'autre part, les courtes citations justifiées par le caractère scientifique ou d'information de l'œuvre dans laquelle elles sont incorporées (art. L. 122-4, L. 122-5 et L. 335-2 du Code de la propriété intellectuelle).

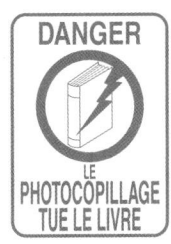

Ce logo a pour objet d'alerter le lecteur sur la menace que représente pour l'avenir de l'écrit, tout particulièrement dans le domaine universitaire, le développement massif du « photo-copillage ». Cette pratique qui s'est généralisée, notamment dans les établissements d'enseignement, provoque une baisse brutale des achats de livres, au point que la possibilité même pour les auteurs de créer des œuvres nouvelles et de les faire éditer correctement est aujourd'hui menacée. Nous rappelons donc que la reproduction et la vente sans autorisation, ainsi que le recel, sont passibles de poursuites. Les demandes d'autorisation de photocopier doivent être adressées à l'éditeur ou au Centre français d'exploitation du droit de copie : 20, rue des Grands-Augustins, 75006 Paris. Tél. 01 44 07 47 70.

Table des matières

> Retrouvez toute l'actualité relative aux *Référentiels des Collèges* en vous connectant à l'adresse suivante :
> hiip://www.blog-elsevier-masson.fr/2018/06/lactualite-referentiels-colleges/

Comité de rédaction de la 4ᵉ édition	XXIII
Avant-propos	XXV
Liste des abréviations	XXVII

I Connaissances Gynécologie

1 Item 8 – UE 1 – Éthique médicale 3
Interruption volontaire de grossesse 3
  I. Pour comprendre 3
  II. Pour réfléchir 4
Diagnostic prénatal 5
  I. Pour comprendre 5
  II. Pour réfléchir 6
Interruption médicale de grossesse 7
  I. Pour comprendre 7
  II. Pour réfléchir 7
Diagnostic préimplantatoire 8
  I. Pour comprendre 8
  II. Pour réfléchir 8
Décisions difficiles aux limites de la viabilité 10
  I. Pour comprendre 10
  II. Pour réfléchir 10

2 Item 10 – UE 1 – Violences sexuelles 13
  I. Pour comprendre 13
    A. Définitions 13
    B. Épidémiologie 13
    C. Législation 13
  II. Objectifs de la prise en charge d'une victime de violences sexuelles 14
  III. Accueil et information d'une victime 14
    A. Vérifier la notion de plainte 14
    B. Apprécier les conséquences psychologiques initiales 15
    C. Préparer la victime à l'examen médical 15
  IV. Étapes de l'examen clinique 15
    A. Contexte 15
    B. Entretien médical 15
  V. Conduite à tenir après l'examen clinique 18
  VI. Rédaction du certificat médical 18

3 Item 24 – UE 2 – Grossesse extra-utérine 21
  I. Pour comprendre 21
    A. Définition 21
    B. Évolution naturelle 22
    C. Facteurs de risque 22
  II. Diagnostic 22
    A. Diagnostic positif 22
    B. Diagnostics différentiels 25
  III. Traitements 25
    A. GEU symptomatique 25

    B. GEU pauci ou asymptomatique 26
    C. Cas particulier 28
  IV. Mesures associées 28

4 Item 34 – UE 2 – Anomalies du cycle menstruel. Métrorragies
Item 41 – UE 2 – Hémorragie génitale chez la femme 31
  I. Définitions 31
  II. Prise en charge initiale (quelle que soit l'étiologie) 32
  III. Principales étiologies des ménométrorragies 33
  IV. Bilan de 1re intention devant une hémorragie génitale 34
    A. Examen clinique 34
    B. Bilan biologique 34
    C. Imagerie 34
    D. Hystéroscopie diagnostique 35
    E. Biopsie d'endomètre 35
    F. À ne pas faire devant des métrorragies 35
  V. Prise en charge thérapeutique 35
    A. Traitements généraux (quelle que soit l'étiologie) 35
    B. Traitement étiologique 35

5 Item 40 – UE 2 – Aménorrhée 39
  I. Rappels – Définitions 39
  II. Conduite à tenir devant un trouble du cycle ou une aménorrhée 40
  III. Les différentes causes des troubles du cycle ou d'une aménorrhée ... 42
    A. Si la FSH, l'œstradiol et la prolactine sont normaux
       et la LH normale ou élevée 42
    B. Si la FSH est élevée (> 25 UI/L) et l'œstradiol bas :
       insuffisance ovarienne prématurée 44
    C. Si la FSH, l'œstradiol et la LH sont bas 45
  IV. Syndrome prémenstruel 46
    A. Définition 46
    B. Physiopathologie 46
    C. Tableau clinique 46
    D. Traitement 47

6 Item 120 – UE 5 – Ménopause 49
  I. Pour comprendre 49
    A. Définition 49
    B. Population concernée 49
  II. Diagnostic 49
  III. Examen clinique 50
    A. Interrogatoire 50
    B. Examen général 50
    C. Examen gynécologique 50
    D. Examens complémentaires 50
  IV. Conséquences de la ménopause 51
    A. Syndrome climatérique 51
    B. Risques de la ménopause 52
  V. Conditions pour envisager un THM 54
    A. Qui traiter ? 54
    B. Traitement 54
  VI. Insuffisance ovarienne prématurée
    (anciennement : ménopause précoce) 58

7 Item 35 – UE 2 – Contraception 61
  I. Pour comprendre 61
  II. Indications 62
  III. Méthodes 62
    A. Contraception œstroprogestative (COP) 62
    B. Contraception progestative seule 65

	C. Contraceptions mécaniques	67
	D. Contraception définitive	68
	E. Contraception d'urgence	69
IV.	Mise en place de la contraception	69
	A. Interrogatoire	70
	B. Examen clinique	70
	C. Examens complémentaires	70
	D. Initiation	71
	E. Évaluation/surveillance	71
	F. Cas/situations particulier(e)s	71

8 Item 36 – UE 2 – Prise en charge de l'interruption volontaire de grossesse, réalisée dans le cadre légal, dans un délai de 14 SA ... 75

- I. Pour comprendre ... 75
- II. Législation ... 76
  - A. Conditions de la pratique des IVG ... 76
  - B. Droit à l'anonymat ... 77
- III. Structures de prise en charge des IVG ... 77
  - A. En établissement de santé ... 77
  - B. Hors établissement de santé ... 78
  - C. Dans les centres de santé ... 78
- IV. Déroulement de la prise en charge ... 78
  - A. Consultation initiale ... 78
  - B. 2ᵉ consultation : confirmation de l'IVG ... 79
  - C. Réalisation de l'IVG ... 79
  - D. Consultation post-IVG ... 79
- V. Méthodes ... 79
  - A. Méthode instrumentale ... 80
  - B. IVG médicamenteuse ... 81
- VI. Complications et prévention ... 83
  - A. Complications immédiates ... 83
  - B. Complications secondaires ... 85
  - C. Complications à long terme ... 85
- VII. Contraception après une IVG ... 85

9 Item 37 – UE 2 – Stérilité du couple : conduite de la première consultation ... 87

- I. Pour comprendre ... 87
  - A. Définitions ... 87
  - B. Causes et facteurs de risque d'infertilité ... 87
- II. Première consultation du couple infertile ... 89
  - A. Bilan clinique chez la femme ... 89
  - B. Bilan clinique chez l'homme ... 90
- III. Bilan paraclinique de 1ʳᵉ intention ... 90
  - A. Bilan féminin ... 90
  - B. Bilan masculin de 1ʳᵉ intention : spermogramme et spermocytogramme ... 94
  - C. Bilan du couple : interaction sperme – glaire cervicale ... 95
- IV. Bilan préconceptionnel et pré-AMP ... 95

10 Item 38 – UE 2 – Assistance médicale à la procréation : principaux aspects médicaux, biologiques et éthiques ... 99

- I. Définition et conditions d'accès ... 99
- II. Bilan préthérapeutique ... 100
  - A. Bilan médical ... 100
  - B. Bilan psychosocial ... 100
  - C. Conditions de prise en charge par l'assurance santé ... 101
- III. Insémination artificielle ... 101
  - A. Technique ... 101
  - B. Indications ... 102
  - C. Résultats ... 102

Table des matières

- IV. Fécondation *in vitro* avec transfert embryonnaire 103
    - A. Principales indications 103
    - B. Recueil de gamètes féminins 104
    - C. Phase biologique 105
    - D. Transfert embryonnaire 105
    - E. Résultats 106
    - F. Congélation embryonnaire 106
    - G. Complications 106
- V. Place de l'AMP en oncofertilité 107
    - A. Transposition ovarienne 107
    - B. Autoconservation 107

11 Item 39 – UE 2 – Orientation diagnostique devant une douleur pelvienne aiguë 109

Douleurs pelviennes aiguës 109
- I. Pour comprendre 109
    - A. Définition 109
    - B. Épidémiologie 110
    - C. Physiopathologie 110
- II. Orientation diagnostique 111
    - A. Interrogatoire 112
    - B. Examen clinique 113
    - C. Examens complémentaires 113

Endométriose 116
- I. Pour comprendre 117
- II. Circonstances de découverte 119
    - A. Dysménorrhées 119
    - B. Dyspareunies profondes 119
    - C. Symptômes digestifs 120
    - D. Symptômes urinaires 120
    - E. Autres symptômes cataméniaux 120
    - F. Douleurs intermenstruelles 120
    - G. Infertilité 120
- III. Données de l'examen clinique 121
    - A. Interrogatoire 121
    - B. Examen abdominal 121
    - C. Examen au spéculum 121
    - D. Toucher vaginal 121
    - E. Toucher rectal 121
- IV. Examens paracliniques 122
    - A. Échographie pelvienne par voie endovaginale 122
    - B. IRM abdominopelvienne 122
    - C. Autres examens d'imagerie 124
    - D. Bilan biologique 124
    - E. Cœlioscopie 124
- V. Principes thérapeutiques 124
    - A. Traitement médicamenteux 124
    - B. Traitement chirurgical 125
    - C. Traitement de l'infertilité 125

12 Item 42 – UE 2 – Tuméfaction pelvienne chez la femme 127
- I. Pour comprendre 127
    - A. Étiologies 127
    - B. Étiologies utérines 127
    - C. Étiologies ovariennes 129
    - D. Étiologies tubaires 131
    - E. Étiologies péritonéales 131
    - F. Étiologies digestives 132
- II. Orientations diagnostiques fournies par l'interrogatoire 132

III. Orientations diagnostiques fournies par l'examen clinique 132
      A. Toucher vaginal 132
      B. Examen abdominal 133
      C. Toucher rectal 133
   IV. Orientations diagnostiques fournies par les examens complémentaires. 134
      A. Tumeurs utérines. 134
      B. Tumeurs ovariennes 135
   V. Attitude thérapeutique devant un fibrome utérin : principes du traitement 136
      A. Abstention thérapeutique 136
      B. Traitement médical 136
      C. Traitement préchirurgical 137
      D. Traitement chirurgical 137
      E. Myolyse 138
      F. Traitement des complications. 138
   VI. Attitude thérapeutique devant un kyste ovarien : principes du traitement 139
      A. Abstention thérapeutique 139
      B. Traitement médical 139
      C. Traitement chirurgical 140
      D. Destruction. 140
      E. Traitement des complications 140

13 Item 47 – UE 2 – Puberté normale et pathologique 143
   I. Pour comprendre 143
   II. Clinique de la puberté physiologique 143
      A. Seins et organes génitaux chez la fille 144
      B. Organes génitaux chez le garçon 144
      C. Sésamoïde du pouce – Croissance – Masse graisseuse 145
   III. Avance pubertaire ou puberté précoce 145
      A. Définitions 145
      B. Physiopathologie 145
      C. Signes cliniques 146
      D. Bilan étiologique 146
   IV. Retard pubertaire 147
      A. Définition 147
      B. Étiologies 147

14 Item 56 – UE 3 – Sexualité normale et ses troubles 149
   I. Pour comprendre 149
      A. Physiologie du rapport sexuel normal (ou eupareunie) 149
      B. Causes de difficultés sexuelles. 150
   II. Principaux troubles de la sexualité 151
      A. Troubles du désir 151
      B. Troubles de la lubrification 153
      C. Troubles du plaisir 153
      D. Troubles douloureux 153
   III. Comment aborder un trouble de la sexualité ? 155

15 Item 42 – UE 2 – Tuméfaction pelvienne chez la femme
Item 118 – UE 3 – Principales techniques de rééducation et de réadaptation
Item 121 – UE 3 – Troubles de la miction et incontinence urinaire de l'adulte
et du sujet âgé Item 342 – UE 2 – Rétention aiguë d'urine 159
   I. Incontinence urinaire féminine 160
      A. Les différents types d'incontinence urinaire de la femme. 160
      B. Explorations complémentaires. 160
      C. Traitement 162
      D. Bilan de l'incontinence urinaire de la femme âgée 163
   II. Troubles de la miction chez la femme 163
   III. Prolapsus génital 164
      A. Diagnostic 164
      B. Traitement 165

16 Item 158 – UE 6 – Infections sexuellement transmissibles (IST) : gonococcies, chlamydioses, syphilis, papillomavirus humain (HPV), trichomonose ... 169

Gonococcie, chlamydiose, syphilis ... 169
- I. Pour comprendre ... 169
  - A. Définition ... 169
  - B. Épidémiologie ... 170
  - C. Facteurs de risque ... 170
- II. Principales infections sexuellement transmissibles ... 170
  - A. Infections à *Chlamydia trachomatis* ... 170
  - B. Infections à gonocoque ... 172
  - C. Syphilis ... 173
  - D. Autres infections sexuellement transmissibles ... 175
- III. Principales conséquences des IST ... 175

Leucorrhées ... 177
- I. Pour comprendre ... 177
- II. Rappels ... 178
  - A. Leucorrhées physiologiques ... 178
  - B. Écosystème vaginal ... 178
- III. Conduite de l'examen d'une femme consultant pour des leucorrhées anormales ... 178
  - A. Interrogatoire ... 178
  - B. Examen clinique ... 179
  - C. Indications du prélèvement vaginal adressé au laboratoire ... 179
- IV. Étiologies des leucorrhées pathologiques et choix thérapeutiques ... 180
  - A. Causes infectieuses ... 180
  - B. Causes néoplasiques ... 182
  - C. Cas particuliers ... 182

Salpingite (infection génitale haute) ... 183
- I. Pour comprendre ... 183
- II. Circonstances de survenue des IGH aiguës et principaux germes responsables ... 183
- III. Diagnostic clinique d'une IGH non compliquée ... 184
  - A. Interrogatoire ... 184
  - B. Symptomatologie ... 184
  - C. Examen clinique ... 184
- IV. Bilan initial ... 185
  - A. Diagnostic positif ... 185
  - B. Diagnostic différentiel ... 185
  - C. Formes compliquées d'IGH ... 185
- V. Stratégie thérapeutique ... 186
  - A. Traitement des IGH non compliquées ... 186
  - B. Traitement des IGH compliquées ... 187
  - C. Traitement préventif (++) ... 188
- VI. Complications à moyen et long termes ... 188

17 Item 287 – UE 9 – Facteurs de risque, prévention et dépistage des cancers ... 191
- I. Pour comprendre ... 191
  - A. Épidémiologie du cancer en France – Projection 2015 (données INCa 2016) ... 191
  - B. Les différents types de prévention ... 192
- II. Facteurs de risque et prévention primaire ... 192
  - A. Définitions des facteurs de risque ... 192
  - B. Les différents facteurs de risque ... 192
  - C. Facteurs de risque des cancers du sein, de l'ovaire, du col utérin et de l'endomètre ... 196
- III. Dépistage et prévention secondaire ... 198
  - A. Définitions ... 198
  - B. Critères nécessaires pour la mise en œuvre d'un dépistage ... 199
  - C. Les dépistages en France ... 199
- IV. Annexe 1 – Plans nationaux ... 203
  - Plans nationaux santé environnement ... 203
  - Plan Ecophyto 2018 ... 203

	Plan cancer 2014–2019	203
	Plan d'urgence pour la qualité de l'air (PUQA)	203
	Plan santé au travail 2016–2020	203
	Plan national sur les résidus de médicaments dans l'eau (PNRM)	204
	Plan particules	204
	Plans radon	204
V.	Annexe 2 – Liste des cancers professionnels reconnus en France et agent(s) ou source(s) d'exposition	205

18 Item 297 – UE 9 – Lésions bénignes du col utérin. Tumeurs du col utérin, tumeurs du corps utérin. 207

Lésions bénignes du col utérin 207
- I. Pour comprendre 208
  - A. Anatomie physiologique 208
  - B. Physiopathologie 209
- II. Dépistage des lésions précancéreuses 210
  - A. Le frottis : un outil de dépistage efficace 210
  - B. Mise en œuvre optimale du frottis 210
  - C. Test HPV 212
- III. Diagnostic des lésions précancéreuses 213
  - A. Indications de la colposcopie 213
  - B. Examen colposcopique 213
- IV. Traitement des lésions précancéreuses 215
  - A. Modalités du traitement 215
  - B. Résultats du traitement et modalités de la surveillance post-thérapeutique 216
  - C. Vaccination prophylactique 216
- V. Autres lésions bénignes du col 217
  - A. Cervicites 217
  - B. Polypes 217
  - C. Fibromes ou polypes fibreux accouchés par le col 217
  - D. Endométriose cervicale 218

Tumeurs malignes du col utérin 220
- I. Pour comprendre 220
  - A. Généralités 220
  - B. Types histologiques 220
  - C. Principaux facteurs de risque 220
- II. Circonstances de découverte 220
  - A. Dépistage systématique 221
  - B. Signes cliniques 221
  - C. Formes évoluées 221
- III. Données de l'examen clinique 222
  - A. Interrogatoire 222
  - B. Examen au spéculum puis toucher vaginal 222
- IV. Confirmation du diagnostic 223
- V. Bilan d'extension 223
  - A. Examen clinique 223
  - B. Examens complémentaires 223
- VI. Principaux facteurs pronostiques 225
- VII. Principes thérapeutiques 226
  - A. Méthodes 226
  - B. Indications thérapeutiques 227
- VIII. Principales complications 227
- IX. Modalités de surveillance clinique et paraclinique d'une patiente traitée pour un cancer du col utérin 227

Tumeurs du corps utérin 229
- I. Pour comprendre 229
  - A. Généralités 229
  - B. Types histologiques 229
  - C. Principaux facteurs de risque 229

II.	Circonstances de découverte	231
	A. Signes cliniques	231
	B. Découverte fortuite	232
III.	Données de l'examen clinique	232
	A. Interrogatoire	232
	B. Examen physique	233
IV.	Confirmation du diagnostic	233
	A. Données de l'imagerie	233
	B. Analyses histologiques	234
V.	Bilan d'extension	235
	A. Évaluation de l'état général	235
	B. IRM abdominopelvienne	235
	C. Recherche des métastases	235
VI.	Facteurs pronostiques du cancer de l'endomètre	235
	A. Stade FIGO	236
	B. Grade de différenciation	236
	C. Type histologique	236
VII.	Principes thérapeutiques	237
VIII.	Surveillance	237

19 Item 303 – UE 9 – Diagnostiquer une tumeur de l'ovaire 239

I.	Pour comprendre	239
	A. Définition	239
	B. Épidémiologie	239
	C. Anatomie pathologique	240
	D. Physiopathologie et facteurs de risque des cancers de l'ovaire	242
II.	Tumeurs ovariennes bénignes	243
	A. Interrogatoire	243
	B. Examen clinique	243
	C. Examens complémentaires	244
	D. Prise en charge	244
	E. Complications	245
III.	Cancer de l'ovaire	246
	A. Bilan clinique	246
	B. Bilan paraclinique	246
	C. Principes de la prise en charge du cancer de l'ovaire	247
	D. Pronostic	250
	E. Surveillance	250
IV.	Tumeurs ovariennes borderline ou frontières	250
V.	Conclusion	251

20 Item 309 – UE 9 – Tumeurs du sein 253

I.	Pour comprendre	253
	A. Anatomie	253
	B. Épidémiologie (données de l'INCa)	254
II.	Prise en charge diagnostique devant une tumeur du sein	254
	A. Examen clinique	254
	B. Examens paracliniques	257
III.	Prise en charge d'une tumeur bénigne	262
IV.	Prise en charge d'un cancer du sein	263
	A. Examen clinique	264
	B. Examens paracliniques	265
	C. Prise en charge des carcinomes intracanalaires	267
	D. Prise en charge des carcinomes infiltrants	268

II Connaissances Obstétrique

21 Item 21 – UE 2 – Examen prénuptial 279

I.	Pour comprendre	279
II.	Quelles patientes sont concernées, et quand ?	279

III. Quelles informations recueillir ?	280
IV. Quel examen clinique réaliser ?	281
V. Quels examens biologiques proposer ?	281
VI. À quels traitements médicamenteux être attentif ?	282
VII. Quelles vaccinations proposer ?	282
A. Tétanos-diphtérie-poliomyélite-coqueluche	282
B. Rubéole	282
C. Varicelle	282
D. Grippe	283
VIII. Quelle prévention proposer pour les risques liés au mode de vie et à l'environnement ?	283
A. Alimentation et activité physique	283
B. Automédication	283
C. Alcool	283
D. Tabac (consommation active et passive)	283
E. Cannabis et autres substances psychoactives	283
F. Pénibilité du travail, risques professionnels	284
G. Situations de précarité	284
H. Autres risques	284
IX. Conclusion	284

22   Item 22 – UE 2 – Grossesse normale   287

I. Pour comprendre	287
II. Modifications physiologiques au cours de la grossesse	288
A. Modifications respiratoires	288
B. Modifications cardiovasculaires	288
C. Modifications des constantes biologiques	289
D. Modifications de l'appareil urinaire	290
E. Modifications de l'appareil digestif et du système endocrinien	290
F. Modifications du métabolisme	290
G. Modifications des autres systèmes	291
III. Surveillance de la grossesse normale	291
A. Avant la conception	291
B. Suivi prénatal	292
IV. Choix de la maternité	293
V. Diagnostic de grossesse	293
VI. Détermination du terme	294
VII. Évaluation des facteurs de risque	294
A. Interrogatoire	294
B. Prescription des examens complémentaires	295
VIII. Déclaration de la grossesse	298
IX. Le projet de naissance	299
X. Consultations du 2e trimestre	299
A. Consultation du 4e mois (16–20 SA)	300
B. Consultation du 5e mois (20–24 SA)	300
C. Consultation du 6e mois (24–28 SA) – 4e examen prénatal	300
XI. Consultations du 3e trimestre	301
A. Consultation du 7e mois (28–32 SA) – 5e examen prénatal	301
B. Consultation du 8e mois (32–37 SA) – 6e examen prénatal	302
C. Consultation du 9e mois (37–42 SA) – 7e examen prénatal	302
XII. Examen postnatal	303
XIII. Conclusion	303

23   Item 23 – UE 2 – Principales complications de la grossesse   307

Hémorragie	308
I. Hémorragies génitales du 1er trimestre	308
A. Pour comprendre	308
B. Conduite de l'examen	308
C. Orientation diagnostique	308
D. Conduite à tenir en fonction de l'étiologie	310

II. Hémorragies génitales du 3e trimestre	312
A. Pour comprendre	312
B. Conduite de l'examen	312
C. Orientation diagnostique et prise en charge immédiate	312
D. Conduite à tenir immédiate	313
E. Conduite à tenir	314
III. Hémorragie du post-partum	315
A. Gestes obstétricaux immédiats	317
B. Autres mesures	317
C. En cas d'échec	317
D. Prévention	318

Hypertension artérielle gravidique — 319

I. Pour comprendre	319
II. Éléments de diagnostic	319
III. Évolutions des différents types d'HTA au cours de la grossesse	320
A. En cas d'HTA chronique	320
B. En cas d'HTA gravidique	320
C. En cas de prééclampsie surajoutée	320
IV. Objectifs de l'examen d'une femme enceinte hypertendue	321
V. Diagnostic clinique de sévérité	321
VI. Explorations à réaliser	321
A. Sur le plan maternel	321
B. Sur le plan fœtal	322
VII. Principes de la prise en charge thérapeutique	322
VIII. Modalités du traitement médical antihypertenseur	323
IX. Conduite à tenir après l'accouchement	323
X. Mesures préventives pour les grossesses suivantes	324
XI. Complications à long terme	324

Menace d'accouchement prématuré — 326

I. Pour comprendre	326
II. Étiologies	326
A. Facteurs de risques maternels	326
B. Causes infectieuses	327
C. Causes obstétricales	327
III. Diagnostic	327
A. Diagnostic clinique	327
B. Examen gynécologique	327
C. Facteurs de gravité	328
IV. Examens paracliniques	328
V. Échographie obstétricale	328
VI. Prise en charge thérapeutique	328
A. Versant maternel	328
B. Versant fœtal	329
C. Surveillance de l'efficacité des traitements et mesures associées	330

Fièvre pendant la grossesse — 331

I. Pour comprendre	331
II. Conduite de l'examen	331
A. Interrogatoire	332
B. Examen	332
III. Orientation diagnostique et prise en charge immédiate	332
IV. Prise en charge en milieu hospitalier	333
A. Pyélonéphrite	334
B. Chorioamniotite	334
C. Listériose	334
D. Hépatite virale aiguë	335
E. Rubéole, toxoplasmose, herpès, syphilis, CMV, VIH	335

24 Item 25 – UE 2 – Douleur abdominale aiguë de la femme enceinte — 337

I. Pour comprendre	337
II. Les grandes étiologies	337

    III. Prise en charge des situations d'urgence 343
        A. En urgence, rechercher les étiologies mettant
        en jeu le pronostic vital du fœtus ou de la mère 344
        B. Une fois les urgences extrêmes éliminées,
        examens à la recherche des autres étiologies 344
        C. En l'absence d'étiologie identifiée au terme de ce bilan 345

25 Item 26 – UE 2 – Prévention des risques fœtaux : infections, médicaments, toxiques, irradiation 347

Infections bactériennes   348
    I. Pour comprendre 348
    II. Infections par voie ascendante vaginale 348
        A. Circonstances de dépistage 348
        B. Résultats des prélèvements et traitement 349
    III. Streptocoque du groupe B au cours de la grossesse 349
        A. Diagnostic 350
        B. Traitement 350
    IV. Infections transmises par voie transplacentaire hématogène 350
        A. Syphilis 350
        B. Listériose 352
    V. Tuberculose 354

Infections virales et toxoplasmose   355
    I. Toxoplasmose 355
        A. Fréquence 355
        B. Transmission materno-fœtale et conséquences fœtales et infantiles 355
        C. Prévention primaire 355
        D. Prévention secondaire 355
    II. Rubéole 357
        A. Conséquences 357
        B. Prévention primaire 358
        C. Prévention secondaire 358
    III. Varicelle 359
        A. Prévention primaire 359
        B. Prévention secondaire 360
    IV. Cytomégalovirus 361
        A. Principaux facteurs de contamination maternelle 361
        B. Transmission materno-fœtale et ses conséquences 361
        C. Prévention primaire 362
        D. Prévention secondaire 363
    V. Parvovirus B19 364
    VI. Herpès 365
        A. Prévention 365
        B. Conduite à tenir au moment de l'accouchement 365
    VII. Hépatites 366
        A. Hépatite B 366
        B. Hépatite C 367
    VIII. VIH 367
        A. Dépistage des mères contaminées 368
        B. Risque de transmission materno-fœtale (TMF) 368
        C. Prévention de la transmission materno-fœtale 368
    IX. Grippe 370
        A. Prévention primaire 370
        B. Prévention secondaire 370

Allo-immunisation antiérythrocytaire   372
    I. Pour comprendre 372
    II. Physiopathologie 372
    III. Diagnostic 373
        A. Diagnostic de l'allo-immunisation 373
        B. Évaluation du risque fœtal 373
        C. Diagnostic de l'anémie fœtale 374

IV. Prise en charge thérapeutique	376
A. Prise en charge de l'anémie fœtale	376
B. Prise en charge du nouveau-né	376
V. Prévention	376
A. Prévention anténatale	376
B. Après l'accouchement	377

Médicaments et grossesse — 379

I. Pour comprendre	379
II. Que faire en cas d'exposition ?	380
III. Médicaments à risque	381
A. Risque tératogène	381
B. Risque fœtal	383
C. Risque néonatal	383
IV. Vaccins	384

Tabac et grossesse — 386

I. Pour comprendre	386
II. Physiopathologie	386
III. Conséquences d'une intoxication tabagique pendant la grossesse	386
A. Au 1er trimestre	386
B. Aux 2e et 3e trimestres	387
IV. Prise en charge des femmes enceintes fumeuses	387
V. Prévention des rechutes après l'accouchement	388

Alcool et grossesse — 389

I. Pour comprendre	389
II. Conséquences d'une alcoolisation pendant la grossesse : SAF et ETCAF	389
III. Mécanisme – Relation dose-effet	390
IV. Prévention	391
V. Prise en charge	392

Addictologie et grossesse — 393

I. Pour comprendre	393
II. Produits en cause et leurs principaux effets	393
A. Tabac	394
B. Alcool	394
C. Cannabis	395
D. Cocaïne	396
E. Opiacés	397
F. Autres produits illicites	399
G. Médicaments	399
III. Repérage des conduites addictives et des facteurs de risques associés	400
IV. Aspects essentiels de la prise en charge obstétricale et addictologique	401
A. Principes de la prise en charge	401
B. Conduite du premier entretien	402
C. Prise en charge d'une addiction aux opiacés pendant la grossesse	402
D. Prise en charge des autres addictions	403
E. Pour conclure : accompagner et soutenir	403
V. Accueil de l'enfant	404
A. Syndrome de sevrage néonatal après exposition *in utero* aux opiacés	404
B. Allaitement maternel	406
VI. Conséquences à long terme	406

Irradiation et grossesse — 407

I. Pour comprendre	407
II. Notions générales	408
A. Unités utilisées	408
B. Mécanismes d'action des rayonnements ionisants	408
C. Dose délivrée à l'utérus (dose gonades)	409
D. Irradiation naturelle	409
E. Les trois différents types d'irradiation médicale	409
III. Conséquences fœtales des irradiations	410

IV. Situations particulières 410
   A. Scintigraphies, médecine nucléaire 410
   B. Radiothérapie 411
V. En pratique, ce que l'on peut retenir 411
   A. Découverte d'une grossesse après un examen de radiodiagnostic 411
   B. Examen de radiodiagnostic chez une femme enceinte. 411
   C. Femme enceinte se tenant occasionnellement à proximité d'un patient bénéficiant d'un examen radiologique (enfant, etc.) 412
   D. Circonstances inhabituelles (nombre de clichés, durée de scopie, etc.) 412

26 Item 27 – UE 2 – Infection urinaire et grossesse 413
I. Pour comprendre 413
II. Étiopathogénie 413
   A. Facteurs favorisants 413
   B. Germes incriminés 414
III. Colonisation urinaire gravidique 414
   A. Définition 414
   B. Recherche de facteurs de risques d'infection urinaire 414
   C. Principe du dépistage 415
   D. Traitement 415
IV. Cystite aiguë gravidique 416
   A. Clinique 416
   B. Diagnostic biologique 416
   C. Traitement 417
V. Pyélonéphrite aiguë gravidique 418
   A. Clinique 418
   B. Diagnostic biologique 418
   C. Traitement 418

27 Item 29 – UE 2 – Prématurité et retard de croissance intra-utérin : facteurs de risque et prévention 423
I. Prématurité. 423
   A. Définition 423
   B. Épidémiologie 423
   C. Prématurité spontanée et induite 424
   D. Physiopathologie et causes de la prématurité spontanée. 425
   E. Prévention. 427
II. Retard de croissance intra-utérin 428
   A. Définitions 428
   B. Dépistage 429
   C. Causes et facteurs de risque 431
   D. Évaluation du bien-être fœtal devant un RCIU 433
   E. Prévention. 433
III. Annexe – Vaginose bactérienne 435

28 Item 30 – UE 2 – Accouchement normal en présentation du sommet. Suites de couches normales 437
I. Rappels 437
   A. Bassin maternel. 438
   B. Mobile fœtal 440
   C. Utérus 441
   D. Contraction utérine 441
II. Accouchement normal 443
   A. Définitions 443
   B. Première étape du travail 443
   C. Deuxième étape du travail 446
   D. Troisième étape du travail. 454
   E. Quatrième étape du travail 456
III. Suites de couches normales. 456
   A. Définition 457
   B. Physiologie 457
   C. Conduite à tenir 457

29 Item 32 – UE 2 – Allaitement maternel ... 465
  I. Physiologie de la lactation humaine ... 465
    A. Transformation mammaire pendant la grossesse ... 467
    B. Lactation ... 467
  II. Bénéfices de l'allaitement maternel ... 467
  III. Prévalence et facteurs influençant l'allaitement ... 469
  IV. Conseils pour l'allaitement ... 469
  V. Inhibition de la lactation ... 470
  VI. Complications de l'allaitement ... 470
    A. Engorgement ... 470
    B. Crevasses ... 471
    C. Mastite ... 471
    D. Abcès du sein lactant ... 472
    E. Insuffisance de lait ... 473
  VII. Médicaments, toxiques et infections ... 473
    A. Médicaments ... 473
    B. Toxiques ... 473
    C. Infections ... 481

30 Item 33 – UE 2 – Suites de couches pathologiques : pathologie maternelle dans les 40 jours ... 485
  I. Avertissement ... 485
  II. Pour comprendre ... 485
  III. Éléments cliniques de surveillance pendant les suites de couches ... 486
  IV. Hyperthermie pendant les suites de couches et signes cliniques d'orientation ... 486
    A. Endométrite aiguë du post-partum ... 486
    B. Pyélonéphrite aiguë ... 487
    C. Thrombophlébite des membres inférieurs ou pelvienne ... 487
    D. Complications de l'allaitement ... 487
    E. Anomalie de la cicatrisation (infection du site opératoire) ... 489
  V. Hémorragie génitale pendant les suites de couches et signes cliniques d'orientation ... 489
    A. Atonie utérine isolée ... 489
    B. Endométrite hémorragique ... 490
    C. Rétention placentaire ... 490
    D. « Retour de couches hémorragique » ... 490
    E. Autres causes ... 491
  VI. Thrombose veineuse dans le post-partum et signes cliniques d'orientation ... 491
    A. Thrombose veineuse superficielle ... 491
    B. Thrombose veineuse profonde ... 491
    C. Thrombose veineuse pelvienne ... 492
    D. Thrombophlébite cérébrale ... 492

31 Item 43 – UE 2 – Problèmes posés par les maladies génétiques
Item 54 – UE 3 – L'enfant handicapé : orientation et prise en charge ... 495

Trisomie 21 ... 495
  I. Pour comprendre ... 495
  II. Diagnostiquer une trisomie 21, en connaître l'évolution naturelle et les principales complications ... 496
    A. Diagnostiquer une trisomie 21 ... 496
    B. Évolution naturelle et complications ... 501
  III. Prise en charge d'un enfant atteint de trisomie 21 ... 502
    A. Problèmes liés à la maladie, retentissement familial ... 502
    B. Principes de prise en charge ... 502

Mucoviscidose ... 506
  I. Pour comprendre ... 506
  II. Diagnostiquer une mucoviscidose ... 506
    A. Situations diagnostiques ... 506
    B. Confirmation diagnostique et évaluation du retentissement ... 510

III. Argumenter l'attitude thérapeutique et planifier le suivi de l'enfant ... 511
    A. Prise en charge thérapeutique ... 511
    B. Planification du suivi ... 514

Syndrome de l'X fragile ... 516
I. Pour comprendre ... 516
    A. Données épidémiologiques ... 516
    B. Données génétiques ... 516
II. Diagnostiquer un syndrome de l'X fragile et assurer la prise en charge de l'enfant ... 517
    A. Diagnostic clinique ... 517
    B. Diagnostic clinique d'une prémutation dans le gène *FMR1* ... 518
    C. Diagnostic paraclinique ... 518
    D. Prise en charge ... 519
III. Conseil génétique et diagnostic prénatal ... 519
    A. Conseil génétique ... 519
    B. Diagnostic prénatal ... 519

32 Item 67 – UE 3 – Troubles psychiques de la grossesse et du post-partum ... 521
I. Principaux troubles psychiques de la grossesse et du post-partum ... 521
    A. Pendant la grossesse ... 521
    B. Après l'accouchement ... 522
II. Facteurs de risque ... 524
III. Conduite à tenir ... 525

33 Item 245 – EU 8 – Diabète sucré de types 1 et 2 préexistants et grossesse ... 527
I. Pour comprendre ... 527
II. Diabète de type 1 ... 527
    A. Complications ... 527
    B. Principes du traitement ... 530
III. Diabète de type 2 ... 532

34 Item 252 – UE 8 – Nutrition et grossesse ... 535
Diabète gestationnel ... 535
I. Pour comprendre ... 535
II. Définition et épidémiologie ... 535
    A. Définition ... 536
    B. Facteurs de risque ... 536
    C. Prévalence ... 537
III. Complications ... 537
    A. Conséquences maternelles ... 537
    B. Conséquences pour l'enfant ... 537
IV. Dépistage et diagnostic ... 539
    A. Justification du dépistage ... 539
    B. Qui dépister ? ... 539
    C. Quand et comment dépister ? ... 540
    D. Critères diagnostiques ... 540
V. Principes du traitement ... 540
    A. Traitement du diabète gestationnel ... 540
    B. Surveillance obstétricale ... 541
    C. Accouchement ... 541
    D. Surveillance néonatale ... 541
VI. Post-partum ... 542
Grossesse normale. Besoins nutritionnels d'une femme enceinte ... 543
I. Pour comprendre ... 543
II. Recommandations alimentaires ... 543
    A. Apports hydriques ... 543
    B. Alimentation ... 544
    C. Hygiène ... 544
III. Vitamines et sels minéraux ... 544

35 Item 339 – UE 11 – Prise en charge d'une patiente atteinte de prééclampsie ... 547
  I. Pour comprendre ... 547
  II. Facteurs de risque ... 548
  III. Diagnostic ... 548
  IV. Évolution naturelle de la prééclampsie ... 548
  V. Bilan d'une patiente prééclamptique ... 549
   A. Bilan clinique ... 549
   B. Bilan biologique complet à la recherche des complications ... 550
   C. Bilan d'imagerie ... 550
   D. Au terme du bilan : recherche de critères de sévérité ... 550
   E. Quand décider de provoquer l'accouchement ? ... 551
  VI. Principes de la prise en charge thérapeutique ... 551
   A. En cas de prééclampsie sévère, sans critère d'urgence vitale ... 551
   B. En cas d'éclampsie ... 552
   C. En cas de prééclampsie modérée ... 553
  VII. Après l'accouchement ... 553
   A. Post-partum immédiat ... 553
   B. Consultation postnatale ... 553
   C. Pour une future grossesse ... 554

36 Item 28 – UE 2 – Connaître les principaux risques professionnels pour la maternité, liés au travail de la mère ... 555
  I. Pour comprendre ... 555
  II. Risques professionnels ... 555
   A. Risques chimiques ... 555
   B. Risques du travail physique, de la posture, des contraintes thermiques, des vibrations et du bruit ... 556
   C. Risques des champs électromagnétiques ... 557
   D. Risques des rayonnements ionisants ... 557
   E. Risques biologiques ... 557
   F. Risques organisationnels et psychosociaux ... 558
   G. Professions pour lesquelles les risques pour l'enfant sont décrits ou discutés dans la littérature ... 558
  III. Évaluation des risques ... 559
   A. Identifier les dangers ... 559
   B. Évaluer le degré d'exposition ... 559
   C. Connaître la relation dose-effet et le seuil de dangerosité ... 560
  IV. Réglementation relative à la grossesse au travail ... 560
   A. Protection du contrat de travail ... 560
   B. Protection de l'état de santé de la salariée enceinte ... 561
   C. Protection contre les risques particuliers ... 561
   D. Actions de prévention ... 562
   E. Droits aux congés et à l'assurance maternité ... 563
   F. Droit au retour dans l'entreprise ... 563
  V. Annexe – Classifications ... 565

III Entraînement

37 Cas cliniques ... 571
  Énoncés et questions ... 571
  Réponses ... 575

38 Dossiers progressifs ... 585
  Énoncés et questions ... 585
  Réponses ... 622

39 QI ... 695
  Questions ... 695
  Réponses ... 719

Index ... 727

Banque d'images

Accédez à la banque d'images de cet ouvrage : l'**ensemble des illustrations** y sont regroupées et accessibles facilement via un **moteur de recherche**. Et retrouvez d'autres fonctionnalités.

Pour accéder à cette base iconographique, connectez-vous sur www.em-consulte.com/e-complement/4754066 et suivez les instructions pour activer votre accès.

Comité de rédaction de la 4e édition

Comité de coordination

Body Gilles, CHU de Tours.
Deffieux Xavier, hôpital Antoine-Béclère, Clamart.
Deruelle Philippe, Hôpitaux Universitaires de Strasbourg.
Graesslin Olivier, hôpital Maison Blanche, CHU de Reims.
Huissoud Cyril, hôpital de la Croix Rousse, Lyon.
Riethmuller Didier, hôpital Jean Minjoz, CHU de Besançon.
Robin Geoffroy, CHU de Lille.

Auteurs

Boulot Pierre, CHU de Montpellier.
Bourret Antoine, hôpital Cochin, Paris.
Bretelle Florence, CHU de Marseille.
Carcopino Xavier, CHU de Marseille.
Ceccaldi Pierre-François, hôpital Beaujon, Paris.
Collet Michel, CHRU de Brest.
Cortet Marion, hôpital de la Croix Rousse, Lyon.
Courbière Blandine, CHU de Marseille.
David Brigitte, hôpital de la Croix Rousse, Lyon.
Daraï Emile, hôpital Tenon, Paris.
Dubertret Caroline, hôpital Louis Mourier, Paris.
Duvernay Nathalie, hôpital de la Croix Rousse, Lyon.
Fauvet Raphaëlle, CHU de Caen.
Gabriel René, CHU de Reims.
Grange Gilles, maternité Port Royal, Paris.
Houfflin-Debarge Véronique, CHU de Lille.
Judlin Philippe, CHU de Nancy.
Kayem Gilles, hôpital Trousseau, Paris.
Lepercq Jacques, maternité Port Royal, Paris.
Maurice Odile, CHU de Reims.
Mottet Nicolas, hôpital Jean Minjoz, CHU de Besançon.
Nocart Nicolas, CHU de Bordeaux.
Odent Sylvie, CHU de Rennes.
Parant Olivier, CHU de Toulouse.
Philip Charles-André, hôpital de la Croix Rousse, Lyon.
Philippe Henri-Jean, groupe hospitalier Pitié-Salpêtrière, Paris.
Piccone Olivier, hôpital Louis Mourier, Paris.
Rabischong Benoit, CHU de Clermont-Ferrand.

Comité de rédaction de la 4e édition

Rajeev Ramanah, hôpital Jean Minjoz, CHU de Besançon.
Sanlaville Damien, hôpital femme mère enfant, Lyon.
Senthiles Loïc, CHU de Bordeaux.
Subtil Damien, CHRU de Lille.
Verspick Éric, CHU de Rouen.

Avant-propos

La réforme de l'ECN avec ses modifications de programme et des modalités d'enseignement nécessitait de proposer aux étudiants du deuxième cycle des études médicales une nouvelle édition de l'ouvrage de référence en gynécologie-obstétrique.

Cet ouvrage a été préparé par un groupe d'enseignants de la conférence des enseignants de Gynécologie-Obstétrique, sous l'autorité du Collège National des Gynécologues et Obstétriciens (CNGOF) et de la sous-section du Conseil National des Universités (CNU).

Il est la référence pour guider les étudiants dans l'apprentissage de la discipline pour la préparation l'évaluation de l'ECN. Vous y retrouverez, une organisation identique à la précédente édition avec pour chaque item du programme des ECN, le cours traité en trois parties : objectifs pédagogiques ; cours divisé en chapitres et points clés. L'accent a été mis sur une écriture plus pédagogique et plus aisée pour l'apprentissage. Les questions indifférenciées et les dossiers progressifs visent à préparer spécifiquement aux modalités d'évaluation telles que proposées par l'i-ECN.

Les ressources pédagogiques s'appuient sur les recommandations pour la pratique clinique du CNGOF mais sont spécifiquement adaptées au niveau requis pour une étudiant du 2ème cycle selon l'esprit de la réforme des études médicales :

– « Le deuxième cycle a pour objectif l'acquisition des compétences cliniques et thérapeutiques et de capacités d'adaptation permettant aux étudiants d'exercer les fonctions hospitalières du troisième cycle… »

– « les modalités d'enseignement doivent favoriser le développement de l'auto-apprentissage contrôlé et de l'interdisciplinarité. »

– « Les enseignements ne doivent pas chercher à couvrir l'ensemble des champs disciplinaires, mais doivent considérer comme essentiel ce qui est fréquent ou grave… »

Nous remercions particulièrement les coordonnateurs ainsi que tous les rédacteurs et relecteurs pour la réalisation de cet ouvrage particulièrement utile.

I. Nisand
Président du CNGOF (Collège National des Gynécologues-Obstétriciens Français)

L. Boubli
Président de la sous-section de Gynécologie-Obstétrique du CNU (Conseil National des Universités)

Liste des abréviations

Ac	Anticorps
ACM	Artère cérébrale moyenne
ACR	*American College of Radiology*
ACTH	*Adrenocorticotropic Hormone*
ADN	Acide désoxyribonucléique
ADNlc	Acide désoxyribonucléique libre circulant
ADO	Antidiabétique oral
AEEH	Allocation d'éducation de l'enfant handicapé
AEG	Altération de l'état général
AES	Allocation d'éducation spéciale
AFE	Augmentation du flux expiratoire
AFH	Anovulation hypothalamique fonctionnelle
AFP	Alphafœtoprotéine
AFS	*American Fertility Society*
AG	Âge gestationnel
Ag	Antigène
AGC	*Atypical Glandular Cell*
AINS	Anti-inflammatoire non stéroïdien
AIS	Adénocarcinome *in situ*
AJPP	Allocation journalière de présence parentale
ALAT	Alanine-aminotransférase
ALP	Anesthésie locale paracervicale
AMH	*Antimullerian Hormone*
AMM	Autorisation de mise sur le marché
AMP	Assistance médicale à la procréation
Anaes	Agence nationale d'accréditation et d'évaluation en santé
Anses	Agence nationale de sécurité sanitaire de l'alimentation, de l'environnement et du travail
ANSM	Agence nationale de sécurité du médicament
AP	Accouchement prématuré
APO	Administration prophylactique d'oxytocine
ARA 2	Antagoniste de l'angiotensine 2
ARNm	Acide ribonucléique messager
ARS	Agence régionale de santé
ARV	Antirétroviral
ASA	*American Society of Anesthesiologists*
ASAT	Aspartate-aminotransférase
ASC-H	*Atypical Squamous Cell evocating High grade lesion*
ASC-US	*Atypical Squamous Cell of Unknown Significance*
ATCD	Antécédent
ATIII	Antithrombine III
ATO	Abcès tubo-ovarien
ATU	Autorisation temporaire d'utilisation
AVC	Accident vasculaire cérébral
AVK	Antivitamine K
AVS	Auxiliaire de vie scolaire
BCG	Bacille de Calmette et Guérin
BDC	Bruit du cœur fœtal

Liste des abréviations

BEH	Bulletin épidémiologique hebdomadaire
BIG	Bulletin d'interruption de grossesse
BIP	Bipariétal (diamètre)
BU	Bandelette urinaire
C3G	Céphalosporine de 3e génération
CAF	Caisse d'allocation familiale
CAMSP	Centre d'action médicosociale précoce
CAV	Canal atrioventriculaire
CB	Curetage biopsique
CCMH	Concentration corpusculaire moyenne en hémoglobine
CCNE	Comité consultatif national d'éthique
CDAPH	Commission des droits et de l'autonomie des personnes handicapées
CDES	Commission départementale d'éducation spéciale
CFTR	*Cystic Fibrosis Transmembrane conductance Regulator*
CGH	*Comparative Genomic Hybridization*
CHIP	Chimiothérapie hyperthermique intrapéritonéale
CIA	Communication interauriculaire
CIM	Classification internationale des maladies
CIN	Néoplasie intra-épithéliale cervicale
CIRC	Centre international de recherche sur le cancer
CIV	Communication interventriculaire
CIVD	Coagulation intravasculaire disséminée
CMIA	*Chemiluminescent Magnetic microparticle Immunoassay*
CMR	Cancérogène, mutagène et reprotoxique
CMV	Cytomégalovirus
CNGOF	Collège national des gynécologues et obstétriciens français
COP	Contraception œstroprogestative
COTOREP	Commission technique d'orientation et de reclassement professionnel
CPAM	Caisse primaire d'assurance-maladie
CPDPN	Centre pluridisciplinaire de diagnostic prénatal
CRAT	Centre de référence sur les agents tératogènes
CRCM	Centre de ressources et de compétences de la mucoviscidose
CRPV	Centre régional de pharmacovigilance
CRP	*C Reactive Protein*
CT	Curiethérapie
CU	Contraction utérine
CVF	Capacité vitale forcée
DCI	Dénomination commune internationale
DCIR	Données de consommation inter-régimes
DES	Diéthylstilbestrol
DG	Diabète gestationnel
DI	Détroit inférieur
DIAPPERS	*Delirium, Infection – urinary tract infections, Atrophic urethritis and vaginitis, Pharmaceutics, Psychiatric disorders, Excessive urine output, Restricted mobility, Stool impaction*
DIU	Dispositif intra-utérin
DM	Détroit moyen
DMO	Densité minérale osseuse
DOCCU	Dépistage organisé du cancer du col utérin
DPA	Douleur pelvienne aiguë
DPI	Diagnostic préimplantatoire
DPN	Diagnostic prénatal

DPNI	Diagnostic prénatal non invasif
DREES	Direction de la recherche, des études, de l'évaluation et des statistiques
DROM	Départements et régions d'outre-mer
DS	Détroit supérieur
DT2	Diabète de type 2
DTCP	Diphtérie, tétanos, coqueluche, poliomyélite
E2	Œstradiol
ECBC	Examen cytobactériologique des crachats
ECBU	Examen cytobactériologique des urines
ECBV	Examen cytobactériologique du vagin
ECG	Électrocardiogramme
EE	Éthinylœstradiol
EFR	Épreuve fonctionnelle respiratoire
EI	Événement indésirable
EIA	*Enzyme Immunoassay*
ELISA	*Enzyme Linked Immunosorbent Assay*
EPF	Estimation du poids fœtal
EPP	Entretien prénatal précoce
ERCF	Enregistrement du rythme cardiaque fœtal
ESS	Équipe de suivi de scolarité
ETCAF	Ensemble des troubles causés par l'alcoolisation fœtale
EVA	Échelle visuelle analogique
5-FU	5-fluoro-uracile
FC	Fréquence cardiaque
FCS	Fausse couche spontanée
FCT	Fausse couche tardive
FCU	Frottis cervico-utérin
FCV	Frottis cervico-vaginal
FDG	Fluorodésoxyglucose
FDR	Facteur de risque
FEC	5-fluoro-uracile, épirubicine, cyclophosphamide
FIGO	Fédération internationale des gynécologues obstétriciens
FISH	*Fluorescence In Situ Hybridization*
FIV	Fécondation *in vitro*
FMR1	*Fragile X Mental Retardation 1*
FR	Fréquence respiratoire
FSH	*Follicle Stimulating Hormone*
FTA	*Fluorescent Treponema Antibody*
FXTAS	*Fragile X Tremor Ataxia Syndrome*
GAJ	Glycémie à jeun
GB	Globule blanc
GEU	Grossesse extra-utérine
GH	*Growth Hormone*
GHB	Gammahydroxybutyrate
GLI	Grossesse de localisation indéterminée
GnRH	*Gonadotropin Releasing Hormone*
HAS	Haute autorité de santé
HAV	Hyperactivité vésicale
Hb	Hémoglobine
HbA1c	Hémoglobine glyquée
HBPM	Héparine de bas poids moléculaire

Liste des abréviations

hCG	Hormone chorionique gonadotrope
HCSP	Haut conseil pour la santé publique
HDL	*High Density Lipoprotein*
HE4	*Human Epididymal Protein 4*
HELLP	*Hemolysis, Elevated Liver enzymes, Low Platelets*
HGPO	Hyperglycémie provoquée par voie orale
HHO	Hypothalamo-hypophyso-ovarien (axe)
HI	*Haemophilus influenzae*
HIFU	*High Intensity Focused Ultrasound*
HMG	*Human Menopausal Gonadotrophin*
HNPCC	*Hereditary Non-Polyposis Colorectal Cancer* ou cancer colorectal héréditaire sanspolypose
HPV	*Human Papillomavirus*
HRP	Hématome rétroplacentaire
HSDD	*Hypoactive Sexual Desire Disorder*
HSH	Homme ayant des relations sexuelles avec d'autres hommes
HSIL	*High grade Superficial Intra-epthelial Lesion*
HSO	Hyperstimulation ovarienne
HSV	*Herpes Simplex Virus*
Ht	Hématocrite
HTA	Hypertension artérielle
HTAg	Hypertension artérielle gravidique
HTAP	Hypertension artérielle pulmonaire
HTLV	*Human T-cell Lymphoma Virus*
HU	Hauteur utérine
IA	Insémination artificielle
IAC	Insémination artificielle avec sperme du conjoint
IAD	Insémination artificielle avec sperme de donneur
ICSI	*Intracytoplasmic Sperm Injection*
IEC	Inhibiteur de l'enzyme de conversion
Ig	Immunoglobuline
IGF	*Insulin-like Growth Factor*
IGFBP-1	*Insulin-like Growth Factor-Binding Protein 1*
IGH	Infection génitale haute
IIC	Insémination intra-cervicale
IIU	Insémination intra-utérine
IM	Intramusculaire
IMC	Indice de masse corporelle
IME	Institut médico-éducatif
IMG	Interruption médicale de la grossesse
IMPro	Institut médicoprofessionnel
IMSI	ICSI avec spermatozoïde morphologiquement sélectionné
INCa	Institut national du cancer
INTI	Inhibiteur nucléosidique de la transcriptase inverse
INR	*Intenational Normalized Ratio*
IOM	*Institute of Medicine*
IOP	Insuffisance ovarienne prématurée
IOTA	*International Ovarian Tumor Analysis*
IP	Inhibiteur de protéase
IRA	Insuffisance rénale aiguë
IRM	Imagerie par résonance magnétique
IST	Infection sexuellement transmissible

IUE	Incontinence urinaire à l'effort
IUM	Incontinence urinaire mixte
IUTR	Incontinence urinaire transitoire réversible
IUU	Incontinence urinaire sur urgenturies
IV	Intraveineux
IVD	Intraveineux direct
IVG	Interruption volontaire de la grossesse
LA	Liquide amniotique
LARC	*Long-Acting Reversible Contraception*
LCC	Longueur craniocaudale
LCR	Liquide céphalorachidien
LDH	Lactate-déshydrogénase
LDL	*Low Density Lipoprotein*
LES	Lupus érythémateux systémique
LF	Longueur fémorale
LH	*Luteinizing Hormone*
LIEBG	Lésion intra-épithéliale de bas grade
LIEHG	Lésion intra-épithéliale de haut grade
LIN	*Lobular Intraepithelial Neoplasia*
LSIL	*Low grade Superficial Intra-epthelial Lesion*
MAF	Mouvements actifs fœtaux
MAMA	Méthode d'allaitement maternel et d'aménorrhée
MAPA	Mesure ambulatoire de la pression artérielle
MAVU	Malformation artérioveineuse utérine
MDPH	Maison départementale des personnes handicapées
MFIU	Mort fœtale *in utero*
MIV	Maturation ovocytaire *in vitro*
MNI	Mononucléose infectieuse
MoM	Multiple de la médiane
MRKH	Mayer-Rokitansky-Küster-Hauser (syndrome de)
MTEV	Maladie thromboembolique veineuse
NFS	Numération formule sanguine
NS	Nœud sentinelle
OAP	Œdème aigu pulmonaire
OATS	Oligo-asthéno-tératospermie
OHP	Hydroxyprogestérone
OIDA	Occipito-iliaque droite antérieure
OIDP	Occipito-iliaque droite postérieure
OIDT	Occipito-iliaque droite transverse
OIGA	Occipito-iliaque gauche antérieure
OIGP	Occipito-iliaque gauche postérieure
OIGT	Occipito-iliaque gauche transverse
OMS	Organisation mondiale de la santé
OP	Occipito-pubienne
OP	Œstroprogestatif
OPN	Os propres du nez
OR	*Odds Ratio*
OS	Occipito-sacrée
PA	Périmètre abdominal
PA	Pression artérielle
PA	*Pseudomonas aeruginosa*

Liste des abréviations

PAD	Pression artérielle diastolique
PAG	Petit poids pour l'âge gestationnel
PAI	Projet d'accueil individualisé
PAM	Plaque aréolo-mamelonnaire
PAM	Pression artérielle moyenne
PAPP-A	*Pregnancy Associated Plasma Protein A*
PAS	Pression artérielle systolique
PC	Périmètre crânien
PCR	*Polymerase Chain Reaction*
PCUM	Pression de clôture urétrale maximale
PDE	Poche des eaux
PE	Pré-éclampsie
PEA	Potentiels évoqués auditifs
PFC	Plasma frais congelé
PG	Prostaglandine
PMI	Protection maternelle et infantile
PMSI	Programme de médicalisation des systèmes d'information
PNA	Pyélonéphrite aiguë
PNP	Préparation à la naissance et à la parentalité
PO	*Per Os*
POF	*Premature Ovarian Failure*
PPS	Projet personnalisé de scolarisation
PPS	Projet personnalisé de soin
PRES	*Posterior Reversible Encephalopathy Syndrome*
PRL	Prolactine
PSV	Pic systolique de vélocité
PV	Prélèvement vaginal
QI	Quotient intellectuel
RAI	Recherche d'agglutinines irrégulières
RC	Réponse complète
RCF	Rythme cardiaque fœtal
RCIU	Retard de croissance intra-utérin
RCP	Réunion de concertation pluridisciplinaire
RH	Récepteur hormonal
Rh	Rhésus
ROMA	*Risk of Ovarian Maligancy Algorythm*
ROR	Rougeole, oreillons, rubéole
ROT	Réflexe ostéotendineux
RPC	Recommandation pour la pratique clinique
RPR	*Rapid Plasma Reagin*
RR	Risque relatif
RT	Radiothérapie
RT-PCR	*Reverse Transcription Polymerase Chain Reaction*
SA	Semaine d'aménorrhée
SA	*Staphylococcus aureus*
SAF	Syndrome d'alcoolisation fœtale
SAPL	Syndrome des antiphospholipides
SARM	*Staphylococcus aureus* résistant à la méticilline
SASM	*Staphylococcus aureus* sensible à la méticilline
SCC	*Squamous Cell Carcinoma*
Sd	Syndrome

SDHEA	Sulfate de déhydroépiandrostérone
SERM	*Selective Estrogen Receptor Modulator*
SET	*Single Embryo Transfer*
SF	Sage-femme
SGB	Streptocoque du groupe B
SNC	Système nerveux central
SOPK	Syndrome des ovaires polykystiques
SPM	Syndrome prémenstruel
SPRM	*Selective Progesterone Receptor Modulator*
SSNN	Syndrome de sevrage néonatal
STIC	*Serous Tubal Intraepithelial Carcinoma*
SV	Sonde vésicale
T°	Température
T21	Trisomie 21
T3	Tri-iodothyronine
T3l	Tri-iodothyronine libre
T4	Tétra-iodothyronine
T4l	Tétra-iodothyronine libre
TAP	Thoraco-abdomino-pelvien
TBO	Tumeur borderline ovarienne
TCA	Temps de céphaline activée
TDM	Tomodensitométrie
TEP	Tomographie par émission de positons
TFO	Tumeur frontière de l'ovaire
TG	Triglycérides
THC	Tétrahydrocannabinol
THM	Traitement hormonal de la ménopause
THS	Traitement hormonal substitutif
TIR	Trypsine immunoréactive
TMF	Transmission materno-fœtale
TMS	Trouble musculosquelettique
TNT	Test non tréponémique
TP	Taux de prothrombine
TPC	Test post-coïtal
TPHA	*Treponema Pallidum Hémaglutination*
TRAK	Anticorps antirécepteur de la TSH
TSH	*Thyroid Stimulating Hormone*
TSHus	*Thyroid Stimulating Hormone* ultrasensible
TT	Test tréponémique
TV	Toucher vaginal
UFC	Unité formant colonie
ULIS	Unité localisée pour l'inclusion scolaire
UTDL	Unité terminale ductolobulaire
VB	Vaginose bactérienne
VCT	Variabilité à court terme
VDRL	*Venereal Disease Research Laboratory*
VEMS	Volume expiratoire maximal par seconde
VGM	Volume globulaire moyen
VHA	Virus de l'hépatite A
VHB	Virus de l'hépatite B
VHC	Virus de l'hépatite C

Liste des abréviations

VIH	Virus de l'immunodéficience humaine
VNI	Ventilation non invasive
VPN	Valeur prédictive négative
VPP	Valeur prédictive positive
VPP	Voie veineuse profonde
VS	Vitesse de sédimentation
VTR	Valeur toxicologique de référence

I

Connaissances Gynécologie

CHAPITRE 1

Item 8 – UE 1 – Éthique médicale

Interruption volontaire de grossesse
  I. Pour comprendre
  II. Pour réfléchir
Diagnostic prénatal
  I. Pour comprendre
  II. Pour réfléchir
Interruption médicale de grossesse
  I. Pour comprendre
  II. Pour réfléchir
Diagnostic préimplantatoire
  I. Pour comprendre
  II. Pour réfléchir
Décisions difficiles aux limites de la viabilité
  I. Pour comprendre
  II. Pour réfléchir

Objectifs pédagogiques

- Décrire les principes éthiques et l'argumentation d'une décision d'interruption volontaire de la grossesse (IVG) ou d'interruption médicale de grossesse (IMG).
- Décrire les questions posées par le diagnostic prénatal et le diagnostic préimplantatoire (DPN/DPI).
- Décrire les principes des décisions difficiles aux limites de la viabilité (LV) (dilemmes éthiques et éléments de réflexion).

Interruption volontaire de grossesse

I. Pour comprendre

Chaque année en France, 14,9 interruptions volontaires de grossesse (IVG) pour 1 000 femmes âgées de 15 à 49 ans sont pratiquées, ce qui représentait 218 000 actes en 2016. Ce chiffre est stable depuis 10 ans.

En France, l'IVG est encadrée par la loi et régie par l'**article L. 2212 du Code de la santé publique**.

Conditions de l'IVG en France

- Toute femme enceinte qui ne veut pas poursuivre sa grossesse et qui satisfait aux conditions suivantes peut réaliser une IVG :
    - grossesse de moins de 12 semaines (soit 14 semaines d'aménorrhée – SA) ;
    - pour une patiente mineure, être accompagnée d'une personne majeure de son choix, à défaut d'un titulaire de l'autorité parentale (il n'est pas nécessaire d'avoir une autorisation parentale).
- L'entrave à l'IVG est un délit passible de poursuites.
- Pour les femmes étrangères, l'IVG n'est soumise à aucune condition de durée et de régularité du séjour sur le territoire.
- Les frais de prise en charge (soins, surveillance, hospitalisation) sont intégralement pris en charge par l'assurance maladie.
- En pratique, l'IVG peut être faite préférentiellement par voie médicamenteuse avant 7 SA, voire 9 SA si elle est pratiquée dans un établissement de santé. Au-delà de cette date, l'IVG doit être pratiquée en établissement de santé, par voie chirurgicale par un médecin, mais peut également être réalisée par voie médicamenteuse (choix des patientes).

II. Pour réfléchir

- L'IVG a été autorisée en France à partir du 17 janvier 1975 lors de la promulgation de la loi Veil. Cette loi, qui a connu de nombreuses évolutions depuis 1975, visait non seulement à satisfaire les revendications de maîtrise de la fertilité, mais également à mettre fin aux conséquences catastrophiques en termes de morbidité et mortalité maternelles des avortements pratiqués hors cadre légal et médical.
- Dans de nombreux pays où l'IVG n'est toujours pas autorisée ou est difficilement accessible, les conséquences des avortements clandestins pèsent lourdement sur la santé des femmes.
- L'IVG est un droit de la femme. Désormais, elle peut être réalisée à sa demande sans avoir à invoquer, comme c'était le cas avant 2014, une situation de « détresse ». Cette notion de « détresse » a été supprimée en 2014 au nom de l'égalité entre l'homme et la femme.
- Face à l'évolution de la démographie médicale dans certaines régions, la question de l'accès à l'IVG est au centre des préoccupations de tous les acteurs de soin.
- En dépit de voix qui s'opposaient à cette mesure arguant qu'elle contribuait à banaliser cet acte, le délai de réflexion obligatoire d'une semaine a été supprimé en 2016, raccourcissant ainsi le circuit pour les femmes.
- Un délai de 48 heures est obligatoire après un entretien psychosocial (pour toutes les mineures et pour toutes les majeures qui réalisent cet entretien).
- Les médecins et sages-femmes sont dans l'obligation d'informer, d'accompagner et d'orienter les femmes demandeuses, sans aucune discrimination.
- Un médecin ou sage-femme peut refuser de pratiquer une IVG, mais il ou elle est obligé(e) d'orienter une femme demandeuse d'une IVG vers un organisme ou un confrère ou une consœur pratiquant l'IVG.
- Une entrave à l'IVG est passible de poursuites judiciaires. Le délit d'entrave concerne également la désinformation sur l'IVG, notamment *via* internet ou des numéros verts.
- Afin de garantir une information objective sur l'IVG et faciliter l'orientation des femmes, un site web a été créé par le gouvernement français : http://ivg.gouv.fr/.

Item 8 – UE 1 – Éthique médicale

Points clés

- L'IVG est accessible à toute femme enceinte d'au plus 12 semaines de grossesse sur le territoire français, notamment aux mineurs sans nécessairement d'accord parental.
- L'entrave à l'IVG est un délit passible de poursuites.

Notions indispensables PCZ

- Les médecins et sages-femmes sont dans l'obligation d'informer, d'accompagner et d'orienter les femmes demandeuses, sans aucune discrimination.

Réflexe transversalité

- Item 36 – Prise en charge de l'interruption volontaire de grossesse

Diagnostic prénatal

I. Pour comprendre

En France, la pratique du diagnostic prénatal (DPN) est régie par l'article L. 2131 du Code de la santé publique (encadré 1.1).

Il existe une confusion terminologique autour du DPN qui regroupe aussi bien des pratiques de dépistage prénatal que des pratiques de diagnostic anténatal. Il est nécessaire, pour comprendre, de bien distinguer les actes de dépistage (échographies fœtales des 1er, 2e ou 3e trimestres, dosages des marqueurs sériques de la trisomie 21 qui, en association avec l'âge maternel et éventuellement la mesure de la clarté nucale, permettent le calcul d'un risque,

---

Encadré 1.1

Extraits de l'article L. 2131 du Code de la santé publique

I. Le diagnostic prénatal s'entend des pratiques médicales, y compris l'échographie obstétricale et fœtale, ayant pour but de détecter *in utero* chez l'embryon ou le fœtus une affection d'une particulière gravité.

II. Toute femme enceinte reçoit, lors d'une consultation médicale, une information loyale, claire et adaptée à sa situation sur la possibilité de recourir, à sa demande, à des examens de biologie médicale et d'imagerie permettant d'évaluer le risque que l'embryon ou le fœtus présente une affection susceptible de modifier le déroulement ou le suivi de sa grossesse.

III. Le prescripteur, médecin ou sage-femme, communique les résultats de ces examens à la femme enceinte et lui donne toute l'information nécessaire à leur compréhension.

En cas de risque avéré, la femme enceinte et, si elle le souhaite, l'autre membre du couple sont pris en charge par un médecin et, le cas échéant ou à sa demande, orientés vers un centre pluridisciplinaire de diagnostic prénatal. Ils reçoivent, sauf opposition de leur part, des informations sur les caractéristiques de l'affection suspectée, les moyens de la détecter et les possibilités de prévention, de soin ou de prise en charge adaptée du fœtus ou de l'enfant né. Une liste des associations spécialisées et agréées dans l'accompagnement des patients atteints de l'affection suspectée et de leur famille leur est proposée.

IV. En cas de risque avéré, de nouveaux examens de biologie médicale et d'imagerie à visée diagnostique peuvent être proposés par un médecin, le cas échéant membre d'un centre pluridisciplinaire de diagnostic prénatal, au cours d'une consultation adaptée à l'affection recherchée.

analyse de l'ADN fœtal dans le sang maternel) des actes diagnostiques (échographie fœtale de 2ᵉ intention, IRM fœtale, caryotype fœtal, etc.). Si les actes de dépistage sont accessibles à l'ensemble de la population des femmes enceintes, les actes diagnostiques ne sont réservés qu'aux femmes dont le fœtus présente des caractéristiques qui le placent dans un groupe à risque. La réalisation d'examens à visée diagnostique en population générale peut non seulement s'avérer inutile et coûteuse, mais ces examens sont aussi susceptibles d'avoir des conséquences potentiellement iatrogènes.

II. Pour réfléchir

- Les examens de dépistage ou de diagnostic prénatal d'affections graves (anatomiques et/ou chromosomiques et/ou génétiques) chez le fœtus par des moyens biologiques, cytologiques, sérologiques et d'imagerie, ainsi que le calcul de risque concernant le dépistage anténatal des aneuploïdies ne sont pas une obligation pour les futurs parents.
- Les médecins ou sages-femmes qui assurent le suivi prénatal sont en revanche dans l'obligation d'informer les patients de l'existence des différents examens prénatals et de les prescrire aux futurs parents si ces derniers les souhaitent.
- Certains futurs parents choisissent de ne pas réaliser tout ou partie des examens de dépistage/diagnostic prénatal. Ce choix doit être accepté par les soignants sans jugement, et ceux-ci ne sauraient d'aucune manière les y contraindre.
- Lorsqu'il existe une suspicion ou diagnostic d'une affection grave chez un fœtus, les soignants sont dans l'obligation d'orienter et d'accompagner le couple, qu'ils formulent ou non une demande d'interruption médicale de grossesse (IMG).
- Les limites des outils de dépistage utilisés en prénatal, et notamment le fait qu'un fœtus à bas risque d'aneuploïdies n'est pas forcément indemne d'une anomalie chromosomique, doivent être bien comprises des parents. De la même façon, une échographie anténatale sans anomalie ne peut pas garantir qu'un fœtus est indemne d'anomalie anatomique, génétique ou chromosomique.
- Lorsqu'une anomalie génétique, chromosomique ou infectieuse est suspectée, un prélèvement fœtal (amniocentèse ou biopsie du trophoblaste) est proposé aux futurs parents. Le but est d'effectuer une analyse cytogénétique ou microbiologique sur le liquide amniotique ou les tissus trophoblastiques prélevés. Ces gestes, lorsqu'ils sont pratiqués au 2ᵉ trimestre de grossesse, sont associés à un risque de perte fœtale de 0,5 %. La décision de faire ou ne pas faire ces examens amène ainsi à confronter deux risques de nature très différente. Dans le cas de la trisomie 21 où le diagnostic anténatal est associé dans la très grande majorité des cas à une IMG, cela revient à mettre en regard la perte d'un fœtus sans anomalies et la naissance vivante d'un fœtus porteur d'une anomalie grave.
- Concernant les aneuploïdies, il existe depuis quelques années un dépistage beaucoup plus sensible et spécifique, le dépistage prénatal non invasif (DPNI). Il repose sur une analyse de l'ADN fœtal circulant dans le sang maternel. Ce test non invasif peut, dans certains cas, éviter une amniocentèse ou biopsie du trophoblaste chez les fœtus à risque d'aneuploïdie. Le DPNI est actuellement non remboursé et son coût est supérieur à 300 €. Tant qu'un remboursement n'est pas mis en place, ce test non invasif, dont l'intérêt a bien été démontré, est susceptible de générer des inégalités sociales de santé.
- Outre le diagnostic, la pratique des examens de DPN permet également de préciser un pronostic et d'organiser, le cas échéant, la prise en charge anté et postnatale la plus adaptée pour l'enfant à naître.
- Si l'affection dépistée *in utero* est d'une particulière gravité et incurable au moment du diagnostic et si les parents en font la demande, une IMG pourra être réalisée.

Item 8 – UE 1 – Éthique médicale

> **Points clés**
> - L'information sur le dépistage prénatal est proposée de façon systématique aux femmes enceintes en France.
> - La participation aux différents examens n'est pas une obligation.
> - Les outils de dépistage (échographies anténatales, dépistage pour les aneuploïdies) ne peuvent garantir à 100 % la naissance d'un enfant indemne d'anomalies.
> - Les examens diagnostiques ne doivent être réalisés que sur indication médicale.

Notions indispensables PCZ

- Les médecins ou sages-femmes qui assurent le suivi prénatal sont en revanche dans l'obligation d'informer les patients de l'existence des différents examens prénatals et de les prescrire aux futurs parents si ces derniers les souhaitent.

Interruption médicale de grossesse

I. Pour comprendre

La pratique de l'interruption médicale de grossesse en France est régie par l'article 2213 du Code de la santé publique (encadré 1.2). Deux types de situation ouvrent la possibilité à l'IMG : la pathologie maternelle et la pathologie fœtale.

> **Encadré 1.2**
> **Extrait de l'article L. 2213-1 du Code de la santé publique : interruption de grossesse pratiquée pour motif médical**
>
> L'interruption volontaire d'une grossesse peut, à toute époque, être pratiquée si deux médecins membres d'une équipe pluridisciplinaire attestent, après que cette équipe a rendu son avis consultatif, soit que la poursuite de la grossesse met en péril grave la santé de la femme, soit qu'il existe une forte probabilité que l'enfant à naître soit atteint d'une affection d'une particulière gravité reconnue comme incurable au moment du diagnostic.
>
> Lorsque l'interruption de grossesse est envisagée au motif que la poursuite de la grossesse met en péril grave la santé de la femme, l'équipe pluridisciplinaire chargée d'examiner la demande de la femme comprend au moins quatre personnes qui sont un médecin qualifié en gynécologie-obstétrique, membre d'un centre pluridisciplinaire de diagnostic prénatal, un praticien spécialiste de l'affection dont la femme est atteinte, un médecin choisi par la femme et une personne qualifiée tenue au secret professionnel qui peut être un assistant social ou un psychologue. Le médecin qualifié en gynécologie-obstétrique et le médecin qualifié dans le traitement de l'affection dont la femme est atteinte doivent exercer leur activité dans un établissement de santé.

II. Pour réfléchir

- L'IMG peut être pratiquée quel que soit le terme de la grossesse si elle répond aux critères définis par la loi. Cette absence d'âge gestationnel place la France dans une situation particulière par rapport à la plupart des pays où il existe une limite. Après la naissance, il n'est plus question d'IMG.

- La formulation de la loi française laisse une place importante à la subjectivité des équipes en charge de juger de la recevabilité d'une demande d'IMG. Les notions de « péril grave », de « forte probabilité » ou de « particulière gravité » sont autant de notions susceptibles d'être interprétées différemment selon les équipes et peut générer des inégalités de prises en charge entre les différents CPDPN (Centre pluridisciplinaire de diagnostic prénatal). Pourtant, l'alternative qui consisterait en une liste limitative des pathologies ouvrant droit à l'IMG serait non seulement stigmatisante pour les personnes vivantes porteuses des maladies concernées, mais réduirait la décision à la pathologie sans y intégrer le contexte, or ceci permet une réelle analyse au cas par cas.
- En cas de pathologie grave, l'IMG ne saurait être imposée et l'alternative à l'IMG (variable selon la pathologie et sa létalité) doit être proposée et, le cas échéant, organisée.

> **Points clés**
> - L'interruption médicale de grossesse est accessible sans limite d'âge gestationnel.
> - Elle peut être réalisée soit en cas de mise en péril de la santé maternelle, soit en cas d'affection grave et incurable pour l'enfant à naître.

Notions indispensables PCZ
- L'IMG peut être pratiquée quel que soit le terme de la grossesse si elle répond aux critères définis par la loi.

Diagnostic préimplantatoire

I. Pour comprendre

Le diagnostic préimplantatoire (DPI) a été permis techniquement par la réunion des savoirs acquis dans le domaine de l'aide médicale à la procréation et du diagnostic prénatal. Sa pratique est en France régie par l'article L. 2131 du Code de la santé publique (encadré 1.3). Un couple ne peut avoir accès au DPI que si un CPDPN considère sa demande comme recevable.

II. Pour réfléchir

- Le nombre de centres habilités à pratiquer le DPI étant limité (4 en France en 2017), le temps d'attente peut être long. Dans certaines situations, notamment lorsque l'âge de la femme est avancé (> 38 ans lorsqu'on parle d'assistance médicale à la procréation), ce temps long joue contre les chances de succès.
- La possibilité de diagnostiquer des maladies génétiques graves et incurables à un stade très précoce de l'embryogenèse *in vitro* (blastocyste, 8 cellules), avant même le transfert de l'embryon *in utero*, évite à certains couples le parcours allant du DPN à l'IMG. Une fois implanté *in utero*, il n'est toutefois pas possible de garantir aux futurs parents que l'enfant ne présentera pas une autre pathologie.
- Comme pour le DPN, la question du seuil d'acceptabilité des situations ouvrant droit au DPI est une question difficile. Si les demandes concernant des pathologies comme l'hémophilie, la drépanocytose, la mucoviscidose, la maladie de Huntington sont aujourd'hui acceptées, qu'en est-il des pathologies graves dont l'anomalie génétique n'est pas systématiquement

Item 8 – UE 1 – Éthique médicale

> **Encadré 1.3**
> ### Extrait de l'article L. 2131-4 du Code de la santé publique
>
> On entend par diagnostic préimplantatoire le diagnostic biologique réalisé à partir de cellules prélevées sur l'embryon *in vitro*.
>
> Le diagnostic préimplantatoire n'est autorisé qu'à titre exceptionnel dans les conditions suivantes :
>
> - un médecin exerçant son activité dans un centre pluridisciplinaire de diagnostic prénatal tel que défini par l'article L. 2131-1 doit attester que le couple, du fait de sa situation familiale, a une forte probabilité de donner naissance à un enfant atteint d'une maladie génétique d'une particulière gravité reconnue comme incurable au moment du diagnostic ;
> - le diagnostic ne peut être effectué que lorsqu'a été préalablement et précisément identifiée, chez l'un des parents ou l'un de ses ascendants immédiats dans le cas d'une maladie gravement invalidante, à révélation tardive et mettant prématurément en jeu le pronostic vital, l'anomalie ou les anomalies responsables d'une telle maladie ;
> - les deux membres du couple expriment par écrit leur consentement à la réalisation du diagnostic ;
> - le diagnostic ne peut avoir d'autre objet que de rechercher cette affection ainsi que les moyens de la prévenir et de la traiter :
> - il ne peut être réalisé, à certaines conditions, que dans un établissement spécifiquement autorisé à cet effet par l'Agence de la biomédecine instituée à l'article L. 1418-1.
>
> (…) Le diagnostic préimplantatoire peut également être autorisé lorsque les conditions suivantes sont réunies :
>
> - le couple a donné naissance à un enfant atteint d'une maladie génétique entraînant la mort dès les premières années de la vie et reconnue comme incurable au moment du diagnostic ;
> - le pronostic vital de cet enfant peut être amélioré, de façon décisive, par l'application sur celui-ci d'une thérapeutique ne portant pas atteinte à l'intégrité du corps de l'enfant né du transfert de l'embryon *in utero*, conformément à l'article 16-3 du Code civil ;
> - le diagnostic mentionné au premier alinéa a pour seuls objets de rechercher la maladie génétique ainsi que les moyens de la prévenir et de la traiter, d'une part, et de permettre l'application de la thérapeutique mentionnée au troisième alinéa, d'autre part.

associée au développement de la pathologie mais est un facteur de susceptibilité qui en augmente le risque et pour lesquelles il est possible de mettre en place d'autres stratégies de prévention (p. ex. mutation du gène *BRCA1*) ?
- Autre situation ouvrant à un questionnement éthique, la possibilité depuis 2004 de sélectionner non seulement des embryons indemnes de l'anomalie génétique, mais également sur la base de leur compatibilité HLA avec un frère ou une sœur atteint(e) en attente de greffe. Si après la réalisation de la procédure de DPI, il existe des embryons sains mais non compatibles HLA avec l'enfant atteint, la patiente est en droit de refuser le transfert. Cependant, la loi française interdit dans ce cas la réalisation d'une nouvelle tentative de DPI.

> **Points clés**
> - Le diagnostic préimplantatoire est accessible aux couples avec risque d'une maladie génétique transmissible à l'enfant à naître.
> - Sa réalisation nécessite l'accord préalable d'un centre pluridisciplinaire de diagnostic prénatal.

Notions indispensables PCZ

- Un couple ne peut avoir accès au DPI que si un CPDPN considère sa demande comme recevable.

Décisions difficiles aux limites de la viabilité

I. Pour comprendre

Avec les progrès de la médecine périnatale, on parvient de mieux en mieux à réanimer des enfants extrêmes prématurés. Faire vivre ces enfants les expose toutefois aux risques de handicap à long terme, ce risque se réduisant à mesure que l'âge gestationnel avance.

Il n'existe pas de loi précisant les limites de la viabilité en France. Il existe en revanche une loi relative aux droits des malades et à la fin de vie, la loi Leonetti (loi n° 2005-370 du 22 avril 2005) qui peut être appliquée aux enfants nés à la limite de la viabilité. L'Organisation mondiale de la santé (OMS) définit la limite de viabilité fœtale à partir de 22 SA et/ou un poids de naissance de 500 g ou plus.

À partir de la viabilité fœtale, un accouchement ne doit plus être considéré comme une fausse couche tardive, le nouveau-né répond à la définition de la personne juridique titulaire de droits. Cette définition donne également à la mère les droits associés à la maternité (congé de maternité, prime de naissance, etc.).

Il existe une importante hétérogénéité d'appréciation des données sur la morbimortalité à court, moyen et long terme des extrêmes prématurés qui conduit à une hétérogénéité de pratiques réanimatoires entre les pays. Dans certains pays (Japon ou Allemagne), le consensus est de réanimer les nouveau-nés extrêmes prématurés à partir de 22–23 SA. D'autres pays (Pays-Bas ou Suisse) ne proposent pas de réanimation néonatale en cas de naissance avant 25 SA. Le consensus en France est de réanimer de façon exceptionnelle à partir de 23 SA. Entre 23 et 26 SA, il existe une grande hétérogénéité entre les centres périnatals.

II. Pour réfléchir

- Face aux facteurs pronostics multiples, l'âge gestationnel ne saurait être le seul facteur à prendre en compte dans la décision (poids de naissance, corticothérapie anténatale, naissance au sein d'une maternité de type III, fœtus de sexe féminin[1], absence de chorioamniotite, etc.). Plutôt qu'une décision fondée sur l'âge gestationnel seul, les professionnels français ont fait le choix d'une approche individualisée intégrant d'autres facteurs. Si cette approche peut fragiliser l'égalité de prise en charge, elle permet une décision au plus proche du risque médical et du choix des parents.
- L'attitude à avoir à la naissance doit, autant que possible, avoir fait l'objet d'une décision anténatale. Si l'anticipation permet d'assurer une certaine cohérence dans la prise en charge obstétrico-pédiatrique, l'absence de décision et l'improvisation qui en découle seront toujours préjudiciables.
- La décision aux limites de la viabilité fœtale doit nécessairement impliquer les parents. Cela suppose qu'une information sur les enjeux complexes et difficiles de cette décision leur soit proposée. Dans un souci de cohérence entre les périodes anté et postnatales, cette information sera idéalement dispensée par un binôme obstétrico-pédiatrique.
- La décision doit autant que possible être collégiale. La rapidité d'évolution ou la réaction urgente qu'appelle une situation font que cette collégialité n'est pas toujours possible.
- En cas de décision de non-réanimation néonatale d'un enfant extrême prématuré, l'absence de soins de réanimation ne doit pas être synonyme d'absence de soins et des soins de confort, authentiques soins palliatifs, doivent être prodigués.

---

[1] La maturation biochimique du poumon est régulée par un contrôle endocrinien multifactoriel dans lequel les androgènes jouent un rôle freinateur. On observe donc une maturation pulmonaire plus précoce chez les fœtus de sexe féminin.

Points clés

- L'âge gestationnel n'est pas le seul facteur pronostique à prendre en compte dans le choix d'entreprendre ou non la réanimation d'un enfant né à la limite de la viabilité.
- Il nécessite une discussion collégiale entre l'équipe obstétricale et pédiatrique tout en impliquant les parents dans la décision.
- L'absence de réanimation néonatale ne signifie pas absence de soins.

Pour en savoir plus

Azria E, Grangé G. Preimplantation diagnosis : ethical reflections. Gynecol Obstet Fertil. 2007 ; 35(6) : 504–6.

Moriette G, Rameix S, Azria E, Fournié A, Andrini P, Caeymaex L, et al.; Groupe de réflexion sur les aspects éthiques de la périnatologie. Very premature births : Dilemmas and management. Part 1. Outcome of infants born before 28 weeks of postmenstrual age, and definition of a gray zone. Arch Pediatr. 2010 ; 17(5) : 518–26.

Moriette G, Rameix S, Azria E, Fournié A, Andrini P, Caeymaex L, et al.; Groupe de réflexion sur les aspects éthiques de la périnatologie. Very premature births : Dilemmas and management. Second part : Ethical aspects and recommendations. Arch Pediatr. 2010 ; 17(5) : 527–39.

QR	Ancel PY, Goffinet F ; EPIPAGE-2 Writing Group, et al. Survival and morbidity of preterm children born at 22 through 34 weeks' gestation in France in 2011 : results of the EPIPAGE-2 cohort study. JAMA Pediatr. 2015 ; 169 (3) : 230-8. https://jamanetwork.com/journals/jamapediatrics/fullarticle/2091623
QR	EXPRESS Group, Fellman V, Hellström-Westas L, Norman M, Westgren M, Källén K, Lagercrantz H, e al. One-year survival of extremely preterm infants after active perinatal care in Sweden. JAMA. 2009 ; 301 (21) : 2225-33. https://jamanetwork.com/journals/jama/fullarticle/184015
QR	Site public de la diffusion en droit. https://www.legifrance.gouv.fr

CHAPITRE 2

Item 10 – UE 1 – Violences sexuelles

I. Pour comprendre
II. Objectifs de la prise en charge d'une victime de violences sexuelles
III. Accueil et information d'une victime
IV. Étapes de l'examen clinique
V. Conduite à tenir après l'examen clinique
VI. Rédaction du certificat médical

> *Objectifs pédagogiques*
> ■ Connaître les différents types de violences, l'épidémiologie et la législation.
> ■ Décrire la prise en charge immédiate d'une personne victime de violences sexuelles.

I. Pour comprendre

A. Définitions

Le terme *abus sexuel* a été retenu en France. Il est préféré au terme *sévices* ou *violences sexuelles* car de nombreux abus sexuels sont effectués sans violences physiques. Les abus sexuels se classent en trois groupes :

- les abus sexuels sans contact physique : harcèlement (touchant tous les milieux et également le milieu médical), appels téléphoniques, exhibitionnisme ;
- les abus sexuels avec contact corporel : attouchements, baisers, caresses ;
- les viols : le *viol* est défini comme tout acte de pénétration sexuelle effectuée contre la volonté de la personne par surprise, menace, violence ou contrainte. Le défaut de consentement peut résulter d'une violence physique ou morale.

Les victimes d'abus sexuel ont subi une violence criminelle qu'il importe de prendre en charge de manière la plus professionnelle qui soit.

B. Épidémiologie

- Seize pour cent des femmes déclarent avoir subi des rapports forcés ou des tentatives de rapports forcés au cours de leur vie.
- Cent cinquante-quatre mille femmes (18-75 ans) se déclaraient victimes de viol entre 2010 et 2011 en France.
- Plus de la moitié des viols surviennent sur des mineurs.

C. Législation

D'après l'article 222-23 du Code pénal : « *Tout acte de pénétration sexuelle, de quelque nature qu'il soit, commis sur la personne d'autrui par violence, contrainte, menace ou surprise est un viol. Une pénétration orale peut être qualifiée de viol.* »

D'après l'article 226-14 du Code pénal : « *L'article 226-13, concernant le secret professionnel, n'est pas applicable :*
- *au médecin qui, avec l'accord de la victime, porte à la connaissance du procureur de la république, les sévices qu'il a constatés dans l'exercice de sa profession et qui lui permettent de présumer que des violences physiques, sexuelles ou psychiques de toute nature ont été commises;*
- *lorsque la victime est mineure ou vulnérable, son accord n'est pas nécessaire.* »

II. Objectifs de la prise en charge d'une victime de violences sexuelles

L'objectif essentiel est d'optimiser l'accueil psycho-médico-social, de permettre un examen initial parfait avec le recueil d'éléments contribuant à l'obtention de preuves médico-légales pour permettre à la justice une meilleure efficacité, sans nuire physiquement ni psychologiquement à la victime.

On peut ainsi dégager cinq objectifs :
- assurer auprès de la victime et de la famille, une prise en charge pluridisciplinaire psycho-médico-sociale pour *accueillir* et *informer* la victime. L'équipe pluridisciplinaire réunit des psychologues, des médecins, des assistantes sociales au sein d'un centre d'accueil ouvert 24 h/24 ;
- assurer une prise en charge médicale de compétence optimale afin d'éviter aux victimes d'abus sexuel la répétition des examens génitaux. *Examiner* avec soin. Recueillir dans un dossier structuré tous les éléments d'information et recueillir les éléments médico-légaux pouvant contribuer à établir la preuve de l'agression (prélèvements pour cytologie et biologie moléculaire) ;
- effectuer des prélèvements afin d'identifier l'agresseur ;
- prévenir les complications :
  - les risques infectieux et la grossesse,
  - les risques de séquelles psychologiques ;
- rédiger un certificat médical.

III. Accueil et information d'une victime

L'entretien psychologique est particulièrement important chez les mineurs.
Il faudra accueillir et informer la victime sur le sens de sa présence dans le centre en donnant des explications sur le travail de l'équipe. L'entretien préalable a trois buts principaux.

A. Vérifier la notion de plainte

- La victime a-t-elle porté plainte ? Dans ce cas, la réquisition impose l'exécution de l'examen médical et la rédaction d'un certificat.
- Si la victime vient spontanément, sans réquisition, il faut différencier :
  - l'agression récente de moins de 72 heures qui impose une prise en charge urgente, notamment parce qu'elle permet de réaliser des prélèvements, en l'informant de l'intérêt médico-légal de réaliser cet examen dans le cadre d'une réquisition ;
  - de l'agression plus ancienne qui permet, par ailleurs, une évaluation psycho-médico-sociale plus sereine.

B. Apprécier les conséquences psychologiques initiales

- Comment la victime évolue depuis la révélation de l'abus sexuel ?
- Quelles sont ses capacités à intégrer et comprendre la situation dans laquelle elle se trouve ?
- Quel est son vécu de la culpabilité ?
- Quelles pressions peut-elle subir ?
- Comment ressent-elle ce qu'elle a vécu ?

C. Préparer la victime à l'examen médical

Cela consiste à lui expliquer l'impératif de l'examen médical et son déroulement.

IV. Étapes de l'examen clinique

A. Contexte

Deux situations cliniques peuvent amener à modifier la prise en charge :
- la victime peut être adressée sur réquisition : l'examen gynécologique et les prélèvements doivent théoriquement être effectués rapidement, voire en urgence ;
- la victime peut se présenter spontanément ou accompagnée de ses parents s'il s'agit d'un ou d'une mineure. L'évaluation psychosociale est alors fondamentale et doit être réalisée sauf cas évident avant l'examen clinique et gynécologique.

La consultation médicale avec examen génito-anal doit être réalisée avec le maximum de compétence.

Après explication des objectifs de l'examen médical, celui-ci doit être réalisé dans une salle accueillante, bien éclairée.

L'exhaustivité du matériel nécessaire pour la consultation doit être contrôlée avant la consultation.

B. Entretien médical

1. Interrogatoire

Il va préciser les éléments suivants :
- la date, l'heure et les personnes présentes ;
- la qualité de l'entretien (comportement psychologique de la victime) ;
- l'agression :
    - date, heure,
    - nombre des agresseurs, lien de parenté éventuel,
    - circonstances de l'agression,
    - déroulement de l'agression (usage ou non de préservatif par l'agresseur),
    - signes fonctionnels au moment de l'agression,
    - événements associés (perte de connaissance, prise de toxiques),
    - comportement après l'agression (toilette, changement de vêtements),
    - signes fonctionnels après l'agression : douleurs, saignements ?

- les antécédents :
  - médico-chirurgicaux et psychiatriques,
  - gynéco-obstétricaux,
  - développement staturo-pondéral,
  - activité sexuelle antérieure (date des derniers rapports),
  - contraception,
  - utilisation de tampons,
  - date des dernières règles.

> ### Particularités chez l'enfant
>
> L'interrogatoire peut être enregistré et filmé afin d'éviter sa répétition (audition filmée).

2. Examen clinique

Il comporte :
- un examen général avec description des lésions : localisation (cuir chevelu, face, cou, thorax, membres supérieurs et poignets, abdomen, fesses, cuisses, membres inférieurs), type (plaie, hématomes, contusions et ecchymoses), taille, ancienneté et autres traces de violence (vêtements) ;
- parfois la nécessité d'une anesthésie générale ;
- un examen gynécologique : toujours réalisé avec l'accord de la victime +++. Il inspecte :
  - la face interne des cuisses,
  - la vulve : grandes lèvres, petites lèvres, vestibule,
  - l'hymen (par traction divergente des grandes lèvres), qui est décrit soigneusement : forme, largeur et aspect des bords libres, taille de l'orifice vaginal de l'hymen,
  - le périnée postérieur (anus et plis radiés) : indispensable,
  - au spéculum, si possible :
    - l'aspect des bords latéraux de l'hymen et du vagin,
    - l'aspect des culs-de-sac vaginaux,
    - l'aspect du col utérin (préciser si l'examen est complété d'une vulvoscopie et d'une colposcopie),
- les prélèvements (sperme et biologie moléculaire : *cf.* ci-dessous) ;
- un TV : avec 1 doigt, voire 2 (1re ou 2e phalange) pour tester le degré de perméabilité de l'hymen, examen des organes pelviens,
- un TR (facultatif) : pour apprécier la tonicité du sphincter anal.

Le médecin doit tout inscrire et faire un schéma des constatations anatomiques.
En fonction de la situation, un examen buccal pourra être nécessaire.

> ### Important
>
> Un examen normal n'exclut pas l'agression.

> **Particularités**
>
> - En cas d'agression chez l'homme, il faut réaliser un examen de la verge, du prépuce, de l'orifice urétral, du scrotum et du pubis avec recherche d'hématome, œdème, plaie, etc. et ne pas oublier l'examen buccal.
> - En cas d'agression chez l'enfant, l'examen clinique est rarement une urgence car les faits sont souvent anciens.

3. Réalisation des prélèvements

Au cours de l'examen clinique, sont réalisés des prélèvements avec des gants, l'objectif étant d'identifier l'agresseur et de prévenir les complications.

Identifier l'agresseur

Les prélèvements à effectuer en cas d'agression récente sont réalisés :
- le plus tôt possible après l'agression : si possible dans un délai < 3–5 jours ;
- sans toilette préalable ;
- avec un spéculum non lubrifié ;
- sur écouvillon de coton sec, type écouvillon pour bactériologie.

Le nombre de prélèvements sera pair pour permettre les contre-expertises : il sera précisé sur le dossier et sur le certificat médical. Tous les prélèvements seront étiquetés, numérotés, dans l'ordre de prélèvements. Ils seront saisis et scellés par les enquêteurs.

L'identification de l'agresseur repose sur :
- la recherche de spermatozoïdes ou de cellules laissées par l'agresseur, au niveau :
  - de taches de sperme sur la peau : récupérer les éléments tissulaires par dilution au sérum physiologique,
  - de la vulve et du périnée,
  - du vagin, de l'endocol, de l'exocol, des culs-de-sac et de la paroi vaginale,
  - des prélèvements buccaux et anaux selon le contexte clinique,
  - de vêtements tachés ;
- la recherche d'ADN de l'agresseur :
  - prélèvements de poils ou de cheveux de l'agresseur,
  - si la victime a griffé l'agresseur : prélèvement en raclant sous les ongles de la victime,
  - si l'agresseur a mordu la victime : écouvillonnage pour prélever la salive.

Prévenir les complications à la recherche d'infections sexuellement transmissibles

Les prélèvements locaux sont guidés par les déclarations de la victime et les éléments de l'examen médical.

Les sites de prélèvement possibles sont : le col, le vagin, l'urètre, l'anus, la gorge.

La recherche porte sur l'identification de germes banals, de gonocoque, de *Chlamydia trachomatis* et de mycoplasme.

- Le bilan sérologique comporte : *Chlamydiae*, TPHA et VDRL, hépatites B et C, VIH-1 et 2, éventuellement HTLV :
  - en cas d'agression récente : sérologie initiale et contrôle à 1, 3 et 6 mois ;
  - en cas d'agression ancienne (> 6 mois) : sérologie unique.
- Une recherche de toxiques est effectuée selon les déclarations, au moindre doute et si le clinicien constate un ou plusieurs des signes suivants : confusion, amnésie, ivresse, hallucination,

hébétude ou malaise : alcool éthylique, benzodiazépines, hypnotiques, anesthésiques (GHB, hydrate de chloral), dérivés de l'ecstasy et hallucinogènes.
- Un bilan préthérapeutique est réalisé avant une éventuelle thérapie antirétrovirale : NFS, plaquettes, ionogramme, créatinine, transaminases, γ-GT, bilirubine.

V. Conduite à tenir après l'examen clinique

Elle repose sur les mesures suivantes :
- prescription d'un éventuel arrêt de travail :
- prescription d'une contraception d'urgence : lévonorgestrel 1,5 mg (Norlevo®) ou ulipristal acétate (Ellaone®) ou d'un DIU en cuivre ;
- antibiothérapie présomptive : doxycycline, 2 cp/j pendant 8 jours ;
- proposition de la thérapie antirétrovirale : contacter le médecin du centre d'infectiologie de référence ;
- mise à jour des vaccinations antitétanique et de l'hépatite B ;
- proposition d'une prise en charge en hospitalisation en cas de danger ou menace ;
- proposition d'un accompagnement psychologique vers d'autres structures proches du domicile, afin de prévenir si possible des séquelles psychologiques ;
- proposition de contacter des associations d'aide aux victimes ;
- proposition de l'aide d'une assistance sociale ;
- proposition d'un dosage des β-hCG en cas de retard de règles > 5 jours et de contrôles sérologiques avec un rendez-vous pour donner les résultats ainsi que pour apprécier les conséquences psychologiques :
  - à 1 mois : PCR VIH-1, sérologie VIH,
  - à 3 mois : bilan sérologique : *Chlamydiae*, TPHA et VDRL, hépatites B et C, VIH-1 et 2, éventuellement HTLV.

Particularités chez l'enfant

L'enfant sera le plus souvent hospitalisé transitoirement afin de l'éloigner du milieu familial.

VI. Rédaction du certificat médical

Elle est indispensable pour faire aboutir le dépôt de plainte de la victime. Ce certificat sera rédigé avec la prudence nécessaire pour ne pas être complice de fausses allégations (encadré 2.1).

Il faudra évaluer les préjudices temporaires (incapacité temporaire et les souffrances endurées) et, secondairement, les préjudices permanents.

Encadré 2.1

Exemple de certificat médical sur réquisition

Je soussigné, Docteur… certifie avoir examiné M./Mme… le (date) à (heure), sur réquisition de…, en présence de…

Mission

Circonstances médico-légales

M/Mme… déclare…

Doléances

Examen

- Taille/poids
- Examen général
- Examen génital
- Prélèvements effectués : … confiés à l'autorité judiciaire présente

Conclusion

Incapacité totale de travail : … jours (sous réserve de complications)

Dater et signer

Remis aux autorités requérantes OU « Remis en main propre à l'intéressé le jour de la consultation »

N.B. : Ne **jamais** conclure au viol qui est une qualification juridique +++.

Points clés

- Les abus sexuels correspondent à une violence criminelle.
- La prise en charge est pluridisciplinaire : psychologique, médicale et sociale.
- Les pôles régionaux pour l'accueil de victimes de maltraitance existent dans chaque région.
- L'examen initial est fondamental sur le plan médicojudiciaire avec cinq objectifs :
  - accueillir et informer ;
  - assurer une prise en charge médicale, avec recherche de toxiques, et psychologique ;
  - réaliser des prélèvements afin d'identifier l'agresseur ;
  - prévenir les complications : risques infectieux, de grossesse et de séquelles psychologiques ;
  - rédiger un certificat médical.
- La prise en charge psychologique doit être immédiate et prolongée.

Notions indispensables PCZ

- La rédaction d'un certificat médical est indispensable.
- Réaliser des prélèvements afin d'identifier l'agresseur.
- Prévenir les complications : risques infectieux, de grossesse et de séquelles psychologiques.

Pour en savoir plus

HAS. Repérage et signalement de l'inceste par les médecins : reconnaître les maltraitances sexuelles intrafamiliales chez le mineur. Mai 2011.
https://www.has-sante.fr/portail/upload/docs/application/pdf/2012-05/reco2clics_reperage_et_signalement_inceste_par_les_medecins.pdf

CHAPITRE 3

Item 24 – UE 2 – Grossesse extra-utérine

I. Pour comprendre
II. Diagnostic
III. Traitements
IV. Mesures associées

Objectifs pédagogiques

- Diagnostiquer une grossesse extra-utérine.
- Identifier les situations d'urgences et planifier leur prise en charge.

I. Pour comprendre

A. Définition

La grossesse extra-utérine (GEU), également appelée grossesse *ectopique*, est la nidation de l'œuf en dehors de l'utérus. La présentation la plus fréquente est la grossesse tubaire avec une nidation qui débute dans la trompe : dans sa partie ampullaire dans 70 % des cas, isthmique dans 20 % des cas, voire pavillonnaire pour 5 % des GEU (fig. 3.1). De façon plus rare, on peut assister à une nidation dans la partie interstitielle de l'utérus, sur l'ovaire ou dans l'abdomen et, exceptionnellement, dans le col de l'utérus (grossesse cervicale) ou sur une cicatrice de césarienne.

La grossesse *hétérotopique* est la coexistence de deux grossesses simultanées : une grossesse intra-utérine et une GEU. Le principal facteur de risque de cette dernière est la procréation médicalement assistée.

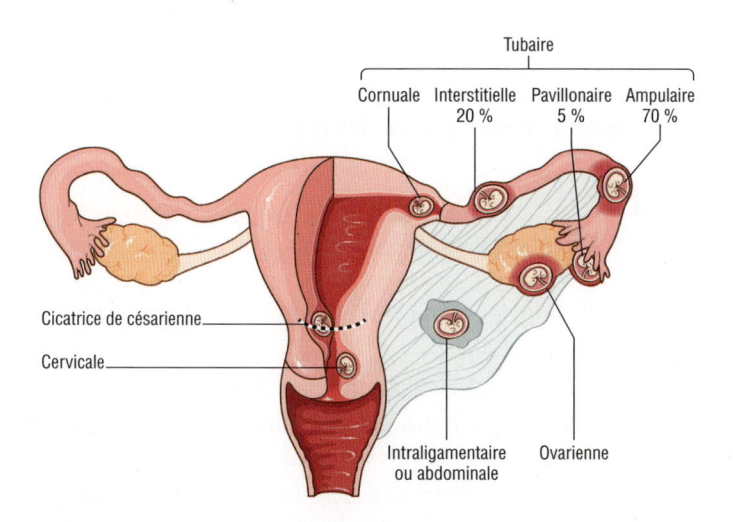

Fig. 3.1 Les différents types de grossesse extra-utérine.

Gynécologie – Obstétrique
© 2018, Elsevier Masson SAS. Tous droits réservés

B. Évolution naturelle

L'évolution naturelle de la nidation ectopique est la rupture tubaire par distension excessive avec hémopéritoine, puis choc hémorragique et décès exceptionnel. La GEU, quand elle est évoluée, est donc l'exemple même de l'urgence vitale et reste une cause de mortalité maternelle majeure dans le monde.

L'incidence des grossesses extra-utérines a augmenté dans les pays développés représentant, en France, 2 % des grossesses. La morbimortalité a été très sensiblement diminuée grâce aux possibilités de diagnostic précoce et de traitements efficaces et moins invasifs comme le traitement médicamenteux ou la cœlioscopie.

C. Facteurs de risque

Physiologiquement, la fécondation se fait dans le tiers distal de la trompe, puis l'œuf migre dans la cavité utérine et entame sa nidation 7 jours après. Les facteurs de risque de GEU sont donc tous les facteurs altérant la motilité tubaire :
- les **infections génitales hautes** (IGH). Les salpingites et les endométrites peuvent être des infections sexuellement transmissibles. Le risque relatif est de 6 et le germe le plus fréquemment en cause est *Chlamydia trachomatis*;
- le **tabac** avec une relation effet-dose. Ce deuxième facteur de risque est accessible à la prévention primaire;
- les antécédents de **chirurgie** tubaire mais aussi abdominopelvienne à risque d'adhérences;
- les autres causes d'altération de la paroi tubaire : endométriose, tuberculose, bilharziose, malformation utérine ou tubaire;
- l'**âge maternel élevé** (> 35 ans);
- certains types de contraception : **microprogestatif, dispositif intra-utérin** (risque relatif = 3);
- la fécondation *in vitro* (des GEU surviennent dans 4,5 % des FIV). Pour ces patientes, il faut penser aux grossesses hétérotopiques.

II. Diagnostic

Le diagnostic de GEU doit être évoqué chez toute femme en âge de procréer se présentant aux urgences pour des douleurs pelviennes et/ou des métrorragies.

Il faut réaliser un examen clinique, une échographie pelvienne (par voie endovaginale et par voie abdominale) et un **dosage plasmatique des β-hCG**.

A. Diagnostic positif

1. Examen clinique

- L'interrogatoire précise la date des dernières règles et doit rechercher les facteurs de risques.
- Les signes fonctionnels peuvent être :
  - des douleurs pelviennes, latéralisées ou non du côté de la GEU;
  - des métrorragies foncées et peu abondantes, classiquement « sépia » en comparaison aux métrorragies rouges et abondantes de la fausse couche;
  - un retard de règles ou des dernières règles inhabituelles (inconstant);
  - des signes sympathiques de grossesse (nausées, vomissements, tension mammaire);
  - des douleurs scapulaires voire un malaise, agitation, angoisse dans les formes évoluées.

À noter que la GEU peut être asymptomatique.
- L'examen clinique comporte la mesure de la pression artérielle, de la fréquence cardiaque et respiratoire et de la température, ainsi que la recherche d'une pâleur cutanéomuqueuse afin de dépister au plus vite les signes de choc hémorragique. La palpation abdominale recherche une sensibilité latéralisée avec une éventuelle défense, voire une contracture généralisée. Au spéculum, on précise l'origine endo-utérine des saignements. Le toucher vaginal retrouve un utérus moins volumineux que ne le voudrait l'âge gestationnel et provoque une douleur latéro-utérine avec parfois la palpation d'une masse. Au niveau du cul-de-sac vaginal postérieur (Douglas), le toucher peut provoquer une sensibilité vive, témoignant d'une irritation péritonéale en rapport avec un hémopéritoine.

2. Échographie pelvienne (endovaginale et abdominale)

Elle doit être réalisée de façon systématique et sans délai, en présence de douleurs pelviennes et/ou de métrorragies.
- La **vacuité utérine** avec un taux plasmatique de β-hCG > 1 500 UI/L est le principal signe (indirect) de GEU. Il existe des images trompeuses lacunaires, hypoéchogènes, évoquant un sac ovulaire intra-utérin ou « **pseudo-sac** ». Contrairement au sac gestationnel, le pseudo-sac est centré dans la cavité et sans couronne trophoblastique (car il s'agit souvent d'un caillot de sang dans la cavité utérine, en voie d'expulsion).
- La GEU peut-être visible à l'échographie endovaginale sous forme d'une « masse latéro-utérine » (fig. 3.2). On observe plus rarement un sac gestationnel extra-utérin avec une vésicule vitelline et exceptionnellement un embryon avec activité cardiaque (fig. 3.3). Dans 90 % des cas la masse latéro-utérine est située du côté du corps jaune.
- Le passage de la sonde endovaginale au contact de la masse provoque souvent une douleur.
- Enfin, il faut rechercher un épanchement dans le cul-de-sac recto-utérin (de Douglas). S'il est présent, il faut le quantifier et compléter l'examen par une échographie abdominale. La présence de sang dans l'espace inter-hépato-rénal de Morisson est le signe d'un hémopéritoine important nécessitant une prise en charge chirurgicale en extrême urgence. L'espace de Morisson est limité en bas par le bord supérieur du mésocôlon transverse dans sa partie droite, en haut et en dehors par le bord postéro-interne du lobe droit du foie, et en dedans la saillie du péritoine postérieur en regard du pôle supérieur du rein droit et du

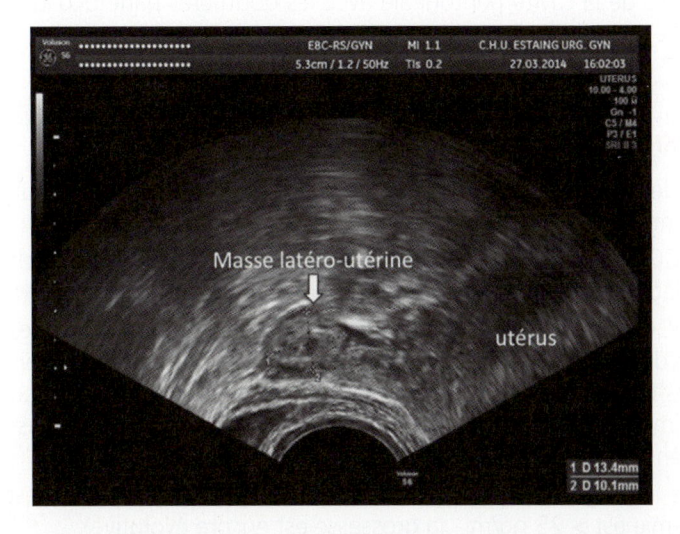

Fig. 3.2 Échographie endovaginale chez une femme présentant une grossesse extra-utérine droite (hématosalpinx).

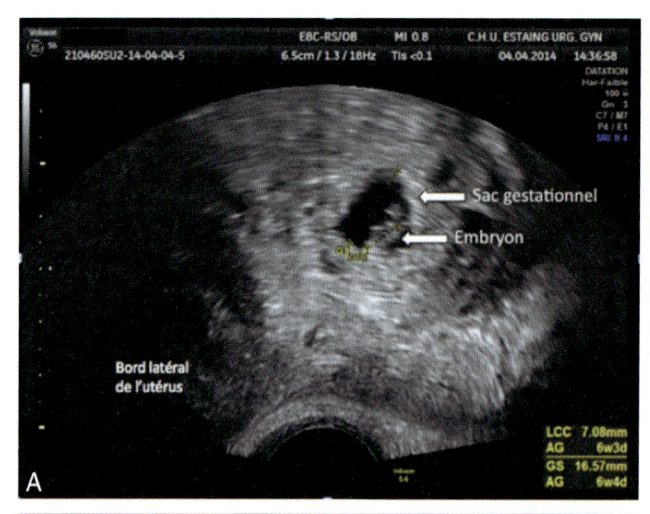

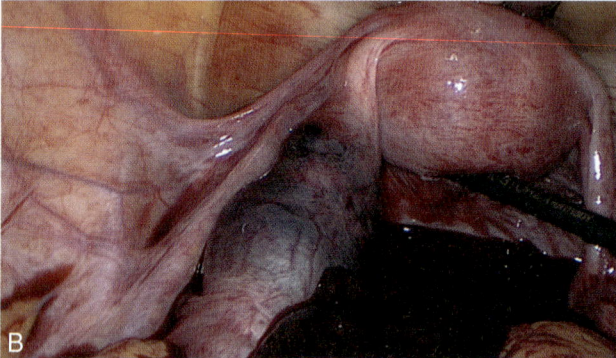

Fig. 3.3 Grossesse extra-utérine gauche rompue avec hémopéritoine prise en charge en urgence par cœlioscopie.
A. Sac gestationnel intratubaire avec embryon (sans activité cardiaque) à l'échographie endovaginale. B. Aspect en cœlioscopie.

2ᵉ duodénum. Chez une patiente en décubitus dorsal, cet espace fait partie des régions les plus déclives de la cavité péritonéale avec les gouttières pariétocoliques externes droite et gauche. Il est visible facilement en échographie.

3. Dosage plasmatique des β-hCG

Il est demandé en urgence chez toute patiente en âge de procréer qui présente les signes précédemment décrits.
- Si les β-hCG sont à plus de 1 500 UI/L avec une vacuité utérine à l'échographie endovaginale, le diagnostic de GEU est très probable.
- Si les β-hCG sont à moins de 1 500 UI/L et en l'absence de signes de gravité, il faut répéter le dosage à 48 heures pour évaluer la cinétique. En effet, dans la grossesse intra-utérine les taux de β-hCG doublent dans les 48 heures. En cas de fausse couche spontanée, ils diminuent. Pour la GEU, les taux de β-hCG marquent une ascension insuffisante ou stagnent.

Le dosage de la progestéronémie pour évaluer l'évolutivité de la GEU est peu pratiqué (si la progestéronémie est > 25 ng/mL, la grossesse est encore évolutive).

En cas de suspicion de GEU, ce dosage est à compléter par :
- un HemoCue® si la patiente présente des signes cliniques ou échographiques de gravité ;
- un **bilan préopératoire** avec un bilan biologique (NFS, TP/TCA et groupe rhésus, RAI) et une consultation anesthésique ;
- un bilan pré-méthotrexate selon le contexte (NFS, TP/TCA, bilan rénal et hépatique) ;
- à compléter, en cas de groupe sanguin rhésus négatif, par le groupe sanguin du conjoint pour la **prévention de l'allo-immunisation anti-Rh1 (Ig anti-D)**.

B. Diagnostics différentiels

Chez une patiente présentant des douleurs et/ou des métrorragies, d'autres diagnostics peuvent être évoqués :
- si les β-hCG sont positifs :
    - grossesse intra-utérine,
    - fausse couche spontanée,
    - môle hydatiforme ;
- si les β-hCG sont négatifs :
    - kyste hémorragique du corps jaune,
    - autres causes de saignements : tumeur du col utérin, lésion traumatique cervicovaginale, fibrome, etc., d'où l'importance d'un examen au spéculum,
    - autres causes de douleurs : salpingite aiguë, torsion d'annexe.

Si la patiente présente des signes cliniques de gravité et en cas de doute diagnostique, c'est la cœlioscopie en urgence qui affirmera le diagnostic.

III. Traitements

En pratique, lorsque le diagnostic est confirmé, deux cas de figure se présentent : la GEU est symptomatique ou elle est pauci voire asymptomatique.

A. GEU symptomatique

La présence d'un seul de ces critères de gravité définit l'urgence chirurgicale :
- instabilité hémodynamique ;
- défense abdominale ;
- hémopéritoine à l'échographie.

Le traitement chirurgical est réalisé en urgence après conditionnement de la patiente (2 voies veineuses périphériques, expansion volémique), bilan préopératoire (HemoCue®) et appel du médecin anesthésiste.
En l'absence de ces 3 critères, la chirurgie est indiquée chez les patientes algiques et/ou avec un taux de β-hCG supérieur à 5 000 UI/L.

1. Cœlioscopie diagnostique et thérapeutique

La cœlioscopie est le gold standard pour le traitement chirurgical de la GEU. Elle confirme le diagnostic, précise la localisation de la grossesse et peut retrouver des facteurs de risques (adhérences, séquelles d'IGH).

Le traitement conservateur ou *salpingotomie* (fig. 3.4) doit toujours être privilégié s'il permet d'extraire la grossesse et d'arrêter le saignement. On demande un examen anatomopathologique du contenu tubaire aspiré ainsi qu'un dosage des β-hCG en postopératoire 1 fois/semaine jusqu'à négativation.

En cas de saignement trop important ou d'état tubaire trop altéré, on réalise un traitement radical ou *salpingectomie* (fig. 3.5), ceci d'autant plus chez une patiente âgée n'ayant plus de désir de grossesse.

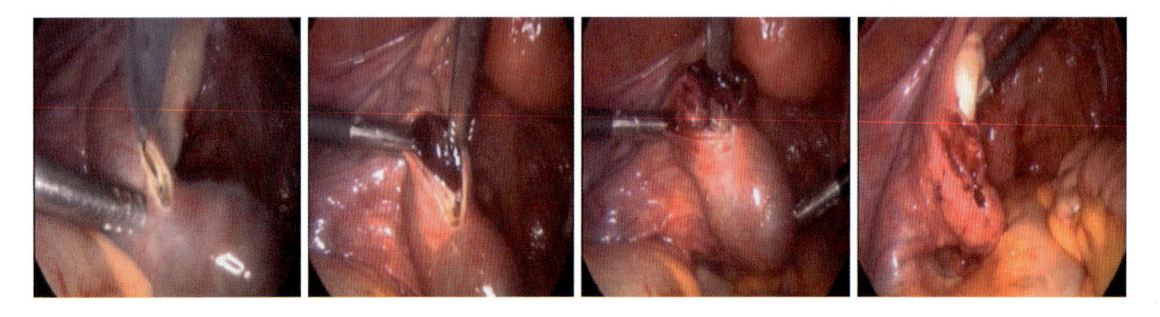

Fig. 3.4 Salpingotomie par cœlioscopie : incision de la trompe à la pointe monopolaire puis extraction de la grossesse par aspiration.

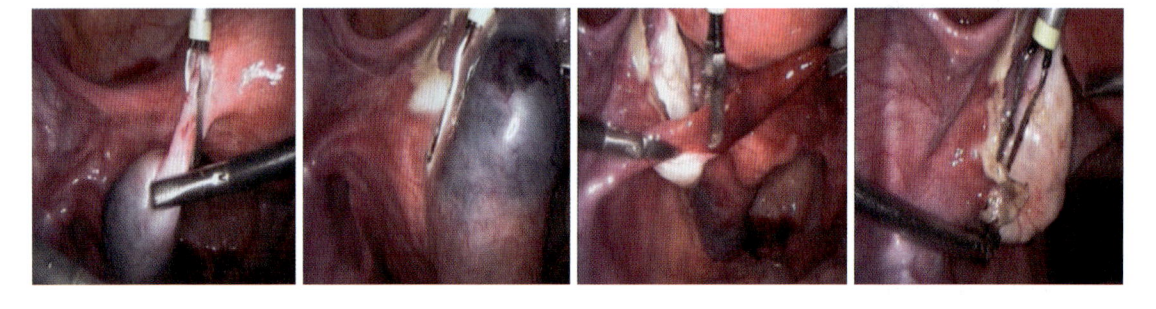

Fig. 3.5 Salpingectomie par cœlioscopie : ablation de la trompe par coagulation section du mésosalpinx.

2. Informations à délivrer avant la cœlioscopie

Toute patiente traitée par chirurgie doit être informée des risques de salpingectomie, de transfusion et de conversion en laparotomie. Si le couple souhaite une grossesse, il faut privilégier le traitement conservateur pour ne pas altérer la fertilité. Il faut cependant rassurer la patiente si la salpingectomie a été obligatoire et si la trompe controlatérale était normale car les chances de grossesse sont probablement identiques. Le risque d'échec du traitement en cas de salpingotomie est de 6 à 15 % environ.

B. GEU pauci ou asymptomatique

Dans ce cas, on peut discuter avec la patiente du traitement médicamenteux par méthotrexate : une dose intramusculaire à 1 mg/kg en l'absence de contre-indication sur le bilan biologique (NFS, TP/TCA, bilan rénal et hépatique). Les β-hCG sont ensuite dosées 1 fois/semaine jusqu'à négativation.

Les indications du méthotrexate (prise en charge à titre dérogatoire dans le cadre d'une autorisation temporaire d'utilisation [ATU] en 2018) sont les suivantes :
- GEU visible à l'échographie ;
- paucisymptomatique ;
- taux de β-hCG < 5 000 UI/L (traitement toutefois possible jusqu'à 10 000 UI/L).

Si la patiente est pauci ou asymptomatique, la chirurgie reste indiquée si elle refuse ou si elle a une contre-indication au traitement par méthotrexate.

Le méthotrexate est contre-indiqué dans les cas suivants :
- patiente symptomatique ;
- suspicion de rupture tubaire, instabilité hémodynamique ou hémopéritoine dépassant le fond utérin ;
- GEU tubaire avec embryon et activité cardiaque à l'échographie ;
- masse latéro-utérine > 4 cm à l'échographie ;
- allaitement ;
- taux plasmatique de β-hCG > 10 000 UI/L ;
- refus de la patiente (choix formel de la patiente pour un traitement chirurgical) ;
- difficultés de compréhension par la patiente ;
- difficultés de surveillance en ambulatoire (mauvaise observance de la patiente, éloignement géographique, isolement) ;
- état hémodynamique instable ; hémopéritoine important ;
- thrombopénie < 50 000/mm^3 ;
- leucopénie < 2 000/mm^3 ;
- anémie avec taux d'Hb < 9 g/dL ;
- clairance de la créatinine < 30 mL/min (insuffisance rénale sévère) ;
- atteinte hépatique sévère ;
- troubles de la coagulation, traitement anticoagulant en cours (contre-indication liée à l'administration par voie IM).

La patiente doit être informée des effets indésirables du méthotrexate (encadré 3.1).

Elle doit également savoir qu'il apparaît souvent une sensibilité du côté de la GEU à J3 de l'injection mais qu'elle doit consulter en urgence en cas de douleur abdominale importante ou de malaise. Il se produit dans de rares cas une rupture tubaire après injection de méthotrexate avec indication de chirurgie en urgence.

Le risque d'échec du traitement est d'environ 25 %. En cas d'échec, on peut avoir recours à une 2e injection de méthotrexate (1 mg/kg) ou réaliser une cœlioscopie. L'antécédent de GEU traitée médicalement ou chirurgicalement est un facteur de risque d'échec du méthotrexate : il n'est donc pas recommandé de le proposer dans cette situation.

Le méthotrexate est tératogène : la patiente doit attendre 3 mois avant une nouvelle grossesse. Une contraception est indispensable.

Pour les localisations interstitielles, cervicales ou sur cicatrice de césarienne, l'administration du MTX peut se faire également *in situ* en administration unique à la même dose de 1 mg/kg.

Encadré 3.1

Effets indésirables du méthotrexate

- *Hématologiques* : leucopénie, anémie, thrombopénie
- *Digestifs* : mucite, nausées
- *Hépatiques* : augmentation des transaminases
- Rénaux : insuffisance rénale
- Cutanés : prurit, érythème, photosensibilisation
- Respiratoires : pneumopathie interstitielle

En italique : liés à la dose, donc peu fréquents à 1 mg/kg.

Après administration du traitement, la surveillance comprend un interrogatoire sur les symptômes cliniques et une surveillance hebdomadaire des taux plasmatiques de β-hCG. Un examen clinique et une échographie peuvent être réalisés à tout moment en cas de survenue de signes fonctionnels faisant évoquer une complication hémorragique de la GEU. Une 2e injection de MTX doit être envisagée si la décroissance du taux de β-hCG plasmatique à J7 n'est pas satisfaisante par rapport au taux initial (en pratique, le taux de β-hCG à J7 devrait être strictement inférieur au taux à J0 *ou* strictement inférieur à 85 % du taux de β-hCG à J4 si celui-ci est disponible).

La guérison correspond à l'obtention d'un taux plasmatique de β-hCG non détectable. Celle-ci est généralement obtenue au bout d'un mois.

C. Cas particulier

Dans certains cas exceptionnels, si la patiente est asymptomatique, si le taux de β-hCG initial est inférieur à 1 000 UI/L et si la cinétique des β-hCG montre une décroissance progressive et constante, on peut discuter l'abstention thérapeutique sous réserve d'une bonne observance de la patiente (dosage des β-hCG toutes les 48 heures et contrôle clinique et échographique 1 fois/semaine). La patiente doit être informée du risque d'échec.

IV. Mesures associées

Il faut penser à vérifier le groupe sanguin de la patiente afin de **prévenir si besoin l'allo-immunisation anti-D**. S'il y a une anémie après le traitement, elle doit être traitée (fer ou transfusion).

Il faut insister sur la prévention secondaire, par exemple encourager l'arrêt du tabac. Si la cœlioscopie a retrouvé des séquelles d'IGH, il faut penser à dépister les autres IST chez la patiente et son partenaire, les prévenir du risque de récidive de GEU. Enfin, un soutien psychologique peut être nécessaire.

Le traitement conservateur (méthotrexate ou salpingotomie) doit toujours être privilégié pour préserver la **fertilité**, surtout chez les patientes de plus de 35 ans et/ou ayant un antécédent d'infertilité ou de maladie tubaire. Il faut toutefois rappeler qu'un essai randomisé n'a pas montré de différence de fertilité après salpingectomie ou salpingotomie. Le risque de récidive est d'environ 20 % et ne varie pas selon le type de traitement. La patiente doit bénéficier d'une échographie précoce pour la grossesse suivante.

> **Points clés**
>
> - Le diagnostic de GEU doit être évoqué chez toute femme en âge de procréer se présentant aux urgences pour des douleurs pelviennes et/ou des métrorragies.
> - Il faut réaliser un examen clinique, une échographie pelvienne (par voie endovaginale et par voie abdominale) et un **dosage plasmatique des** β**-hCG**.
> - Le traitement est soit chirurgical par cœlioscopie, soit médical par administration de méthotrexate.

Notions indispensables PCZ

- Prévention de l'allo-immunisation anti-Rh1.
- Prescription d'un bilan préthérapeutique en cas de traitement par méthotrexate.
- Prescription d'une contraception si utilisation du méthotrexate.

Pour en savoir plus

Bruhat MA, Manhes H, Mage G, Pouly JL. Treatment of ectopic pregnancy by means of laparoscopy. Fertil Steril. 1980; 33 : 411–4.

De Bennetot M, Rabischong B, Aublet-Cuvelier B, Belard F, Fernandez H, Bouyer J, et al. Risk factors for recurrence of ectopic pregnancy. J Gynecol Obstet Biol Reprod. 2012; 41 : 55–61.

De Bennetot M, Rabischong B, Aublet-Cuvelier B, Belard F, Fernandez H, Bouyer J, et al. Fertility after tubal ectopic pregnancy : results of a population-based study. Fertil Steril. 2012; 98 : 1271–6.e1-3.

Lesavre M, Curinier S, Capmas P, Rabischong B, Fernandez H. Treatment of tubal ectopic pregnancy by methotrexate. J Gynecol Obstet Biol Reprod (Paris). 2015; 44 : 212–9.

Marret H, Fauconnier A, Dubernard G, Misme H, Lagarce L, Lesavre M, et al. Evidence-based evaluation and expertise of methotrexate off label use in gynaecology and obstetrics : work of the CNGOF. Gynecol Obstet Biol Reprod (Paris). 2015; 44 : 230–6.

Marret H, Fauconnier A, Dubernard G, Misme H, Lagarce L, Lesavre M, et al. Overview and guidelines of off-label use of methotrexate in ectopic pregnancy : report by CNGOF. Eur J Obstet Gynecol Reprod Biol. 2016; 205 : 105–9.

Mol F, et al; European Surgery in Ectopic Pregnancy (ESEP) study group. Salpingotomy versus salpingectomy in women with tubal pregnancy (ESEP study) : an open-label, multicentre, randomised controlled trial. Lancet. 2014; 383 : 1483–9.

Rabischong B, Larraín D, Pouly JL, Jaffeux P, Aublet-Cuvelier B, Fernandez H. Predicting success of laparoscopic salpingostomy for ectopic pregnancy. Obstet Gynecol. 2010; 116 : 701–7.

Rabischong B, Tran X, Sleiman AA, Larraín D, Jaffeux P, Aublet-Cuvelier B, et al. Predictive factors of failure in management of ectopic pregnancy with single-dose methotrexate : a general population-based analysis from the Auvergne Register, France. Fertil Steril. 2011; 95 : 401–4.

Fernandez H, Capmas P, Lucot JP, Resch B, Panel P, Bouyer J; GROG. Fertility after ectopic pregnancy : the DEMETER randomized trial. Hum Reprod. 2013; 28 : 1247-53.
https://academic.oup.com/humrep/article/28/5/1247/941834

HAS. Recommandation relative à la prise en charge à titre dérogatoire du méthotrexate en solution injectable dans le cadre d'une recommandation temporaire d'utilisation. Mai 2016.
https://www.has-sante.fr/portail/upload/docs/application/pdf/2016-05/methotrexate_geu_rtu_has_2016_vf.pdf

CHAPITRE 4

Item 34 – UE 2 – Anomalies du cycle menstruel. Métrorragies
Item 41 – UE 2 – Hémorragie génitale chez la femme

I. Définitions
II. Prise en charge initiale (quelle que soit l'étiologie)
III. Principales étiologies des ménométrorragies
IV. Bilan de 1re intention devant une hémorragie génitale
V. Prise en charge thérapeutique

Objectifs pédagogiques

Item 34 – Anomalies du cycle menstruel. Métrorragies
- Diagnostiquer une aménorrhée (*cf.* chapitre 5), une ménorragie, une métrorragie.
- Reconnaître et traiter un syndrome prémenstruel (*cf.* chapitre 5).

Item 41 – Hémorragie génitale chez la femme
- Diagnostiquer une hémorragie génitale chez la femme.
- Argumenter l'attitude thérapeutique et planifier le suivi de la patiente.

I. Définitions

- Les *menstruations normales* durent entre 3 et 6 jours et correspondent à des pertes sanguines < 80 mL.
- Les *ménorragies* sont des menstruations trop abondantes en volume ou en durée.
- Les *métrorragies* sont des saignements génitaux entre les périodes de menstruation.
- Les *ménométrorragies* correspondent à l'association de ménorragies et de métrorragies.

L'évaluation de la quantité des saignements par les patientes est souvent difficile et très subjective.

Le score de Higham (fig. 4.1) permet une évaluation objective de la quantité des saignements.

Durant les menstruations, la femme note chaque jour le nombre de serviettes et/ou de tampons dans la case correspondant au degré d'imprégnation de la protection. Elle rapporte également les épisodes de caillots et de pertes majeures. On additionne ensuite le nombre de points par jour.

On parle de ménorragies pour un score de Higham supérieur à 100.

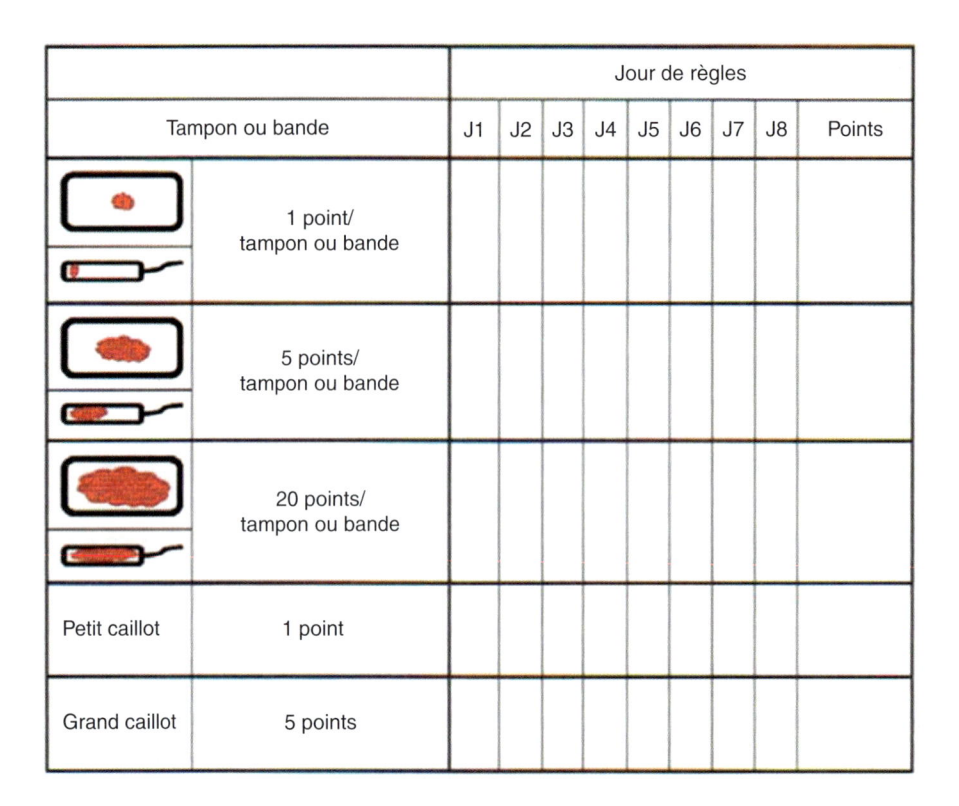

		Jour de règles								
Tampon ou bande		J1	J2	J3	J4	J5	J6	J7	J8	Points
	1 point/ tampon ou bande									
	5 points/ tampon ou bande									
	20 points/ tampon ou bande									
Petit caillot	1 point									
Grand caillot	5 points									

Fig. 4.1 Score de Higham.

II. Prise en charge initiale (quelle que soit l'étiologie)

Le saignement est quantifié par :
- l'interrogatoire : nombre de garnitures, caillots, vêtements tachés par le saignement, etc. ;
- le score de Higham pour les ménorragies ;
- l'examen sous spéculum : visualisation d'un saignement actif ;
- l'évaluation de la spoliation sanguine : HemoCue®, NFS (taux d'hémoglobine).

On procède à l'évaluation clinique du retentissement en recherchant :
- des signes d'anémie mal tolérée :
  - tachycardie,
  - pâleur cutanéomuqueuse et des conjonctives,
  - dyspnée,
  - asthénie,
  - vertiges ;
- des signes de choc :
  - hypotension,
  - malaise,
  - sueurs,
  - extrémités froides,
  - marbrures.

La patiente est mise en condition adaptée en cas de présence de signes de choc et/ou d'anémie mal tolérée :
- hospitalisation ;
- pose de deux voies veineuses de bon calibre ;

- réchauffement ;
- oxygénothérapie par sonde nasale ;
- bilan biologique : NFS, hémostase, groupe sanguin, rhésus (deux déterminations), bilan prétransfusionnel, β-hCG (sauf en cas de grossesse intra-utérine connue).

La prise en charge ultérieure dépend de l'étiologie et du fait que la patiente soit enceinte ou non.

III. Principales étiologies des ménométrorragies

La classification mnémotechnique PALM COEIN (tableau 4.1) permet d'envisager les principales étiologies. Différentes classifications étiologiques sont décrites (tableau 4.2) : selon le type de pathologie (tumeur, infection, etc.), selon l'existence d'une grossesse associée ou pas, etc.

Tableau 4.1 PALM COEIN, classification FIGO des causes de saignements anormaux d'origine utérine chez les patientes non enceintes, en âge de procréer.

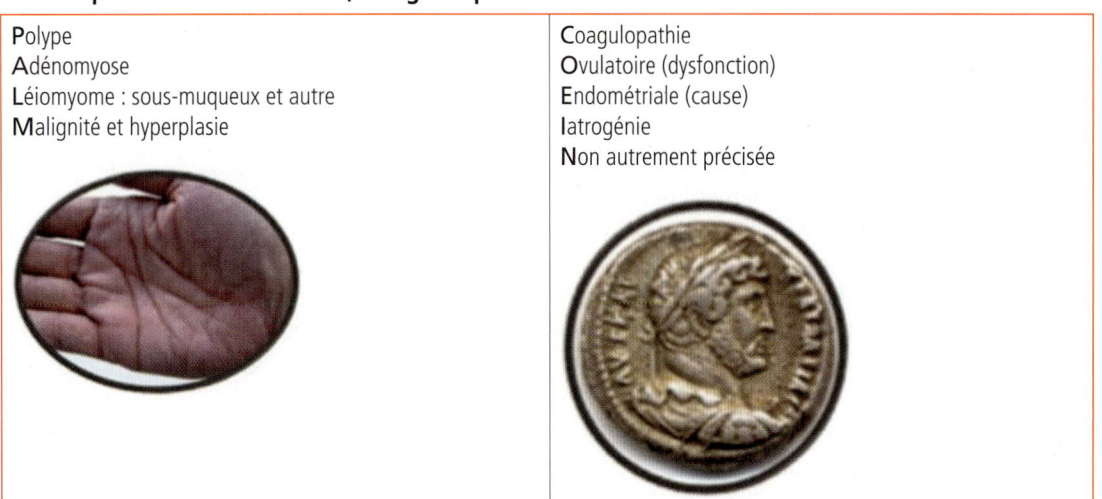

Polype Adénomyose Léiomyome : sous-muqueux et autre Malignité et hyperplasie	Coagulopathie Ovulatoire (dysfonction) Endométriale (cause) Iatrogénie Non autrement précisée

Munro MG, et al. FIGO classification system (PALM-COEIN) for causes of abnormal uterine bleeding in nongravid women of reproductive age. Int J Gynecol Obstet. 2011 : 113 (1) : 3–13, © Elsevier 2011.

Tableau 4.2 Étiologie des ménométrorragies, classées selon différentes modalités.

Grossesse	– 1er trimestre : grossesse intra-utérine évolutive, grossesse extra-utérine, grossesse de localisation indéterminée, fausse couche spontanée, grossesse intra-utérine arrêtée, lyse d'un jumeau, môle hydatiforme. – 2e trimestre : hématome placentaire, décollement marginal, placenta bas inséré, causes indéterminées – 3e trimestre : hématome rétroplacentaire, hématome décidual marginal, placenta praevia, hémorragie de Benkiser, rupture utérine (exceptionnel en dehors du travail), cause cervicale – Hémorragie de la délivrance (post-partum immédiat) – Causes non spécifiques à la grossesse
Causes organiques utérines et annexielles	– Adénomyose – Myome utérin (principalement les sous-muqueux) – Polype endométrial – Hyperplasie endométriale – Cancer de l'endomètre – Infection génitale haute – Tumeurs sécrétantes de l'ovaire – Malformations artérioveineuses

(Suite)

Tableau 4.2 Suite.

Causes cervicales	– Ectropion – Cancer du col de l'utérus – Cervicite
Coagulopathie	Maladie de Willebrand
Causes iatrogènes	– Contraception entraînant une carence œstrogénique – Anticoagulant – Dispositif intra-utérin
Maladies systémiques	– Hypothyroïdie – Lupus érythémateux disséminé aigu – Insuffisance rénale chronique – Insuffisance hépatique
Causes fonctionnelles	Une fois toutes les étiologies organiques éliminées – métrorragies intermenstruelles au 14e jour du cycle (ovulation) – métrorragies prémenstruelles par insuffisance lutéale – métrorragies post-menstruelles par insuffisance œstrogénique en début de cycle

IV. Bilan de 1re intention devant une hémorragie génitale

A. Examen clinique

- La tolérance du saignement est évaluée.
- L'interrogatoire est ciblé pour orienter vers le diagnostic étiologique : notion de pathologie utérine connue, de ménométrorragies provoquées (post-coïtales), d'antécédents personnels ou familiaux de troubles de l'hémostase, de prise de médicaments (anticoagulants, antiagrégants plaquettaires, type de contraception, etc.), d'hypothyroïdie, etc.
- L'examen sous spéculum quantifie les saignements et recherche leur origine (endo-utérin, col, vagin).
- Le toucher vaginal évalue le volume utérin, recherche des déformations (fibromes), une masse annexielle, etc.

B. Bilan biologique

Il comporte :
- β-hCG plasmatiques ou urinaires systématiques chez toute patiente en âge de procréer ;
- NFS ;
- bilan martial : ferritinémie + CRP (car un syndrome inflammatoire peut masquer une hypoferritinémie) ;
- bilan d'hémostase (TP, TCA), dosage du facteur de Willebrand pour recherche de maladie de Willebrand (d'indication large chez l'adolescente).

C. Imagerie

- On pratique une échographie pelvienne par voie abdominale et endovaginale en 1re intention à la recherche de myomes, d'adénomyose, de polype utérin, de kyste de l'ovaire, de malformation artérioveineuse, et pour évaluer l'épaisseur et la régularité de l'endomètre.
- L'IRM pelvienne est utile en 2e intention en cas de suspicion de cancer de l'endomètre (extension locorégionale), pour cartographier un utérus polymyomateux, pour caractériser un kyste ovarien indéterminé ou suspect à l'échographie, ou pour évaluer la cavité utérine lorsque celle-ci est inaccessible en hystéroscopie.

D. Hystéroscopie diagnostique

- Elle se fait en consultation.
- Elle est à réaliser préférentiellement en 1re partie de cycle et après s'être assuré de l'absence de grossesse.
- On utilise préférentiellement du sérum physiologique pour la distension de la cavité, et un hystéroscope rigide de faible calibre.
- L'hystéroscopie permet de visualiser la cavité utérine : aspect de l'endomètre, présence d'un polype ou d'un myome.
- Elle est à pratiquer en cas d'anomalie à l'échographie ou en cas d'échec de traitement médicamenteux avec échographie normale.

E. Biopsie d'endomètre

- Elle doit être faite chez toute patiente de plus de 45 ans ou en cas de facteur de risque de cancer de l'endomètre.
- Le prélèvement est effectué à la pipelle de Cornier®, après éventuelle hystéroscopie diagnostique.
- Il est également possible d'effectuer des biopsies dirigées lors d'une hystéroscopie diagnostique (grâce à une pince à travers un canal opérateur).
- Le but de la biopsie est de diagnostiquer un cancer de l'endomètre ou une hyperplasie glandulaire atypique.
- Attention, la biopsie est généralement faite à l'aveugle et ne peut éliminer avec certitude un cancer de l'endomètre, même si elle est normale ++.

F. À ne pas faire devant des métrorragies

- Le résultat d'un frottis cervico-utérin est faussé par la présence de sang.
- Une hystérosalpingographie est inutile.

V. Prise en charge thérapeutique

Elle dépend de l'étiologie et du potentiel désir de grossesse.

A. Traitements généraux (quelle que soit l'étiologie)

Ils comportent :
- un antifibrinolytique : acide tranexamique (Exacyl®) ;
- un traitement martial *per os* ou IV ;
- une transfusion si besoin.

B. Traitement étiologique

1. Polype

On procède à une résection par hystéroscopie opératoire ; on peut y associer une endométrectomie en cas d'absence de désir de grossesse.

2. Adénomyose

Le traitement repose sur un DIU au lévonorgestrel en 1re intention, la chirurgie en 2e intention (endométrectomie ou hystérectomie en cas d'échec ou de refus ; en l'absence de désir de grossesse).

3. Myome

- Le traitement médical (mise en aménorrhée) repose sur les progestatifs (21 jours/mois ou en continu), l'acétate d'ulipristal ou les agonistes de la GnRH (associer une hormonothérapie de substitution œstroprogestative type *add-back* thérapie selon la durée du traitement).
- Le traitement chirurgical consiste en une résection hystéroscopique pour les myomes sous-muqueux de type 0, 1 ou 2 de la FIGO (fig. 4.2 et tableau 4.3), de moins de 3 ou 4 cm.
- Pour les myomes interstitiels et sous-séreux, le traitement médical est instauré en 1re intention (DIU au lévonorgestrel, progestatif ou acétate d'ulipristal). En cas d'échec, la chirurgie est discutée, à type de myomectomie par laparoscopie ou laparotomie en cas de désir de traitement conservateur. S'il n'y a plus de désir de grossesse, on peut proposer une hystérectomie interannexielle avec salpingectomie bilatérale.
- Il existe une possibilité de traitement par embolisation utérine (non recommandé en cas de désir de grossesse).

4. Hyperplasie glandulaire endométriale sans atypie

Le traitement est médical par progestatifs *per os* ou DIU au lévonorgestrel. En cas d'échec et en dehors d'un désir de grossesse, il est possible d'envisager un traitement chirurgical conservateur à type d'endométrectomie.

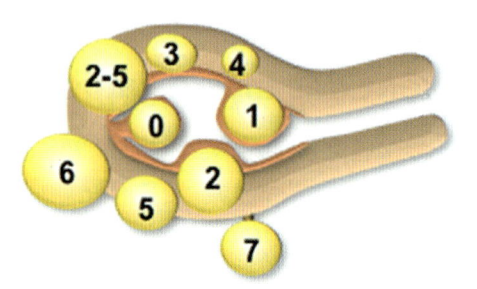

Fig. 4.2 Classification FIGO 2011 des myomes utérins.
Munro MG, et al. FIGO classification system (PALM-COEIN) for causes of abnormal uterine bleeding in nongravid women of reproductive age. Int J Gynecol Obstet. 2011 : 113 (1) : 3–13, © Elsevier 2011.

Tableau 4.3 Classification FIGO 2011 des myomes utérins.

Sous-muqueux	0 : Pédiculé intracavitaire 1 : < 50 % intramural 2 : ≥ 50 % intramural
Intramural ou interstitiel	3 : 100 % intramural, au contact de l'endomètre 4 : intramural
Sous-séreux	5 : Sous-séreux, ≥ 50 % intramural 6 : Sous-séreux, < 50 % intramural 7 : Sous-séreux pédiculé
Autres	8 : cervical, ligament rond, ligament large
Hybride (touchant à la fois l'endomètre et la séreuse)	Deux chiffres séparés d'un trait d'union, le 1er précisant le rapport avec l'endomètre, le 2e avec la séreuse P. ex. hybride 2-5 = sous-muqueux de classe 2 et sous-séreux de classe 5

D'après Munro MG, et al. Int J Gynecol Obstet. 2011 : 113 (1) : 3–13.

5. Hyperplasie glandulaire atypique

- En cas de désir de grossesse, le traitement est conservateur par progestatifs, agonistes de la GnRH ou DIU au lévonorgestrel avec contrôle hystéroscopique et biopsie d'endomètre à 6 mois. En l'absence de conception ou à 6 mois du post-partum, il est recommandé de réaliser une hystérectomie totale du fait du risque d'évolution vers un adénocarcinome de l'endomètre.
- En l'absence de désir de grossesse, le traitement consiste en une hystérectomie totale ± annexectomie bilatérale du fait du risque de méconnaître un cancer de l'endomètre.

6. Malformation artérioveineuse

Elle est traitée par embolisation radiologique (non délétère sur la fonction ovarienne et préserve la fertilité).

7. Ménométrorragies provoquées (ou post-coïtales)

Elles doivent faire rechercher une pathologie du col utérin (cancer du col +++, ectropion). En présence d'une masse cervicale à l'examen sous spéculum, il faut faire une colposcopie associée à des biopsies.

8. Ménométrorragies idiopathiques

Elles sont traitées par contraceptifs oraux progestatifs et œstroprogestatifs ou DIU au lévonorgestrel, acide tranexamique en cas de contre-indication aux traitements hormonaux ou de désir de grossesse. En l'absence de désir de grossesse, un traitement chirurgical est proposé (endométrectomie par résection hystéroscopique ou par thermodestruction, hystérectomie en cas d'échec des traitements précédents). Les possibilités de traitement chirurgical sont limitées en cas de désir de grossesse.

9. Cas particulier des patientes sous anticoagulants ou avec coagulopathie

- La prise en charge est multidisciplinaire.
- En cas de traitement anticoagulant, un dosage de l'INR doit être réalisé en urgence et des mesures de correction de l'INR mises en place en cas de surdosage (selon les recommandations de l'HAS).
- Il faut rechercher une pathologie utérine organique comme chez les patientes sans traitement anticoagulant.
- La desmopressine est administrée pour les patientes atteintes de la maladie de Willebrand de type 1.

Points clés

- La classification mnémotechnique PALM COEIN permet d'envisager les principales étiologies.
- Il faut toujours évaluer le retentissement de l'hémorragie génitale.

Notions indispensables PCZ

- Le statut gravidique doit être systématiquement recherché par le dosage de β-hCG.

Item 40 – UE 2 – Aménorrhée

I. Rappels – Définitions
II. Conduite à tenir devant un trouble du cycle ou une aménorrhée
III. Les différentes causes des troubles du cycle ou d'une aménorrhée
IV. Syndrome prémenstruel

Objectifs pédagogiques

Item 34 – Anomalies du cycle menstruel. Métrorragies
- Diagnostiquer une aménorrhée, une ménorragie (*cf.* chapitre 4), une métrorragie (*cf.* chapitre 4).
- Reconnaître et traiter un syndrome prémenstruel.

Item 40 – Aménorrhée
- Devant une aménorrhée, argumenter les principales hypothèses diagnostiques et justifier les examens complémentaires pertinents.

I. Rappels – Définitions

Les règles, ou menstruations, correspondent à l'issue de sang d'origine utérine par voie vaginale. À la fin d'un cycle menstruel, lorsqu'il n'y a pas eu de nidation, la chute du taux de progestérone provoque la desquamation de l'endomètre décidualisé et donc les règles. La présence de menstruations régulières est le signe du bon fonctionnement de l'axe hypothalamo-hypophyso-ovarien (HHO) ainsi que de l'intégrité des voies génitales.

L'aménorrhée est l'absence de ces menstruations. Elle peut être physiologique en cas de grossesse, d'allaitement ou de ménopause.

On en distingue deux types :
- l'*aménorrhée primaire* qui est définie comme une absence de règles après l'âge de 15 ans avec développement normal des caractères sexuels secondaires ;
- l'*aménorrhée secondaire* qui correspond à un arrêt des cycles > 3 mois chez une femme antérieurement réglée. On parle également *d'aménorrhée primosecondaire* en cas d'un unique épisode menstruel suivi d'une aménorrhée.

Cette division est assez artificielle puisque les étiologies de ces deux types d'aménorrhée se recouvrent : origine hypothalamique, hypophysaire, ovarienne ou utérovaginale.

Une anomalie du cycle menstruel est très souvent le fait d'un défaut d'ovulation. Une anovulation (absence d'ovulation) ou une dysovulation (ovulation anormale) peut entraîner différentes anomalies du cycle menstruel. On distingue :
- l'aménorrhée (*cf. supra*) ;
- l'oligospanioménorrhée (cycles > 45 jours avec en général des menstruations de faible abondance) ;
- les cycles courts (< 25 jours) ;
- les cycles longs (entre 35 et 45 jours) ;
- les spottings : pertes fréquentes de faibles quantités (gouttes) de sang d'origine génitale (quasi quotidiennes).

II. Conduite à tenir devant un trouble du cycle ou une aménorrhée

Il convient de réaliser **un interrogatoire et examen clinique soigneux** devant un trouble du cycle en gardant à l'esprit que les diagnostics les plus fréquents sont la grossesse, le syndrome des ovaires polykystiques, les hyperprolactinémies, l'aménorrhée hypothalamique fonctionnelle et l'insuffisance ovarienne prématurée. Les aménorrhées anatomiques utérovaginales doivent également être évoquées, surtout devant des **douleurs cycliques** sans menstruations ou des **antécédents de gestes endo-utérins** (curetages, etc.).

L'ancienneté des troubles du cycle sera notée ainsi que leurs caractéristiques. Les antécédents personnels et familiaux gynécologiques mais également médico-chirurgicaux seront recherchés.

Les signes d'hyperandrogénie doivent être recherchés :
- l'hirsutisme : présence de poils foncés et drus dans des territoires habituellement masculins. Le score de Ferriman et Galwey (fig. 5.1) permet de mesurer plus objectivement la pilosité. On retient le diagnostic d'hirsutisme pour un score > 6 ;
- l'acné, considérée comme un signe d'hyperandrogénie si elle est sévère et dans au moins 2 zones (p. ex. visage et dos) ;
- l'alopécie androgénique, caractérisée par une raréfaction des cheveux au niveau du vertex.

Une **galactorrhée** (écoulement de fluide laiteux spontané ou provoqué par les canaux galactophores) sera recherchée en pressant le sein et le mamelon. L'association aménorrhée-galactorrhée est très évocatrice d'hyperprolactinémie.

Le poids, la taille et le calcul de **l'indice de masse corporelle** sont très importants ainsi que la recherche de fluctuations pondérales et de troubles du comportement alimentaire (restriction alimentaire, en particulier sur les lipides, anorexie, boulimie, etc.). L'érythrocyanose des extrémités et le lanugo sont des signes cliniques d'hypométabolisme.

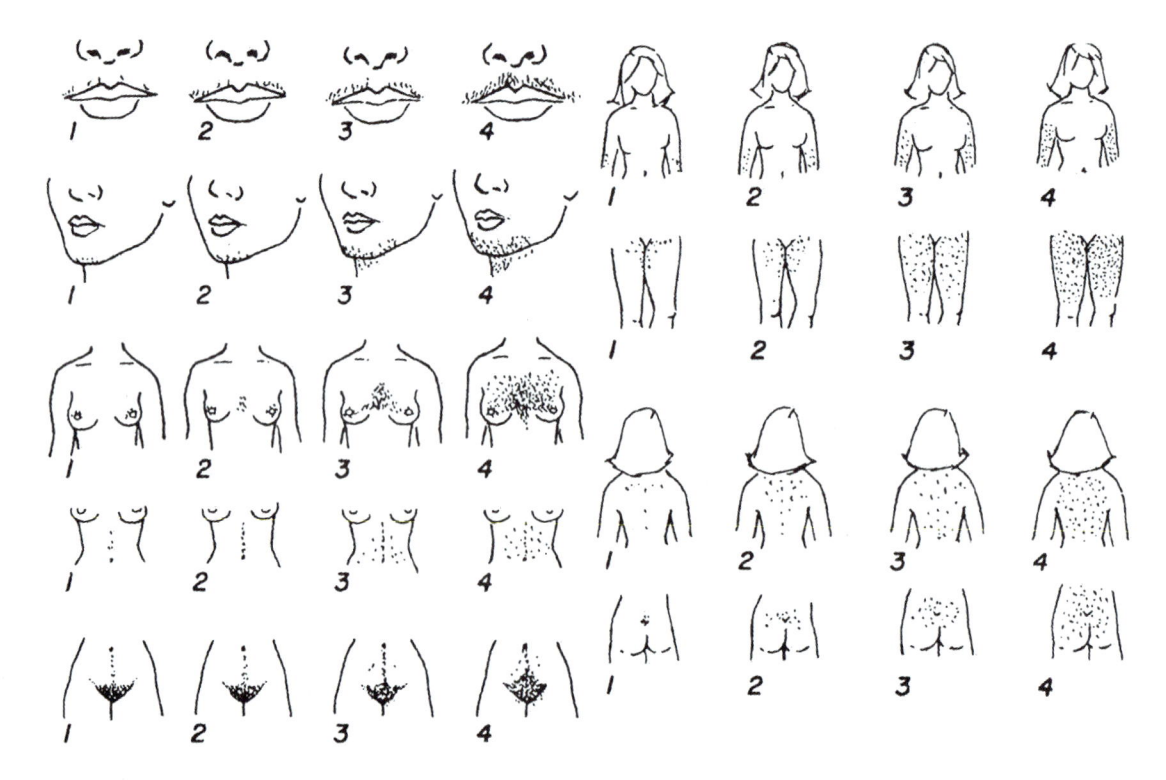

Fig. 5.1 Score de Ferriman et Gallwey.
© Hatch R, et al. Hirsutism : implications, etiology, and management. Am J Obstet Gynecol. 1981 ; 140 (7) : 815–30. With permission from Elsevier.

Les signes de **carence œstrogénique** seront aussi notés :
- bouffées vasomotrices ;
- troubles du sommeil et psychiques (humeur dépressive, troubles anxieux) ;
- sécheresse vaginale et cutanée, atrophie vulvovaginale, dyspareunie ;
- perte de libido ;
- arthralgies.

Enfin, les organes génitaux seront examinés avec une classification selon Tanner en cas de puberté incomplète et selon Prader en cas de virilisation des organes génitaux. Un âge osseux sera demandé en cas de retard pubertaire (*cf.* chapitre 13).

Une imperforation hyménéale peut être diagnostiquée lors de l'examen clinique devant un bombement de l'hymen, évoquant un hématocolpos (rétention vaginale de la menstruation). Sa fréquence est estimée à 0,1 %.

Le test au progestatif (le plus souvent à la dydrogestérone) est le premier à réaliser devant toute aménorrhée (fig. 5.2), dans le but de déclencher une hémorragie de privation. Il consiste en l'administration d'un progestatif, par voie orale, pendant 7 à 10 jours. Le test est dit positif si les menstruations surviennent dans les 5 jours suivant l'arrêt du progestatif. Le test au progestatif est positif lorsque l'imprégnation œstrogénique de l'endomètre est suffisante. En effet, en cas de carence œstrogénique, il n'y a pas de croissance endométriale et la prise de progestatifs puis leur arrêt n'entraînent pas la différenciation puis la « dégradation » de l'endomètre à l'origine des saignements. Si ce test est négatif (absence d'hémorragie), cela signifie que l'hypofonctionnement ovarien est sévère (atrophie endométriale par hypo-œstrogénie) ou qu'il existe une anomalie anatomique de la filière génitale, ce qui sort du cadre de l'anovulation. Si le test est

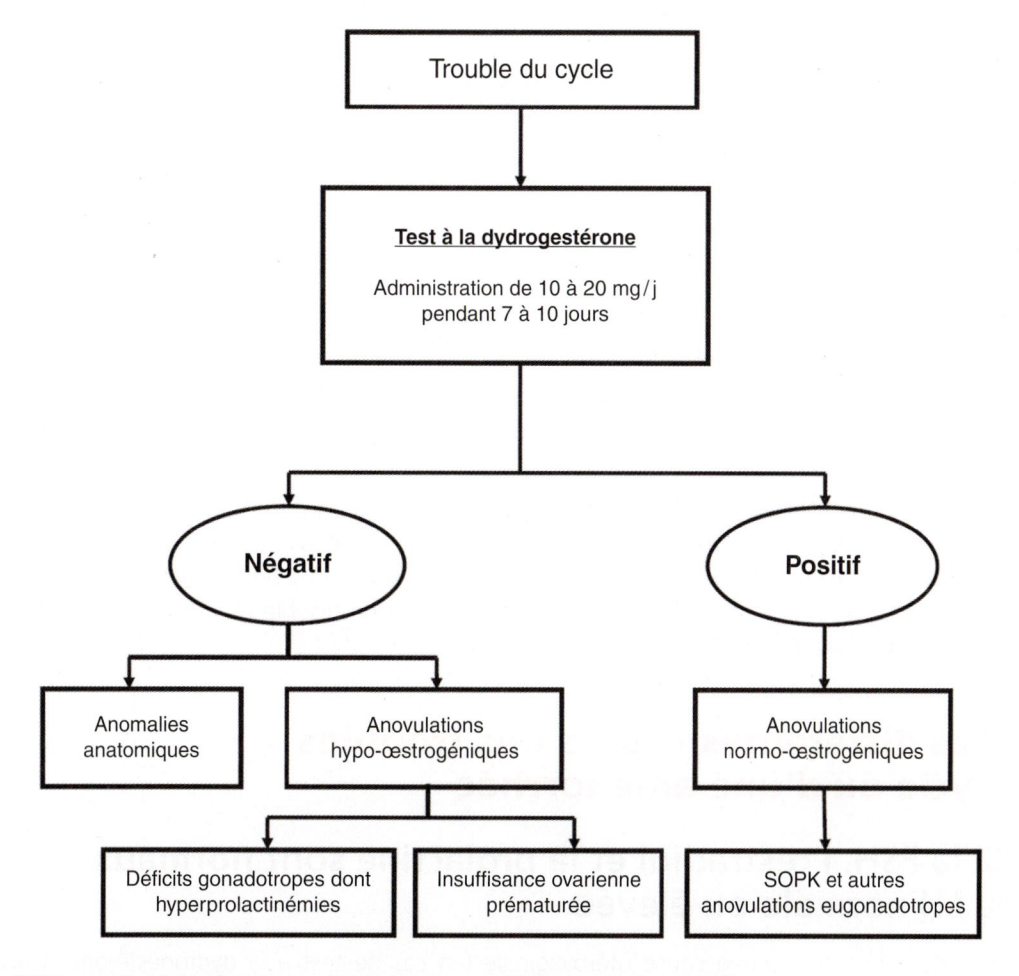

Fig. 5.2 Test à la dydrogestérone (également appelé test au progestatif).

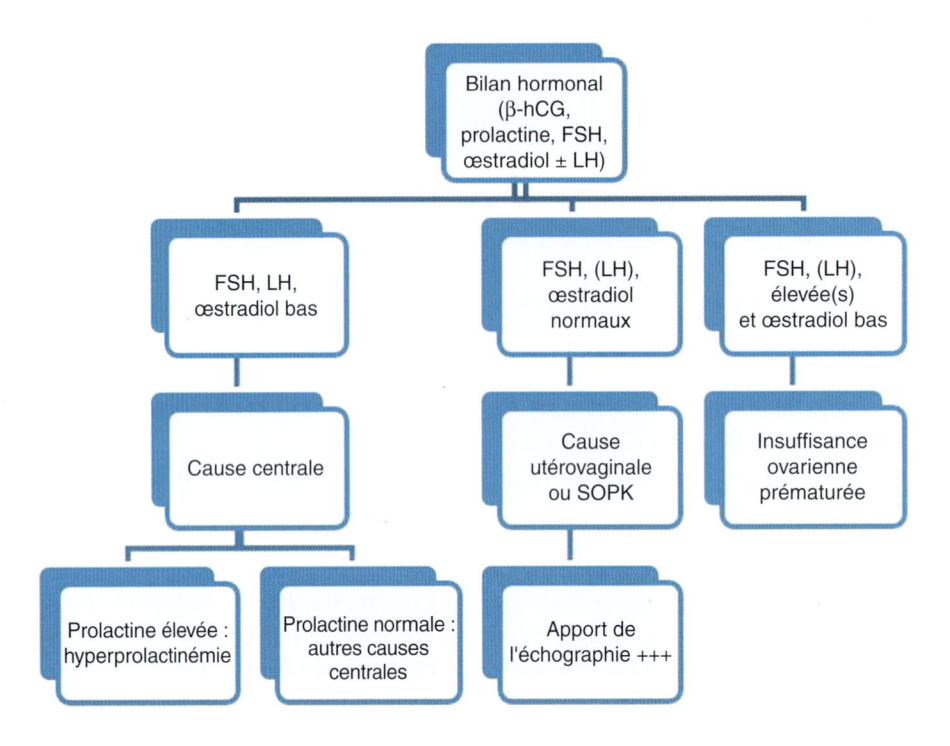

Fig. 5.3 Orientation diagnostique devant un trouble du cycle.

positif, on considérera qu'il s'agit d'une aménorrhée par anovulation normo-œstrogénique. En cas de grossesse, le test au progestatif est négatif malgré une imprégnation œstrogénique car l'imprégnation par la progestérone est maintenue de façon endogène.

Mais ce test n'est qu'une indication diagnostique ; en effet, les taux de faux positifs et de faux négatifs restent importants.

Après un interrogatoire et un examen clinique soigneux, un bilan hormonal couplé à une échographie pelvienne doit être réalisé devant un trouble du cycle. Ce bilan est à réaliser au moment des règles (J2–J5 du cycle) afin de pouvoir être interprété correctement. En cas de test à la dydrogestérone négatif, le bilan pourra être réalisé en aménorrhée.

Le bilan hormonal comprendra :
- le dosage de l'hCG pour éliminer une éventuelle grossesse ;
- le dosage de la FSH plasmatique associé à l'œstradiolémie ;
- le dosage de la prolactine plasmatique ;
- éventuellement le dosage de la LH.

L'échographie pelvienne permet de s'orienter vers une anomalie de la filière génitale (en cas d'aménorrhée non réversible après dydrogestérone) ou vers une pathologie ovarienne.

La figure 5.3 résume l'orientation diagnostique devant un trouble du cycle selon les résultats des dosages hormonaux.

III. Les différentes causes des troubles du cycle ou d'une aménorrhée

A. Si la FSH, l'œstradiol et la prolactine sont normaux et la LH normale ou élevée

Après élimination d'une cause utérovaginale (en cas de test à la dydrogestérone négatif), le diagnostic le plus probable est le syndrome des ovaires polykystiques (SOPK).

1. Syndrome des ovaires polykystiques

Le SOPK est la cause la plus fréquente d'anovulation, d'infécondité et d'hyperandrogénie chez la femme puisqu'en effet, 5 à 10 % des femmes en âge de procréer en sont affectées.

L'augmentation de la synthèse et de la sécrétion des androgènes par les ovaires est une caractéristique essentielle du SOPK.

Cette hyperandrogénie entraînerait un excès de petits follicules en croissance (visibles en échographie), probablement par un effet antiapoptotique et un ralentissement de la cinétique folliculaire.

Enfin, il existe fréquemment dans le SOPK un défaut de sélection du follicule dominant dû probablement à un inhibiteur de l'action de la FSH, qui pourrait être l'hormone antimüllérienne (AMH) retrouvée très élevée en cas de SOPK.

Comment faire le diagnostic de SOPK ?

Cliniquement, les tableaux présentés par les patientes peuvent être assez divers. Les troubles du cycle sont variables, allant de l'aménorrhée primaire ou secondaire à des cycles réguliers qui ne témoignent pas forcément d'une ovulation normale. Le plus souvent, on constate des cycles de plus de 45 jours (oligospanioménorrhée) apparus depuis la puberté. Les symptômes d'hyperandrogénie avec un hirsutisme (score de Ferriman et Gallwey >6) (*cf.* fig. 5.1) et/ou de l'acné sévère de topologie masculine (front, dos, etc.) ne sont pas constants et pas toujours corrélés à une hyperandrogénie biologique (élévation de la testostérone totale et/ou de la delta-androstènedione). Enfin, le surpoids et l'hyperinsulinisme qui aggravent l'hyperandrogénie et la dysovulation ne sont absolument pas constants et ne font d'ailleurs pas partie des critères diagnostiques.

Rappelons que chez l'adulte, les critères retenus par la conférence de consensus de Rotterdam pour le diagnostic de SOPK sont les suivants :

- oligo- et/ou anovulation ;
- hyperandrogénie clinique et/ou biologique ;
- aspect échographique d'ovaires polymicrokystiques (présence de 12 follicules de 2 à 9 mm de diamètre dans chaque ovaire et/ou augmentation du volume ovarien > 10 mL).

Deux critères sur trois sont suffisants pour retenir le diagnostic de SOPK, *après exclusion des autres étiologies* d'hyperandrogénie et/ou de dysovulation. Un dosage de la 17-hydroxyprogestérone est donc indispensable pour éliminer un bloc en 21-hydroxylase, diagnostic différentiel principal du SOPK concernant l'hyperandrogénie.

L'AMH, sécrétée par les cellules de la granulosa des petits follicules antraux, peut être une aide au diagnostic du SOPK, en particulier lorsque l'échographie est peu contributive. L'AMH est en effet très bien corrélée au nombre de petits follicules antraux et peut donc donner une information similaire au compte folliculaire antral échographique.

2. Causes utérovaginales

Des causes évidentes d'aménorrhée primaire par obstacle mécanique à l'extériorisation des menstruations sont à rechercher en cas de développement normal des caractères sexuels secondaires : imperforation hyménéale, cloison vaginale transversale, atrésie vaginale isolée.

Le diagnostic est posé à l'examen clinique et/ou à l'échographie pelvienne par un bombement vaginal et une collection hématique correspondant aux menstruations non extériorisées.

L'absence d'utérus est une autre étiologie évidente d'aménorrhée primaire. Dans ce cas, il est important de faire la différence entre deux grandes causes possibles : une agénésie müllérienne et une anomalie sévère de la biosynthèse ou de la réceptivité aux androgènes.

Parmi les agénésies müllériennes, le syndrome de Mayer-Rokitansky-Küster-Hauser (MRKH) est le plus célèbre. Il correspond à une aplasie congénitale de l'utérus et des deux tiers supérieurs du vagin chez des femmes avec caryotype et caractères sexuels secondaires normaux.

Dans des cas exceptionnels d'aménorrhée primaire, le caryotype peut être de type 46 XY. La cause la plus connue d'anomalie du développement génital complet avec caryotype 46 XY découvert devant une aménorrhée primaire est le syndrome d'**insensibilité complète aux androgènes**.

Dans ce cas, pendant la vie intra-utérine, la sécrétion de l'AMH par les testicules va conduire à la régression des dérivés müllériens (utérus et ⅔ supérieurs du vagin), tandis que l'absence d'action des androgènes sur les tissus périphériques va empêcher la virilisation du fœtus et le développement des résidus wolffiens. À la naissance, le phénotype est féminin et les testicules sont intra-abdominaux ou inguinaux. Cette cause d'aménorrhée primaire reste exceptionnelle !

Les causes « anatomiques » acquises (beaucoup plus fréquentes) sont à l'origine d'une aménorrhée secondaire et font toutes suite à un acte cervical ou endo-utérin. Il faudra donc toujours rechercher, à l'interrogatoire, des antécédents de curetage endo-utérin (par aspiration ou par curette), de révision utérine, d'accouchement hémorragique, de conisation, d'électrocoagulation cervicale, de curiethérapie cervicale, etc. Le diagnostic de synéchies se pose parfois à l'échographie, mais surtout à l'hystérosalpingographie, à l'hystérosonographie ou à l'hystéroscopie. Celles-ci pourront être levées lors d'une hystéroscopie opératoire plus ou moins encadrée d'une supplémentation œstrogénique. La sténose cervicale sera à l'origine d'une hématométrie ou d'une hydrométrie. Une dilatation cervicale permettra de lever l'obstacle.

La tuberculose génitale, à l'origine de synéchies utérines caractéristiques, est devenue exceptionnelle en France.

B. Si la FSH est élevée (> 25 UI/L) et l'œstradiol bas : insuffisance ovarienne prématurée

L'insuffisance ovarienne prématurée (IOP) est définie par la survenue avant 40 ans d'une aménorrhée persistant plus de 4 mois associée à une FSH supérieure à 25 UI/L sur 2 dosages distincts réalisés à quelques semaines d'intervalle, et à des signes plus ou moins marqués d'hypo-œstrogénie : bouffées vasomotrices, sécheresse vaginale, troubles de l'humeur, insomnie, asthénie. Il s'agit d'un hypogonadisme hypergonadotrope. L'aménorrhée ne répond en principe pas au test aux progestatifs.

1. Étiologie

Trois grands mécanismes histologiques ont été décrits : l'anomalie de la formation du pool folliculaire, la déplétion folliculaire précoce et le blocage de maturation folliculaire. Les principales étiologies connues sont indiquées dans la figure 5.4 Les IOP idiopathiques représentent 80 % des cas.

Les étiologies connues les plus fréquentes sont les dysgénésies gonadiques et notamment le syndrome de Turner, les anomalies liées à l'X, la prémutation de FMR1 et les polyendocrinopathies auto-immunes. Ainsi, un caryotype, une recherche de prémutation FMR1 et d'auto-immunité doivent être systématiquement effectués. Un nombre accru de gènes éventuellement responsables d'une IOP sont aussi de plus en plus souvent recherchés, diminuant ainsi le nombre d'IOP idiopathiques.

2. Diagnostic

L'IOP est due à une perte folliculaire prématurée. Elle peut survenir avant la puberté, donnant alors un tableau d'aménorrhée primaire avec impubérisme. Si elle survient après la puberté, l'épuisement est le plus souvent progressif et le diagnostic pourra être évoqué dès les premiers signes d'épuisement folliculaire marqué par le raccourcissement des cycles, une AMH effondrée et une FSH élevée. Seulement 25 % des patientes ont une aménorrhée secondaire brutale. La fluctuation de la fonction ovarienne avec reprise spontanée et intermittente des cycles avant l'arrêt définitif, ainsi que l'impact psychologique d'un tel diagnostic doivent faire éviter le terme de ménopause précoce. Une grossesse spontanée est rare (5 %) mais possible.

Il s'agit d'un diagnostic non exceptionnel qui concernerait 1 % des femmes de moins de 40 ans et 0,1 % des femmes de moins de 30 ans.

Génétiques liées à l'X : Syndrome de Turner ou apparenté, prémutation de l'X fragile (gènes *FMR1* et *2*), délétions partielles sur le chromosome X et translocations X-autosomes, etc.

Génétiques autosomiques : Syndrome blépharophimosis ptosis épicanthus inversus (gène *Foxl2*), syndrome de Perrault (avec surdité), galactosémie, ataxie-télangiectasie, récepteur de la FSH ou de la LH, etc.

Iatrogènes : Chimiothérapie, radiothérapie, chirurgie ovarienne

Auto-immunes : Maladie d'Addison, syndromes de polyendocrinopathies auto-immunes (± gène *AIRE*) Rechercher une auto-immunité (thyroïdienne, surrénalienne, diabète, etc.)

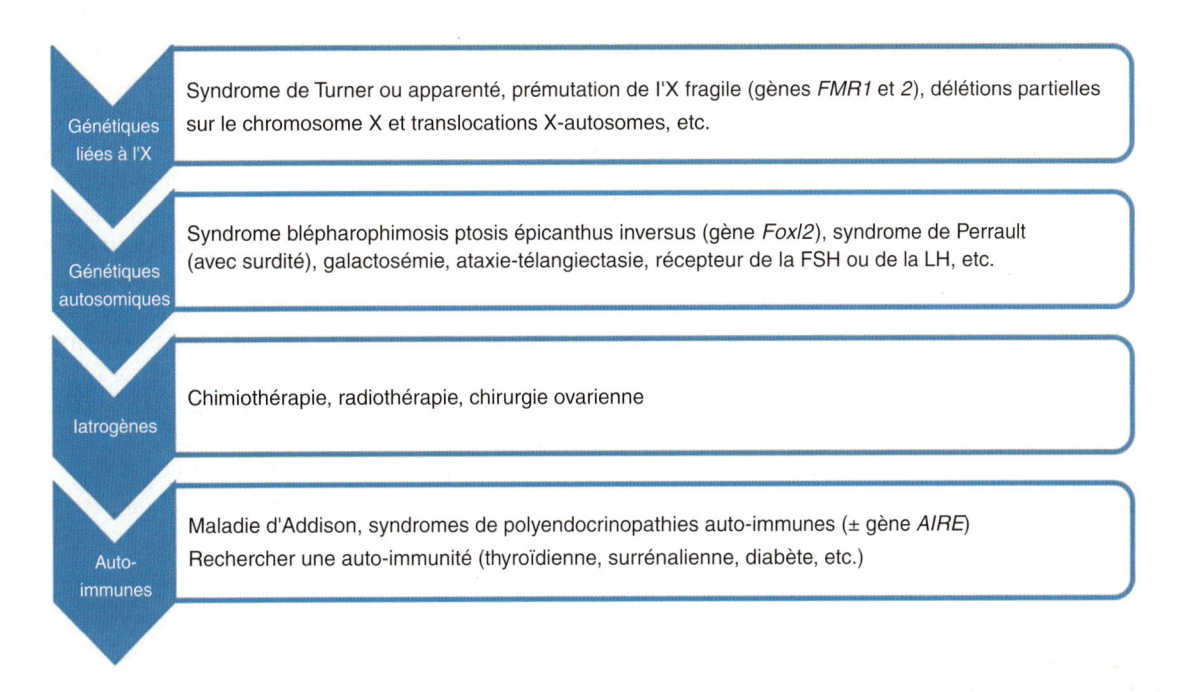

Fig. 5.4 Principales étiologies connues d'une insuffisance ovarienne prématurée.

C. Si la FSH, l'œstradiol et la LH sont bas

Il s'agit d'une insuffisance gonadotrope, d'origine hypothalamo-hypophysaire.

L'aménorrhée peut être primaire ou secondaire. Elle est parfois associée à un impubérisme si la pathologie est présente avant la puberté. Il s'agit classiquement d'une aménorrhée muette. Cependant, elle est parfois associée à des signes de souffrance neuro-hypothalamo-hypophysaire : céphalées, amputation du champ visuel, diminution de l'acuité visuelle, signes d'insuffisance hypophysaire antérieure, etc.

L'IRM hypothalamo-hypophysaire est essentielle.

Les principales étiologies sont :
- les causes hypophysaires :
  - adénomes : le plus fréquent est **l'adénome à prolactine** et dans ce cas, **la prolactinémie est élevée**. Il faut veiller à bien éliminer une prise médicamenteuse ou une consommation de cannabis et contrôler la prolactine avant de conclure à un adénome à prolactine. Une big-big prolactinémie (macroprolactinémie due à une prolactine de haut poids moléculaire) doit également être écartée,
  - hypophysite auto-immune ou lymphocytaire, hémochromatose,
  - nécrose antéhypophysaire après collapsus vasculaire dans le cadre d'une hémorragie du post-partum (syndrome de Sheehan) ;
- les causes hypothalamiques :
  - **atteintes fonctionnelles (les plus fréquentes)** : **anovulation hypothalamique fonctionnelle** (AHF), anorexie mentale, malnutrition, affections générales (insuffisance rénale, tumeur, etc.). L'AHF se voit essentiellement chez les jeunes filles ou les jeunes femmes, et bien souvent après un amaigrissement volontaire et/ou après une phase d'alimentation restrictive avec trouble du comportement alimentaire (anorexie et/ou boulimie). L'AHF est secondaire à une balance énergétique déséquilibrée par des apports nutritionnels insuffisants (en particulier les apports lipidiques) et/ou un exercice physique intensif. Ces patientes ont donc fréquemment un poids inférieur ou à la limite basse de la normale. L'aménorrhée dans ce cas est secondaire à une diminution de

fréquence et d'amplitude des pics de sécrétion de GnRH, provoquant une baisse de sécrétion de FSH et surtout de la LH. La leptine pourrait jouer un rôle critique dans la dysrégulation hypothalamique de ce syndrome. On observe volontiers une érythrocyanose des extrémités. Il s'agit d'un diagnostic d'élimination et l'IRM hypophysaire, réalisée systématiquement pour rechercher une cause organique à l'aménorrhée hypothalamique, est normale,
- congénitales et génétiques : hypogonadismes hypogonadotropes avec (syndrome de Morsier-Kallmann) ou sans anosmie. Les gènes en cause ne sont pas tous encore connus mais sont impliqués soit dans le développement et la migration des neurones à GnRH (concomitante à celle des neurones olfactifs, d'où les troubles de l'olfaction), soit dans la synthèse, la sécrétion ou l'action de la GnRH,
- atteintes lésionnelles : pinéalome, chordome, astrocytome, craniopharyngiome, sarcoïdose, lymphome, histiocytose X, etc.

IV. Syndrome prémenstruel

A. Définition

Le syndrome prémenstruel (SPM) représente la gêne fonctionnelle la plus fréquemment signalée par les femmes (30 à 40 %). Il s'agit d'un ensemble de manifestations bénignes pouvant intéresser de nombreux appareils, et dont le seul point commun est leur caractère cyclique, apparaissant dans les jours qui précèdent les règles pour disparaître au début ou au cours des menstruations. Ces signes peuvent parfois, dans certaines conditions, être présents plus longtemps au cours du cycle (1re phase de la périménopause par exemple).

B. Physiopathologie

Elle reste assez mal connue. L'hyperœstrogénie relative (et parfois même absolue) serait l'élément fondateur du syndrome prémenstruel. Elle induit une hyperperméabilité capillaire qui favoriserait la constitution d'un œdème tissulaire interstitiel dans un certain nombre d'organes : au niveau des seins (mastodynies), du cerveau (céphalées, manifestations neuropsychologiques) et des viscères abdominopelviens (congestion pelvienne, troubles du transit, etc.). D'autres mécanismes comme des perturbations de la transmission sérotoninergique peuvent survenir suite à cet état d'hyperœstrogénie et participer également à la survenue des troubles neuropsychologiques.

Les syndromes prémenstruels sont volontiers plus fréquents à certaines étapes de la vie génitale des femmes :
- au cours de l'adolescence et notamment lors des premiers cycles qui sont volontiers dysovulatoires, ce qui peut favoriser un climat d'hyperœstrogénie relative :
- et surtout au cours de la 1re phase de la périménopause au cours de laquelle il existe un tableau d'« hyperstimulation endogène » des ovaires associant un raccourcissement des cycles, des règles plus abondantes voire hémorragiques chez certaines patientes, et un climat d'hyperœstrogénie relative et même parfois absolue.

C. Tableau clinique

Il existe classiquement trois principaux signes :
- mammaires : mastodynies isolées avec, à l'examen clinique, des seins pouvant être parfois réellement douloureux et tendus ;

- abdominopelviens : ballonnement abdominal plus ou moins prononcé, correspondant à un phénomène de congestion pelvienne, toujours gênant, souvent associé à un trouble du transit avec parfois même une prise de poids transitoire de 3 à 4 kg maximum ;
- neuropsychologiques : irritabilité, anxiété et syndrome dépressif dont l'intensité est le plus souvent modérée ; parfois même céphalées.

À noter qu'il existe une forme psychiatrique de syndrome prémenstruel appelée trouble ou syndrome dysphorique prémenstruel (référence dans la 5ᵉ édition du *Manuel diagnostique et statistique des troubles mentaux* [DSM-5]). Il correspond à la survenue de signes voire de syndromes psychiatriques cycliques invalidants, qui retentissent sur la qualité de vie et le bien-être des femmes. Dans cette forme particulière de syndrome prémenstruel, les signes psychiatriques peuvent être isolés ou associés aux signes mammaires et abdominopelviens.

D. Traitement

Il comprend :
- des mesures hygiénodiététiques avec réduction des excitants (caféine, nicotine, alcool) ;
- l'administration cyclique de macroprogestatifs à forte dose, éventuellement proposée pour atténuer le climat d'hyperœstrogénie relative en veillant à instaurer le traitement 2 à 3 jours avant la date d'apparition habituelle des symptômes et jusqu'à la veille de la date présumée des règles. Certains macroprogestatifs (acétate de chlormadinone, acétate de nomégestrol, promégestone) peuvent être également administrés à dose antigonadotrope pendant au moins 21 jours/28, voire en continu pour freiner les sécrétions des stéroïdes ovariens et limiter ainsi la survenue d'un climat d'hyperœstrogénie relative. Ils exercent alors une action contraceptive même s'ils n'ont pas officiellement en France d'AMM dans l'indication contraception ;
- s'il s'agit de mastodynies isolées cycliques, l'application locale (directement sur les seins) éventuelle de progestérone sous forme de gel ;
- des œstroprogestatifs pour limiter les fluctuations hormonales endogènes à l'origine du climat d'hyperœstrogénie relative, également efficaces dans ce contexte. Les associations œstroprogestatives monophasiques ne contenant pas plus de 30 µg d'éthinylœstradiol ou des œstrogènes naturels sont à privilégier. Il est possible d'administrer les comprimés actifs des pilules œstroprogestatives en continu (c'est-à-dire sans arrêt entre les plaquettes et sans prise pour certaines formulations des comprimés placebo). L'utilisation des œstroprogestatifs contenant de la drospirénone (qui a une action antialdostérone modérée) peut également se discuter dans ce contexte ;
- plus rarement, d'autres thérapeutiques plus lourdes que l'on peut proposer en 2ᵉ intention :
    - des diurétiques (antialdostérone, comme la spironolactone) peuvent être utilisés en cas de signes œdémateux prédominants,
    - les antidépresseurs inhibiteurs sélectifs de la recapture de sérotonine (ISRS) sont efficaces sur les symptômes prémenstruels neuropsychologiques ; ils sont donc volontiers proposés comme traitement dans le trouble dysphorique prémenstruel.

Points clés

- Le syndrome prémenstruel est fréquent puisqu'il concerne 30 à 50 % des femmes en période d'activité génitale.
- Les trois principales composantes cliniques sont : des mastodynies, un ballonnement abdominal et des troubles de l'humeur.
- Il existe une forme psychiatrique du syndrome prémenstruel : le trouble dysphorique prémenstruel.
- Le diagnostic est clinique : apparition des symptômes de manière cyclique en période prémenstruelle.
- Le traitement repose essentiellement sur des mesures hygiénodiététiques, les progestatifs et les œstroprogestatifs (éventuellement administrés en continu).

Notions indispensables PCZ

- Le test au progestatif (le plus souvent à la dydrogestérone) est le premier à réaliser devant toute aménorrhée, dans le but de déclencher une hémorragie de privation.
- Un bilan hormonal couplé à une échographie pelvienne doit être réalisé devant un trouble du cycle. Ce bilan est à réaliser au moment des règles (J2–J5 du cycle) afin de pouvoir être interprété correctement.

Réflexe transversalité

- Item 34 – Anomalies du cycle menstruel. Métrorragies

CHAPITRE 6

Item 120 – UE 5 – Ménopause

I. Pour comprendre
II. Diagnostic
III. Examen clinique
IV. Conséquences de la ménopause
V. Conditions pour envisager un THM
VI. Insuffisance ovarienne prématurée (anciennement : ménopause précoce)

Objectifs pédagogiques

- Diagnostiquer la ménopause et ses conséquences pathologiques.
- Argumenter l'attitude thérapeutique et planifier le suivi d'une femme ménopausée.

I. Pour comprendre

A. Définition

On désigne par ménopause le moment où les règles s'arrêtent définitivement. Cependant, il n'est pas toujours aisé de déterminer cet instant puisqu'une ou plusieurs menstruations sporadiques peuvent encore survenir après une période d'aménorrhée de quelques mois.

Le diagnostic de ménopause est donc rétrospectif devant la constatation d'une aménorrhée d'une durée supérieure ou égale à 12 mois.

B. Population concernée

La ménopause survient vers 50–52 ans en France. Dix millions de femmes sont concernées.

L'espérance de vie des femmes est actuellement de 85 ans ; une femme vivra un tiers de sa vie pendant cette période. Il est donc important d'apprécier les manifestations présentes dans cette période afin de juger de l'opportunité d'un traitement préventif et/ou d'explorations particulières.

Aujourd'hui, 15–20 % des femmes prennent un traitement hormonal substitutif de la ménopause (THM), 40 % entre 50 et 55 ans mais 50 % abandonnent dans les 2 ans.

Il est donc essentiel de bien identifier les avantages et les inconvénients du THM afin d'adapter nos conseils vis-à-vis des femmes ménopausées.

II. Diagnostic

Classiquement, les signes d'appel associent une aménorrhée vers l'âge de 50 ans à des signes climatériques :
- bouffées vasomotrices (ou bouffées de chaleur) ;
- crises de sueurs nocturnes ;
- sécheresse vaginale.

D'autres signes seront recherchés : troubles du sommeil, céphalées, arthralgies, troubles de l'humeur et du caractère, troubles de libido.

Il est théoriquement nécessaire d'attendre 12 mois d'aménorrhée pour parler de ménopause. En fait, la prise en charge ne se justifie que si les signes climatériques altèrent la qualité de vie.

III. Examen clinique

A. Interrogatoire

L'interrogatoire :
- aborde les antécédents familiaux et personnels : phlébite, cancers, fractures, facteurs de risque vasculaire (tabagisme, HTA, diabète, dyslipidémie), et osseux (hyperthyroïdie, hyperparathyroïdie, carence en vitamine D) ;
- vérifie l'existence d'une aménorrhée ;
- apprécie l'importance des troubles climatériques.

B. Examen général

Il comprend : la mesure du poids, de la PA, l'examen de l'état veineux, etc. La mesure de la taille est nécessaire. Une perte de plus de 3 cm est une indication à l'ostéodensitométrie.

C. Examen gynécologique

Il contrôle :
- les seins ;
- la vulve (trophicité) ;
- le col utérin : la présence de glaire témoigne de l'imprégnation œstrogénique (réaliser un frottis cervico-utérin si le dernier examen normal remonte à 3 ans ou plus) ;
- un toucher pelvien : recherche de pathologies utérines et annexielles.

D. Examens complémentaires

Ils sont réalisés :
- pour confirmer le diagnostic de ménopause :
  - s'il existe des difficultés pour diagnostiquer l'aménorrhée (hystérectomie),
  - si ce tableau est incomplet ou survient à un âge inhabituel (< 50 ans) (*cf.* chapitre 5),
  - éventuellement chez une femme prenant encore une contraception orale (prélèvement au 7e jour après la dernière prise de pilule) ou porteuse d'un DIU au lévonorgestrel,
  - dans ces cas, on pourra confirmer le diagnostic sur les dosages de : FSH > 20 UI/L et E2 < 20 pg/L ;
- pour évaluer les risques et les bénéfices du traitement éventuel :
  - bilan biologique : exploration des anomalies lipidiques (cholestérol total, HDL-cholestérol, LDL-cholestérol, triglycérides), glycémie, examens orientés par l'interrogatoire et la clinique à la recherche de facteurs de risque osseux (dosage de la TSH, de la calcémie et de la vitamine D) si nécessaire,
  - mammographie (si elle n'a pas été réalisée depuis 2 ans ou plus),
  - frottis cervico-utérin à faire s'il n'a pas été réalisé depuis 3 ans ou plus,

- densitométrie minérale osseuse par technique biphotonique, demandée devant des facteurs de risque d'ostéoporose (ou systématiquement pour évaluer la DMO pour certains ; elle n'est alors pas remboursée),
- échographie pelvienne devant des signes d'appel (métrorragies, douleurs pelviennes, tuméfaction/masse pelvienne lors de l'examen clinique).

> **Remarque**
> En cas d'aménorrhée de moins de 12 mois ou si l'examen clinique révèle une imprégnation œstrogénique (présence de glaire cervicale), on pourra pratiquer un test aux progestatifs sur 3 mois consécutifs. S'il est négatif (pas d'hémorragies de privation après la prise de 10 à 12 jours de progestérone ou d'un progestatif), ce test permet de vérifier qu'il existe bien une hypo-œstrogénie (ménopause). Au contraire, la survenue de règles témoigne d'une persistance d'un fonctionnement ovarien avec sécrétion d'œstrogènes.

Une information sur les conséquences de la ménopause, ainsi que sur le THM et ses alternatives, doit être dispensée.

IV. Conséquences de la ménopause

A. Syndrome climatérique

Il correspond aux conséquences de l'hypo-œstrogénie. Ces manifestations sont très variables d'une femme à une autre, dans leur fréquence, intensité, moment d'apparition et durée.

1. Bouffées vasomotrices

Elles sont constatées dans plus de 65 % des cas vers 50–55 ans. Leur intensité est variable, depuis la simple rougeur de la face jusqu'à la grande bouffée de chaleur vasomotrice : la rougeur monte du tronc vers la face et s'accompagne de sueurs profuses. Elles cèdent dans 80 % des cas à une œstrogénothérapie modérée. Les bouffées de chaleur traduisent vraisemblablement un désordre au niveau des amines cérébrales, spécifiquement induit par la carence œstrogénique. Elles durent en général quelques mois mais peuvent se poursuivre pendant des années : 15 % des femmes de 75 ans peuvent encore se plaindre de bouffées de chaleur.

2. Autres troubles climatériques

D'autres troubles sont parfois ressentis par les femmes en période ménopausique. Ces troubles ne sont pas toujours liés à la carence œstrogénique. Il s'agit de troubles de l'humeur (irritabilité, état dépressif, anxiété, tristesse) chez 40 % des femmes, d'insomnie, de pertes de mémoire, de sécheresse vaginale pouvant être à l'origine de dyspareunie, de modifications de la libido, de modifications de la voix, etc.

3. Vulve, vagin, utérus

Vulve et vagin

L'atrophie de la vulve et du vagin survient plus ou moins rapidement après la ménopause :
- grandes et petites lèvres s'amincissent, se dépigmentent, deviennent moins saillantes, le repli des petites lèvres pouvant disparaître totalement ;
- l'orifice vulvaire se rétrécit, la lumière vaginale se réduit également, la muqueuse devenant sèche, fragile, saignant facilement au moindre contact ;
- les culs-de-sac vaginaux s'estompent, le col utérin ne se remarquant, dans les cas extrêmes, que par un orifice punctiforme au fond de la cavité vaginale ;
- la flore de protection vaginale diminue, entraînant une sensibilité plus grande de l'épithélium (aminci) aux infections.

Col de l'utérus

L'atrophie du col utérin est marquée par une diminution de la taille du col. Les lèvres du col se rapprochent et l'orifice cervical tend à se fermer, voire à disparaître.

La jonction épithélium cylindrique-épithélium pavimenteux recule à l'intérieur du canal cervical, devenant en général inaccessible à la colposcopie, rendant parfois difficile la pratique d'un frottis au niveau de la zone de jonction.

4. Autres conséquences

Troubles urinaires

Sur le plan urinaire, l'atrophie peut favoriser les troubles urinaires : dysurie, incontinence urinaire, impériosité mictionnelle.

Poils et cheveux

Ils tendent à se clairsemer dans les zones dépendant des œstrogènes. Au contraire, peut apparaître une pilosité de type androgénique (lèvre supérieure, joues).

Peau

Au niveau de la peau, la carence œstrogénique est responsable d'un amincissement.

Poids

L'indice de masse corporelle augmente après 50 ans dans environ 50 % des cas ; les causes sont multiples : diminution des dépenses énergétiques, augmentation de l'apport calorique, redistribution de la masse corporelle (augmentation de la masse grasse abdominale et diminution de la masse maigre).

Douleurs articulaires et ligamentaires

En relation avec la carence œstrogénique, des douleurs sont décrites dans environ 50 % des cas lors de la ménopause. Le maintien de l'activité physique et la correction d'une carence en vitamine D sont des éléments à proposer systématiquement ++. Les traitements antalgiques usuels sont efficaces si nécessaire.

B. Risques de la ménopause

1. Ostéoporose post-ménopausique

L'ostéoporose par déminéralisation osseuse est un phénomène physiologique lié au vieillissement mais dont le processus s'accélère à la ménopause. La perte osseuse est de 1 à 2 % par an à cette période contre 0,3 % à 30 ans. Elle expose à un risque accru de fracture, et constitue un réel problème de santé publique. Elle atteint une femme sur quatre. Sur les 10 millions de femmes françaises ménopausées, 2,5 millions seront donc atteintes de cette maladie. Elle se manifeste 7 à 10 ans après l'arrêt des règles.

Facteurs de risque

L'importance de l'ostéoporose dépend de deux éléments : la vitesse de résorption osseuse et la masse osseuse initiale, atteinte à la puberté. Ces deux éléments sont dépendants de facteurs génétiques et comportementaux (apport calcique, exercice physique).

D'autres facteurs aggravent l'ostéoporose : la malnutrition, le tabac et l'alcool.

Symptomatologie

L'ostéoporose favorise la survenue de fractures pour des traumatismes minimes. Les fractures sont la conséquence d'une diminution de la solidité osseuse. Cette solidité doit intégrer la masse osseuse et la qualité osseuse (microarchitecture, remodelage, minéralisation).

Les fractures les plus fréquentes siègent au niveau des vertèbres et des poignets (os trabéculaire, spongieux) alors que les fractures liées à l'âge sont celles des os longs (os cortical). Par ordre de fréquence, ce sont les fractures du rachis puis du poignet et, enfin, du col fémoral.

Pronostic

Ces fractures grèveront lourdement l'avenir des femmes concernées par ce problème avec 40 % de complications et une mortalité de 25 %.

Le nombre de fractures du col du fémur double tous les 5 ans après 60 ans chez la femme, contre tous les 7 ans chez l'homme. Quarante pour cent des femmes âgées de 80 ans ou plus ont été victimes d'une fracture uni ou bilatérale du col du fémur.

Appréciation du risque fracturaire

Le risque fracturaire est apprécié par l'analyse :
- de l'âge ;
- des antécédents : fractures ostéoporotiques dans la famille, antécédents de fractures personnelles ;
- des risques de chute ;
- et par un examen : la densitométrie minérale osseuse.

Cette analyse peut être facilitée par l'utilisation du score FRAX® qui inclut 12 facteurs de risque, disponible avec calculateur en ligne.

> **Recommandations pour la pratique clinique**
>
> La mesure de DMO par technique biphotonique est demandée devant des facteurs de risque d'ostéoporose : période d'hypo-œstrogénie, corticothérapie au long cours, âge < 60 ans, antécédents de fracture > 40 ans, antécédents familiaux de fracture ou d'ostéoporose, immobilisation prolongée, IMC < 19 kg/m^2, hyperthyroïdie et hyperparathyroïdie, insuffisance ovarienne primitive prématurée (c'est-à-dire avant 40 ans).

L'ostéoporose densitométrique est définie par un T-score inférieur à -2,5 DS.

Toute diminution d'un écart type de la densité minérale osseuse est associée à un doublement du risque de fracture ostéoporotique.

2. Athérosclérose coronarienne

Avant la ménopause, les maladies coronariennes sont beaucoup plus fréquentes chez l'homme que chez la femme. Après la ménopause, la fréquence des coronaropathies féminines va progressivement rejoindre celles des hommes. Le rôle respectif de l'âge et de la carence œstrogénique est controversé. Les autres facteurs sont :
- les modifications du métabolisme lipidique (cholestérol total, LDL-cholestérol) ;
- les modifications de certains facteurs de coagulation (facteur VII, fibrinogène) ; la glycémie ne varie pas physiologiquement à cette période.

Il existe un doublement de la fréquence des accidents coronariens après la ménopause.

Actuellement, les maladies cardiovasculaires sont la première cause de morbimortalité chez la femme en France. L'impact du THM sur le risque d'accident coronarien et vasculaire cérébral reste discuté. Il pourrait être favorable en début de ménopause.

V. Conditions pour envisager un THM

A. Qui traiter ?

Le THM doit être proposé aux femmes présentant un syndrome climatérique après une information précise et adaptée sur les avantages, les inconvénients et les risques éventuels (balance bénéfices/risques). On aura au préalable vérifié l'absence de contre-indications (tableau 6.1) de ce type de traitement substitutif. Actuellement, moins de 25 % des femmes ménopausées sont traitées.

Le traitement pour prévenir les conséquences à long terme fait l'objet de discussion.

Tableau 6.1 Contre-indications du THM.

Contre-indications absolues	– Cancer du sein (actuel et antécédent personnel de cancer du sein) – Antécédent personnel de pathologie thrombotique artérielle (AVC ischémique, infarctus du myocarde) et de pathologie thromboembolique veineuse (antécédents de phlébite profonde inexpliquée, d'embolie pulmonaire, d'accidents emboligènes inexpliqués) – Maladies plus rares (lupus, tumeur hypophysaire, porphyrie, affections hépatiques graves et évolutives, hyperlipidémies sévères, HTA grave)
Contre-indications relatives (nécessitent une discussion en fonction de leur sévérité et du contexte : désir de THM, possibilités de surveillance)	– Pathologies pelviennes : myome, endométriose – Mastopathies bénignes à risque – Facteurs de risque vasculaires : HTA, diabète insulinodépendant, tabagisme, dyslipidémie, obésité, migraines, etc – Autres : cholestase

B. Traitement

Parmi les principaux traitements de la ménopause, on distingue le THM et les traitements non hormonaux.

Le traitement a pour objet d'éviter les effets secondaires de la carence hormonale.

Le THM associe un œstrogène naturel (œstradiol ou valérate d'œstradiol, afin de compenser la carence responsable des symptômes) à un progestatif (afin de contrôler le risque de cancer de l'endomètre lié à une exposition prolongée aux œstrogènes seuls). En cas d'hystérectomie, le traitement comporte uniquement un œstrogène.

Le schéma thérapeutique peut être adapté en fonction de la demande de la femme pour induire ou non des saignements de privation (fig. 6.1).

Le choix de la durée optimale du traitement n'est pas clairement établi. Celle-ci doit être ajustée aux objectifs du traitement. Il est cependant recommandé de réévaluer tous les ans la balance bénéfices/risques.

La voie d'administration de l'œstradiol doit privilégier les formes non orales pour éviter l'effet de 1er passage hépatique des œstrogènes et diminuer ainsi les risques thrombotiques.

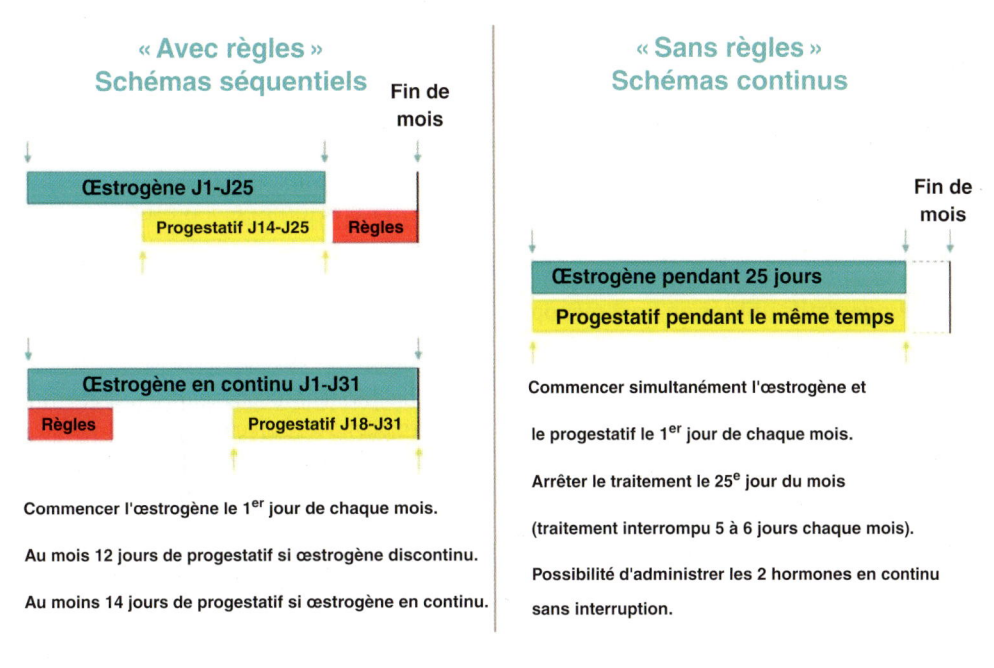

Fig. 6.1 Différents schémas d'administration des œstrogènes et des progestatifs chez les femmes non hystérectomisées selon leur souhait de conserver ou non des saignements de privation.

1. Principales molécules

Œstrogènes

Des œstrogènes naturels ou des œstrogènes de synthèse (estérifiés ou conjugués) sont utilisés par voie orale ou par voie transcutanée (patch, gel) (tableau 6.2).

Tableau 6.2 Œstrogènes utilisés en post-ménopause.

Voie orale	17β-œstradiol (Estrofem®, Oromone®, Provames®) Estriol (Physiogine®) Valérate d'œstradiol (Progynova®)
Voie transdermique (patch)	17β-œstradiol (Dermestril®, Oesclim®, Thaïs®, Estrapatch®, Femsept®, Vivelledot®)
Voie percutanée (gel)	17β-œstradiol (Œstrodose®, Estréva®, Delidose®)
Voie vaginale	Estriol (Blissel® gel, Gydrelle® crème, Physiogine® crème et ovule, Trophicrème®) 17β-œstradiol (Estring® système de diffusion)

La voie d'administration transcutanée entraîne une augmentation plus modérée de la synthèse des VLDL et HDL-cholestérol, l'augmentation des triglycérides (TG), de l'angiotensinogène et des facteurs de coagulation et surtout l'absence de modification de l'hémostase, elle est associée à un moindre risque de thrombose.

La dose d'œstrogènes efficace sur la prévention de l'ostéoporose est de 1 à 2 mg *per os* de 17β-œstradiol ou de 25 à 50 µg par voie transdermique. L'effet sur l'ostéoporose est prédominant au niveau du rachis, plus incertain au niveau du col fémoral. La prévention des fractures a été démontrée (étude WHI 2002).

La tibolone (Livial®) est un stéroïde d'action sélective commercialisé pour le traitement des bouffées de chaleur. Son métabolisme donne naissance à des composés œstrogéniques androgéniques et progestatifs. Il a un impact positif sur la densité minérale osseuse et la trophicité vaginale. Ses actions sur le sein et l'endomètre sont encore mal comprises. Ses contre-indications sont les mêmes que celles des œstrogènes.

Progestatifs

Sont utilisés la progestérone naturelle et les progestatifs de synthèse, administrés par voie orale ou transdermique. Certains praticiens utilisent la voie intra-utérine, hors AMM et en cours d'évaluation *via* un système intra-utérin au lévonorgestrel (Mirena®) (tableau 6.3).

Le progestatif est ajouté au traitement œstrogénique pour éviter le risque de cancer de l'endomètre (12 jours/mois au minimum). Chez la femme hystérectomisée, il n'est pas utile de prescrire de progestatifs

Tableau 6.3 Progestatifs utilisés en post-ménopause.

Voie orale	Progestérone	Progestan®, Utrogestan®, Estima®
	Progestatifs de synthèse	Dydrogestérone (Duphaston®) Médrogestone (Colprone®) Chlormadinone acétate (Lutéran®) Nomégestrol acétate (Lutényl®) Promégestone (Surgestone®)
	Progestatifs de synthèse en association à l'œstradiol	Dydrogestérone (Climaston®) Acétate de noréthistérone (Kliogest®, Novofemme®, Trisequens®, Activelle®) Drospirénone (Angeliq®) Diénogest (Climodiene®) Cyprotérone acétate (Climène®) Médroxyprogestérone acétate (Divina®, Duova®)
Voie transdermique (patch)	Progestatifs de synthèse en association à l'œstradiol	Lévonorgestrel (Femseptcombi®)

2. Éléments de surveillance

La surveillance comporte :
- la recherche d'un sur ou sous-dosage :
  - en cas de sous-dosage, les bouffées de chaleur et la sécheresse vaginale peuvent réapparaître. Dans cette situation, on augmentera la dose d'œstrogènes,
  - en cas de surdosage en œstrogènes, les seins sont tendus et les règles abondantes. Dans cette situation, on diminuera la dose d'œstrogènes. Les progestatifs peuvent être également responsables de mastodynies ;
- un *examen clinique* réalisé à 3 mois puis tous les 6 à 12 mois. La pratique des frottis, des dosages de cholestérol, TG, glycémie peuvent être réalisés tous les 3 ans en l'absence de risque particulier. Le dépistage organisé du cancer du sein recommande une mammographie tous les 2 ans de 50 à 74 ans. La mesure de la DMO ne doit pas être répétée avant 2 à 3 ans.

Principaux effets bénéfiques

- Prévention ou traitement des complications à court et moyen termes : bouffées de chaleur, atrophie vaginale, troubles de l'humeur, troubles de la trophicité vaginale.
- Prévention des complications à long terme :
  - ostéoporose : diminution de 50 % des fractures ostéoporotiques (rachis surtout),
  - risques cardiovasculaires : l'effet du THM est, depuis l'étude WHI, contesté en prévention des risques cardiovasculaires, en particulier lors d'une prescription trop à distance de l'installation de la ménopause ; il est ainsi actuellement conseillé d'instaurer le THM dans les 5 ans suivant le début de la ménopause. Cette pratique ne serait en effet pas associée à une augmentation du risque cardiovasculaire,
  - troubles cognitifs : diminution possible de l'incidence de la maladie d'Alzheimer,
  - cancer du côlon : diminution probable de l'incidence.

3. Principales complications

Maladies thromboemboliques veineuses

Le risque est multiplié par 2 à 4 lorsque le THM comporte l'administration des œstrogènes par voie orale. En revanche, ce risque est minime, voire inexistant lorsqu'il s'agit d'œstrogènes naturels par voie extra-orale (shunt de l'effet de 1er passage hépatique des œstrogènes). Ce risque peut être modulé par certains progestatifs utilisés dans le THM (la progestérone micronisée, la dydrogestérone et l'acétate de chlormadinone ont peu d'effets sur l'hémostase).

Cancers hormonodépendants

- Une œstrogénothérapie pouvant aggraver l'évolution du cancer du sein lorsqu'il existe déjà, il importe d'examiner soigneusement les seins et de disposer d'une mammographie de moins d'un an avant d'instaurer le THM. Compte tenu de ce risque, l'HAS recommande de « limiter le traitement à la posologie active la plus faible possible (dose minimale efficace) et de limiter la durée du THM avec une réévaluation annuelle de son intérêt ».
- Une imprégnation œstrogénique isolée et persistante, endogène ou exogène, favorise incontestablement l'apparition d'une hyperplasie de l'endomètre et éventuellement d'un cancer de l'endomètre. L'adjonction d'un progestatif (12 jours/mois au minimum) permet de contrôler le surrisque lié au traitement œstrogénique.

Cancers non hormonodépendants (col utérin et ovaires)

Ils font l'objet de discussions.

4. Alternatives thérapeutiques

Dans tous les cas, il faut recommander une bonne hygiène de vie :
- activités physiques (30 à 45 minutes/j de marche rapide) pour la prévention des risques cardiovasculaires et osseux ;
- hygiène alimentaire : calcium 1 200 à 1 500 mg/j et vitamine D (correction de l'hypovitaminose D).

Les phyto-œstrogènes (p. ex. isoflavone) sont des compléments alimentaires (ils n'ont pas l'AMM des médicaments : vigilance et information !). Leur efficacité est discutée, leurs effets indésirables mal connus, des réserves ont été émises par l'ANSM.

D'autres mesures doivent être connues :
- traitements de la sécheresse vaginale : œstrogènes à action locale pour traiter la sécheresse vaginale (cf. tableau 6.2), lubrifiants (p. ex. Sensilube®) pour les rapports et *hydratants vaginaux* (p. ex. Replens®) ;
- traitements des bouffées de chaleur : la bêta-alanine ou Abufène® est commercialisée avec cette indication ; elle a un effet équivalent à celui du placebo ; son utilisation n'est donc pas recommandée par l'HAS. Les inhibiteurs de la recapture de la sérotonine et ou de la noradrénaline ont été bien évalués mais ne sont pas autorisés dans cette indication en France ;
- traitements de l'ostéoporose :
  - le SERM (modulateur sélectif des récepteurs des œstrogènes) raloxifène est actif sur l'ostéoporose et a une action préventive sur la survenue d'un cancer du sein. Il n'a pas d'action sur les bouffées de chaleur ni la sécheresse vaginale. Il n'est pas remboursé sauf en cas d'ostéoporose confirmée,
  - les biphosphonates qui sont actifs sur la minéralisation osseuse. Le remboursement est obtenu en cas d'antécédents de fractures.

D'autres traitements sont disponibles pour l'ostéoporose (en général fracturaire) : la parathormone, le ranélate de strontium, le dénosumab (cf. item 124).

VI. Insuffisance ovarienne prématurée (anciennement : ménopause précoce)

L'insuffisance ovarienne prématurée (IOP) correspond à une perte de la fonction ovarienne avant l'âge de 40 ans. Cette pathologie a une prévalence de 1 % dans la population générale. Les critères diagnostiques de l'IOP sont les suivants :
- anovulation clinique (aménorrhée, oligospanioménorrhée) pendant au moins 4 mois ;
- associée à un taux de FSH > 25 UI/L sur au moins 2 prélèvements réalisés au minimum à 4 semaines d'intervalle.

Les causes sont multiples : iatrogènes (chirurgie, radiothérapie, chimiothérapie), auto-immunes ou génétiques (exemple du syndrome de Turner).

La symptomatologie et les complications sont plus sévères. Le traitement hormonal est dans ce cas authentiquement substitutif (THS). Il doit être instauré le plus rapidement possible, le plus souvent prolongé (idéalement au moins jusqu'à l'âge physiologique de la ménopause) et est bien accepté dans ce contexte. Les doses d'œstrogènes préconisées dans le THS sont un peu plus importantes (environ 2 mg/j d'œstradiol *per os*) que celles utilisées dans le cadre du THM lorsque la ménopause survient à un âge physiologique. Ce THS améliore la qualité de vie des femmes et exerce un effet préventif sur l'ostéoporose et sur la morbimortalité cardiovasculaire. Cette dernière est en effet classiquement augmentée chez les femmes souffrant d'IOP ne bénéficiant pas d'un THS adapté.

Des grossesses spontanées peuvent survenir spontanément, suite à des reprises intermittentes et transitoires de la fonction ovarienne. Cela concernerait environ 5 % des femmes présentant une IOP. Ainsi, en l'absence de contre-indication, une contraception œstroprogestative peut également être proposée en guise de THS, notamment chez les femmes jeunes qui désirent se protéger vis-à-vis du risque de grossesse non prévue.

> **Points clés**
> - La ménopause est une période physiologique de la vie des femmes.
> - La prescription d'œstrogènes corrige les troubles climatériques.
> - Les conséquences à long terme de la carence en œstrogènes sont les coronaropathies et l'ostéoporose.
> - Les effets bénéfiques du THM sont supérieurs aux effets indésirables en termes de qualité de vie et de survie.
> - Les contre-indications absolues sont réduites (cancer du sein et pathologies thrombotiques).
> - L'information est essentielle dans ce domaine où doivent se mettre en balance les avantages et les risques du THM (avec une instauration du traitement rapidement après l'installation de la ménopause et une réévaluation de la balance bénéfices/risques tous les ans).
> - Chez les femmes en bonne santé qui ne présentent pas de syndrome climatérique ni de facteurs de risque d'ostéoporose, l'administration d'un THM n'est pas recommandée en raison d'un rapport bénéfice/risque jugé défavorable dans l'état actuel des connaissances.

Notions indispensables PCZ

- Disposer d'une mammographie de moins d'un an avant d'instaurer le THM (hors insuffisance ovarienne prématurée).
- L'activité physique et les règles hygiénodiététiques font partie du traitement de la ménopause.

Item 120 – UE 5 – Ménopause

Réflexes transversalité

- Item 124 – Ostéopathies fragilisantes
- Item 326 – Prescription et surveillance des classes de médicaments les plus courantes chez l'adulte et chez l'enfant

Pour en savoir plus

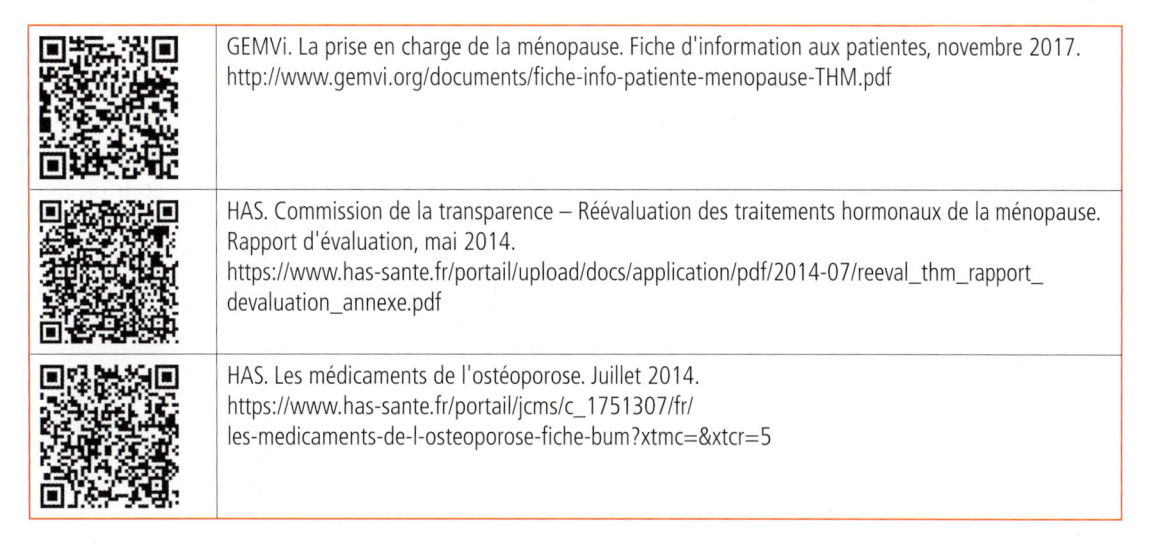

QR	GEMVi. La prise en charge de la ménopause. Fiche d'information aux patientes, novembre 2017. http://www.gemvi.org/documents/fiche-info-patiente-menopause-THM.pdf
QR	HAS. Commission de la transparence – Réévaluation des traitements hormonaux de la ménopause. Rapport d'évaluation, mai 2014. https://www.has-sante.fr/portail/upload/docs/application/pdf/2014-07/reeval_thm_rapport_devaluation_annexe.pdf
QR	HAS. Les médicaments de l'ostéoporose. Juillet 2014. https://www.has-sante.fr/portail/jcms/c_1751307/fr/les-medicaments-de-l-osteoporose-fiche-bum?xtmc=&xtcr=5

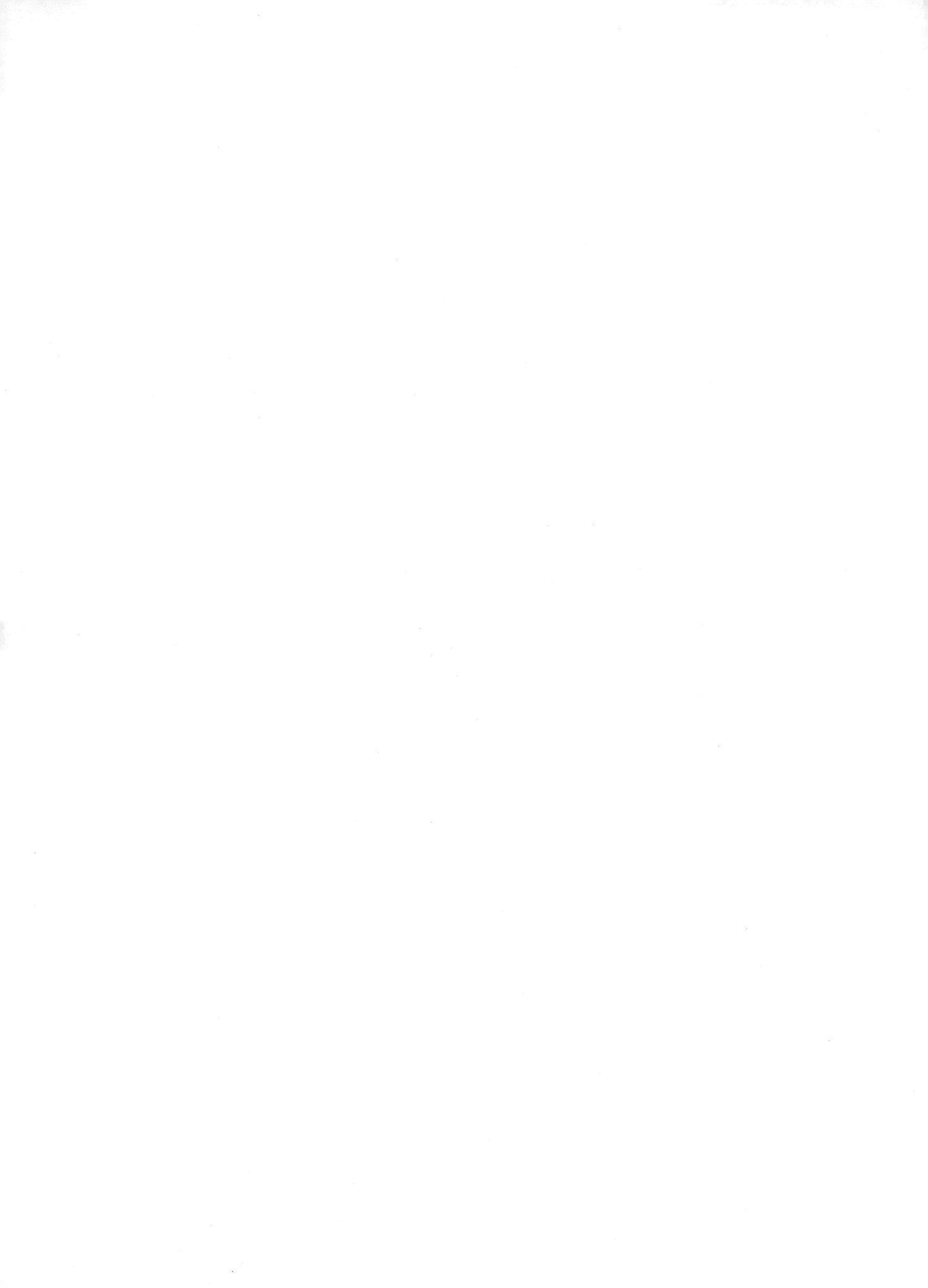

CHAPITRE 7

Item 35 – UE 2 – Contraception

I. Pour comprendre
II. Indications
III. Méthodes
IV. Mise en place de la contraception

Objectifs pédagogiques

■ Prescrire et expliquer une contraception.
■ Discuter les indications de la stérilisation masculine et féminine.

I. Pour comprendre

L'utilisation d'une contraception a pour but d'empêcher la survenue d'une grossesse non désirée pendant une période donnée et ce, de façon, efficace, acceptable, non nuisible à la santé et réversible, contrairement à la stérilisation qui est une méthode définitive.

Malgré un large choix, la contraception idéale n'existe pas, chaque méthode présentant ses avantages mais aussi ses inconvénients.

Il convient, dans la mesure du possible, de laisser le choix à la femme, après l'avoir informée des différentes options possibles et après avoir éliminé les éventuelles contre-indications de chaque méthode. Une évaluation régulière de la tolérance et de la bonne observance de la contraception est indispensable.

Le **choix** d'une méthode déterminée dépend en partie de son efficacité contraceptive, laquelle est elle-même fonction non seulement de la protection conférée par la méthode, mais aussi de la régularité et de la rigueur avec lesquelles elle est employée. L'efficacité d'une méthode contraceptive se mesure par l'indice de Pearl qui correspond au rapport du nombre de grossesses accidentelles pour 100 femmes après 12 mois d'utilisation.

Il existe, à ce jour, différents types de contraceptions non définitives :
- hormonales :
  - combinées, associant un œstrogène et un progestatif,
  - progestatives seules ;
- non hormonales :
  - par dispositif intra-utérin,
  - par différentes méthodes barrières (préservatif masculin ou féminin, diaphragme, cape cervicale),
  - toutes les autres méthodes dites « naturelles » (méthode Ogino-Knauss, températures, Billings, symptothermie, etc.) non suffisamment efficaces chez les femmes normalement fertiles.

Il existe également des contraceptions dites définitives, féminine ou masculine.

II. Indications

La principale indication de la prescription d'une contraception est la maîtrise de la fertilité afin d'éviter la survenue d'une grossesse non désirée. Cependant, il existe des bénéfices non contraceptifs. Ainsi, le préservatif permet également de protéger des infections sexuellement transmissibles. Les contraceptions hormonales peuvent aussi être prescrites en cas de pathologies fonctionnelles ou organiques gynécologiques et mammaires, ou de pathologies nécessitant une aménorrhée thérapeutique (hémorragie par troubles de l'hémostase par exemple).

III. Méthodes

A. Contraception œstroprogestative (COP)

1. Mécanismes d'action

L'effet contraceptif de la COP agit par plusieurs mécanismes :
- action antigonadotrope du composé progestatif principalement (amplifiée par l'œstrogène), supprimant ainsi le pic ovulatoire de LH et FSH et inhibant la croissance folliculaire ;
- modification de la glaire cervicale, épaisse et moins abondante (composé progestatif) ;
- atrophie de l'endomètre le rendant plus ou moins inapte à la nidation (composé progestatif).

2. Composition

La COP comprend deux types de molécules :
- un œstrogène : éthinylœstradiol [EE] ou œstradiol ;
- un progestatif classiquement séparé en génération :
  - 1re : noréthistérone (n'est plus disponible depuis 2016),
  - 2e : lévonorgestrel,
  - 3e : gestodène, désogestrel, norgestimate,
  - autres : drospirénone, acétate de cyprotérone, diénogest, acétate de nomégestrol, acétate de chlormadinone.

L'équilibre œstroprogestatif dépend de la dose et de la composition des deux hormones et induit des climats hormonaux très différents (tableau 7.1). Les différentes indications et les effets indésirables découlent directement de cet équilibre. Plusieurs types de COP sont disponibles en fonction de la séquence d'administration des stéroïdes selon le jour du cycle. L'œstrogène et le progestatif sont administrés conjointement à différentes doses. Si la dose des deux composés est fixe tout au long du cycle, on parle de pilule combinée monophasique ; on parle de pilule combinée biphasique lorsque deux séquences de dosages existent (plus forte posologie en 2e partie de plaquette) ou de pilule combinée triphasique lorsque trois phases de dosages sont utilisées.

Il existe plusieurs voies d'administration de la COP :
- orale (pilule) ;
- transdermique (patch) ;
- vaginale (anneau).

Ces deux dernières voies d'administration permettraient une meilleure observance, mais elles comportent les mêmes contre-indications métaboliques et vasculaires que la voie orale.

La COP reste la contraception utilisée de 1re intention chez la femme jeune sans aucun facteur de risque. Il est recommandé de prescrire en 1re intention une COP de 2e génération par voie orale en raison du risque thromboembolique moins élevé qu'avec toutes les autres générations de COP et toutes les autres voies d'administration.

Tableau 7.1 Contraceptions œstroprogestatives disponibles en France en 2018.

NR : non remboursé.

Pilules contenant de l'éthinylœstradiol		
Pilules contenant un progestatif de 1re génération		
Toutes les contraceptions ne sont plus commercialisées depuis 2016		
Pilules contenant un progestatif de 2e génération		
Minidril® Ludeal® Optidril® Seasonique®	Monophasique	EE 30 μg + lévonorgestrel 150 μg Idem avec 7 jours placebo Prise en continu 84 cp actifs + 7 cp de 10 μg d'EE
Leeloo® Lovavulo® Optilova®	Monophasique	EE 20 μg + lévonorgestrel 100 μg Idem avec 7 jours placebo
Adepal® Pacilia®	Biphasique	EE 30–40 μg + lévonorgestrel 150–200 μg
Trinordiol® Daily® Evanecia®	Triphasique	EE 30–40 μg + lévonorgestrel 50–75–125 μg
Pilules contenant un progestatif de 3e génération		
Varnoline® Desobel 30®	Monophasique	EE 30 μg + désogestrel 150 μg
Varnoline continu®	Monophasique	EE 30 μg + désogestrel 150 μg (21 cp actifs + 7 cp placebos)
Carlin 30® Minulet®	Monophasique	EE 30 μg + gestodène 75 μg
Carlin 20® Harmonet® Meliane®	Monophasique	EE 20 μg + gestodène 75 μg
Mercilon® Desobel 20®	Monophasique	EE 20 μg + désogestrel 150 μg
Melodia® Minesse®	Monophasique	EE 15 μg + gestodène 60 μg Prise continue : 24 cp actifs + 4 cp placebos
Perleane®	Triphasique	EE 30–40 μg + gestodène 50–70–100 μg
Triafemi®	Triphasique	EE 35 μg + norgestimate 180–215–250 μg
Pilules contenant un progestatif d'autres générations		
Belara® Belara continu®	Monophasique	EE 30 μg + chlormadinone 2 mg Idem avec 7 cp placebos
Diane® Evepar® Minerva®	Monophasique*	EE 35 μg + acétate de cyprotérone 2 mg
Jasmine® Convuline® Drospibel 30®	Monophasique	EE 30 μg + drospirénone 3 mg Idem avec 7 jours placebo
Jasminelle® Belanette® Izeane® Drospibel 20®	Monophasique	EE 20 μg + drospirénone 3 mg

(Suite)

Tableau 7.1 Suite.

	Pilules contenant de l'éthinylœstradiol
Jasminelle Continu®	Monophasique	EE 20 μg + drospirénone 3 mg Prise continue : 21 cp actifs + 7 cp placebos
Yaz®	Monophasique	EE 20 μg + drospirénone 3 mg Prise continue : 24 cp actifs + 4 cp placebos
	Pilules contenant de l'œstradiol
Qlaira®	Quadraphasique	Prise continue : 26 cp actifs + 2 cp placebos 2 cp 3 mg de valérate d'œstradiol (VE) 5 cp 2 mg de VE + 2 mg de diénogest 17 cp 2 mg de VE + 3 mg de diénogest 2 cp 1 mg de VE
Zoely®	Monophasique	Prise continue : 24 cp actifs + 4 cp placebos 1,5 mg E2 + 2,5 mg acétate de nomégestrol
	Contraceptifs OP par voie non orale
Evra®	Patch	1 patch à changer tous les 7 jours 3 semaines/4 EE 600 μg (33 μg/24 h) + norelgestromine 6 mg (200 μg/24 h)
Nuvaring®	Anneau vaginal	1 anneau 3 semaines/4 EE 2,7 mg (15 μg/24 h) + étonogestrel 11,7 mg (120 μg/24 h)

*AMM en contraception dans plusieurs pays européens mais pas en France

3. Contre-indications

Elles sont :
- d'ordre carcinologique : tumeurs malignes du sein ou de l'utérus (endomètre) ;
- métaboliques : dyslipidémie, diabète mal équilibré ou compliqué ;
- vasculaires : thrombophilie biologique, hypertension artérielle, migraine avec aura, tabagisme important, antécédents personnels ou familiaux d'évènements thromboemboliques veineux ou d'affections cardiovasculaires artérielles (IDM, AVC ischémique, artériopathie oblitérante des membres inférieurs), âge > 35–40 ans surtout lorsqu'il existe des facteurs de risque cardiovasculaire associés ;
- hépatiques et biliaires (antécédent de lithiase) ;
- représentées par les pathologies hormonodépendantes vis-à-vis de la progestérone (méningiomes, etc.) et vis-à-vis des œstrogènes (lupus évolutif par exemple).

4. Effets indésirables (majeurs ou mineurs)

Ils sont essentiellement d'ordre vasculaire et métabolique :
- augmentation du **risque thromboembolique veineux** en raison des modifications de l'hémostase induites pharmacologiquement par les stéroïdes contenus dans les COP et dépendant du climat hormonal de chaque pilule. Ce sont les pilules combinées de 2e génération contenant du lévonorgestrel qui sont le moins à risque comparativement aux COP contenant des progestatifs de 3e génération, de la drospirénone ou de l'acétate de cyprotérone. Le risque thromboembolique existe même avec les pilules de 2e génération. Ce risque relatif est de l'ordre de 3 comparé aux femmes non utilisatrices. Le patch ou l'anneau contraceptif est à même niveau de risque que les COP contenant un progestatif de 3e génération ;

- augmentation du **risque artériel** (risque d'infarctus du myocarde ou d'accident vasculaire cérébral) principalement chez les femmes à risque artériel car la COP modifie certains métabolismes et a une action synergique dans certaines situations cliniques comme suit :
  - **métabolisme glucidique** par diminution de la tolérance au glucose entraînant un certain degré d'insulinorésistance ;
  - **métabolisme lipidique** : dépendant du climat hormonal de la COP avec augmentation des triglycérides, du cholestérol total et du HDL-cholestérol ;
  - apparition d'une **hypertension artérielle** chez environ 5 % des femmes probablement en relation avec des modifications de l'angiotensinogène ;
  - **tabac** : ce risque artériel est majoré chez les femmes qui fument sans que la quantité de **tabac** ne soit clairement déterminée. Le risque est proportionnel à la quantité de tabac ;
  - **migraine** : avec un effet synergique de la COP très significatif chez les femmes souffrant de migraines avec aura ;
  - **antécédents familiaux du 1er degré chez des apparentés jeunes (< 60 ans)** : action synergique de la COP ;
  - **obésité ou surpoids** : action synergique de la COP ;
  - **âge > 35 ans** : action synergique de la COP.

D'autres effets indésirables mineurs peuvent survenir tels que les troubles du cycle (plus fréquents en début de prise) les troubles digestifs (nausées, vomissements), les mastodynies, les céphalées, les troubles de l'humeur et/ou de la libido, les troubles cutanés. Ces effets indésirables dépendent du climat hormonal de la COP et de chaque femme (grande variabilité interindividuelle).

Les COP sont associées très probablement à une très discrète augmentation du risque de cancer du sein ainsi que du col de l'utérus (chez les femmes HPV+). Ces effets indésirables sont largement contrebalancés par d'autres effets bénéfiques carcinologiques. Notons aussi une augmentation du risque de lithiase biliaire.

Les effets bénéfiques suivants doivent être pris en compte :
- diminution du risque de cancer de l'ovaire (environ 50 %, durée-dépendante, d'où l'absence de contre-indication de la COP chez les femmes présentant des mutations *BRCA1* ou *BRCA2*) ;
- diminution du risque de cancer de l'endomètre ;
- diminution du risque de cancer du côlon et du rectum ;
- amélioration des dysménorrhées, des ménorragies fonctionnelles et de l'acné (quel que soit le type de COP).

B. Contraception progestative seule

1. *Progestatifs à faibles doses (microprogestatifs)*

Mécanismes d'action

L'effet contraceptif des progestatifs à faibles doses agit par plusieurs mécanismes :
- principalement par modification de la glaire cervicale (épaisse et donc impropre au passage des spermatozoïdes), d'où l'importance d'une utilisation en continu ;
- par possible atrophie de l'endomètre, inapte à la nidation ;
- par diminution de la mobilité tubaire ;
- et, pour le désogestrel, par une discrète action antigonadotrope, variable selon les femmes (action anti-ovulatoire par écrêtement du pic de LH).

Ces petites doses de progestatif délivrées **en continu** peuvent être utilisées selon plusieurs voies d'administration :
- **par voie orale** : leur action contraceptive est essentiellement périphérique. Seulement deux micropilules sont actuellement commercialisées en France (tableau 7.2). Dénuée d'effets indésirables métaboliques et vasculaires, il s'agit de l'une des méthodes contraceptives de 1er choix pour les femmes présentant des contre-indications métaboliques et vasculaires, en post-partum immédiat ou lors de l'allaitement ;
- **par voie sous-cutanée** : l'implant contraceptif délivre quotidiennement de faibles doses d'étonogestrel à des taux plasmatiques proches de ceux des microprogestatifs. Il est posé sous la peau à la face interne du bras non dominant après une anesthésie locale. Sa durée d'action est de 3 ans. Son avantage majeur est une observance parfaite ;
- **par voie intra-utérine** : le DIU au lévonorgestrel entraîne une atrophie de l'endomètre et un épaississement de la glaire cervicale. Sa durée d'utilisation est de 5 ans pour la forme classique et de 3 ans pour la taille plus petite. Il est spécialement indiqué en cas de dysménorrhées, de ménorragies fonctionnelles et d'adénomyose.

Tableau 7.2 Contraceptions progestatives disponibles en France en 2018.

Voie d'administration	DCI	Marque	Dose
Orale	Lévonorgestrel	Microval®	Cp 0,030 mg
Orale	Désogestrel	Cérazette® Antigone® Desopop® Clareal®	Cp 0,075 mg
Sous-cutané (implant)	Étonogestrel	Nexplanon®	Taux de libération : 25 à 70 µg/24 h (variable selon le délai depuis la pose)
Intra-utérine	Lévonorgestrel	Mirena® Jaydess®	Taux de libération : 20 µg/24 h Taux de libération : 6 µg/24 h

Contre-indications
Les contre-indications formelles sont :
- les pathologies hépatiques évolutives ;
- le cancer du sein ;
- les kystes fonctionnels à répétition ;
- les antécédents de grossesse extra-utérine ;
- les pathologies hormonodépendantes vis-à-vis de la progestérone (méningiome, etc.).

Effets indésirables
Ce sont principalement des troubles du cycle menstruel, spottings ou aménorrhée. Ils favorisent les dystrophies ovariennes responsables d'un climat d'hyperœstrogénie relative favorisant ainsi l'apparition de mastodynies, de kystes fonctionnels ovariens ou de signes d'hyperandrogénie tels que l'acné ou l'hirsutisme. Enfin, leur impact sur la mobilité tubaire induirait une augmentation significative du risque de grossesse extra-utérine

2. Progestatifs à « fortes » doses (macroprogestatifs)

Administrés le plus souvent par voie orale, ce sont des dérivés de la progestérone des groupes pregnane et norpregnane. Ils peuvent être utilisés, à dose adaptée, dans un but contraceptif. À noter que cette prescription s'effectue hors AMM. Aucune étude n'a calculé d'indice de Pearl.

Mécanismes d'action

L'action principale est centrale, par effet antigonadotrope, tout en gardant les effets périphériques du progestatif (tableau 7.3).

Dénués de tout retentissement métabolique et vasculaire, ils sont particulièrement indiqués chez les femmes âgées de plus de 40 ans ou en cas de pathologies œstrogénodépendantes telles les mastopathies bénignes, l'endométriose, les myomes ou l'hyperplasie endométriale.

Tableau 7.3 Macroprogestatifs disponibles en France en 2018.

Classes thérapeutiques	DCI	Nom commercial	Doses employées (mg/j) pour obtenir un effet antigonadotrope
Pregnane	Acétate de chlormadinone Médrogestérone Acétate de cyprotérone	Lutéran® Colprone® Androcur®	10 10 50
Norpregnane	Acétate de nomégestrol Promégestone	Lutényl® Surgestone®	5 0,5

Contre-indications

Les contre-indications formelles sont :
- les pathologies hépatiques évolutives ;
- le cancer du sein ;
- les pathologies hormonodépendantes vis-à-vis de la progestérone (méningiome, etc.).

Effets indésirables

Comme pour les microprogestatifs, ce sont les troubles du cycle menstruel, spottings ou aménorrhée. Mais contrairement aux microprogestatifs et en raison de leur effet antigonadotrope, la contraception macroprogestative induit un climat d'hypo-œstrogénie entraînant potentiellement des troubles de la libido, une sécheresse vaginale ou des troubles de l'humeur.

C. Contraceptions mécaniques

1. Dispositifs intra-utérins

Les contre-indications à la pose d'un DIU sont :
- les anomalies de la cavité utérine ;
- les antécédents d'infection génitale haute datant de moins de 3 mois ;
- les antécédents de grossesse extra-utérine ;
- les hémorragies génitales non diagnostiquées ;
- les traitements immunosuppresseurs ou corticoïdes au long cours (DIU au cuivre) ;
- les valvulopathies à risque d'endocardite ;
- la maladie de Wilson (DIU cuivre).

DIU au cuivre
Mécanismes d'action

Le mode d'action repose sur une toxicité vis-à-vis des spermatozoïdes. Celle-ci est probablement directe mais aussi indirecte *via* la réaction inflammatoire endométriale du fait de la présence de cuivre.

Il existe différents modèles de DIU au cuivre adaptés aux différentes conditions anatomiques (taille de l'utérus). Indiqué en 1re intention chez la femme multipare dont la vie sexuelle est stable, il est possible de le prescrire chez la femme nullipare sous certaines conditions (vérification et information des risques infectieux, utilisation d'un DIU de petite taille [short ou mini], après explication des risques potentiels et de la possibilité de mauvaise tolérance [douleurs et saignements principalement]). La pose du DIU est recommandée en période de règles ou juste après. Le retrait peut se faire à n'importe quel moment du cycle. La durée habituelle d'action des DIU au cuivre est de 5 ans.

Effets indésirables

Ce sont les métrorragies, les douleurs pelviennes.

Les **complications graves** sont l'expulsion spontanée, la perforation (la pose a été souvent douloureuse), la survenue d'une infection génitale ou d'une grossesse extra-utérine.

DIU au lévonorgestrel

Les complications ou effets indésirables associent celles des microprogestatifs par voie orale et celles du DIU au cuivre.

2. Méthodes de barrière

Il s'agit du préservatif masculin ou féminin, des spermicides, du diaphragme et de la cape cervicale dont l'efficacité est nettement moindre que celle des méthodes précédemment décrites. Les préservatifs (féminins ou masculins) sont la seule méthode pour prévenir les IST ++ et sont souvent associés à une autre méthode contraceptive.

D. Contraception définitive

La stérilisation, qu'elle concerne l'homme ou la femme, est encadrée par des textes juridiques (encadré 7.1).

Chez la femme, depuis 2017, une seule technique est envisageable : il s'agit de la méthode cœlioscopique par pose de clip ou d'anneau tubaire ou section-ligature des trompes.

La méthode hystéroscopique (dispositif Essure®) avec pose d'un dispositif à type de stent dans chaque trompe entraînant une fibrose irréversible n'est plus disponible en France depuis 2017. Cette méthode est encore disponible aux États-Unis.

Chez l'homme, une vasectomie bilatérale peut être proposée. Cette technique consiste à sectionner une portion de chacun des deux canaux déférents. Ce geste chirurgical peut être réalisé selon les habitudes des chirurgiens sous anesthésie locale, locorégionale ou générale. L'efficacité n'est pas immédiate et nécessite de réaliser un spermogramme de contrôle environ 3 mois après l'intervention pour s'assurer de l'efficacité de ce geste.

Encadré 7.1

Législation sur la contraception définitive (stérilisation)

Loi N° 2001-588 du 4 juillet 2001 – art. 26 JORF 7 juillet 2001, art. L. 1111-4 du Code de la santé publique, modifié par la loi n° 2005-370 du 22 avril 2005 – art. 3 JORF 23 avril 2005, rectificatif JORF 20 mai 2005

- Femmes majeures
- 1re consultation : demande motivée et délivrance par le médecin des informations des différentes techniques : dossier d'information écrit et attestation de consultation médicale
- Délai de réflexion de 4 mois obligatoire
- 2e consultation préalable à l'intervention : confirmation par écrit de son consentement éclairé
- Patiente sous tutelle ou curatelle → décision soumise au juge des tutelles après avoir entendu le représentant légal
- Lieu de l'intervention : établissement de santé (hôpital ou clinique)

E. Contraception d'urgence

Il s'agit d'une méthode de contraception d'exception. Il existe plusieurs possibilités selon le délai depuis le rapport sexuel à risque :
- administration de fortes doses de lévonorgestrel (1,5 mg) en prise unique le plus rapidement possible dans les 72 heures après le rapport potentiellement fécondant. Cette méthode est en vente libre et gratuite pour les mineures. Il n'existe aucune contre-indication pour cette méthode ;
- administration d'acétate d'ulipristal (30 mg) en une prise unique. Il s'agit d'un modulateur sélectif des récepteurs de la progestérone actif par voie orale. Son efficacité semble supérieure plus de 72 heures après le rapport fécondant et s'étend jusqu'à 120 heures. Cette contraception d'urgence nécessite une prescription médicale.
- pose d'un DIU en cuivre jusqu'à 5 jours après un rapport non protégé.

IV. Mise en place de la contraception

Avant toute prescription, il convient d'identifier l'existence de contre-indications, d'expliquer les avantages et effets indésirables potentiels de la contraception, d'informer la patiente sur les infections sexuellement transmissibles, la sexualité, la grossesse et l'importance du dépistage gynécologique et mammaire. L'efficacité des différentes méthodes disponibles (indice de Pearl) devra être rappelée (tableau 7.4). Les contraceptions dites de longue durée d'action (LARC) regroupant les DIU et l'implant font l'objet de nombreuses publications et doivent être proposées particulièrement chez les femmes à risque de grossesses non désirées.

Tableau 7.4 Efficacité des différentes méthodes contraceptives mesurée par le pourcentage de femmes concernées par une grossesse non intentionnelle durant la 1re année d'utilisation (OMS 2015) en fonction de l'utilisation idéale ou courante.

Méthode	Utilisation courante	Utilisation parfaite
Pilules combinées œstroprogestatives (orale, patch, anneau)	8	0,3
Pilules microprogestatives	8	0,3
Implant au lévonorgestrel	0,05	0,05
Dispositif intra-utérin au cuivre	0,8	0,6
Dispositif intra-utérin au lévonorgestrel	0,1	0,1
Préservatifs masculins	15	2
Préservatifs féminins	21	5
Retrait	27	4
Spermicides, tampons, éponges	29	18
Diaphragme	16	6
Cape – Femmes uni/multipares – Femmes nullipares	 32 16	 20 9
Stérilisation – Féminine – Masculine	 0,5 0,15	 0,5 0,10
Aucune méthode	85	85

A. Interrogatoire

Il précise :
- les antécédents personnels et familiaux de cancer du sein, d'épisodes thromboemboliques veineux ou artériels, d'hypertension artérielle, de diabète, de dyslipidémie, de tabagisme, d'obésité, de migraine avec ou sans aura, l'âge ;
- les antécédents gynéco-obstétricaux : âge des premières règles, troubles du cycle, mastodynies, dysménorrhées, épisodes infectieux, grossesse extra-utérine ;
- la prise de médicaments notamment inducteurs enzymatiques :
  - soit fortement inducteurs tels que :
    - antiépileptiques (phénobarbital, primidone, phénytoïne, carbamazépine, felbamate, topiramate (dose > 200 mg/j), rufinamide, oxcarbazépine, primidone),
    - antirétroviraux (éfavirenz, étravirine, lopinavir, nelfinavir, néviparine, ritonavir),
    - certains antibiotiques (rifampicine),
    - antidépresseur (millepertuis),
    - vasodilatateur (bosentan) ;
  - soit faiblement inducteurs tels que :
    - antifongique (griséofulvine),
    - psychostimulant (modafinil),
    - sédatif (méprobamate),
    - antiémétique (aprépitant).

> Attention au cas particulier de la lamotrigine. Les COP accélèrent le métabolisme de cet antiépileptique et peuvent aboutir à une diminution de sa concentration plasmatique, entraînant une recrudescence des crises d'épilepsie.

B. Examen clinique

- Il doit être général, mammaire et éventuellement pelvien (non obligatoire, notamment chez les jeunes filles lors des premières consultations).
- Il comporte la prise de pression artérielle et calcul de l'IMC (poids et taille).

C. Examens complémentaires

Ils comprennent :
- un bilan métabolique (cholestérol total, triglycérides, glycémie à jeun) en cas de prescription d'une COP. S'il existe des antécédents familiaux de dyslipidémie ou d'accidents artériels, ce bilan doit être réalisé avant la 1re utilisation, puis après 3 mois d'utilisation d'une COP. Sans antécédent familial, le 2e bilan suffit ;
- un bilan de thrombophilie en cas de contexte familial de pathologie thromboembolique veineuse ;
- un frottis cervicovaginal (à effectuer tous les 3 ans) après l'âge de 25 ans (selon les recommandations).

D. Initiation

L'efficacité contraceptive est immédiate si la contraception hormonale est commencée entre le 1er et le 5e jour des règles. Au-delà de ce délai (méthode *quick start*), l'efficacité contraceptive n'étant pas immédiate, les rapports doivent être protégés pendant au moins 7 jours. Il est important de s'assurer de l'absence de risque de grossesse débutante en cas d'initiation tardive par *quick start*.

E. Évaluation/surveillance

- Une consultation après 3 mois puis tous les ans est indiquée. Elle permet la vérification de l'observance et de la bonne tolérance clinique de la contraception et de l'absence d'un nouvel évènement personnel ou familial pouvant laisser apparaître une contre-indication. Elle permet en outre la réalisation d'un examen clinique mammaire indispensable dans ce contexte, la prise de la pression artérielle et la vérification de la stabilité du poids.
- La surveillance biologique doit être la suivante : chez une femme de moins de 35 ans et en l'absence de facteurs de risque personnels ou familiaux, le premier bilan doit être réalisé 3 mois après la mise en route de la COP. Il comprend nécessairement la mesure à jeun de la glycémie, du cholestérol total (et éventuellement d'emblée du LDL-cholestérol et du HDL-cholestérol) et des triglycérides plasmatiques. Il doit être renouvelé tous les 5 ans en l'absence de faits nouveaux.

F. Cas/situations particulier(e)s

Conduite à tenir en cas d'oubli ou de décalage de la prise de pilule

Le risque dépend du type de contraception utilisé (COP ou microprogestative), de l'existence ou non de rapports sexuels dans les jours précédant ou suivant l'oubli mais aussi du moment de la plaquette auquel est survenu l'oubli. L'utilisation d'une méthode de rattrapage, c'est-à-dire le recours à la contraception d'urgence, est indiquée par précaution en cas de rapport sexuel dans les 5 jours précédant l'oubli ou en en cas d'oubli de 2 cp (fig. 7.1).

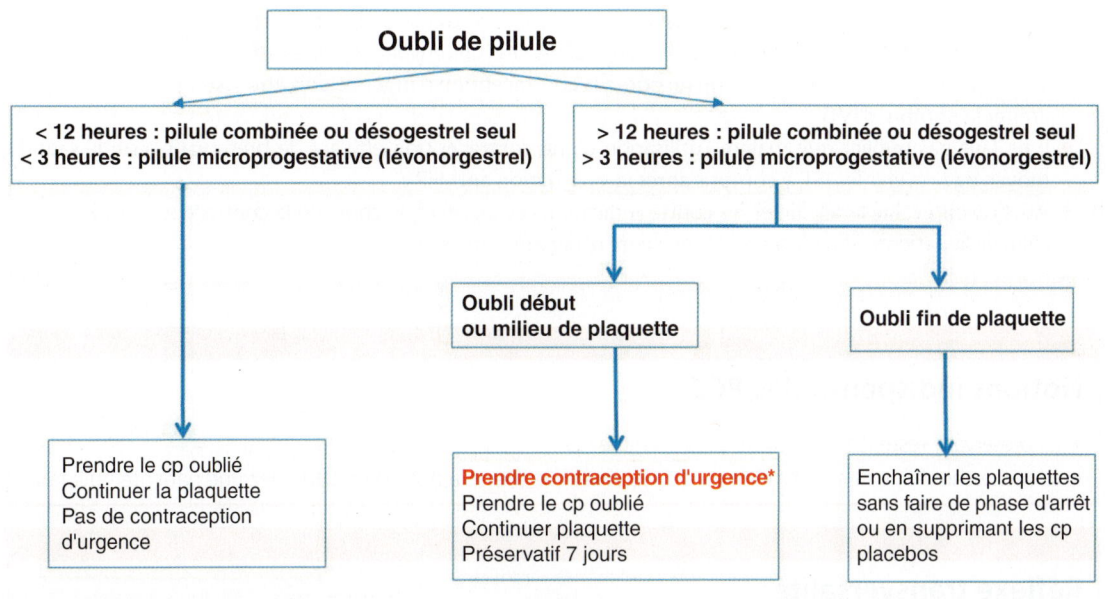

Oubli de pilule

- < 12 heures : pilule combinée ou désogestrel seul
- < 3 heures : pilule microprogestative (lévonorgestrel)
  → Prendre le cp oublié
  Continuer la plaquette
  Pas de contraception d'urgence

- \> 12 heures : pilule combinée ou désogestrel seul
- \> 3 heures : pilule microprogestative (lévonorgestrel)
  - **Oubli début ou milieu de plaquette**
    → **Prendre contraception d'urgence***
    Prendre le cp oublié
    Continuer plaquette
    Préservatif 7 jours
  - **Oubli fin de plaquette**
    → Enchaîner les plaquettes sans faire de phase d'arrêt ou en supprimant les cp placebos

* Si rapport dans les 5 jours précédant l'oubli

Fig. 7.1 Conduite à tenir en cas d'oubli(s) de pilule.

Conduite à tenir en cas de changement de contraception

En cas de changement d'une pilule combinée pour une contraception progestative, cette dernière doit être initiée dès le jour suivant la dernière prise de pilule active.

En cas de changement d'une contraception progestative (voie orale ou implant) pour une pilule combinée, cette dernière pourra être initiée dès le jour suivant la dernière prise de comprimé, en s'assurant de l'absence de risque de grossesse débutante, notamment chez les femmes en aménorrhée lors de l'utilisation d'une contraception progestative.

En cas de changement d'une méthode non hormonale (DIU au cuivre) pour une contraception hormonale, la procédure respecte la règle générale de début de la contraception hormonale : la patiente devra débuter sa contraception dans les 5 jours suivant le début des règles. Sinon, elle devra utiliser des précautions contraceptives supplémentaires durant les 7 jours suivants.

> **À retenir**
>
> Après avoir évalué le terrain et les contre-indications éventuelles, le choix de la contraception doit être celui de la patiente afin d'obtenir la meilleure observance possible.
> Une évaluation régulière de la tolérance et de la bonne observance de la contraception est indispensable afin de réajuster ou de modifier la prescription si besoin.

Points clés

- L'interrogatoire est l'étape indispensable avant toute prescription d'une contraception.
- L'utilisation d'une COP est associée à un risque significativement augmenté de pathologie thromboembolique veineuse, ce risque étant moins important sous COP de 2e génération comparativement à la majorité des COP de 3e génération, aux COP contenant de la drospirénone ou de l'acétate de cyprotérone.
- Les COP administrées par voie extra-digestive (patch ou anneau) sont associées à un risque thromboembolique équivalent aux COP de 3e génération.
- Concernant le risque vasculaire artériel sous COP, il existe un effet synergique des facteurs de risque (âge de la patiente, tabac, HTA, migraines, diabète, dyslipidémie, etc.).
- Les contraceptions progestatives pures représentent une alternative de choix en cas de risque métabolique et vasculaire (micro et macroprogestatifs) ou mammaire (macroprogestatifs).
- Si l'indication est justifiée, le DIU au cuivre ou au lévonorgestrel peut être posé chez une patiente nullipare après vérification de l'absence d'infections génitales (*Chlamydiae trachomatis* ++).
- Une information sur la possibilité du recours à la contraception d'urgence doit être systématique, afin de limiter le nombre d'IVG.
- Il ne faut pas oublier que malgré l'utilisation d'une contraception efficace, le préservatif reste le seul moyen de prévenir les IST, y compris après la vaccination anti-HPV.
- Après avoir évalué le terrain et les contre-indications éventuelles, le choix de la contraception doit être celui de la patiente afin d'obtenir la meilleure observance possible.

Notions indispensables PCZ

- Le préservatif reste le seul moyen de prévenir les IST.
- La recherche d'une infection génitale est systématique avant la pose d'un DIU chez une patiente nullipare.

Réflexe transversalité

- Item 326 – Prescription et surveillance des classes de médicaments les plus courantes chez l'adulte et chez l'enfant

Pour en savoir plus

Maitrot-Mantelet L, Plu-Bureau G, Gompel A. Contraception. EMC AKOS. 2012 ; 3. 0670.

Plu-Bureau G, Bricaire C. Risques liés à la contraception hormonale. Rev Prat 2008 ; 15 : 7–59.

Raccah-Tebeka B, Plu-Bureau G. La contraception en pratique. De la situation clinique à la prescription. Paris : Elsevier Masson ; 2013.

HAS. Contraception chez l'homme et chez la femme. Rapport d'élaboration, mise à jour octobre 2017. https://www.has-sante.fr/portail/upload/docs/application/pdf/2015-02/contraception_fiches_memo_rapport_delaboration.pdf

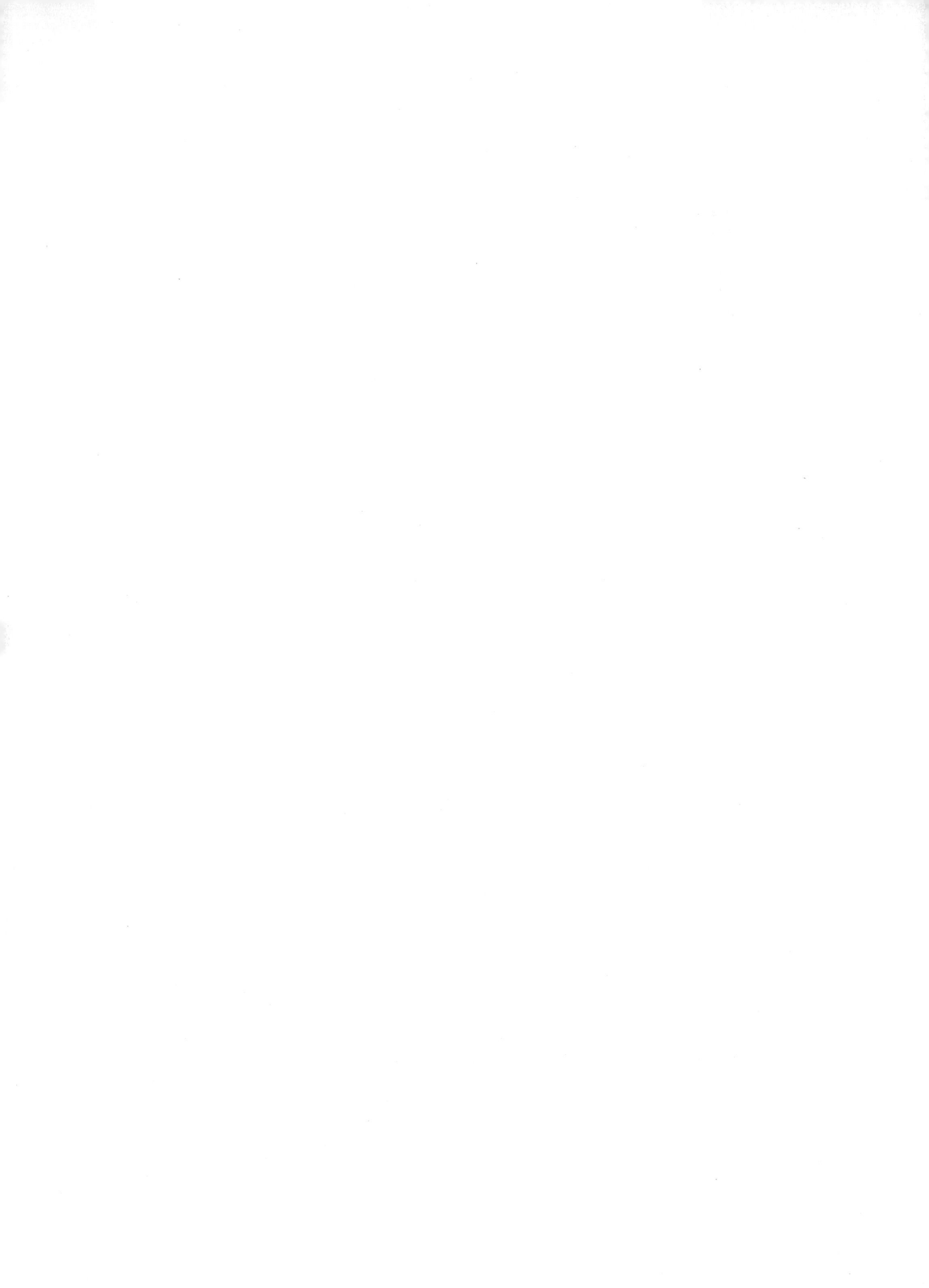

CHAPITRE 8

Item 36 – UE 2 – Prise en charge de l'interruption volontaire de grossesse, réalisée dans le cadre légal, dans un délai de 14 SA

I. Pour comprendre
II. Législation
III. Structures de prise en charge des IVG
IV. Déroulement de la prise en charge
V. Méthodes
VI. Complications et prévention
VII. Contraception après une IVG

Objectifs pédagogiques

Connaître les modalités réglementaires légales et les recommandations.
Connaître les différentes techniques d'IVG.
Connaître les complications et leurs répercussions.

I. Pour comprendre

En France en 2016, 211 900 interruptions volontaires de grossesse (IVG) ont été réalisées, dont 197 800 en métropole selon la DREES (Direction de la recherche, des études, de l'évaluation et des statistiques). Le nombre est pratiquement stable depuis 2006. On note une légère baisse pour la 3e année consécutive. La stabilité du nombre d'IVG ne s'explique pas dans l'échec de la contraception, mais dans la hausse de la propension à recourir à l'avortement en cas de grossesse non désirée. Ainsi aujourd'hui, devant une grossesse non prévue, 60 % des femmes font le choix de l'interrompre, contre 40 % en 1975.

Chaque année 13,9 IVG pour 1 000 femmes âgées de 15 à 49 ans sont pratiquées en France. Les plus concernées sont les femmes de 20 à 24 ans avec un taux de 26 IVG pour 1 000 femmes. Chez les moins de 20 ans, les taux continuent de décroître. On note des disparités régionales de recours à l'IVG avec des taux plus importants en Île-de-France, dans le sud de la France et dans les départements et régions d'outre-mer (DROM).

Quarante pour cent des femmes, quel que soit le milieu social, auront recours à l'IVG dans leur vie.

En 2011, un tiers des femmes ayant recours à l'IVG y avait déjà eu recours auparavant.

En 2016, 64 % des IVG sont réalisées de façon médicamenteuse en métropole (71 % dans les DROM).

II. Législation

Depuis la loi Veil de 1975 jusqu'à la loi de modernisation de notre système de santé de janvier 2016, une succession de lois et décrets a fait évoluer le droit et l'accès à l'IVG en France.

A. Conditions de la pratique des IVG

Elles sont définies par la loi sur l'interruption volontaire de grossesse (article L. 2212-1 du Code de la santé publique) :
- la femme enceinte qui ne veut pas poursuivre une grossesse peut demander à un médecin ou à une sage-femme l'interruption de sa grossesse ;
- cette interruption doit être pratiquée avant la fin de la 12e semaine de grossesse ;
- toute personne a le droit d'être informée sur les méthodes abortives et d'en choisir une librement ;
- le médecin ou la sage-femme sollicité par une femme en vue de l'interruption de sa grossesse doit, dès la première visite, informer celle-ci des méthodes médicales et chirurgicales d'interruption de grossesse et des risques et des effets secondaires potentiels ;
- le médecin ou la sage-femme doit lui remettre un dossier-guide, mis à jour au moins une fois par an ;
- les agences régionales de santé assurent la réalisation et la diffusion des dossiers-guides ;
- l'interruption volontaire d'une grossesse ne peut être pratiquée que par un médecin ou, pour les seuls cas où elle est réalisée par voie médicamenteuse, par une sage-femme ;
- il est systématiquement proposé, avant et après l'interruption volontaire de grossesse, à la femme majeure un entretien social au cours duquel une assistance ou des conseils appropriés à sa situation lui sont apportés ;
- pour la femme mineure non émancipée, cette consultation préalable est obligatoire et l'organisme concerné doit lui délivrer une attestation de consultation ;
- chaque fois que cela est possible, le couple participe à la consultation et à la décision à prendre ;
- si la femme renouvelle, après les consultations, sa demande d'interruption de grossesse, le médecin ou la sage-femme doit lui demander une confirmation écrite. Cette confirmation ne peut intervenir qu'après l'expiration d'un délai de 2 jours suivant l'entretien de soutien ;
- pour les mineures non émancipées, le médecin doit s'efforcer d'obtenir l'autorisation d'un des deux parents ou du représentant légal, ou vérifier que cette démarche a été faite lors de la consultation sociale. En cas d'absence de consentement parental, ou si la mineure veut garder le secret, l'IVG peut être pratiquée à sa seule demande, mais elle est tenue de se faire accompagner par une personne majeure de son choix. Cette personne n'engage pas sa responsabilité civile ni pénale, elle a juste une mission d'accompagnement et de soutien psychologique et ne se voit pas attribuer un rôle d'autorité parentale ;
- en cas de confirmation, le médecin ou la sage-femme peut pratiquer personnellement l'interruption de grossesse. S'ils ne pratiquent pas eux-mêmes l'intervention, ils restituent à la femme sa demande pour que celle-ci soit remise au médecin ou à la sage-femme choisis par elle et lui délivrent un certificat ;

- le directeur de l'établissement de santé dans lequel une femme demande son admission en vue d'une interruption volontaire de la grossesse doit se faire remettre et conserver pendant au moins un an les attestations de consultation et de confirmation de demande d'IVG ;
- un médecin ou une sage-femme n'est jamais tenu de pratiquer une interruption volontaire de grossesse mais il doit informer, sans délai, l'intéressée de son refus et lui communiquer immédiatement le nom de praticiens ou de sages-femmes susceptibles de réaliser cette intervention ;
- aucune sage-femme, aucun infirmier ou infirmière, aucun auxiliaire médical, quel qu'il soit, n'est tenu de concourir à une interruption de grossesse ;
- tout établissement dans lequel est pratiquée une interruption de grossesse doit assurer, après l'intervention, l'information de la femme en matière de régulation des naissances ;
- l'interruption volontaire de grossesse est un droit fondamental pour toutes les femmes. Le délit d'entrave à l'IVG sanctionne le fait d'empêcher ou de tenter d'empêcher une IVG en perturbant l'accès aux établissements ou en exerçant des menaces sur le personnel ou les femmes concernées. Le délit d'entrave à l'IVG est étendu à la diffusion par voie électronique ou en ligne d'allégations, d'indications de nature à induire intentionnellement en erreur, dans un but dissuasif, sur les caractéristiques ou les conséquences médicales d'une IVG ;
- les frais de soins, de surveillance et d'hospitalisation liés à une interruption volontaire de grossesse par voie instrumentale ou par voie médicamenteuse ainsi que les actes afférents à l'IVG (échographie préalable et de contrôle, bilan sanguin préalable et de surveillance) sont intégralement pris en charge par l'assurance maladie.

B. Droit à l'anonymat

Pour les femmes majeures et mineures, l'hospitalisation peut permettre la garantie de l'anonymat sur les relevés de sécurité sociale.

En médecine de ville, l'anonymat ne peut être garanti que pour les femmes mineures.

Les statistiques annuelles sur la pratique des IVG en France sont réalisées à partir du programme de médicalisation des systèmes d'information (PMSI) pour les données des établissements de santé et les données de consommation inter-régimes (DCIR) de l'assurance maladie qui permettent de disposer d'informations sur les IVG pratiquées hors établissements de santé. Ces deux sources de données ont peu à peu remplacé les bulletins d'interruption de grossesse (BIG).

III. Structures de prise en charge des IVG

Les IVG peuvent être réalisées en établissement de santé, en médecine de ville et en centre de santé.

A. En établissement de santé

Les établissements de santé qui pratiquent des IVG doivent disposer de lits en gynécologie-obstétrique ou en chirurgie et doivent prendre en charge sans délai toute complication liée à cette pratique. Les établissements publics ne peuvent refuser de pratiquer des IVG.

Chaque établissement doit disposer d'une ligne téléphonique dédiée à cette activité. Toute patiente doit obtenir un RDV de consultation dans les 5 jours suivant son appel.

Sauf cas exceptionnel, les IVG doivent être réalisées en hôpital de jour (séjour < 12 heures).

B. Hors établissement de santé

La prise en charge de l'IVG médicamenteuse peut se faire par des médecins ou des sages-femmes jusqu'à 7 SA et dans des centres de planification et d'éducation familiale.

Les médecins et les sages-femmes doivent passer une convention avec un établissement de santé après avoir justifié d'une pratique suffisante et régulière des IVG médicamenteuses en établissement de santé ou être qualifiés en gynécologie médicale ou en gynécologie-obstétrique.

C. Dans les centres de santé

Dans l'optique d'améliorer la prise en charge des patientes en demande d'IVG et suite à la loi de modernisation de notre système de santé promulguée en janvier 2016, l'HAS a établi en mars 2016 un document intitulé « Cahier des charges des conditions nécessaires à la réalisation des IVG instrumentales hors établissement de santé » qui définit les exigences à respecter pour le pratique des IVG instrumentales sous anesthésie locale hors établissement de santé.

IV. Déroulement de la prise en charge

A. Consultation initiale

Lors de la 1re consultation de demande, la femme doit recevoir des informations claires et précises sur la procédure (méthode médicamenteuse ou chirurgicale) et les choix offerts de recours à l'anesthésie locale ou générale. Cette information, obligatoire, orale, doit être idéalement complétée par la remise du dossier-guide régulièrement actualisé et délivré par les agences régionales de santé (ARS) et disponible sur internet sur le site ivg.gouv.fr.

À l'occasion de cette consultation médicale, un entretien d'information, de soutien et d'écoute doit pouvoir être proposé systématiquement. Il est obligatoire uniquement pour les mineures. Pour les femmes qui ont souhaité cet entretien et pour les femmes mineures, l'IVG ne pourra être pratiquée que 48 heures après cet entretien. Le professionnel qui a réalisé l'entretien établit pour la femme mineure une attestation.

L'interrogatoire et l'examen clinique estiment l'âge gestationnel de la grossesse.

Le recours à une échographie doit être possible sur place lors de la consultation ou dans un délai rapide chez un échographiste correspondant du médecin ou de la sage-femme.

L'échographie permet de localiser la grossesse, de vérifier son évolutivité et de préciser la datation. La mesure échographique étant fiable à ± 5 jours, l'IVG peut être réalisée lorsque les mesures de LCC et ou de BIP sont respectivement inférieures ou égales à 90 mm et/ou 30 mm.

La consultation pré-IVG est l'occasion de proposer, selon le contexte clinique, un dépistage des infections sexuellement transmissibles et de réaliser un frottis cervico-utérin de dépistage. Un bilan biologique peut être prescrit (toutes les patientes doivent disposer d'un groupage ABO + rhésus).

Le médecin ou la sage-femme établit une attestation de 1re consultation (même si le professionnel refuse de réaliser l'IVG, il est tenu de signer le certificat initial et d'orienter la femme vers un professionnel compétent) (tableau 8.1).

Tableau 8.1 Étapes d'une demande d'IVG.

1re consultation Hors forfait IVG	– Formulation de la demande d'IVG – Information par le médecin ou la sage-femme sur les méthodes et remise du dossier guide – Proposition entretien social (obligatoire pour les mineures) – Attestation de 1re consultation – Prescription : groupe sanguin, échographie

2ᵉ consultation	– Vérification de la datation de la grossesse
	– Examen général, gynécologique (FCV, ECBV)
	– Choix de la méthode et information écrite de la programmation
	– Confirmation écrite de la demande
	– Prescription : sérum anti-D si Rh-, antalgiques et contraception
	– RDV consultation anesthésie si anesthésie générale
Réalisation de l'IVG	– Médicamenteuse : prise de la mifépristone et remise du misoprostol si domicile
	– Remise de la fiche de liaison
	– Instrumentale : après préparation cervicale
Consultation de suivi 14 à 21 jours après IVG	– Proposée mais non obligatoire
	– Recherche des complications
	– Vérification du succès de la méthode

B. 2ᵉ consultation : confirmation de l'IVG

Il n'y a plus de délai de réflexion entre la 1ʳᵉ et la 2ᵉ consultation ++.

À l'occasion de cette consultation, la patiente confirme, par écrit, sa demande d'IVG, remet au médecin ou à la sage-femme son consentement et précise la méthode souhaitée.

Le médecin explique à la patiente l'organisation de l'acte et son déroulement.

En cas d'IVG instrumentale, un rendez-vous de consultation anesthésique sera prévu.

Si le rhésus est négatif, une prévention d'immunisation rhésus par une injection de gammaglobulines anti-D devra être réalisée au moment de l'acte.

Lors de cette consultation, un temps est dédié au choix d'une contraception après l'IVG.

Une fiche de conseils sur le suivi de l'IVG et comportant les numéros de téléphone en cas d'urgence est remise à la patiente.

C. Réalisation de l'IVG

La technique dépend de l'âge gestationnel, du choix de la patiente et des contre-indications éventuelles (*cf.* V. Méthodes).

D. Consultation post-IVG

Elle est conseillée mais non obligatoire. Elle se fait entre les 14ᵉ et 21ᵉ jours après l'IVG.

L'intérêt est de vérifier l'efficacité de la méthode, particulièrement pour la méthode médicamenteuse, de rechercher des complications éventuelles, d'évaluer le vécu de l'IVG et de faire le point sur la contraception prescrite à la consultation de demande.

V. Méthodes

Dans tous les cas où cela est possible, les femmes doivent pouvoir choisir la méthode (médicale ou instrumentale, anesthésie générale ou locale) quel que soit l'âge gestationnel en exposant les avantages et les inconvénients de chacune d'elles (tableau 8.2). En effet, les différences entre les 2 méthodes en termes de succès, effets secondaires et lésions d'organe sont très faibles.

Tableau 8.2 Comparaison entre IVG instrumentale et IVG médicamenteuse.

Caractéristiques	IVG instrumentale	IVG médicamenteuse
	Le médecin est actif et contrôle la méthode	La femme est active et contrôle la méthode
	Invasif	Non invasif
	Anesthésie locale ou générale	Pas d'anesthésie
Durée de l'évacuation	Quelques minutes	Quelques heures à quelques jours
Douleurs	Peu de douleurs (anesthésie locale ou générale)	Douleurs absentes à sévères
Saignements	Faibles : 3 à 8 jours	10 à 15 jours
Suivi	Non indispensable	Nécessaire
Complications	Complications sévères rares Hémorragies : 0,5 % Lésions cervicales ou utérines Accident d'anesthésie	Complications sévères rares Hémorragies : 5 %
Succès (%)	99	95–98

A. Méthode instrumentale

1. Technique

Elle peut être réalisée qu'importe le terme de la grossesse si besoin.

La patiente est installée en position gynécologique. L'opérateur pratique une dilatation cervicale à l'aide de bougies de calibre croissant et l'évacuation du contenu utérin par aspiration à l'aide d'une canule.

Un contrôle échographique, non recommandé en systématique, peut être effectué en peropératoire pour vérifier la vacuité utérine.

2. Préparation du col

La préparation cervicale médicamenteuse est recommandée en systématique avant la dilatation, elle permet de réduire le temps opératoire et les complications rares mais potentiellement graves.

La préparation cervicale repose sur l'auto-administration par la femme d'une dose de 400 µg de misoprostol (hors AMM) :
- par voie vaginale 3 heures avant le geste ;
- ou par voie sublinguale 1 à 3 heures avant le geste.

L'adjonction au misoprostol de 200 mg de mifépristone 24 à 48 heures avant l'intervention est bénéfique pour les grossesses entre 12 et 14 SA.

La préparation cervicale peut être réalisée par 1 cp à 200 mg de mifépristone (Mifégyne®) délivré 36 à 48 heures avant l'intervention (conformément à l'AMM).

3. Anesthésie

L'intervention est précédée d'une anesthésie locale ou générale.

En cas d'anesthésie locale, l'anesthésie locale paracervicale (ALP) est la technique la plus évaluée par rapport à l'anesthésie intracervicale (fig. 8.1).

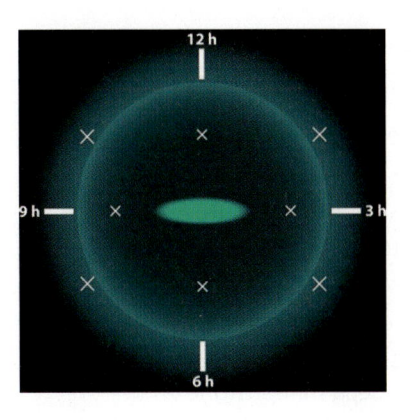

Fig. 8.1 Points d'injections « classiques » en 4 points d'une anesthésie locale paracervicale (grandes croix).
La différence par rapport à une anesthésie locale intracervicale est minime (petites croix). Linet T. [Surgical methods of abortion]. J Gynecol Obstet Biol Reprod (Paris). 2016 ; 45 (10) : 1515–35.

L'utilisation de 20 cm³ de ropivacaïne 7,5 mg/mL ou de lidocaïne à 1 % mélangée à 2 cm³ de bicarbonate de sodium à 8,4 % est plus efficace que la lidocaïne seule à 1 % dans l'anesthésie paracervicale.

Lors d'une ALP, l'injection pourra se faire en 2 ou 4 points à plus de 1,5 cm de profondeur. Avant l'injection de l'ALP, l'utilisation de 4 pressions de spray à la lidocaïne à 5 % pourrait améliorer le vécu douloureux.

L'auto-administration de 20 mL d'un gel à la lidocaïne à 2 %, 30 à 45 minutes avant le geste, est une technique alternative non invasive qui semble aussi efficace que l'ALP.

B. IVG médicamenteuse

L'avortement médicamenteux est une interruption de grossesse induite par l'association de 2 médicaments : la mifépristone et le misoprostol.

1. Mécanismes d'action

Mifépristone (Mifégyne®, Miffee®)

La mifépristone est un stéroïde de synthèse ayant de fortes propriétés antiprogestérones.

Elle a une affinité pour les récepteurs de la progestérone 5 fois plus forte que la progestérone elle-même.

La mifépristone entraîne une nécrose déciduale provoquant un détachement de l'œuf et une expulsion du produit de conception. Elle stimule la sécrétion des prostaglandines endogènes et ouvre et ramollit le col.

Misoprostol (Gymiso® 200 µg, Misoone® 400 µg)

Il s'agit d'un analogue de prostaglandine (PGE1), qui stimule la contractilité utérine par liaison aux récepteurs spécifiques dans le myomètre et entraîne l'expulsion de l'œuf.

La spécialité Cytotec® indiquée en gastroentérologie n'a pas d'autorisation de mise sur le marché (AMM) dans l'indication d'IVG médicamenteuse et ce médicament est en arrêt de commercialisation en 2018.

2. Contre-indications

À la mifépristone

- Elle est contre-indiquée dans les situations suivantes :
    - allergie connue à la mifépristone ;
    - insuffisance surrénalienne chronique ;
    - traitement corticostéroïde chronique ;
    - porphyrie héréditaire ;
    - asthme sévère non équilibré par un traitement.
- Les situations suivantes, sans représenter une contre-indication, imposent une grande prudence dans l'utilisation de la mifépristone :
    - insuffisance rénale ;
    - insuffisance hépatique ;
    - malnutrition.

Au misoprostol

Il est contre-indiqué en cas d'allergie au misoprostol, aux prostaglandines.

À la méthode médicamenteuse

La mifépristone est inefficace sur une GEU par absence de récepteurs de la progestérone au niveau des trompes. Devant une grossesse de localisation indéterminée (GLI) à l'échographie endovaginale, on peut ne pas retarder la prise des médicaments dans les cas suivants :
- hCG < 1 500 UI ;
- absence de facteurs de risque de GEU ;
- absence de symptômes de GEU ;
- femme informée des signes de GEU, du risque de non-diagnostic de GEU ;
- surveillance possible par dosage des hCG avant et après la procédure. La baisse des hCG d'au moins 50 % à J5 et 80 % à J7 permet de conclure au succès de la procédure.

La méthode médicamenteuse est contre-indiquée dans les situations suivantes :
- troubles de la coagulation, prise d'un traitement anticoagulant (absence de contrôle de l'hémorragie) ;
- anémie profonde (Hb < 9–10 g/dL) ;
- DIU en place : il est souhaitable de retirer le DIU si les fils sont accessibles, mais on ne peut contre-indiquer la méthode dans le cas contraire ;
- patiente isolée, ne comprenant pas les informations, visite de contrôle impossible, voyage après la procédure « dans une zone sanitaire risquée ».

> **Remarque**
>
> Allaitement, tabagisme, obésité, grossesse gémellaire et utérus cicatriciel ne sont pas des contre-indications à l'avortement médicamenteux.

3. Protocoles

Pour l'HAS (2010)

Le protocole est le suivant :
- avant 7 SA :
    - 200 mg de mifépristone (Mifégyne® ou Miffee®) + 1 mg de géméprost par voie vaginale 36 à 48 heures plus tard,
    - ou 600 mg de mifépristone (Mifégyne®) + 400 µg de misoprostol (Gymiso® ou Misoone® oral) ;

- entre 7 et 9 SA : 200 mg de mifépristone (Mifégyne®) + 1 mg de géméprost par voie vaginale 36 à 48 heures plus tard ;
- après 9 SA : la méthode médicamenteuse n'est pas recommandée.

Pour le CNGOF (2016)

Le protocole est le suivant :
- avant 7 SA : 200 mg de mifépristone + 400 µg de misoprostol par voie orale, buccale, sublinguale voire vaginale 24 à 48 heures plus tard (éventuellement renouvelé après 3 heures en cas d'administration orale du misoprostol) ;
- entre 7 et 9 SA : 200 mg de mifépristone + 800 µg de misoprostol par voie vaginale, buccale ou sublinguale 24 à 48 heures plus tard, éventuellement complété d'une dose de 400 µg au bout de 3 à 4 heures ;
- entre 9 et 12 SA : 200 mg de mifépristone + 800 µg de misoprostol par voie vaginale, buccale ou sublinguale 24 à 48 heures plus tard. Les doses suivantes de misoprostol (jusqu'à 5 doses supplémentaires) devront être de 400 µg, administrées toutes les 3 heures par voie vaginale, buccale ou sublinguale, jusqu'à l'expulsion.

4. Suivi de l'IVG médicamenteuse

Saignements

Les saignements peuvent survenir dès la prise de la mifépristone.

Dans la majorité des cas, le saignement commence 2 à 4 heures en moyenne après la prise du misoprostol et l'expulsion se fait dans la moitié des cas dans les 4 heures qui suivent la prise du misoprostol.

La période de saignement très abondant ne doit pas excéder 2 à 4 heures. La durée moyenne du saignement est de 10 à 13 jours. Au bout de 15 jours, le saignement, même quand il se poursuit, est très léger mais peut durer jusqu'aux règles suivantes.

Douleurs

Les douleurs sont maximales de 1 à 3 heures après la prise du misoprostol. La douleur décroît et commence à disparaître peu après l'expulsion complète. L'intensité varie d'une femme à l'autre. La prise en charge par des antalgiques adaptés est indispensable.

Efficacité

Les patientes doivent être informées du risque d'échec qui se situe autour de 5 %.

Le risque de grossesse évolutive est inférieur à 1 %.

Le contrôle du succès de la méthode peut être :
- échographique ;
- biologique : une baisse > 80 % du dosage initial de l'hCG sérique 15 jours après l'IVG médicamenteuse est en faveur du succès de la méthode ;
- par autotest urinaire combiné à un suivi téléphonique.

VI. Complications et prévention

A. Complications immédiates

1. Douleurs

Méthode médicamenteuse

L'ibuprofène doit être prescrit en 1re intention.

La dose est de 400 à 600 mg à renouveler si besoin sans dépasser plus de 1 200 mg/24 h.

L'association paracétamol + codéine peut être une alternative, ou l'association paracétamol + ibuprofène.
Le paracétamol seul et le phloroglucinol ne sont pas recommandés.
La durée du traitement peut varier de quelques heures à quelques jours.

IVG instrumentale

Les AINS sont recommandés pour limiter les douleurs per et postopératoires.
Une dose de 600 mg d'ibuprofène peut être administrée en préopératoire.
La prescription d'anxiolytiques en prémédication n'est pas recommandée en systématique.

2. Mécaniques

Il s'agit, concernant la méthode instrumentale :
- de déchirure cervicale : 0,2 à 1 % ;
- de perforation utérine : 1 à 4 pour 1 000 interventions, taux probablement sous-estimé car méconnu. La prise en charge dépend de l'état clinique et du bilan échographique des lésions.

3. Échec

- L'échec complet correspond à une grossesse évolutive :
  - il est exceptionnel en cas d'IVG instrumentale : de 1 à 5 ‰, en cas d'impossibilité de dilater le col ou d'aspiration en dehors de la cavité utérine ;
  - après une IVG médicamenteuse, le taux de grossesse évolutive est de 1 %. Si la patiente souhaite poursuivre la grossesse, une surveillance échographique ciblée sur les membres, la motilité fœtale, le système nerveux central et le massif facial est recommandé.
- L'échec partiel correspond à un avortement incomplet :
  - il est plus fréquent au décours de l'IVG médicamenteuse ;
  - en cas de grossesse arrêtée non expulsée après une IVG médicamenteuse, on peut proposer :
    - soit une aspiration instrumentale,
    - soit une dose de 800 µg de misoprostol par voie vaginale éventuellement renouvelée 24 à 48 heures après.

La rétention de produit de conception après une IVG médicamenteuse ou instrumentale repose sur l'existence de saignements au-delà du retour de règles couplées aux données de l'échographie. On proposera une évacuation de l'utérus par :
- aspiration ;
- ou exérèse sous contrôle hystéroscopique.

4. Hémorragiques

Le risque hémorragique au décours d'une IVG est de 1 % avec un risque de transfusion de 0,1 %. Ce risque est plus important dans l'IVG médicamenteuse.

5. Infectieuses

Le risque d'infection génitale haute se situe autour de 1 % après une IVG instrumentale et de 0,3 % après une IVG médicamenteuse.
- L'antibioprophylaxie n'est pas recommandée avant une IVG médicamenteuse. La proposition de dépistage des IST fait partie de la consultation de demande. Lors de l'examen clinique, des prélèvements seront réalisés en cas de suspicion d'infection.

- Une antibioprophylaxie systématique est recommandée (CNGOF 2012) avant l'IVG instrumentale comme suit :
  - pour les patientes de moins de 25 ans ou à risque d'IST : doxycycline 100 mg *per os* 1 heure avant l'IVG suivis de 200 mg, juste après la procédure. L'azithromycine *per os* 1 g donné avant le geste constitue une alternative notamment en cas d'intolérance à la doxycycline ;
  - pour les patientes de plus de 25 ans : métronidazole 500 mg *per os* au moment de l'IVG, puis 500 mg *per os* 4 et 8 heures après.

6. Décès

Le risque de décès lié à la pratique d'une IVG est du même ordre que celui lié à une fausse couche spontanée (0,7 pour 100 000).

B. Complications secondaires

Il s'agit des malformations artérioveineuses utérines (MAVU).

La persistance de tissu ovulaire après une IVG médicamenteuse ou instrumentale peut favoriser le défaut de résorption de la vascularisation péritrophoblastique et la création d'une MAVU. Les pseudo-anévrysmes sont le résultat d'un défect pariétal artériel.

Le traitement de ces complications est l'embolisation par radiologie interventionnelle.

C. Complications à long terme

Après une ou plusieurs IVG, il n'y a pas d'augmentation de risque de :
- d'infertilité ;
- de FCS, sauf en cas d'intervalle entre l'IVG et la grossesse suivante < 3 mois ;
- de GEU ;
- d'anomalies de la placentation ;
- d'accouchement prématuré ;
- de cancer du sein ;
- d'augmentation des troubles psychiatriques.

VII. Contraception après une IVG

Il est recommandé de proposer aux femmes qui le souhaitent un moyen de contraception après une information éclairée, objective et personnalisée de tous les moyens de contraception (tableau 8.3).

Le choix de la contraception doit tenir compte de :
- de l'efficacité ;
- des effets secondaires, des contre-indications ;
- des contraintes d'utilisation (mode de vie, contexte familial et culturel) ;
- du coût.

Les méthodes contraceptives réversibles à longue durée d'action, dispositifs intra-utérins et implant pourraient mieux prévenir la répétition des IVG.

Tableau 8.3 Contraception après une IVG.

Méthodes	Début
Contraception orale œstroprogestative ou progestative et patch	– Le jour de l'IVG instrumentale – Le jour ou le lendemain de la prise du misoprostol
Anneau vaginal	– Dans les 5 jours qui suivent l'IVG instrumentale – Dans la semaine qui suit la prise de mifépristone
Implant	– Insertion le jour de l'IVG instrumentale – Insertion possible dès la prise de mifépristone
DIU et SIU	– Immédiate au décours de l'IVG chirurgicale – Dans les 10 jours après IVG médicamenteuse (après vérification de la vacuité utérine)
Méthodes barrières et naturelles	Dès la reprise des rapports sexuels

> **Points clés**
> - Le délai de réflexion n'est plus obligatoire entre les 2 consultations précédent l'IVG.
> - À l'occasion de la 1re consultation médicale, un entretien d'information, de soutien et d'écoute doit pouvoir être proposé systématiquement. Il est obligatoire uniquement pour les mineures.
> - Dans tous les cas où cela est possible, les femmes doivent pouvoir choisir la méthode (médicale ou instrumentale, anesthésie générale ou locale) quel que soit l'âge gestationnel.
> - Les recommandations du CNGOF de 2016 permettent de proposer la méthode médicamenteuse jusqu'à 14 SA.

Notions indispensables PCZ

- Une antibioprophylaxie systématique est recommandée avant l'IVG instrumentale.
- Toujours proposer une contraception après la réalisation d'une IVG.
- Si le rhésus est négatif, une prévention d'immunisation rhésus par une injection de gammaglobulines anti-D devra être réalisée au moment de l'acte.

Pour en savoir plus

CNGOF. L'interruption volontaire de grossesse. Recommandations pour la pratique clinique, 2016.
http://www.cngof.fr/pratiques-cliniques/recommandations-pour-la-pratique-clinique/apercu?path=RPC%2BCOLLEGE%252FRPC_2016_IVG.pdf&i=7804

DREES. 211 900 interruptions volontaires de grossesse en 2016. Études et résultats, juin 2017.
http://drees.solidarites-sante.gouv.fr/IMG/pdf/er_1013.pdf

Ministère des Affaires sociales et de la Santé. Interruption volontaire de grossesse médicamenteuse hors établissement de santé. Livret d'information à l'attention des médecins et des sages-femmes, 2017.
guide_ivg_hors_etablissement_2017-2.pdf

CHAPITRE 9

Item 37 – UE 2 – Stérilité du couple : conduite de la première consultation

I. Pour comprendre
II. Première consultation du couple infertile
III. Bilan paraclinique de 1re intention
IV. Bilan préconceptionnel et pré-AMP

Objectif pédagogique

■ Savoir argumenter la démarche médicale et les examens complémentaires de 1re intention nécessaire au diagnostic et à la recherche étiologique.

I. Pour comprendre

A. Définitions

L'Organisation mondiale de la santé (OMS) définit l'infertilité par l'absence de grossesse après plus de 12 mois de rapports sexuels réguliers sans contraception. Ainsi, l'infertilité est à différencier de la stérilité qui, elle, est définie par l'incapacité totale pour un couple d'obtenir un enfant. Ainsi, on parle d'infertilité quand un couple a des difficultés pour concevoir un enfant. L'infertilité n'a pas le caractère irréversible de la stérilité qui, pour un couple, ne peut être affirmée au sens strict qu'au terme de leur vie reproductive.

Un couple sur cinq en France est amené à consulter pour infertilité, mais seuls environ 4 % de ces couples seront vraiment considérés comme stériles. En pratique, il faut éviter d'employer le terme de stérilité, qui est un terme traumatisant pour les couples. Il faut bien avoir à l'esprit que le couple consultant pour infertilité subit souvent une pression sociale « normative » et parfois familiale, avec très rapidement un retentissement de cette infertilité sur le plan psychosocial avec des troubles dépressifs, un sentiment d'isolement social, de l'anxiété, une diminution de l'estime de soi voire de la culpabilité.

B. Causes et facteurs de risque d'infertilité

1. Chez la femme

Chez la femme, les trois facteurs pronostiques principaux ayant une influence sur sa fertilité sont l'âge, le poids et le tabagisme.

- L'âge de la femme est un des facteurs pronostiques les plus importants car la réserve ovarienne en follicules ovariens diminue de façon physiologique avec l'âge, et entraîne une diminution de sa fertilité. Ainsi, la fertilité d'une femme est maximale avant 25 ans, commence à diminuer dès 31 ans et chute après 35 ans pour devenir presque nulle après 45 ans.
- Le poids a une influence sur la fertilité. Un indice de masse corporelle (IMC) supérieur à 30 kg/m² diminue d'un facteur 4 les chances de grossesse par rapport à une femme ayant un IMC normal. De la même façon, un IMC trop bas diminue aussi la fertilité en entraînant des troubles de l'ovulation.
- Le tabac diminue les chances de grossesse de façon dose-dépendante en augmentant le délai moyen pour concevoir, les risques de fausses couches et de grossesse extra-utérine. Le tabac augmente aussi les risques obstétricaux : retard de croissance intra-utérin, placenta praevia, rupture prématurée des membranes, hématome rétroplacentaire, mort fœtale *in utero*.

Certaines pathologies gynécologiques ou endocriniennes peuvent être des causes d'infertilité :
- les troubles de l'ovulation comme le syndrome des ovaires polykystiques, les hyperprolactinémies, les aménorrhées hypothalamiques (*cf.* chapitre 5) ;
- les causes tubaires, du fait de séquelles d'une infection utéro-annexielle haute (*cf.* chapitre 16) ;
- l'endométriose pelvienne est une pathologie gynécologique complexe due à du tissu endométrial ectopique qui peut proliférer et envahir le péritoine, les ovaires, voire les organes pelviens (ex. : sigmoïde, rectum, cloison rectovaginale, vessie). L'endométriose, source de dysménorrhée et d'algies pelviennes chroniques, peut être une cause d'infertilité d'origine directe (ex. : lésion des trompes par des adhérences, diminution de la réserve ovarienne du fait de kystectomies répétées pour endométriomes) ou indirecte du fait d'un climat inflammatoire péritonéal à l'origine de troubles de l'implantation embryonnaire. Cette pathologie toucherait environ 4 % des femmes, mais serait retrouvée chez environ 30 à 50 % des femmes infertiles (*cf.* chapitre 11).

2. Chez l'homme

La qualité du sperme est en relation directe avec la fertilité d'un homme. Les spermatozoïdes sont très sensibles à la chaleur (ex. : certaines professions comme boulanger, effet nocif des hamams trop fréquents !) et aux toxiques environnementaux : tabac, alcool, exposition professionnelle (ex. : pesticides, hydrocarbures, solvants, perturbateurs endocriniens).

3. Chez le couple : dysfonction sexuelle

Le taux de fécondabilité augmente avec la fréquence des rapports. Des rapports sexuels un jour sur deux pendant la fenêtre de fertilité (les 5 jours précédant l'ovulation) optimisent les chances de grossesse.

Une dysfonction sexuelle dans le couple serait responsable de 2,8 % des infertilités. Des troubles sexuels chez la femme peuvent être responsables d'une absence de rapports, par exemple en cas de vaginisme ou d'une raréfaction des rapports en cas de dyspareunie due à de l'endométriose. Chez l'homme, il faut rechercher une dysfonction érectile si l'interrogatoire rapporte une faible fréquence des rapports.

D'autre part, la 1re consultation a lieu généralement après de nombreux mois d'essais, avec une organisation de la vie sexuelle autour de l'ovulation ; de nombreuses femmes achètent des tests d'ovulation en pharmacie. La sexualité d'un couple se sentant infertile risque de s'appauvrir, avec des périodes du cycle menstruel où la sexualité sera programmée et presque mécanique, et des périodes du cycle où les rapports seront vécus par certaines femmes comme « inutiles » car sans aucune chance de grossesse. Ainsi, il peut arriver que, plus le désir de grossesse est ancien, moins les couples ont de rapports sexuels. En consultation, questionner un couple sur la fréquence de leurs rapports sexuels permet d'une part d'appréhender les chances de grossesse spontanée et d'autre part de dépister l'existence d'une dysfonction sexuelle dans le couple, parfois apparue au moment du désir d'enfant.

II. Première consultation du couple infertile

Selon la définition de l'OMS, il est licite de commencer les explorations après un an d'infertilité, après s'être assuré de la régularité des rapports sexuels dans le couple. Pendant longtemps, il était admis qu'un bilan d'infertilité complémentaire n'était indiqué qu'après un délai de 18 mois à 2 ans de rapports réguliers sans contraception, car 80 % des couples auront conçu spontanément dans ce délai. Cependant, il faut savoir ne pas faire perdre du temps au couple, surtout si l'âge de la femme est supérieur à 35 ans, ou si l'interrogatoire révèle des facteurs de risque d'infertilité (ex. : salpingite, cure de cryptorchidie dans l'enfance).

La 1re consultation pour infertilité doit absolument concerner le couple, car de nombreuses femmes consultent seules !

Le but de la 1re consultation va être de vérifier que toutes les conditions nécessaires à une fécondation naturelle sont réunies, de dépister des facteurs de risque et des pathologies qui pourraient retentir sur la fertilité et une future grossesse, de vérifier les vaccinations et de mettre en place des mesures de prévention préconceptionnelles (ex. : arrêt du tabac, régime, activité sportive).

Il faut préciser l'ancienneté de l'infertilité (souvent la date d'arrêt de la contraception), son caractère primaire (absence de grossesse dans le couple) ou secondaire (antécédent de grossesse dans le couple, quelle qu'en soit l'issue), bien demander la fertilité antérieure du couple, mais aussi de l'homme et de la femme (ex. : IVG, GEU) avant leur vie commune.

Demander la fréquence des rapports sexuels dans un couple permet non seulement d'estimer les chances de grossesse spontanée, mais aussi de dépister une dysfonction sexuelle ou de mettre en lumière une conjugopathie.

A. Bilan clinique chez la femme

L'interrogatoire précisera :
- son âge ;
- ses antécédents gynécologiques : gestité, parité, antécédent d'IST, de salpingite, antécédent de chirurgie pelvienne à risque d'adhérences (péritonite appendiculaire, myomectomie) ou de chirurgie ovarienne à risque d'insuffisance ovarienne ;
- la durée et la régularité de ses cycles pour rechercher un trouble de l'ovulation ;
- l'existence d'une dysménorrhée, d'une dyspareunie profonde pouvant évoquer une endométriose ;
- l'exposition à des toxiques : tabac, cannabis, alcool ;
- les antécédents médicaux pouvant retentir sur une future grossesse ou nécessitant une programmation de la grossesse : diabète, épilepsie, maladies auto-immunes ;
- des antécédents familiaux pouvant être héréditaires : pathologies génétiques, thrombophilies/antécédents thromboemboliques, ménopause précoce, cancer du sein, diabète, etc. ;
- l'existence d'un suivi gynécologique antérieur, la date de son dernier frottis cervico-utérin.

L'examen clinique comportera :
- l'évaluation du morphotype, la mesure de taille et du poids pour calcul de l'IMC, la recherche de signes cliniques d'hyperandrogénie (hirsutisme, acné) ;

- un examen des seins avec recherche d'une galactorrhée s'il existe des troubles du cycle ;
- un examen gynécologique : malformation génitale, signes indirects d'endométriose (ex. : utérus rétroversé, douleurs au TV) ;
- un frottis cervico-utérin de dépistage si le dernier date de plus de 3 ans.

B. Bilan clinique chez l'homme

L'interrogatoire précisera :
- âge, profession (exposition à des toxiques, à la chaleur, aux pesticides ou polluants organochlorés) ;
- prise de toxiques : tabac, cannabis, quantification d'une consommation d'alcool, autres drogues ;
- antécédents génitaux : ectopie testiculaire/cryptorchidie, torsion ou traumatisme testiculaire, malformations, infections (IST, oreillons), chimiothérapie, radiothérapie, etc.

L'examen clinique sera complet et comportera en particulier :
- l'évaluation du morphotype, la mesure de la taille, du poids, l'évaluation de la pilosité, la recherche d'une gynécomastie ;
- un examen génital : varicocèle, verge, volume testiculaire (orchidomètre de Prader), présence des épididymes, des canaux déférents.

III. Bilan paraclinique de 1re intention

Le bilan d'infertilité de 1re intention permet le plus souvent de déterminer la ou les cause(s) de l'infertilité du couple. En fonction des résultats, d'autres examens pourront être indiqués à but étiologique (ex. : recherche d'une mucoviscidose en cas d'azoospermie obstructive pour agénésie des déférents) ou à but préconceptionnel afin d'orienter la technique de prise en charge en assistance médicale à la procréation (AMP) du couple.

A. Bilan féminin

1. Exploration de l'ovulation

- La courbe de température ou courbe ménothermique est un examen de débrouillage, qui n'a en fait que très peu d'indications et d'intérêt, et qui traîne probablement à tort encore dans les livres de gynécologie. C'est un examen, classiquement réalisé pendant 3 mois, qui permet d'évaluer de façon indirecte si les cycles sont ovulatoires. La température doit être prise tous les matins au réveil avant le lever, avant d'être notée sur une feuille de température. Au cours d'un cycle normal, la température après les règles est autour de 36,5 °C, puis elle augmente brusquement de 3–4 °C en post-ovulatoire du fait de la progestérone lutéale sécrétée par le corps jaune. Il existe ensuite un plateau thermique de 12 à 14 jours, puis la température diminue au moment des règles. En pratique, c'est un examen peu utile, astreignant et mal vécu par les patientes et leur conjoint. Une progestéronémie au 22e jour du cycle, reflet de la sécrétion du corps jaune, peut parfaitement renseigner sur l'existence d'une ovulation et remplacer la courbe de température !
- En cas de dysovulation, un dosage de la prolactine et de la TSH est effectué.
- En cas de dysovulation associée à des signes d'hyperandrogénie, le bilan nécessaire pour un « débrouillage » comporte : dosage de la 17OH-progestérone (dépistage d'un bloc partiel enzymatique en 21-hydroxylase), de la testostérone et du SDHEA (dépistage d'une tumeur surrénalienne).

2. Exploration de la réserve ovarienne folliculaire

Bilan hormonal en début de cycle (entre le 2e et le 4e jour du cycle)

Le nombre de follicules primordiaux est maximal à la naissance, puis diminue progressivement jusqu'à la ménopause par des phénomènes d'atrésie et d'ovulation. Chaque femme a un capital ovarien différent. Ce stock de follicules, appelé « réserve ovarienne », décroît de façon importante à partir de 35 ans. En cas de diminution de la réserve folliculaire ovarienne, l'axe hypothalamo-hypophysaire tente par rétrocontrôle de stimuler les ovaires en augmentant la sécrétion de FSH.

Un bilan de réserve ovarienne est indiqué en cas d'âge supérieur à 35 ans, d'irrégularités du cycle menstruel, d'antécédents personnels ou familiaux d'insuffisance ovarienne prématurée, d'antécédents d'« agression ovarienne » (ex. : chirurgie, chimiothérapie) et si une prise en charge en AMP est prévisible (RPC CNGOF 2010). Ce bilan permet d'apprécier de façon quantitative la réserve ovarienne (tableau 9.1).

Ce bilan, réalisé entre les 2e et 4e jours du cycle +++, permet d'explorer l'axe gonadotrope et d'estimer la quantité de la réserve ovarienne folliculaire : FSH, LH, œstradiol. En 2e intention ou en cas de doute sur la réserve ovarienne, il est parfois intéressant de doser l'hormone antimüllérienne ou AMH (dosage non pris en charge par la sécurité sociale). Il n'y a plus d'indication à doser l'inhibine B chez la femme au XXIe siècle.

Bien que des taux anormaux de FSH, œstradiol et AMH soient un critère péjoratif, l'évaluation biologique de la réserve ovarienne n'a toutefois pas une sensibilité ni une spécificité absolue. Des dosages anormaux doivent être interprétés en considérant l'âge de la patiente et le compte des follicules antraux à l'échographie endovaginale.

Tableau 9.1 Interprétation des marqueurs biologiques de la réserve ovarienne folliculaire.

FSH plasmatique	Un taux de FSH élevé entre J2 et J4 du cycle (≥ 12–15 UI/L) est le témoin d'une réserve folliculaire ovarienne basse. Un taux de FSH élevé (seuil très discuté, souvent > 15 UI/L) peut parfois faire récuser une prise en charge en AMP, en raison d'une mauvaise réponse prévisible à la stimulation ovarienne et de chances de grossesse très faibles. La difficulté est de définir un seuil limite, étant donné que les valeurs moyennes de FSH diffèrent entre les automates des différents laboratoires. De plus, il existe de grandes variations intercycliques du taux de FSH. Cependant, même si au cycle suivant, le taux de FSH est < 12 UI/L, l'antécédent d'un taux élevé de FSH a une valeur péjorative pour la réponse à une stimulation ovarienne et les chances de grossesse.
Œstradiol	Une œstradiolémie élevée (> 50 pg/mL) entre J2 et J4 du cycle est un témoin indirect de la diminution de la réserve ovarienne, car elle traduit un recrutement folliculaire précoce sous l'effet d'une augmentation du taux de FSH. Un taux élevé d'œstradiol (> 70 pg/mL) peut donner un taux de FSH « faussement normal » par rétrocontrôle négatif. Ainsi, un taux de FSH doit toujours être interprété et pondéré en fonction de l'œstradiolémie.
Hormone antimüllérienne (AMH)	L'AMH est sécrétée par les petits follicules en croissance. Elle peut être dosée à tout moment du cycle. Le taux d'AMH est corrélé de façon quantitative à la réserve ovarienne folliculaire. C'est aujourd'hui l'un des marqueurs quantitatifs les plus fiables de la réserve ovarienne avec le compte des follicules antraux à l'échographie. Cependant, l'AMH n'est pas un marqueur de fertilité spontanée et ne doit pas être dosée « en tout-venant » en dehors des recommandations du CNGOF chez les femmes non infertiles. Son dosage n'est actuellement pas pris en charge par la CPAM.

Échographie pelvienne au 2–3ᵉ jour du cycle

Le compte du nombre des follicules antraux de 2 à 10 mm/ovaire, réalisé par échographie pelvienne par voie endovaginale au 2–3ᵉ jour du cycle, est un marqueur indirect de la réserve ovarienne et est aussi fiable que le dosage de l'AMH (fig. 9.1). La présence de moins de 5 follicules antraux est plutôt péjorative, car témoigne d'une réserve ovarienne basse, avec risque de non-réponse à la stimulation ovarienne en cas de fécondation *in vitro* (FIV). *A contrario*, la présence de plus de 10 petits follicules antraux par ovaire fera craindre une réponse excessive en cas de stimulation ovarienne pour FIV avec un risque de survenue d'un syndrome d'hyperstimulation ovarienne.

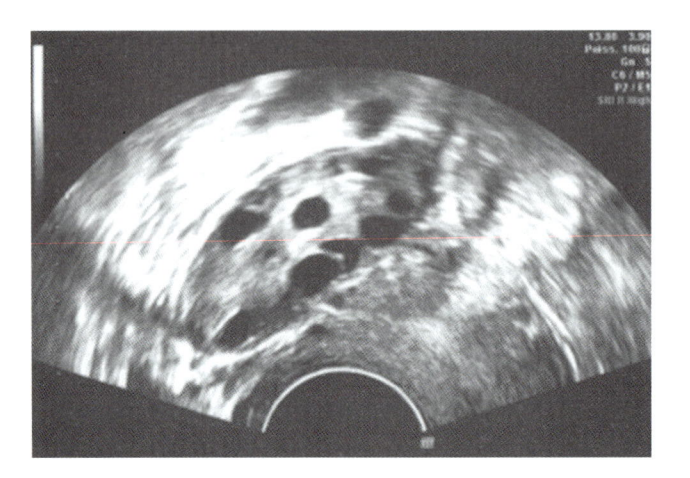

Fig. 9.1 Vue échographique d'un ovaire normal avec nombreux follicules antraux.

3. Exploration de l'appareil génital féminin

Hystérosalpingographie (fig. 9.2)

C'est un examen de 1ʳᵉ intention, réalisé en 1ʳᵉ partie de cycle, en l'absence d'allergie à l'iode et en l'absence d'infection génitale (antibioprophylaxie en cas d'antécédents infectieux). Il faut au préalable avertir la patiente que l'examen est parfois très douloureux. Six clichés sont classiquement réalisés : cliché sans préparation, clichés de remplissage, clichés en réplétion complète, en début d'évacuation et clichés tardifs à 30 minutes pour observer la vidange tubaire du produit de contraste et le brassage péritonéal du produit de contraste.

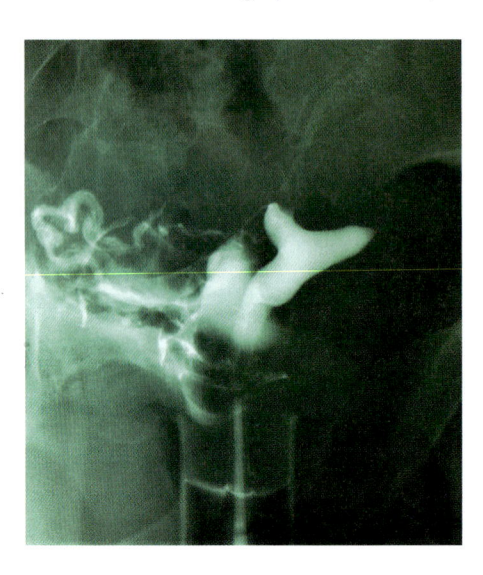

Fig. 9.2 Hystérosalpingographie.
Trompe droite perméable avec brassage péritonéal. Obstruction tubaire gauche proximale.

Cet examen permet d'apprécier :
- la cavité utérine : découverte parfois d'une malformation (ex. : cloison utérine), d'une pathologie endocavitaire acquise (ex. : polype, fibrome, synéchie, adénomyose) ;
- la perméabilité tubaire : examen de toutes les portions des trompes, des plis muqueux ampullaires, du passage péritonéal et du brassage du produit de contraste.

Échographie pelvienne par voie endovaginale (fig. 9.3)

L'échographie pelvienne doit être réalisée par voie endovaginale, idéalement en 3D. Elle permet d'explorer l'utérus (malformation, présence de fibromes, d'adénomyose), les ovaires (kystes, aspect échographique d'un syndrome des ovaires polykystiques). Son interprétation doit tenir compte du moment du cycle où elle a été réalisée :
- aux 2–3e jour du cycle, avant la phase de recrutement folliculaire, elle permet le compte des follicules antraux ;
- après l'ovulation, la 2e partie de cycle (phase lutéale) est la période idéale pour voir les processus endocavitaires, car l'endomètre épaissi offre un contraste naturel. D'autre part, la présence d'un corps jaune au niveau d'un ovaire atteste l'antécédent d'ovulation.

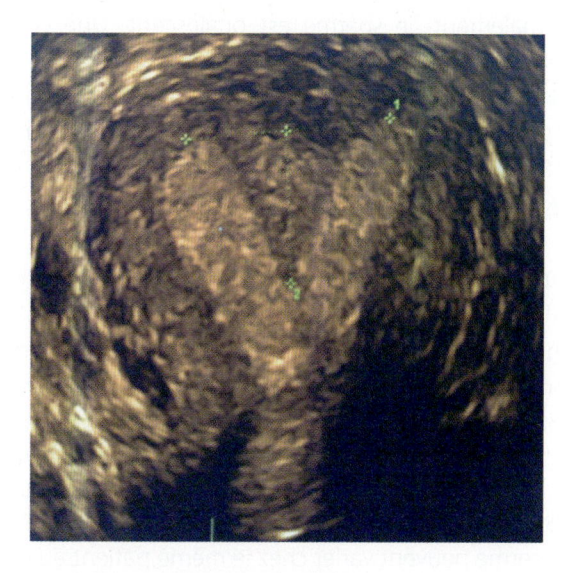

Fig. 9.3 Aspect échographique 3D d'un utérus cloisonné.

Hystérosonographie

Certains praticiens préfèrent réaliser une hystérosonographie. Cet examen consiste à effectuer une échographie éventuellement 3D tout en instillant du sérum physiologique ou un produit de contraste dans la cavité utérine. Le sérum offre un contraste anéchogène et met bien en évidence un processus endocavitaire, voire permet – pour certains opérateurs – d'étudier la perméabilité des trompes. Pour le diagnostic de processus endocavitaires, l'hystérosonographie a la même sensibilité que l'hystéroscopie diagnostique.

En 2e intention

Peuvent être réalisées :
- une hystéroscopie en cas de doute sur une malformation (ex. : cloison) ou un processus endocavitaire (ex. : polype, fibrome, synéchie). Un traitement par voie endoscopique est possible ;
- une cœlioscopie diagnostique : elle est classiquement réalisée en 2e intention en cas d'anomalies à l'hystérographie ou d'infertilité inexpliquée. Elle est recommandée (RPC 2010) dans la prise en charge du couple infertile en cas de suspicion de pathologie tubo-pelvienne : antécédents d'appendicite compliquée, de chirurgie pelvienne, de salpingite, de

signes cliniques faisant suspecter une endométriose, d'une séropositivité pour *Chlamydiae trachomatis* et/ou d'hydrosalpinx à l'échographie ou l'hystérographie. La cœlioscopie va permettre de réaliser un bilan anatomique pelvien pour rechercher une cause d'infertilité (ex. : séquelles d'infection utéro-annexielle, endométriose pelvienne). L'« épreuve au bleu », réalisée au cours de la cœlioscopie, permet d'observer la perméabilité tubaire. Le principe est d'injecter de façon rétrograde du bleu de méthylène dans l'utérus *via* l'orifice cervical pendant la cœlioscopie.

B. Bilan masculin de 1re intention : spermogramme et spermocytogramme

Le recueil de sperme pour un spermogramme est réalisé par masturbation au laboratoire, après une abstinence de 3 à 5 jours. Plusieurs paramètres vont être analysés et doivent être interprétés selon les normes OMS 2010, avec des paramètres déterminés après analyse de 4 500 éjaculats d'hommes du monde entier dont la femme a été enceinte après moins d'un an de rapports sexuels :

- la couleur : normalement, le sperme est opalescent. Une couleur anormale doit faire craindre une infection, c'est une indication de spermoculture ;
- la viscosité : une hyperviscosité peut être le témoin d'une insuffisance prostatique ;
- le volume de l'éjaculat (N > 1,5 mL ou numération totale > 39 millions dans l'éjaculat) ;
- le pH (N : 7,2 à 8) ;
- la numération (N > 15 millions de spermatozoïdes/mL) ;
- la mobilité des spermatozoïdes. Il faut au moins un total de 32 % de spermatozoïdes mobiles (= spermatozoïdes progressifs rapides + spermatozoïdes progressifs lents) ;
- la vitalité : il faut au moins 58 % de spermatozoïdes vivants ;
- la présence d'agglutinats spontanés, faisant évoquer des anticorps antispermatozoïdes ;
- la présence anormale de globules blancs évoquant une infection (leucospermie) ;
- l'analyse morphologique = spermocytogramme. En utilisant la classification de Kruger, il faut au moins 4 % de spermatozoïdes de forme typique. En France, les biologistes utilisent encore beaucoup l'ancienne classification de David, qui, du fait d'autres critères morphologiques, fixe à 23 % le nombre de formes typiques dans un éjaculat.

Les paramètres du sperme peuvent varier chez le même patient au cours de certaines périodes (ex. : stress, syndrome fébrile) : il faut donc au moins 2 spermogrammes à 3 mois d'intervalle avant de pouvoir affirmer une anomalie du sperme (la durée de la spermatogenèse est de 74 jours). Le tableau 9.2 présente la définition de quelques anomalies du sperme (selon la classification OMS 2010) qui orienteront par la suite vers des examens plus spécialisés (les normes définissant l'asthéno, la térato et la nécrospermie peuvent encore varier d'une équipe à l'autre).

Tableau 9.2 Paramètres du sperme.

Hypospermie	Volume éjaculat < 1,5 mL
Oligospermie	Numération < 15 M/mL ou < 39 millions de spermatozoïdes dans l'éjaculat
Azoospermie	Absence totale de spermatozoïdes : – soit azoospermie non obstructive (= sécrétoire) par défaut de la spermatogenèse – soit azoospermie obstructive (= excrétoire) en cas d'obstacle sur les voies excrétrices
Asthénospermie	Moins de 32 % de spermatozoïdes mobiles
Tératospermie	Moins de 4 % de spermatozoïdes normaux (classification de Kruger)
Nécrospermie	Plus de 42 % de spermatozoïdes « morts »

En cas d'antécédents infectieux génito-urinaires ou de signes d'infection au spermogramme, il faut réaliser une spermoculture.

Des anomalies du sperme à type d'oligo-térato-asthénospermie indiquent en 2e intention la réalisation d'un test de migration survie, pour voir s'il est possible d'améliorer les paramètres du sperme. Ce test permettra aussi, en fonction de ses résultats, d'envisager une stratégie de prise en charge en AMP.

C. Bilan du couple : interaction sperme – glaire cervicale

Le test post-coïtal (TPC) n'est plus systématique dans le bilan de 1re intention du couple infertile (RPC 2010). Comme la courbe de température, c'est un examen qui a très peu d'intérêt diagnostique et qui est fastidieux pour les couples. Il peut éventuellement être prescrit pour s'assurer de la réalité des rapports et des éjaculations intravaginales (en cas de doute sur une dysfonction sexuelle non avouée…) ou pour étayer un dossier d'infertilité inexpliquée. Il est décrit ici à titre informatif car apparaissant encore dans de nombreux ouvrages. Le test post-coïtal est réalisé en pré-ovulatoire immédiat, en général au 12e jour du cycle chez des patientes ayant des cycles de 28 jours. Il a lieu 8 à 12 heures après un rapport sexuel, après 3 jours d'abstinence. Il est demandé à la femme de ne pas faire de toilette vaginale après le rapport. Le TPC permet :

- l'analyse de la qualité de la glaire cervicale (abondance, filance, etc.) sur un prélèvement réalisé au niveau de l'endocol, cotée par un score appelé score d'Insler. Le score d'Insler évalue quatre critères cotés de 1 à 3, et doit être ≥ 8/12 : ouverture du col, abondance, filance, cristallisation de la glaire ;
- l'analyse en microscopie optique du comportement des spermatozoïdes dans la glaire cervicale. Le test post-coïtal est positif si un nombre suffisant de spermatozoïdes mobiles (dit spermatozoïdes progressifs rapides) sont retrouvés au niveau de la glaire (au moins 5 à 10 par champ de microscope).

IV. Bilan préconceptionnel et pré-AMP (fig. 9.4)

La 1re consultation pour infertilité permet de prendre certaines mesures de prévention préconceptionnelle :
- vaccination contre la rubéole chez la femme en cas de sérologie négative, toute grossesse est à éviter dans les 2 mois suivant la vaccination ;
- en l'absence d'antécédent de varicelle (avec au besoin réalisation d'une sérologie), vaccination contre la varicelle recommandée pour toute femme avec un désir de grossesse (HAS). Une contraception de 3 mois est préconisée après chaque dose de vaccin (2 doses au total) ;
- vérification d'une vaccination efficace du couple contre la coqueluche, envisager un rappel de vaccination dans le cas contraire ;
- vaccination maternelle contre la grippe recommandée en cas de pathologie respiratoire, cardiovasculaire, neurologique, néphrologique et/ou de diabète ;
- régime amaigrissant en cas de surpoids ou obésité, avec exercice physique régulier ;
- arrêt des toxiques éventuels : alcool, tabac, cannabis, limitation de la caféine ;
- supplémentation vitaminique de la femme par acide folique (0,4 mg/j en l'absence d'antécédents) pour la prévention des anomalies de fermeture du tube neural ;
- vérification de l'absence de contre-indications à une grossesse : équilibre préconceptionnel d'un diabète pré existant (Hb glycosylée < 6,5 %), absence de traitement tératogène en cours ;
- orientation si besoin vers une consultation préconceptionnelle spécialisée en cas d'antécédents spécifiques (ex. : maladie chronique, infertilité, antécédents de grossesse pathologique) ;

Bilan de 1re intention chez la femme	Bilan de 1re intention chez l'homme
– ± Courbe de température (1 à 3 cycles), peu utile en pratique – **Bilan biologique (J2 à J4 du cycle)** : **FSH, LH, œstradiol**, complété en fonction du contexte : AMH si suspicion diminution réserve ovarienne (âge > 35 ans), prolactinémie, TSH si troubles du cycle, 17OH-progestérone et testostérone totale si hyperandrogénie clinique (hirsutisme) – **Échographie pelvienne par voie endovaginale** avec compte des petits follicules pré-antraux à J2-J3 du cycle. – Bilan utérin et tubaire : **hystérosalpingographie** en 1re partie de cycle ± hystéroscopie et cœlioscopie diagnostique en 2e intention – Sérologies pré-grossesse et pré-AMP : VIH, syphilis, hépatite B, hépatite C, toxoplasmose, rubéole + varicelle en l'absence d'antécédent clinique	– Spermogramme (contrôle 3 mois après en cas d'anomalies), spermocytogramme – ± Spermoculture si antécédents infectieux – Sérologies : VIH, syphilis, hépatite B, hépatite C

Bilan du couple
± Test post-coïtal en phase pré-ovulatoire (J12 du cycle), dont l'intérêt (tout comme celui de la courbe de température) est très discuté par les médecins de la reproduction
Ne pas oublier le **bilan pré conceptionnel** avec la mise à jour des vaccinations et des conseils de mesures hygiéno diététiques pré conceptionnelles (arrêt du tabac, supplémentation en acide folique, etc.)

Fig. 9.4 Bilan paraclinique de 1re intention après 12 mois de rapports sexuels réguliers sans contraception.

- recherche des situations de précarité et/ou de vulnérabilité (ex. : violence domestique) et proposition d'un accompagnement psychosocial ;
- évaluation du risque professionnel et de la pénibilité du travail.

En cas de prise en charge en AMP, la loi de bioéthique impose la prescription d'un bilan infectieux, car en cas d'infection virale (VIH, hépatite B, hépatite C), le couple sera pris en charge de façon spécifique de façon à ne pas mettre en contact leurs gamètes et embryons avec ceux des couples séronégatifs. Le bilan pré-AMP prévoit les sérologies VIH, hépatite B, hépatite C, syphilis et spermoculture.

Points clés

- L'infertilité est un motif de consultation très fréquent : un couple sur cinq sera ou a été amené à consulter pour ce motif.
- L'infertilité est définie pour l'OMS comme l'absence de grossesse après plus de 12 mois de rapports sexuels réguliers sans contraception.
- L'augmentation de l'âge de la femme est un des facteurs les plus importants de la baisse de la fécondabilité. La fertilité féminine diminue de façon importante après 35 ans, du fait d'une accélération des phénomènes d'atrésie folliculaire et de l'altération de la qualité ovocytaire. Les deux autres facteurs pronostiques péjoratifs sont le tabagisme et l'obésité.

- Il est licite de commencer les explorations après un an d'infertilité après s'être assuré de la régularité des rapports sexuels dans le couple. Un bilan d'infertilité concerne un couple et doit explorer les deux membres du couple et toutes les étapes de la fécondation. De nombreuses femmes consultent encore seules, avec des conjoints souvent réticents à être explorés. Bien que le temps soit pour la majorité des couples le premier traitement de l'infertilité, il est important de ne pas faire perdre de temps en cas d'âge maternel élevé (> 35 ans) ou d'antécédents exposant à un risque d'infertilité à l'interrogatoire.
- Il ne faut pas prescrire d'examens inutiles et qui font perdre du temps comme les courbes de température ou le test post-coïtal.
- Il faut veiller à ne pas oublier le bilan préconceptionnel du couple et la mise à jour des vaccinations.

Notions indispensables PCZ

- L'exploration de l'infertilité du couple concerne à la fois la femme et l'homme. Ne pas oublier de prendre en charge le conjoint.
- L'exploration hormonale et échographique se réalise entre J2 et J4 du cycle.

Pour en savoir plus

CNGOF. La prise en charge du couple infertile. Recommandations pour la pratique clinique, décembre 2010.
http://www.cngof.fr/pratiques-cliniques/recommandations-pour-la-pratique-clinique/apercu?path=RPC%2BCOLLEGE%252FRPC_INFERTILITE_2010.pdf&i=455

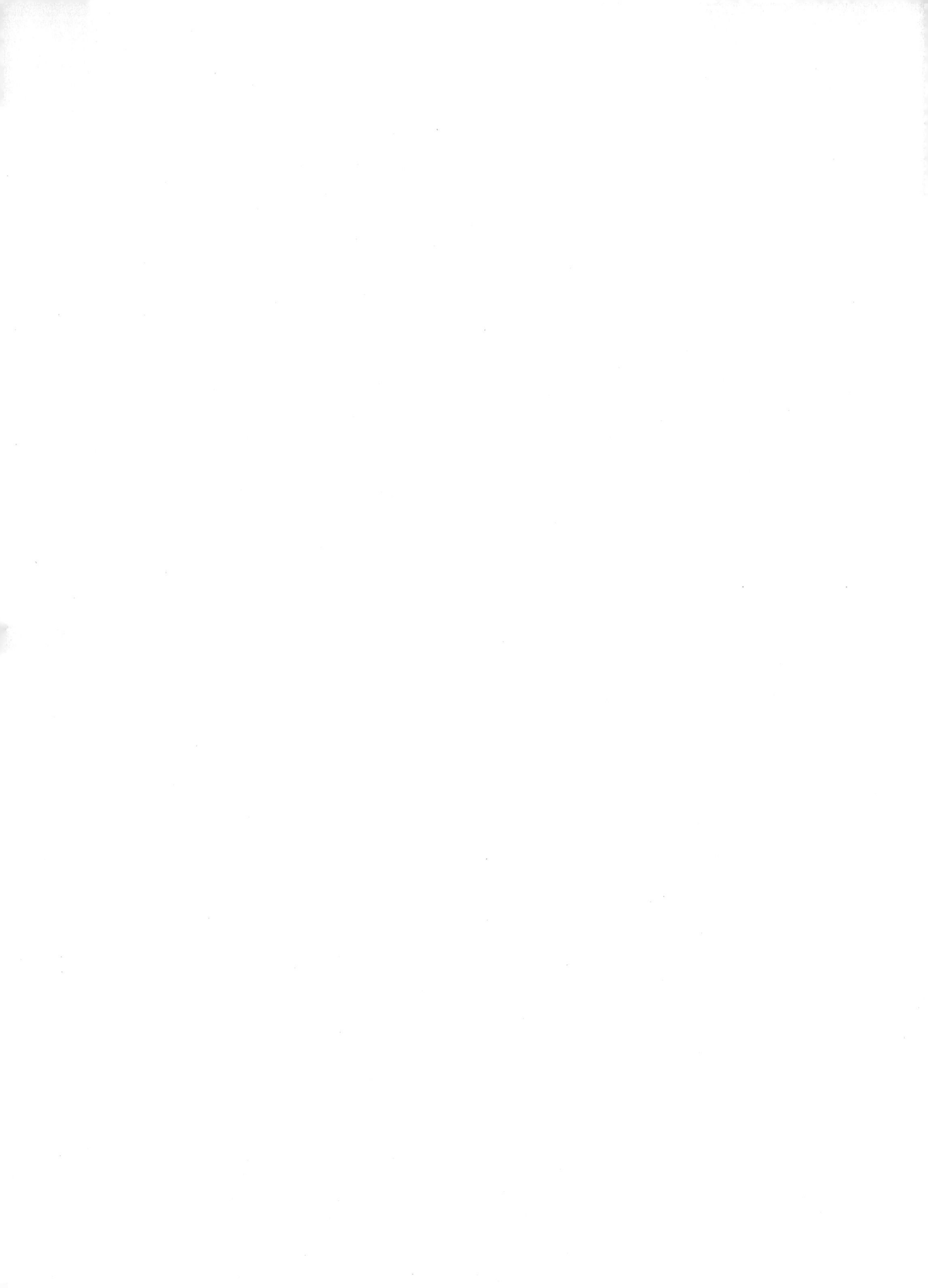

CHAPITRE 10

Item 38 – UE 2 – Assistance médicale à la procréation : principaux aspects médicaux, biologiques et éthiques

I. Définition et conditions d'accès
II. Bilan préthérapeutique
III. Insémination artificielle
IV. Fécondation *in vitro* avec transfert embryonnaire
V. Place de l'AMP en oncofertilité

Objectifs pédagogiques

■ Argumenter la démarche médicale et expliquer les principes de l'assistance médicale à la procréation.

I. Définition et conditions d'accès

Les procédés d'assistance médicale à la procréation (AMP) sont « l'ensemble des pratiques cliniques et biologiques permettant la conception *in vitro*, la conservation des gamètes, des tissus germinaux et des embryons, le transfert d'embryon et l'insémination artificielle ». Elles sont, en France, encadrées par la loi de bioéthique du 29 juillet 1994 révisée le 6 août 2004 puis le 7 juillet 2011, et par des règles de bonnes pratiques cliniques et biologiques en assistance médicale à la procréation (arrêté du 30 juin 2017). Selon la loi : « *Ces techniques ont pour objet de remédier à l'infertilité d'un couple ou d'éviter la transmission à l'enfant ou à un membre du couple d'une maladie d'une particulière gravité. Le caractère pathologique de l'infertilité doit être médicalement diagnostiqué.* »

De plus : « *Toute personne dont la prise en charge médicale est susceptible d'altérer la fertilité, ou dont la fertilité risque d'être prématurément altérée, peut bénéficier du recueil et de la conservation de ses gamètes ou de ses tissus germinaux, en vue de la réalisation ultérieure, à son bénéfice, d'une assistance médicale à la procréation, ou en vue de la préservation et de la restauration de sa fertilité.* »

L'AMP peut être mise en œuvre en intraconjugal ou grâce à l'aide d'un tiers donneur (donneur de sperme, donneuse d'ovocytes ou couple donnant ses embryons congelés lorsqu'il n'y a plus de projet parental).

Peuvent avoir accès aux techniques d'AMP les couples :
- hétérosexuels ;
- vivants ;
- en âge de procréer ;
- après consentement préalable aux différentes techniques.

Gynécologie – Obstétrique
© 2018, Elsevier Masson SAS. Tous droits réservés

Font obstacle à l'insémination ou au transfert des embryons le décès d'un des membres du couple, le dépôt d'une requête en divorce ou en séparation de corps ou la cessation de la communauté de vie, ainsi que la révocation par écrit du consentement par l'homme ou la femme auprès du médecin chargé de mettre en œuvre l'AMP.

Les pratiques d'assistance médicale à la procréation incluent :
- la prise en charge thérapeutique des couples par une induction simple de l'ovulation avec des rapports sexuels « programmés » ;
- les inséminations artificielles (IAC avec sperme du conjoint, ou IAD avec sperme de donneur) ;
- la fécondation *in vitro* (FIV) simple ou assistée (ICSI : *Intracytoplasmic Sperm Injection*) et le transfert d'embryonnaire ;
- le diagnostic génétique préimplantatoire (diagnostic génétique réalisé sur une cellule embryonnaire extraite de l'embryon entre le 3e et 5e jour de développement) ;
- la congélation embryonnaire ainsi que la décongélation et le transfert embryonnaire ;
- le don de gamètes (don d'ovocyte ou don de sperme) et d'embryon ; en France, le don de gamète est anonyme et gratuit. Il existe très peu de candidat(e)s au don en France, alors que de nombreux couples en auraient besoin (insuffisance ovarienne prématurée, azoospermie, échecs multiples de FIV, etc.) ;
- des techniques plus rarement mises en œuvre comme la maturation *in vitro* (MIV) et l'IMSI (ICSI avec spermatozoïde morphologiquement sélectionné).

Ces techniques nécessitent au préalable la réalisation d'un bilan complet dans le but d'optimiser la prise en charge par des choix éclairés.

II. Bilan préthérapeutique

A. Bilan médical

Un examen clinique complet des deux membres du couple est requis. Pour chacun, il est nécessaire de vérifier le statut sérologique : sérologie VIH-1 et 2 (avec accord du patient), sérologies hépatites B et C, syphilis. Les sérologies doivent être réalisées dans les 3 mois précédant la 1re tentative d'AMP. La recherche est répétée ultérieurement chaque fois que le délai entre la tentative d'AMP et le dernier examen est supérieur à 12 mois.

À noter qu'en cas de sérodiscordance (sérologie positive chez l'un des deux partenaires), la prise en charge en AMP sera pluridisciplinaire et effectuée en centre spécialisé en risque viral.

Le bilan spermatique doit être réalisé avant la tentative d'AMP et un délai de 1 an est en général demandé.

Un prélèvement vaginal récent (< 6 mois) à la recherche de germes banals, *Chlamydiae*, mycoplasmes chez la femme ainsi qu'une vérification de la vaccination rubéole et de la sérologie toxoplasmose sont demandés.

B. Bilan psychosocial

De manière obligatoire, une consultation auprès d'un psychiatre ou d'un psychologue doit éliminer toute contre-indication d'ordre psychosocial pour un couple bénéficiant d'un don de gamètes ou d'un accueil d'embryon.

Les couples infertiles pris en charge en intraconjugal peuvent également bénéficier d'un soutien psychologique à leur demande ou s'ils présentent un profil psychologique particulier, sous-tendu par le vécu de l'infertilité et des échecs antérieurs. En outre, les techniques d'AMP impliquent un investissement important en matière de temps, de disponibilité et d'observance et sont le plus souvent intrusives et invasives. Si le couple semble ne pas pouvoir assumer cet investissement, un échec des techniques ou semble en péril, l'AMP peut ne pas être proposée en 1re intention.

C. Conditions de prise en charge par l'assurance santé

L'infertilité est prise en charge à 100 % mais une demande d'entente préalable doit être établie par le médecin pour chacune des techniques envisagées.

Six tentatives d'insémination sont remboursées ; au-delà et en cas d'échec (aucune naissance), la prise en charge sera aux frais du couple.

Lorsque l'indication de fécondation *in vitro* est posée (FIV ou ICSI), le couple est pris en charge à 100 % pour 4 tentatives ; au-delà et en cas d'échec (aucune naissance), la prise en charge sera aux frais du couple.

À noter qu'en cas de réussite, « le compteur est remis à zéro ».

Pour chaque tentative, le couple doit recevoir une information loyale, claire et appropriée puis doit signer un consentement comprenant la technique envisagée (FIV ou ICSI) et l'accord du couple pour la congélation d'éventuels embryons surnuméraires.

À noter qu'un consentement particulier doit être signé auprès du tribunal de grande instance lorsque le couple a recours aux dons de gamètes ou à l'accueil d'embryons.

III. Insémination artificielle

L'insémination artificielle (IA) consiste à introduire de façon instrumentale les spermatozoïdes du conjoint ou du donneur dans le tractus génital féminin, parfois au niveau du col utérin (insémination intracervicale), mais plus souvent dans la cavité utérine (insémination intra-utérine), pour favoriser la rencontre des gamètes mâles et femelles dans un espace-temps précis et favorable.

A. Technique

1. Préparation du sperme

L'IA n'emploie que les spermatozoïdes préalablement sélectionnés au laboratoire de biologie de la reproduction, à partir du sperme frais du conjoint, ou du sperme congelé du conjoint ou d'un donneur.

2. Stimulation de l'ovulation

L'IA peut nécessiter une stimulation de l'ovulation.

L'ovaire est alors stimulé par administration de gonadotrophines de type FSH (recombinantes, ou d'origine humaine urinaire, purifiées, dites HMG) pour produire un, deux, voire trois follicules matures. Ce traitement nécessite une surveillance, ou monitoring, par dosages hormonaux et échographies répétées. Une fois la maturité atteinte, l'ovulation est déclenchée artificiellement par administration d'un analogue de l'hCG (reproduisant l'effet de la LH). Plus le nombre de follicules matures augmente, plus le risque de survenue d'une grossesse multiple s'accroît. La survenue d'une grossesse multiple est considérée comme une complication de l'AMP.

3. Insémination

En cas d'IIU, la préparation spermatique préparée au laboratoire est introduite au niveau du corps utérin à l'aide d'un fin cathéter qui franchit le col utérin. En cas d'IIC, la préparation est simplement déposée au niveau du col utérin.

Le moment de l'insémination est un des facteurs essentiels du succès. Elle est réalisée idéalement 36 heures après le déclenchement artificiel de l'ovulation, ou le lendemain d'un pic spontané de LH.

B. Indications

Ces techniques ne peuvent se concevoir que si les trompes utérines sont perméables et si un nombre suffisant de spermatozoïdes mobiles est récupéré après préparation du sperme. Il faut déposer au moins 1 million de spermatozoïdes mobiles pour favoriser l'obtention d'une grossesse. En dessous, les chances sont extrêmement réduites.

1. Insémination artificielle avec sperme du conjoint

La première indication est l'infertilité d'origine cervicale, par absence de glaire ou notion de glaire hostile, l'insémination intra-utérine permet alors aux spermatozoïdes de franchir l'obstacle que représente le col utérin.

Les autres indications (infertilité masculine d'origine éjaculatoire, infertilité féminine à trompes perméables, immunologique, sexologique ou idiopathique) reposent sur une logique moins établie : l'idée générale étant d'assurer la présence dans les trompes d'un maximum de spermatozoïdes alors que l'ovulation a été optimisée par la stimulation ovarienne afin de majorer les chances de fécondation.

2. Insémination artificielle avec sperme de donneur

Elle est indiquée en premier lieu lorsque le conjoint a une stérilité (oligospermie extrême ou azoospermie après échec de prélèvement chirurgical de spermatozoïdes) mais également en raison d'un risque élevé de transmission d'une maladie génétique grave. Dans certains cas après échecs d'ICSI, le couple peut alors avoir recours à une AMP avec tiers donneur.

Le don est anonyme et gratuit.

Malgré l'extension de l'utilisation du sperme de donneur de 5 à 10 enfants et les campagnes de sensibilisation pour le don de gamètes, la pénurie de donneurs engendre un délai d'attente pour les couples de 18 à 24 mois entre l'inscription et la réalisation de l'insémination. Les donneurs de sperme doivent également satisfaire à différentes exigences : être majeurs et âgés de moins de 45 ans, en bonne santé, avec un caryotype normal et l'enquête génétique ne doit pas révéler de risque de transmission au couple receveur. Enfin, ils doivent également signer un consentement par écrit.

Depuis la loi de juillet 2011, le donneur peut ne pas avoir procréé, il se voit alors proposer le recueil et la conservation d'une partie de ses gamètes en vue d'une éventuelle réalisation ultérieure, à son bénéfice, d'une assistance médicale à la procréation.

C. Résultats

Ils dépendent de nombreux facteurs tels que l'âge de la patiente, le rang de la tentative, l'indication, la qualité du sperme, la présence ou non de stimulation ovarienne, le type de stimulation, etc.

Les taux moyens de grossesse sont de 10 à 15 % par tentative avec sperme de conjoint et d'environ 17 % avec sperme de donneur.

L'insémination intra-utérine a remplacé l'insémination intracervicale même dans le cas de don de sperme sans anomalie de la glaire cervicale.

IV. Fécondation *in vitro* avec transfert embryonnaire (fig. 10.1)

A. Principales indications

1. Fécondation in vitro « classique »

Dans la FIV dite « classique », la confrontation entre spermatozoïdes et ovocyte est assurée en dehors de l'appareil génital féminin, par mise en contact simple *in vitro* des gamètes durant 24 heures.

Les principales indications en sont :
- l'infertilité tubaire, avec des trompes « bouchées », sans hydrosalpinx, ou absentes ;
- l'endométriose ;
- les infertilités dites « idiopathiques ». La FIV peut être envisagée en cas d'infertilité avérée (absence de grossesse, après 18 mois, avec un bilan non invasif normal) et un diagnostic complet chez la femme avec une cœlioscopie exploratrice dite « normale » ;
- les troubles de l'ovulation après échecs de stimulations ovariennes simples et/ou IA qui sont classiquement réalisées en 1re intention.

2. Fécondation assistée : ICSI

La FIV couplée à une technique de micro-injection (ICSI) consiste à injecter directement un spermatozoïde dans le cytoplasme de l'ovocyte mature recueilli. Elle se pratique en utilisant du sperme éjaculé ou ponctionné (ponction épididymaire ou testiculaire). Son indication principale est l'infertilité d'origine masculine en cas d'oligo-asthéno-tératospermie (OATS) sévère, de cryptozoospermie sévère. On peut également utiliser l'ICSI après la survenue d'un échec de fécondation après FIV classique.

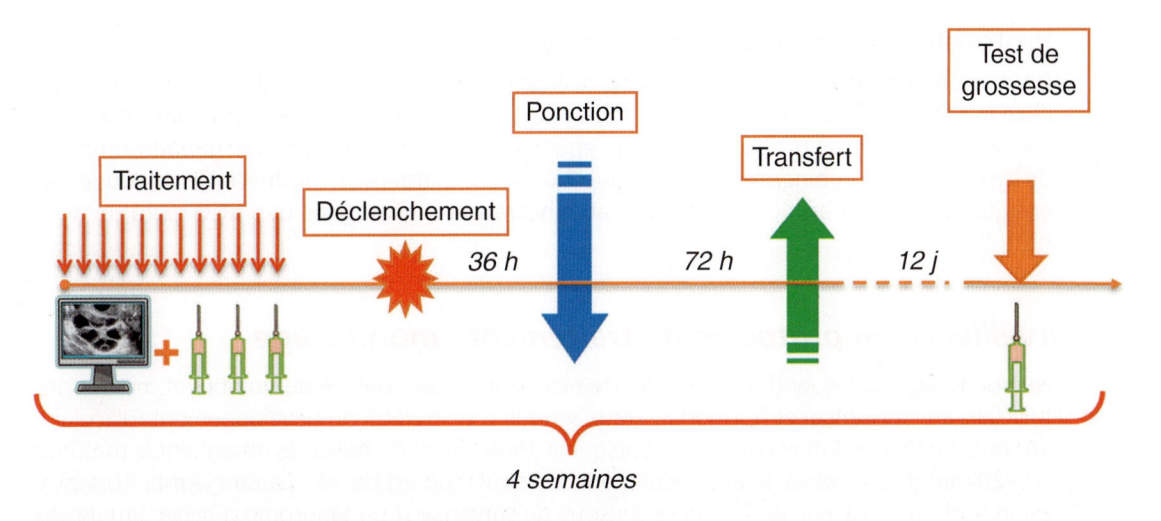

Fig. 10.1 Les différentes étapes de la fécondation *in vitro*.

3. Maturation in vitro d'ovocytes (MIV)

La maturation *in vitro* d'ovocytes consiste à prélever des ovocytes sur un ovaire non stimulé, les ovocytes recueillis ne sont donc pas matures. Ils seront maturés *in vitro* au laboratoire dans un milieu spécifique. Cette technique est réservée aux patientes présentant une contre-indication à la stimulation ovarienne, notamment si elles présentent un risque important de développer un syndrome d'hyperstimulation ovarienne, ce qui est le cas chez les femmes atteintes d'un syndrome des ovaires polykystiques, ou bien si elles sont atteintes d'un cancer hormono-sensible ou d'un cancer dont le traitement est à instaurer très rapidement (pas de temps de réaliser une stimulation).

4. Diagnostic génétique préimplantatoire

Il est réservé à des couples ayant un risque de transmettre une maladie génétique d'une particulière gravité. La fécondation *in vitro* est pratiquée par ICSI puis les embryons sont prélevés au 3e ou 5e jour de développement. Les cellules prélevées sont soumises à une analyse génétique et les embryons indemnes de la pathologie sont transférés ou congelés. Les principales indications retenues sont les maladies monogéniques autosomiques ou liées au chromosome X, récessives ou dominantes.

B. Recueil de gamètes féminins

Ce recueil est nécessaire lorsqu'une FIV ou une ICSI doit être pratiquée. Le but est de recueillir au moins un ovocyte fécondable ayant accompli l'ensemble des processus de maturation, afin de réaliser la fécondation hors du tractus génital féminin.

1. Stimulation contrôlée de l'ovulation

Objectifs de la stimulation ovarienne

Le but essentiel de la stimulation ovarienne pour fécondation *in vitro* est d'augmenter le nombre de follicules recrutés et d'assurer une croissance multifolliculaire. Chaque follicule contient un ovocyte qui sera ponctionné et susceptible d'être fécondé. L'obtention de plusieurs embryons permettra de choisir 1 ou 2 embryons au potentiel implantatoire optimal.

Protocoles de stimulation ovarienne

De nombreux protocoles de stimulation ovarienne existent. Le principe consiste à bloquer l'axe hypothalamo-hypophysaire en utilisant des agonistes ou antagonistes de la GnRH. Une fois le blocage obtenu, les protocoles reposent sur l'administration de gonadotrophines de type FSH (recombinantes ou d'origine humaine, extractives, purifiées). L'ovulation est ensuite déclenchée artificiellement par administration d'analogues de l'hCG ou d'un agoniste de la GnRH.

2. Surveillance du protocole de traitement : monitorage

Le monitorage correspond à la surveillance échographique (compte du nombre et mesure des follicules en croissance) et hormonale (taux sérique d'œstradiol) du développement folliculaire au cours de la stimulation ovarienne. Lorsque suffisamment de follicules atteignent la maturité (16–20 mm de diamètre), le déclenchement de l'ovulation est décidé. Durant le monitorage, il est important de cerner les situations à risque de survenue d'un syndrome d'hyperstimulation ovarienne ou les réponses ovariennes insuffisantes (peu de follicules entrent en croissance par rapport au nombre de follicules visualisés en début de traitement).

3. Ponction folliculaire

Le plus souvent, la ponction d'ovocytes est effectuée, sous anesthésie locale ou générale, par voie vaginale sous échoguidage.

Elle a lieu 36 heures après le déclenchement de l'ovulation.

C. Phase biologique

1. Traitement des spermatozoïdes

Le jour de la ponction folliculaire, le conjoint réalise un prélèvement de sperme. Dans certains cas particuliers, l'équipe médicale s'est assurée d'une réserve suffisante de gamètes mâles par autoconservation préalable à la stimulation folliculaire.

- *En FIV classique*, il s'agit de préparer une suspension de spermatozoïdes dont les caractéristiques sont aussi proches que possible de celles qui se trouvent dans le tractus génital féminin en cas de normospermie.
- *En ICSI*, la même séquence est utilisée lorsque cela est possible, mais ici, un seul spermatozoïde est introduit dans le cytoplasme ovocytaire à l'aide d'une micropipette.

2. Traitement des ovocytes

Au laboratoire, le liquide folliculaire obtenu au moment de la ponction est examiné sous loupe binoculaire afin d'y isoler les ovocytes. Une des conséquences de la stimulation est l'hétérogénéité de la cohorte ovocytaire. Certains ovocytes (15–20 % des cas) peuvent être immatures (absence du premier globule polaire) et ne seront pas utilisés au moment de la fécondation *in vitro*. En effet, au moment du déclenchement et de l'ovulation, l'ovocyte doit normalement reprendre sa méiose et expulser son premier globule polaire puis se bloquer en métaphase de deuxième division de méiose (ovocyte en métaphase 2).

3. Vitrification ovocytaire

La technique de vitrification ovocytaire consiste en une congélation ultrarapide des ovocytes sans formation de cristaux de glace qui altéreraient l'ovocyte. Cette technique est récente et constitue une avancée majeure dans le domaine de l'AMP. Les ovocytes vitrifiés conservent la même survie que les ovocytes frais.

Cette innovation technologique permet de faciliter le don d'ovocytes, peut être proposée en alternative de la congélation embryonnaire. Elle représente surtout un intérêt majeur en oncofertilité, avec possibilité d'autoconservation d'ovocytes chez des patientes célibataires, jeunes, ayant un cancer, et en attente de traitement stérilisant.

4. Observation des embryons

La survenue de la fécondation est examinée dès 20 à 24 heures après la mise en contact des gamètes. Le zygote apparaît avec 2 pronuclei ; lorsque 3 pronuclei sont présents, les zygotes sont considérés triploïdes et éliminés. Chaque jour, les embryons sont observés au microscope et décrits selon des critères standardisés. Ceci permet de sélectionner le ou les embryons ayant le plus de chances de s'implanter au moment du transfert. Les embryons peuvent être transférés au stade 4 cellules (J2), 8 cellules (J3) ou au stade blastocyte (J5).

D. Transfert embryonnaire

C'est la dernière étape du processus de la fécondation *in vitro*. Le geste du transfert embryonnaire est le plus souvent aisé, mais nécessite des précautions et préparations afin d'éviter qu'un transfert embryonnaire mal réalisé ne soit la cause de l'échec final de toutes les étapes antérieures. Il a lieu actuellement dans la majorité des cas au 2e ou 3e jour après la ponction ovocytaire.

Afin d'éviter les grossesses multiples et leurs risques spécifiques, il est actuellement recommandé de ne transférer qu'un à deux embryons par tentative de FIV. Le transfert d'un seul embryon est appelé SET en anglais (*Single Embryo Transfer*). Ce sont surtout les femmes ayant un très bon pronostic qui sont éligibles au SET : femme jeune, infertilité secondaire, embryons de très bonne qualité, etc. Les embryons surnuméraires peuvent alors être congelés ou vitrifiés sous réserve qu'ils soient de qualité satisfaisante morphologiquement.

Le test de grossesse, systématique, est réalisé 12 jours après le transfert d'embryon (15 jours post-ponction dans la plupart des cas). En cas de positivité, il sera répété régulièrement jusqu'à un seuil de visibilité embryonnaire échographique où une échographie de localisation de grossesse sera réalisée.

E. Résultats

Les taux de grossesse après transfert d'embryons dépendent de nombreux facteurs tels que : l'âge de la patiente, le rang de tentative, l'indication, le nombre d'embryons transférés, etc.

Les taux moyens de grossesse sont de 20 à 25 % par cycle de transfert d'embryons frais.

F. Congélation embryonnaire

Les embryons congelés peuvent être utilisés lors d'un transfert ultérieur. La maturation endométriale est alors calquée sur l'âge des embryons à transférer (2e, 3e, 5e jour de développement). Les membres du couple dont des embryons sont conservés sont consultés chaque année par écrit pour savoir s'ils maintiennent leur projet parental. En cas d'abandon du projet parental, le couple peut décider qu'il soit mis fin à la conservation des embryons, que ces derniers soient accueillis par un autre couple, qu'ils fassent l'objet d'une recherche autorisée par l'agence de la biomédecine.

G. Complications

1. Complications liées à la stimulation de l'ovulation

La liste des effets secondaires des traitements est longue : asthénie, céphalées, métrorragies, mastodynies, bouffées de chaleur, troubles digestifs, pertes de mémoire, prise de poids, etc., n'atteignant pas le niveau de réelles « complications ». Il faut savoir les différencier de complications potentiellement graves :

- *allergie aux produits utilisés* ;
- *accidents thrombotiques* : le plus souvent l'accident thrombotique survient à l'occasion d'un syndrome d'hyperstimulation ;
- *syndrome d'hyperstimulation ovarienne* (HSO) : c'est la complication majeure des traitements de stimulation de l'ovulation. Un syndrome d'hyperstimulation grave survient dans environ 2 % des cycles stimulés en vue de fécondation in vitro. L'HSO présente des degrés de gravité divers, mettant parfois en jeu le pronostic vital maternel. Il peut associer ascite majeure, pleurésie, syndrome de détresse respiratoire, insuffisance rénale aiguë, accidents thromboemboliques et leucocytose importante dans les formes les plus sévères ;
- *torsion d'annexe* : elle survient sur un ovaire stimulé avec de multiples follicules de grande taille. Elle met en jeu le pronostic fonctionnel de l'organe.

2. Complications liées au prélèvement ovocytaire

Les complications de l'anesthésie font partie des complications possibles.

Sinon, elles sont principalement infectieuses ou hémorragiques (abcès ovarien ou pelvien, hémopéritoine, plaie digestive ou vasculaire).

3. Complications liées aux grossesses issues d'AMP

L'AMP est pourvoyeuse de grossesses multiples ayant leurs propres complications. Les femmes enceintes sont, en général, plus âgées et donc plus exposées aux pathologies vasculaires gravidiques et aux diabètes.

V. Place de l'AMP en oncofertilité

La notion d'oncofertilité concerne toutes les techniques permettant la préservation de la fertilité avant un traitement stérilisant, dans un contexte de cancer principalement.

Alors que l'autoconservation de sperme chez l'homme est de pratique courante, les méthodes de préservation de la fertilité féminine sont en plein essor.

A. Transposition ovarienne

En cas de radiothérapie pelvienne, il s'agit de déplacer chirurgicalement l'ovaire, en gouttière pariétocolique homolatérale le plus souvent, afin de l'extraire du champ d'irradiation.

B. Autoconservation

Il existe régulièrement une limite à la stimulation ovarienne dans le contexte de cancers hormonodépendants.

1. Prélèvement d'ovocytes matures pour FIV en « urgence » ou conservation

Cette technique consiste à réaliser une stimulation ovarienne et une ponction de manière rapide et à vitrifier des ovocytes ou des embryons (si la patiente est en couple) obtenus pour une utilisation ultérieure, après guérison de la patiente. Elle concerne les patientes pubères et nécessite un délai d'environ 2 semaines pour sa mise en œuvre.

2. Maturation in vitro d'ovocytes

Dans certains cas, la stimulation ovarienne n'est pas possible, notamment lorsque la patiente est atteinte d'un cancer hormonosensible qui contre-indique l'utilisation de FSH ou lorsque la chimiothérapie doit être instaurée dans l'urgence. La patiente est ponctionnée mais les ovocytes obtenus sont immatures, c'est au laboratoire que sera effectuée une maturation in vitro et les ovocytes matures obtenus seront vitrifiés.

3. Conservation de tissu ovarien

Pour les patientes impubères, le seul moyen de préserver la fertilité est la congélation du cortex ovarien contenant les follicules primordiaux. Pour les femmes pubères, cette technique peut également être proposée dans les situations d'urgence, associée à la maturation *in vitro* d'ovocytes.

Le prélèvement se fait par cœlioscopie opératoire.

L'objectif est qu'après guérison, la patiente puisse bénéficier d'une autogreffe qui vise à restaurer la fertilité mais aussi la fonction endocrinienne de l'ovaire.

La préservation de gamètes ou de cortex ovarien n'est pas toujours possible, pour des raisons médicales ou si la patiente ne le souhaite pas. Elle sera alors informée de la possibilité d'avoir recours au don d'ovocytes ou d'adoption.

> **Points clés**
>
> - Les techniques d'AMP regroupent l'ensemble des techniques médicales et biologiques qui comportent la manipulation des gamètes, avec ou sans fécondation *in vitro*.
> - Elles sont encadrées par les lois de bioéthique et par le guide de bonnes pratiques cliniques et biologiques en AMP.
> - La prise en charge des couples est pluridisciplinaire (gynécologue et biologiste au minimum, mais souvent urologue, généticien, psychologue, psychiatre, etc.).
> - Le couple doit systématiquement confirmer par écrit sa demande d'AMP.
> - Avant traitement stérilisant, l'autoconservation de sperme et la vitrification d'ovocytes ou d'embryons ont prouvé leur intérêt pour préserver la fertilité.
> - L'accès aux dons de gamètes est possible.
> - Le taux de grossesse varie en moyenne de 10 à 15 % par cycle en cas d'insémination et de 20 à 25 % en cas de FIV.
> - Parmi les différentes complications possibles, le syndrome d'hyperstimulation ovarienne est la plus redoutée car elle peut mettre en jeu le pronostic vital dans les formes sévères.

Notions indispensables PCZ

- Il est nécessaire de vérifier le statut sérologique du couple : sérologie VIH-1 et 2 (avec accord du patient), sérologies hépatites B et C et syphilis.

Pour en savoir plus

CNGOF. La prise en charge du couple infertile. Recommandations pour la pratique clinique, décembre 2010.
http://www.cngof.fr/pratiques-cliniques/recommandations-pour-la-pratique-clinique/apercu?path=RPC%2BCOLLEGE%252FRPC_INFERTILITE_2010.pdf&i=455

CHAPITRE 11

Item 39 – UE 2 – Orientation diagnostique devant une douleur pelvienne aiguë

Douleurs pelviennes aiguës
  I. Pour comprendre
  II. Orientation diagnostique
Endométriose
  I. Pour comprendre
  II. Circonstances de découverte
  III. Données de l'examen clinique
  IV. Examens paracliniques
  V. Principes thérapeutiques

Objectifs pédagogiques

Objectifs ECN
■ Devant les algies pelviennes chez la femme, argumenter les principales hypothèses diagnostiques et justifier les examens complémentaires pertinents.

Objectifs collégiaux
■ Connaître les symptômes, les signes cliniques et les examens paracliniques qui permettent le diagnostic d'une endométriose.
■ Connaître la prise en charge thérapeutique des manifestations douloureuses et de l'infertilité dues à l'endométriose.

Douleurs pelviennes aiguës

Les étiologies des douleurs pelviennes aiguës (DPA) sont nombreuses, d'origine gynécologique, urinaire ou digestive pour la plupart. Du fait de leur gravité potentielle, pouvant engager le pronostic vital, le pronostic de l'ovaire ou bien le pronostic de fertilité de la patiente, quatre étiologies sont à évoquer en priorité : grossesse extra-utérine (GEU), torsion d'annexe, infection génitale haute (IGH) et appendicite aiguë.

I. Pour comprendre

A. Définition

Même si pour certains, une douleur aiguë est une douleur évoluant depuis moins de 6 mois, pour d'autres depuis moins d'une semaine, pour la plupart des auteurs, les DPA correspondent à des douleurs évoluant depuis moins d'un mois. Elles sont localisées au niveau de l'hypogastre et/ou de la fosse iliaque droite et/ou de la fosse iliaque gauche.

B. Épidémiologie

En raison de leur fréquence et/ou leur gravité, quatre diagnostics principaux sont à évoquer en cas de DPA chez la femme : GEU, torsion d'annexe, IGH et appendicite aiguë.

D'autres causes sont possibles et doivent être recherchées. Elles peuvent être d'origine gynécologique (complications des fibromes ou des kystes ovariens), liées à une grossesse (fausse couche spontanée), d'origine urologique (pyélonéphrite, colique néphrétique) voire d'origine rhumatologique. Elles sont résumées dans l'encadré 11.1.

Dans un quart à près de la moitié des cas, l'origine de ces DPA n'est pas retrouvée.

Encadré 11.1
Étiologies des douleurs pelviennes aiguës de la femme

Étiologies secondaires à une grossesse
- Grossesse extra-utérine
- Fausse couche spontanée
- Rétention post-fausse couche
- Endométrite du post-partum ou du post-abortum
- Complication de corps jaune gestationnel (corps jaune hémorragique, kyste du corps jaune et ses complications)

Étiologies infectieuses
- Infection génitale haute (salpingite, endométrite, pelvipéritonite, abcès tubo-ovarien)
- Appendicite aiguë
- Pyélonéphrite aiguë, infection urinaire basse

Étiologies annexielles
- Torsion d'annexe
- Complications des kystes ovariens (hémorragie intrakystique, rupture de kyste, torsion d'annexe)
- Dysovulation

Étiologies secondaires à la présence d'un fibrome
- Nécrobiose aiguë
- Torsion d'un myome sous-séreux pédiculé
- Accouchement d'un myome sous-muqueux par le col utérin

Étiologies urologiques
- Colique néphrétique
- Pyélonéphrite aiguë, infection urinaire basse

Causes rares
- Sacro-iléite bactérienne
- Ostéite
- Anévrisme de l'artère iliaque
- Infection d'un kyste de l'ouraque

D'après Huchon C. et al. Algies pelviennes aiguës de la femme : orientation diagnostique et conduite à tenir. EMC (Elsevier Masson SAS, Paris), Gynécologie, 162-A15, 2010.

C. Physiopathologie

L'interprétation sémiologique d'une douleur pelvienne est rendue difficile par la proximité des organes pelviens et par une innervation proche. Trois principales voies efférentes sont en jeu :
- plexus pelvien (vagin, col et isthme utérins, ligaments utérosacrés, cul-de-sac recto-utérin (de Douglas), bas uretères, trigone vésical, rectosigmoïde) : douleur sacrée ou périnéale ;
- plexus hypogastrique (corps utérin, tiers proximal des trompes, ligament large, calotte vésicale) : douleur hypogastrique ;
- plexus aortique (ovaires, portion distale des trompes, uretères rétroligamentaires) : douleurs en fosse iliaque, flancs et fosses lombaires.

II. Orientation diagnostique (fig. 11.1)

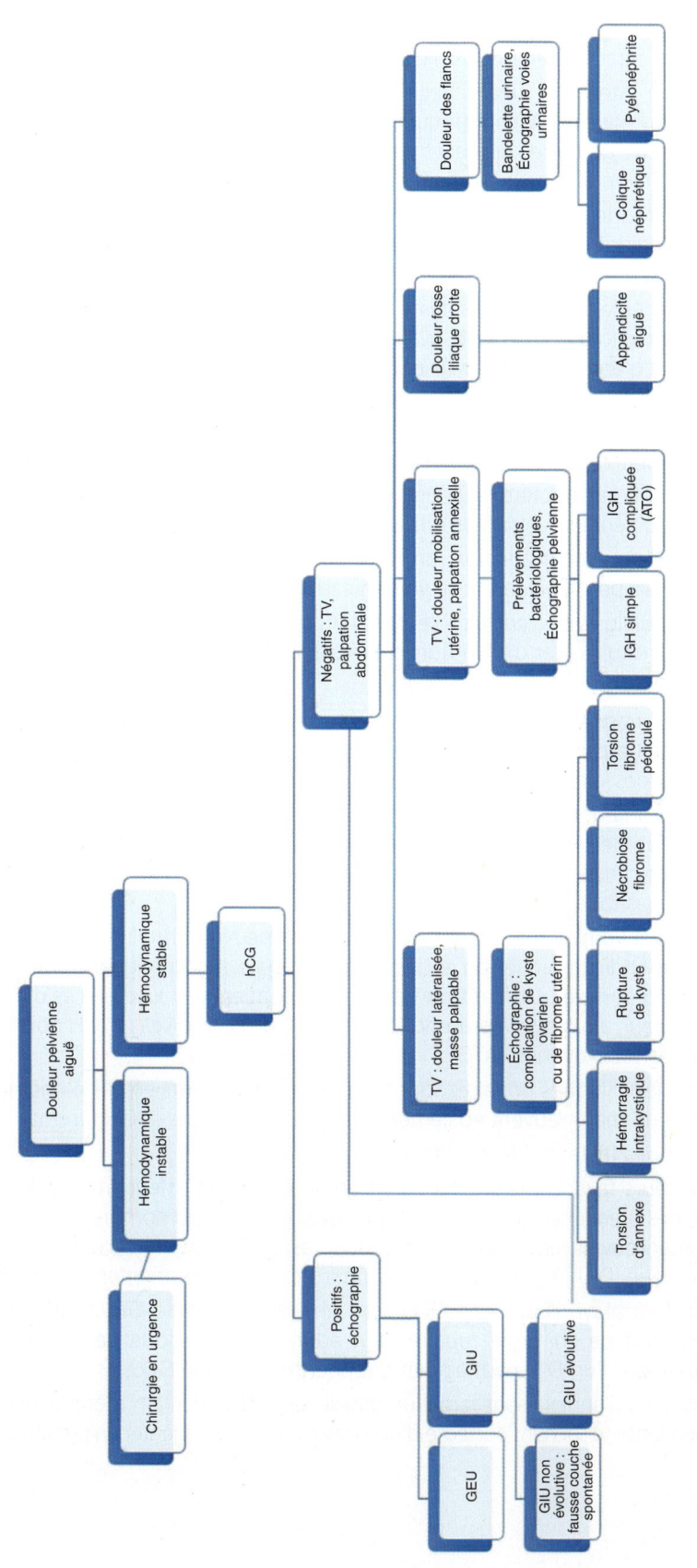

Fig. 11.1 Orientation diagnostique devant une douleur pelvienne aiguë.

A. Interrogatoire

Il est essentiel et doit apporter toutes les précisions utiles concernant la douleur, en particulier :
- préciser son caractère aigu, chronique ou cyclique ;
- mesurer son intensité : une échelle numérique verbale allant de 0 à 10 ou une échelle visuelle analogique (EVA) sont fréquemment utilisées. La mesure de l'intensité de la douleur peut permettre un tri des urgences vitales : ainsi, la douleur est habituellement très intense en cas de torsion d'annexe alors qu'elle sera modérée dans une IGH ;
- décrire son mode de début : un début progressif oriente volontiers vers une IGH ou une appendicite aiguë alors qu'un début brutal doit faire rechercher en priorité une complication « mécanique » de kyste ovarien (rupture, torsion) ou une rupture de GEU ;
- préciser son heure de début et sa durée d'évolution : une douleur d'évolution brève est classique en cas de complication d'un kyste ovarien alors qu'une douleur évoluant depuis plus de 4 jours est en faveur d'une IGH. L'heure de début des douleurs a peu d'importance en termes d'orientation diagnostique, mais a un impact pronostique important en cas de torsion d'annexe ;
- préciser sa topographie : l'orientation topographique de la douleur est rendue difficile par le mode d'innervation des organes pelviens (cf. C. Physiopathologie) :
  - cependant, le caractère unilatéral est plus en faveur d'une pathologie annexielle, alors que la douleur est volontiers diffuse à l'ensemble du pelvis en cas d'IGH,
  - une douleur avec irradiation lombaire doit faire rechercher en priorité une origine urinaire, mais peut également se voir en cas de torsion d'annexe,
  - des scapulalgies doivent faire rechercher un épanchement intrapéritonéal, et en cas de GEU, faire suspecter une rupture tubaire avec hémopéritoine ;
- rechercher des signes associés à la douleur :
  - des métrorragies chez une femme enceinte orientent en priorité vers une complication de la grossesse (fausse couche, GEU). Les métrorragies sont fréquentes en cas d'IGH et peuvent masquer des leucorrhées qui, bien que fréquentes, sont inconstantes dans ce contexte,
  - un syndrome fébrile : doivent en premier lieu être évoquées appendicite aiguë, IGH et pyélonéphrite. Alors qu'une température normale est rare dans une appendicite aiguë, l'absence d'hyperthermie est fréquente dans les IGH et la normalité de la température ne doit pas faire éliminer ce diagnostic,
  - nausées et vomissements sont aspécifiques et peuvent être liés à une pathologie digestive (appendicite aiguë) ou à une origine vagale accompagnant une douleur intense (torsion d'annexe). Un arrêt du transit est volontiers retrouvé en cas d'origine digestive à la douleur, alors que la présence d'un ténesme rectal en cas d'IGH doit faire rechercher un abcès tubo-ovarien (ATO),
  - des signes cliniques urinaires sont fréquemment présents en cas d'origine urologique à la douleur, mais peuvent également être présents en cas d'IGH (urétrite associée) ;
- rechercher des facteurs favorisants d'une pathologie :
  - les facteurs favorisants une IGH sont un antécédent d'infection sexuellement transmissible, des premiers rapports sexuels précoces et un grand nombre de partenaires sexuels. Des manœuvres endo-utérines récentes (aspiration, hystéroscopie, pose de dispositif intra-utérin [DIU], hystérosalpingographie, etc.) peuvent orienter vers une IGH iatrogène,
  - les facteurs favorisants une GEU sont un antécédent de GEU, d'IGH et le tabac. Un antécédent de chirurgie tubaire peut augmenter le risque de développer une GEU. L'utilisation d'un DIU peut également orienter vers une GEU,
  - les torsions d'annexe sont rares sur annexe saine. L'apparition d'une douleur brutale chez une patiente se sachant porteuse d'un kyste ovarien doit orienter en priorité vers une torsion.

B. Examen clinique

Il doit rechercher en premier lieu des signes de gravité car la douleur peut révéler une pathologie mettant en jeu le pronostic vital de la patiente, avant de rechercher la cause de la douleur.

1. Évaluation hémodynamique

Elle doit être effectuée dès la prise en charge initiale de la patiente. Une hémodynamique instable doit faire évoquer un hémopéritoine important. Si l'état clinique de la patiente le permet, une confirmation échographique en urgence doit être réalisée. Sinon, une indication de chirurgie en urgence doit être posée pour traiter un hémopéritoine massif (rupture hémorragique de kyste ovarien, rupture de GEU). La tachycardie précède la chute de la pression artérielle et doit être considérée comme un élément de gravité ++.

2. Palpation abdominale

Les signes d'irritation péritonéale, la présence d'une défense ou d'une douleur de rebond ne sont pas spécifiques. En cas de test de grossesse positif, cela doit orienter en priorité vers une rupture de GEU avec hémopéritoine et peut justifier une prise en charge chirurgicale en urgence.

En cas de pathologie annexielle, une torsion doit être évoquée en premier lieu.

Dans un contexte d'IGH, ces signes doivent orienter vers une forme compliquée (ATO, pelvipéritonite). En cas de latéralisation à droite, on cherchera une appendicite aiguë.

3. Examen gynécologique

L'examen au spéculum recherche des leucorrhées et/ou métrorragies. Des leucorrhées et/ou une cervicite doivent faire évoquer une IGH mais peuvent être absents ; l'IGH peut également être masquée par des métrorragies retrouvées chez près de la moitié des patientes présentant une IGH.

Dans le cas d'une complication d'un kyste ovarien, la douleur est classiquement unilatérale, une masse peut être palpée. En cas de complication de fibromes, la douleur est plutôt médiane, déclenchée à la palpation d'un utérus bosselé, augmenté de taille. La douleur peut néanmoins être latéralisée en cas de torsion d'un myome sous-séreux pédiculé.

Le toucher vaginal est capital en cas de suspicion d'IGH. Aucun élément clinique ou paraclinique n'étant pathognomonique de cette pathologie, le diagnostic repose essentiellement sur une douleur provoquée à la palpation ou à la mobilisation utérine. On retrouve également fréquemment une douleur à la palpation annexielle, le plus souvent bilatérale. Dans l'appendicite aiguë, la douleur déclenchée au toucher vaginal reste classiquement latéralisée à droite.

C. Examens complémentaires

1. Biologie

β-hCG

Chez toute femme en période d'activité génitale, un test de grossesse qualitatif est indispensable et doit être effectué en priorité. Négatif, il permet d'éliminer une GEU.

En premier lieu, un test qualitatif urinaire peut être réalisé. Ces tests ont l'avantage d'une bonne sensibilité et d'une bonne spécificité pour un coût réduit.

Le dosage quantitatif plasmatique des β-hCG a son intérêt dans l'interprétation d'une vacuité utérine à l'échographie dans un contexte de grossesse de localisation indéterminée. En effet, le seuil de visibilité échographique d'une grossesse intra-utérine classiquement retenu est de 1 500 UI/mL. Au-delà de ce seuil, une GEU doit être très fortement suspectée. Si le taux est inférieur à ce seuil, et la patiente paucisymptomatique, une surveillance ambulatoire avec contrôle de l'évolution de la cinétique des β-hCG plasmatiques quantitatives à 48 heures sera mise en place pour distinguer une grossesse intra-utérine évolutive d'une grossesse intra-utérine arrêtée ou d'une GEU.

Numération-formule sanguine (NFS)

L'hyperleucocytose est quasi constante en cas d'appendicite aiguë alors qu'elle est fréquemment absente dans les IGH simple (une hyperleucocytose en cas d'IGH doit faire rechercher une forme compliquée). Pouvant aussi témoigner d'une nécrose, une hyperleucocytose peut être rarement retrouvée en cas de torsion d'annexe.

L'anémie oriente vers un hémopéritoine et l'évaluation du taux d'hémoglobine est capitale dans la prise en charge de l'hémopéritoine notamment pour décider d'une éventuelle transfusion.

Protéine C-réactive

Traduisant un syndrome inflammatoire, elle est fréquemment augmentée en cas de pathologie infectieuse (IGH ou appendicite aiguë). Néanmoins, sa normalité n'élimine ni l'un ni l'autre de ces diagnostics.

Une élévation importante en cas d'IGH est corrélée à la présence d'une forme compliquée d'un ATO.

2. Bactériologie

Les prélèvements bactériologiques (prélèvements vaginaux et endocervicaux, avec mise en culture et techniques d'amplification des acides nucléiques pour recherche de gonocoque, *Chlamydia trachomatis* et *Mycoplasma genitalium*) sont indispensables en cas de suspicion d'IGH. En cas de présence d'un DIU dans un contexte d'IGH, une ablation est recommandée avec analyse bactériologique de celui-ci.

3. Bandelette urinaire

Elle est indispensable, orientant vers une pathologie urinaire infectieuse en cas de présence de nitrites et d'une leucocyturie. Elle oriente vers une colique néphrétique en cas d'hématurie.

4. Échographie

C'est l'examen morphologique de choix dans les DPA.

En cas d'instabilité hémodynamique et de suspicion d'hémopéritoine, elle doit être réalisée en urgence afin de le confirmer. Néanmoins, sa réalisation ne doit pas retarder une prise en charge chirurgicale urgente.

Dans le cas de l'appendicite aiguë, elle peut être utile mais reste opérateur-dépendante. Devant une hématurie à la bandelette urinaire, une échographie des voies urinaires doit être réalisée.

Dans le cas des pathologies gynécologiques, elle est réalisée par voie abdominale et par voie endovaginale (sauf chez les patientes n'ayant jamais eu de rapports sexuels).

Dans le cadre d'une DPA d'origine annexielle, une image annexielle pathologique est le plus souvent retrouvée. Les torsions sur annexe saine sont rares. En cas de rupture de kyste ovarien, un épanchement pelvien est recherché.

L'échographie est indispensable dans la prise en charge d'une IGH. Elle peut montrer des signes positifs (épaississement de la paroi tubaire, épanchement intratubaire, etc.) mais leur présence est inconstante. Elle reste néanmoins indispensable pour rechercher une forme compliquée (ATO) dont la taille pourra faire poser l'indication d'un drainage.

Couplée à la biologie, l'échographie est essentielle à la prise en charge d'une GEU. Elle recherche une grossesse intra-utérine évolutive (signée par la présence d'une vésicule vitelline ou d'un embryon dans un sac gestationnel intra-utérin). En cas d'absence de cette image, avec un taux d'hCG plasmatiques supérieur à 1 500 UI/mL, une GEU doit être recherchée. Les signes directs sont la visualisation d'un sac extra-utérin avec éventuellement un embryon. Les signes indirects sont la présence d'une masse latéro-utérine témoignant d'un hématosalpinx, un hémopéritoine et un utérus vide.

L'échographie est également l'élément essentiel qui pourra orienter vers une complication de fibrome utérin.

5. Doppler

L'effet Doppler est associé à l'échographie. Les flux Doppler peuvent être modifiés au niveau des artères utérines en cas d'IGH. Cependant, l'intérêt du Doppler est plus classique dans les torsions d'annexe. En cas de suspicion de torsion d'annexe, un arrêt des flux signe une torsion. Cependant, la persistance d'un flux n'élimine pas le diagnostic de torsion (interruptions veineuses).

6. Doutes diagnostiques

Histologie : biopsie d'endomètre

En cas de doute diagnostique entre une grossesse arrêtée et une GEU, la recherche de villosités choriales peut éliminer une GEU si cette recherche est positive.

En cas de suspicion d'IGH avec une forme paucisymptomatique et de doute diagnostique, des signes histologiques d'endométrite peuvent être recherchés.

Tomodensitométrie (TDM) abdominopelvienne

Cet examen peut être utile dans les cas de doute entre une IGH et une appendicite aiguë dans un contexte de douleurs fébriles de la fosse iliaque droite. Dans le cas d'un doute sur un ATO compliquant une IGH, cet examen peut également être effectué.

Imagerie par résonance magnétique (IRM) pelvienne

De plus en plus évaluée dans le diagnostic étiologique des DPA, l'IRM est un examen performant mais rarement accessible en urgence. Néanmoins, elle peut s'avérer utile dans les doutes diagnostiques et en particulier chez la femme enceinte à qui l'on préférera éviter de réaliser une TDM.

Cœlioscopie

Même si elle reste largement au centre de leurs traitements, la cœlioscopie n'a plus de place en 1re ligne dans les explorations des DPA. Elle peut néanmoins être utile en cas de doute diagnostique d'une IGH ou d'une appendicite aiguë. Sa réalisation est également possible en cas de mauvaise évolution en cours de traitement médical d'une IGH.

> **Points clés**
>
> **Torsion d'annexe**
> - Elle est caractérisée par une douleur intense de début brutal, des vomissements, une défense abdominale.
> - L'échographie montre une pathologie annexielle.
> - La cœlioscopie permet le diagnostic de certitude et le traitement.
>
> **Infection génitale haute**
> - C'est une infection de l'ensemble du pelvis : endomètre + trompe droite + trompe gauche.
> - Il s'agit d'une infection sexuellement transmissible dans la plupart des cas.
> - Elle n'est caractérisée par aucun élément clinique ou paraclinique pathognomonique mais révélée par une douleur au toucher vaginal (douleur à la mobilisation utérine et/ou à la palpation annexielle).
> - Le traitement est médical dans les formes non compliquées, par antibiothérapie et drainage des abcès en cas de forme compliquée.
>
> **Grossesse extra-utérine**
> - C'est un diagnostic à éliminer devant toute DPA chez une femme en âge de procréer par dosage des hCG plasmatiques quantitatifs, il est confirmé par l'échographie.
> - Une instabilité hémodynamique impose une chirurgie en urgence.

Notions indispensables PCZ

- Quatre étiologies sont à évoquer en priorité devant une douleur pelvienne aiguë : grossesse extra-utérine, torsion d'annexe, infection génitale haute et appendicite aiguë.
- L'examen clinique doit rechercher en premier lieu des signes de gravité car la douleur peut révéler une pathologie mettant en jeu le pronostic vital de la patiente.
- L'échographie pelvienne est l'examen de choix devant une douleur pelvienne aiguë.

Endométriose

Il nous est apparu important de traiter de façon distincte l'endométriose, en raison d'une part de son importance en santé publique et, d'autre part, de la complexité et de la spécificité de la prise en charge.

L'endométriose est une maladie chronique à point de départ gynécologique. Elle toucherait 10 % des femmes en âge de procréer. Elle est définie par la présence de tissu de type endométrial en dehors de la cavité utérine.

Ces localisations ectopiques provoquent l'apparition d'une large variété de lésions, qui peuvent avoir différentes localisations et potentiels évolutifs, et donc être responsables d'une large palette de symptômes douloureux, dont la caractéristique principale est leur survenue cyclique, rythmée par les règles. Ces lésions peuvent concerner différents organes, entraîner des manifestations spécifiques d'organe, et être responsables d'une infertilité.

La prise en charge des différentes formes d'endométriose prend en compte aussi bien des caractéristiques de la maladie que celles de la femme, ce qui conduit à des projets thérapeutiques individualisés, évolutifs dans le temps, qui doivent globalement couvrir la période de la puberté jusqu'à la ménopause.

I. Pour comprendre

- Il existe plusieurs types de lésions d'endométriose, dont la principale caractéristique est d'avoir une composante histologique de tissu endométrial entouré par un stroma.
- Le comportement de ce tissu ressemble à celui de l'endomètre : une croissance cyclique est suivie par une desquamation et une hémorragie au cours de la période menstruelle.
- Contrairement à l'endomètre, le sang et les cellules desquamées ne peuvent pas être éliminés, et induisent une réaction inflammatoire cyclique locale.
- La provenance du tissu endométrial des lésions d'endométriose n'est pas élucidée, et plusieurs théories tentent de l'expliquer. La théorie de reflux tubaire du sang menstruel semble vraie chez de nombreuses patientes, chez qui des implants d'endométriose se trouvent disséminés sur le trajet de la circulation du liquide péritonéal, d'une manière semblable aux métastases du cancer de l'ovaire. Comme le reflux tubaire de sang menstruel survient chez une majorité des femmes, il semble que le péritoine des femmes atteintes d'endométriose ait une capacité diminuée d'élimination du sang et des cellules, et ceci expliquerait l'apparition des implants d'endométriose.

Du pont de vue didactique, les lésions d'endométriose peuvent être groupées en 3 grandes catégories, qui peuvent être isolées ou associées entre elles :

- *les lésions superficielles péritonéales* : généralement de petite taille, elles peuvent être rouges, florides, hémorragiques, des taches brunâtres, des microkystes noirs, des lésions étoilées blanches, des défauts péritonéaux, etc. (fig. 11.2) ;
- *les lésions kystiques ovariennes* : elles proviennent d'une invagination avec un point de départ à la surface de l'ovaire, et contiennent un liquide visqueux marron chocolat, contenant des cellules détruites et du sang dégradé au fil des mois (fig. 11.3) ;
- *les nodules profonds sous-péritonéaux* : ce sont des lésions fibreuses, dont la composante fibromusculaire est proportionnellement supérieure à la composante endométriale, qui se comportent comme des tumeurs bénignes infiltrant les organes pelviens : les ligaments utérosacrés, le vagin, le tube digestif (fig. 11.4), la vessie, les uretères, les racines sacrées, la paroi abdominale, etc.

L'évolution de ces lésions aboutit à la constitution d'adhérences intrapelviennes et intra-abdominales, ainsi qu'à des modifications de l'architecture du pelvis et des organes, qui peuvent être source de phénomènes douloureux et/ou d'infertilité (fig. 11.5).

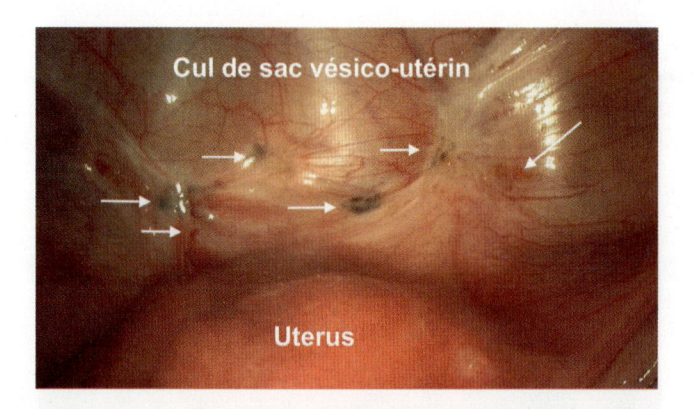

Fig. 11.2 Lésions d'endométriose superficielle du péritoine du cul-de-sac vésico-utérin, sous la forme de lésions kystiques noires millimétriques.

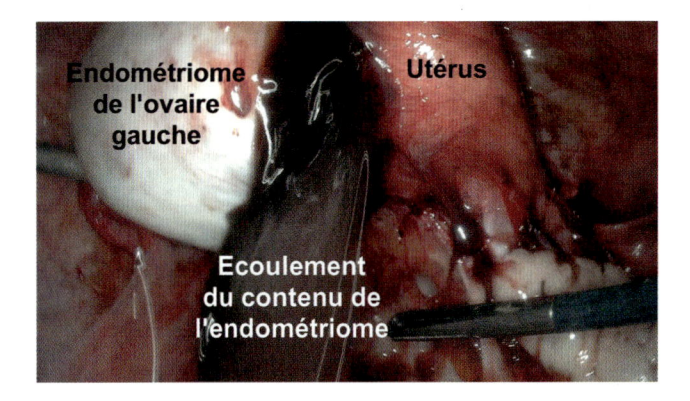

Fig. 11.3 Kyste d'endométriose de l'ovaire gauche.
L'ouverture du kyste permet l'écoulement d'un liquide visqueux de couleur chocolat.

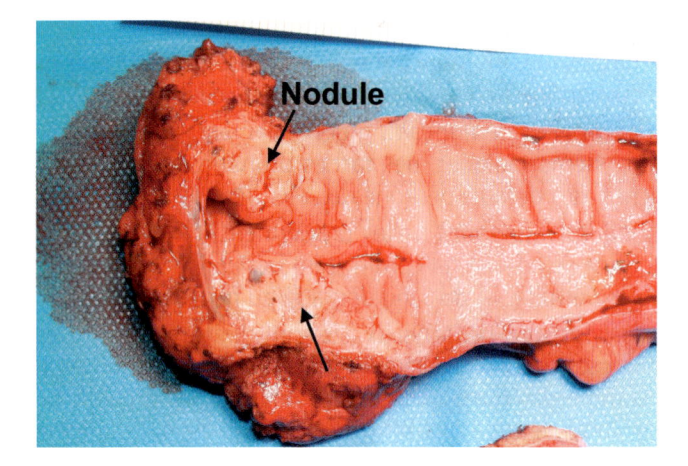

Fig. 11.4 Nodule d'endométriose profonde du rectum sur une pièce de résection colorectale.
On remarque la couleur blanche due à la composante fibreuse, la progression intraluminale responsable d'une sténose rectale et la présence d'un kyste noir due aux microhémorragies cycliques survenues au sein de la composante glandulaire.

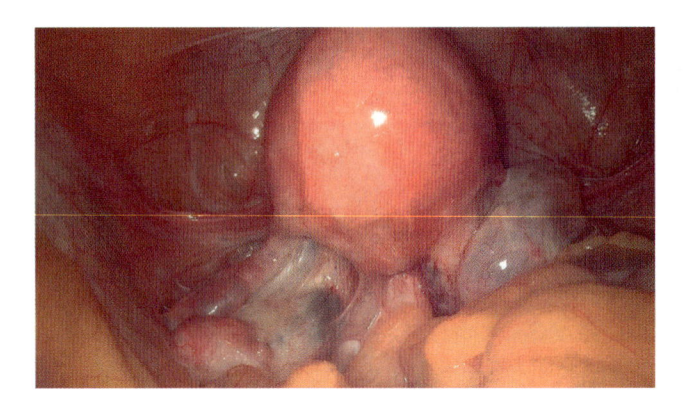

Fig. 11.5 Cul-de-sac recto-utérin bloqué par des adhérences entre les annexes et le rectum, utérus d'aspect globuleux dû à l'adénomyose, hydrosalpinx droit, endométriose profonde du moyen rectum.

Cette évolution est imprévisible et variable d'une patiente à une autre, tant dans sa gravité que dans sa vitesse et son retentissement. Ainsi, certaines patientes resteront toute leur vie avec simplement des lésions superficielles, et d'autres présenteront l'aggravation et l'association de toutes les lésions en moins de 10 ans de règles.

Par ailleurs, l'endométriose peut être associée à *l'adénomyose*, qui correspond à une infiltration diffuse ou focale du myomètre par des cellules endométriales, conduisant à la formation de microkystes endométriaux à l'intérieur du myomètre. L'adénomyose peut être responsable de ménométrorragies, mais également de symptômes douloureux similaires à ceux de l'endométriose et d'une diminution de la fertilité.

II. Circonstances de découverte

L'endométriose peut être diagnostiquée dès la puberté et jusqu'à la ménopause. Néanmoins, on constate que le retard diagnostique est fréquent (7 à 10 ans selon les études), entre l'apparition des premiers symptômes et le diagnostic.

- Les symptômes de l'endométriose sont généralement plus marqués chez les femmes qui ont mensuellement des règles et dont l'activité ovarienne n'est pas freinée par une contraception hormonale. Par conséquent, le diagnostic d'endométriose est souvent posé chez les adolescentes, chez les femmes jeunes nullipares qui arrêtent la contraception pour obtenir une grossesse, ou chez les femmes multipares qui choisissent un moyen de contraception mécanique (DIU au cuivre, stérilisation tubaire, etc.).
- Chez d'autres femmes pauci ou asymptomatiques, le diagnostic est posé de manière fortuite lors d'un examen d'imagerie ou d'une intervention chirurgicale réalisés pour d'autres raisons.

Les symptômes le plus souvent rencontrés chez les femmes atteintes d'endométriose sont les suivants.

A. Dysménorrhées

Dans la majorité des cas, les dysménorrhées (ou règles douloureuses) représentent chronologiquement le premier symptôme douloureux, apparu souvent dès les premières règles. Elles peuvent générer un absentéisme scolaire ou professionnel, et se caractérisent par :
- des douleurs sourdes au niveau de l'hypogastre, dans les fosses iliaques, mais également dans les flancs ou en bas du dos ;
- l'efficacité antalgique fréquente (partielle ou totale) des anti-inflammatoires, évocatrice du mécanisme inflammatoire des douleurs ;
- leur amélioration (voire leur disparition) par la prise d'une pilule contraceptive en mode cyclique ;
- une association fréquente à des ménorragies (règles abondantes).

B. Dyspareunies profondes

Les douleurs lors des rapports sexuels sont des dyspareunies balistiques, déclenchées par les pénétrations profondes, généralement dans le cul-de-sac postérieur. Ce symptôme peut avoir un retentissement négatif sur la sexualité du couple, et diminuer les chances de conception spontanée.

Elles peuvent être dues à une endométriose profonde rétrocervicale, des ligaments utérosacrés ou des culs-de-sac vaginaux, mais également à une endométriose superficielle du cul-de-sac recto-utérin, ainsi qu'à une adénomyose.

C. Symptômes digestifs

Associés aux règles, ils sont non spécifiques et peuvent être variés.
- Il peut s'agir de dyschésies, de douleurs déclenchées par la distension du rectum ou par les efforts de défécation, de diarrhées cataméniales ou, à l'inverse, de constipations sévères, de ballonnements abdominaux.
- Leur apparition justifie la recherche des localisations digestives de l'endométriose, notamment au niveau du rectum ou du côlon sigmoïde (⅔ des atteintes digestives).
- Néanmoins, les symptômes digestifs peuvent être simplement dus à un effet irritatif des lésions d'endométrioses superficielle ou profonde sur le tube digestif ou les plexus hypogastriques inférieurs.

D. Symptômes urinaires

- Les cystalgies cataméniales la pollakiurie diurne et nocturne, ainsi que l'impression d'avoir régulièrement une infection urinaire pendant les règles justifient la recherche d'une endométriose profonde de la vessie (l'ECBU est stérile). Mais tout comme les symptômes digestifs, ces symptômes peuvent être dus à l'effet irritatif des lésions d'endométriose superficielle.
- Les nodules d'endométriose profonde peuvent engainer ou infiltrer les uretères. Bien que longtemps asymptomatiques, ces lésions peuvent conduire à une sténose de l'uretère, voire à une dilatation urétérale et pyélocalicielle en amont, se compliquant ensuite d'une atrophie rénale à bas bruit.

E. Autres symptômes cataméniaux

Tout symptôme douloureux ou gênant, survenu de manière cyclique concomitamment aux règles, peut permettre d'évoquer une endométriose.
- Les douleurs scapulaires ou basithoraciques droites peuvent être l'expression des lésions d'endométriose de l'hémicoupole diaphragmatique droite.
- Les douleurs au niveau des fesses ou les sciatalgies peuvent être dues à la compression des racines sacrées par une endométriose profonde.
- Les dysuries cataméniales peuvent être le résultat de l'impact des lésions d'endométriose profonde du vagin sur les nerfs splanchniques moteurs de la vessie.
- Les épisodes de pneumothorax cataménial justifient la recherche d'une endométriose diaphragmatique, pleurale ou du parenchyme pulmonaire.

F. Douleurs intermenstruelles

Ce sont des douleurs qui surviennent entre les périodes de règles, et finissent par transformer ces patientes en douloureuses chroniques :
- elles sont associées aux endométrioses évoluées, aux adhérences intra-abdominales ;
- mais aussi à des mécanismes neuropathiques associés qui obscurcissent sérieusement le tableau clinique et les démarches diagnostiques.

G. Infertilité

L'endométriose est un facteur de risque d'infertilité, elle est retrouvée chez un tiers des femmes consultant pour infertilité (l'absence de grossesse chez un couple ayant des rapports réguliers depuis plus d'un an).

Les mécanismes provoquant l'infertilité dans l'endométriose, isolés ou associés, sont les suivants :
- l'inflammation intrapéritonéale et intratubaire : pouvant avoir un effet néfaste sur l'interaction ovule-spermatozoïde ;
- l'obstruction intratubaire ou tubo-ovarienne : empêchant la rencontre des gamètes ;
- la douleur : liée aux dyspareunies et à l'asthénie secondaire aux douleurs chroniques, et pouvant considérablement réduire le nombre de rapports sexuels potentiellement fécondants ;
- l'altération de la réserve ovarienne : liée aux endométriomes qui détruisent le parenchyme ovarien, et dont l'exérèse chirurgicale peut aggraver une insuffisance ovarienne préexistante ;
- l'adénomyose : facteur de défaut d'implantation embryonnaire.

III. Données de l'examen clinique

A. Interrogatoire

- Fondamental (et souvent suffisant) pour évoquer le diagnostic, il a pour objectif de rattacher la chronologie de la symptomatologie douloureuse à la survenue des règles.
- Il doit également rechercher les dyspareunies profondes balistiques.

B. Examen abdominal

Généralement pauvre, il provoque souvent des douleurs non spécifiques (palpation sensible sans défense du cadre colique ou du pelvis). Néanmoins, pratiqué en période de crise douloureuse, il peut mimer un abdomen chirurgical.

C. Examen au spéculum

- Réalisé avec délicatesse, car le contact avec les culs-de-sac du vagin est généralement douloureux, il est souvent normal.
- Il peut mettre en évidence un nodule d'endométriose profonde infiltrant le vagin, sous la forme d'une rétraction fibreuse, d'une lésion végétante ou de microkystes noirs.

D. Toucher vaginal

Essentiel, il peut permettre d'affirmer le diagnostic d'une endométriose profonde, mais ne peut être effectué chez une patiente vierge.
- La palpation d'un cul-de-sac postérieur du vagin, souple mais sensible peut orienter vers une endométriose superficielle du cul-de-sac recto-utérin.
- La palpation d'un nodule fibreux ou d'une lésion végétante des culs-de-sac du vagin, le plus souvent sensible, peut orienter vers une endométriose profonde.
- La palpation bimanuelle d'un utérus augmenté de volume et sensible peut orienter vers une adénomyose.
- La palpation d'une masse kystique peut orienter vers un endométriome ovarien.

E. Toucher rectal

Utile surtout en cas de suspicion de nodule d'endométriose profonde rétrocervicale, il apprécie la présence d'une infiltration du rectum ou des paramètres.

IV. Examens paracliniques

Le diagnostic d'endométriose est avant tout clinique, les examens complémentaires ont pour but d'évaluer la gravité de la maladie (bilan d'extension). Ils doivent être effectués par des radiologues expérimentés en endométriose.

Leur normalité n'exclut pas le diagnostic, en particulier lorsqu'il s'agit d'endométriose superficielle.

A. Échographie pelvienne par voie endovaginale

Considérée comme l'examen d'imagerie de 1re ligne, l'échographie est performante entre les mains d'un radiologue expert. Elle permet d'identifier :
- les endométriomes ovariens (kystes ovariens à contenu finement granité, qui persistent sur plusieurs cycles contrairement aux kystes hémorragiques) ;
- l'adénomyose ;
- les nodules d'endométriose profonde des ligaments utérosacrés, de la vessie, du rectum et du côlon sigmoïde distal ;
- des complications de l'endométriose (hématosalpinx, sténoses urétérales avec dilatation en amont, etc.).

B. IRM abdominopelvienne

C'est un examen très performant qui permet non seulement le diagnostic mais également la cartographie précise des lésions d'endométriose intrapelviennes et intra-abdominales.
- Les kystes d'endométriose contenant du sang présentent un aspect très caractéristique : hypersignal en séquence T1 avec saturation de graisse (fig. 11.6) et hyposignal en séquence T2.

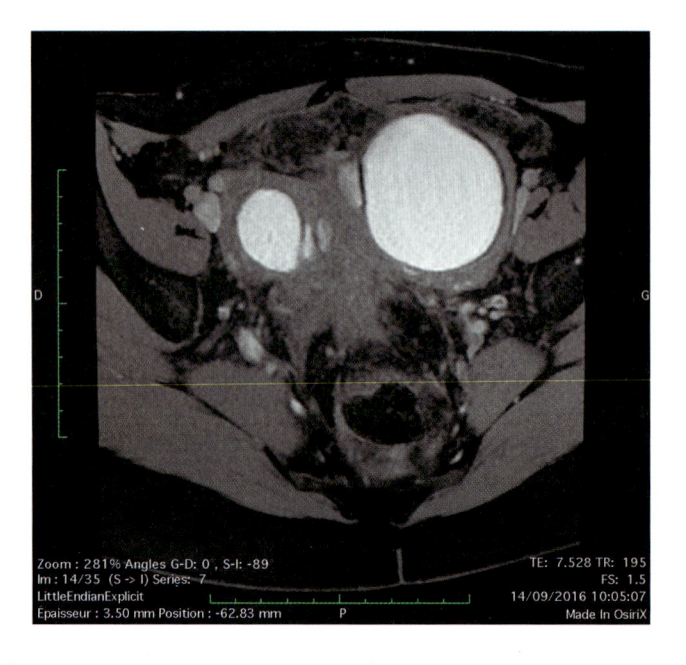

Fig. 11.6 IRM du pelvis, séquence T2 avec saturation de graisse, section transversale.
Kystes d'endométriose des deux ovaires de couleur blanche intense, caractéristique.

Item 39 – UE 2 – Orientation diagnostique devant une douleur pelvienne aiguë

- Les nodules d'endométriose profonde sont des formations en étoile (hyposignal T1 et T2), rétractiles, infiltrant les organes du voisinage (rectum, côlon sigmoïde, vagin, vessie, etc.) parfois contenant des microkystes d'endométriose (fig. 11.7).
- L'adénomyose est affirmée sur un élargissement de la zone jonctionnelle ou sur la présence de multiples microspots en hypersignal dans le myomètre (fig. 11.8).
- L'IRM peut enfin objectiver les complications de l'endométriose (hématosalpinx, sténoses urétérales avec dilatation en amont ou hydronéphrose, infiltrations des paramètres ou des racines sacrées, sténoses du tube digestif, etc.).

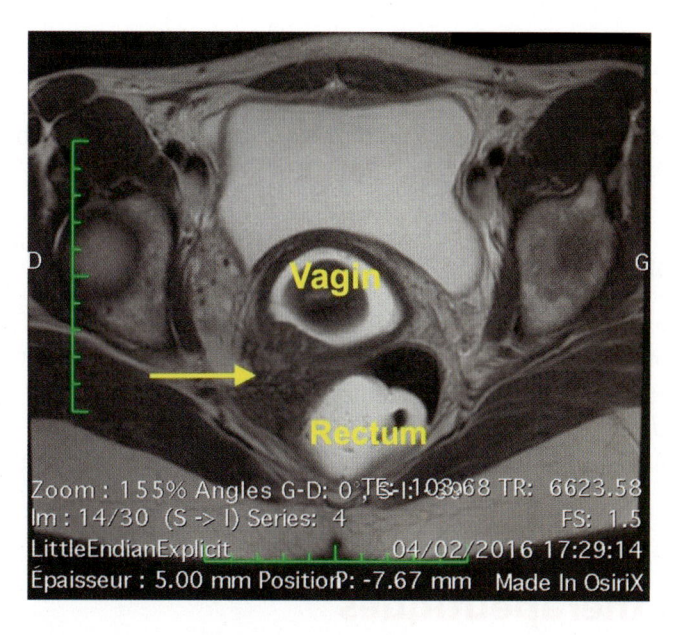

Fig. 11.7 IRM du pelvis, séquence T1, section transversale.
Nodule d'endométriose profonde infiltrant les culs-de-sac droit et postérieur du vagin, la paroi antérolatérale droite du moyen rectum, le paramètre droit, étendu jusqu'à la paroi droite du pelvis et aux racines sacrées droites. La patiente présentait des dyspareunies profondes, des douleurs intenses de défécation et une sciatalgie droite.

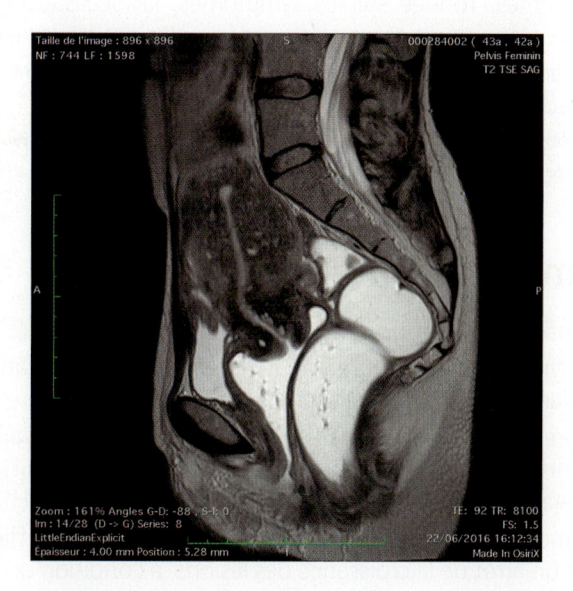

Fig. 11.8 IRM du pelvis, séquence T1, section sagittale.
Utérus augmenté de volume, avec des microkystes intramyométriaux, témoignant d'une adénomyose sévère.

C. Autres examens d'imagerie

D'autres examens sont indiqués dans les cas sévères, en fonction de la localisation des lésions d'endométriose visualisées sur l'échographie et l'IRM :
- échographie endorectale et coloscanner en cas d'endométriose colorectale ;
- cystoscopie, uroscanner ou uro-IRM en cas d'endométriose de l'appareil urinaire ;
- IRM et scanner du diaphragme en cas d'endométriose du diaphragme ;
- etc.

D. Bilan biologique

Il n'est pas spécifique. Une augmentation du taux de la CA125 peut être observée en cas d'endométriose ovarienne ou péritonéale diffuse, mais ce dosage non spécifique ne fait pas partie du bilan.

E. Cœlioscopie

Elle permet éventuellement le diagnostic de certitude (par l'exploration de la cavité abdominale avec biopsie ciblée et analyse anatomopathologique) et le traitement des lésions.

En cas d'infertilité, elle permet la classification pronostique selon l'AFSr (*American Fertility Society revised*).

Néanmoins, le diagnostic de certitude (et donc la cœlioscopie diagnostique) n'est pas indispensable pour instaurer le traitement médical chez les patientes symptomatiques.

V. Principes thérapeutiques

L'endométriose est une pathologie chronique, avec un potentiel évolutif rythmé par les règles qui couvre la période allant de la puberté jusqu'à la ménopause, qui peut se présenter sous multiples formes, sans une corrélation étroite entre la gravité de lésions et celles des symptômes. Ces caractéristiques de la maladie sont des arguments pour une prise en charge individualisée des patientes, fondée sur les symptômes, la localisation des lésions, le désir de grossesse, mais aussi les risques et les effets indésirables des traitements.
- La prise en charge de l'endométriose douloureuse peut être réalisée en employant des traitements médicamenteux seuls ou associés à la chirurgie.
- La prise en charge de l'infertilité due à l'endométriose peut être réalisée par des techniques d'assistance médicale à la procréation et/ou par la chirurgie.

A. Traitement médicamenteux

Il nécessite l'obtention de *l'aménorrhée* et a 2 objectifs principaux :
- améliorer les symptômes douloureux par la réduction de l'inflammation et l'effet antalgique (anti-inflammatoires non stéroïdiens, antalgiques de différents paliers) ;
- arrêter la progression des lésions par un blocage de l'activité ovarienne (thérapies hormonales en continu telles que pilules œstroprogestatives, pilules microprogestatives bloquant l'ovulation, macroprogestatifs de synthèse, agonistes de la GnRH).

Les thérapies hormonales de blocage de l'activité ovarienne sont efficaces sur les douleurs et peuvent entraîner un arrêt de la croissance des lésions, à condition qu'elles soient administrées de manière ininterrompue (schéma sans règles).

Administrées chez les patientes opérées, elles réduisent de manière significative le risque de récidives.

Elles ont en revanche un effet contraceptif inévitable et peuvent être responsables d'effets indésirables conduisant à l'abandon du traitement par les patientes (métrorragies et spottings, prise de poids, baisse de la libido, sécheresse vaginale, bouffées de chaleur, etc.).

En cas d'arrêt du traitement, la reprise évolutive des lésions est très probable, et l'effet du traitement sur les douleurs est généralement perdu au bout de quelques mois. Pour cette raison, il est logique de l'administrer jusqu'à l'âge de la ménopause.

B. Traitement chirurgical

La chirurgie a pour but la résection ou la destruction des lésions d'endométriose et la réparation des organes atteints, dans le but de traiter les douleurs et l'infertilité. L'aménorrhée au long cours après la chirurgie permet d'éviter la récidive.

- En règle générale, les meilleurs résultats sont obtenus lorsque les patientes bénéficient d'une seule intervention chirurgicale bien menée, en évitant les chirurgies itératives incomplètes.
- L'exérèse (résection) ou l'ablation (destruction sur place) des lésions d'endométriose superficielle est un geste chirurgical accessible à une majorité de chirurgiens.
- L'exérèse (kystectomie) ou l'ablation des endométriomes ovariens peut entraîner une diminution significative de la réserve ovarienne avec des effets négatifs sur la fertilité. En effet, l'absence d'un plan histologique de clivage entre l'endométriome proprement dit et le parenchyme ovarien qui l'entoure conduit à des pertes fréquentes de tissu ovarien. La chirurgie itérative des endométriomes récidivés peut entraîner une insuffisance ovarienne définitive.
- La chirurgie de l'endométriose profonde nécessite une réelle expertise, et il est fortement recommandé de référer les patientes présentant ce type de lésions aux équipes expérimentées. En fonction de la localisation des nodules d'endométriose profonde, la chirurgie peut nécessiter des gestes complexes sur le tube digestif, l'appareil urinaire, les racines sacrées, le diaphragme, nécessitant une équipe chirurgicale multidisciplinaire. L'indication de la chirurgie doit prendre en compte aussi bien le bénéfice attendu sur les symptômes que les risques de complications postopératoires.
- Des récidives postopératoires peuvent survenir avant la ménopause, surtout chez les femmes sans traitement hormonal qui continuent à avoir des règles après la chirurgie. La récidive des douleurs ne signifie pas automatiquement une récidive des lésions et ne nécessite pas obligatoirement une nouvelle chirurgie.

C. Traitement de l'infertilité

Le traitement médical de l'endométriose permettant l'aménorrhée étant forcément contraceptif, le désir de grossesse nécessite l'interruption de ce traitement. Il faudra ensuite rapidement entreprendre un bilan complet à la recherche d'autres causes éventuelles d'infertilité (dysovulation, altérations spermatiques, etc.) et avoir une démarche active au cas par cas (fécondation naturelle, chirurgie et/ou assistance médicale à la procréation) afin d'éviter l'aggravation ou la récidive de la maladie.

> **Points clés**
> - L'endométriose est une pathologie fréquente des femmes en âge de procréer (estimée à 10 %).
> - Maladie à point de départ gynécologique, cause avant tout de douleurs et d'infertilité, elle peut toucher de multiples organes, surtout pelviens (en particulier digestifs et urinaires).
> - La symptomatologie est rythmée par les règles et comporte généralement des dysménorrhées, des dyspareunies profondes, une infertilité, mais les formes a ou peu symptomatiques sont également fréquentes.

- Le diagnostic est avant tout clinique, grâce à l'interrogatoire. Le toucher vaginal peut identifier des nodules d'endométriose profonde dans les culs-de-sac du vagin.
- Les principaux examens d'imagerie sont l'échographie pelvienne endovaginale et la résonance magnétique abdominopelvienne, mais leurs performances dépendent de l'expérience du radiologue, et une imagerie normale n'élimine pas le diagnostic.
- Le traitement médical repose sur le blocage de l'activité des ovaires et permet de stopper l'évolution à condition qu'il soit administré en continu à visée d'aménorrhée.
- Le traitement chirurgical des endométriomes ovariens peut diminuer la réserve ovarienne et être délétère pour la fertilité.
- La chirurgie des formes sévères d'endométriose est complexe et nécessite des équipes expérimentées.
- Les techniques d'assistance médicale à la procréation sont envisagées chez les patientes infertiles.

Notions indispensables PCZ

- Diagnostic à évoquer devant toutes douleurs pelviennes cycliques.
- Échographie pelvienne et IRM abdominopelvienne constituent les deux examens complémentaires de choix de l'endométriose.

Réflexes transversalité

- Item 34 – Diagnostiquer une ménorragie et une métrorragie
- Item 41 – Hémorragies génitales chez la femme

Pour en savoir plus

HAS. Prise en charge de l'endométriose. Recommandation de bonne pratique, décembre 2017.
https://www.has-sante.fr/portail/upload/docs/application/pdf/2018-01/prise_en_charge_de_lendometriose_-_recommandations.pdf

CHAPITRE 12

Item 42 – UE 2 – Tuméfaction pelvienne chez la femme

I. Pour comprendre
II. Orientations diagnostiques fournies par l'interrogatoire
III. Orientations diagnostiques fournies par l'examen clinique
IV. Orientations diagnostiques fournies par les examens complémentaires
V. Attitude thérapeutique devant un fibrome utérin : principes du traitement
VI. Attitude thérapeutique devant un kyste ovarien : principes du traitement

Objectifs pédagogiques

■ Devant une tuméfaction pelvienne chez la femme, argumenter les principales hypothèses diagnostiques, justifier les examens complémentaires pertinents et connaître les différents traitements et leurs indications.

I. Pour comprendre

Devant une tuméfaction pelvienne chez la femme, la démarche diagnostique doit d'abord localiser le siège de la tuméfaction pelvienne, puis en préciser la nature, bénigne ou maligne. L'examen complémentaire essentiel est l'échographie pelvienne. Éventuellement, en 2e intention, pourront être utilisées la tomodensitométrie, l'IRM et les marqueurs tumoraux.

A. Étiologies

Les deux tuméfactions pelviennes les plus fréquentes chez la femme sont le fibrome utérin et le kyste de l'ovaire, sans oublier la grossesse à laquelle il faut toujours penser chez une femme en période d'activité génitale.

Il faut donc en premier lieu éliminer une grossesse par un examen clinique et un interrogatoire orienté sur cette possibilité (date des dernières règles, âge, contraception, oubli) puis par un dosage des β-hCG assez systématique, et enfin par l'échographie pelvienne.

B. Étiologies utérines

1. Fibrome utérin

Le fibrome utérin, lorsqu'il est palpable, est le plus souvent sous-séreux (types 5, 6, 7 selon la classification FIGO) ou interstitiel (types 3, 4), rarement sous-muqueux et alors de types 2–5 (*cf.* fig. 4.2). C'est la plus fréquente des tumeurs de l'utérus ; 20 à 30 % des femmes de plus de 35 ans en sont atteintes.

Il est important de souligner qu'environ 50 % des fibromes sont asymptomatiques et sont découverts au cours d'un examen gynécologique systématique, d'une échographie ou d'une technique d'imagerie pelvienne.

Symptômes
Ménorragies

C'est le principal signe révélateur et le plus pathognomonique. Les règles sont augmentées en durée et en abondance. Il faut faire préciser à la patiente le nombre de changes par jour (score de Higham ; *cf.* fig. 4.1) et la présence ou non de caillots. Ces hémorragies sont parfois directement en rapport avec le fibrome lui-même s'il est sous-muqueux, mais résultent aussi des modifications de la cavité utérine qui est agrandie par les myomes interstitiels altérant la contractilité du myomètre. Parfois, l'hyperplasie endométriale est associée dans un contexte d'insuffisance lutéale et majore les saignements. En cas de fibrome sous-muqueux, les ménorragies sont en rapport avec des altérations de l'endomètre et une augmentation de la cavité utérine pouvant compromettre une rétraction correcte de l'utérus au moment des règles.

Métrorragies

Elles sont rarement isolées. Le plus souvent, il s'agit de ménométrorragies.

Syndrome de masse pelvienne

Il peut se traduire par :
- une pesanteur pelvienne ou des signes de compression des organes de voisinage responsables de pollakiurie par irritabilité vésicale ou de constipation par compression digestive peuvent être un mode révélateur ;
- la perception par la femme d'une masse abdominale d'apparition progressive allant en augmentant sans pourtant de douleur vraie, ou augmentation du volume de l'abdomen pour certaines ;
- parfois des douleurs pelviennes plus importantes liées à des complications des myomes ou à une adénomyose associée, ou encore à des troubles vasculaires associés.

Dysménorrhée

Elle peut être liée à un fibrome du col ou de l'isthme gênant l'évacuation du flux menstruel.

Complications
Complications hémorragiques

Un fibrome sous-muqueux peut être responsable d'une hémorragie plus importante (surtout en présence d'un DIU), pouvant entraîner une anémie microcytaire hyposidérémique. Les autres formes topographiques des fibromes (sous-séreux et interstitiels) sont rarement à l'origine de saignements hémorragiques.

Complications douloureuses

La nécrobiose aseptique d'un fibrome est la principale cause des douleurs en cas de fibrome. Elle est secondaire à l'ischémie du fibrome et se caractérise par :
- des douleurs pelviennes pouvant être très intenses avec une fièvre entre 38 et 39 °C ;
- parfois des métrorragies de sang noirâtre ;
- au toucher vaginal : une augmentation du fibrome, douloureux à la palpation ;
- à l'échographie : une image en cocarde avec une hyperéchogénicité centrale.

Plus rarement, il peut s'agir de la torsion d'un fibrome sous-séreux pédiculé, ou de l'accouchement par le col d'un fibrome pédiculé sous-muqueux avec des coliques expulsives.

Complications mécaniques

Il s'agit de complications à type de compression :
- vésicale (rétention d'urines) ;
- rectale (« faux besoins ») ;
- veineuse pelvienne, pouvant entraîner thrombose ou œdèmes des membres inférieurs, plus rarement des phlébites ;
- nerveuse responsable de sciatalgie, à la face postérieure de la cuisse, ou névralgie obturatrice, à la face interne de la cuisse ;
- urétérale : responsable d'une urétéro-hydronéphrose, voire de coliques néphrétiques ou de pyélonéphrites.

Transformation maligne

Le lien myome – sarcome est incertain et aucune filiation à ce jour n'a été démontrée.

Complications gravidiques

Les complications sont multiples pendant la grossesse, souvent peu importantes sur le fœtus et à faible retentissement une fois la grossesse installée ; elles interviennent à toutes les périodes de la grossesse, majorant le risque d'hospitalisation, de césarienne et de complication du post-partum. Ce sont :
- la stérilité et les avortements spontanés à répétition, notamment en cas de fibrome sous-muqueux ;
- la nécrobiose ; avec menace d'accouchement prématuré et risque de prématurité ;
- la localisation praevia gênant un accouchement par voie basse ;
- la présentation dystocique en cas de fibrome volumineux (interstitiel) ;
- la dystocie dynamique ou l'hémorragie de la délivrance liée à une mauvaise rétraction utérine.

2. Autres causes

Elles sont rarement à l'origine d'une tumeur pelvienne (en dehors de la grossesse) :
- le cancer de l'endomètre (*cf.* chapitre 18) : il s'agit d'une cause très rare, correspondant alors le plus souvent à une tumeur endocavitaire avec sténose du col et rétention intra-utérine entraînant la palpation d'une masse pelvienne par hématométrie et parfois pyométrie ;
- le sarcome ou léiomyosarcome, rare (1 pour 2 000 myomes), surtout après la ménopause, il s'agit d'une masse à progression rapide prenant souvent l'aspect d'un myome remanié atypique sur l'imagerie ;
- l'adénomyose, rarement car l'utérus ne dépasse pas le double de sa taille habituelle et est peu souvent palpable ;
- la grossesse.

C. Étiologies ovariennes

1. Kyste organique ou fonctionnel

Les kystes fonctionnels de l'ovaire constituent la plus fréquente des tuméfactions pelviennes de la femme en période d'activité génitale. Ils correspondent à des kystes folliculaires ou à des kystes lutéiniques (du corps jaune) dont la régression est le plus souvent spontanée.

Les kystes organiques sont le plus souvent bénins. Vingt pour cent des tumeurs ovariennes sont malignes ou borderline, et le risque de cancer augmente avec l'âge.

Il n'existe pas de symptomatologie spécifique des kystes de l'ovaire.

Les signes d'appel principaux sont :
- des douleurs pelviennes unilatérales modérées, généralement à type de pesanteur ;
- des métrorragies ;
- une pollakiurie ou des troubles digestifs par compression.

Selon l'étiologie, il est possible de retrouver certains symptômes évocateurs comme l'association à des dysménorrhées et dyspareunies pour l'endométriome.

Mais dans plus de 50 % des cas, le kyste de l'ovaire est latent, et est découvert lors d'un examen clinique ou d'une échographie réalisée pour une autre raison.

Parfois, le kyste de l'ovaire est découvert à l'occasion d'une complication.

2. Torsion

Elle survient surtout pour les kystes lourds (dermoïdes, mucineux), ou les kystes munis d'un pédicule très fin (kyste du para-ovaire).
- Le tableau clinique est caractéristique avec une douleur pelvienne aiguë : il s'agit d'un coup de tonnerre dans un ciel serein. La douleur abdominopelvienne débute brutalement d'une seconde à l'autre et ne cède pas, allant en s'amplifiant. Elle est associée à des vomissements et à des nausées. Souvent, des épisodes de subtorsion ont précédé l'accident aigu.
- L'examen abdominal retrouve un tableau de défense abdominopelvienne généralisée.
- L'examen gynécologique note un cul-de-sac extrêmement douloureux. Il n'y a pas de signe infectieux, ni de signe pouvant faire évoquer une occlusion ;
- L'échographie montre une image souvent liquidienne latéro-utérine. Le Doppler peut montrer l'arrêt de la vascularisation au niveau des pédicules utéro-ovariens et infundibulo-pelviens, mais c'est un signe inconstant.
- Les classiques troubles de l'hémostase ne sont plus jamais observés.

Une intervention est nécessaire en urgence pour détordre l'ovaire ou l'annexe et retirer le kyste. Il faut être conservateur chez les jeunes femmes, même en cas de geste tardif et même si l'aspect de l'ovaire est inquiétant. Des contrôles tardifs ont montré la récupération d'une fonction subnormale.

3. Hémorragie intrakystique

Elle survient souvent dans des kystes fonctionnels. Elle se caractérise par :
- l'apparition d'un syndrome douloureux pelvien à début rapide ;
- une *défense* dans l'une des deux fosses iliaques à l'examen clinique. L'un des culs-de-sac est comblé et douloureux ;
- la mise en évidence par l'*échographie* d'un kyste à contenu très finement échogène si l'examen est réalisé tôt après l'accident ou hétérogène s'il est réalisé plus tard. Il est fréquent d'observer un épanchement péritonéal associé.

Ici encore, le traitement chirurgical peut s'imposer soit afin de confirmer le diagnostic et d'éliminer une torsion, soit afin d'arrêter l'hémorragie et de traiter le kyste. Souvent, si l'hémorragie est intrakystique, elle est modeste et une simple surveillance suffit sauf si la femme a des troubles de la coagulation associés (maladie de Willebrand).

4. Rupture du kyste de l'ovaire

Elle complique souvent l'hémorragie et/ou la torsion. Le tableau est globalement superposable à celui de l'hémorragie. L'échographie peut orienter le diagnostic en montrant un épanchement péritonéal peu abondant si c'est juste le kyste qui est rompu ou plus abondant s'il y a un hémopéritoine associé. L'intervention est souvent évitable devant une amélioration progressive sans déglobulisation ; elle nécessite parfois une surveillance de 24 heures ; en cas de doute sur un hémopéritoine, la cœlioscopie confirme le diagnostic et permet le traitement.

5. Infection ovarienne (abcès ovarien)

Elle est soit secondaire à un tableau de pelvipéritonite d'origine génitale, soit secondaire à une ponction ovarienne échoguidée pour traitement d'un kyste ou prélèvement ovocytaire. Son tableau est caractéristique avec : hyperthermie, contractures pelviennes, hyperleucocytose. Ici encore, l'intervention s'impose afin de confirmer le diagnostic, de réaliser la toilette péritonéale et le drainage de l'abcès. L'abcès ovarien, contrairement à l'abcès tubaire, est très rare.

6. Compression d'organes pelviens

Les compressions d'organes pelviens (vésicale, rectale, veineuse, urétérale) sont rares.

7. Complications obstétricales

Un gros kyste enclavé dans le cul-de-sac recto-utérin (de Douglas) peut être responsable d'un obstacle praevia gênant la descente de la tête fœtale. Dans ce cas, on peut être amené à réaliser une césarienne.

Au début de la grossesse, on peut mettre en évidence un kyste ovarien ; les complications sont plus fréquentes pendant la grossesse. La conduite à tenir est spécifique pendant la grossesse (abstention jusqu'à 16 SA pour éliminer les kystes fonctionnels les plus fréquents ; le plus souvent, surveillance mais parfois exploration chirurgicale cœlioscopique au début du 2e trimestre en cas de persistance de tumeur de grande taille, de suspicion de tumeur maligne ou de symptômes).

8. Autres causes

Ce sont :
- le cancer (*cf.* chapitre 19) ; Il est rare avant la ménopause mais possible. Il se révèle parfois par une masse pelvienne ou par des signes digestifs de carcinose ou de compression ;
- l'endométriose (*cf.* chapitre 11) accompagnant un endométriome qui est le révélateur de la maladie sous-jacente.

D. Étiologies tubaires

Elles évoquent :
- un hydrosalpinx ;
- un bloc adhérentiel post-infectieux ;
- un kyste vestigial ou du mésosalpinx.

Mais la trompe se dilate rarement suffisamment pour entraîner une masse pelvienne et il s'agit souvent d'une masse annexielle prenant trompe et ovaire et, dans ce cas, elle est souvent infectieuse.

E. Étiologies péritonéales

C'est l'endométriose du cul-de-sac recto-utérin, mais il s'agit plus d'une induration du cul-de-sac recto-utérin ou d'un nodule que d'une masse pelvienne.

F. Étiologies digestives

Elles sont rares et signent :
- un cancer du côlon ou du rectum ;
- une sigmoïdite.

C'est un diagnostic différentiel et, là encore, rarement une masse pelvienne, à moins d'une tumeur de grosse taille.

II. Orientations diagnostiques fournies par l'interrogatoire

L'interrogatoire précise :
- les antécédents :
  - salpingite, leucorrhées fréquentes,
  - contraception par stérilet qui oriente vers une étiologie infectieuse,
  - endométriose,
  - régularité des cycles et date des dernières règles ;
- la nature des douleurs pelviennes associées :
  - uni ou bilatérales,
  - cycliques (place dans le cycle) ou non cycliques (permanentes ou intermittentes),
  - intensité ;
- les hémorragies génitales :
  - ménorragies,
  - métrorragies ;
- les troubles digestifs :
  - troubles du transit,
  - rectorragies ;
- les troubles urinaires : pollakiurie, infection urinaire, rétention d'urine.

III. Orientations diagnostiques fournies par l'examen clinique

A. Toucher vaginal

Il est souvent peu contributif en raison de la douleur ou du surpoids de la patiente. Il faut essayer de sentir une masse et de la localiser à l'utérus ou non. Le toucher est bimanuel avec la main abdominale pour voir la mobilisation de la masse.

1. Utérus globalement augmenté de volume

Un utérus globalement augmenté de volume correspond le plus souvent à un ou à des fibromes interstitiels ou sous-séreux (dimensions en cm, régularité des contours ou existence de voussures qui déforment ses contours). Il faut cependant savoir reconnaître un utérus gravide augmenté de volume et mou dans un contexte de retard de règles. De même, il ne faut pas se laisser abuser par un globe vésical et toujours examiner les patientes après les avoir fait uriner. La masse est mesurée par rapport à l'ombilic.

2. Masse latéro-utérine

Elle peut être :
- dépendante de l'utérus :
  - car elle est en continuité avec lui, non séparée de lui par un sillon et elle transmet ainsi à la main abdominale les mouvements imprimés au col utérin par les doigts vaginaux et vice versa,
  - le toucher vaginal précise sa taille approximative et la régularité de ses contours si la patiente est mince,
  - elle correspond le plus souvent à un fibrome sous-séreux sessile dont les contours sont réguliers mais il peut s'agir d'une autre pathologie adhérente à l'utérus (cancer de l'ovaire, endométriose, bloc adhérentiel infectieux) ; dans ce cas, cette masse est plus volontiers irrégulière ;
- indépendante de l'utérus :
  - car elle est séparée de lui par un sillon et elle ne transmet pas à la main abdominale les mouvements imprimés au col utérin par les doigts vaginaux et vice versa,
  - le toucher vaginal précise là encore sa taille et ses caractéristiques :
    - soit régulière et mobile, orientant vers un kyste de l'ovaire ou un fibrome pédiculé,
    - soit irrégulière et fixée, orientant vers un cancer de l'ovaire, une endométriose ou une infection.

3. Masse du cul-de-sac recto-utérin

Elle est :
- *soit fixée et aux contours mal limités* orientant vers un cancer de l'ovaire, une endométriose, voire un cancer digestif ;
- *soit régulière*, plus ou moins mobile, correspondant à une lésion bénigne prolabée dans le cul-de-sac ; là encore il ne faut pas confondre avec un fécalome, un cæcum dilaté ou un rectosigmoïde plein et, au moindre doute, il faut réexaminer la patiente après un lavement.

B. Examen abdominal

L'examen abdominal :
- palpe parfois le pôle supérieur de la tuméfaction quand elle est de grande taille et en précise alors la régularité des contours ;
- recherche une ascite ;
- recherche une hépatomégalie.

L'ascite et l'hépatomégalie, si elles sont associées à une tuméfaction irrégulière, orientent vers un cancer de l'ovaire.

C. Toucher rectal

Le toucher rectal en cas de rectorragies et de tumeur fixée dans le cul-de-sac recto-utérin recherche une tumeur rectale.

IV. Orientations diagnostiques fournies par les examens complémentaires

L'échographie pelvienne par voie transpariétale et par voie transvaginale est l'examen complémentaire à demander en premier.

Elle permet de préciser la structure de la tumeur, solide, liquide ou hétérogène, de la mesurer et de la localiser.

A. Tumeurs utérines

1. Tuméfactions solides

Les tuméfactions solides correspondent le plus souvent à des fibromes utérins et l'échographie en précise la taille, le nombre et la localisation par rapport à l'utérus, établissant une cartographie de l'utérus et permettant de donner la classification FIGO : type sous-séreux, interstitiel, sous-muqueux plus rarement dans ce contexte de tuméfaction pelvienne (tableau 12.1 ; cf. fig. 4.2). La taille ou le nombre des myomes constituent la masse.

L'IRM est l'examen de 2e intention lorsque l'échographie est insuffisante, ou devant toute masse de plus de 10 cm ou tous fibromes en nombre supérieur à 5, et devant toutes masses complexes ou indéterminées à l'échographie.

Les polypes sont les autres tumeurs solides de l'utérus ainsi que les masses cancéreuses, mais elles sont rarement assez grosses pour pouvoir donner des masses pelviennes.

L'échographie s'aidera de tous ses potentiels : hystérosonographie avec injection de liquide intracavitaire, échographie en 3D ou échographie avec amplification de la vascularisation par contraste.

Tableau 12.1 Différents types de myomes d'après la classification FIGO.

Sous-muqueux	0	Pédiculé intracavitaire
	1	> 50 % intracavitaire
	2	< 50 % intracavitaire
Interstitiel	3	Contact avec l'endomètre
	4	Intramural
Sous-séreux	5	> 50 % intramural
	6	< 50 % intramural
	7	Pédiculé sous-séreux
Sous-muqueux et sous-séreux	2–5	< 50 % sous-muqueux et sous-séreux
Autres	8	Cervicaux ectopiques

D'après Munro MG, et al. Int J Gynecol Obstet. 2011 : 113 (1) : 3-13.

2. Tuméfactions hétérogènes, mixtes ou multiloculaires solides

Pour une masse utérine, l'échographie évoquera parfois une dégénérescence du myome après nécrose ou après traitement, c'est souvent la nécrobiose ; une partie du myome se liquéfie et devient kystique.

Il peut aussi s'agir d'un sarcome, plus rarement d'un adénomyome, forme localisée d'une endométriose utérine.

B. Tumeurs ovariennes

1. Tuméfactions solides

Les tumeurs solides de l'ovaire sont par définition suspectes. Mais ce ne sont pas toujours des tumeurs malignes. Elles justifient une IRM. Ce sont les fibromes ovariens et les fibrothécomes. Ils sont néanmoins rarement très volumineux.

Certaines tumeurs malignes sont solides à l'échographie, c'est souvent le cas des métastases. Certaines tumeurs séreuses sont aussi solides.

2. Tuméfactions hétérogènes, mixtes ou multiloculaires solides

Les tumeurs mi-solides mi-liquides à l'échographie sont souvent suspectes, la zone solide étant souvent signe de tumeur maligne.

Quelques tumeurs bénignes peuvent néanmoins avoir cette forme.

Le kyste dermoïde de l'ovaire donne souvent un aspect hétérogène à l'échographie avec des zones internes hyperéchogènes de forme arrondie. L'aspect typique associe des zones liquides de contenu différent et des zones solides souvent avasculaires.

L'IRM permettra de faire le différentiel, elle est recommandée après l'échographie.

De même, les blocs adhérentiels de dystrophie ovarienne donnent à l'échographie des images hétérogènes. Généralement, l'interrogatoire met en évidence des antécédents d'infection génitale. En cas de doute, une cœlioscopie exploratrice est indiquée.

Dans le contexte de tumeur mixte orientant plutôt vers un cancer de l'ovaire, la cœlioscopie n'est pas indiquée (*cf.* chapitre 19). La patiente sera orientée vers un centre chirurgical de prise en charge des cancers de l'ovaire.

De nombreuses tumeurs borderline font partie de ces masses mixtes ou complexes avec existence de végétations intrakystiques souvent vascularisées.

Une TDM abdominopelvienne peut être demandée à titre de bilan préthérapeutique pour rechercher essentiellement une atteinte hépatique et des adénopathies lomboaortiques et pelviennes avant de pratiquer la laparotomie ou la cœlioscopie diagnostique en cas de carcinose.

3. Tuméfactions liquidiennes

Elles entraînent moins de difficultés diagnostiques. Elles sont uniloculaires ou multiloculaires liquides.

L'échographie permet généralement le diagnostic différentiel avec :
- le *kyste sous-tubaire ou vestigial* : image liquidienne distincte de l'ovaire, mobilisable indépendamment de lui ;
- l'*hydrosalpinx* : image liquidienne allongée à paroi épaisse avec souvent cloisons tronquées distinctes de l'ovaire.

Ce sont les kystes fonctionnels persistants ou des tumeurs bénignes de l'ovaire, le cystadénome séreux ou mucineux et l'endométriome.

4. Au total

L'échographie, comme l'IRM, recherche des critères de bénignité :
- image uniloculaire ;
- ou image pluriloculaire mais avec une cloison très fine (< 3 mm) ;
- absence de zone solide (végétations) ;
- paroi fine ;
- vascularisation périphérique, régulière, avec index de résistance > 0,50 ;

- kyste de moins de 7 cm ;
- absence d'ascite.

Si tous les critères de bénignité sont réunis il faut :
- contrôler par une nouvelle échographie à 3 mois qu'il ne s'agit pas d'un kyste fonctionnel. Dans ce cadre, il n'y a aucune indication à un blocage ovarien ;
- si au bout de 3 mois le kyste n'a pas disparu, c'est qu'il est probablement organique et mérite surveillance ou ablation percœlisocopique.

Si tous les critères de bénignité ne sont pas réunis, il faut pratiquer une IRM ou une cœlioscopie.

L'imagerie permet aussi de différencier l'endométriose. Face à un endométriome, il faut toujours rechercher une endométriose profonde associée et l'IRM est très utile sans orientation de symptômes.

L'un des objectifs devant la découverte d'une masse pelvienne est de ne pas opérer si possible. Mais à partir du moment où la masse est palpable, elle est symptomatique et va nécessiter une chirurgie, il faut alors savoir si elle est suspecte ou non pour orienter vers la cœlioscopie ou la laparotomie avec examen extemporané selon le centre de prise en charge.

Le CA 125 est utile pour les masses suspectes et les cancers mais pas pour les kystes bénins.

La cœlioscopie débute par une exploration complète de la cavité abdominale.

On procède ensuite au traitement du kyste supposé bénin : kystectomie intrapéritonéale ou annexectomie en fonction de l'âge et du risque de malignité essentiellement.

Il faut limiter les examens extemporanés au cas de kyste suspect d'être borderline afin d'éviter une réintervention à distance pour la stadification et le traitement ; il faut savoir arrêter la cœlioscopie si la nature maligne est évoquée et réaliser une laparotomie médiane qui permettra de faire la stadification et le traitement de ce cancer ou adresser la patiente dans un centre adapté à la prise en charge d'un cancer de l'ovaire. Il est donc indispensable d'avoir prévenu la femme du risque de laparotomie avant le début de l'intervention.

Finalement, la laparotomie indispensable pour les tumeurs malignes ou borderline n'est plus utilisée pour les kystes bénins qu'en cas de contre-indication à la cœlioscopie :
- insuffisance respiratoire ou cardiaque ;
- antécédents majeurs comme les péritonites ou les chirurgies digestives lourdes (cancers coliques, maladie de Crohn, etc.) ;
- kyste de plus de 10 cm.

V. Attitude thérapeutique devant un fibrome utérin : principes du traitement

L'évolution spontanée est imprévisible ; toutefois, les fibromes régressent habituellement après la ménopause.

A. Abstention thérapeutique

C'est la règle pour les fibromes asymptomatiques et mesurant moins de 10 cm. Dans ce cas, une surveillance par imagerie n'est pas justifiée.

B. Traitement médical

Les progestatifs ne doivent plus être utilisés pour réduire la taille des myomes. Ils visent à minimiser les saignements liés à l'hyperœstrogénie relative en compensant l'insuffisance lutéale, mais ne peuvent réduire le volume des fibromes. Leur effet est plutôt de favoriser la croissance de ces derniers.

Les progestatifs sont prescrits du 15e au 25e jour du cycle, et du 5e au 25e jour si un effet contraceptif est souhaité. La durée du traitement est de 6 mois sauf si un effet contraceptif est recherché.

Les dérivés de la 19-norprogestérone (norpregnanes, Lutényl®, Surgestone®) et de la 17OH-progestérone (Lutéran®) sont actuellement utilisés.

Le DIU au lévonorgestrel ou Miréna® est le seul stérilet contenant un progestatif pouvant être utilisé en l'absence de myome sous-muqueux.

L'acide tranexamique (Exacyl®, Spotof®), antifibrinolytique, prescrit pendant les règles, peut également être utilisé, de même que les AINS, en particulier l'acide méfénamique (Ponstyl®).

La classe thérapeutique des SPRM (modulateurs sélectifs des récepteurs à la progestérone) est intéressante dans ce type d'indications (myomes symptomatiques) car leur effet sur les saignements est rapide. Mais depuis début 2018, la prescription du seul traitement qui était disponible (ulipristal acétate) a été suspendue du fait d'un risque d'hépatotoxicité qui est en cours d'investigations par les autorités de santé européennes.

C. Traitement préchirurgical

En cas de volume jugé trop important et/ou d'anémie sévère, la prescription d'agonistes de la GnRH peut être indiquée dans un but exclusivement préopératoire et pour une durée de 2 à 3 mois. Elle permet de mettre les patientes en ménopause artificielle et donc de diminuer le retentissement du myome : aménorrhée avec correction de l'anémie, et réduction de taille pouvant aller de 10 à 40 %. Il faut craindre en revanche les effets secondaires de la ménopause artificielle.

Avant la suspension de prescription datant de début 2018, il est était possible d'utiliser l'ulipristal acétate (Esmya®) avec 1 cp/j pour 3 mois de traitement, ce qui permettait d'obtenir une aménorrhée plus rapidement qu'avec les analogues, avec une diminution de taille du myome possible bien qu'un peu moins importante.

Si l'effet des analogues est vite interrompu à l'arrêt du traitement, il semble rémanent quelques mois après l'utilisation d'ulipristal acétate.

D. Traitement chirurgical

1. Traitement chirurgical conservateur

L'indication du traitement conservateur des fibromes est guidée par le désir de la patiente de préserver sa fertilité : myomectomie par voie abdominale, par laparotomie ou par cœlioscopie selon la taille du fibrome, ou résection de fibrome endocavitaire sous hystéroscopie pour les fibromes intracavitaires de taille inférieure à 4 cm et développement majoritairement intracavitaire.

2. Traitement chirurgical radical : hystérectomie

En cas d'hystérectomie dans un contexte d'utérus myomateux, la voie vaginale tend à devenir la technique de référence, lorsque le volume et/ou le défaut d'accessibilité vaginale ne la contre-indique pas. La cœliochirurgie peut (seule ou le plus souvent en association avec la voie vaginale) être indiquée notamment en cas de masse annexielle associée ou d'adhérences. Dans les autres cas, ou en cas de difficultés peropératoires, on doit recourir à la laparotomie.

3. Indications

Les indications chirurgicales reposent toujours sur des données « empiriques », mais relativement consensuelles après échec des traitements médicaux et parfois précédées par l'ulipristal acétate ou les analogues pour réduire la taille et corriger le retentissement des myomes :
- utérus myomateux associé à des ménométrorragies fonctionnelles résistant au traitement médical, surtout en cas de retentissement général (anémie, transfusions) ;
- myomes comprimant les organes de voisinage avec retentissement notamment sur l'appareil urinaire ;
- myomes sous-séreux pédiculés tordus ou en nécrobiose, responsables de douleurs pelviennes.

E. Myolyse

Elle a pour objectif la destruction du fibrome utérin.

Il en existe deux types.
- *L'embolisation* des *artères utérines* consiste en l'obstruction de la vascularisation du fibrome par injection de particules dans les artères utérines sous contrôle radiologique. L'ischémie ainsi obtenue permet la nécrose du myome et la diminution des symptômes qui lui sont imputés ainsi que sa réduction de taille. Ses deux principales indications sont :
  – à visée thérapeutique comme traitement isolé ;
  – à visée préopératoire afin de diminuer le saignement peropératoire.

Ses taux de succès sont de l'ordre de 80 à 90 % à 5 ans, permettant d'éviter nombre de traitements chirurgicaux conservateurs ou non.

Elle constitue l'alternative validée du traitement chirurgical des myomes, presque toujours possible même pour les myomes de grande taille ou nombreux, elle permet la conservation utérine ou évite la myomectomie.

Elle doit systématiquement être proposée en alternative à la chirurgie pour les myomes interstitiels et sous-séreux. Elle n'est pas une bonne indication pour les myomes sous-muqueux, plus simplement traités par hystéroscopie opératoire.

Il semble préférable de la proposer en l'absence de désir de grossesse, mais ce dernier n'est pas une contre-indication.
- *La myolyse par thermocoagulation* utilise les ultrasons (HIFU), la radiofréquence, la coagulation ou la cryothérapie.

Il existe de nombreux procédés dont beaucoup sont encore en phase de validation. Les taux de succès sont de l'ordre de 50 à plus de 70 % à 2 ans. Ils constituent l'avenir du traitement des myomes.

Comme l'embolisation, ils neutralisent les myomes sans les faire disparaître complètement.

F. Traitement des complications (fig. 12.1 et 12.2)

En cas de **nécrobiose**, le traitement est médical et associe :
- repos au lit et glace sur le ventre ;
- des AINS (contre-indiqués en cas de grossesse) et des antalgiques ;
- une antibiothérapie à discuter en cas de surinfection.

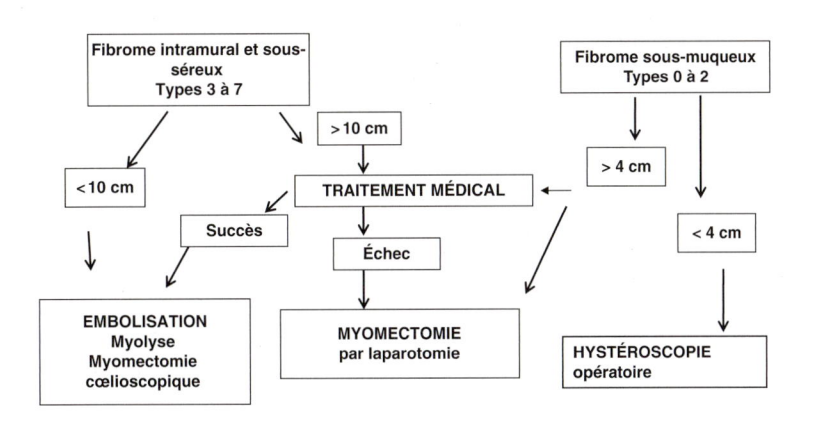

Fig. 12.1 Patiente symptomatique avec désir de conservation utérine.

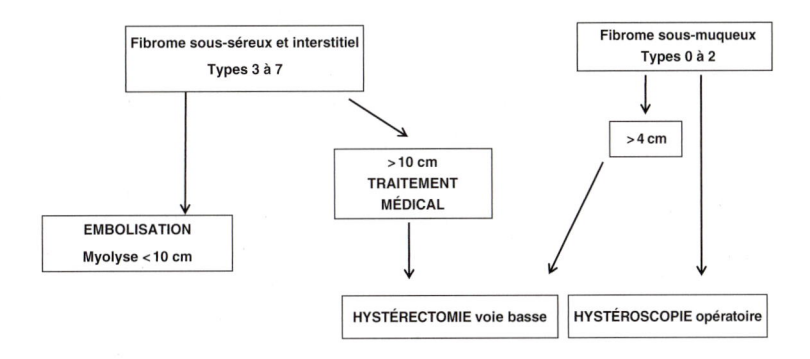

Fig. 12.2 Patiente symptomatique sans désir de conservation utérine.

VI. Attitude thérapeutique devant un kyste ovarien : principes du traitement

L'évolution spontanée est imprévisible ; toutefois, les kystes ovariens, hormis les kystes fonctionnels, ne régressent pas habituellement.

A. Abstention thérapeutique

C'est la règle pour les kystes uniloculaires liquides de moins de 7 cm asymptomatiques. Dans ce cas, une surveillance par imagerie est justifiée pour éliminer les kystes fonctionnels à 1 à 3 mois à puis 1 an.

B. Traitement médical

Les progestatifs ou œstroprogestatifs ne doivent plus être utilisés. Ils visent à éviter le renouvellement des kystes fonctionnels mais sans aider à les faire disparaître autrement qu'en déclenchant les règles.

Le DIU au lévonorgestrel (Miréna®), comme les pilules ou implants microprogestatifs, peut être pourvoyeur de kyste fonctionnels.

En cas de kystes fonctionnels induits par du tamoxifène, la prescription d'agonistes de la GnRH peut être indiquée pour une durée de 2 à 3 mois. Elle permet de mettre les patientes en ménopause artificielle et donc de diminuer le retentissement du tamoxifène sur l'ovaire. Il faut craindre en revanche les effets secondaires de la ménopause artificielle.

Il n'y a pas d'indication à la ponction du kyste sous échographie.

C. Traitement chirurgical

1. Traitement chirurgical conservateur

L'indication du traitement conservateur des kystes est guidée par le désir de la patiente de préserver sa fertilité : kystectomie par voie abdominale, par laparotomie ou par cœlioscopie selon la taille du kyste.

Seul le kyste sera retiré en préservant l'ovaire et son stroma. Ce sera le cas pour tous les kystes supposés bénins en 1re intention. Cela sera possible pour les tumeurs borderline bilatérales chez des femmes jeunes et souhaitant une grossesse. Il est important de ne pas rompre un kyste non bénin.

2. Traitement chirurgical radical

Une ovariectomie simple avec conservation de la trompe chez une femme jeune permet de préserver au mieux son potentiel de grossesse en cas de tumeur bénigne où parfois il est impossible de conserver du parenchyme sain. Parfois, une annexectomie (trompe et ovaire homolatéral) en cas de suspicion de tumeur borderline ou maligne chez une jeune femme sera proposée. La voie cœlioscopique tend à devenir la technique de référence, lorsque le volume et/ou le défaut d'accessibilité ne la contre-indique pas. Dans les autres cas, ou en cas de difficultés peropératoires, on doit recourir à la laparotomie.

3. Indications

Les indications chirurgicales reposent toujours sur des données « empiriques », mais relativement consensuelles après échec des traitements médicaux et de la surveillance :
- kyste symptomatique ou compliqué ;
- kyste de plus de 5 cm ;
- kyste complexe ou suspect de malignité.

D. Destruction

Elle a pour objectif la destruction du kyste (fig. 12.3).

Il en existe deux types : ponction simple pour les endométriomes, et ponction avec injection d'alcool pour détruire l'endométriose interne et éviter la reproduction du kyste.

E. Traitement des complications

Le traitement d'une **torsion** est chirurgical en urgence, le plus souvent par cœlioscopie pour confirmer le diagnostic et associer le traitement :
- détorsion du kyste ou de l'annexe ; il faut toujours essayer d'être conservateur sauf en cas de nécrose complète ;
- ablation du kyste ;
- rarement fixation de l'annexe.

Item 42 – UE 2 – Tuméfaction pelvienne chez la femme

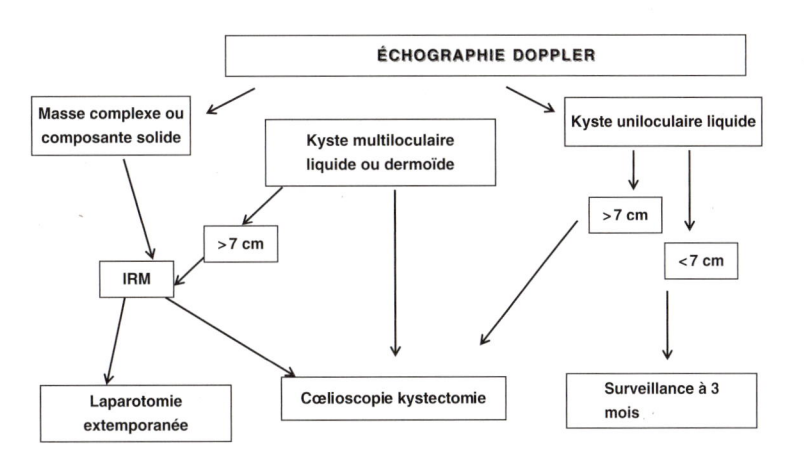

Fig. 12.3 Patiente symptomatique avec kyste de l'ovaire.

> **Points clés**
>
> **Fibromes**
> - Les fibromes sont très fréquents.
> - Ils ne sont pas toujours symptomatiques.
> - Le principal examen d'orientation diagnostique est l'échographie.
> - La principale variété de fibrome à l'origine de saignements est le fibrome sous-muqueux.
> - En l'absence de symptomatologie, aucun traitement n'est nécessaire quelle que soit la taille du fibrome.
> - Le traitement médical par progestatifs n'est efficace que sur les anomalies de l'endomètre souvent associées.
> - Le traitement est essentiellement chirurgical.
> - L'embolisation artérielle du fibrome doit constituer une alternative thérapeutique dans certaines formes.
> - Les complications (en dehors des hémorragies) sont rares.
>
> **Kystes de l'ovaire**
> - C'est un des motifs les plus fréquents de consultation gynécologique.
> - La principale étiologie est le kyste fonctionnel.
> - La crainte du cancer de l'ovaire est liée à son mauvais pronostic mais il représente 5 % des kystes organiques avant la ménopause et 15 % en post-ménopause.
> - Dans la majorité des cas, leur découverte est fortuite.
> - L'examen clinique est souvent peu contributif.
> - Le principal examen d'orientation diagnostique est l'échographie pelvienne avec Doppler.
> - Elle sera réalisée par voie abdominale et surtout par voie endovaginale.
> - Chez la femme jeune, la principale étiologie est le kyste fonctionnel ; il faudra contrôler l'échographie au bout de quelques mois avant de suspecter le diagnostic de kyste organique.
> - En cas de persistance du kyste ou d'aspect suspect, ou de masse de plus de 7 cm, il faudra réaliser une IRM puis proposer une chirurgie pour analyse anatomopathologique.
> - Dans les kystes non suspects de malignité, la cœlioscopie permet le plus souvent de compléter l'exploration et de réaliser l'exérèse du kyste.
> - La principale complication à redouter est la torsion d'annexe, plus fréquente en cas de kyste de l'ovaire.

Notions indispensables PCZ

- Une intervention est nécessaire en urgence pour détordre l'ovaire ou l'annexe et retirer le kyste en cas de torsion d'annexe.
- Toujours éliminer une grossesse devant une tuméfaction pelvienne.

Pour en savoir plus

CNGOF. Les tumeurs de l'ovaire présumées bénignes. Recommandations pour la pratique clinique, 2013.
http://www.cngof.asso.fr/data/RCP/CNGOF_2013_FINAL_RPC_tumeurs%20ovaire.pdf

CHAPITRE 13

Item 47 – UE 2 – Puberté normale et pathologique

I. Pour comprendre
II. Clinique de la puberté physiologique
III. Avance pubertaire ou puberté précoce
IV. Retard pubertaire

Objectifs pédagogiques

- Expliquer les étapes du développement pubertaire normal, physique et psychologique.
- Dépister une avance ou un retard pubertaire.

I. Pour comprendre

La puberté est définie par la période de transition entre l'enfance et l'âge adulte. Dans l'espèce humaine, elle dure en moyenne 4 ans. Elle comprend le développement des caractères sexuels secondaires, l'acquisition des fonctions de reproduction, l'accélération de la vitesse de croissance, l'augmentation de l'index de corpulence et s'accompagne de modifications psychologiques.

La puberté est la conséquence du « réveil » de l'axe gonadotrope, qui se compose des neurones à GnRH (*Gonadotropin Releasing Hormone*), des cellules antéhypophysaires gonadotropes et des gonades, ovaires ou testicules. Cet axe gonadotrope est fonctionnel pendant la vie intra-utérine et pendant quelques semaines après la naissance. Il s'agit de la « mini-puberté ». Pendant l'enfance, l'axe gonadotrope est inhibé, il se réveille au moment du démarrage pubertaire. La puberté est la conséquence de la sécrétion pulsatile de la GnRH par des neurones hypothalamiques. La GnRH induit une élévation progressive initialement de la LH, puis de la LH et de la FSH qui induisent à leur tour une sécrétion des stéroïdes gonadiques, l'œstradiol chez la fille et la testostérone chez le garçon.

L'âge de début de puberté dépend de facteurs génétiques et environnementaux, en particulier la nutrition et la dépense énergétique. Les enfants adoptés, les enfants originaires d'Afrique noire ou les enfants obèses ont une puberté plus précoce que les enfants de la population générale. Une balance énergétique négative avec un manque d'apports alimentaires et/ou une dépense physique excessive, ou un manque de sommeil retardent l'âge de survenue de la puberté.

II. Clinique de la puberté physiologique

Chez la fille, le premier signe de puberté est l'augmentation du volume des seins. Chez le garçon, le premier signe est l'augmentation du volume testiculaire. La pubarche, ou apparition de la pilosité pubienne, n'est pas un signe de puberté car elle est indépendante des gonadotrophines. Elle est liée aux sécrétions surrénaliennes, appelée adrénarche.

Gynécologie – Obstétrique
© 2018, Elsevier Masson SAS. Tous droits réservés

A. Seins et organes génitaux chez la fille

1. Seins

Les stades de développement mammaire ont été décrits par Tanner (fig. 13.1).

Chez la fille, ils vont de S1 (S pour sein), qui est une simple élévation du mamelon, à S5, qui correspond à un développement mammaire de type adulte. Le stade S2 ou apparition du bourgeon mammaire correspond à la thélarche. Elle survient en moyenne à l'âge de 10–11 ans. Cependant, la normale est très variable puisqu'elle s'étend de 8,5 à 13,3 ans.

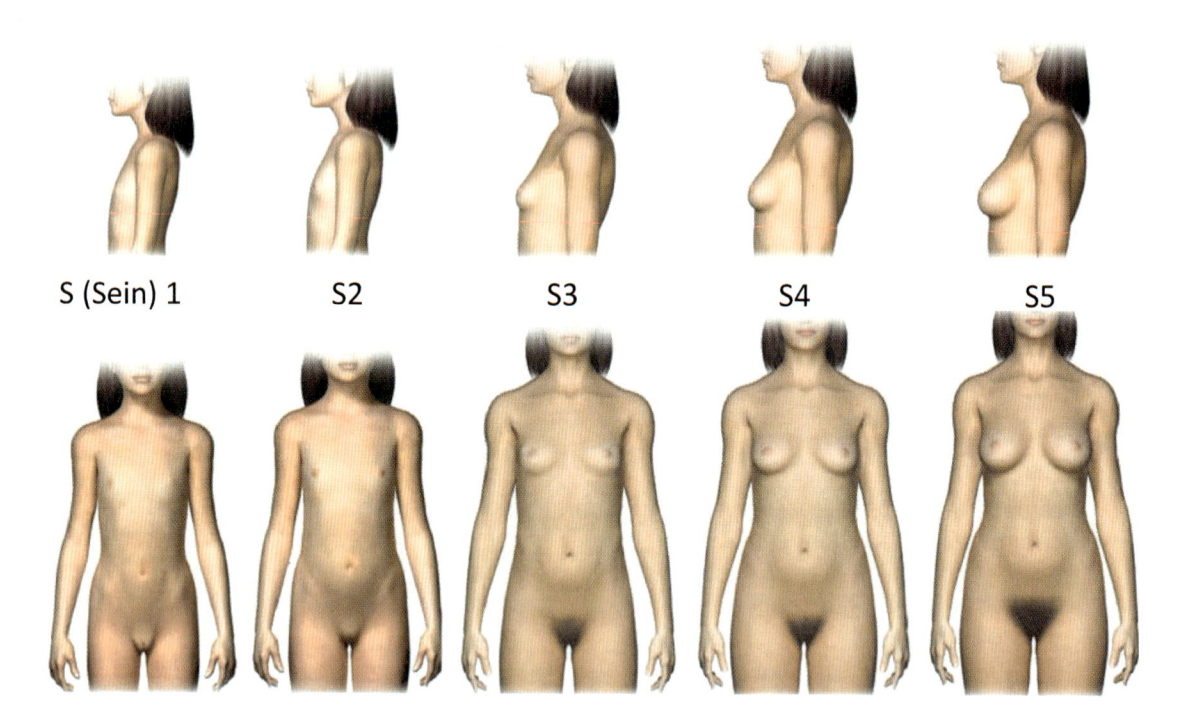

Fig. 13.1 Stades de Tanner chez la fille.

2. Organes génitaux externes : vulve

Lors de la puberté, la vulve se modifie. Elle passe de la position verticale à la position horizontale, les petites lèvres se développent, le volume clitoridien augmente. Les muqueuses deviennent rosées et sécrétantes. Les leucorrhées apparaissent.

3. Premières règles

Les premières règles ou ménarche sont l'étape suivante de la puberté chez la fille. Elles apparaissent en moyenne 18 à 24 mois après le début du développement mammaire. En France, l'âge moyen de la ménarche est de 12,5 ans. En physiologie, les cycles sont ovulatoires dès la 1re année après les premières règles. Une irrégularité des cycles lors des 2 premières années après la ménarche est physiologique.

B. Organes génitaux chez le garçon

Chez le garçon, les stades de Tanner vont de G1 (G pour gonade) à G5 (fig. 13.2). Le développement de la taille testiculaire débute en moyenne vers l'âge de 11,5 ans. Un volume

P1 (puberté)   P2   P3   P4   P5

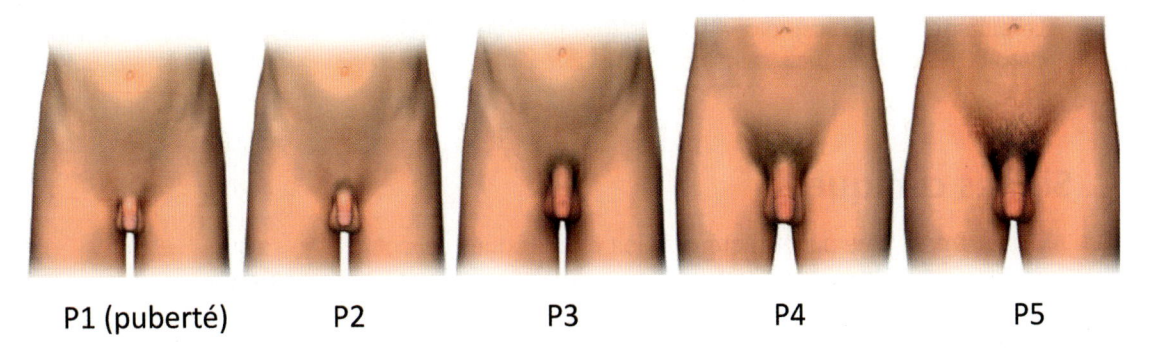

Fig. 13.2 Stades de Tanner chez le garçon.

testiculaire supérieur à 4 mL ou une hauteur supérieure à 2,5 cm est en faveur d'un début de puberté. Le volume testiculaire adulte normal est supérieur à 16 mL.

C. Sésamoïde du pouce – Croissance – Masse graisseuse

Le début de puberté coïncide avec l'apparition du sésamoïde du pouce, sur la radiographie d'âge osseux réalisée au poignet gauche chez les droitier(e)s. Il existe à la puberté une accélération de la vitesse de croissance qui passe de 5–6 à 7–9 cm/an. Le pic de croissance a lieu chez la fille vers l'âge de 12 ans et chez le garçon vers l'âge de 14 ans. La croissance pubertaire totale est en moyenne de 20 cm chez les filles et de 25 cm chez les garçons. La taille finale est atteinte en moyenne à l'âge de 16 ans chez la fille et à 18 ans chez le garçon.

Il existe lors de la puberté une augmentation de la masse maigre mais surtout de la masse grasse chez la fille.

III. Avance pubertaire ou puberté précoce

A. Définitions

1. Puberté précoce

La puberté est dite précoce lorsque les premiers signes de puberté surviennent avant l'âge de 8 ans chez la fille et avant l'âge de 9 ans chez le garçon. Elle est rare, puisqu'elle touche environ 0,2 % des filles et 0,05 % des garçons. Elle est donc 10 fois plus fréquente chez les filles que chez les garçons.

2. Puberté avancée

La puberté est dite avancée lorsqu'elle survient chez la fille entre l'âge de 8 et 10 ans et chez le garçon entre l'âge de 9 à 11 ans. Elle n'est pas pathologique.

B. Physiopathologie

La puberté précoce peut être une puberté « vraie » d'origine centrale ou hypothalamo-hypophysaire ou une « pseudo-puberté » d'origine périphérique, soit d'origine gonadique, soit d'origine surrénalienne.

La puberté précoce est idiopathique dans 90 % des cas chez les filles, elle est pathologique dans 66 % des cas chez les garçons.

C. Signes cliniques

Cliniquement, une puberté précoce doit être évoquée devant :
- une accélération de la vitesse de croissance > 9 cm/an dans les deux sexes ;
- une augmentation du volume mammaire et/ou l'apparition de saignements vaginaux chez la fille ;
- une augmentation du volume testiculaire, dans certains cas unilatérale chez le garçon.

Les principaux retentissements de la puberté précoce au long cours sont la survenue d'une petite taille définitive et l'apparition de troubles psychosociaux.

D. Bilan étiologique

Il comprend :
- la réalisation d'une radiographie de l'âge osseux ;
- des dosages de LH, de FSH, un test de stimulation à la GnRH et, chez la fille, un dosage d'œstradiol ;
- une échographie pelvienne. Une longueur utérine > 35 mm et/ou l'apparition d'une ligne de vacuité de l'endomètre sont des marqueurs de puberté ;
- une IRM hypothalamo-hypophysaire : elle est nécessaire dans le bilan d'une puberté précoce chez un enfant, surtout s'il s'agit d'un garçon.

Les principales étiologies sont présentées dans le tableau 13.1.

Le principal diagnostic différentiel chez une petite fille présentant des saignements est le corps étranger intravaginal. Il est nécessaire de penser à la notion de sévices sexuels.

Tableau 13.1 Étiologies des pubertés précoces.

Origine hypothalamo-hypophysaire +++	*Tumorale :* – Hamartome hypothalamique, gliome du chiasma, astrocytome, germinome – Kyste arachnoïdien *Non tumorale :* – Hydrocéphalie congénitale, traumatisme crânien – Antécédent de radiothérapie cérébrale – Idiopathique +++
Origine ovarienne (rare)	Syndrome de McCune-Albright (taches café au lait, dysplasie fibreuse osseuse) = mutation somatique du gène *GNAS* Kyste ovarien bénin, tumeur des cellules de la granulosa
Origine testiculaire (rare)	Testotoxicose = mutation activatrice du récepteur de la LH Tumeur testiculaire sécrétant de l'hCG
Origine exogène	Prise d'œstrogènes chez la fille, prise d'androgènes chez le garçon Perturbateurs endocriniens ?
Origine surrénalienne	Bloc en 21-hydroxylase chez la fille Tumeur surrénalienne

IV. Retard pubertaire

A. Définition

1. Chez la fille

Le retard pubertaire doit être évoqué devant une absence de développement mammaire à l'âge de 13 ans et/ou une aménorrhée à l'âge de 15 ans.

2. Chez le garçon

Le retard pubertaire doit être évoqué chez le garçon devant une absence d'augmentation du volume testiculaire à l'âge de 14 ans.

Dans les deux sexes, il peut être évoqué devant une petite taille et un défaut d'accélération de la vitesse de croissance.

B. Étiologies

Le retard pubertaire peut être congénital ou acquis. Une enquête familiale est nécessaire.
Le retard pubertaire peut être d'origine centrale ou périphérique.

1. Origine centrale

Il s'agit d'une origine hypothalamo-hypophysaire avec des taux de FSH et de LH normaux ou bas (tableau 13.2). C'est un hypogonadisme hypogonadotrophique. Il est utile de distinguer, parmi les hypogonadismes hypogonadotrophiques, les rares causes congénitales, comme le syndrome de Kallmann de Morsier avec présence de troubles de l'odorat, des causes acquises par tumeur de la région hypothalamo-hypophysaire. Une IRM hypothalamo-hypophysaire est nécessaire dans le bilan étiologique pour éliminer une cause organique. La cause du retard

Tableau 13.2 Étiologies des retards pubertaires.

Origine hypothalamo-hypophysaire	*Non tumorale :* • Congénitale : – Syndrome de Kallmann de Morsier – Hypogonadisme hypogonadotrophique sans trouble olfactif • Non congénitale : – Insuffisance cardiaque, insuffisance respiratoire, insuffisance rénale – Troubles de l'absorption : maladie cœliaque, maladie de Crohn – Fonctionnelle = déficit d'apport alimentaire en lipides, dépense physique excessive – Troubles affectifs ? *Tumorale :* – Adénome corticotrope (maladie de Cushing), adénome surrénalien ou corticosurrénalome – Adénome à prolactine – Craniopharyngiome, méningiome
Origine ovarienne ++	Antécédent de chimiothérapie ou de radiothérapie Syndrome de Turner : caryotype 45X ou 45X/46XX Autres causes génétiques (exemple : mutation du gène codant pour le récepteur de la FSH, etc.) Insuffisance ovarienne auto-immune
Origine testiculaire ++	Antécédent de chimiothérapie ou de radiothérapie Syndrome de Klinefelter : caryotype 47XXY ou 46XY/47XXY

pubertaire peut être fonctionnelle, c'est-à-dire nutritionnelle. De plus, toute pathologie chronique chez un enfant comme une insuffisance rénale chronique, une insuffisance respiratoire, une insuffisance cardiaque, des troubles de l'absorption comme une maladie cœliaque, une maladie de Crohn, etc. peut induire un retard pubertaire avec un hypogonadisme hypogonadotrophique.

2. Origine périphérique

Il s'agit d'une origine gonadique avec des taux de FSH et de LH élevés (*cf.* tableau 13.2). Il s'agit d'un hypogonadisme hypergonadotrophique. Une échographie pelvienne chez la fille ou testiculaire chez le garçon est nécessaire dans le bilan étiologique. L'étiologie la plus fréquente, chez la fille, en dehors d'un traitement de chimiothérapie et/ou de radiothérapie, est le syndrome de Turner, chez le garçon le syndrome de Klinefelter. Le caryotype est nécessaire dans le bilan ; en cas de syndrome de Turner, il est 45X dans 50 % des cas, ou isochromosome X, ou mosaïque 45X/46XX. En cas de syndrome de Klinefelter, le caryotype est 47XXY ou sous forme mosaïque 46XY/47XXY.

> **Points clés**
>
> - La puberté chez la fille débute à un âge moyen de 10–11 ans par l'apparition du bourgeon mammaire.
> - La ménarche ou survenue des premières règles a lieu en moyenne à 12,5 ans.
> - Pendant la puberté, la vitesse de croissance est de 8 à 9 cm/an. Le gain de taille chez la fille pendant la puberté est en moyenne de 20 cm.
> - Une puberté précoce est définie par des signes de puberté avant l'âge de 8 ans. Elle est le plus souvent d'origine hypothalamo-hypophysaire et idiopathique chez la fille.
> - Un retard pubertaire est défini par une absence de développement mammaire à l'âge de 13 ans et/ou une aménorrhée à l'âge de 15 ans. Il est souvent d'origine ovarienne secondaire à une chimiothérapie ou à un syndrome de Turner.

Notions indispensables PCZ

- Le stade pubertaire s'apprécie selon les critères définis par Tanner.
- Ne pas oublier de réaliser une radiographie de l'âge osseux.

Réflexes transversalité

- Item 34 – Anomalies du cycle menstruel. Métrorragies
- Item 40 – Aménorrhée
- Item 51 – Retard de croissance staturo-pondérale
- Item 251 – Obésité de l'enfant et de l'adulte

CHAPITRE 14

Item 56 – UE 3 – Sexualité normale et ses troubles

I. Pour comprendre
II. Principaux troubles de la sexualité
III. Comment aborder un trouble de la sexualité ?

> *Objectifs pédagogiques*
> ■ Identifier les principaux troubles de la sexualité.
> ■ Dépister une affection organique en présence d'un trouble sexuel.
> ■ Savoir aborder la question de la sexualité au cours d'une consultation.

15 à 70 % des femmes rapportent des difficultés sexuelles temporaires ou permanentes.

La sexualité est un élément fondamental de la qualité de vie, mesurable par des questionnaires internationalement validés, mais dont l'appréciation doit essentiellement être faite à partir du dialogue singulier entre la patiente et le praticien.

Ce dernier, essentiellement formé au soin, est volontiers gêné pour aborder une fonction aussi investie sur le plan affectif et une demande qui se situe avant tout dans un souhait de bien-être.

Or, selon l'OMS, la santé sexuelle est bien un « état de bien-être physique, émotionnel, mental et social relié à la sexualité. Elle ne saurait être réduite à l'absence de maladies, de dysfonctions ou d'infirmités. »

Son évaluation par le médecin fait partie intégrante des soins à offrir.

Pour que la sexualité féminine soit épanouie, il faut :

- un équilibre neurohormonal satisfaisant ;
- une intégrité anatomophysiologique vulvo-vestibulaire (avec, notamment, une sensibilité clitoridienne satisfaisante), vaginale, pelvienne ;
- un équilibre psychologique personnel sans perturbation majeure ;
- une vie relationnelle (avec un ou une partenaire) sans conflit majeur ;
- un environnement familial et social sans altération majeure ;
- l'absence de difficulté majeure venant inhiber la libido.

I. Pour comprendre

A. Physiologie du rapport sexuel normal (ou eupareunie)

Elle comporte cinq phases (fig. 14.1) :
- le désir ;
- la période d'excitation, où surviennent différentes modifications anatomophysiologiques, la principale étant la lubrification vulvovaginale ;

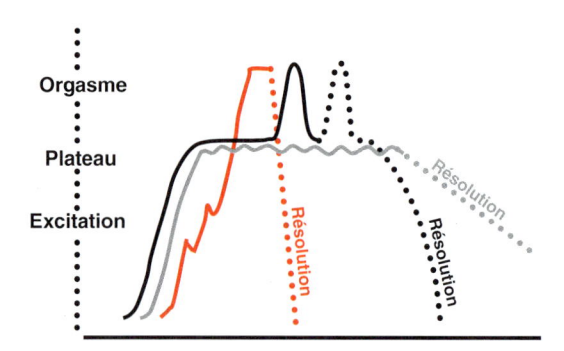

Fig. 14.1 Réponses sexuelles de la femme selon le modèle de Masters et Johnson.
Les réponses peuvent être différentes en fonction des femmes et, pour une femme, en fonction des circonstances.
D'après Masters W, Johnson V. Human sexual response. Boston, MA : Little, Brown & Co ; 1966.

- la phase de plateau pendant laquelle le plaisir se maintient à un niveau plus ou moins important ;
- l'orgasme unique ou multiple chez la femme ;
- la phase de résolution avec sensation de bien-être et de plénitude.

B. Causes de difficultés sexuelles (fig. 14.2)

Certaines conditions exposent plus particulièrement aux difficultés sexuelles :
- les antécédents de traumatismes psychiques, notamment ceux provoqués par les abus sexuels (harcèlement, attouchements, viols), pouvant survenir pendant l'enfance, l'adolescence, mais aussi à l'âge adulte ;
- des anomalies physiques : malformations, conséquences de la chirurgie génitale ou mammaire, cicatrices corporelles, séquelles d'accouchement (neuropathie d'étirement, séquelles d'épisiotomie, malposition utérine acquise) ;
- certaines pathologies chroniques ou récidivantes : lichen scléreux vulvaire, mycoses, herpès, etc. ;
- certaines pathologies responsables de phénomènes douloureux : endométriose, etc. ;
- les conséquences des tabous éducatifs, d'une image de la sexualité parentale négative, d'un lien maternel pathologique, d'une carence affective, d'un environnement (notamment parental) dénué de toute marque de tendresse ;
- les conséquences de premières expériences sexuelles négatives, d'une sexualité commencée dans de mauvaises conditions psychologiques, sous la pression d'un partenaire ou sous l'influence d'une dynamique environnementale (faire comme les autres !) ;
- la méconnaissance du corps sexué ;
- une image négative de soi, qu'il y ait ou non une dysmorphie objective comme l'obésité, une insuffisance de la confiance en soi, de l'estime de soi ;
- un équilibre psychologique précaire, une dépression.

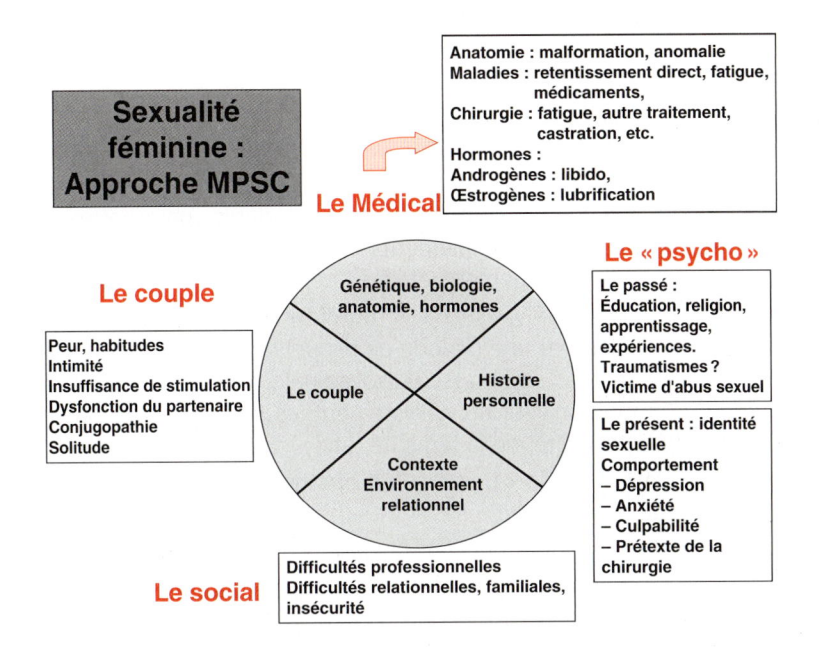

Fig. 14.2 Sexualité féminine : approche MPSC.

II. Principaux troubles de la sexualité

Il faut bannir définitivement du vocabulaire sexologique le terme de frigidité, beaucoup trop galvaudé.

Il existe 4 grands types de pathologies sexologiques féminines : les troubles du désir (anaphrodisie primaire ou secondaire), les troubles de la phase d'excitation, et en particulier les défauts de lubrification, les troubles du plaisir (anorgasmie primaire ou secondaire), et enfin les phénomènes douloureux (vaginisme et dyspareunie).

A. Troubles du désir

L'anaphrodisie est classiquement l'absence totale de désir. Il convient d'y ajouter l'insuffisance de désir (HSDD : *Hypoactive Sexual Desire Disorder*).

Lorsque le trouble est primaire, il est logique de penser que seront plus volontiers retrouvés des éléments favorisants dans l'histoire familiale, les conditions de l'éducation sexuelle, ou les épisodes traumatisants de l'enfance ou de l'adolescence. Les troubles secondaires s'installent après une période où le désir semblait satisfaisant et sont souvent, de ce fait, moins bien acceptés.

1. Un trouble toujours multifactoriel

Il peut être favorisé par certaines situations de la vie génitale d'une femme :
- la contraception est parfois mise en cause, et notamment la contraception hormonale (pilule œstroprogestative ou progestative pure). Il n'existe à ce jour aucune preuve scientifique qu'une potentielle perturbation de l'équilibre hormonal et neuroendocrinien puisse être incriminée. En revanche, l'instauration d'une contraception amène volontiers la femme à gérer une ambivalence douloureuse entre un désir de grossesse profond et une impossibilité contractuelle d'en faire le projet concret immédiat. S'ajoutent à cela les conséquences désastreuses de la réputation négative des hormones en général. Tout ceci peut entraîner une difficulté à accepter la contraception sur le plan psychologique et mener à l'apparition d'un trouble du désir ;

- l'infertilité peut amener à donner, inconsciemment, aux rapports sexuels une connotation d'inutilité ;
- la grossesse peut générer des troubles du désir, notamment par la crainte des potentiels effets délétères des rapports sexuels sur l'embryon et le fœtus. En dehors de situations pathologiques comme la menace d'accouchement prématuré, ces craintes sont infondées ;
- le post-partum est une période compliquée où de multiples paramètres altèrent volontiers le désir : contexte hormonal, remaniements vulvaires, fatigue, perturbation du rythme de vie, vécu difficile de l'accouchement et des changements du corps, thymie dépressive, blues, relation fusionnelle exclusive avec le nouveau-né, attitude distante du conjoint, etc. ;
- la ménopause est également une période de risque important : déficit œstrogénique, syndrome génito-urinaire avec sécheresse vulvovaginale, troubles fonctionnels du climatère, vécu difficile du symbole majeur du vieillissement, assimilation inconsciente de la fin de la fertilité à la fin de la sexualité, de la féminité, etc. ;
- l'hystérectomie, c'est-à-dire la « perte » d'un organe aussi investi affectivement que l'utérus, peut être vécue difficilement.

Certaines situations pathologiques peuvent favoriser un trouble du désir :
- maladies générales chroniques et leurs thérapeutiques (dépression) ;
- endocrinopathies : diabète, hypothyroïdie, hyperprolactinémie ;
- neuropathies ;
- pathologies responsables de douleurs lors des rapports ;
- utilisation d'antiandrogènes, hyperprolactinémiants, psychotropes.

Les causes sont cependant essentiellement environnementales ou psychologiques :
- la vie socioprofessionnelle hyperactive (manque de temps et parasites psychiques), les conditions de vie du couple (cohabitation déplaisante, présence des enfants, etc.) ;
- des éléments psychologiques personnels :
  - tabous, interdits, manque d'information à l'origine de phobies,
  - modèle du conditionnement : système de valeurs sexuelles parental négatif, image du père autoritaire, violent ou absent, responsable d'une méfiance vis-à-vis de l'homme en général, sexualité présentée de manière très péjorative par la mère, climat familial sans affectivité,
  - difficultés d'acceptation de l'image corporelle,
  - expérience sexuelle négative, traumatisme : inceste, viol, exhibitionnisme, etc. ou simple désillusion sentimentale par comparaison à la sexualité idyllique imaginée de par l'éducation,
  - dévalorisation du corps, surinvestissement intellectuel ;
- des éléments liés au couple :
  - absence de communication,
  - mauvais scénarios sexuels, absence de préliminaires, inexpérience,
  - dysfonction sexuelle masculine,
  - partenaire qui ne correspond pas à l'image que s'en faisait la femme,
  - infidélité masculine,
  - attachement à un autre homme,
  - lutte pour le pouvoir.

2. Une prise en charge thérapeutique souvent complexe

- Elle repose d'abord sur l'analyse la plus exhaustive possible des différents paramètres responsables de ce symptôme, pour établir la cohérence de la problématique.
- Elle justifie toujours une réassurance et une approche cognitive : information sur la sexualité, démonstration de la normalité physique.

- Elle nécessite parfois une approche médicamenteuse : œstrogénothérapie dans le contexte d'une ménopause pour améliorer la qualité de vie (climatère).
- Elle nécessite le plus souvent une prise en charge sexologique spécifique, la thérapie faisant appel, selon les cas, à une approche psychosexuelle, comportementale ou systémique du couple.

B. Troubles de la lubrification

Ils peuvent être la conséquence de troubles du désir, ou être en rapport avec l'hypo-œstrogénie responsable d'une atrophie vulvovaginale avec baisse de vascularisation.

Ces troubles de la lubrification responsables de dyspareunies (*cf. infra*) doivent être pris en charge car ils peuvent, du fait de la douleur des rapports sexuels, mener à une baisse de plaisir, un évitement des rapports et avoir enfin d'importantes répercussions conjugales et personnelles.

Le traitement des troubles de la lubrification passe la prise en charge de leurs causes (*cf.* ci-dessus), et par l'utilisation de différents produits à action locale : lubrifiant appliqué au moment du rapport, hydratants (acide hyaluronique en gel, ovules) et/ou œstrogènes locaux (ovule, gel ou anneau vaginal).

C. Troubles du plaisir

L'anorgasmie crée une souffrance exprimée par la femme ou le couple devant l'absence d'atteinte du plaisir intense qu'est l'orgasme.

Incontestablement, le principal organe du plaisir est le cerveau ! Mais l'accession au plaisir nécessite de connaître *a minima* son anatomie et ses modalités d'excitation, et de ne pas culpabiliser ce plaisir intense laissant après son acmé une sensation de satiété (rôle culpabilisant de la masturbation).

Il est habituel et caricatural de distinguer l'orgasme externe clitorido-vulvaire et l'orgasme interne vaginal. Les études anatomiques et physiologiques récentes plaident en réalité pour un continuum vasculaire urétro-clitorido-vulvaire. On peut parler d'une synergie fonctionnelle clitorido-vaginale, l'orgasme vaginal étant une amplification profonde du plaisir clitoridien.

Enfin, les modalités d'accession au plaisir sont différentes d'une femme à l'autre et, chez une même femme, en fonction des circonstances.

L'anorgasmie est avant tout le résultat d'une impossibilité du laisser-aller. Celle-ci est toujours liée à une angoisse, ancienne ou toujours bien présente : peur de l'échec, de la perte du contrôle de soi, peur du rejet par le partenaire, observation obsessionnelle de soi, insuffisance du climat de sécurité et de tendresse, orgasme synonyme de culpabilité (éducation religieuse, condamnation de la masturbation, sexualité passée, etc.).

En toute logique, le traitement d'une anorgasmie impose de recourir à sexothérapie spécifique qui vise à rétablir les conditions du laisser-aller, par l'analyse et la prise en charge des facteurs bloquants. Le recours à des techniques visant à apprendre le lâcher-prise, comme la sophrologie, est souvent précieux.

D. Troubles douloureux

1. Vaginisme

C'est une contraction involontaire des muscles du vagin, et parfois de toute la musculature périnéale, qui rend toute tentative de pénétration impossible et douloureuse.

- Il est le plus souvent primaire et doit être considéré comme un symptôme psychosomatique, une réponse physique contractile du corps à un contexte psychologique. L'angoisse de la pénétration est au premier plan. La patiente développe très fréquemment un sentiment de honte à ne pas réussir à faire ce qu'elle est convaincue que toutes les autres femmes font naturellement. De ce fait, elle consulte souvent tardivement, parfois des années après la prise de conscience de la réalité de la difficulté, et c'est le désir de grossesse qui peut être le moteur de la démarche. L'inertie à consulter tient également au fait qu'elle a volontiers, par ailleurs, une sexualité satisfaisante, avec un désir, une capacité à l'excitation et à l'orgasme conservés. Le « blocage » sexuel concerne par définition le coït, mais souvent aussi la possibilité d'introduire un doigt dans le vagin ou d'appliquer un tampon périodique. En revanche, même si cela ne représente pas la majorité des cas, l'examen gynécologique reste parfois possible dans des conditions quasi normales.

- La psycho-étiologie du vaginisme passe d'abord par un niveau superficiel : une angoisse crée une réaction par contraction. Celle-ci est favorisée par une ignorance du corps sexué, une culpabilisation de la masturbation et des plaisirs du corps, une représentation erronée du vagin dans le schéma corporel inconscient, dans un contexte où le sexe n'a pas fait l'objet d'une information adaptée, pour devenir synonyme de peur ou de dégoût. Des antécédents d'abus sexuels peuvent être retrouvés, mais de manière assez peu fréquente. Des gestes anodins, mais très mal vécus, comme un sondage urinaire ou un examen gynécologique chez la petite fille, voire l'adolescente, sont parfois notés.
- À un niveau plus élaboré sur le plan psychologique, on peut y trouver la traduction de mécanismes plus complexes, manière de respecter une obéissance à une mère qui avait présenté la sexualité de manière très péjorative, ou ne « voulait pas » de ce gendre-là, voire le rejet des hommes en général, notamment lorsque la relation avec le père a été traumatisante.
- Ce qu'il est convenu d'appeler le choix névrotique du conjoint amène le plus souvent ces femmes à « élire » un partenaire doux, affectueux, tendre, mais volontiers peu demandeur sur le plan sexuel. Ceci explique également la fréquente ancienneté du trouble lorsque la patiente consulte et n'est pas sans conséquence sur le plan thérapeutique.
- Le traitement du vaginisme primaire repose sur une approche sexothérapique complète **du couple** au cours de laquelle, le plus souvent, 3 étapes sont indispensables :
  - une anamnèse exhaustive permet au thérapeute de recueillir les informations indispensables, et au couple de comprendre la cohérence de son problème ;
  - une étape éducative permet de corriger les idées fausses et les représentations négatives qui sont ici souvent légion en matière de sexualité ;
  - une thérapie comportementale vise à apporter une approche structurée progressive par des exercices répétés avec les solutions techniques en cas de blocage, et lever ainsi l'angoisse de la pénétration.
- Le vaginisme, plus rarement, est secondaire. L'étiologie peut également être psychosomatique, et répond alors le plus souvent à un traumatisme psychologique (adultère, choc affectif, décès, etc.), mais une enquête clinique complète doit alors être faite de manière préalable, pour diagnostiquer une lésion gynécologique vulvaire ou vaginale (lichen, infection, atrophie, etc.), obstétricale (déchirure, épisiotomie mal réparée, etc.) ou une cause iatrogène (chirurgie, radiothérapie, curiethérapie, etc.). Le traitement du vaginisme secondaire nécessite bien entendu une prise en charge du facteur causal.
- Une situation particulière doit être notée, dans la mesure où elle constitue une sorte de diagnostic différentiel du vaginisme, l'absence congénitale de vagin (syndrome de Rokitansky-Küster-Hauser). Les trompes et ovaires y sont normaux, mais l'utérus est atrophique, réduit à deux cornes rudimentaires. Il existe donc un développement pubertaire normal, mais une aménorrhée primaire qui constitue le signe d'appel essentiel. L'examen clinique permet d'identifier aisément un petit récessus vestibulaire, qu'une chirurgie spécialisée et des bougies de dilatation permettront d'agrandir, autorisant ainsi à certaines de ces patientes une sexualité satisfaisante.

2. Dyspareunies

Il s'agit d'un symptôme fréquent pour lequel la collaboration entre le gynécologue et le sexologue est indispensable, les étiologies en étant parfois organiques, parfois purement psychosomatiques et, le plus souvent, mixtes ! La pénétration est ici possible mais elle déclenche une douleur, ce qui n'est pas sans conséquence sur la sexualité en général et l'équilibre psychoaffectif du couple.

- La dyspareunie peut être superficielle, dite d'intromission : la douleur apparaît alors dès le début de la pénétration. La dyspareunie superficielle peut être primaire ou secondaire. Les étiologies organiques sont multiples et nécessitent donc un examen clinique soigneux :
    - malformations : bride hyménéale, hypoplasie vaginale, etc. : dyspareunie primaire ;
    - vulvovaginites ;
    - allergies ;
    - affections dites dermatologiques : lichen scléreux, érosif, etc. ;
    - séquelles de chirurgie : épisiotomie, déchirure obstétricale, myorraphie trop serrée des releveurs après une cure de prolapsus, etc. ;
    - atrophie par carence œstrogénique.
- Dans la dyspareunie de présence, la douleur apparaît après un certain temps de pénétration. *Stricto sensu*, cette forme clinique est rare, dans la mesure où il existe très souvent une dyspareunie superficielle associée, mais cette dernière est parfois minimisée par la patiente. L'atrophie et l'infection en sont les 2 étiologies principales.
- La dyspareunie est dite profonde lorsqu'elle apparaît au fond du vagin, donnant à la patiente la perception d'un contact douloureux. Ici aussi, une cause organique doit être soigneusement recherchée :
    - infection pelvienne : cervicite, annexite, cellulite pelvienne ;
    - endométriose (+++) ;
    - pathologie utérine ou ovarienne ;
    - syndrome de Masters et Allen.

Le diagnostic étiologique d'une dyspareunie profonde peut ainsi nécessiter le recours à des explorations (échographie, IRM) et parfois à la cœlioscopie.

- Au-delà de ces causes organiques, le symptôme « dyspareunie » peut avoir un autre sens, plus ou moins conscient. Parfois, il est un symptôme plus « présentable », quand l'absence de plaisir ou de désir ne l'est pas. Parfois, la plainte réelle est masquée derrière des infections urinaires ou des mycoses à répétition. Il y aura donc lieu de rechercher, ici comme ailleurs en sexologie :
    - des problématiques psychosexuelles : problèmes éducatifs, traumatismes, angoisse, insatisfaction sexuelle qui induit la disparition de la lubrification vaginale : manque de laisser-aller, défaut de stimulation érotique, dysfonction masculine, etc. ;
    - des conflits conjugaux : ambivalence affective vis-à-vis du conjoint, ou rejet, ou peur d'être rejetée et donc sentiment d'insécurité. Il est souvent plus facile de dire « j'ai mal » que « je ne veux pas » ! ;
    - des états dépressifs : « j'ai mal » veut dire « je vais mal ».

III. Comment aborder un trouble de la sexualité ?

Alors que l'infertilité amène assez rapidement à consulter, la consultation pour une dysfonction sexuelle reste encore souvent une démarche difficile, voire taboue. La patiente a honte, pense qu'il ne s'agit peut-être pas d'un problème redevable de la médecine et doute de la compétence du praticien à pouvoir le résoudre. C'est donc rarement le motif principal de la consultation, et le sujet n'est souvent abordé qu'en fin de la consultation, si l'entretien a permis d'établir une relation de confiance suffisante.

Plusieurs attitudes médicales aboutissent à une impasse :
- rester sourd face à la demande, laquelle est parfois explicite, mais le plus souvent indirecte ou cachée derrière des symptômes psychosomatiques divers ;
- miser sur facteur temps pour que les choses s'arrangent spontanément… ;
- prescrire un médicament miracle sans avoir analysé la réalité du problème en espérant un effet placebo !

Au mieux, ces attitudes confirment que la médecine ne peut rien faire dans le domaine de la sexologie. Au pire, elles attestent que le praticien n'a pas la capacité ou la volonté d'assurer une prise en charge globale de la patiente et altèrent la confiance qui lui est accordée.

Au contraire, d'innombrables études rétrospectives ont démontré que le premier regret qu'expriment *a posteriori* les patientes, c'est qu'aucun professionnel de santé n'ait jamais abordé le sujet. Il est donc fondamental que le praticien prenne l'initiative de cette thématique, pour rompre ce dialogue de muets entre une patiente qui n'ose pas et un médecin qui ne parle pas de ça. Cette initiative ne doit pas être invasive, mais passer par des questions ouvertes : « et avec votre conjoint, cela se passe bien ? », « sur un plan plus intime, pas de souci ? », etc. En procédant de la sorte, le praticien « autorise » la patiente à aborder le sujet, il se place en interlocuteur potentiel, tend une perche. La patiente la saisira… ou pas. Si elle le fait, ce sera rarement tout de suite, mais quand bon lui semblera, quand le moment lui paraîtra opportun. Le bon tempo de la prise en charge sexologique est celui de la patiente, pas celui du praticien.

Cette attitude médicale n'est pas intrusive, la santé sexuelle faisant partie de la santé globale. Faute de l'adopter, par manque d'intérêt ou manque de temps, les difficultés sexuelles continueront d'altérer la qualité de vie et d'avoir d'innombrables conséquences personnelles, relationnelles et sociales, et certains drames comme les agressions sexuelles resteront sous-déclarés.

Quatre qualités sont indispensables pour le praticien dans ce registre : disposer d'un minimum de formation sexologique, adapter son langage, avoir exprimé les choses simplement et sans gêne, et enfin pouvoir faire abstraction de son propre système de valeurs sexuelles.

Il n'est pas rare que la demande sexologique soit du registre du besoin d'écoute et du simple conseil, et tout praticien devrait être à même, en théorie, de remplir cette mission. Pour les problématiques plus complexes, il est bien entendu indispensable de s'assurer de la collaboration de sexologues compétents.

> **Points clés**
> - La fréquence des troubles sexuels féminins est importante et sous-estimée parce qu'il s'agit d'un domaine encore tabou pour beaucoup de patientes et de praticiens.
> - La santé sexuelle fait partie de la santé globale et du domaine médical.
> - Les conditions d'une satisfaction sexuelle sont nombreuses et relèvent de paramètres très différents : intégrité anatomique et neurohormonale, équilibre psychologique personnel, environnement familial, social et vie relationnelle sans difficulté majeure.
> - Un symptôme sexuel est toujours multifactoriel et doit faire l'objet d'une approche à la fois organique et symbolique, psychosomatique.
> - Les principaux troubles sexuels féminins concernent le désir, l'excitation, le plaisir et les phénomènes douloureux.
> - Un symptôme sexologique est rarement isolé, il entraîne presque toujours d'autres symptômes, et a très souvent des conséquences psychologiques personnelles et relationnelles importantes.
> - Il est important de savoir aborder le sujet avec une patiente, pour pouvoir l'aider en cas de difficulté simple, ou l'orienter vers une prise en charge spécialisée.

Notions indispensables PCZ

- Une cause organique doit être soigneusement recherchée devant un trouble de la sexualité.

Pour en savoir plus

Association interdisciplinaire post-universitaire de sexologie.
https://www.aius.fr/v2/index.asp

CHAPITRE 15

Item 42 – UE 2 – Tuméfaction pelvienne chez la femme
Item 118 – UE 3 – Principales techniques de rééducation et de réadaptation
Item 121 – UE 3 – Troubles de la miction et incontinence urinaire de l'adulte et du sujet âgé
Item 342 – UE 2 – Rétention aiguë d'urine

I. Incontinence urinaire féminine
II. Troubles de la miction chez la femme
III. Prolapsus génital

Objectifs pédagogiques

Item 42 – Tuméfaction pelvienne chez la femme
- Argumenter les principales hypothèses diagnostiques et justifier les examens complémentaires pertinents.

Item 118 – Principales techniques de rééducation et de réadaptation
- Argumenter les principes d'utilisation des principales techniques de rééducation et de réadaptation, en planifier le suivi médical et argumenter l'arrêt de la rééducation.
- Savoir prescrire la masso-kinésithérapie et l'orthophonie.
- Connaître le rôle et les principales compétences des différents professionnels de santé dans le projet de rééducation-réadaptation d'une personne en situation de handicap.

Item 121 – Troubles de la miction et incontinence urinaire de l'adulte et du sujet âgé
- Devant un trouble de la miction ou une incontinence urinaire de l'adulte, argumenter les principales hypothèses diagnostiques et justifier les examens complémentaires pertinents.
- Décrire les principes de la prise en charge au long cours.

Gynécologie – Obstétrique
© 2018, Elsevier Masson SAS. Tous droits réservés

Item 342 – Rétention aiguë d'urine
- Diagnostiquer une rétention aiguë d'urine.
- Identifier les situations d'urgence et planifier leur prise en charge.

Bien qu'il s'agisse de pathologies bénignes et fonctionnelles, l'incontinence urinaire et le prolapsus génital peuvent grandement altérer la qualité de vie des femmes de tous âges.

I. Incontinence urinaire féminine

Le diagnostic de l'incontinence urinaire est clinique : l'interrogatoire différenciera une incontinence urinaire à l'effort, une incontinence sur urgenturies (hyperactivité vésicale) et une incontinence urinaire mixte. Cette distinction est essentielle car les traitements sont différents. La physiopathologie est complexe, multifactorielle. Certes la grossesse, l'accouchement, l'âge, un certain degré de prédisposition génétique tissulaire et le surpoids sont des facteurs de risque avérés, mais on ne connaît pas encore les mécanismes précis aboutissant à la genèse de tel ou tel type d'incontinence.

A. Les différents types d'incontinence urinaire de la femme

L'incontinence urinaire à l'effort (IUE) est définie par la survenue de fuites d'urines, non précédées de besoin, lors d'efforts (toux, éternuement, course, saut). Une incontinence urinaire sur urgenturies (IUU) est définie par la survenue de fuites urinaires concomitantes à un besoin immédiatement urgent (« impérieux ») qu'il n'est pas possible de différer. Cette IUU fait partie du syndrome d'hyperactivité vésicale (HAV) défini par la survenue d'urgenturies (parfois provoquées par l'audition d'eau qui coule ou par le froid) avec ou sans incontinence urinaire, habituellement associées à une pollakiurie ou une nycturie (réveil par un besoin mictionnel). Une incontinence urinaire mixte (IUM) est définie par l'association d'une IUE et d'une IUU.

B. Explorations complémentaires

1. Stratégie d'utilisation des examens complémentaires

Aucun examen n'est nécessaire pour poser le diagnostic du type d'incontinence urinaire, ni avant de débuter le traitement. Un examen cytobactériologique des urines (ECBU) sera prescrit dès qu'une infection est suspectée ou devant des symptômes d'incontinence récents. Un calendrier ou catalogue mictionnel (tableau 15.1) sera demandé en cas d'HAV. Il s'agit d'un enregistrement prospectif des événements mictionnels, complété par la patiente. Les paramètres devant figurer sur le calendrier mictionnel sont l'heure des mictions, le volume mictionnel, l'intensité du besoin lors de la miction, l'existence d'épisodes d'urgenturies ou de fuites en précisant les circonstances de survenue et les facteurs déclenchants. Il permet de distinguer une pollakiurie (augmentation de la fréquence des mictions) d'une polyurie (augmentation de la diurèse journalière), quelle qu'en soit l'origine (régime alimentaire, syndrome polyuropolydipsique, potomanie). En cas de suspicion d'une fistule urinaire (vésicovaginale, urétrovaginale ou urétérovaginale), une urétrocystographie mictionnelle ou un uroscanner seront prescrits. Une échographie pelvienne et vésicale sera demandée uniquement devant une IUU ou une IUM d'apparition récente, afin d'éliminer une pathologie tumorale sous-jacente. En cas d'IUU, une pathologie sous-jacente sera recherchée (diabète, pathologie neurologique centrale, tumeur pelvienne, etc.). Un bilan urodynamique (débitmétrie, cystomanométrie, profilométrie urétrale) ne sera prescrit qu'en cas d'échec d'une 1re ligne de traitement ou quand un traitement chirurgical est envisagé. Une cystoscopie sera prescrite en cas de suspicion de tumeur de vessie (tabagisme important).

Tableau 15.1 Calendrier mictionnel.
Cet exemple de calendrier mictionnel objective une pollakiurie (augmentation du nombre de mictions dans la journée) avec nycturie (nombre élevé de réveils nocturnes par l'envie d'uriner).

Heure	Volume mictionnel (mL)	Besoin concomitant	Événement (fuite, argenterie, etc.)
19 h 50	50	++	
21 h 40	90	+	
00 h 30	50	+	
02 h 20	80	+	
03 h 30	60	+	
06 h 50	130	++	
07 h 45	50	++	
09 h 15	60	+	
11 h 30	80	+++	
12 h 15	40		
13 h 50		++	Fuite urinaire sur urgenturie
13 h 50	80	+	
15 h 00	110	++	

2. Bilan urodynamique

Débitmétrie

L'examen débitmétrique permet l'étude objective et quantitative de la miction en appréciant notamment le volume mictionnel, le résidu post-mictionnel (obtenu par sondage) et le débit urinaire maximum (Qmax). La patiente est invitée à s'asseoir sur le débitmètre et à « produire » une miction spontanée. Le résidu post-mictionnel est considéré comme « significatif » (pathologique) quand il dépasse 15 % du volume mictionnel. Le débit maximal doit être supérieur à 15 mL/s mais l'aspect de la courbe compte également beaucoup ; une courbe normale présente un aspect « en cloche ». Le débit enregistré est la résultante des forces d'expulsion vésicale (la paroi vésicale est constituée en grande partie de tissu musculaire lisse appelé détrusor) et des résistances sphinctériennes et urétrales. Cette exploration simple permet donc d'appréhender au mieux les altérations de la vidange, qu'elles aient pour origine un obstacle (obstruction cervicale ou urétrale) ou un défaut de contraction vésicale (hypo ou acontractilité détrusorienne).

Cystomanométrie

C'est l'étude des pressions intravésicales lors d'un remplissage progressif de la vessie par du sérum physiologique. On étudie la sensibilité de la vessie et on cherche des contractions détrusoriennes en cours de remplissage, avant l'ordre de miction, définissant une hyperactivité détrusorienne, alors que normalement la vessie ne se contracte pas au cours du remplissage. Cette hyperactivité détrusorienne peut être causée par une pathologie neurologique centrale (sclérose en plaques, blessure médullaire), mais elle peut aussi être secondaire à une obstruction (sténose urétrale, maladie du col, compression extrinsèque par un prolapsus) ou être « idiopathique ».

Sphinctérométrie (profilométrie urétrale)

Cet examen consiste à mesurer la pression tout au long de l'urètre. La pression maximale mesurée (pression de clôture urétrale maximale, PCUM) représente la force de contraction du sphincter urétral. Une insuffisance sphinctérienne est définie pour une PCUM inférieure à 30 cmH_2O.

C. Traitement

1. Traitement du surpoids

L'obésité est un facteur de risque indépendant d'incontinence urinaire (IUE et IUU). Par ailleurs, la réduction de poids (par régime ou chirurgie bariatrique) est efficace chez les patientes en surpoids ou obèses pour diminuer la sévérité de l'incontinence urinaire (diminution du nombre et du volume des fuites).

2. Rééducation périnéale

- En cas d'IUU (HAV), la rééducation comprendra des thérapies cognitivo-comportementales, une électrostimulation périnéale et des exercices de contraction volontaire des muscles du plancher pelvien.
- En cas d'IUE, ce sont les exercices de contraction volontaire des muscles du plancher pelvien, l'électrostimulation et le biofeedback qui ont montré leur efficacité. Cette rééducation périnéale a un effet thérapeutique dans le post-partum et à tout âge, mais elle n'a pas d'effet préventif démontré à long terme. La prescription de la rééducation comporte simplement une dizaine de séances de rééducation périnéale.

3. Traitements médicamenteux

Thérapies hormonales

Seuls les traitements œstrogéniques locaux (ovules et/ou crème) ont montré une efficacité sur les symptômes d'HAV (urgenturies et IUU) chez la femme ménopausée. Ils ne sont pas efficaces pour l'IUE.

Anticholinergiques

Les anticholinergiques peuvent être prescrits en 1re intention pour une IUU. Ils inhibent la contraction détrusorienne (antimuscariniques) et agissent également en modulant la sensibilité vésicale. Leur efficacité est indépendante de l'existence ou non d'une hyperactivité détrusorienne à la cystomanométrie. Ils sont prescrits pour une durée initiale de 6 semaines. Leurs effets secondaires doivent être expliqués : constipation, bouche sèche, troubles cognitifs. Ils sont contre-indiqués en cas de glaucome à angle fermé.

4. Neuromodulation

La stimulation des nerfs périphériques peut inhiber la contraction détrusorienne et diminuer les symptômes d'hyperactivité vésicale (urgenturies et IUU). Cette neuromodulation peut être externe (sciatique poplité externe) ou interne (neuromodulation directe des racines sacrées).

5. Traitement chirurgical

Injections intra-détrusoriennes de toxine botulique

Les injections de toxine botulique dans le détrusor (muscle lisse) par cystoscopie sont indiquées pour traiter l'hyperactivité vésicale (urgenturies et IUU) idiopathique ou neurologique (blessée médullaire, sclérose en plaques, etc.) dès lors qu'elle est résistante aux thérapeutiques médicamenteuses de type anticholinergique.

Bandelette sous-urétrale

Il s'agit du traitement chirurgical de 1re intention de l'IUE de la femme, après échec de la rééducation périnéale. Le mécanisme d'action est la création d'un soutien, d'un léger obstacle sous l'urètre. Ainsi, lors des efforts, l'urètre, s'il est bien mobile, viendra se plier, s'écraser contre la bandelette. En cas d'échec, d'autres traitements chirurgicaux comme le sphincter artificiel peuvent être proposés. En cas d'IUM, ces bandelettes sous-urétrales ne diminuent les symptômes d'HAV que dans la moitié des cas.

D. Bilan de l'incontinence urinaire de la femme âgée

1. Recherche d'une cause réversible d'incontinence urinaire

Les causes curables d'incontinence urinaire transitoire réversible (IUTR) sont répertoriées par l'acronyme mnémotechnique DIAPPERS (*diapers* signifie couches en anglais) : délire (syndrome confusionnel), infection urinaire, atrophie vaginale, causes psychologiques (syndrome dépressif), causes pharmacologiques, excès de diurèse, restriction de mobilité (impossibilité de se rendre aux toilettes si urgenturie), constipation (S : *stool*). Le bilan comportera au minimum un calendrier mictionnel, un ECBU et une mesure du résidu post-mictionnel.

2. Recherche d'une fragilité et d'une dépendance

La fragilité est un état médico-social instable rencontré à un moment donné de la vie d'une personne âgée. Elle comporte une ou plusieurs des caractéristiques suivantes : âge supérieur ou égal à 8 ans, polymédication, altération des fonctions cognitives, dépression, dénutrition, troubles neurosensoriels, instabilité posturale, sédentarité, perte d'autonomie pour les activités quotidiennes et isolement social. Cette « fragilité » de la personne âgée est importante à repérer car elle précède l'apparition du déclin fonctionnel et la perte d'autonomie et elle est associée à une morbidité accrue, qui peut survenir à l'occasion de l'instauration d'un nouveau traitement, une chirurgie par exemple. Pour dépister cette « fragilité », il est recommandé, avant toute prise en charge thérapeutique, de demander un avis gériatrique pour les femmes de plus de 85 ans consultant pour une incontinence urinaire.

II. Troubles de la miction chez la femme

L'existence de symptômes de dysurie à l'interrogatoire évoque un trouble de la vidange vésicale qui peut être accompagné d'un résidu post-mictionnel de volume variable. Ce résidu post-mictionnel peut se compliquer d'infections urinaires à répétition. La dysurie définit les difficultés mictionnelles, regroupant un ou plusieurs des symptômes suivants : difficulté à initialiser la miction, faiblesse du jet, jet haché, miction par poussée, jet en arrosoir, sensation de vidange vésicale incomplète et/ou miction par ajustement postural.

Ces différents symptômes peuvent être objectivés par la débitmétrie (débit maximal, durée de la miction, aspect de la courbe mictionnelle, résidu post-mictionnel). Les différentes étiologies des dysuries de la femme sont rappelées dans l'encadré 15.1. L'interrogatoire et l'examen clinique restent les éléments principaux du diagnostic et permettent d'orienter les examens complémentaires éventuels.

Dans certains cas, les symptômes d'incontinence urinaire ne sont qu'une conséquence d'une rétention urinaire plus ou moins sévère, accompagnée de fuites urinaires du fait du « trop-plein » vésical (appelées parfois « fuites/mictions par regorgement »).

> **Encadré 15.1**
>
> **Étiologies des dysuries**
>
> **Selon le mécanisme**
> - Trouble de la contractilité détrusorienne :
>   - vessie dénervée après chirurgie radicale pelvienne
>   - pathologie neurologique périphérique
> - Obstacle organique :
>   - prolapsus génital (stade 2 ou plus)
>   - tumeur pelvienne
>   - sténose urétrale
> - Obstacle fonctionnel (dyssynergie vésicosphinctérienne)
>   - pathologie neurologique centrale
>   - diabète
>   - médicaments
>
> **Selon le mode d'installation**
> - Installation brutale
>   - herpès, zona
>   - fécalome
>   - choc psychologique
>   - lésion focale médullaire du cône terminal
>   - lésion neurologique centrale
>   - obstacle postopératoire (bandelette sous-urétrale)
>   - dénervation postopératoire (chirurgie radicale pelvienne)
> - Installation progressive :
>   - prolapsus génital (stade 2 ou plus)
>   - sténose urétrale
>   - tumeur pelvienne
>   - neuropathie périphérique (diabète, etc.)
>   - compression médullaire lente
>   - syndrome extrapyramidal

III. Prolapsus génital

A. Diagnostic

Le prolapsus génital est une hernie des organes pelviens à travers le vagin ; il peut concerner la vessie (cystocèle), l'utérus (hystéroptose), le cul-de-sac recto-utérin (de Douglas) (élytrocèle) et le rectum (rectocèle) (fig. 15.1). On le distingue du prolapsus rectal qui est une extériorisation du rectum par l'anus. On détermine le degré d'extériorisation du prolapsus selon 4 stades :
- stade 1 : intravaginal (fig. 15.2) ;
- stade 2 : à l'entrée de la vulve ;
- stade 3 : franchement extériorisé ;
- stade 4 : déroulement complet du vagin. (fig. 15.3).

Le diagnostic est réalisé par l'examen clinique (inspection et utilisation de valves pour déterminer les différents éléments du prolapsus). Il y a peu de diagnostics différentiels (kyste vaginal, fibrome de la cloison vésicovaginale). Il faut éliminer la présence d'ascite qui peut provoquer

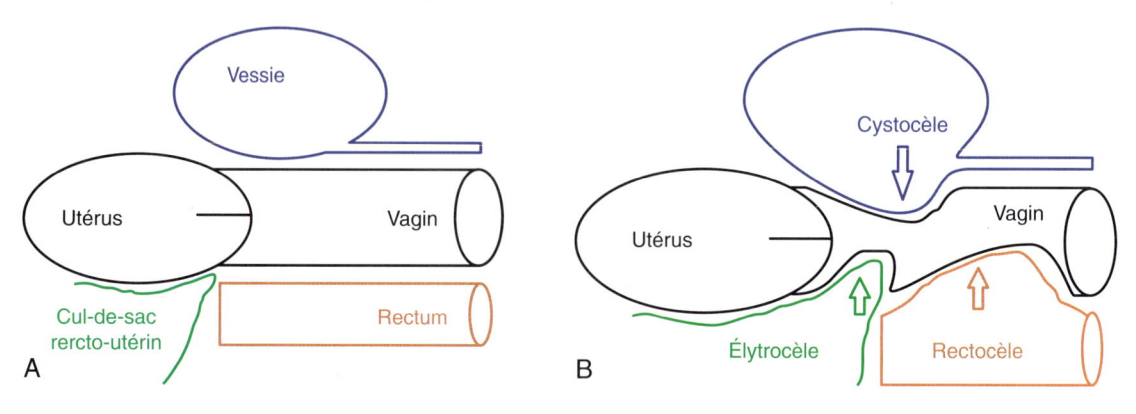

Fig. 15.1 Vue schématique d'une coupe sagittale du pelvis féminin normal (A) et d'un exemple de prolapsus génital (B) associant une cystocèle, une rectocèle et une élytrocèle.

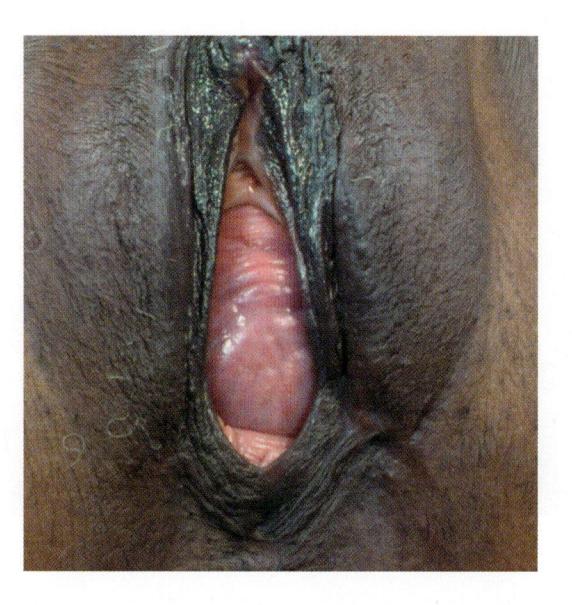

Fig. 15.2 Prolapsus génital stade 1 (on voit la paroi antérieure du vagin bomber).

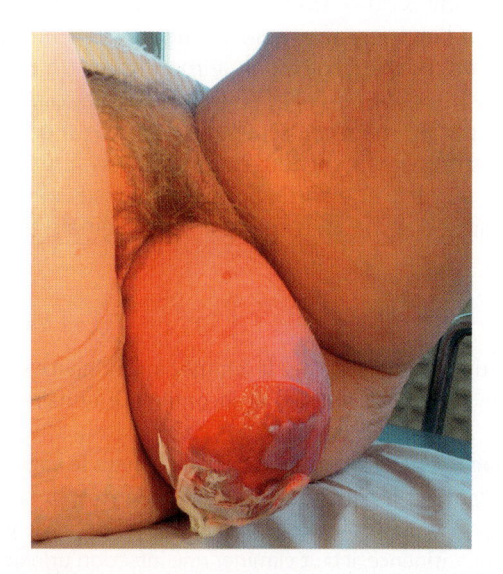

Fig. 15.3 Prolapsus génital stade 4.

ou aggraver l'extériorisation d'un prolapsus génital. Une échographie abdominopelvienne sera donc fréquemment demandée pour éliminer une ascite ou une pathologie tumorale utérine ou annexielle.

Un prolapsus génital peut entraîner une dysurie (mauvaise vidange vésicale), une pesanteur pelvienne, une sensation de boule à la vulve, une dyschésie (exonération des selles difficile), des urgenturies et/ou une incontinence urinaire sur urgenturie. Quand il existe une dysurie ou une dyschésie, les femmes rapportent parfois une nécessité de réaliser des manœuvres digitales de réintroduction du prolapsus dans le vagin, pour pouvoir uriner ou vidanger le rectum.

B. Traitement

Un traitement n'est proposé que si la femme se plaint d'être gênée par ce prolapsus. La rééducation périnéale peut diminuer les symptômes associés à un prolapsus de stade 1 ou 2 et

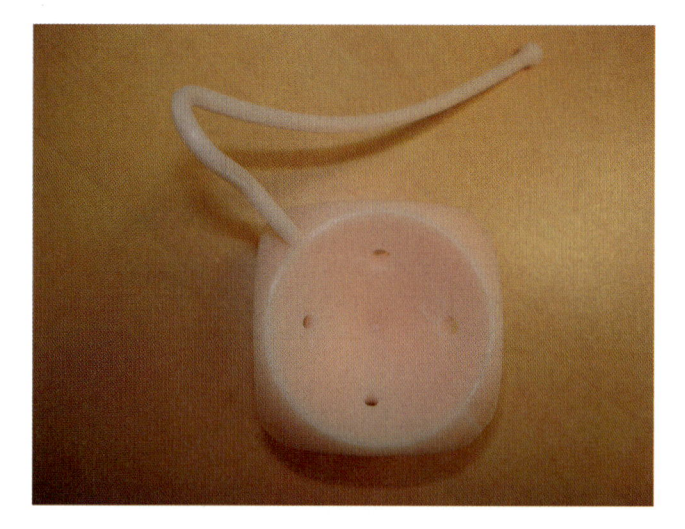

Fig. 15.4 Pessaire cube.

elle peut parfois faire « remonter » le prolapsus de 1 ou 2 cm au maximum ; elle est inefficace pour les prolapsus de stade 3 ou 4. Un pessaire (en anneau ou en cube) peut être posé pour maintenir le prolapsus à l'intérieur du vagin. La figure 15.4 montre un pessaire cube que la femme mettra elle-même dans le vagin chaque matin avec un peu de lubrifiant (ou de crème aux œstrogènes si elle est ménopausée) et enlèvera chaque soir. Il existe aussi des pessaires en anneau qui sont posés par un médecin (si la patiente ne peut pas gérer le pessaire elle-même) et changés ou nettoyés régulièrement tous les 2 à 6 mois. En cas d'échec de la rééducation et/ou du pessaire, une chirurgie de correction du prolapsus génital peut être proposée (promontofixation par cœlioscopie ou chirurgie par voie vaginale avec ou sans prothèse).

> **Points clés**
> - Il existe trois types d'incontinence urinaire chez la femme : incontinence urinaire d'effort, incontinence urinaire sur urgenturies (hyperactivité vésicale) et incontinence urinaire mixte associant des fuites à l'effort et sur urgenturies.
> - Le prolapsus génital est une hernie des organes pelviens à travers le vagin ; il peut concerner la vessie (cystocèle), l'utérus (hystéroptose), le cul-de-sac recto-utérin (élytrocèle) et le rectum (rectocèle).
> - Un traitement pour incontinence ou prolapsus n'est proposé qu'en cas de gêne exprimée par la femme.
> - Devant toute suspicion d'incontinence, il faut éliminer une infection urinaire et une fistule urinaire.
> - Le traitement de 1re intention de l'incontinence urinaire à l'effort est la rééducation périnéale, associée à une réduction pondérale. En cas d'échec, la chirurgie est indiquée avec mise en place d'une bandelette sous-urétrale.
> - Le traitement de l'incontinence urinaire sur urgenturies (hyperactivité vésicale) repose sur la rééducation périnéale, les anticholinergiques, les œstrogènes locaux (en cas de ménopause) et éventuellement une réduction pondérale.
> - En cas de prolapsus génital gênant de stade 1 ou 2, une rééducation périnéale peut être proposée. En cas de prolapsus de stade 2, 3 ou 4, la mise en place d'un pessaire peut être proposée. En cas d'échec du pessaire, une chirurgie de correction du prolapsus peut être proposée.

Notions indispensables PCZ

- Devant toute suspicion d'incontinence, il faut éliminer une infection urinaire et une fistule urinaire.
- La normalisation du poids fait partie intégrante du traitement.

Pour en savoir plus

CNGOF. Synthèse des recommandations pour le traitement chirurgical du prolapsus génital non récidivé de la femme. Recommandations pour la pratique clinique, 2016.
http://www.cngof.fr/pratiques-cliniques/recommandations-pour-la-pratique-clinique/apercu?path=RPC%2BCOLLEGE%252F2016%2BProlapsus%252FRPC_2016_Prolapsus_gnital_VF.pdf&i=7801

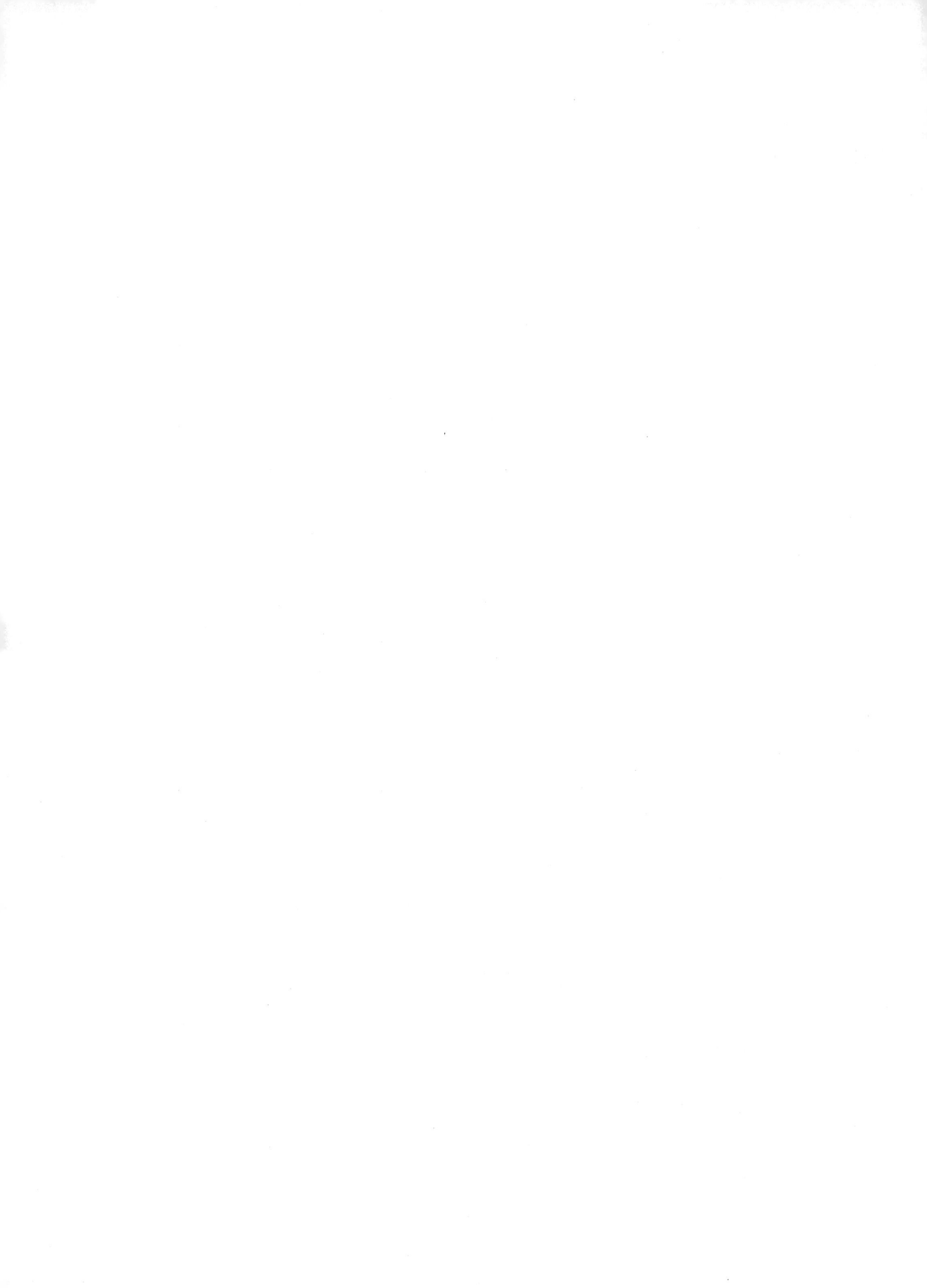

CHAPITRE 16

Item 158 – UE 6 – Infections sexuellement transmissibles (IST) : gonococcies, chlamydioses, syphilis, papillomavirus humain (HPV)[1], trichomonose

Gonococcie, chlamydiose, syphilis
    I. Pour comprendre
    II. Principales infections sexuellement transmissibles
    III. Principales conséquences des IST
Leucorrhées
    I. Pour comprendre
    II. Rappels
    III. Conduite de l'examen d'une femme consultant pour des leucorrhées anormales
    IV. Étiologies des leucorrhées pathologiques et choix thérapeutiques
Salpingite (infection génitale haute)
    I. Pour comprendre
    II. Circonstances de survenue des IGH aiguës et principaux germes responsables
    III. Diagnostic clinique d'une IGH non compliquée
    IV. Bilan initial
    V. Stratégie thérapeutique
    VI. Complications à moyen et long termes

Connaissances

> *Objectifs pédagogiques*
>
> ▪ Diagnostiquer une gonococcie, une chlamydiose, une syphilis.
> ▪ Argumenter l'attitude thérapeutique et planifier le suivi du patient.

Gonococcie, chlamydiose, syphilis

I. Pour comprendre

A. Définition

Les infections sexuellement transmissibles concernent toutes les infections transmises de façon exclusive ou non par voie sexuelle (au cours des rapports sexuels) responsable d'une infection gynécologique ou générale.

---
[1] Traité chapitre 18.

Gynécologie – Obstétrique
© 2018, Elsevier Masson SAS. Tous droits réservés

La salpingite et une inflammation bilatérale des trompes utérines (plus rarement unilatérale), le plus souvent associée à une endométrite (infection de l'utérus).

Les infections génitales hautes (IGH) regroupent les différentes formes des infections utéro-annexielles compliquées ou non : endométrites, salpingites, abcès tubo-ovariens, pelvipéritonite d'origine génitale.

B. Épidémiologie

Il n'existe pas de chiffres précis concernant les infections sexuellement transmissibles (IST) dans le monde et en France en particulier. La raison en est que toutes les IST ne sont pas à déclaration obligatoire et que, même dans ce cas, moins d'une IST à déclaration obligatoire sur dix est déclarée. Par ailleurs, les critères diagnostiques ne sont pas toujours univoques et, dans certains cas, en l'absence de germe identifié, ce sont des marqueurs indirects qui sont utilisés (taux de grossesses extra-utérines, taux de stérilité tubaire).

Chaque jour, plus d'un million de personnes contractent une IST et on estime que, chaque année, 500 millions de personnes contractent l'une des quatre IST suivantes : chlamydiose, gonococcie, syphilis, trichomonase (OMS 2013). Il existe de grandes variations selon les pays avec un taux particulièrement élevé dans les pays en voie de développement.

Les principaux germes pathogènes en cause dans les IST sont : papillomavirus humain (HPV), *Herpes Simplex Virus* (HSV), virus de l'immunodéficience humaine (VIH), *Neisseria gonorrhoeae*, *Chlamydia trachomatis*, *Treponema pallidum*.

C. Facteurs de risque

Les facteurs habituellement retrouvés sont :
- un bas niveau socio-économique ;
- la multiplicité des partenaires ;
- des rapports sexuels non protégés ;
- le jeune âge et la précocité des rapports ;
- le tabac, la drogue, l'alcool ;
- la prostitution ;
- l'incarcération ;
- l'existence d'un antécédent d'IST.

Le diagnostic et le traitement des infections génitales hautes sont traités plus loin dans ce chapitre.

II. Principales infections sexuellement transmissibles

Nous développerons les infections à *Chlamydia trachomatis*, *Neisseria gonorrhoeae* et *Treponema pallidum*.

A. Infections à *Chlamydia trachomatis*

Chlamydia trachomatis est une bactérie de transmission sexuelle qui entraîne des infections génitales chez l'homme (urétrite, prostatite), et chez la femme : salpingite subaiguë et surtout chronique, volontiers latente et persistante.

1. Physiopathologie et bactériologie

Les *Chlamydia* sont des germes intracellulaires qui nécessitent pour leur isolement l'utilisation de cultures cellulaires.

Il existe trois espèces, la première seulement intervenant dans les infections génitales :
- *Chlamydia trachomatis* qui comprend 15 sérovars. Les sérovars D-K sont responsables d'infections génitales mais aussi périhépatiques, de rhumatismes, d'infections néonatales. La bactérie se transmet de muqueuse à muqueuse, lors des rapports sexuels, et peut atteindre ensuite par voie ascendante les voies génitales hautes chez l'homme comme chez la femme. Chez la femme, l'infection cervicale est de courte durée (localisation contaminante), donnant lieu, si elle n'est pas traitée, à une endométrite et à une salpingite qui peuvent être aiguës (elles sont alors traitées) ou chroniques (souvent reconnues plusieurs années plus tard au décours d'une consultation pour stérilité ou grossesse extra-utérine [GEU]). La femme n'est donc contaminante que pour une courte durée. À l'inverse, chez l'homme, si l'infection non traitée atteint la prostate, le sperme peut être contaminant pendant plusieurs années lors des rapports sexuels ;
- *Chlamydia pneumoniae* : germes responsables d'un nombre important de pneumopathies dites « non bactériennes » ;
- *Chlamydia psittaci*, qui est responsable des zoonoses.

2. Diagnostic

Il se fait par PCR en détectant l'antigène par multiplication du génome, méthode applicable à des prélèvements porteurs de peu d'antigènes. Elle peut être réalisée sur un prélèvement d'endocol, urétral, vaginal ou sur 1er jet d'urines. C'est aujourd'hui la technique diagnostique de référence.

La sérologie (constamment positive en IgG en cas d'infection génitale haute, fréquemment positive en IgA, rarement en IgM) n'a en pratique aucun intérêt ++. En cas d'infection génitale basse isolée (col, urètre), elle est le plus souvent négative.

3. Signes cliniques

Ce sont :
- chez la femme :
  - une infection génitale basse (cervicite) : le plus souvent pauci ou asymptomatique (leucorrhées claires),
  - une infection génitale haute :
    - endométrite possible, qui se manifeste souvent par des métrorragies minimes et intermittentes,
    - salpingite aiguë : douleurs pelviennes associées à un syndrome infectieux (fièvre, hyperleucocytose, élévation de la CRP) qui reste inconstant. La normalité du bilan inflammatoire n'élimine pas le diagnostic,
    - salpingite silencieuse : cause importante mais difficilement chiffrable de stérilité. L'étiologie de ces salpingites silencieuses est dominée par *C. trachomatis* ;
- chez l'homme :
  - une infection génitale basse : urétrite subaiguë avec écoulement séreux, urétrite aiguë purulente possible (mais la participation d'autres germes doit alors être discutée), fréquemment latente,
  - une infection génitale haute : orchite, prostatite subaiguë ou chronique souvent découverte lors d'un bilan de stérilité. Le rôle de *C. trachomatis* dans la stérilité masculine a été discuté et semble faible. La plupart des hommes porteurs chroniques de *C. trachomatis* ont un sperme de fertilité conservée.

4. Traitement (fig. 16.1)

Il repose sur les antibiotiques à diffusion intracellulaire : tétracyclines de synthèse, fluoroquinolones ou macrolides.

Les infections génitales basses isolées guérissent en 8 jours dans 80 % des cas ; à ce stade de contagion maximum, il est indispensable de traiter les différents partenaires.

La mauvaise observance des jeunes et des sujets à IST amène à préférer les traitements en une prise avec effet retard sur 8 jours, comme l'azithromycine (Zithromax®) qui peut être donnée à la dose de 1 g en une prise chez les deux partenaires avec autant de chances de succès (80 %) qu'avec les tétracyclines de synthèse.

En cas d'infection génitale haute, le traitement doit être prolongé, le plus souvent par fluoroquinolones (ofloxacine : Oflocet®) pendant 14 à 21 jours (cf. infra dans ce chapitre).

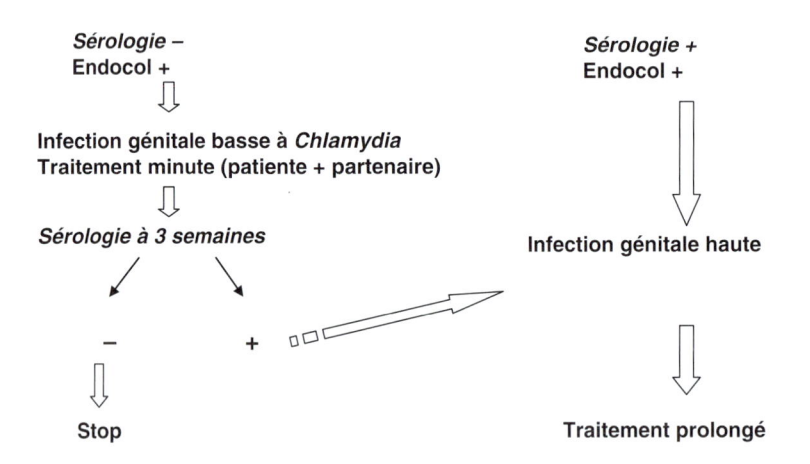

Fig. 16.1 Suspicion d'infection génitale à *Chlamydia*.

B. Infections à gonocoque

Le gonocoque, ou *Neisseria gonorrhoeae*, est un diplocoque à Gram négatif très fragile. Il est responsable d'urétrite aiguë chez l'homme alors qu'il est souvent peu symptomatique chez la femme lors des infections génitales basses. Le diagnostic est souvent fait de manière indirecte chez une patiente dont le partenaire se plaint de brûlures mictionnelles.

Il s'agit d'une IST à déclaration obligatoire ++.

1. Diagnostic

L'examen direct au microscope optique permet de mettre en évidence le diplocoque. La culture sur milieux spécifiques est impérative pour pouvoir isoler le germe et réaliser un antibiogramme. La culture peut être réalisée sur un prélèvement urétral ou endocervical. En pratique, comme pour le *Chamydia*, le diagnostic d'infection à gonocoque se fait aujourd'hui par PCR.

2. Signes cliniques

Chez l'homme

Urétrite symptomatique, épididymite et prostatite sont les atteintes habituelles. Les signes rencontrés sont les brûlures mictionnelles, les dysuries, les hématuries, des écoulements purulents au niveau du méat, des douleurs éjaculatoires, des douleurs scrotales et un ténesme rectal (dans le cadre d'une prostatite).

Le toucher rectal note une prostate augmentée de volume et douloureuse. La palpation scrotale trouve un cordon épididymaire douloureux.

Chez la femme

Souvent asymptomatique (40 à 60 % des cas), on doit l'évoquer et rechercher le gonocoque devant des leucorrhées jaunes, verdâtres, purulentes, surtout si elles sont associées à une urétrite ou une skénite (inflammation de la glande de Skene para-urétrale). L'aspect au spéculum est celui d'une endocervicite purulente.

L'infection ascendante sera responsable d'une endométrite et d'une salpingite qui est le plus souvent aiguë et avec de la fièvre, des douleurs pelviennes, des leucorrhées purulentes. Le gonocoque représente environ 10 % des salpingites aiguës. L'évolution se fait vers le pyosalpinx ou l'abcès tubo-ovarien, et vers la périhépatite (syndrome de Fitz-Hugh-Curtis). Les séquelles sont des adhérences avec stérilité tubaire.

3. Traitement

On assiste depuis quelques années à une augmentation des résistances du germe à la pénicilline et aux cyclines (13 % pour la pénicilline G, 56 % pour la tétracycline en 2012).

Le traitement de 1re intention utilise une céphalosporine de 3e génération en traitement minute (ceftriaxone : Rocéphine® 500 mg IM) ou une fluoroquinolone (ofloxacine : Oflocet® 400 mg *per os*).

C. Syphilis

Le germe est *Treponema pallidum*. C'est un germe fragile, parfois difficile à mettre en évidence. Les sérologies posent des problèmes de faux positifs et de réactions croisées avec d'autres tréponèmes. La durée d'incubation est de 3 à 4 semaines.

1. Diagnostic (fig. 16.2)

La mise en évidence du tréponème au microscope à fond noir se fait à partir de sérosités du chancre primaire (grattage au vaccinostyle). Il s'agit du seul diagnostic de certitude, avec une spécificité de 100 %.

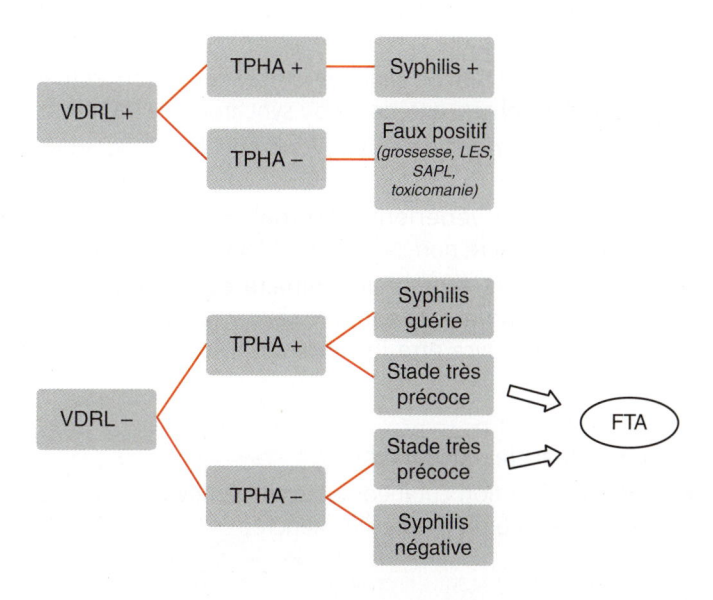

Fig. 16.2 Algorithme pour le diagnostic sérologique de syphilis.

Les sérologies ne permettent pas de distinguer une syphilis d'une tréponématose non vénérienne qui peut se rencontrer chez des patientes africaines.

On distingue deux méthodes de sérologie :
- méthode à antigène non tréponémique : VDRL (*Veneral Disease Research Laboratory*), reposant sur une réaction non spécifique utilisant le cardiolipide. Il existe des faux positifs (grossesse, LES, SAPL, toxicomanie) ;
- méthodes à antigène tréponémique :
  - tests classiques de dépistage et de confirmation de 1re ligne :
    - TPHA (*Treponema Pallidum Hemagglutination Assay*),
    - FTA (*Fluorescent Treponema Antibody test-absorbed*). Il se positive précocement (il détecte les IgM spécifiques), 5 à 8 jours après le chancre, mais nécessite un microscope à fluorescence. Il s'agit d'une recherche coûteuse ;
  - tests immuno-enzymatiques plus récents (ELISA), détectant les IgM (moins utilisés en France).

Si le contage est récent, VDRL et TPHA négatifs n'excluent pas le diagnostic, un test FTA est nécessaire et/ou un contrôle sur un 2e prélèvement pour évaluer la cinétique.

Le FTA trouve ici sa place en cas de syphilis primaire au stade très précoce en cas de sérologie négative (chancre avant le 7e jour).

C'est la diminution du VDRL qui permet de suivre l'efficacité du traitement.

La sérologie syphilitique est obligatoirement prescrite lors de la déclaration de grossesse.

Il s'agit d'une pathologie à déclaration obligatoire.

2. Signes cliniques

Le diagnostic est le plus souvent évoqué devant une ulcération génitale ou une adénopathie inguinale récente. L'ulcération est unique, superficielle, *non douloureuse*, de 5 à 15 mm de diamètre, à fond propre, limite nette et base indurée. Les adénopathies inguinales sont fermes, indolores et souvent bilatérales.

La présence du chancre syphilitique signe une *syphilis primaire*.

La question du diagnostic différentiel peut se poser avec les autres causes d'ulcération génitale :
- **l'herpès** : l'ulcération est alors très douloureuse, souvent multiple, avec des adénopathies elles aussi douloureuses ;
- **l'aphtose génitale** entrant dans le cadre de la maladie de Behçet (penser à rechercher une localisation buccale des aphtes, antérieure ou synchrone de l'aphtose génitale) ;
- **le chancre mou** dû à *Haemophilus crusei* : fond sale, lésion douloureuse, multiple, terrain (Afrique ++) ;
- **la lymphogranulomatose vénérienne ou maladie de Nicolas Favre** (*Chlamydia trachomatis* sérotype L) : chancre non induré, non douloureux, très rare.

Le contexte clinique au stade de syphilis primaire est généralement évocateur avec la notion de chancre et/ou la notion de rapport sexuel récent avec une personne ayant eu une syphilis. Le traitement devra être instauré sur la clinique sans attendre les résultats du laboratoire.

On distingue différents stades :
- **syphilis primaire** : chancre, adénopathies ;
- **syphilis secondaire** : éruption cutanéomuqueuse ± fièvre, arthralgies, adénopathies, etc. Elle survient 6 semaines à 6 mois après le chancre ;

- **syphilis tertiaire** : atteinte cutanée (gommes), neurologique, cardiovasculaire. Elle survient plusieurs années après le contage. Elle est rare de nos jours ;
- **syphilis latente** : pas de signes cliniques. La forme précoce a moins d'un an d'évolution, la forme tardive a plus d'un an d'évolution.

Parmi ces stades, on distingue :
- la syphilis récente : syphilis primaire, secondaire et latente précoce ;
- la syphilis tardive : syphilis latente tardive et tertiaire.

3. Traitement

Le traitement de référence reste la pénicilline G qui est constamment efficace. Pour une syphilis récente (primosecondaire de moins d'un an), une dose unique de benzathine benzylpénicilline (Extencilline®) 2,4 MUI en IM.

Pour une syphilis tardive, on fera 3 injections d'Extencilline® en IM espacées d'une semaine chacune.

En cas d'allergie à la pénicilline, on utilisera la doxycycline à la dose de 100 mg *per os*, 2 fois/j pendant 2 semaines.

D. Autres infections sexuellement transmissibles

- Devant des leucorrhées suspectes ou une lésion génitale, il faut penser à :
  - une infection parasitaire : *Trichomonas vaginalis* responsable de leucorrhées verdâtres malodorantes ;
  - une infection bactérienne : streptocoque, *E. coli*, staphylocoque, *Mycoplasma ureaplasma* ;
  - une infection virale : HPV, HSV.
- Devant une IST associée à des atteintes générales : il faut penser au VIH.

III. Principales conséquences des IST

Non traitées ou mal traitées, les IST peuvent être responsables de complications potentiellement graves :
- *aiguës* : infection génitale haute :
  - abcès pelviens : de la trompe (pyosalpinx), de l'annexe (abcès tubo-ovarien),
  - pelvipéritonite,
  - périhépatite avec aspect en « cordes de violon » (syndrome de Fitz-Hugh-Curtis, fig. 16.3) (*Chlamydia* et gonocoque) ;
- *tardives* :
  - stérilité tubaire,
  - grossesse extra-utérine,
  - salpingite chronique : lésions tubaires à type d'hydrosalpinx, adhérences tubopelviennes, syndrome de Fitz-Hugh-Curtis,
  - récidive,
  - algies pelviennes chroniques.

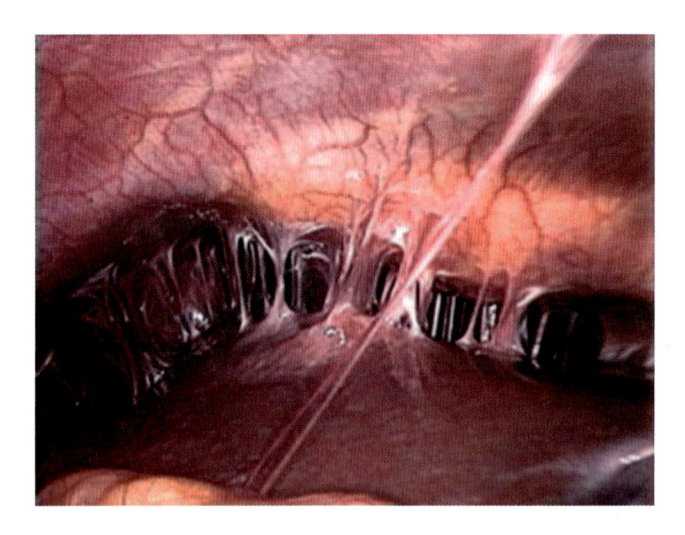

Fig. 16.3 Périhépatite, vue cœlioscopique.

> **Points clés**
> - Les principaux facteurs de risque des IST sont : un bas niveau socio-économique, le jeune âge et la précocité des rapports sexuels, la multiplicité des partenaires, les rapports sexuels non protégés, la prostitution, la vie carcérale, les toxiques (alcool, drogue, tabac).
> - En cas de diagnostic d'IST, il faut toujours rechercher d'autres IST associées.
> - La technique de référence pour le diagnostic de *Chlamydia trachomatis* est la méthode de détection avec amplification du génome (PCR).
> - L'infection à gonocoque est asymptomatique dans 40 à 60 % des cas. Les signes urinaires sont fréquents chez le partenaire.
> - Le chancre syphilitique primaire doit être évoqué devant toute ulcération génitale.
> - Les tests sérologiques TPHA-VDRL posent le problème de réactions croisées et peuvent être négatifs à un stade très précoce (avant J7 du chancre).
> - La symptomatologie des IST est souvent frustre, le risque principal est celui d'infection génitale haute.
> - Les complications des IGH peuvent être aiguës (pyosalpinx, abcès tubo-ovarien, pelvipéritonite) et tardives (stérilité, GEU, récidive, périhépatite, douleurs pelviennes chroniques).

Notions indispensables PCZ

- L'infection à gonocoque est de déclaration obligatoire.
- Le seul diagnostic de certitude concernant la syphilis est l'examen au microscope à fond noir, qui est spécifique à 100 %.
- En cas de diagnostic d'IST, il faut toujours rechercher d'autres IST associées et notamment le VIH.

Pour en savoir plus

QR	CEDEF. Infections sexuellement transmissibles. Ann Dermatol Vénéréol 2015; 142 (S2) : 101-114. http://www.em-consulte.com/en/article/978574
	CNGOF/SPILF. Infections génitales hautes. Recommandations à venir, décembre 2018.
QR	HAS. Dépistage et prise en charge de l'infection à Neisseiria gonorrheaee : état des lieux et propositions. Synthèse, décembre 2010. http://www.has-sante.fr/portail/upload/docs/application/pdf/2011-03/synthese_gonocoque_vf.pdf
QR	HAS. Diagnostic biologique de l'infection à Chlamydiae trachomatis. Évaluation des actes professionnels, juillet 2010. http://www.has-sante.fr/portail/upload/docs/application/pdf/2010-10/chlamydia_-_document_davis.pdf
QR	HAS. Évaluation a priori du dépistage de la syphilis en France. Recommandations en santé publique, mai 2007. http://www.has-sante.fr/portail/upload/docs/application/pdf/synthese_evaluation_a_priori_du_depistage_de_la_syphilis_en_france_2007_07_02__12_22_51_493.pdf
QR	INVS. Diagnostic sérologique de la syphilis, juin 2004. http://www.invs.sante.fr/publications/2004/diag_sero_syphilis_230604/diag_sero_syphilis.pdf
QR	La Ruche G, Goubard A, Berçot B, Cambau E, Semaille C, Sednaoui P. Évolution des résistances du gonocoque aux antibiotiques en France de 2001 à 2012. Bull Epidémiol Hebd. 2014 ; 5 : 93-103. http://www.invs.sante.fr/beh/2014/5/2014_5_2.html
QR	OMS. Infections sexuellement transmissibles. Aide-mémoire n° 110, novembre 2013. http://www.who.int/mediacentre/factsheets/fs110/fr/

Leucorrhées

I. Pour comprendre

Les leucorrhées correspondent à des écoulements vaginaux anormaux en rapport avec une infection génitale, basse ou haute. Elles sont à distinguer des leucorrhées physiologiques dues aux sécrétions de glaire cervicale et des glandes annexes (Skène et Bartholin) et à la desquamation vaginale. Les agents pathogènes le plus fréquemment rencontrés dans les infections génitales basses (c'est-à-dire limitées à la vulve, au vagin et à la partie externe du col utérin) sont les levures, le *Trichomonas* et les germes banals. Le diagnostic repose sur l'anamnèse, l'examen clinique avec le spéculum et éventuellement des prélèvements bactériologiques. On recherchera en particulier les IST.

Il faut savoir faire la distinction entre des leucorrhées physiologiques mais mal vécues par la patiente et des leucorrhées pathologiques dont il faudra chercher et traiter la cause.

II. Rappels

A. Leucorrhées physiologiques

Les leucorrhées physiologiques proviennent :
- de la desquamation vaginale, responsable de leucorrhée laiteuse, peu abondante, opalescente, augmentant en période prémenstruelle ;
- de la glaire cervicale sécrétée par les cellules cylindriques de l'endocol qui augmente du 8e au 15e jour du cycle, translucide, cristallisant en feuille de fougère.

Ces sécrétions physiologiques n'engendrent aucune irritation, sont inodores et ne contiennent pas de polynucléaires. Toutefois, leur abondance peut parfois être source de gêne pour la patiente, notamment en cas d'ectropion cervical.

Par ailleurs, le comportement compulsif d'hygiène intime excessive avec des savons détergents, voire des injections intravaginales quotidiennes devant ces sécrétions physiologiques, peut entraîner une destruction de l'écosystème vaginal et favoriser la survenue d'infections génitales basses souvent chroniques.

B. Écosystème vaginal

Le vagin est un écosystème dynamique où chaque femme possède de nombreux micro-organismes en équilibre. La flore dominante est le bacille de Döderlein : lactobacille tapissant la muqueuse vaginale. Il transforme le glycogène abondamment contenu dans les cellules vaginales et cervicales grâce à l'imprégnation œstrogénique en acide lactique. Cet acide lactique explique le pH acide du vagin qui est un facteur protecteur de la pullulation microbienne.

Cette flore vaginale évolue selon :
- l'âge : il y a moins de bacilles de Döderlein avant la puberté et après la ménopause ;
- le cycle : les aérobies diminuent avant et après les règles ;
- la contraception : en cas de DIU, on constate une augmentation des anaérobies.

Cette flore aéro-anaérobie équilibrée s'oppose à l'adhérence et à la colonisation des germes pathogènes dans le vagin et à la prolifération des espèces minoritaires (anaérobies et *Candida albicans*).

III. Conduite de l'examen d'une femme consultant pour des leucorrhées anormales

A. Interrogatoire

Il renseigne sur :
- les caractéristiques de l'écoulement :
  - la couleur, l'abondance, l'odeur (une mauvaise odeur oriente vers une vaginose bactérienne),
  - l'importance du caractère récent de cet écoulement ;
- les signes fonctionnels d'accompagnement :
  - le prurit oriente vers une mycose, la brûlure vers un *Trichomonas* ou un germe banal,
  - les métrorragies associées et/ou les douleurs pelviennes orientent vers une IGH ou une pathologie cervicale ;

- les circonstances de survenue :
  - après un traitement antibiotique (mycose),
  - lors d'une grossesse (physiologique, mycose),
  - port d'un DIU (vaginose bactérienne, IGH),
  - terrain favorisant (diabète, corticothérapie, immunodépression),
  - notion d'IST, changement récent de partenaire ;
- les signes éventuels chez le partenaire (rougeur, brûlure, écoulement, irritation).

B. Examen clinique

L'inspection de la région vulvaire, vestibulaire et périnéale recherchera une inflammation vulvaire, des lésions de grattage, des vésicules ou des ulcérations.

1. Examen au spéculum

L'examen au spéculum permettra d'analyser l'écoulement (aspect, abondance, couleur), d'apprécier l'aspect de la glaire cervicale (limpide, louche), d'évaluer l'état de l'épithélium vaginal et cervical et de réaliser des prélèvements à des fins d'examen direct au microscope et pour analyses en laboratoire. Le frottis de dépistage n'est pas optimal dans des conditions d'infection mais pourra être réalisé chez une patiente mal ou non suivie.

2. Examen direct au microscope

C'est un examen facile à réaliser et qui est très informatif. Le prélèvement est étalé sur une lame avec une goutte de sérum physiologique. On peut ainsi visualiser un *Trichomonas*, des fragments mycéliens ou des leucocytes.

3. Test à la potasse (sniff test)

Il consiste à ajouter sur le prélèvement étalé sur lame une goutte de potasse à 10 %. Cette potasse permet de lyser les corps cellulaires et, ainsi, de mieux voir les éléments mycosiques et surtout dégage une odeur de poisson pourri très évocatrice de la présence conjuguée d'anaérobies et de *Gardnerella vaginalis* signant une vaginose bactérienne.

4. Toucher vaginal

Il recherchera une douleur à la palpation ou à la mobilisation de l'utérus et des annexes caractéristiques d'une IGH.

5. Conclusion

Les données de l'examen clinique et de l'examen direct au microscope (quand il peut être fait) suffisent dans un grand nombre de cas pour faire le diagnostic étiologique et ainsi permettre l'instauration d'un traitement.

C. Indications du prélèvement vaginal adressé au laboratoire

Il n'est pas indispensable mais souvent nécessaire :
- si les signes cliniques ne sont pas typiques ;
- si l'examen direct retrouve de nombreux leucocytes sans agent identifié ;

- s'il existe des signes d'IGH ;
- en cas d'urétrite chez le partenaire ;
- en cas d'échec d'un premier traitement médical ou de récidive des symptômes ;
- si la leucorrhée a déjà motivé des consultations antérieures.

Il peut s'agir :
- d'un prélèvement vaginal standard à la recherche d'une candidose, d'une vaginose (importance du score de Nugent qui évalue la flore lactobacillaire) ou d'une vaginite ;
- d'une recherche des IST : *Chlamydia trachomatis*, gonocoque ou *Mycoplasma genitalium* par technique d'amplification génique sur un prélèvement vaginal ;
- d'un prélèvement endocervical en cas de suspicion d'IGH (sur milieu de transport type Portagerm®).

Le suivi post-thérapeutique ne nécessite pas de contrôle systématique par prélèvement sauf en cas de persistance des signes.

IV. Étiologies des leucorrhées pathologiques et choix thérapeutiques

Tout ce qui pourra perturber cet équilibre vaginal favorisera le développement d'une flore pathogène, tout ce qui modifiera l'activité sécrétoire des cellules cervicales pourra être responsable de leucorrhées pathologiques et enfin toute perte provenant du haut appareil génital (endomètre, trompes, ovaires et pelvis) se caractérisera par des leucorrhées pathologiques.

Les causes sont :
- infectieuses basses ;
- cervicites ;
- IGH : qui peuvent être compliquées d'un abcès pelvien (tubaire, ovarien ou du cul-de-sac recto-utérin [de Douglas]) ou d'une pelvipéritonite.

A. Causes infectieuses (tableau 16.1)

1. Trichomonas

La vaginite à *Trichomonas* est de contamination vénérienne par un parasite, *T. vaginalis* ; elle est un bon marqueur d'IST et justifie ainsi la recherche systématique d'autres germes.

Les *leucorrhées* sont verdâtres, mousseuses, spumeuses, abondantes et nauséabondes (odeur de plâtre frais). Au *spéculum*, le vagin est rouge, le col framboisé. Le prurit est variable en intensité, il existe souvent des brûlures au moment des rapports ou des mictions.

Tableau 16.1 Symptomatologie des leucorrhées pathologiques.

	Leucorrhées	Signes locaux	Signes associés
Candida	Blanches, caséeuses	Prurit (+++++)	Vulvite (++) Anite (++)
Pyogènes	Purulentes	Brûlures	–
Trichomonas	Vertes, spumeuses	Prurit Brûlures	Urétrite Odeur de moisi
Vaginose bactérienne	Grisâtres, peu abondantes	Rare prurit ou irritation	Odeur de poisson pourri (*sniff test*)

L'*examen* direct au microscope optique permet de mettre en évidence le parasite. Il n'y a pas d'intérêt à réaliser une culture.

Le *traitement* concerne les deux partenaires :
- soit un traitement unique de 2 g de métronidazole (Flagyl®) ;
- soit un traitement de 10 jours de 500 mg en 2 prises quotidiennes de métronidazole.

2. Mycose

Le *symptôme* essentiel est une vulvovaginite prurigineuse. Intense, parfois intolérable, le prurit entraîne souvent une dysurie, voire une pollakiurie. Au *spéculum,* les leucorrhées sont blanches, caillebottées (comme du lait caillé), grumeleuses, tapissant les parois du vagin. La vulve est inflammatoire, œdémateuse avec de fréquentes lésions de grattage. L'extension sur le périnée postérieur est fréquente. Le vagin est rouge, faisant ressortir le blanc des leucorrhées. L'*examen* au microscope montre des filaments mycéliens. *Candida albicans* est la levure le plus souvent retrouvée.

La prescription comprend un traitement topique à base d'un imidazolé, tel le sertaconazole (Monazol®), ou le fenticonazole (Lomexin®), en ovule vaginal en dose unique et crème (applications pendant 7 jours). Le *traitement du partenaire* n'est pas utile en l'absence de signes cliniques.

En *cas de récidive*, il faut :
- rechercher des facteurs favorisants comme une antibiothérapie, un diabète ou une grossesse ;
- éliminer une autre cause infectieuse (herpès) ;
- réaliser un mycogramme pour éliminer une résistance aux traitements ;
- envisager un traitement de longue durée *per os* (fluconazole) ou par voie vaginale.

3. Vaginose bactérienne (VB)

La VB est un déséquilibre de la flore vaginale caractérisé où la flore lactobacillaire est remplacée par la prolifération anormale d'autres espèces microbiennes (anaérobies essentiellement mais aussi *G. vaginalis* et *M. hominis*). Très fréquente, elle est caractérisée par des pertes grises peu abondantes malodorantes.

L'examen au *spéculum* note peu d'irritation locale.

Au prélèvement vaginal, on note un score de Nugent élevé mais son association avec des anaérobies est facilement reconnue par le test à la potasse (*sniff test*) qui révèle, par application d'une goutte de potasse à un prélèvement sur lame, l'odeur caractéristique de poisson pourri.

La VB favorise la survenue de complications : IGH, infections postopératoires en cas de geste chirurgical par voie vaginale et complications obstétricales (menaces d'accouchement prématuré).

Le *traitement* comprend un traitement par métronidazole (Flagyl®) : soit 2 g *per os* en monodose, soit 2 fois 500 mg/j pendant 7 jours. Le traitement du partenaire est inutile car il ne s'agit pas d'une IST. Les récidives sont fréquentes et doivent faire rechercher les causes de déséquilibre de l'écosystème vaginal (traitement hormonal, etc.).

4. Gonocoque

Hautement pathogène, il est aussi responsable d'IGH.

Les *leucorrhées* sont jaunes ou verdâtres, purulentes avec parfois des signes d'urétrite ou de skénite. L'examen au spéculum trouve une cervicite avec glaire purulente, les parois vaginales sont rouges, saignant au contact.

La notion d'urétrite chez le partenaire ou d'écoulement méatique doit faire penser au diagnostic.

L'*examen* direct permet de trouver le diplocoque Gram négatif. La recherche se fait à présent par technique d'amplification génique (PCR). De plus en plus de souches de gonocoque sont devenues multirésistantes aux antibiotiques et le *traitement* (et celui systématique du partenaire) repose sur la ceftriaxone (Rocéphine®) : 1 g IM en dose unique.

5. *Mycoplasme*, Chlamydia

Les leucorrhées sont inconstantes mais il existe habituellement une endocervicite, parfois discrète. *Chlamydia trachomatis* et *Mycoplasma genitalium* sont des IST fréquentes chez les 15-25 ans, souvent asymptomatiques mais responsables d'IGH. Il faut les rechercher systématiquement lorsqu'une IST est possible ou en cas de suspicion d'une IGH.
Le diagnostic se fait par PCR.

Les autres mycoplasmes retrouvés au niveau génital, *Mycoplasma hominis* et les *Ureaplasma* peuvent faire partie de la flore vaginale commensale. Ils ne sont pas responsables d'IST. Leur rôle pathogène dans les infections génitales est discutable. Ils sont en revanche responsables de pathologies obstétricales (accouchements prématurés, rupture prématurée des membranes).
Le *traitement* repose sur les cyclines (7 jours par voie orale) ou sur l'azithromycine (Zithromax Monodose® en prise unique de 1 g).

6. Cervicite

Souvent due à *C. trachomatis,* au gonocoque ou à *M. genitalium*, une endocervicite peut être asymptomatique ou responsable de leucorrhées. Celles-ci sont associées ou non à des métrorragies provoquées. Une recherche microbiologique est systématique. Un cancer cervical sous-jacent doit être recherché.

Un traitement probabiliste associant ceftriaxone (1 g IM) et azithromycine (1 g par voie orale) peut être proposé sans attendre.

B. Causes néoplasiques

Les *leucorrhées* (associées ou non à des métrorragies provoquées) peuvent être révélatrices d'un cancer cervical. Il est important, après avoir traité l'infection, de vérifier l'état du col surtout si la patiente n'a pas eu de frottis récent.
Une *hydrorrhée* doit faire évoquer une pathologie utérine ou tubaire.

C. Cas particuliers

1. Femme ménopausée

Les deux causes de leucorrhées auxquelles il faut penser chez les personnes ménopausées sont :
- l'atrophie par carence hormonale et dont la modification de la flore explique l'aspect de vaginite sénile. Le traitement sera hormonal ;
- l'origine néoplasique cervicale, endométriale ou tubaire.

Un examen gynécologique complet s'impose pour ne pas passer à côté d'une lésion néoplasique.

2. Jeune fille

Les vulvovaginites infectieuses sont possibles chez la jeune fille. Le plus souvent, il s'agit de germes banals (*Streptococcus pyogenes* notamment), parfois une oxyurose ou une mycose.
Il faut toutefois penser à l'exceptionnel corps étranger intravaginal que l'on sent parfois par le toucher rectal.

Item 158 – UE 6 – Infections sexuellement transmissibles (IST) : gonococcies, chlamydioses...

> **Points clés**
> - La leucorrhée physiologique est l'expression d'une bonne imprégnation hormonale.
> - L'examen gynécologique permet d'orienter vers les principales étiologies infectieuses dont les candidoses et la vaginose bactérienne sont les plus fréquentes.
> - Candidose et vaginose sont dues à des déséquilibres de la flore vaginale et ne sont pas dues à une contamination externe.
> - En cas de leucorrhées et ou de cervicite, il faut penser aux IST.
> - En cas de récidive, il faut penser aux facteurs favorisants (grossesse, contraception hormonale, progestatifs, périodes de carence œstrogénique, hygiène féminine) et au partenaire.
> - Chez la femme ménopausée, il ne faut pas oublier la possibilité de cancers génitaux.
> - Chez la jeune fille, il ne faut pas oublier la possibilité de corps étrangers.

Salpingite (infection génitale haute)

I. Pour comprendre

La notion de salpingite doit être remplacée par celle d'IGH qui recouvre les infections utérines et annexielles. Il s'agit d'infections secondaires à l'ascension de germes du vagin à travers le col. La particularité de la plupart des IGH non compliquées actuelles est le caractère paucisymptomatique voire asymptomatique ; de nombreuses formes sont silencieuses, de telle sorte que l'évolution se fera progressivement vers des séquelles tubaires sources de stérilité et douleurs pelviennes chroniques. Une IGH peut se compliquer d'un abcès pelvien ou d'une pelvipéritonite. Concernant souvent des sujets jeunes en âge de procréer, les IGH constituent une question de santé publique qui justifie une information orientée essentiellement vers les jeunes.

II. Circonstances de survenue des IGH aiguës et principaux germes responsables

Les IGH sont des infections liées à l'ascension de germes depuis le vagin et le col utérin vers les cavités utérines et tubaires. Les pathogènes (les infections polymicrobiennes sont fréquentes) peuvent être des IST ou des germes banals transmis ou d'une manœuvre endo-utérine (hystérographie, hystéroscopie, curetage, IVG, délivrance artificielle, révision utérine, DIU). Il s'agit exceptionnellement d'une infection de voisinage (appendicite, sigmoïdite).

La glaire cervicale joue normalement un rôle protecteur et s'oppose à l'ascension des germes mais la flore vaginale peut devenir pathogène en raison d'un déséquilibre hormonal ou d'une immunodépression. Un geste endo-utérin ou même les rapports sexuels peuvent favoriser la diffusion des germes.

Les principaux pathogènes sont :
- ceux responsables des IST :
  - *Chlamydia trachomatis* : germe intracellulaire, c'est la plus fréquente des bactéries sexuellement transmissibles. La symptomatologie est le plus souvent modérée voire absente. Sa mise en évidence se fait par technique d'amplification génique (PCR),
  - le gonocoque (*Neisseria gonorrhoeae*), peu fréquent en France mais en nette recrudescence,
  - *Mycoplasma genitalium* : moins bien connu car sa mise en évidence nécessitait jusqu'à une période récente des techniques spéciales. Il existe à présent des tests PCR combinés *Chlamydia*, gonocoque et *M. genitalium* ;

- les germes pathogènes opportunistes issus de la flore vaginale :
  - streptocoques, staphylocoques, entérocoques, entérobactéries (*E. coli* [+++], *Klebsiella*, anaérobies, *Bacteroides fragilis*),
  - et, plus rarement, des agents responsables d'infections spécifiques survenant dans des populations particulières : tuberculose, bilharziose.

III. Diagnostic clinique d'une IGH non compliquée

A. Interrogatoire

- Il précise la date des dernières règles, les antécédents médicaux et chirurgicaux (appendicectomie), les antécédents gynécologiques et obstétricaux (parité).
- Il recherche les facteurs de risque : femme jeune, notion de changement récent de partenaire, antécédents d'IST ou d'IGH, urétrite chez le partenaire, notion de gestes endo-utérins.

B. Symptomatologie

Il s'agit :
- de douleurs pelviennes récentes aux caractéristiques cliniques très variables (localisation, intensité, etc.). Les dyspareunies sont fréquentes ;
- de leucorrhées anormales ;
- parfois de métrorragies ;
- de signes fonctionnels urinaires : pollakiurie, brûlures mictionnelles.

Un syndrome infectieux, voire des signes discrets d'irritation péritonéale n'existent que dans les formes compliquées (abcès pelviens, pelvipéritonite).

C. Examen clinique

1. Examen de l'abdomen

Il relève :
- une sensibilité, une douleur limitée à l'hypogastre, parfois une défense ;
- l'absence de défense ou de contracture ;
- parfois une douleur de l'hypocondre droit (dans le cadre d'une périhépatite ou syndrome de Fitz-Hugh-Curtis) ;
- l'absence de douleurs à la palpation des fosses lombaires ; le signe de MacBurney est négatif.

2. Examen gynécologique

- Au spéculum, il relève :
  - des leucorrhées d'aspect variable (ou une glaire cervicale louche) et parfois masquées par des métrorragies généralement peu abondantes ;
  - une endocervicite fréquente (frottis cervical à vérifier si nécessaire, à distance).
- Au toucher vaginal, on retrouve :
  - une mobilisation utérine douloureuse qui constitue le signe le plus évocateur ;
  - associée ou non à une douleur au niveau d'un ou des deux culs-de-sac vaginaux latéraux, voire d'un empâtement douloureux des culs-de-sac.

IV. Bilan initial

A. Diagnostic positif

Les examens biologiques sont surtout destinés à éliminer une autre pathologie ou une IGH compliquée :
- NFS et dosage de la protéine C-réactive (CRP) habituellement normaux en cas d'IGH non compliquée ;
- β-hCG pour éliminer une GEU, et un ECBU ou une bandelette urinaire pour éliminer une pyélonéphrite.

Les examens microbiologiques sont indispensables :
- recherche d'une IST par technique PCR à partir d'un prélèvement vaginal ;
- recherche des autres pathogènes par un prélèvement endocervical avec milieu de transport adapté (type Portagerm®) ;
- en cas de contraception par DIU, il est préférable de le retirer et de le mettre en culture.

Malgré ces différents prélèvements, le ou les pathogènes ne sont pas toujours identifiés, notamment les anaérobies fréquemment en cause.

En complément des sérologies, peuvent être pratiquées en fonction du risque d'IST : syphilis (TPHA, VDRL), VIH-1 et 2 avec l'accord de la patiente, hépatites B et C.

L'échographie pelvienne (surtout par voie endovaginale) est nécessaire. On cherche les inconstants signes directs d'atteinte tubaire (épaississement, aspect en roue dentée) ; l'échographie peut diagnostiquer un abcès pelvien et s'avère utile pour éliminer une autre pathologie notamment annexielle.

Une TDM abdominopelvienne voire une IRM peuvent être utiles pour éliminer une autre pathologie douloureuse (endométriose, appendicite, etc.).

Une biopsie endométriale, cherchant des signes histologiques d'endométrite peut aussi être réalisée.

La cœlioscopie était l'examen de référence pour les salpingites. Compte tenu de son caractère invasif pouvant entraîner des effets indésirables graves, elle n'est actuellement réservée qu'aux cas d'incertitude diagnostique ou en l'absence d'amélioration après quelques jours de traitement. Elle sera en revanche justifiée à distance, dans le cadre du bilan en cas d'infertilité.

B. Diagnostic différentiel

Ce sont :
- l'*appendicite aiguë pelvienne* : parfois la proximité de l'utérus explique une douleur à la mobilisation utérine ; la TDM abdominopelvienne redresse le diagnostic ;
- l'*infection urinaire* : examen des fosses lombaires, ECBU ;
- la *grossesse extra-utérine* : doser systématiquement la β-hCG plasmatique, et faire une échographie ;
- les *autres algies pelviennes* : torsion d'annexe, endométriose, pathologie ovarienne, algie périovulatoire et périmenstruelle (contexte clinique ± cœlioscopie) ;
- la *sigmoïdite diverticulaire*.

C. Formes compliquées d'IGH

1. Abcès pelviens

Pyosalpinx, abcès ovariens ou abcès du cul-de-sac recto-utérin constituent les plus fréquentes des complications aiguës : ils compliquent 10 à 35 % des IGH. Il existe des signes généraux avec fièvre et altération de l'état général. Les douleurs pelviennes sont habituellement importantes et peuvent s'accompagner de troubles du transit intestinal. Le toucher vaginal est très douloureux ; il existe une masse pelvienne latéro-utérine fixée, uni ou bilatérale, habituellement collée à l'utérus.

Le bilan biologique montre un syndrome inflammatoire marqué : hyperleucocytose et élévation de la CRP fréquemment supérieure à 100 mg/L.

L'échographie pelvienne montre la présence d'une collection liquidienne pelvienne. En cas de doute, scanner ou examen IRM pelvien peuvent établir le diagnostic.

Un traitement en hospitalisation s'impose.

2. Pelvipéritonite

Des signes généraux infectieux (altération de l'état général, fièvre voire frissons) sont présents, ainsi que des troubles du transit traduisant l'iléus réflexe : nausées, vomissements, diarrhée ou arrêt du transit. L'examen trouve une défense abdominale – voire une contracture – localisée à la région sous-ombilicale. Les touchers pelviens déclenchent une douleur diffuse, classiquement plus marquée au niveau du cul-de-sac recto-utérin où une masse est parfois perçue. La présence de leucorrhées ou d'une contraception par DIU peut orienter vers l'origine génitale de cette péritonite.

La difficulté consiste à s'assurer de l'origine génitale de l'infection ce qui n'est pas toujours évident, en particulier si la patiente n'a pas été préalablement appendicectomisée. La TDM abdominopelvienne constitue le meilleur examen pour confirmer le diagnostic et surtout éliminer une origine extra-génitale à la péritonite ; elle doit précéder la décision de traitement médical : au moindre doute quant à l'origine de l'infection, une exploration chirurgicale doit être réalisée sans délai.

V. Stratégie thérapeutique

A. Traitement des IGH non compliquées

Le traitement médical est instauré sans attendre les résultats microbiologiques.

Il comporte une antibiothérapie probabiliste, c'est-à-dire efficace sur les différents pathogènes habituels des IGH pour une durée de 14 jours. Les formes non compliquées sont traitées en externe, essentiellement par voie orale, alors que les formes compliquées sont hospitalisées et l'antibiothérapie est instaurée par voie IV.

Les pathogènes à traiter sont variés : germes intracellulaires, aéro et anaérobies et gonocoques potentiellement multirésistants. Une association antibiotique s'avère donc indispensable. Le CNGOF a fait des recommandations (2012) et propose différents protocoles (tableau 16.2).

Les mesures associées sont :
- le retrait d'un éventuel DIU ;
- le repos ;
- l'administration d'un antalgique ;
- la protection des rapports sexuels (préservatifs) ;
- le traitement du partenaire en cas d'IST.

Un examen clinique de contrôle doit être effectué.

Tableau 16.2 Recommandations et protocoles du CNGOF.

	Antibiotiques	Posologies et voies d'administration	Durées	Remarques
Traitement proposé en première intention	Ofloxacine	400 mg × 2/j *per os*		Injection de ceftriaxone systématique ou seulement après résultat de la recherche de gonocoque
	+ métronidazole ± ceftriaxone	500 mg × 2/j *per os* 500 mg, 1 injection unique IM	14 jours	

	Antibiotiques	Posologies et voies d'administration	Durées	Remarques
Alternatives possibles	1) Ceftriaxone	500 mg, 1 injection IM	Dose unique	
	+ métronidazole	400 mg × 2/j *per os*	14 jours	
	+ doxycycline	100 mg × 2/j *per os*	14 jours	
	2) Moxifloxacine ± ceftriaxone	400 mg/j	14 jours	Coût plus élevé que l'ofloxacine (non remboursé actuellement) Précautions si troubles hépatiques connus Injection de ceftriaxone systématique ou seulement après résultat de la recherche de gonocoque
	3) Lévofloxacine	500 mg/j	14 jours	Coût plus élevé qu'ofloxacine mais 1 seule prise/j Hors AMM
	+ métronidazole	500 mg × 2/j	14 jours	
	4) Ceftriaxone	250 mg IM	dose unique	Hors AMM
	+ azithromycine	1 g/semaine	14 jours	
	5) Ceftriaxone	250 mg IM	dose unique	
	+ doxycycline	100 mg × 2/j	14 jours	
	6) Doxycycline	100 mg × 2/j	14 jours	
	+ métronidazole	400 mg × 3/j	14 jours	
	+ ciprofloxacine	500 mg	Dose unique	
	7) Clindamycine	450 mg × 3/j IV	14 jours pour l'ensemble du traitement	Pas d'évaluation récente (< 10 ans)
	+ gentamicine	1,5 mg/kg × 3/j IV		
	puis clindamycine	450 mg × 3/j *per os*		
	(ou doxycycline)	(100 mg × 2/j)		
	+ métronidazole	400 mg × 2/j *per os*		

B. Traitement des IGH compliquées

La patiente est hospitalisée et une antibiothérapie est instaurée par voie parentérale, souvent complétée par un drainage en cas de collection abcédée. Le CNGOF, dans ses recommandations, propose les associations ceftriaxone + métronidazole + doxycycline, ofloxacine + métronidazole ou céfoxitine + doxycycline, pour une durée totale de 14 à 21 jours, avec l'éventuelle adjonction de gentamicine en cas de sepsis sévère.

En complément à l'antibiothérapie et en cas d'abcès pelvien, un drainage de la collection est utile dès que celle-ci mesure plus de 3 cm de diamètre. La ponction sous imagerie constitue une alternative valable au drainage chirurgical : ponction transvaginale échoguidée ou ponction transrectale sous TDM. Si le drainage n'est pas possible par ponction sous contrôle radiologique, il sera effectué par cœlioscopie. L'antibiothérapie parentérale est ensuite poursuivie quelques jours (jusqu'à l'obtention de l'apyrexie et de l'amélioration clinique) avant un relais oral. La durée totale de traitement sera généralement de 21 jours en fonction de l'évolution clinique et biologique.

En cas de pelvipéritonite, le traitement repose essentiellement sur l'antibiothérapie parentérale, sous surveillance, en milieu chirurgical, et la patiente étant laissée à jeun les premières 36 à 48 heures. Une amélioration clinique et biologique doit être observée après 48 heures, autorisant la poursuite de l'antibiothérapie puis le relais par voie orale. Dans le cas contraire, une vérification chirurgicale s'impose.

C. Traitement préventif (++)

Il comprend :
- une information sur les IST, sur l'intérêt des préservatifs ;
- un dépistage et un traitement précoces des infections génitales basses ;
- un dépistage et le traitement des partenaires.

VI. Complications à moyen et long termes

Une IGH même non compliquée peut entraîner des phénomènes immuno-inflammatoires tubaires. Ceux-ci peuvent induire des lésions tubopelviennes définitives (obstructions ou destructions pariétales tubaires, adhérences pelviennes) qui sont responsables de grossesses extra-utérines, de stérilités tubaires et de douleurs pelviennes chroniques.

Le risque de récidive d'IGH est majoré après un premier épisode.

Points clés

- Les IGH sont des pathologies fréquentes surtout chez la jeune femme.
- Les formes subaiguës voire silencieuses sont les plus fréquentes et posent des difficultés diagnostiques.
- Les IGH peuvent être dues à une IST (surtout *C. trachomatis*) ou un pathogène issu de la flore vaginale surtout en cas de gestes endo-utérins.
- Le bilan comprend examens microbiologiques, échographie. Une cœlioscopie est effectuée en cas de doute.
- Un traitement antibiotique est instauré dès suspicion clinique. Il comprend une antibiothérapie probabiliste à large spectre prescrite en externe pour une durée de 2 semaines.
- Les formes compliquées nécessitent une hospitalisation et une antibiothérapie par voie parentérale.
- Il existe un risque de séquelles sous forme de lésions tubopelviennes à l'origine d'infertilité (GEU, stérilité) et de douleurs pelviennes chroniques.

Notions indispensables PCZ

- Toujours penser à dépister le conjoint et à rechercher les autres IST.

Pour en savoir plus

CNGOF. Les infections génitales hautes. Recommandations pour la pratique clinique, 2012.
http://www.cngof.fr/pratiques-cliniques/recommandations-pour-la-pratique-clinique/apercu?path=RPC%2BCOLLEGE%252FRPC_infections_2012.pdf&i=459

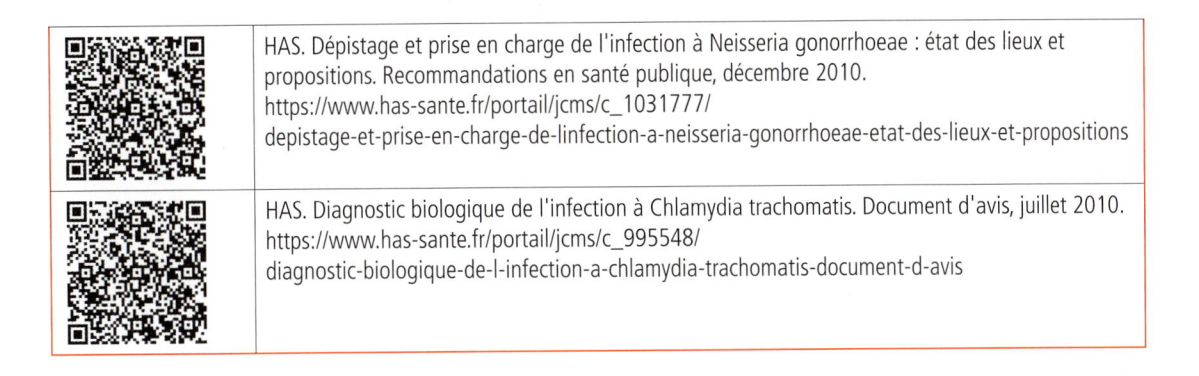

Item 158 – UE 6 – Infections sexuellement transmissibles (IST) : gonococcies, chlamydioses...

[QR code]	HAS. Dépistage et prise en charge de l'infection à Neisseria gonorrhoeae : état des lieux et propositions. Recommandations en santé publique, décembre 2010. https://www.has-sante.fr/portail/jcms/c_1031777/depistage-et-prise-en-charge-de-linfection-a-neisseria-gonorrhoeae-etat-des-lieux-et-propositions
[QR code]	HAS. Diagnostic biologique de l'infection à Chlamydia trachomatis. Document d'avis, juillet 2010. https://www.has-sante.fr/portail/jcms/c_995548/diagnostic-biologique-de-l-infection-a-chlamydia-trachomatis-document-d-avis

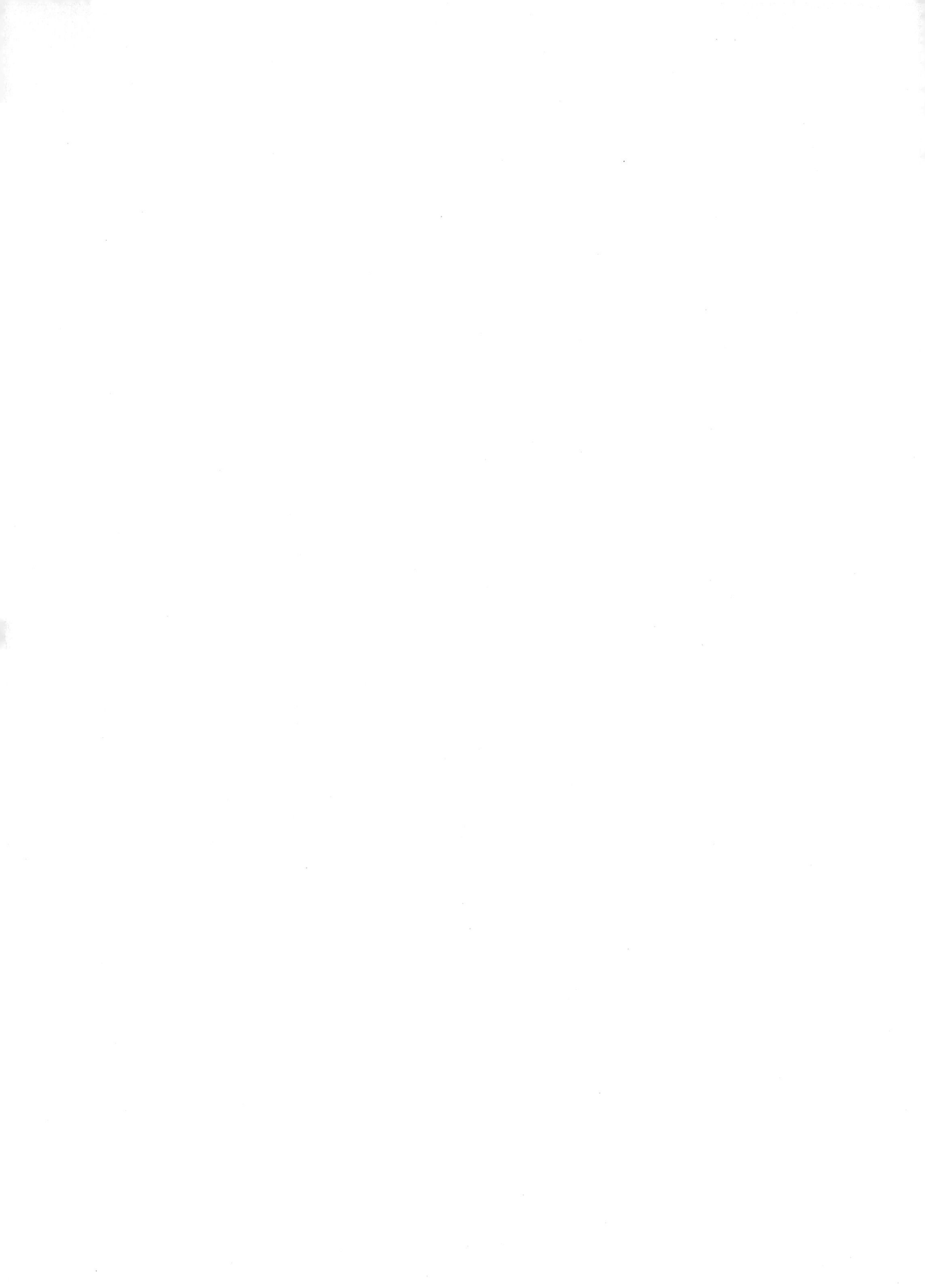

CHAPITRE 17

Item 287 – UE 9 – Facteurs de risque, prévention et dépistage des cancers

I. Pour comprendre
II. Facteurs de risque et prévention primaire
III. Dépistage et prévention secondaire
IV. Annexe 1 – Plans nationaux
V. Annexe 2 – Liste des cancers professionnels reconnus en France et agent(s) ou source(s) d'exposition

Objectifs pédagogiques

Objectifs ECN
- Expliquer et hiérarchiser les facteurs de risque des cancers les plus fréquents chez l'homme et la femme
- Expliquer les principes de prévention primaire et secondaire
- Argumenter les principes du dépistage du cancer

Objectif collégial
- Connaître les facteurs de risque, la prévention primaire et le dépistage des cancers du sein, de l'ovaire, du col utérin et de l'endomètre

I. Pour comprendre

A. Épidémiologie du cancer en France – Projection 2015 (données INCa 2016)

En 2015, le nombre de nouveaux cas de cancer en France métropolitaine est estimé à 384 442 (210 882 hommes et 173 560 femmes).

Chez l'homme, les trois tumeurs solides les plus fréquentes sont celles de la prostate (53 913 nouveaux cas [en 2011]), du poumon (30 401) et du côlon-rectum (23 535). Chez la femme, il s'agit des cancers du sein (54 062), du côlon-rectum (19 533) et du poumon (14 821).

Le nombre de décès par cancer en 2015 est estimé à 149 456 (84 041 hommes et 65 415 femmes). Le cancer du poumon est la 1re cause de décès par cancer chez l'homme (20 990 décès), loin devant le cancer colorectal (9 337 décès) et le cancer de la prostate (8 713 décès). Chez la femme, le cancer du sein (11 913 décès) se situe au 1er rang, suivi de près par le cancer du poumon (9 565 décès) et le cancer colorectal (8 496 décès).

La prévention des cancers regroupe l'ensemble des mesures qui permettent de prévenir l'apparition d'une tumeur maligne ou le développement d'une tumeur localisée asymptomatique.

On estime que sur les 140 000 décès liés au cancer observés chaque année en France, 42 000 pourraient être évités en améliorant les actions de prévention et le dépistage.

B. Les différents types de prévention

On distingue trois types de prévention :
- *la prévention primaire* : toute action mise en œuvre avant l'apparition de la maladie : éducation à la santé, vaccination, diagnostic d'état précancéreux, etc. Elle est améliorée par la connaissance des facteurs de risque des cancers les plus fréquents chez l'homme et chez la femme ;
- *la prévention secondaire* : toute action mise en œuvre pour prendre en charge la maladie précocement avant tout signe clinique. Ces actions permettent de réduire la gravité de la maladie : soins précoces et dépistages ;
- *la prévention tertiaire* : elle vise à réduire les rechutes et complications, il s'agit des soins précoces et de la surveillance post-thérapeutique.

II. Facteurs de risque et prévention primaire

A. Définitions des facteurs de risque

Un « facteur de risque » est défini par tout facteur dont la présence induit une augmentation de la probabilité d'apparition de la maladie. Ainsi, éviter ou éradiquer de tels facteurs participe à la prévention primaire.

Parmi les facteurs de risque, on peut distinguer les facteurs « extrinsèques » (ou exogènes) et les facteurs « intrinsèques » (ou endogènes) :
- les facteurs de risque « extrinsèques » ne sont pas liés directement à l'individu mais à son environnement (ex. : pollution, tabagisme passif, activité professionnelle particulière) ;
- les facteurs de risque « intrinsèques » sont propres à l'individu (ex. : hérédité, âge, sexe, comportement, etc.). On peut parfois essayer de lutter contre ces facteurs (modifier des comportements par exemple) mais, le plus souvent, on ne peut que les constater ; la connaissance de ces facteurs permet cependant de définir des populations dites « à risque » qui peuvent être dépistées précocement, on réalise alors une action de prévention secondaire.

B. Les différents facteurs de risque

1. Facteurs de risque génétiques

Si une prédisposition familiale est fréquente, une transmission génétique n'est authentifiée que dans 5 % des cancers.

La connaissance de facteurs génétiques, qu'il s'agisse de vrais gènes de prédisposition (ex. : *BRCA1*, *BRCA2* pour le cancer du sein) ou de polymorphismes génétiques, peut permettre d'envisager un dépistage de populations à risque dans un cadre de prévention secondaire voire, dans certains cas, des actions de prévention primaire (chimioprévention, chirurgie prophylactique).

Les cancers héréditaires les plus fréquents comprennent certaines formes de cancer du côlon, de cancer du sein, de cancer de l'ovaire, de cancer de la prostate, de cancers médullaires de la thyroïde et de rétinoblastomes.

2. Facteurs de risque comportementaux

Environ 43 % des cancers et 35 % des décès par cancer résulteraient de l'exposition à des facteurs de risque évitables (tabac, alcool, obésité, etc.) (fig. 17.1).

Item 287 – UE 9 – Facteurs de risque, prévention et dépistage des cancers

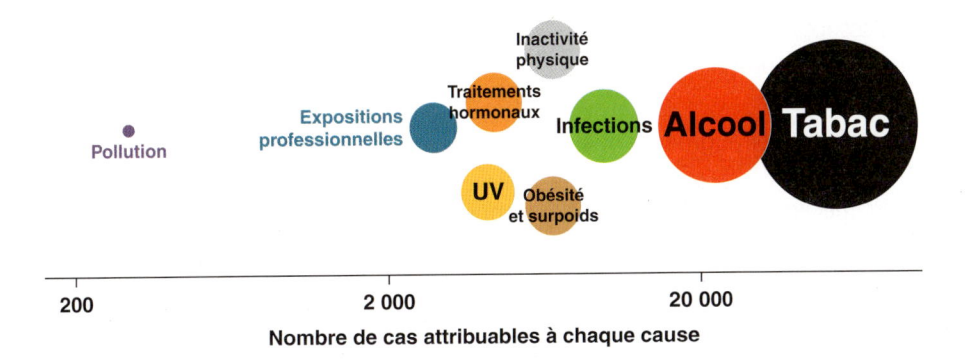

Fig. 17.1 Nombre de cas de cancers attribuables aux différents facteurs de risque de cancer en France en 2000.
Source : INCa, 2015. Cette illustration est réalisée d'après les données publiées en 2007 par le CIRC.

Tabac

Le tabagisme tue près de 6 millions de personnes chaque année dans le monde, représentant près de 10 % de la mortalité mondiale, dont 600 000 par tabagisme passif. En France, on estime que le tabac est responsable de 73 000 décès en 2013 dont 45 000 par cancer.

Les carcinogènes en cause sont les nitrosamines ou le benzopyrène.

Les principaux cancers lies au tabac sont :
- les cancers bronchopulmonaires ;
- les cancers de la sphère ORL ;
- les cancers de l'œsophage ;
- les cancers de la vessie.

La durée d'intoxication tabagique ainsi que la quantité consommée influent sur le risque de développer un cancer.

Après l'arrêt de la consommation, l'incidence du cancer du poumon diminue, puis reste stationnaire, rejoignant pratiquement celle des non-fumeurs après 10 à 15 ans.

Le tabagisme passif augmente également le risque développer un cancer du poumon.

Le gain d'espérance de vie chez un fumeur s'arrêtant à 60 ans est de 3 ans. Ce gain atteint 6 ans si l'arrêt a lieu à l'âge de 50 ans, 9 ans à 40 ans et serait proche de celui des non-fumeurs avant 35 ans.

La lutte contre le tabac est donc un élément majeur dans la prévention des cancers. Les principales mesures législatives adoptées en France ces 25 dernières années (loi Veil, loi Evin) comprennent l'interdiction de la publicité pour le tabac, l'exclusion du coût du paquet de cigarettes de l'indice du coût de la vie et s'associent à des augmentations répétées et significatives du prix du tabac, ainsi qu'à des campagnes d'éducation et d'information dirigées notamment vers les jeunes. Au niveau européen, la limitation du contenu en goudron des cigarettes, les avertissements sur les paquets de cigarettes et la réglementation de la consommation dans les lieux publics complètent le dispositif national. Dans le cadre de la loi de modernisation de notre système de santé de janvier 2016, la lutte contre le tabagisme a été renforcée par l'instauration, depuis mai 2016, de paquets de cigarettes neutres, ayant tous la même forme, la même taille, la même couleur et la même typographie, sans aucun logo.

Alcool

La consommation de boissons alcoolisées est un facteur de risque reconnu de cancer :
- de la bouche ;
- du pharynx ;
- du larynx ;

- de l'œsophage ;
- du côlon-rectum ;
- du sein.

Le risque de cancer augmente quel que soit le type des boissons et de manière linéaire avec la dose consommée.

Plusieurs mécanismes favorisant le développement des cancers sont évoqués :
- irritation chronique de la muqueuse ;
- dissolution dans l'alcool de certains carcinogènes ;
- carences nutritionnelles entraînant un déficit en antioxydants, etc.

Deuxième cause de mortalité évitable par cancer (15 000 décès par an ou 9,5 % de la mortalité par cancer), la consommation d'alcool en France reste en 2014 parmi les plus élevées d'Europe, avec 12 L d'alcool pur par an par habitant de 15 ans et plus (équivalent de 2,6 verres standards par jour).

La Cour des comptes a conduit, en 2016, une évaluation des politiques de lutte contre les consommations nocives d'alcool. Ce rapport préconise d'agir plus efficacement sur la publicité, d'encadrer davantage l'information sur les produits alcoolisés et le lobbying des milieux économiques, d'agir sur la fiscalité, et de rénover la législation sur les débits de boissons.

Alimentation et activité physique

À la fois source de facteurs de risque et de facteurs protecteurs, la nutrition, qui englobe l'alimentation, le statut nutritionnel et l'activité physique, fait partie des facteurs comportementaux sur lesquels il est possible d'agir pour prévenir l'apparition de cancers.

Les facteurs augmentant le risque de cancer sont les suivants :
- consommation de boissons alcoolisées ;
- surpoids ;
- obésité ;
- consommation de viandes rouges et de charcuteries ;
- consommation de sel et d'aliments salés ;
- consommation de compléments alimentaires à base de bêtacarotène.

Les facteurs réduisant le risque de cancer sont les suivants :
- activité physique ;
- consommation de fruits et légumes.

Il est ainsi estimé que 20 à 25 % des cancers sont imputables aux comportements alimentaires.

La loi de modernisation de notre système de santé de 2016 propose des mesures concernant la prévention nutritionnelle, notamment dans la lutte contre l'obésité.

Rayonnements solaires

L'exposition solaire importante (bronzage naturel ou lampe à UV) augmente la fréquence de survenue des cancers cutanés (cancers épithéliaux et mélanomes), notamment chez les sujets à peau claire ayant une faible protection naturelle contre les UV et d'autant plus que cette exposition a lieu dans les 15 premières années de la vie.

Les UVB, mais également les UVA, sont carcinogènes. Le mélanome connaît une augmentation d'incidence très importante (+ 7 % par an, 6 000 nouveaux cas/an) alors qu'il s'agit d'un cancer grave (taux de létalité de près de 40 %).

La prévention primaire passe par les campagnes d'information et d'éducation sur les risques de l'exposition solaire, ainsi que par la protection efficace de la peau.

3. Facteurs de risque environnementaux

Les facteurs environnementaux sont :
- les agents physiques (rayonnements, ondes, etc.) ;
- les agents chimiques (métaux et leurs formes chimiques, composés organométalliques et organiques, nanomatériaux, résidus de médicaments, pesticides) ;
- les agents biologiques (toxines, virus).

Ces agents sont présents dans l'atmosphère, l'eau, les sols ou l'alimentation, dont l'exposition est subie. Ils peuvent être générés par la nature elle-même, la société ou encore le climat.
- Dans le cas des radiations ionisantes, l'exposition peut être professionnelle, accidentelle (Tchernobyl), militaire (bombes), diagnostique (imagerie), ou encore thérapeutique (radiothérapie).
- Dans le cas de la téléphonie mobile et des téléphones sans fil, il n'existe pas de lien établi avec le cancer car de nombreuses études ont été publiées, mais leurs résultats sont pour l'instant débattus et contradictoires.

Les principales actions de prévention environnementale en 2016 sont les suivantes :
- **pollution** : interdiction des véhicules trop polluants à Paris, certificats sur la qualité de l'air pour les voitures, subventions pour les transports écologiques, mise en place de l'indemnité kilométrique vélo et interdiction des sacs plastiques ;
- **imagerie médicale** : publication des premières estimations de risques de cancer associés aux expositions au scanner (projet EPI-CT) ;
- **UV** : dans le cadre de la loi de modernisation de notre système de santé de 2016, renforcement de plusieurs mesures pour mieux encadrer l'activité liée aux cabines UV ;
- **pesticides** : renforcement de l'encadrement réglementaire de l'utilisation des produits phytosanitaires et biocides.

La loi de modernisation de notre système de santé de 2016 place la santé en cohérence avec la recherche et la prévention de risques.

Parmi les principales dispositions concernant l'environnement figure l'intégration – pour l'évaluation des risques – de l'ensemble des expositions tout au long de la vie (notion d'exposome). Les mesures de santé publique pour assainir l'environnement sont décrites dans l'annexe 1.

4. Expositions professionnelles

En France, on considère que 5 000 à 8 000 cancers par an (2 à 3,5 % des cancers) sont d'origine professionnelle. Leur identification et leur déclaration peuvent permettre une reconnaissance de maladie professionnelle ouvrant droit à des indemnités et une réparation, mais ceci n'est qu'encore imparfaitement réalisé à l'heure actuelle (moins de 20 % de déclaration et moins de 10 % d'indemnisation).

Ces cancers ont rarement des caractéristiques cliniques ou biologiques spécifiques et surviennent souvent de longues années après l'exposition.

Ils concernent le plus souvent :
- les voies respiratoires (15 % des cancers du poumon et 50 % des cancers des sinus et de la face sont d'origine professionnelle) ;
- la vessie (10 % des cancers de vessie) ;
- la peau (10 % des cancers cutanés) ;
- la moelle osseuse (10 % des leucémies).

Les agents en cause sont :
- l'amiante (100 % des mésothéliomes pleuraux, 7 % des cancers du poumon) ;
- l'arsenic ;

- le bichlorométhyl éther ;
- les vapeurs d'acide sulfurique ;
- le chrome ;
- les goudrons ;
- le nickel et les oxydes de fer ;
- les poussières et gaz radioactifs ;
- la silice et le cobalt ;
- les radiations ionisantes ;
- les poussières de bois ;
- le benzène, l'oxyde d'éthylène, les autres dérivés du pétrole tels que les amines aromatiques, etc.

L'impact de ces agents peut être synergique avec les autres facteurs de risque non professionnels tels que le tabac ou l'alcool.

La prévention de ces pathologies passe par l'action des pouvoirs publics qui fixent des normes de valeurs d'exposition à ne pas dépasser ou des interdictions de certaines substances dangereuses, par la responsabilisation des entreprises utilisant des produits dangereux, par l'information, la protection et la surveillance des salariés.

En 2016, l'Agence nationale de sécurité sanitaire de l'alimentation, de l'environnement et du travail (Anses) a mis à jour l'expertise relative aux risques de cancer liés au travail de nuit, établissant un lien avec le cancer du sein avec des éléments de preuves limités. L'Anses a également publié des rapports d'expertise collective sur les facteurs de risques professionnels éventuellement en lien avec la surmortalité des égoutiers et sur les expositions aux pesticides des personnes travaillant dans l'agriculture.

La liste des cancers professionnels reconnus est proposée dans l'annexe 2.

5. Autres facteurs

Les facteurs infectieux doivent être connus car ils peuvent permettre d'envisager des actions de prévention primaire efficace notamment par la vaccination. Trois disposent de stratégies préventives : les papillomavirus humains (HPV), les virus des hépatites B et C (VHB et VHC) et la bactérie *Helicobacter pylori*.

Le vaccin anti-hépatite B contribue à une diminution du risque de cancer du foie et le vaccin anti-papillomavirus contribue à une diminution du risque de cancer de l'utérus. Le traitement antibiotique contre *Helicobacter pylori* (chez le patient ulcéreux) contribue à une diminution du risque de cancer de l'estomac.

Les patients porteurs du VIH ont un risque supérieur de cancer par rapport à la population générale, avec notamment une incidence élevée pour les lymphomes, le sarcome de Kaposi, le cancer du col de l'utérus, les cancers du poumon, du foie et de l'anus. Le déficit immunitaire joue un rôle majeur vis-à-vis du risque de survenue des cancers mais ce risque semble réversible avec une bonne restauration de l'immunité.

Certains traitements médicaux sont cancérigènes, il s'agit des radiations ionisantes, des œstrogènes, des agents anticancéreux, de certains immunosuppresseurs et de la phénacétine. Ces traitements ne doivent évidemment être mis en œuvre que lorsque le bénéfice attendu est largement supérieur aux risques encourus.

C. Facteurs de risque des cancers du sein, de l'ovaire, du col utérin et de l'endomètre

1. Cancer du sein

Les facteurs de risque retrouvés sont principalement liés à la vie génitale :
- première grossesse tardive et pauciparité ;
- allaitement artificiel ;

- vie génitale prolongée (ménarches précoces et ménopause tardive) ;
- mastopathie à risque histologique ;
- antécédents personnels et familiaux dans lesquels on tiendra compte du degré de parenté, du jeune âge de survenue, de la bilatéralité, de la multifocalité et de l'existence de cancer associé.

Les autres facteurs incriminés sont :
- l'obésité post-ménopausique ;
- l'irradiation ;
- l'alcool ;
- le haut niveau socio-économique.

Deux gènes sont impliqués dans 5 à 10 % des cancers du sein lorsqu'ils sont altérés : *BRCA1* et *2*. On pourra proposer comme acte de prévention primaire chez une patiente asymptomatique porteuse d'une de ces deux mutations une mastectomie bilatérale prophylactique. D'autres cancers sont associés à ces 2 mutations : ce sont principalement ceux de l'ovaire, du sein chez l'homme, de la prostate et du pancréas.

D'autres syndromes rares de prédisposition font augmenter le risque de cancer du sein, les gènes concernés peuvent être les suivants : *PALB2*, *T53*, *CHEK2*, *ATM PTEN* (syndrome de Cowden) et *STK11* (syndrome de Peutz-Jeghers).

2. Cancer de l'ovaire

Les facteurs de risque des cancers ovariens sont mal connus et semblent peser d'un poids modeste (risque relatif = 2 pour la quasi-totalité de ces facteurs, ce qui explique que l'on peine à définir un profil de risque utilisable pour une politique de dépistage) :
- âge > 50 ans (50 % des cancers de l'ovaire surviennent après 50 ans) ;
- ethnie caucasienne ;
- infertilité et traitements inducteurs de l'ovulation ;
- nulliparité ;
- période ovulatoire prolongée : premières règles précoces et ménopause tardive, pauciparité et première grossesse à terme tardive ;
- antécédents personnels ou familiaux de cancer du sein ;
- syndrome sein-ovaire, avec mutation des gènes *BRCA1* ou *BRCA2* pour lequel on pourra proposer comme acte de prévention primaire chez la patiente asymptomatique une annexectomie bilatérale prophylactique après 40 et 45 ans respectivement ;
- facteurs liés à l'environnement : talc et amiante ;
- facteurs liés à l'alimentation : consommation de graisses animales, café.

3. Cancer du col utérin

Le *Human Papillomavirus* (HPV) (principalement HPV16 et 18) est considéré comme la cause principale mais non suffisante à elle seule du cancer du col utérin.

La grande majorité des femmes infectées par un type de HPV oncogène ne développent pas de cancer du col.

D'autres facteurs, agissant en même temps que l'HPV, influencent le risque de provoquer la maladie.

Ces « cofacteurs » sont :
- le tabac ;
- l'immunodépression (en particulier lorsqu'elle est liée au VIH) ;
- les infections dues à d'autres maladies sexuellement transmissibles ;
- l'âge précoce du premier rapport sexuel ;
- de multiples partenaires sexuels au cours de la vie ;

- le nombre élevé de grossesses ;
- les conditions sociales défavorisées.

Alors que plus de 50 types d'HPV peuvent infecter les voies génitales, 15 d'entre eux (les types 16, 18, 31, 33, 35, 39, 45, 51, 52, 56, 58, 59, 68, 73 et 82) sont considérés à fort potentiel oncogène pour le col utérin.

Au 31 décembre 2015, la couverture vaccinale contre les HPV des jeunes filles de 16 ans était de 13,7 %. C'est le niveau le plus bas estimé depuis l'introduction de la vaccination en 2007.

En 2018, va être commercialisé un nouveau vaccin contre 9 sérotypes d'HPV : 6, 11, 16, 18, 31, 33, 45, 52 et 58.

4. Cancer de l'endomètre

La cause principale des cancers de l'endomètre est une exposition œstrogénique non ou mal compensée par une séquence progestative :
- traitement œstrogénique seul ;
- traitement par tamoxifène ;
- obésité androïde ;
- hypertension artérielle ;
- diabète ;
- ménopause tardive avec période périménopausique prolongée ;
- ovaires polykystiques ;
- pauciparité.

Sur le plan génétique, sont décrits des syndromes de Lynch II dans lesquels les cancers de l'endomètre sont représentés.

III. Dépistage et prévention secondaire

A. Définitions

Le dépistage est un test qui permet de sélectionner dans la population générale les personnes porteuses d'une affection grâce à une utilisation *a priori*, systématique et non pas en fonction de symptômes (*a posteriori*). C'est une action de santé publique. Elle permet donc de classer un grand nombre de personnes apparemment en bonne santé en deux catégories : ayant probablement la maladie et n'ayant probablement pas la maladie, ceci dans le but de réduire la morbidité et/ou la mortalité de cette maladie dans la population soumise au dépistage.

Il existe 3 formes différentes de dépistage :
- le *dépistage systématique*. Il s'applique à l'ensemble d'une classe d'âge, de manière la plus exhaustive possible. C'est l'exemple du dépistage de la phénylcétonurie chez le nouveau-né ;
- le *dépistage organisé* (ou de masse). Il s'applique à une classe d'âge, sur invitation, il est mis en place selon un cahier des charges et fait l'objet d'un contrôle qualité. Il s'applique à la population sans facteur de risque particulier. En France, sont mis en place les dépistages organisés du cancer du sein et du côlon/rectum. Le dépistage organisé du cancer du col de l'utérus par frottis est l'objet du prochain plan cancer et a déjà été mis en place dans certains départements pilotes ;
- le *dépistage opportuniste* (ou individuel). C'est une démarche individuelle et non collective. À l'occasion d'un contact avec un professionnel de santé, une personne sollicite ou se voit proposer un dépistage. Il n'y a pas de cahier des charges, ni de contrôle de qualité. Il existe en France des démarches de dépistage opportuniste pour les cancers du sein et de la prostate.

B. Critères nécessaires pour la mise en œuvre d'un dépistage

Les 10 critères définis en 1986 par l'Organisation mondiale de la santé, auxquels doit répondre une pathologie pour justifier la mise en œuvre d'un dépistage, sont les suivants :
- 1. Le cancer pose un problème de santé publique (fréquence, gravité).
- 2. L'histoire naturelle du cancer est connue. Il est précédé d'une phase préclinique longue permettant de répéter les examens à une fréquence acceptable.
- 3. Le cancer peut être décelé à un stade précoce.
- 4. Le traitement à un stade plus précoce apporte plus d'avantages que le traitement à un stade plus tardif.
- 5. La sensibilité et la spécificité des examens ont été étudiées pour le dépistage et sont satisfaisantes.
- 6. Le test de dépistage est bien accepté par les patientes.
- 7. Le diagnostic et le traitement des anomalies détectées sont faciles à mettre en œuvre.
- 8. La périodicité des examens est adaptée à l'histoire naturelle de la maladie ; elle est connue.
- 9. Les avantages du dépistage sont supérieurs aux inconvénients.
- 10. Le coût du dépistage n'est pas trop élevé.

C. Les dépistages en France

En France, les programmes nationaux de dépistage organisé des cancers sont financés par les pouvoirs publics (État et assurance maladie) sur l'ensemble du territoire depuis 2004 pour le cancer du sein et 2008 pour le cancer colorectal. En complément, plusieurs départements ont mis en place à titre expérimental des programmes pilotes de dépistage organisé du cancer du col de l'utérus chez la femme de 25 à 65 ans, qui est une des mesures du prochain plan cancer. En dehors de ces programmes, des dispositifs de détection précoce de certains cancers sont également soutenus (notamment pour les cancers de la peau, de la prostate et de la cavité buccale) et un dépistage opportuniste de certains cancers est parfois réalisé à l'initiative des professionnels de santé.

1. Dépistage du cancer du sein

Le programme organisé de dépistage du cancer du sein repose sur l'invitation systématique de l'ensemble des femmes de 50 à 74 ans, sans facteur de risque particulier autre que leur âge (femmes dites à risque moyen), à bénéficier tous les 2 ans d'un examen clinique des seins ainsi que d'une mammographie de dépistage par un radiologue agréé (centre privé ou public).

Neuf millions de femmes sont invitées tous les 2 ans. Il s'agit d'un programme national instauré par les pouvoirs publics et généralisé à l'ensemble du territoire, au début de l'année 2004.

Les mammographies sont prises en charge à 100 % par l'assurance maladie et comporte deux incidences (oblique axillaire et face). Une seconde lecture systématique des mammographies considérées comme normales ou bénignes par un radiologue indépendant du premier est proposée dans le cadre du programme pour minimiser le risque de ne pas détecter un cancer (faux négatif). Ceci permet de détecter des anomalies qui auraient pu échapper à la vigilance du premier lecteur.

En 2010, 6,2 % des cancers dépistés ont été détectés par la seconde lecture.

Les radiologues font l'objet d'un agrément et reçoivent une formation spécifique ; ils s'engagent à effectuer au moins 500 mammographies dans l'année et les radiologues assurant la seconde lecture s'engagent à lire au moins 1 500 mammographies supplémentaires dans le cadre de cette seconde lecture, afin de garantir une expertise de la lecture. Les installations de mammographie et l'ensemble de la chaîne font l'objet d'un contrôle de qualité selon les dispositions de l'ANSM (Agence nationale de sécurité du médicament).

Les femmes à risque élevé ou très élevé de cancer bénéficient normalement d'un suivi spécifique (suivi gynécologique, examens spécifiques, consultation d'oncogénétique pour les risques très élevés ; HAS 2014).

Le taux de participation au dépistage organisé était de 52,7 % en 2012.

Le nombre de cancers détectés par le programme était plus de 16 000 en 2010.

La mise en œuvre d'un programme de dépistage organisé par mammographie permet une réduction de la mortalité par cancer du sein dans la population cible de l'ordre de 15 à 21 %.

Ce critère de mesure est jugé comme le plus pertinent pour évaluer le bénéfice associé au dépistage du cancer du sein ; il est plus élevé pour les femmes participant au dépistage. De l'ordre de 150 à 300 décès par cancer du sein seraient ainsi évités pour 100 000 femmes participant régulièrement au programme de dépistage pendant 7 à 10 ans.

Il est à noter que la détection du cancer à un stade plus précoce apportée par le dépistage (l'avance au diagnostic) permet théoriquement de proposer des traitements moins lourds que lorsqu'un cancer est détecté suite à des symptômes.

Le surdiagnostic correspond à la détection par le dépistage de lésions cancéreuses, bien réelles et confirmées histologiquement, mais qui n'auraient pas donné de symptôme du vivant de la personne. Les personnes concernées ne tireront donc pas de bénéfices du diagnostic et du traitement. Le surdiagnostic est une composante inhérente à tout dépistage et son ordre de grandeur est extrêmement controversé. Les estimations sont variables d'une étude à l'autre, les plus robustes se situant entre 1 et 19 % des cancers diagnostiqués chez les personnes participant au dépistage.

2. Dépistage du cancer du col utérin

Le dépistage du cancer du col de l'utérus repose actuellement sur une analyse cytologique après frottis cervico-utérin (FCU).

L'HAS recommande pour les femmes de 25 à 65 ans un FCU tous les 3 ans après deux FCU normaux à un an d'intervalle.

Un dépistage par frottis tous les 3 ans est suffisant, sauf cas particuliers :
- femmes atteintes du VIH : un dépistage annuel, voire bisannuel en cas d'immunodéficience sévère, est recommandé dans le cadre d'un suivi spécialisé ;
- femmes sous traitement immunosuppresseur : un dépistage annuel est recommandé dans le cadre d'un suivi spécialisé ;
- femmes exposées au diéthylstilbestrol (DES) – Distilbène®, Furostilboestrol® ou Stilboestrol-Borne® – (2e génération, exposées *in utero*) : un frottis annuel du col et du vagin, y compris après 65 ans et en cas d'hystérectomie, est recommandé dans le cadre d'un suivi spécialisé.

En France, la pratique du dépistage par FCU depuis une soixantaine d'années a permis de faire passer le cancer du col de l'utérus à la 10e place des cancers affectant les femmes et à la 12e place des cancers meurtriers.

Actuellement, le taux de couverture du dépistage du cancer du col utérin est d'environ 60 %. Il est cependant marqué par d'importantes inégalités de recours (par tranches d'âge, situations géographiques, économiques, culturelles). Ce cancer constitue ainsi l'un des seuls pour lequel le pronostic se dégrade, avec un taux de survie à 5 ans après le diagnostic en diminution (de 68 % en 1989–1991 à 64 % en 2001–2004) et avec un impact démontré du niveau socioéconomique sur la mortalité.

Le dépistage du cancer du col de l'utérus est encore majoritairement individuel mais sa généralisation à l'échelle nationale est un objectif phare du Plan cancer 2014–2019.

La prévention du cancer du col de l'utérus repose sur la combinaison de deux démarches complémentaires :
- la vaccination anti-HPV, qui constitue un réel progrès en matière de prévention du cancer du col :
  - la vaccination repose soit sur un vaccin bivalent (contre HPV16,18), soit sur un vaccin quadrivalent (contre HPV6, 11, 16, 18). (Les HPV6 et 11 ne sont pas oncogènes mais responsables de condylomes = verrues génitales.) Un nouveau vaccin contre 9 sérotypes d'HPV sera disponible courant 2018 (sa composition inclut cinq types d'HPV oncogènes supplémentaires : 31, 33, 45, 52 et 58). Elle renforce donc les mesures de prévention mais ne se substitue pas au dépistage des lésions précancéreuses et cancéreuses du col de l'utérus par frottis,
  - en France, le taux de couverture vaccinale est de 17 %. Le Haut conseil de la santé publique (HCSP) rappelait, dans un rapport publié en juillet 2014, qu'avec une couverture vaccinale si faible, il ne serait pas possible pour la population concernée en France de bénéficier de l'efficacité constatée dans les pays ayant des couvertures vaccinales beaucoup plus élevées (80 % au Royaume-Uni),
  - l'HCSP recommande la vaccination :
    - chez les filles âgées de 11 à 14 ans, et en rattrapage jusqu'à l'âge de 19 ans révolus,
    - chez les hommes ayant des rapports avec les hommes (HSH) jusqu'à l'âge de 26 ans,
    - chez les personnes immunodéprimées ;
- un dépistage par frottis du col utérin pour toutes les femmes entre 25 et 65 ans, qu'elles soient vaccinées ou non. Le frottis cervico-utérin est la méthode de référence pour dépister les lésions précancéreuses et cancéreuses du col utérin. Il doit être réalisé à distance des rapports sexuels, en dehors des périodes menstruelles, de tout traitement local ou d'infections, avant le toucher vaginal, et concerner la totalité de l'orifice externe du col (exocol et endocol, concernant donc la zone de jonction) correctement exposé à l'aide d'un spéculum. Il est soit étalé en couches minces sur lames et fixé immédiatement ou mis dans un milieu liquide (frottis en phase liquide) spécifique et envoyé à un laboratoire entraîné avec une fiche de renseignements cliniques.

3. Dépistage des autres cancers

- Le dépistage du cancer de l'ovaire repose principalement sur l'échographie pelvienne et les marqueurs sériques, notamment le CA125 ; ce dépistage reste décevant en raison de la faible valeur prédictive de ces examens qui est de l'ordre de 10 %, essentiellement lié au fait que la prévalence de la maladie est faible dans la population générale et que la fréquence comparée des formations kystiques ovariennes bénignes est fréquente. Il n'est donc pas recommandé.
- Pour le dépistage du cancer de l'endomètre, les explorations endocavitaires, cyto ou histologiques, ont une faible valeur prédictive positive et un obstacle cervical existe dans 10 à 20 % des cas chez ces patientes ménopausées, les rendants inopérants. Le test aux progestatifs (prescription de progestatifs durant 10 jours et exploration des patientes qui saignent à l'arrêt de cette séquence), longtemps utilisé, est trop peu spécifique. Actuellement, l'échographie semble être le meilleur examen, mais il n'est pas évalué en termes de dépistage. On considère que lorsque l'épaisseur de l'endomètre est > 5 mm chez une femme ménopausée, il y a pathologie. Dans ces cas-là, la valeur prédictive positive est de 30 % ; à l'inverse, cet examen est surtout intéressant par sa valeur prédictive négative de 100 % lorsque l'épaisseur de l'endomètre est < 5 mm.

Points clés

- Les cancers les plus fréquents chez l'homme sont le cancer de la prostate, du poumon et le cancer colorectal et, chez la femme, le cancer du sein, le cancer colorectal et le cancer du poumon.
- Les facteurs de risque peuvent être extrinsèques (exogènes) ou intrinsèques (endogènes).
- Le tabac est le facteur de risque dont l'impact est le plus important sur la survenue des cancers.
- Il existe 3 types de préventions : primaire (éviter un facteur de risque extrinsèque), secondaire (dépister des populations à risque) et tertiaire (réduction des rechutes et complications).
- Le dépistage est organisé en France pour le cancer du sein, le cancer colorectal et prochainement pour le cancer du col utérin.
- Les modalités de dépistage du cancer du sein sont les suivantes :
  - organisation de masse ;
  - pour les femmes de 50 à 74 ans ;
  - tous les 2 ans ;
  - sur invitation par courrier ;
  - avec examen clinique ;
  - 2 clichés par sein ;
  - double lecture ;
  - assurance qualité ;
  - habilitation des radiologues ;
  - gratuité pour les patientes.
- Les modalités de dépistage du cancer du col utérin sont les suivantes :
  - future organisation de masse (mesure du 3e plan cancer) ;
  - pour les femmes de 25 à 65 ans ;
  - tous les 3 ans, après un 1er contrôle à 1 an.

Notions indispensables PCZ

- Ne pas oublier le dépistage du cancer colorectal quand on vous questionnera sur les dépistages à réaliser chez la femme.
- Connaitre les critères qui justifient d'un dépistage au niveau de la population générale.

Pour en savoir plus

HAS. Dépistage du cancer du sein en France : identification des femmes à haut risque et modalités de dépistage. Recommandation de santé publique, mars 2014.
https://www.has-sante.fr/portail/jcms/c_1741170/fr/depistage-du-cancer-du-sein-en-france-identification-des-femmes-a-haut-risque-et-modalites-de-depistage

INCa. Les cancers en France, 2016.
http://www.e-cancer.fr/ressources/cancers_en_france/#page=1

IV. Annexe 1 – Plans nationaux

Plans nationaux santé environnement

Le Plan national santé environnement (PNSE) a pour ambition de répondre aux interrogations des Français sur les conséquences sanitaires à court et moyen terme de l'exposition à certaines substances polluantes dans leur environnement.

Le premier PNSE a été lancé en 2004. Conformément aux engagements du Grenelle Environnement et à la Loi de santé publique du 9 août 2004, le gouvernement a élaboré un deuxième PNSE sur la période 2009–2013. Le PNSE 2015–2019, qui a pris la suite, témoigne de la volonté du gouvernement de réduire autant que possible et de façon la plus efficace les impacts des facteurs environnementaux sur la santé, afin de permettre à chacun de vivre dans un environnement sain.

Plan Ecophyto 2018

Il vise à réduire de 50 % l'usage des pesticides dans un délai de 10 ans, si possible. Il comprend aussi le retrait du marché des préparations contenant les 53 substances actives les plus préoccupantes. Il a vocation à généraliser les meilleures pratiques agricoles économes en phytosanitaires et à construire, grâce à la recherche, l'innovation de nouveaux systèmes de production viables et diffusables permettant de réduire l'utilisation de ces produits et de mieux connaître les effets indésirables de l'utilisation des phytosanitaires sur les cultures et l'environnement. Un axe stratégique est spécifiquement consacré aux enjeux de réduction et de sécurisation de l'usage des pesticides en zone non agricole.

Plan cancer 2014–2019

L'objectif 12 du Plan cancer 2014–2019 est de prévenir les cancers liés au travail ou à l'environnement. Dans ce cadre, il vise à consolider les systèmes d'observation et de surveillance et à développer de nouveaux outils pour la recherche et le suivi prospectif, en articulation avec les PNSE et Ecophyto.

Plan d'urgence pour la qualité de l'air (PUQA)

Ce plan mis en place en 2012 vise à réduire la pollution de l'air et à réagir plus rapidement en cas d'épisodes de pic de pollution.

Plan santé au travail 2016–2020

Le Plan santé au travail 2016–2020 (PST 3) a pour objectif de dépasser l'approche segmentée des risques pour adopter une démarche plus transversale. Il est structuré autour de deux grands axes stratégiques et un axe de support. Ce plan marque un infléchissement majeur en faveur d'une « culture de prévention », pour anticiper les risques professionnels et garantir la bonne santé des salariés plutôt que de se tenir à une vision exclusivement réparatrice. Autre nouveauté : le souhait d'une transversalité entre santé au travail et santé publique pour mieux prendre en compte la santé globale des Français.

Les efforts entrepris sur la prévention du risque chimique avec les substances CMR (cancérogènes, mutagènes et reprotoxiques) se poursuivent, en particulier sur les enjeux liés à la dégradation de l'amiante présente dans les bâtiments et sur la prise en compte de la poly-exposition. S'y ajoute l'anticipation des risques émergents, notamment sur les perturbateurs endocriniens.

Plan national sur les résidus de médicaments dans l'eau (PNRM)

Les ministères en charge de la Santé et de l'Environnement ont mis en place un Plan national sur les résidus de médicaments dans l'eau (PNRM) pour développer et coordonner les actions dans le champ sanitaire et environnemental. Lancé le 30 mai 2011, il a pour objectif d'évaluer le risque éventuel lié à la présence de ces molécules, tant pour l'homme que pour l'écosystème, et d'engager des actions de réduction de la dispersion médicamenteuse dans l'eau.

Le PNRM s'articule autour de 3 axes forts, avec en préambule une action transversale concernant la priorisation des substances médicamenteuses (molécules administrées et leurs métabolites) :

- évaluer les risques environnementaux et sanitaires, notamment par des campagnes de mesures des résidus de médicaments dans les eaux (de surface, souterraines ou potables) et les sols, par la surveillance des rejets hospitaliers notamment ;
- renforcer les connaissances de l'état des milieux et de l'exposition, et mettre à disposition des données nécessaires à l'évaluation des risques dans un portail commun aux substances chimiques ;
- définir des mesures de gestion, notamment la promotion et le renforcement des filières de récupération et d'élimination des médicaments non utilisés à usage humain et vétérinaire ;
- inclure des précautions d'élimination dans les notices et sensibiliser la population au bon usage du médicament ;
- contrôler et réduire les émissions de médicaments dans l'environnement ;
- développer les connaissances en renforçant et en structurant les actions de recherche.

Plan particules

Le plan particules a été mis en place en juillet 2010. Il a pour objectif de faire baisser de 30 % le nombre de particules (PM2,5) dans les secteurs de l'industrie et du tertiaire, du chauffage domestique, des transports, de l'agriculture et en cas de pic de pollution. Il vise également à améliorer l'état des connaissances sur cette thématique.

Plans radon

Après un premier Plan radon (2005–2008), le Plan radon 2011–2015 a été adopté le 15 novembre 2011 par l'Autorité de sûreté nucléaire (ASN), le ministère chargé de la Santé, le ministère chargé du Travail, et le ministère chargé du Logement, conformément à la mesure 40 du PNSE 2. Le Plan radon 2 fait sa priorité de la réduction des expositions dans l'habitat existant et l'application de nouvelles règles de construction dans les bâtiments neufs, afin de garantir un niveau faible d'exposition des personnes.

Enfin, le règlement européen REACH (enregistrement, évaluation, autorisation, restriction des substances chimiques), dont l'application est obligatoire depuis le 1er juin 2008, s'impose à tous les producteurs de produits chimiques. Il concerne plus de 30 000 substances et prévoit notamment l'enregistrement de toutes les substances chimiques produites ou importées à plus d'une tonne/an avant leur mise sur le marché.

V. Annexe 2 – Liste des cancers professionnels reconnus en France et agent(s) ou source(s) d'exposition (tableau 17.1)

Tableau 17.1 Liste des cancers professionnels reconnus en France et agent(s) ou source(s) d'exposition.

Localisation tumorale	Agent ou source d'exposition
Peau (épithélioma)	Arsenic et ses composés minéraux Brais, goudrons et huiles de houille Dérivés du pétrole Huiles anthracéniques Suies de combustion du charbon
Os (sarcome)	Rayonnements ionisants
Ethmoïde	Bois Nickel
Bronchopulmonaire	Acide chromique Amiante Arsenic Bis-chlorométhyléther Chromate de zinc Chromates et bichromates alcalins ou alcalino-terreux Nickel Rayonnements ionisants (inhalation) Oxydes de fer
Plèvre	Amiante (mésothéliome et autres)
Péricarde	Amiante (mésothéliome primitif)
Péritoine	Amiante (mésothéliome primitif)
Vessie	Amino-4-diphényle Benzidine et homologues Bêta-naphtylamine Dianisidine 4-nitro-diphényle
Cérébrale (glioblastome)	N-méthyl et N-éthyl-N'-nitro N-nitrosoguanidine N-méthyl et N-éthyl-N-nitrosourée
Foie (angiosarcome)	Arsenic et dérivés. Chlorure de vinyle
Leucémies	Benzène Rayonnements ionisants

D'après Abadia, 1990 et Hill, 1994.

CHAPITRE 18

Item 297 – UE 9 – Lésions bénignes du col utérin. Tumeurs du col utérin, tumeurs du corps utérin.

Lésions bénignes du col utérin
    I.   Pour comprendre
    II. Dépistage des lésions précancéreuses
    III. Diagnostic des lésions précancéreuses
    IV. Traitement des lésions précancéreuses
    V. Autres lésions bénignes du col
Tumeurs malignes du col utérin
    I.   Pour comprendre
    II. Circonstances de découverte
    III. Données de l'examen clinique
    IV. Confirmation du diagnostic
    V. Bilan d'extension
    VI. Principaux facteurs pronostiques
    VII. Principes thérapeutiques
    VIII. Principales complications
    IX. Modalités de surveillance clinique et paraclinique d'une patiente traitée pour un cancer du col utérin
Tumeurs du corps utérin
    I.   Pour comprendre
    II. Circonstances de découverte
    III. Données de l'examen clinique
    IV. Confirmation du diagnostic
    V. Bilan d'extension
    VI. Facteurs pronostiques du cancer de l'endomètre
    VI. Principes thérapeutiques
    VII. Surveillance

Objectifs pédagogiques

- Diagnostiquer une tumeur du col utérin et du corps utérin.
- Connaître les principes de prévention et dépistage des infections à HPV, frottis et vaccination.
- Diagnostiquer et traiter une infection génitale à HPV.

Lésions bénignes du col utérin

Les lésions bénignes du col utérin sont essentiellement constituées par les lésions précancéreuses : néoplasie intraépithéliale cervicale et adénocarcinome *in situ*. En évitant la survenue du cancer du col, leur prise en charge constitue un véritable enjeu de santé publique.

Gynécologie – Obstétrique
© 2018, Elsevier Masson SAS. Tous droits réservés

La prise en charge des autres lésions bénignes du col : polype, fibrome, endométriose, cervicite n'est décrite que très succinctement.

I. Pour comprendre

Les lésions précancéreuses comprennent les lésions intra-épithéliales de bas ou haut grade (LIEBG, LIEHG) et l'adénocarcinome *in situ*. Ces lésions sont totalement asymptomatiques. Leur délai d'évolution vers la lésion invasive (adénocarcinome infiltrant) est généralement long. Le dépistage par frottis cervico-utérin (FCU) puis colposcopie et biopsies éventuelles permet de diagnostiquer ces lésions précancéreuses et de les traiter pour éviter une évolution vers le cancer du col de l'utérus. La prise en charge diagnostique et thérapeutique de ces lésions est bien codifiée.

Une infection persistante de la muqueuse cervicale par un papillomavirus humain (HPV) oncogène constitue une condition nécessaire au développement des lésions précancéreuses et cancéreuses du col utérin. La vaccination prophylactique contre certaines souches d'HPV oncogène constitue une mesure de prévention primaire complémentaire au dépistage.

A. Anatomie physiologique

La muqueuse exocervicale (malpighienne) se prolonge dans le canal endocervical par un revêtement cylindrique mucosécrétant accompagné des cellules de réserves (cellules basales, bipotentes, capables d'une différenciation aussi bien malpighienne que glandulaire) (fig. 18.1).

La zone de jonction pavimento-cylindrique est hormonodépendante. Par conséquent, sa localisation varie avec l'âge et les conditions physiologiques de la femme. Pendant la puberté, la grossesse, ou sous traitement hormonal progestatif, la réapparition physiologique de muqueuse cylindrique (de type endocervical) sur l'exocol est connue sous le terme d'ectropion ou d'éversion (fig. 18.2). Après la ménopause, la jonction pavimento-cylindrique se rétracte dans le canal endocervical (fig. 18.3).

L'extension de l'ectropion est très variable et dépend de multiples facteurs hormonaux et environnementaux (acidité vaginale, inflammation). C'est une surface dynamique, de régénération active à partir des cellules de réserve sous forme d'une métaplasie malpighienne. Cette surface dynamique est appelée zone de transformation. Il s'agit de la zone propice à l'infection à HPV qui concerne les cellules basales et de réserve, que les virus infectent grâce à des microbrèches de l'épithélium de surface.

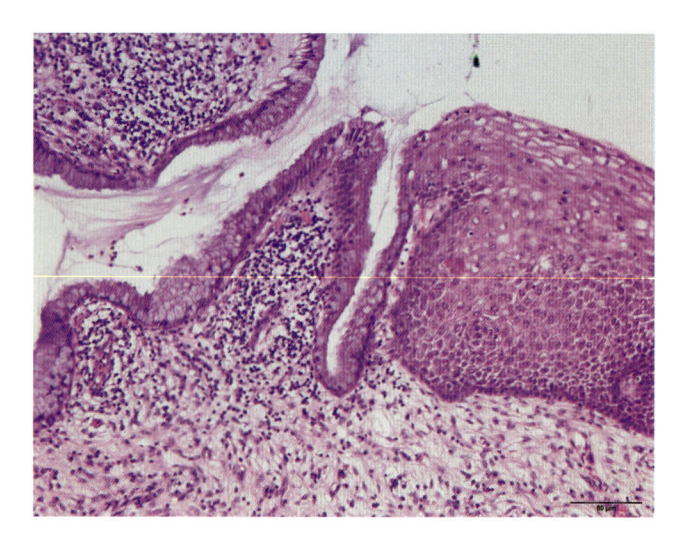

Fig. 18.1 Coupe histologique de la jonction pavimento-cylindrique normale du col (coloration à l'hématoxyline-éosine et grossissement × 200).

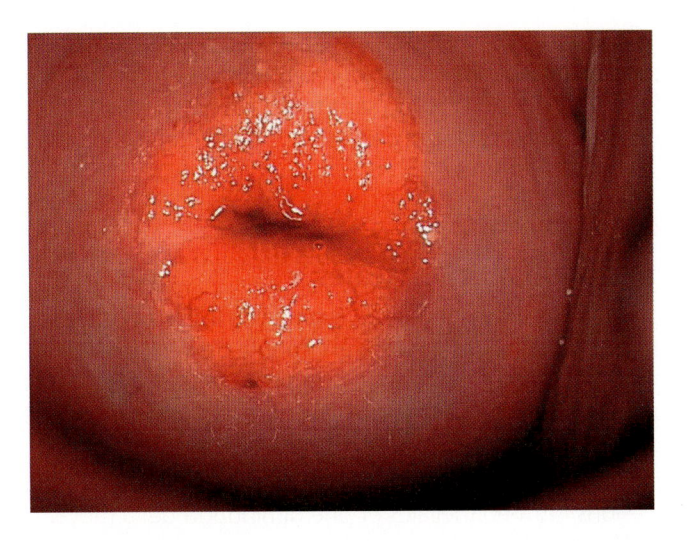

Fig. 18.2 Ectropion : examen colposcopique sans préparation.

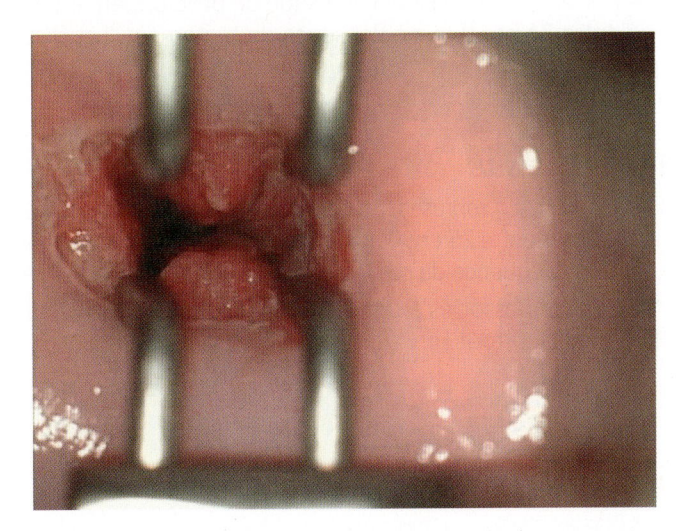

Fig. 18.3 Visualisation de la jonction pavimento-cylindrique endocervicale à l'aide d'un spéculum endocervical de Koogan.

B. Physiopathologie

1. Infection HPV

L'infection persistante de la muqueuse cervicale par un HPV oncogène est une condition nécessaire au développement du cancer du col utérin et de ses lésions précancéreuses.

Les HPV possèdent une spécificité d'hôte très étroite. Parmi les 120 types d'HPV connus, 40 ont un tropisme génital préférentiel et une quinzaine, dits « à haut risque » ou oncogènes, sont associés aux cancers du col de l'utérus, de la vulve, de l'anus et de la sphère ORL. Les types 16 et 18 sont les plus fréquents et les plus virulents.

L'infection à HPV est une infection très fréquente et sexuellement transmise. Quatre-vingts pour cent des personnes font au moins une infection à HPV dans leur vie. L'incidence cumulée de l'infection HPV est particulièrement élevée immédiatement après le début de l'activité sexuelle. Tous types d'HPV confondus, le risque cumulé d'infection est estimé entre 40 à 80 % dans les 2 à 5 ans après le début de l'activité sexuelle, chez les femmes de moins de 20 ans. Le nombre de partenaires sexuels est le principal facteur de risque de l'infection à HPV et le tabagisme a été identifié comme un facteur de risque majeur associé.

Les infections HPV sont éliminées en 1 à 2 ans dans 90 % des cas. Dans 10 % des cas, l'infection persiste. L'infection par HPV16 présente le plus fort taux de persistance. La persistance d'une infection à HPV est d'abord sans traduction cytologique ou histologique (infection latente), puis elle peut se traduire par des lésions : condylomes ou lésion intra-épithéliale.

2. Lésions précancéreuses

Lésions intra-épithéliales cervicales

Les lésions intra-épithéliales constituent un éventail de lésions caractérisées par une désorganisation architecturale liée principalement à un trouble de la différenciation et une prolifération de cellules atypiques. L'intensité et la topographie de ces anomalies permettent de classer les lésions intra-épithéliales selon leur sévérité en simples lésions infectieuses (LIEBG) ou en lésions pré-invasives (LIEHG).

Les données épidémiologiques récentes suggèrent une augmentation de l'incidence et de la prévalence des lésions intra-épithéliales et une diminution de la moyenne d'âge des patientes porteuses de ces lésions.

Pour les patientes porteuses d'une LIEHG, le risque de développement d'un cancer au bout de 30 ans est estimé entre 31 et 50 % en l'absence de traitement. Les délais de développement d'un cancer à partir d'une LIEHG varient en moyenne entre 5 et 19 ans, mais des évolutions plus rapides sont quelquefois rapportées, en particulier en cas d'infection par HPV16.

Adénocarcinomes *in situ*

L'adénocarcinome *in situ* (AIS) représente 1 % des lésions précancéreuses du col et survient en moyenne chez les femmes entre 25 et 30 ans, soit environ 10 à 20 ans avant les adénocarcinomes invasifs du col utérin. La fréquence de ces lésions augmente surtout chez les femmes jeunes.

Environ 50 % des AIS sont associés à une lésion malpighienne intraépithéliale. Jusqu'à 90 % des AIS sont HPV-induits (surtout HPV18).

II. Dépistage des lésions précancéreuses

A. Le frottis : un outil de dépistage efficace

Le FCU est la méthode de référence pour le dépistage du cancer du col utérin. Il est d'une innocuité totale, de réalisation simple et d'un faible coût.

Son excellente spécificité, supérieure à 95 %, évite les explorations diagnostiques coûteuses et anxiogènes, voire les sur-traitements liés aux tests faussement positifs.

Sa sensibilité est faible (55 à 77 %), en particulier pour les lésions glandulaires. En raison de la longue période de la phase précancéreuse, la répétition des frottis au cours des vagues successives de dépistage permet de réduire les conséquences des frottis faux négatifs et explique l'efficacité du dépistage cytologique malgré sa faible sensibilité.

La réalisation d'un frottis tous les 3 ans réduit le risque de cancer du col de 90 %.

B. Mise en œuvre optimale du frottis

1. Prélèvement du frottis

L'HAS préconise un dépistage des lésions cervicales par frottis chez toutes les femmes ayant eu des rapports sexuels, à partir de 25 ans et jusqu'à 65 ans. Deux frottis sont réalisés à un an d'intervalle la 1re fois, puis ils sont répétés tous les 3 ans s'ils sont normaux.

La performance du frottis est directement liée à la qualité du prélèvement. L'outil de prélèvement doit être adapté aux caractéristiques anatomophysiologiques du col pour obtenir un prélèvement cellulaire suffisant et représentatif de la zone de transformation du col (fig. 18.4). L'utilisation d'une endobrosse est recommandée lorsque la jonction pavimento-cylindrique est située dans le canal endocervical (fig. 18.5).

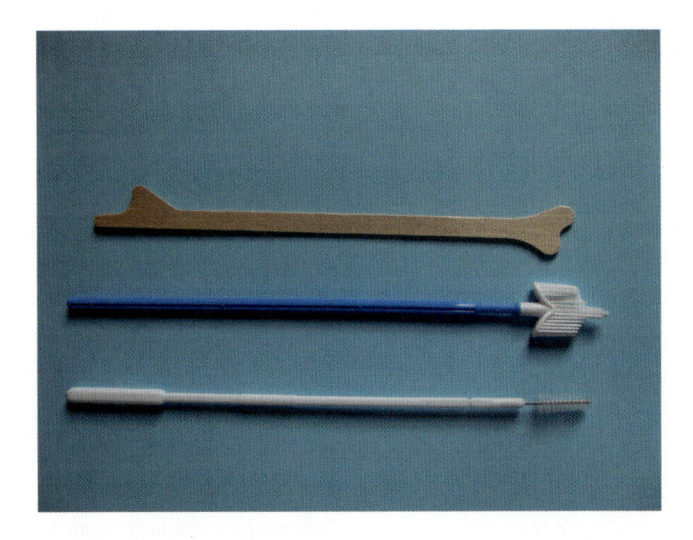

Fig. 18.4 **Dispositifs de prélèvement des frottis.**
De haut en bas : spatule d'Ayre, cytobrosse, endobrosse.

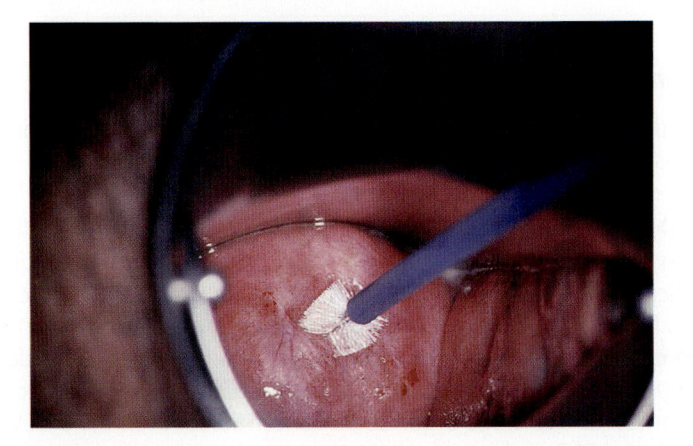

Fig. 18.5 **Prélèvement du frottis endocervical à l'aide d'une endobrosse.**

2. Interprétation du frottis par le cytopathologiste

Le médecin préleveur du frottis doit fournir au cytopathologiste des renseignements dont la prise en compte améliore la pertinence de l'interprétation du frottis : âge, date des dernières règles, contexte clinique (contraception, grossesse, ménopause, traitement hormonal de la ménopause, etc.), antécédents cervicaux (anomalies cytologiques antérieures, lésions du col, type et date de traitement, etc.).

La généralisation de la terminologie Bethesda 2001 est recommandée. Elle permet une évaluation de la qualité du prélèvement et une uniformisation des résultats du frottis. Cela facilite à la fois une prise en charge codifiée des patientes en fonction des résultats (tableau 18.1).

Tableau 18.1 Recommandations sur la conduite à tenir devant une femme ayant une cytologie cervico-utérine anormale (INCa 2016) et les différentes procédures d'assurance qualité : corrélation cytohistologique, relecture, etc.

Frottis non satisfaisant pour l'évaluation	À refaire entre 3 et 6 mois
Frottis normal	À refaire après 3 ans (sauf si premier frottis, à refaire après 1 an)
Modifications cellulaires réactionnelles secondaires à une inflammation, une radiothérapie ou la présence d'un DIU	À refaire après 3 ans (sauf si premier frottis, à refaire après 1 an)
Cellules malpighiennes	
Atypies des cellules malpighiennes de signification indéterminée (ASC-US)	Test HPV et colposcopie si test +
Atypies des cellules malpighiennes : une lésion de haut grade ne peut être exclue (ASC-H)	Colposcopie immédiate (avant 6 mois)
Lésion malpighienne intraépithéliale de bas grade (LSIL)	Colposcopie immédiate (avant 6 mois)
Lésion malpighienne intraépithéliale de haut grade (HSIL)	Colposcopie immédiate (avant 6 mois)
Lésion malpighienne faisant suspecter une invasion	Colposcopie immédiate (avant 6 mois)
Cellules glandulaires	
Atypies des cellules endocervicales, cellules endométriales ou cellules glandulaires	Test HPV et colposcopie si test ±, curetage endocervical Si > 45 ans : exploration utérine
Atypies des cellules glandulaires/endocervicales, évocatrices d'un processus néoplasique	Colposcopie immédiate (avant 6 mois)
Adénocarcinome endocervical *in situ*	Colposcopie immédiate (avant 6 mois)
Adénocarcinome : endocervical, endométrial, extra-utérin ou sans autre précision	Colposcopie immédiate (avant 6 mois)

3. Organisation du dépistage

L'absence de dépistage constitue le facteur de risque majeur de cancer du col de l'utérus dans l'ensemble des pays développés. En France, environ 40 % de femmes ne se soumettent qu'occasionnellement voire jamais à ce dépistage. Le taux de couverture global chute en dessous de 50 % après 55 ans et il existe par ailleurs de fortes disparités régionales et socio-économiques.

L'organisation du dépistage avec un système d'invitation des femmes constitue la stratégie la plus coût-efficace contre le cancer. Ses principaux objectifs sont d'obtenir une participation maximale des femmes, et d'assurer la qualité des différentes étapes (du prélèvement du frottis à la prise en charge des résultats). Le dépistage organisé permettrait de réduire de plus de 20 % le nombre de décès en atteignant en quelques années une couverture de dépistage de 80 % des femmes. Le dépistage organisé du cancer du col utérin (DOCCU) est une priorité du plan cancer 2014–2019 et devrait bientôt se mettre en place sur le territoire national.

C. Test HPV

L'infection à HPV représente le facteur nécessaire dans la genèse des lésions intra-épithéliales et du cancer du col utérin. Pour cette raison, le test HPV a été proposé afin d'optimiser le frottis pour le dépistage.

Parmi les différentes méthodes de mise en évidence de l'ADN viral dans les cellules cervicales, seules la technique d'amplification en chaîne de séquences d'ADN ou d'ARN par la polymérase (*Polymerase Chain Reaction* ou PCR) et la capture d'hybride sont actuellement utilisées en pratique clinique. Ces techniques ont l'avantage de n'être que peu dépendantes du préleveur.

La valeur prédictive négative du test HPV est proche de 100 %, ce qui en fait un excellent examen complémentaire du FCU.

III. Diagnostic des lésions précancéreuses

La colposcopie a un rôle fondamental dans la prise en charge diagnostique des patientes présentant un frottis anormal. Elle est indispensable pour diriger les biopsies ; elle permet de préciser la topographie des lésions et de définir les limites et la situation de la zone de transformation du col.

A. Indications de la colposcopie

Le frottis de dépistage anormal constitue la principale indication de l'examen colposcopique. Les modalités de prise en charge des anomalies cytologiques sont bien établies (*cf.* tableau 18.1).
- La colposcopie doit être d'emblée proposée en cas d'anomalies cytologiques évoquant un carcinome, une néoplasie de haut grade ou de bas grade, ou des atypies pavimenteuses ne permettant pas d'exclure une néoplasie de haut grade (ASC-H).
- Pour les anomalies cytologiques mineures (atypies pavimenteuses de signification indéterminée [ASC-US]), les atypies des cellules glandulaires (AGC), la colposcopie sera faite si le test HPV est positif.

B. Examen colposcopique

La colposcopie est l'examen du col avec loupe binoculaire. Idéalement, elle devrait être réalisée en 1re partie de cycle pour bénéficier de l'ouverture du col liée à l'imprégnation œstrogénique ou après préparation aux œstrogènes chez la femme ménopausée.

L'examen comporte trois temps :
- l'observation sans préparation qui commence au faible grossissement. À ce stade de l'examen, on peut utiliser le filtre vert pour l'observation des vaisseaux (fig. 18.6) ;
- le test à l'acide acétique. L'application d'une solution à l'acide acétique à 3 ou 5 % provoque un œdème tissulaire et une coagulation superficielle des protéines cellulaires, entraînant un blanchiment pendant 1 à 2 minutes de l'épithélium malpighien anormal (acidophilie) (fig. 18.7). C'est après l'application de la solution d'acide acétique que la jonction cylindro-malpighienne peut être repérée (fig. 18.8) ;

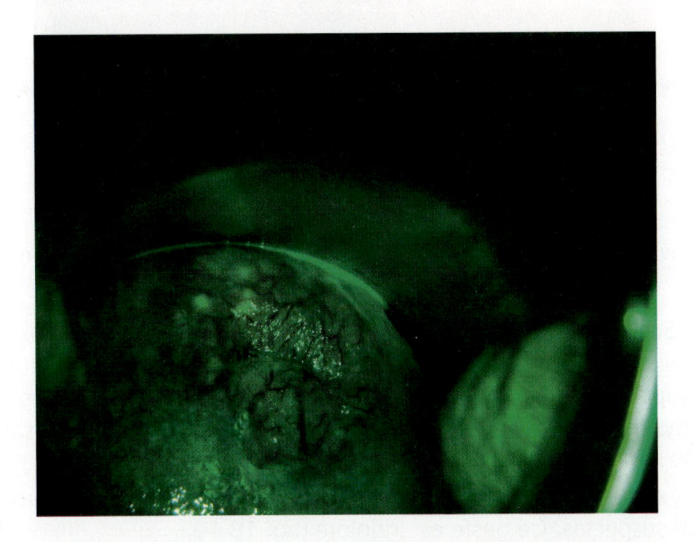

Fig. 18.6 Colposcopie sans préparation, mise en évidence de la vascularisation grâce à l'examen du col au filtre vert.

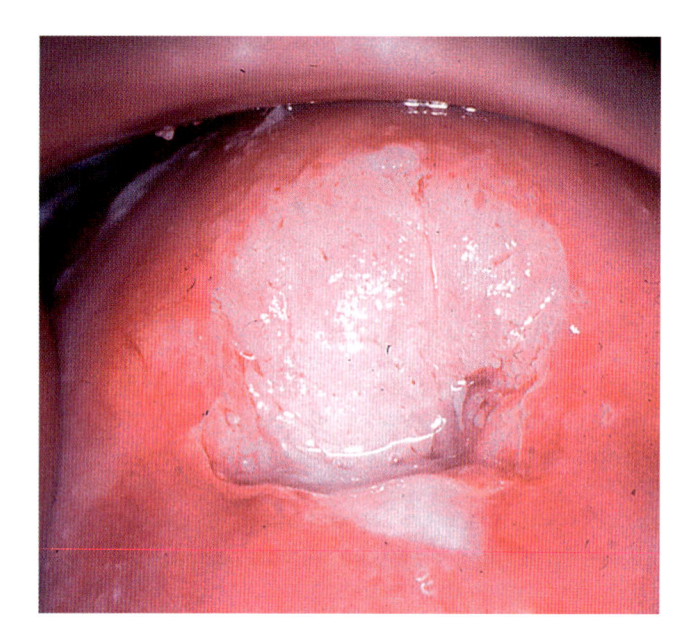

Fig. 18.7 Zone acidophile cervicale antérieure correspondant à une lésion intra-épithéliale de haut grade à la biopsie.

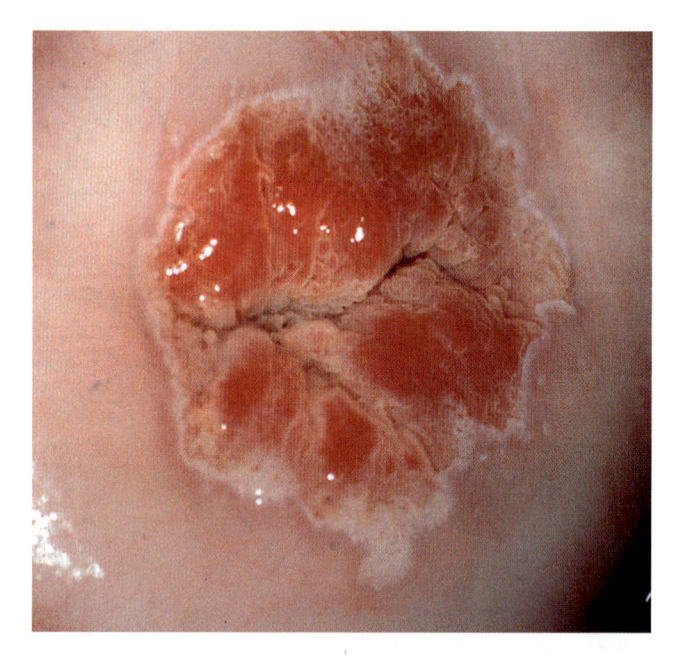

Fig. 18.8 Jonction pavimento-cylindrique visible à la colposcopie après application d'acide acétique.

- le test de Schiller. L'application de lugol provoque une coloration brune homogène, transitoire (environ 10 minutes) et d'intensité proportionnelle à la teneur en glycogène des couches superficielles de la muqueuse. Les muqueuses malpighiennes atrophiques, immatures ou dysplasiques, la muqueuse glandulaire et les zones ulcérées sans revêtement malpighien ne se colorent pas (aspect jaune) (fig. 18.9).

À la fin de l'examen, la ou les biopsies sont pratiquées sous contrôle colposcopique sur les zones les plus suspectes. Ce geste est indolore (fig. 18.10).

Il est nécessaire de réaliser un schéma daté et codifié de la colposcopie comprenant les différentes anomalies observées et les zones biopsiées.

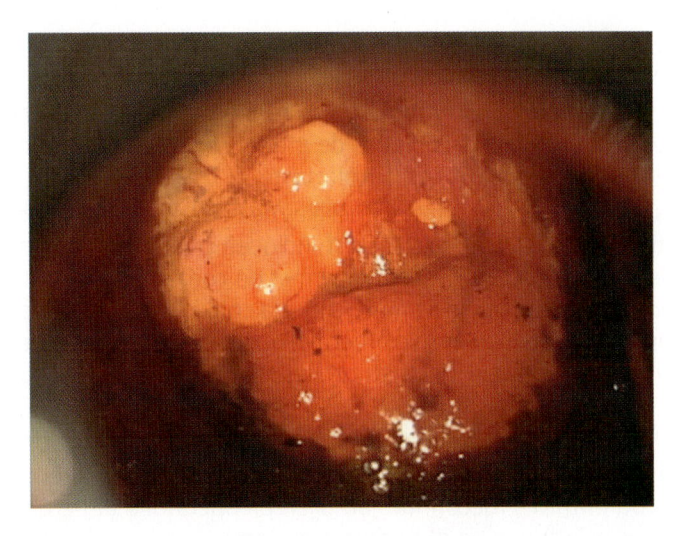

Fig. 18.9 Zone lugol négative au test de Schiller correspondant à une lésion intra-épithéliale de haut grade à la biopsie.

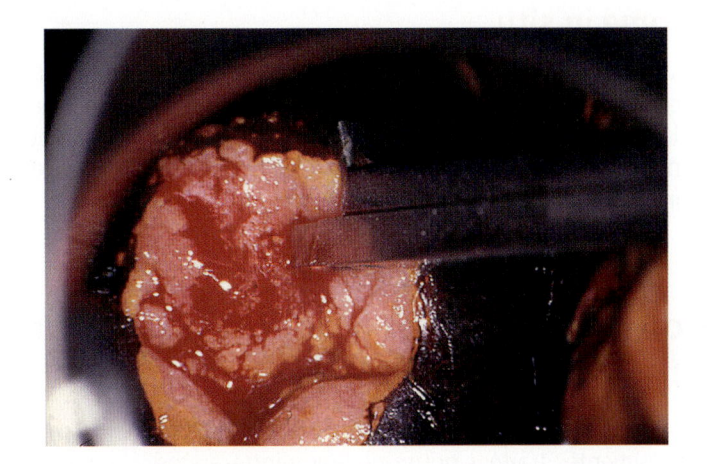

Fig. 18.10 Biopsie cervicale au niveau de la jonction pavimento-cylindrique.

IV. Traitement des lésions précancéreuses

La prise en charge thérapeutique ne doit concerner que des lésions prouvées par l'examen histologique d'une biopsie dirigée. Dans ce cas, la colposcopie associée à la cytologie et à l'examen histologique permet de poser les indications thérapeutiques et de choisir la modalité thérapeutique la plus adaptée.

La classification de Bethesda 2014 ne distingue plus que 3 types de lésion : LSIL (CIN1), HSIL (CIN2-3) et AIS.

Les lésions intra-épithéliales cervicales sont des lésions asymptomatiques. Leur traitement n'est justifié que pour éviter leur évolution vers un cancer.

A. Modalités du traitement

1. Néoplasies intraépithéliales cervicales

L'abstention thérapeutique peut être proposée pour les lésions susceptibles de régresser spontanément. Il s'agit principalement des lésions intra-épithéliales de bas grade histologique.

Toutefois, la jonction pavimento-cylindrique doit être visible en totalité et il doit y avoir une concordance cyto/colpo/histologique parfaite.

Un traitement destructeur par cryothérapie ou vaporisation au laser ne doit être entrepris qu'en l'absence de signes colposcopiques de gravité, pour des lésions de petite taille totalement visibles et en cas de colposcopie satisfaisante.

Dans tous les autres cas, lésions intra-épithéliales de haut grade, colposcopie non satisfaisante (zone de jonction non vue), une exérèse est indiquée pour pouvoir bénéficier d'une analyse histologique de la pièce opératoire, ce qui permet de confirmer le caractère complet de l'exérèse et l'absence d'un cancer associé méconnu à la colposcopie préopératoire. Les conisations sont principalement réalisées à l'anse diathermique. Ce geste peut dans la très grande majorité des cas être fait sous anesthésie locale en consultation externe ou dans une unité de chirurgie ambulatoire.

En traitement de 1re intention des lésions intra-épithéliales, l'hystérectomie est excessive, inadaptée et non recommandée. Elle comporte un risque de sous-traitement en cas de lésions micro-invasives ou invasives méconnues au bilan préopératoire et ne garantit ni l'absence de récidives vaginales ni la survenue d'un cancer du vagin.

2. Adénocarcinome in situ

En raison de son caractère multifocal dans environ 15 % des cas et de la possibilité d'une atteinte endocervicale haute, un traitement par une exérèse profonde est recommandé. Les difficultés de la surveillance post-thérapeutique, le risque d'exérèse insuffisante et le risque de progression de la lésion résiduelle vers le cancer font recommander une hystérectomie complémentaire.

B. Résultats du traitement et modalités de la surveillance post-thérapeutique

Les taux de guérison varient entre 80 et 95 % quelle que soit la méthode de traitement. La surveillance des patientes traitées pour une lésion intra-épithéliale doit permettre la détection des lésions résiduelles et/ou récurrentes avant qu'elles n'évoluent vers un cancer. Ces lésions surviennent en général dans les premières années postopératoires.

La surveillance actuellement recommandée en France repose sur l'utilisation conjointe de la cytologie et du test HPV au 1er contrôle entre 3 et 6 mois. S'ils sont normaux, ces examens sont répétés dans un délai de 6 mois à 1 an, avant d'envisager une surveillance cytologique annuelle pendant 20 ans. Si le résultat est anormal pour le frottis et positif pour le test HPV, la patiente devra bénéficier d'une nouvelle colposcopie.

C. Vaccination prophylactique

La vaccination prophylactique a pour but de prévenir l'infection par l'induction d'anticorps neutralisants contre certaines souches du virus HPV. En France, elle est recommandée (HCSP : Haut conseil pour la santé publique) pour les jeunes filles âgées de 11 à 14 ans, sous la forme d'une administration de 2 doses à 6 mois d'intervalle. Mis en œuvre dans les conditions optimales, les vaccins actuellement disponibles possèdent une efficacité très élevée pour la prévention des infections persistantes et des lésions intra-épithéliales liées aux types d'HPV ciblés par les vaccins (génotypes 6, 11, 16 et 18). Le dépistage reste indispensable chez les patientes vaccinées en raison du risque de cancer du col lié à des types HPV non ciblés par la vaccination ou à une infection préexistante à la vaccination.

V. Autres lésions bénignes du col

A. Cervicites

Elles se manifestent par :
- une douleur pelvienne (à la mobilisation utérine) ;
- des métrorragies post-coïtales ;
- des leucorrhées louches voire malodorantes.

À l'examen, on constate :
- une muqueuse exocervicale rouge, inflammatoire voire un ectropion qui saigne au contact ;
- une glaire cervicale louche.

De façon exceptionnelle, une ulcération indurée et fragile, voire un bourgeon irrégulier et hémorragique peut évoquer un chancre syphilitique ou une tuberculose du col. Le diagnostic différentiel avec un cancer du col impose une biopsie qui permettra d'affirmer le diagnostic.

Le traitement se compose :
- d'ovules antibiotiques ou antiseptiques locaux ;
- d'anti-inflammatoires et antalgiques si besoin.

B. Polypes

Il s'agit d'une tumeur muqueuse plus ou moins volumineuse pouvant se manifester par des saignements au contact ou une surinfection (fig. 18.11).

Selon la taille et la situation de la base d'implantation, le traitement peut se faire par simple bistournage (exérèse par plusieurs tours de spire) ou au bistouri sous analgésie.

Chez la femme ménopausée, ils imposent une vérification de la cavité utérine, en échographie ou en hystéroscopie, à la recherche d'autres polypes.

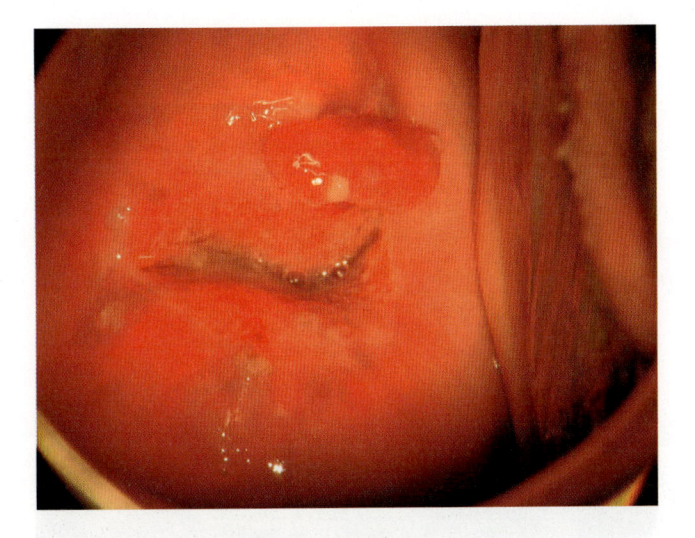

Fig. 18.11 Polype muqueux implanté sur la lèvre antérieure du col.

C. Fibromes ou polypes fibreux accouchés par le col

Il s'agit d'une tumeur bénigne accouchée par le col, généralement plus volumineuse que les polypes muqueux (fig. 18.12).

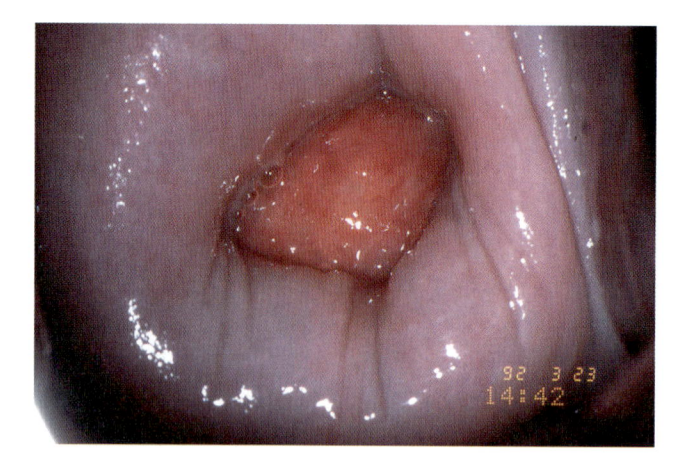

Fig. 18.12 Fibrome partiellement accouché par le col.

Ils naissent dans la cavité utérine et nécessitent un contrôle histologique à la recherche d'un sarcome.

D. Endométriose cervicale

Il s'agit d'îlots de tissu endométrial situés sous un épithélium malpighien normal. L'endométriose se manifeste par des microhémorragies cervicales en période prémenstruelle et se présente sous forme de taches de goudron bleutées (fig. 18.13).

Elle est souvent secondaire à des traumatismes ou des gestes thérapeutiques cervicaux réalisés trop près des règles.

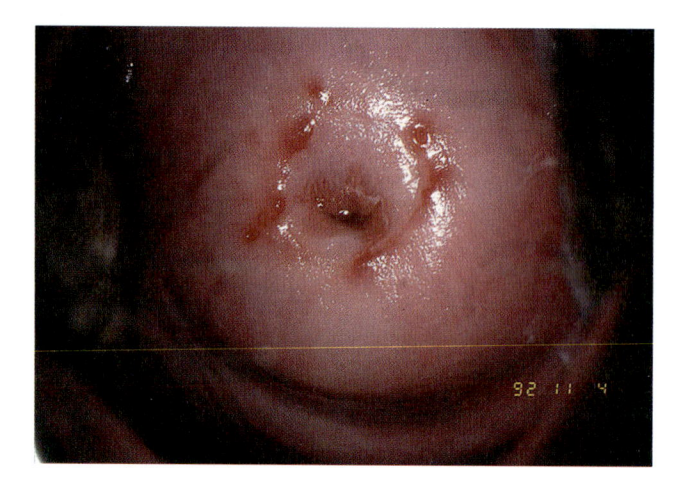

Fig. 18.13 Endométriose cervicale.

Points clés

- Le frottis cervico-utérin est la méthode de référence pour le dépistage du cancer du col en raison de son excellente spécificité (> 95 %).
- Il doit être réalisé seulement à partir de 25 ans.
- La réalisation régulière d'un frottis réduit le risque de cancer du col de 90 %.
- Le dépistage organisé permettrait d'atteindre en quelques années une couverture de dépistage de 80 % des femmes, et de réduire de plus de 20 % le nombre de décès.
- La colposcopie est indispensable pour diriger les biopsies ; elle permet de préciser la topographie des lésions et de définir la zone de transformation du col.
- L'abstention thérapeutique peut être proposée pour les lésions susceptibles de régresser spontanément. Il s'agit principalement des lésions intra-épithéliales de bas grade totalement visibles à la colposcopie.
- Les taux de guérison post-thérapeutiques varient entre 80 et 95 %.
- La surveillance des patientes traitées doit être maintenue pendant 20 ans.
- La vaccination prophylactique anti-HPV est recommandée pour les jeunes filles âgées de 11 à 14 ans, sous la forme d'une administration de 2 doses à 6 mois d'intervalle.
- Le dépistage reste indispensable même chez les patientes vaccinées en raison du risque de cancer du col lié à des types HPV non ciblés par la vaccination ou à une infection préexistante à la vaccination.

Notions indispensables PCZ

- Deux frottis sont réalisés à un an d'intervalle la 1re fois, puis ils sont répétés tous les 3 ans s'ils sont normaux jusqu'à 65 ans.
- Il faut augmenter les taux de couverture du dépistage par FCV et de la vaccination anti-HPV en France.

Pour en savoir plus

HCSP. Prévention des infections à HPV : place du vaccin Gardasil 9®. https://www.hcsp.fr/Explore.cgi/avisrapportsdomaine?clefr=602

INCa. Conduite à tenir devant une femme ayant une cytologie cervico-utérine anormale. Recommandations d pratique clinique, décembre 2016 : http://www.e-cancer.fr/Expertises-et-publications/Catalogue-des-publications/Conduite-a-tenir-devant-une-femme-ayant-une-cytologie-cervico-uterine-anormale

Tumeurs malignes du col utérin

I. Pour comprendre

A. Généralités

Dans la majorité des cas, le cancer du col utérin répond aux caractéristiques suivantes :
- un agent pathogène identifié : les HPV oncogènes, sexuellement transmissibles ;
- une histoire naturelle bien connue et un intervalle entre la première transformation cellulaire et le cancer invasif de 10 à 15 ans en moyenne ;
- un dépistage réalisé par le frottis cervico-utérin. Il permet de mettre en évidence non seulement des cancers infracliniques mais aussi un grand nombre de lésions précancéreuses : leur traitement permet la prévention secondaire du cancer invasif ;
- en France, 40 % de femmes non dépistées et une persistance des formes graves du cancer invasif ;
- 2e cancer dans le monde, le 11e en France, avec 3 000 nouveaux cas/an. Il est responsable en France de 1 000 décès par an ;
- un traitement comportant le plus souvent une association chirurgie-radiothérapie, voire chimiothérapie pour les grosses tumeurs ;
- une survie relative à 5 ans variant de 85 % au stade IB à 10–20 % au stade IV.

B. Types histologiques

La majorité des cancers du col utérin sont des carcinomes parmi lesquels :
- 80 à 90 % sont des carcinomes épidermoïdes développés à partir de l'épithélium malpighien de l'exocol ;
- 10 à 20 % sont des adénocarcinomes développés à partir de l'épithélium cylindrique qui recouvre le canal endocervical ou endocol ;
- il existe également d'autres formes histologiques très rares : sarcomes, mélanomes, lymphomes, tumeurs secondaires. Leur prise en charge est spécifique et n'est pas détaillée ici.

C. Principaux facteurs de risque

Les principaux facteurs de risques sont (cf. chapitre 17) :
- une infection persistante à un HPV oncogène ;
- le *tabagisme* : actuellement le 2e acteur ;
- la *contraception orale* : le rôle des œstroprogestatifs prête à discussion. Ils augmentent modérément le risque de cancers glandulaires ;
- les *déficits immunitaires*, qu'il s'agisse de patientes transplantées ou séropositives pour le VIH
- l'*absence de dépistage* (conditions socioéconomiques défavorisées), qui constitue le facteur de risque principal de survenue du cancer.

II. Circonstances de découverte

Exceptionnel avant 25 ans, on rencontre le cancer du col surtout entre 45 et 55 ans mais également beaucoup plus tard.

Item 297 – UE 9 – Lésions bénignes du col utérin. Tumeurs du col utérin, tumeurs du corps utérin.

A. Dépistage systématique

Avec la pratique du dépistage, on ne devrait plus découvrir de cancer du col qu'au stade asymptomatique, micro-invasif ou invasif occulte sur frottis anormal :
- soit évocateur de cancer invasif ;
- soit en faveur d'une lésion moins évoluée car le frottis peut sous-estimer les lésions (*cf.* chapitre 17).

B. Signes cliniques

Lors d'un examen systématique, on peut découvrir un col anormal chez une femme qui ne présentait aucun symptôme : col rouge, irrégulier, saignant au contact, c'est exceptionnel (fig. 18.14).

Les formes avec symptômes demeurent malheureusement les plus fréquentes en raison de l'absence de dépistage :
- *métrorragies provoquées* par un rapport sexuel : peu abondantes, indolores, voire capricieuses ou intermittentes, elles doivent faire évoquer un cancer invasif jusqu'à preuve du contraire. Un traitement symptomatique est illicite tant qu'un examen attentif, voire une colposcopie n'a pas été réalisé. Certes, de nombreuses anomalies bénignes peuvent en être la cause mais cela reste le maître symptôme ;
- *métrorragies spontanées* : en l'absence de rapport sexuel, la symptomatologie sera plus tardive et l'accroissement de la lésion finira par entraîner des métrorragies spontanées ;
- *leucorrhées* : plus volontiers rosées, elles sont un signe classique, en fait, rarement à l'origine du diagnostic.

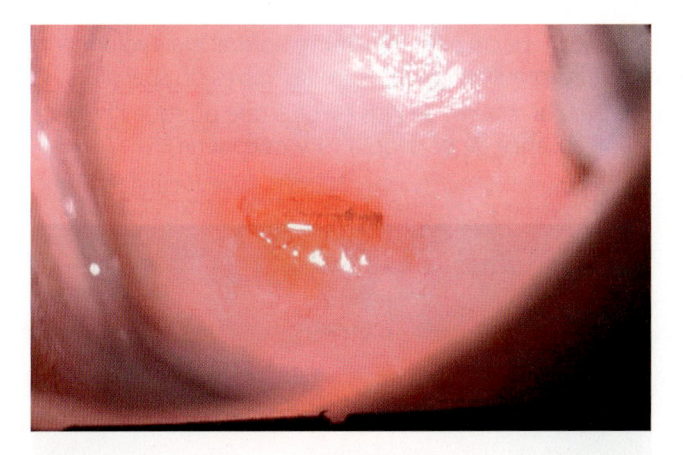

Fig. 18.14 Aspect clinique d'un col normal.

C. Formes évoluées

Heureusement devenus exceptionnels, les cancers du col évolués peuvent, en cas d'extension pelvienne, se révéler par :
- des douleurs à type de névralgie crurale ou obturatrice ;
- des œdèmes des membres inférieurs ;
- des symptômes vésicaux (cystite, hématurie, pollakiurie) ou rectaux (ténesmes, épreintes ou faux besoins) ;
- des douleurs lombaires par compression urétérale.

III. Données de l'examen clinique

A. Interrogatoire

- La symptomatologie correspond aux circonstances de découverte avec recherche de signes d'extension pelvienne.
- On s'enquiert des antécédents médicaux, chirurgicaux et surtout gynéco-obstétricaux (facteurs de risque de cancer du col utérin).

B. Examen au spéculum puis toucher vaginal

- Dans les *formes asymptomatiques*, le *col apparaît normal* ou ne présente qu'une zone rouge d'apparence banale. Il faut alors réaliser une colposcopie qui montre en général un aspect très inquiétant par l'existence de vaisseaux très atypiques, des aspects caractéristiques après acide acétique (zone très acidophile), et *réaliser des biopsies*. Le *toucher vaginal* n'est dans ce cas pas informatif.
- Dans la *forme accompagnée de symptômes*, l'examen à l'œil nu met en évidence l'un des aspects macroscopiques classiques :
    - les *formes bourgeonnantes*, de volume variable. Elles sont fragiles et saignent volontiers au contact. Il faut réaliser des *biopsies*,
    - les formes ulcérées, irrégulières, souvent nécrotiques avec un aspect de cratère. Le *toucher vaginal* note trois signes : la lésion est indolore, repose sur une base indurée et saigne au contact.

Dans *les formes évoluées*, l'examen clinique se borne à un constat évident : tumeur bourgeonnante, hémorragique, friable ou ulcération nécrotique (fig. 18.15).

Dans *certaines situations*, le diagnostic clinique est plus difficile :

- le *cancer de l'endocol*. Le col peut apparaître normal mais volontiers gros, renflé en barillet, et saigner lors de l'expression du col entre les valves du spéculum ;
- le *cancer du col sur col restant*, de plus en plus rare puisque l'hystérectomie subtotale n'est pratiquée qu'en l'absence de portage d'HPV oncogène ;

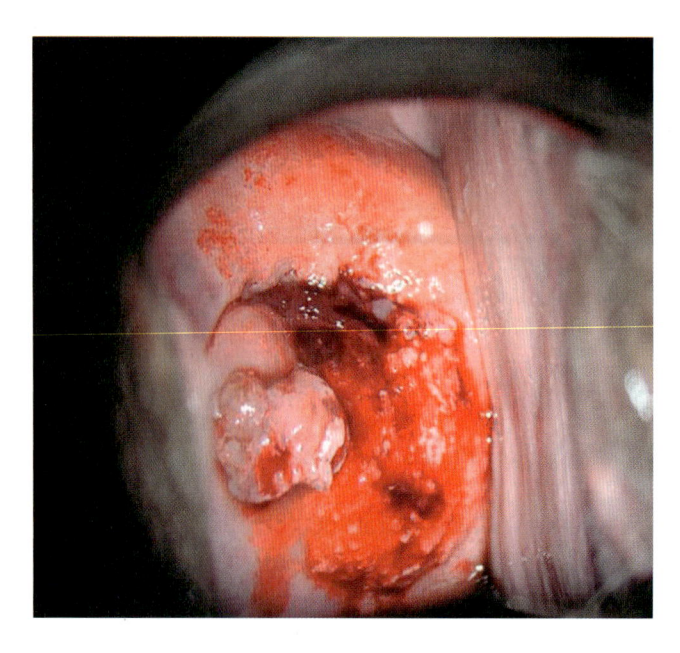

Fig. 18.15 Tumeur ulcérobourgeonnante du col utérin.

- le *cancer chez la femme enceinte*. Les métrorragies sont précoces, abondantes, risquent d'être banalisées en raison de la fréquence des métrorragies pendant la grossesse. Il faut y penser et se rappeler que la grossesse pour de nombreuses femmes est la seule circonstance où elles rencontrent un médecin : *le dépistage par frottis doit être réalisé pendant la grossesse chez les femmes qui n'en ont pas bénéficié depuis 3 ans*.

IV. Confirmation du diagnostic

Le diagnostic du cancer du col de l'utérus repose sur un examen histopathologique :
- de biopsies cervicales centrées sur les zones lésionnelles et effectuées si besoin sous guidage colposcopique ;
- ou d'une pièce de conisation, notamment lorsque la biopsie sous colposcopie n'est pas réalisable (zone de jonction pavimento-cylindrique non visualisable).

Devant un col macroscopiquement anormal, le frottis n'a plus d'intérêt car les frottis faux négatifs sont fréquents dans ces formes évoluées. Le frottis est un examen de dépistage et non un examen de diagnostic. Il faut dans ces cas d'emblée réaliser une biopsie.

V. Bilan d'extension

Il comporte l'appréciation de l'*état général* (âge, score ASA, anémie) et repose sur l'examen clinique, des examens complémentaires, l'évaluation de l'atteinte lymphonodale et de l'atteinte à distance, et des examens biologiques.

A. Examen clinique

L'examen clinique, qui est au mieux réalisé sous anesthésie générale par un chirurgien et un radiothérapeute dans les formes avancées, comporte :
- le déplissage des parois vaginales à l'aide d'un spéculum pour rechercher une extension à ce niveau ;
- un toucher vaginal pour apprécier le volume et la mobilité du col, la souplesse des culs-de-sac vaginaux ;
- un toucher rectal pour apprécier la présence d'une infiltration des paramètres.
- un toucher combiné pour évaluer l'extension postérieure éventuelle au niveau de la cloison rectovaginale.

B. Examens complémentaires

1. Imagerie

Les examens d'imagerie permettent d'apprécier le volume tumoral, l'extension au-delà du col, l'extension lymphonodale et l'extension à distance :
- *l'IRM pelvienne* préthérapeutique (commençant aux pédicules rénaux et allant jusqu'à la symphyse pubienne) est l'examen de référence. Cet examen permet d'apprécier (fig. 18.16) :
  - le volume tumoral (mesure du plus grand diamètre),
  - l'extension au-delà du col (notamment aux paramètres),

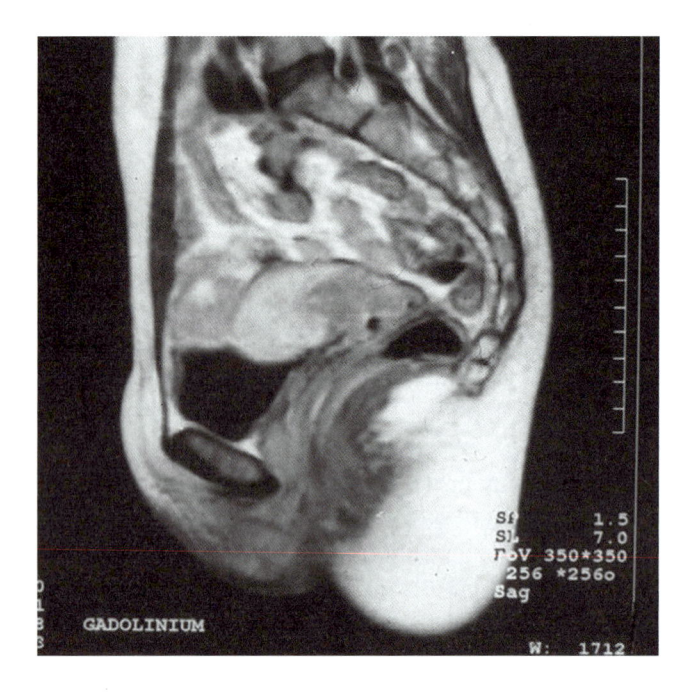

Fig. 18.16 IRM pelvienne préthérapeutique.

- l'atteinte lymphonodale (nœuds lymphatiques pelviens et para-aortiques),
- la recherche d'une dilatation urétéropyélique ;
- la *tomographie par émission de positons* au 18-fluorodéoxyglucose (TEP-TDM) est proposée pour le bilan d'extension à distance et évaluer l'atteinte lymphonodale, notamment des tumeurs de plus de 4 cm ;
- une *cystoscopie et/ou une rectoscopie* peuvent être réalisées en cas de doute à l'IRM sur une extension rectale ou vésicale.

2. Bilan biologique

- Le bilan est à adapter selon le terrain et la nature du traitement, il peut inclure : un hémogramme, un ionogramme, un bilan hépatique et rénal.
- À propos de marqueur tumoral, pour les cancers *épidermoïdes*, le dosage du SCC (*Squamous Cell Carcinoma*) peut être utile, non pas pour le diagnostic, mais pour le suivi ultérieur.

3. Au total

Au terme de ce bilan, la tumeur est classée selon la classification de la Fédération internationale des gynécologues obstétriciens (FIGO). Elle repose sur les caractéristiques du cancer lui-même et sur la présence ou non d'un envahissement local, régional ou à distance.

Schématiquement, on distingue quatre stades (tableau 18.2) :
- stade I = tumeur limitée au col ;
- stade II = tumeur dépassant le col sans atteindre la paroi pelvienne ni le tiers inférieur du vagin ;
- stade III = tumeur étendue à la paroi pelvienne, au tiers inférieur du vagin ou comprimant l'uretère ;
- stade IV = tumeur étendue aux organes de voisinage.

Tableau 18.2 Classification clinique des cancers du col utérin selon la Fédération internationale de gynécologie et d'obstétrique (FIGO).

Stade I	Localisation stricte au col		
	IA	Carcinome micro-invasif non visible macroscopiquement, diagnostiqué à l'examen histologique (microscope)	
		IA1	Envahissement du chorion de 3 mm ou moins, largeur de 7 mm ou moins
		IA2	Envahissement du chorion supérieur à 3 mm et < 5 mm, largeur de 7 mm ou moins
	IB	Cancer visible à l'examen clinique ou de taille supérieure à celle du IA2	
		IB1	Lésion de 4 cm ou moins de diamètre maximal
		IB2	Lésion de plus de 4 cm de diamètre maximal
Stade II	Extension extra-utérine, mais sans atteinte de la paroi pelvienne ou du tiers inférieur du vagin		
	IIA	Extension vaginale sans atteinte des paramètres	
		IIA1	Lésion de 4 cm ou moins de diamètre maximal
		IIA2	Lésion de plus de 4 cm de diamètre maximal
	IIB	Extension vaginale avec atteinte d'au moins un des paramètres	
Stade III	Cancer étendu à la paroi pelvienne et/ou au tiers inférieur du vagin et/ou responsable d'une hydronéphrose ou d'un rein muet		
	IIIA	Cancer étendu au tiers inférieur du vagin sans atteinte des parois pelviennes	
	IIIB	Cancer étendu aux parois pelviennes et/ou responsable d'une hydronéphrose ou d'un rein muet	
Stade IV	Invasion de la vessie, du rectum et au-delà de la cavité pelvienne		
	IVA	Extension à la muqueuse vésicale et/ou à la muqueuse rectale	
	IVB	Métastases à distance (cavité péritonéale, foie, poumons et autres)	

D'après Revised FIGO staging for carcinoma of the vulve, cervix, and endometrium. Int J Gynecol Obstet. 2009 ; 105 : 103–104.

VI. Principaux facteurs pronostiques

Le pronostic dépend essentiellement du stade, du volume tumoral, et de l'envahissement lymphonodal.

Le taux de survie relative à 5 ans dépend du stade (tableau 18.3).

Tableau 18.3 Survie relative à 5 ans en fonction du stade.

Stade	Survie relative à 5 ans (%)
I	84–93
II	73–75
III	59–68
IV	35

VII. Principes thérapeutiques

A. Méthodes

1. Techniques chirurgicales

Les *techniques chirurgicales* vont du plus simple au plus compliqué :
- la conisation est l'ablation d'une partie du col. Elle peut être effectuée au bistouri froid, et le plus souvent à l'anse diathermique ;
- l'intervention de référence pour le carcinome invasif est la colpohystérectomie élargie (hystérectomie élargie avec exérèse du tiers supérieur du vagin, et des paramètres) avec annexectomie bilatérale et lymphadénectomie pelvienne. Elle peut être réalisée par voie cœlioscopique ou abdominale : c'est l'intervention de Wertheim, ou par voie vaginale : c'est l'intervention de Schauta. Dans ce cas, la lymphadénectomie est réalisée par voie cœlioscopique ;
- la trachélectomie élargie (ablation du col utérin, du tiers supérieur du vagin, des nœuds lymphatiques et des paramètres) permet de conserver la fertilité. Elle ne s'envisage que pour les cancers épidermoïdes, de bon pronostic ;
- enfin, il peut être réalisé des pelvectomies, antérieures emportant la vessie avec l'utérus, postérieures étendues au rectum, voire totales dans les récidives principalement.

2. Radiothérapie

Il existe :
- la radiothérapie externe :
  - les doses délivrées sont de 45 Gy en moyenne en 5–6 semaines,
  - le champ d'irradiation concerne le pelvis seul ou le pelvis et la région lomboaortique,
  - elle est faite en association avec une chimiothérapie dans les radiochimiothérapies concomitantes (la chimiothérapie faite à visée radiosensibilisante potentialise significativement l'efficacité de la radiothérapie),
  - elle est indiquée comme traitement de référence des tumeurs de plus de 4 cm ou des tumeurs propagées au-delà de l'utérus dans la cavité pelvienne (IB2-IV) ou après chirurgie des tumeurs limitées au col de moins de 4 cm en cas d'envahissement lymphonodal (pN1) ;
- la *curiethérapie* :
  - *utérovaginale* (les sources radioactives sont placées dans le vagin au contact de la tumeur), indiquée soit seule (tumeur de petit volume), soit en préopératoire (6 à 8 semaines avant une chirurgie) pour les tumeurs limitées au col de moins de 4 cm afin de diminuer le volume tumoral, soit en complément à 45 Gy d'une RT (CT) pour les tumeurs de gros volume,
  - *interstitielle* (les sources radioactives sont placées à l'intérieur de la tumeur) dans le traitement de certaines récidives.

3. Chimiothérapie

Le plus souvent, la chimiothérapie est administrée dans le cadre d'une radiochimiothérapie concomitante. Ce traitement qui associe une radiothérapie externe, une curiethérapie et la chimiothérapie, est indiqué dans deux cas :
- comme traitement de référence des tumeurs dont la taille est > 4 cm ou des tumeurs qui se sont propagées au-delà de l'utérus dans la cavité du pelvis. L'objectif est d'éliminer la totalité de la tumeur, ainsi que les cellules cancéreuses qui se sont propagées ;
- après la chirurgie des tumeurs limitées au col de l'utérus et < 4 cm, s'il s'avère après examen de la pièce opératoire que des cellules cancéreuses ont envahi les nœuds lymphatiques. L'objectif est de réduire le risque de récidive.

Une chimiothérapie peut également être proposée pour traiter les cancers présentant des métastases. La chimiothérapie est alors utilisée seule ou associée à une radiothérapie, le plus souvent externe. Elle permet de ralentir, voire d'arrêter la progression de la maladie.
Elle utilise le plus souvent des médicaments à base de sels de platine.

B. Indications thérapeutiques

- *En cas de cancer micro-invasif*, la technique dépend de la profondeur de l'invasion :
  - IA1 < 1 mm : conisation ; en cas d'emboles positifs, le traitement est celui d'un stade IA2 ;
  - IA2 : le traitement est celui d'un stade IB1.
- *En cas de cancer invasif* :
  - IA2 et IB1 : lymphadénectomie pelvienne première :
    - si N + : lymphadénectomie para-aortique et radiochimiothérapie concomitante,
    - si N− : hystérectomie totale élargie si lésion < 2 cm ;
  - IB2 à III : radiochimiothérapie concomitante + curiethérapie ± chirurgie complémentaire.

VIII. Principales complications

La morbidité des traitements des cancers du col n'est pas négligeable.
La *morbidité chirurgicale* est :
- peropératoire : hémorragies nécessitant une transfusion dans 15 % des cas, plaies vésicales, urétérales ou digestives dans 2 à 3 % des cas, complications thromboemboliques ;
- postopératoire : ce sont essentiellement les troubles fonctionnels urinaires à type de dysurie, parfois les sténoses urétérales ou des fistules vésicales ou urétérales secondaires, surtout quand le traitement a été radiochirurgical, la lymphocèle après chirurgie lymphonodale.

La *morbidité liée à la radiothérapie* est liée à des complications de deux types :
- les *complications précoces*, peu importantes : asthénie, troubles digestifs à type de nausées, de vomissements et diarrhées, cystites et rectites radiques, réactions cutanées ;
- les *complications tardives*, beaucoup plus ennuyeuses : fibrose ou sclérose sous-cutanée, fibrose pelvienne, sténose vaginale responsable de dyspareunie quelquefois majeure, sténose urétérale et parfois fistule, cystite, rectite, sigmoïdite, iléite avec possibilité de sténose et de fistule.

La morbidité chirurgicale est plus précoce et plus facile à traiter que les séquelles souvent tardives de la radiothérapie.
La mortalité des hystérectomies élargies n'est pas nulle mais dans les séries actuelles, elle est inférieure à 1 %. Celle des exentérations est plus importante.

IX. Modalités de surveillance clinique et paraclinique d'une patiente traitée pour un cancer du col utérin

Les récidives surviennent le plus souvent dans les 2 ans mais 10 % surviennent après 5 ans.
La surveillance après le traitement doit être effectuée tous les 4 mois la 1re année, puis tous les 6 mois pendant 3 ans, et enfin annuellement.
L'interrogatoire doit être minutieux.

Un examen clinique doit être effectué tant sur le plan général que local avec examen de la vulve et du vagin au spéculum, réalisation de touchers pelviens et de biopsies en cas d'anomalie évoquant une récidive.

Il n'y a pas d'examens complémentaires d'imagerie systématiques dans le cadre du suivi. Mais il faut être attentif aux signes urinaires et pratiquer au moindre doute une échographie rénale à la recherche d'une dilatation urétérale.

> **Points clés**
>
> - Les lésions malignes du col utérin sont des maladies sexuellement transmises liées au *Papillomavirus* humain.
> - Le diagnostic doit être porté sur résultats histologiques issus de biopsies ou d'une pièce de conisation.
> - Les trois principaux facteurs pronostiques sont : le stade, le volume tumoral et l'envahissement lymphonodal.
> - Le traitement comporte le plus souvent l'association chirurgie-radiothérapie pour les petites tumeurs, une radiochimiothérapie concomitante pour les tumeurs de plus de 4 cm, voire une chimiothérapie pour les tumeurs métastatiques.
> - Le pronostic est globalement bon (survie à 5 ans de 85 % au stade IB).
> - La surveillance est essentiellement clinique.
> - Le test de dépistage du cancer du col utérin recommandé est le frottis cervical.
> - Quarante pour cent des femmes ne sont pas dépistées et les formes graves du cancer invasif demeurent.

Notions indispensables PCZ

- La confirmation du diagnostic est réalisée grâce à des biopsies cervicales.
- L'IRM est l'examen préthérapeutique de choix.

Réflexes transversalité

- Item 158 – Infections sexuellement transmissibles (IST) : gonococcies, chlamydioses, syphilis, papillomavirus humain (HPV), trichomonose
- Item 287 – Facteurs de risque, prévention et dépistage des cancers

Pour en savoir plus

HAS. Cancer invasif du col utérin. Guide maladie chronique, juin 2012.
http://www.has-sante.fr/portail/jcms/c_922973/ald-n-30-cancer-invasif-du-col-uterin

Oncologik. Utérus – col, février 2017.
http://oncologik.fr/referentiels/interregion/uterus-col

… Item 297 – UE 9 – Lésions bénignes du col utérin. Tumeurs du col utérin, tumeurs du corps utérin.

Tumeurs du corps utérin[1]

I. Pour comprendre

A. Généralités

On distingue classiquement deux types de cancers de l'utérus :
- le cancer du corps utérin, cancer habituel de la femme ménopausée, qui est plutôt en augmentation dans notre pays ;
- le cancer du col de l'utérus, qui est en régression dans les pays industrialisés comme le nôtre.

Ces deux types de cancers sont très différents en de nombreux points, c'est pourquoi ils sont traités séparément.

Le cancer du corps utérin est le 4e cancer de la femme en France en 2012 en termes d'incidence et le 5e en termes de mortalité.

Il survient principalement chez la femme ménopausée (l'âge moyen au diagnostic étant de 68 ans).

Son diagnostic est souvent fait à un stade précoce avec une survie relative à 5 ans tous stades confondus de 76 %.

Il n'existe actuellement aucun test de dépistage pour ce cancer.

B. Types histologiques

Les cancers du corps utérin sont de deux types :
- le cancer de l'endomètre, d'origine épithéliale, est de loin le plus fréquent : c'est un cancer hormonodépendant qui survient plus volontiers chez la femme ménopausée, en surpoids ;
- le sarcome, d'origine mésenchymateuse, est beaucoup plus rare : il peut se développer à partir de différents constituants de l'utérus (sarcome du stroma endométrial, léiomyosarcome, carcinosarcome, etc.) ; son pronostic est réputé redoutable.

Nous aborderons ici essentiellement le cancer de l'endomètre.

Il s'agit dans 90 % des cas d'adénocarcinome qui ont été classés en 2 types histologiques :
- type 1 histologique : adénocarcinome endométrioïde pour lequel il existe 3 grades histologiques :
  - grade 1 : ≤ 5 % des cellules tumorales de type indifférencié,
  - grade 2 : 6–50 % des cellules tumorales de type indifférencié,
  - grade 3 : > 50 % des cellules tumorales sont de type indifférencié ;
- type 2 histologique : il regroupe les carcinomes à cellules claires, les carcinomes papillaire-séreux et les carcinosarcomes (entité différente des sarcomes).

C. Principaux facteurs de risque

Cf. chapitre 17.

---

[1] N.B. Le second item de la question 147 « Argumentez l'attitude thérapeutique et planifiez le suivi des patientes » a été supprimé du programme de l'ECNi, il ne sera donc pas abordé ici.

1. Facteurs génétiques

Le cancer de l'endomètre fait partie des cancers plus fréquents dans le cadre du syndrome de Lynch. Si le risque de cancer de l'endomètre dans la population générale est de 1,5 %, il est de 60 % chez les patientes porteuses d'une mutation responsable du syndrome de Lynch (HNPCC). L'âge moyen de survenue de ces cancers est de 15 ans plus jeune que dans les formes sporadiques.

2. Obésité

L'obésité, surtout de type androïde (partie supérieure du corps), est un facteur de risque essentiel. En effet, il existe une augmentation du taux d'œstrone plasmatique par aromatisation de l'androstènedione et des androgènes contenus dans le tissu adipeux.

3. Vie génitale

Le cancer de l'endomètre est un cancer hormonodépendant.
La nulliparité, l'âge précoce de la puberté et l'âge tardif de la ménopause augmentent le risque. La multiparité est au contraire un facteur protecteur.

4. Contraception orale

La pilule protège contre le cancer de l'endomètre. Les patientes qui ont utilisé une contraception orale ont un RR de 0,5. L'effet protecteur dure au moins 10 ans après l'arrêt de l'utilisation.

5. Traitement hormonal de la ménopause mal conduit

La prise isolée d'œstrogènes chez les patientes non hystérectomisées augmente le risque de cancer de l'endomètre d'un facteur estimé entre 4 et 5, le risque augmente avec la durée du traitement. Si l'on adjoint un progestatif aux œstrogènes, on ramène le risque de cancer de l'endomètre à celui de la femme normale. Le traitement progestatif doit être prescrit au moins 10 jours/cycle pour exercer son effet protecteur.

6. Patientes sous tamoxifène

Le risque relatif a été évalué entre 2 et 7. Quoi qu'il en soit, le risque est inférieur aux bénéfices apportés par le tamoxifène dans le traitement du cancer du sein.

7. Diabète

Le diabète de type 2 est un facteur de risque avéré du cancer de l'endomètre. Le RR se situe autour de 2,8. L'hypertension qui est habituellement considérée comme un autre facteur de risque ne semble pas être un facteur indépendant.

8. Régime alimentaire

Les régimes riches en viandes, œufs, haricots blancs, graisses ajoutées et sucres favorisent le cancer de l'endomètre. Une protection relative est notée avec les régimes riches en légumes, fruits frais, pain complet et pâtes. Le rôle de l'alimentation est à mettre en rapport avec les variations du métabolisme et de la réabsorption des œstrogènes au niveau intestinal qui est augmentée lors des régimes riches en viande et graisses.

II. Circonstances de découverte

A. Signes cliniques

1. Métrorragies

C'est le principal symptôme du cancer de l'endomètre qui survient le plus souvent chez la femme ménopausée.

> Métrorragie post-ménopausique = cancer de l'endomètre jusqu'à preuve du contraire

Ce sont typiquement des saignements survenant sans cause déclenchante. Il s'agit du signe typique du cancer de l'endomètre. Les métrorragies post-ménopausiques doivent toujours être explorées avec l'arrière-pensée du cancer de l'endomètre (fig. 18.17). Plus la patiente est âgée, plus le risque de cancer est grand devant des métrorragies (tableau 18.4).

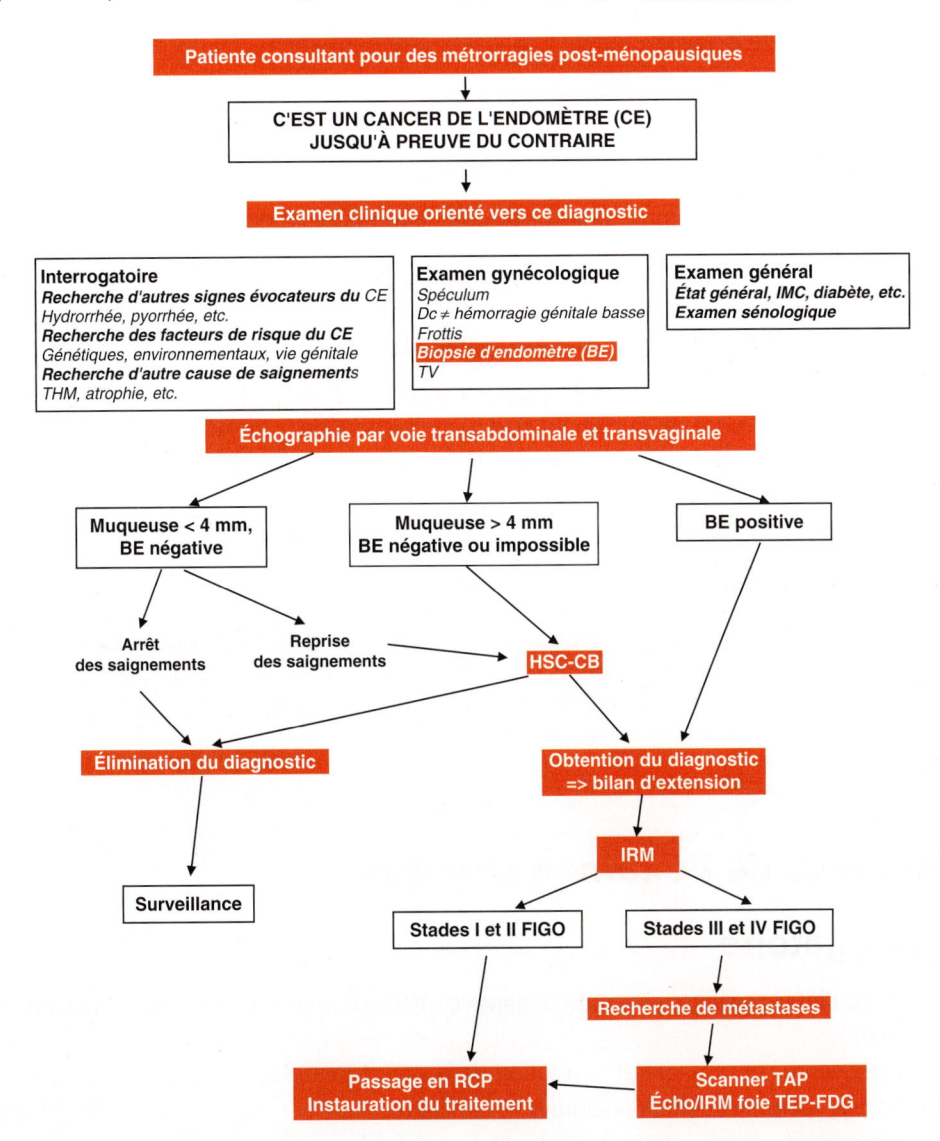

Fig. 18.17 Arbre décisionnel devant une patiente présentant des métrorragies post-ménopausiques.
Dc : diagnostic.

Tableau 18.4 Risque de cancer de l'endomètre lors de métrorragies post-ménopausiques en fonction de l'âge.

Âge (ans)	Risque (%)
50	9
60	16
70	28
80	60

2. Ménorragies

Dans 20 à 30 % des cas, le cancer de l'endomètre peut survenir chez la femme non ménopausée. Il se traduit alors par des saignements dans le cycle ou au moment des règles (ménométrorragies) d'interprétation souvent difficile en préménopause.

3. Écoulements séreux (hydrorrhée)

Ils proviennent de la cavité utérine. Ils peuvent être permanents ou par périodes ; ils sont souvent associés à des hémorragies.

4. Pyorrhée

Elle est rare ; chez la femme âgée, elle doit faire systématiquement évoquer le cancer de l'endomètre.

5. Signes fonctionnels liés à une métastase

Il s'agit d'un mode de découverte rare des cancers de l'endomètre, les métastases osseuses, hépatiques ou pulmonaires survenant tard dans l'histoire de la maladie. C'est différent pour les sarcomes : les métastases (pulmonaires notamment) sont volontiers révélatrices.

B. Découverte fortuite

Il arrive que le cancer de l'endomètre soit découvert sur une pièce d'hystérectomie pour pathologie présumée bénigne de l'utérus. Il est rare qu'il soit découvert de manière fortuite sur un examen complémentaire réalisé pour une autre pathologie (échographie, IRM, scanner, TEP-FDG).

III. Données de l'examen clinique

A. Interrogatoire

Le but de l'interrogatoire, chez une patiente consultant pour l'un des symptômes précédents, est triple :
- faire décrire l'ancienneté et l'évolution de la symptomatologie ;
- préciser les antécédents personnels et familiaux ;
- répertorier les facteurs de risque du cancer de l'endomètre.

B. Examen physique

1. Examen au spéculum

Il permet de constater que les saignements proviennent bien de la cavité utérine et non du col ou du vagin ; c'est un temps essentiel pour le diagnostic différentiel. Le saignement, souvent de faible abondance, est extériorisé par l'orifice cervical. L'inspection du col est importante pour éliminer un cancer du col utérin ou l'atteinte cervicale d'un cancer de l'endomètre.

L'examen au spéculum est un temps essentiel pour le diagnostic différentiel avec les hémorragies génitales basses.

C'est également lors de l'examen au spéculum que des investigations complémentaires peuvent être réalisées :
- si la patiente n'est pas en période de saignement, un frottis cervico-utérin sera réalisé ;
- enfin, c'est lors de cet examen au spéculum que l'on peut réaliser une biopsie endométriale le plus souvent à la Pipelle de Cornier®.

2. Toucher vaginal

Il permet d'apprécier :
- la taille de l'utérus : il est classiquement gros, globuleux et de consistance molle dans le cancer de l'endomètre. Cependant, l'augmentation du volume n'est pas constante, l'utérus cancéreux peut être petit et atrophique ;
- la mobilité de l'utérus : c'est l'autre élément fondamental à apprécier. Il est en effet capital de s'assurer que l'utérus est mobile ou qu'il est au contraire retenu par l'induration ou la rétraction suspecte des paramètres.

Tous ces signes sont estompés et difficiles à mettre en évidence chez les patientes obèses et/ou ménopausées.

Chez la femme non ménopausée, les données de l'examen clinique sont difficiles à interpréter, masquées par des lésions souvent associées dans cette tranche d'âge (fibromes, adénomyose, etc.).

En pratique, le TV est donc assez peu contributif au diagnostic de cancer de l'endomètre.

3. Examen général

L'examen général d'une patiente suspecte de cancer de l'endomètre est un temps important. Nous avons vu en effet que le terrain est volontiers à risque (obésité, diabète, HTA, âge). L'évaluation de l'état général est donc un temps essentiel du bilan préthérapeutique. Si les saignements sont anciens ou abondants, la recherche des signes cliniques d'anémie doit être réalisée (pâleur, tachycardie, etc.).

Enfin, n'oublions pas que les cancers du sein et de l'endomètre surviennent volontiers sur les mêmes terrains, c'est dire que l'examen sénologique doit être réalisé systématiquement chez ces patientes.

IV. Confirmation du diagnostic

A. Données de l'imagerie

Elles ne font que conforter la suspicion du diagnostic.

La mesure de la cavité utérine par **échographie** sera réalisée au mieux par voie transabdominale. La mesure de l'épaisseur de l'endomètre est en revanche plus précise lors des examens par voie transvaginale (fig. 18.18). Si l'épaisseur de la muqueuse endométriale est inférieure à 4 mm, la probabilité du cancer est très faible. La valeur prédictive négative (VPN) de ce signe est très bonne ; en revanche, la VPP est faible, c'est pourquoi, comme nous l'avons vu, l'échographie n'est pas un bon test de dépistage du cancer de l'endomètre. Cependant, chez une patiente ménopausée, une muqueuse utérine d'épaisseur supérieure à 8 mm est anormale et doit pousser à des investigations supplémentaires.

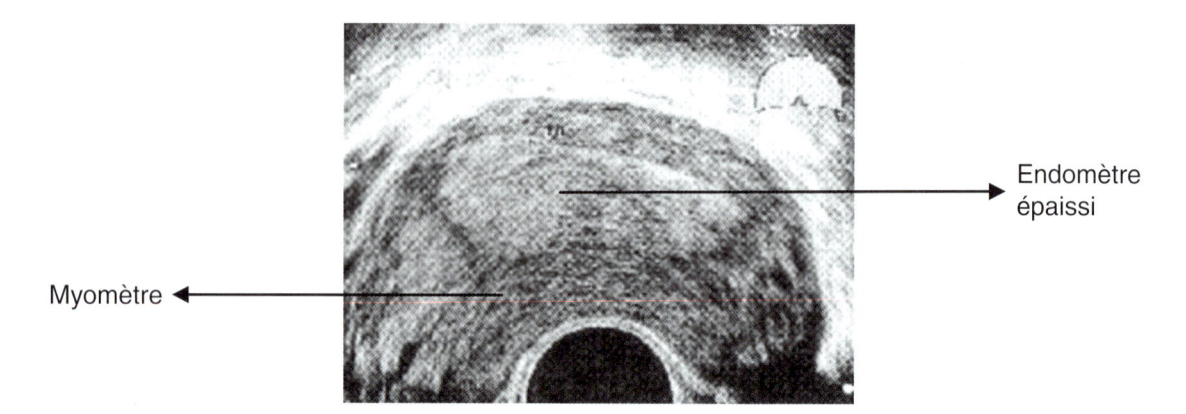

Fig. 18.18 Hypertrophie de la muqueuse utérine : cancer de l'endomètre.

B. Analyses histologiques

Ce sont elles qui vont affirmer le diagnostic, ce qui est nécessaire avant toute poursuite des investigations et du traitement.

1. Différentes méthodes de prélèvement

Biopsie d'endomètre

La biopsie aspirative à la Pipelle de Cornier® permet d'obtenir un fragment d'endomètre en consultation, sans anesthésie. Cet examen simple est recommandé devant toute métrorragie post-ménopausique.
- En cas de test positif, elle évite l'anesthésie et le curetage biopsique (CB).
- Si le test est ininterprétable ou négatif, un CB doit être réalisé.

> La biopsie d'endomètre n'a de valeur que positive.

Curetage biopsique

Le CB reste l'examen indispensable pour confirmer le diagnostic de cancer de l'endomètre avant d'entreprendre le bilan d'extension et le traitement. On ne peut se passer du CB que lorsque la biopsie d'endomètre a déjà affirmé la nature néoplasique de la lésion. Il est habituel de pratiquer le CB au décours d'une hystéroscopie, qui permettra de repérer les zones suspectes sur lesquelles doit porter le curetage.

2. Hystéroscopie

Elle permet :
- de visualiser directement les lésions : bien que subjectif, cet examen permet une excellente appréciation de l'étendue en surface de la lésion et de l'extension vers le col ;
- d'orienter efficacement la réalisation des biopsies.

L'hystéroscopie a cependant des limites : elle est souvent difficile et parfois impossible chez la femme ménopausée du fait de sténoses cervicales. En cas de saignement, la visualisation de la cavité utérine est limitée.

V. Bilan d'extension

Avant d'envisager le traitement des patientes, un certain nombre d'examens complémentaires va venir influencer la prise en charge.

A. Évaluation de l'état général

Nous avons vu que le cancer de l'endomètre survient volontiers chez la femme âgée, obèse, diabétique et hypertendue, c'est dire que l'évaluation de l'état général de la patiente est nécessaire avec notamment la consultation pré-anesthésique qui doit évaluer la balance bénéfice/risque des thérapeutiques envisagées.

B. IRM abdominopelvienne

L'IRM est un examen indispensable pour déterminer le stade des cancers de l'endomètre en préopératoire. Elle permet de localiser et mesurer la lésion, de donner la profondeur de l'invasion myométriale, l'extension vers le col ou les annexes de la tumeur. C'est également l'un des examens les plus performants pour détecter une atteinte lymphonodale.

C. Recherche des métastases

Si la tumeur semble évoluée (à partir du stade III FIGO), ou s'il s'agit d'une lésion de type 2 histologique, il est licite de réaliser un bilan d'extension plus important avant l'intervention. Ce bilan comprendra un scanner TAP (thoraco-abdomino-pelvien), une évaluation hépatique (échographie ou IRM) et, pour certaines équipes, une TEP-FDG/TAP.

VI. Facteurs pronostiques du cancer de l'endomètre

La réunion des facteurs pronostiques est très importante pour adapter au mieux l'attitude thérapeutique. Certains facteurs pronostiques seront déterminés en préopératoire, d'autres en postopératoire (envahissement lymphonodal), ainsi peut-on dire que l'acte chirurgical fait partie du bilan d'extension nécessaire à la réunion des facteurs pronostiques.

L'IRM et l'intervention chirurgicale sont indispensables dans le bilan d'extension des cancers de l'endomètre.

A. Stade FIGO

Le stade FIGO constitue un élément pronostique déterminant du cancer comme le montre le tableau 18.5. Normalement, ce stade FIGO ne peut être défini qu'après l'intervention, cependant le bilan préopératoire et notamment l'IRM permettent d'évaluer ce stade. Certains éléments ont une valeur particulière qui influence directement le traitement, c'est le cas du degré d'envahissement du myomètre dans les stades I et de l'atteinte lymphonodale à tous les stades.

Tableau 18.5 Classification FIGO 2009 des cancers de l'endomètre et survie à 5 ans.

FIGO		Survie à 5 ans (%)
0	Renseignements insuffisants pour classer la tumeur Pas de signe de tumeur primitive Carcinome in situ	
I	Tumeurs limitées au corps utérin	86
IA	– Tumeur limitée à l'endomètre et invasion < 50 % myomètre	
IB	– Invasion > 50 % du myomètre	
II	Tumeurs envahissant le col sans dépasser l'utérus	66
III	Extension locale et/ou régionale	44
IIIA	– Envahissement tumoral de la séreuse et/ou des annexes	
IIIB	– Invasion du vagin (directe ou métastatique)	
IIIC	– Atteinte des nœuds lymphatiques	
IIIC1	– nœuds pelviens	
IIIC2	– nœuds lomboaortiques ± pelviens	
IV	Envahissement des muqueuses rectales ou vésicales ou métastases à distances	
IVA	Envahissement des muqueuses rectales ou vésicales	16
IVB	Métastases à distance en excluant celles déjà envisagées (vagin, annexes) en incluant les métastases intra-abdominales et/ou les nœuds inguinaux	

B. Grade de différenciation

Le degré de différenciation histologique de la tumeur est un facteur pronostique indépendant de grande valeur (tableau 18.6). De nombreuses études ont montré la grande différence des évolutions en fonction du grade pour les adénocarcinomes endométrioïdes de stade I.

Tableau 18.6 Valeur pronostique du grade histologique au stade I.

Grade	Survie sans récidive à 5 ans (%)	Récidive locale (%)	Métastases (%)
1	88	4,6	1,4
2	77	9	6,3
3	67,7	14,6	7,2

C. Type histologique

Les tumeurs de type 2 histologique (carcinomes à cellules claires, carcinomes papillaires/séreux et carcinosarcomes) sont de plus mauvais pronostic que les types 1. C'est ainsi qu'après avoir porté le diagnostic de cancer de l'endomètre, évalué l'état général de la patiente et défini dans quel groupe de risque se situait la lésion, les stratégies thérapeutiques seront proposées lors d'une réunion de concertation pluridisciplinaire (RCP).

VII. Principes thérapeutiques

La prise en charge des tumeurs malignes du corps de l'utérus n'étant plus au programme, elle ne sera pas détaillée ici.

Rappelons tout de même que cette prise en charge doit être discutée et validée en RCP.

Les stades précoces pourront être traités par chirurgie simple (hystérectomie avec annexectomie bilatérale).

La radiothérapie peut faire partie également des traitements stade précoce à haut risque.

La chimiothérapie intervient pour les stades métastatiques.

VIII. Surveillance

La surveillance des cancers de l'endomètre est uniquement clinique.

À noter que tout traitement hormonal de la ménopause est contre-indiqué chez ces patientes.

> **Points clés**
> - Le cancer de l'endomètre est le plus fréquent des cancers gynécologiques. Il n'existe pas de dépistage de ce cancer.
> - Métrorragie post-ménopausique = cancer de l'endomètre jusqu'à preuve du contraire.
> - Les principaux facteurs de risque sont représentés par l'obésité, le diabète de type 2, la prise isolée d'œstrogènes, les facteurs génétiques (syndrome de Lynch).
> - Le diagnostic repose sur l'histologie obtenue par biopsie d'endomètre ou curetage biopsique.
> - Le bilan d'extension repose sur l'IRM abdominopelvienne et, pour la recherche éventuelle de métastases, un scanner TAP voire une TEP-TDM.
> - Les trois principaux facteurs pronostiques sont : le stade FIGO, le grade et le type histologique.
> - Le cancer de l'endomètre est un cancer à évolution lente et globalement de bon pronostic, diagnostiqué au stade I dans 75 à 85 % des cas (taux de survie à 5 ans à ce stade = 80 à 85 %)

Notions indispensables PCZ

- Les principaux facteurs de risque sont représentés par l'obésité, le diabète de type 2, la prise isolée d'œstrogènes, les facteurs génétiques (syndrome de Lynch).
- L'examen sénologique doit être réalisé systématiquement chez les patientes atteintes de cancer de l'endomètre.

Pour en savoir plus

Oncologik. Utérus – corps (endomètre), mars 2017.
http://oncologik.fr/referentiels/interregion/uterus-corps-endometre

CHAPITRE 19

Item 303 – UE 9 – Diagnostiquer une tumeur de l'ovaire

I. Pour comprendre
II. Tumeurs ovariennes bénignes
III. Cancer de l'ovaire
IV. Tumeurs ovariennes borderline ou frontières
V. Conclusion

Objectif pédagogique
Diagnostiquer une tumeur de l'ovaire.

I. Pour comprendre

A. Définition

Les tumeurs de l'ovaire correspondent à des processus prolifératifs bénins ou malins, primitifs ou secondaires, d'aspect kystique, solide ou végétant, dont la croissance n'est pas directement liée à un dysfonctionnement hormonal. Cette définition élimine le lutéome de la grossesse, les kystes fonctionnels folliculaires et les kystes du corps jaune qui sont liés à un dysfonctionnement hormonal.

La démarche diagnostique aura donc pour finalité d'éliminer dans un 1er temps un kyste fonctionnel et, dans un 2e temps, d'affirmer la nature bénigne ou maligne de la tumeur.

B. Épidémiologie

1. Tumeurs bénignes

Si les tumeurs ovariennes sont fréquentes, regroupant des pathologies très différentes, les cancers sont beaucoup plus rares. Environ 5 à 10 % des femmes auront une tumeur ovarienne au cours de leur vie, et il s'agit le plus souvent d'un kyste ovarien bénin.

L'ovaire est un organe complexe qui abrite de nombreux types cellulaires différents : les cellules de la lignée germinale et les cellules thécales, les cellules stromales (du tissu conjonctif) et les cellules épithéliales du mésothélium recouvrant la surface de l'ovaire. C'est cette richesse tissulaire qui explique la grande variété des tumeurs sur le plan histologique, physiopathologique et pronostique.

2. Tumeurs malignes

Avec 4617 nouveaux cas par an en France en 2011, le cancer de l'ovaire est le 2e cancer gynécologique par ordre de fréquence après le cancer de l'endomètre. Son incidence est de 7,9/100 000 femmes par an (InVS, 2011) mais ce taux augmente avec l'âge et atteint un maximum à 75 ans. On remarque une légère diminution depuis 2000 en raison de l'utilisation croissante de la contraception orale par le biais de la diminution du nombre d'ovulations. Environ 10 % des cancers de l'ovaire surviennent dans un contexte de prédisposition génétique. Enfin, leur découverte à un stade tardif dans 75 % des cas (stade ≥ III) explique un nombre important de décès : 3 180 par an, soit 4,8 cas pour 100 000 (INCa, 2011). Il se situe au 4e rang des décès par cancer chez la femme.

C. Anatomie pathologique (fig. 19.1)

1. Tumeurs bénignes

Kystes fonctionnels

Ils regroupent les kystes folliculaires en 1re partie de cycle et les kystes du corps jaune ou kystes lutéaux en 2e partie de cycle (après l'ovulation). Ils disparaissent spontanément lors du contrôle échographique et ne nécessitent aucun traitement.

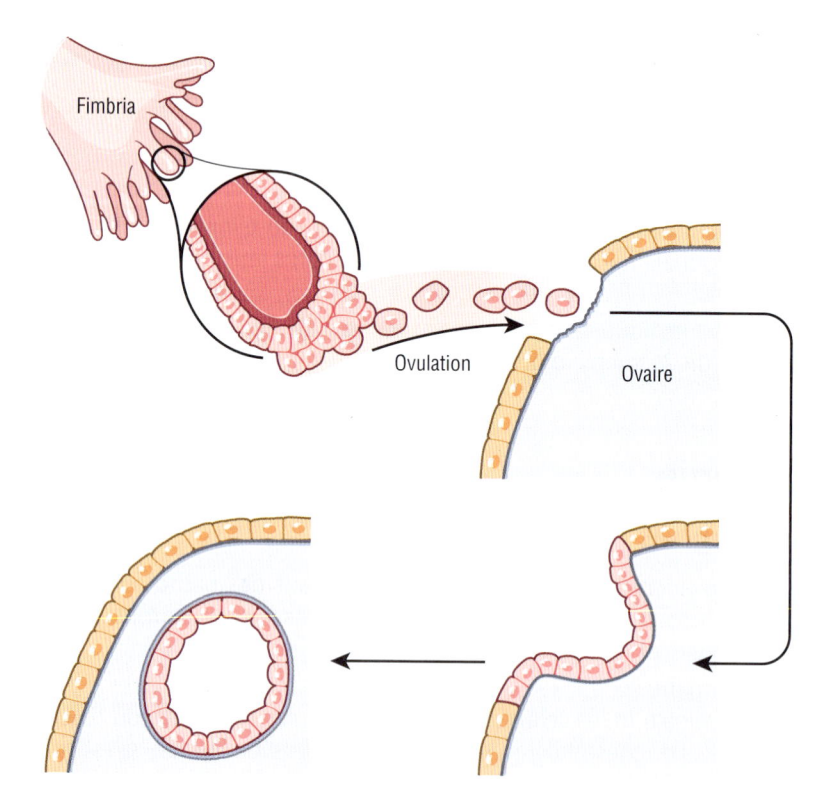

Fig. 19.1 Développement d'un kyste d'inclusion cortical à partir de l'épithélium tubaire.

Kystes organiques

Ils peuvent être de 3 origines :
- épithéliale : cystadénomes séreux, cystadénomes mucineux ou endométriomes ;
- germinale : les kystes dermoïdes ou tératomes matures dérivent d'une cellule multipotente pouvant être à l'origine de différents tissus présents au sein du kyste (tissu adipeux, poils, cheveux, os, dent, etc.) ;
- stromale : fibrothécomes.

Ces formes histologiques peuvent être à l'origine de tumeurs bénignes ou plus rarement malignes et sont regroupées dans la classification OMS des tumeurs ovariennes (tableau 19.1).

2. Tumeurs malignes

Ce sont les mêmes formes histologiques que celles décrites précédemment dans leur version maligne et regroupées dans la classification OMS des tumeurs ovariennes (*cf.* tableau 19.1).

Ainsi, les formes les plus fréquentes sont les tumeurs épithéliales (90 %) : cystadénocarcinomes séreux de haut ou de bas grade (forme la plus fréquente), cystadénocarcinomes mucineux, endométrioïdes ou à carcinomes à cellules claires.

Les tumeurs germinales ou des cordons sexuels sont plus fréquentes chez les patientes jeunes : tératomes immatures ou indifférenciés, dysgerminomes, tumeurs de la granulosa, choriocarcinomes, gonadoblastomes, etc. Ces tumeurs rares ont une prise en charge spécifique et différente des tumeurs épithéliales.

Les métastases ovariennes représentent 10 % des tumeurs ovariennes malignes et doivent être évoquées en cas de tumeurs bilatérales mucineuses : origine digestive colorectale ou gastrique (syndrome de Krukenberg). Mais elles peuvent également être présentes dans le cadre d'un cancer du sein métastatique avec ou sans carcinose péritonéale.

Tableau 19.1 Classification OMS 2003 des tumeurs de l'ovaire.

Tumeurs épithéliales	Séreuse Mucineuse Endométrioïde À cellules claires À cellules transitionnelles Épithéliale mixte Indifférenciée
Tumeurs germinales	Tératome Pluritissulaire : – mature – immature Monotissulaire Struma ovarii (goitre ovarien) Tumeur carcinoïde Tumeur neuroectodermique Tumeur germinale primitive Dysgerminome Tumeur vitelline Carcinome embryonnaire Choriocarcinome non gestationnel Polyembryome Tumeur germinale mixte

(Suite)

Tableau 19.1 Suite.

Tumeurs du stroma gonadique et des cordons sexuels et tumeurs stéroïdes	Fibrome Thécome Fibrosarcome Tumeur stromale avec composante mineure des cordons sexuels Tumeur stromale sclérosante Tumeur stromale à cellules en bague à chaton Tumeur des cordons sexuels Tumeur à cellules de la granulosa : – type adulte – type juvénile Tumeur à cellules de Sertoli-Leydig Tumeur à cellules de Sertoli Tumeur du stroma gonadique et des cordons sexuels de type mixte et formes indifférenciées Gynandroblastome Tumeur à cellules de Sertoli avec tubes annelés Tumeur des cordons sexuels indifférenciée Tumeur à cellules stéroïdes Lutéome stromal Tumeur à cellules de Leydig Tumeur à cellules stéroïdes
Tumeurs mixtes des cordons sexuels et germinales	Gonadoblastome Tumeur mixte des cordons sexuels et des cellules germinales
Tumeurs du rete ovarii	Adénome Adénocarcinome
Autres	Carcinome à petites cellules Carcinome neuroendocrine à grandes cellules Carcinome hépatoïde kystique FATWO (tumeur wolfienne) Paragangliome Myxome Lymphomes Tumeurs conjonctives

D. Physiopathologie et facteurs de risque des cancers de l'ovaire

1. Physiopathologie

Dans la théorie de la cicatrisation, chaque ovulation crée un traumatisme mineur sous forme d'une rupture au niveau de la surface épithéliale. Au cours du processus de cicatrisation, des kystes d'inclusion d'épithélium ovarien peuvent se former dans le stroma et être à l'origine d'une prolifération puis de la transformation néoplasique. Une théorie plus récente est en faveur d'une origine tubaire des cellules néoplasiques (STIC).

Lorsque le processus néoplasique franchit la corticale ovarienne, l'extension va alors se faire vers les autres organes pelviens ainsi que vers l'ensemble de la cavité péritonéale. Le cancer de l'ovaire passe donc très rapidement d'un stade localisé à un stade généralisé à l'ensemble de la cavité péritonéale, au gré du flux naturel du liquide péritonéal.

L'extension de ce cancer se fait également par drainage lymphatique : vers les nœuds lymphatiques pelviens et lomboaortiques.

Enfin, la dissémination hématologique est rare et intéresse essentiellement les poumons, le foie et le cerveau.

2. Facteurs de risque

Les facteurs de risque du cancer de l'ovaire regroupent également des facteurs génétiques et des situations cliniques à risque :
- la mutation des gènes *BRCA1* ou *2* est à l'origine de cancers avant 60 ans. Ils seraient de meilleur pronostic, car plus chimiosensibles que les cancers sporadiques ;
- plus rarement, ils peuvent s'intégrer dans le syndrome de Lynch qui concerne surtout les cancers colorectaux et de l'endomètre ;
- les facteurs cliniques à l'origine d'une augmentation du nombre des cycles sont également associés à une augmentation du risque : la nulliparité, les règles précoces, la ménopause tardive et l'âge ;
- il faut veiller à ne pas négliger les patientes prises en charge en fécondation *in vitro* et notamment une stimulation par clomifène (Clomid®) ;
- on peut ajouter trois facteurs de risque avérés de cancer de l'ovaire : le traitement hormonal de la ménopause à base d'œstrogènes, le tabagisme et l'exposition professionnelle à l'amiante (CIRC, 2012).

En revanche, la contraception orale, la grossesse, l'allaitement et la ligature des trompes sont associés à une diminution du risque de cancer de l'ovaire.

Il n'existe aucun dépistage efficace dans le cancer de l'ovaire.

II. Tumeurs ovariennes bénignes

A. Interrogatoire

Il précise :
- les antécédents personnels et familiaux de cancer gynécologique, de cancer du sein, de cancer colorectal, l'âge des premières règles (ménarches), la gestité, la parité, le statut ménopausique ± l'âge à la ménopause, la prise de contraception ou de traitement hormonal de la ménopause ;
- l'existence de douleurs pelviennes et de troubles digestifs ;
- les circonstances de découverte : la découverte d'un kyste ovarien est le plus souvent fortuite, au cours d'une échographie ou la palpation d'une masse latéro-utérine lors d'un examen clinique. Plus rarement, la tumeur ovarienne peut entraîner une gêne, une pesanteur ou des douleurs pelviennes associées à une augmentation de volume de l'abdomen, voire une ascite. Dans le cas de masses volumineuses, il peut également y avoir des signes compressifs : troubles urinaires (signes irritatifs) ou digestifs (constipation). Des troubles du cycle peuvent également être associés.

B. Examen clinique

Il comporte :
- la palpation abdominale à la recherche d'une masse pelvienne, d'une hépatosplénomégalie ;
- l'examen au speculum à la recherche d'une tumeur cervicale, de lésions vaginales et de saignements ;

- le toucher vaginal à la recherche d'une masse pelvienne latéro-utérine, d'une douleur. En cas de masse volumineuse, on complétera l'examen par un toucher rectal à la recherche d'une tumeur rectale, de signes de compression, voire d'envahissement rectal (nodule de carcinose péritonéale) ;
- la palpation des aires lymphonodales inguinales et sus-claviculaires ;
- la palpation bilatérale des seins à la recherche d'un nodule, ainsi que des aires lymphonodales axillaires en cas de tumeur suspecte.

C. Examens complémentaires

1. Échographie pelvienne

Le premier examen diagnostique est l'échographie pelvienne, par voie abdominale, puis endovaginale. C'est l'examen de 1re ligne qui permet de préciser la taille, la bilatéralité, la localisation, la forme, l'échostructure et la vascularisation du kyste. Les signes associés comme l'existence d'une ascite ou d'autres masses sont également recherchés.

- Les critères échographiques en faveur d'un kyste fonctionnel sont un kyste uniloculaire < 7 cm liquidien pur chez une patiente non ménopausée.
- Les critères échographiques en faveur d'un kyste organique sont les suivants : existence d'une cloison, parois épaissies, contenu hétérogène, contours irréguliers, vascularisation au Doppler ou taille ≥ 7 cm.
- Les critères échographiques en faveur de la malignité sont les suivants : végétations endo ou exokystiques, ascite, adénopathies ou masse pelvienne associée.

Une classification internationale, *International Ovarian Tumor Analysis* (IOTA), reprend ces critères et permet de discriminer des masses ovariennes suspectes.

Ces critères sont à interpréter en fonction du statut ménopausique +++ et de l'âge de la patiente.

2. Autres examens

Il n'est pas recommandé de réaliser une IRM pelvienne ou des marqueurs tumoraux en dehors d'une suspicion de malignité à l'échographie, notamment pour un kyste uniloculaire inférieur à 7 cm (CNGOF 2013).

Chez une patiente non ménopausée, on demandera des β-hCG pour éliminer une grossesse extra-utérine.

En cas de kyste suspect, les marqueurs tumoraux demandés sont les suivants : CA125 (spécifique du cancer de l'ovaire), ACE et CA19-9. L'adjonction du HE4 (*Human Epididymal Protein 4*) peut être intéressante avec l'utilisation du score ROMA (*Risk of Ovarian Maligancy Algorythm*) prenant en compte le dosage du CA125, de l'HE4 et de l'aspect échographique permettant d'évaluer le risque de tumeur maligne. En cas de suspicion de tumeur germinale, on pourra également demander : α-fœtoprotéine, β-hCG, LDH.

> Le bilan d'une tumeur ovarienne bénigne repose essentiellement sur un bon bilan clinique et une échographie pelvienne.

D. Prise en charge

Elle dépend avant tout de l'aspect de la tumeur ovarienne et de la symptomatologie.

En cas de kyste uniloculaire liquidien inférieur à 10 cm, une surveillance peut être réalisée en l'absence de symptomatologie. Une kystectomie peut être discutée chez une patiente symptomatique (elle doit être informée du risque d'altération de la réserve ovarienne liée à une kystectomie).

En cas de tumeur non suspecte symptomatique, une kystectomie ou annexectomie pourra être réalisée sous cœlioscopie selon la séquence suivante :
- exploration complète de la cavité abdominopelvienne (coupoles diaphragmatiques, gouttières pariétocoliques, mésentère, péritoine du cul-de-sac recto-utérin) ;
- cytologie péritonéale ;
- kystectomie ou annexectomie ;
- extraction protégée de la pièce opératoire ;
- envoi de la pièce en anatomopathologie ;
- pas d'examen extemporané en l'absence de signe suspect.

En cas de tumeur suspecte, une IRM pelvienne et des marqueurs tumoraux permettront d'affiner le diagnostic et de guider la prise en charge. Une cœlioscopie exploratrice pourra également compléter le bilan (*cf. infra*).

E. Complications

1. Torsion annexielle

C'est une complication classique qui constitue une urgence chirurgicale en raison du risque de nécrose ovarienne car c'est une torsion de l'ovaire autour de son pédicule vasculaire. Les kystes dermoïdes sont les plus à risque en raison de leur poids, alors que les endométriomes sont rarement à l'origine de cette complication car les adhérences fréquemment associées diminuent la mobilité des ovaires.

Les symptômes sont une douleur brutale non soulagée par les antalgiques avec de possibles nausées, vomissements, associée à une défense abdominale. Le tableau peut être précédé par des épisodes de subtorsion avec des douleurs paroxystiques spontanément résolutifs dans les semaines précédentes. Il faut faire attention aux formes frustres ou incomplètes qui ne doivent pas éliminer à tort le diagnostic. L'échographie ne montre la plupart du temps que le kyste et le Doppler peut objectiver une persistance du flux vasculaire sans éliminer le diagnostic. Un ovaire tumoral ascensionné est quasiment pathognomonique de la torsion, avec une masse douloureuse juste sous la paroi à la palpation et au-dessus du fond utérin à l'échographie. Les β-hCG sont négatives et éliminent une grossesse extra-utérine. L'IRM peut parfois être utile en montrant les tours de spire du pédicule lombo-ovarien confirmant la torsion.

Le traitement est une cœlioscopie en urgence pour détorsion ovarienne et kystectomie avec risque d'annexectomie qui doit rester rare en cas de tumeur non suspecte chez la femme en âge de procréer. En effet, si la patiente doit être prévenue de cette possibilité, la nécrose ovarienne est rare.

2. Hémorragie intrakystique

Dans ce cas également, la douleur va être brutale et on retrouve une masse latéro-utérine douloureuse, mais non ascensionnée. À l'échographie, le kyste est hétérogène avec une plage hyperéchogène témoin d'un saignement intrakystique récent.

Dans ce cas, la prise en charge est symptomatique et repose sur les antalgiques et le repos.

3. Rupture de kyste

Le tableau typique est une douleur paroxystique et brutale spontanément résolutive. Souvent, la douleur est passée au moment de l'examen et à l'échographie, il n'existe plus de kyste mais une lame d'épanchement liquidien dans le cul-de-sac recto-utérin.

Rarement, il existe une rupture hémorragique avec une hémorragie active. Dans ce cas, la douleur est persistante avec des signes d'irritation péritonéale et un épanchement plus important. Il peut exister une anémie aiguë à l'hémogramme. La prise en charge est chirurgicale avec une cœlioscopie exploratrice puis opératoire pour faire l'hémostase et une kystectomie ovarienne.

4. Compression

Une volumineuse tumeur ovarienne peut entraîner une compression des organes de voisinage, qui est plutôt en faveur du caractère malin. Des troubles digestifs à type de constipation sont possibles en cas de compression rectale. Une compression vésicale entraîne des signes irritatifs (pollakiurie). Il peut également y avoir une compression urétérale générant une urétérohydronéphrose.

La compression vasculaire n'est pas anecdotique et une thrombophlébite pelvienne doit être systématiquement recherchée par écho-Doppler en cas de volumineuse masse pelvienne (cancer +++).

> Une douleur pelvienne aiguë brutale chez une femme jeune doit faire rechercher sans retard une torsion annexielle dont dépend le pronostic de l'ovaire.

III. Cancer de l'ovaire

A. Bilan clinique

Les signes cliniques initiaux sont malheureusement frustres et d'apparition tardive et très progressive, à un stade avancé de la maladie.

Les signes les plus fréquents sont : augmentation du volume de l'abdomen, douleur ou pesanteur pelvienne, perception d'une masse ou d'une ascite, constipation, voire syndrome occlusif. Plus rarement, survient un œdème d'un membre inférieur, une phlébite ou une sciatalgie par compression veineuse ou radiculaire. Une dyspnée ou une douleur thoracique peuvent être en rapport avec un épanchement pleural. Enfin, une altération de l'état général peut compléter le tableau.

Le bilan clinique reprend les éléments précédents concernant les tumeurs ovariennes bénignes avec l'importance de :
- rechercher les antécédents personnels et familiaux de cancer gynécologiques et mammaires ;
- rechercher une masse pelvienne à l'examen et réaliser un toucher rectal pour rechercher une tumeur rectale (importance des formes secondaires), une compression ou un envahissement rectal, une carcinose péritonéale ;
- pratiquer un examen mammaire bilatéral à la recherche d'un nodule, ainsi que des aires lymphonodales axillaires et sus-claviculaire (associations fréquentes avec un cancer du sein) ;
- rechercher des signes de dénutrition et les comorbidités.

B. Bilan paraclinique

1. Échographie abdominopelvienne

Elle représente l'examen de 1re intention. Les critères échographiques en faveur de la malignité sont : végétations endo ou exokystiques, ascite, adénopathies ou masse pelvienne associée.

2. IRM abdominopelvienne

En cas de forme localisée ou de masse ovarienne indéterminée, l'IRM pelvienne et abdominale jusqu'au pédicule rénal permet au mieux de caractériser la tumeur (intérêt des séquences en perfusion et en diffusion).

3. Tomodensitométrie thoraco-abdomino-pelvienne

Lorsqu'il s'agit de forme évoluée, le problème est avant tout d'évaluer l'extension de la maladie et le bilan d'extension repose alors sur la TDM-TAP avec injection et le dosage du CA125.

4. Marqueurs tumoraux

On prescrit le CA125 mais également les marqueurs CA19-9 et ACE en cas de tumeur épithéliale. Bien que non encore utilisé en pratique courante, le dosage de l'HE4 peut être intéressant selon des méta-analyses récentes. Ce marqueur aurait une sensibilité et spécificité plus élevées que le CA125. Son interprétation tient compte du statut ménopausique. Le risque de malignité (ROMA) est estimé en utilisant les mesures sériques de la HE4, du CA125 et le statut ménopausique.

En cas de suspicion de tumeur germinale ou chez une femme jeune, on pourra également demander : α-fœtoprotéine, β-hCG, LDH.

C. Principes de la prise en charge du cancer de l'ovaire

Le cancer de l'ovaire est l'un des rares cancers dont le diagnostic n'est habituellement pas obtenu en préopératoire +++. Ainsi, la cœlioscopie est fondamentale pour établir le diagnostic, et complète le bilan d'extension par l'évaluation de la carcinose péritonéale (fig. 19.2 à 19.4). Voilà pourquoi la réalisation d'une cœlioscopie à visée diagnostique, pronostique et de stadification est l'élément clé du bilan initial (tableau 19.2).

Lors de cette cœlioscopie, l'exploration abdominopelvienne permet une évaluation précise de la carcinose péritonéale grâce à l'utilisation de scores de carcinose péritonéale permettant d'évaluer la résécabilité des lésions. Des biopsies des nodules de carcinose seront réalisées pour obtenir un diagnostic histologique. En l'absence de carcinose péritonéale, une annexectomie diagnostique et une cytologie péritonéale permettront d'obtenir un diagnostic.

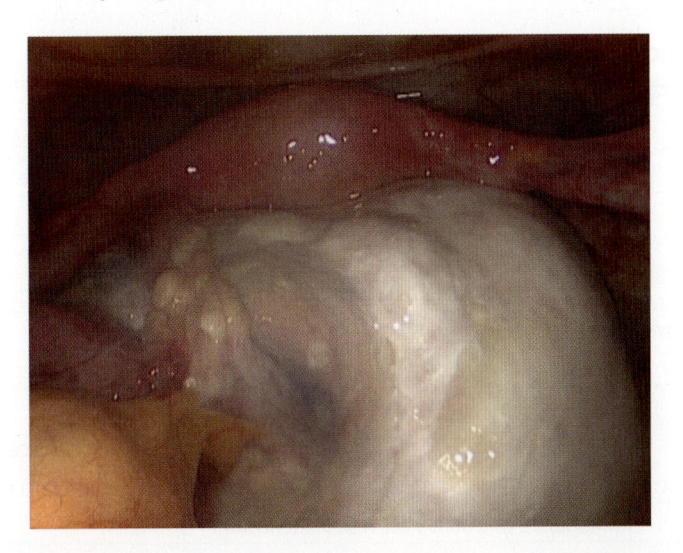

Fig. 19.2 Vue en cœlioscopie du pelvis visualisant un petit utérus de taille normale et au premier plan un volumineux kyste ovarien d'allure organique avec une corticale ovarienne lisse sans végétation ni anomalie de la vascularisation de la corticale ovarienne en faveur de la bénignité.

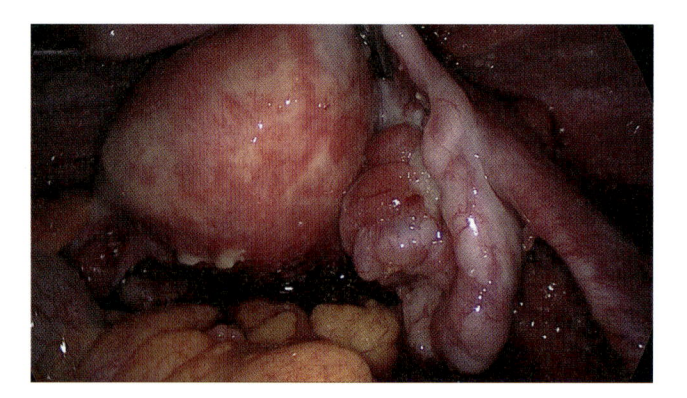

Fig. 19.3 Vue en cœlioscopie du pelvis visualisant un utérus de taille normale avec au premier plan un ovaire de taille légèrement augmentée avec végétations exokystiques, présence d'une ascite dans le cul-de-sac recto-utérin (de Douglas) et implants péritonéaux en faveur d'une tumeur maligne de l'ovaire.

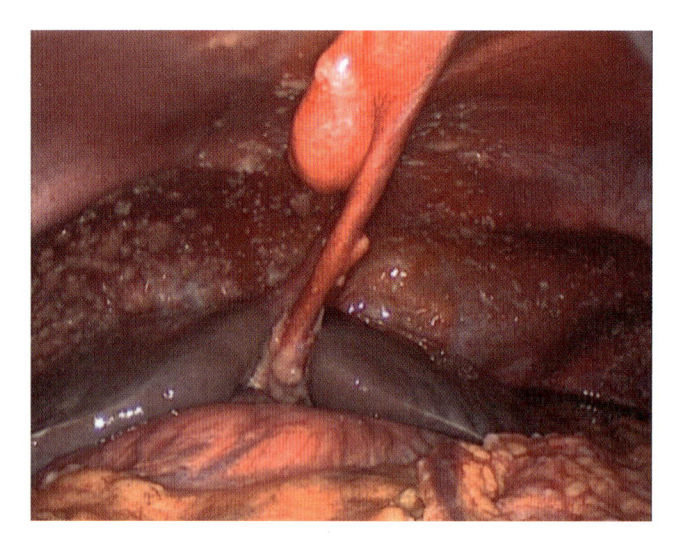

Fig. 19.4 Vue en cœlioscopie de l'hypocondre droit visualisant une carcinose péritonéale avec implants carcinomateux sur la coupole diaphragmatique.

Tableau 19.2 Classification FIGO 2014.

	Tumeur limitée aux ovaires :		
Stade I	IA	Tumeur limitée à un seul ovaire avec capsule intacte et cytologie péritonéale négative	
	IB	Tumeurs des deux ovaires, capsules intactes et cytologie péritonéale négative	
	IC	IC1	Rupture capsulaire peropératoire
		IC2	Rupture préopératoire ou tumeur à la surface ovarienne
		IC3	Cellules malignes dans le liquide d'ascite ou de lavage péritonéal
Stade II	Tumeur ovarienne étendue au pelvis		
	IIA	Implants ou extension à l'utérus et/ou aux trompes	
	IIB	Extension aux autres organes pelviens	
	IIC	IIA ou IIB avec cellules malignes dans le liquide d'ascite ou de lavage péritonéal	
Stade IIIA	Métastases lymphonodales rétropéritonéales et/ou atteinte microscopique au-delà du pelvis		
	IIIA1	Métastases lymphonodales rétropéritonéales	
		IIIA (i)	Métastases de moins de 10 mm
		IIIA (ii)	Métastases de plus de 10 mm
	IIIA2	Atteinte microscopique extrapelvienne ± atteinte lymphonodale rétropéritonéale	

Stade IIIB	Métastases péritonéales macroscopiques < 2 cm extrapelviennes ± atteinte lymphonodale rétropéritonéale
Stade IIIC	Métastases péritonéales macroscopiques > 2 cm ± atteinte lymphonodale rétropéritonéale, y compris l'extension à la capsule hépatique ou de la rate
Stade IVA	Épanchement pleural avec cytologie positive
Stade IVB	Métastases parenchymateuses hépatiques ou spléniques, extension extra-abdominale, y compris atteinte des aires lymphonodales inguinales et nœuds lymphatiques en dehors de la cavité abdominale

1. Tumeur présumée précoce

Le cancer concerne un ou les deux ovaires. Il est nécessaire de réaliser une stadification ou une restadification (en cas de tumeur déjà réséquée). Cette stadification pourra être réalisée par cœlioscopie ou laparotomie en fonction des situations et comprend :
- une exploration abdominopelvienne complète ;
- une hystérectomie avec annexectomie bilatérale ;
- des curages pelviens et lomboaortiques dont l'intérêt est de plus en plus discuté ;
- une omentectomie (exérèse du grand omentum) ;
- une appendicectomie ;
- des biopsies péritonéales multiples et cytologie péritonéale ;

2. Tumeur avancée

Il est important de référer la patiente dans un centre expert pour la prise en charge des cancers de l'ovaire. Le cancer est diagnostiqué à un stade de carcinose péritonéale. Dans ce cas, toute la stratégie repose sur une cœlioscopie exploratrice permettant de coter la carcinose péritonéale en utilisant des scores spécifiques.
On distingue alors deux situations :
- maladie résécable : une chirurgie de cytoréduction complète par laparotomie xiphopubienne peut être organisée généralement dans les 15 jours suivant la cœlioscopie et une information complète des gestes à réaliser peut être délivrée à la patiente (nécessité de résection intestinale). Il convient de profiter du délai entre la cœlioscopie et la chirurgie d'exérèse pour renutrir la patiente (régime hyperprotidique pendant 7 jours) ;
- maladie non résécable : il est impossible de retirer toute la maladie péritonéale ou l'intervention serait associée à une morbidité trop importante. Dans ce cas, une chimiothérapie néoadjuvante est réalisée et la résécabilité sera réévaluée après 3 cycles de chimiothérapie dans le but de réaliser la chirurgie de cytoréduction à ce moment-là (chirurgie d'intervalle). Des arguments récents plaident en faveur de l'association au cours de la chirurgie d'intervalle de la chimiothérapie hyperthermique intrapéritonéale (CHIP).

3. Mesures associées

Le médecin référent doit présenter le dossier en réunion de concertation pluridisciplinaire (RCP) afin de valider la prise en charge thérapeutique. Il présente alors à la patiente un plan personnalisé de soin (PPS) expliquant les principes de la prise en charge :
- consultation oncogénétique chez les patientes de moins de 70 ans ;
- prise en charge à 100 % et soins de support ++ (ensemble de soins et soutiens nécessaires aux personnes malades) :
  - prise en charge nutritionnelle et rééducation postopératoire (kinésithérapie respiratoire ++),
  - prise en charge de la douleur et éventuels soins palliatifs,
  - prise en charge psychologique.

D. Pronostic

Il est globalement sombre avec une survie à 5 ans de 45 % tous stades confondus : 85 % au stade I, 60 % au stade II, 35 % au stade III et 20 % seulement au stade IV.

Le pronostic est directement lié à la résécabilité de la maladie et le facteur pronostique le plus important dans les études est le résidu tumoral postopératoire. Les autres facteurs pronostiques sont le type histologique, le grade, la réponse à la chimiothérapie, l'âge et l'état général de la patiente.

À noter que le pronostic est amélioré par la prise en charge dans des centres experts car le taux de résection complète de 1re intention ou après chimiothérapie néoadjuvante est supérieur à 70 %. Or, la résection complète est l'élément pronostique le plus important.

E. Surveillance

Le suivi des patientes traitées repose sur l'examen clinique et le dosage des marqueurs s'ils étaient initialement élevés (CA125), tous les 4 mois pendant 2 ans, puis tous les 6 mois pendant 3 ans, puis annuellement. Aucun examen radiologique n'est systématique et dépendra du risque de récidive et des symptômes.

Devant un diagnostic de cancer de l'ovaire avant 70 ans ou avec un contexte familial de cancer du sein ou de l'ovaire, la recherche d'une mutation *BRCA1* ou *2* est recommandée. D'autres gènes peuvent être recherchés, tels que *RAD51*.

En cas de mutation *BRCA1* ou *2*, un suivi est mis en place à partir de 30 ans et comprend un examen gynécologique et mammaire biannuel ainsi qu'un bilan d'imagerie annuel. Une échographie pelvienne endovaginale et une surveillance annuelle du CA125 doivent être proposées. Une annexectomie peut être également proposée à partir de 40 ans en cas de mutation de *BRCA1* et 45 ans en cas de mutation de *BRCA2*.

IV. Tumeurs ovariennes borderline ou frontières

À côté des tumeurs bénignes et des tumeurs malignes, il existe une variété tumorale particulière à l'ovaire, les tumeurs borderline ovariennes (TBO) ou tumeurs frontières de l'ovaire (TFO) qui se situent entre les lésions morphologiquement bénignes et les tumeurs malignes.

Elles doivent être individualisées en raison de leur fréquence, de l'âge de leur survenue (inférieur à celui des tumeurs malignes) et surtout de leur excellent pronostic par rapport à celui des tumeurs malignes.

L'IRM pelvienne est d'un apport diagnostique majeur par l'analyse des séquences en diffusion et en perfusion. Aucun critère macroscopique pris isolément ne permet de les différencier d'une part un cystadénome papillaire bénin et d'autre part des tumeurs malignes ou cystadénocarcinomes. C'est donc l'analyse histologique qui permettra de faire le diagnostic. Ce diagnostic histologique est difficile et peut nécessiter la relecture d'un expert.

Dans 20 à 40 % des cas, la tumeur est associée à des localisations extra-ovariennes, sous forme d'implants péritonéaux, qu'il ne faut pas confondre avec des lésions de carcinose péritonéale. Tout comme dans le cancer ovarien, il faut réaliser une stadification ou restadification péritonéale complète par voie cœlioscopique comprenant :
- exploration complète de la cavité péritonéale ;
- cytologie péritonéale et biopsies péritonéales ;
- kystectomie ou annexectomie uni ou bilatérale en fonction des situations ;
- omentectomie infracolique ;
- pas de curage nécessaire dans cette pathologie ;
- appendicectomie en cas de forme mucineuse.

Les éléments pronostiques des TBO sont le type histologique et surtout la présence d'implants invasifs, d'où l'importance de la stadification initiale. Ces éléments permettront chez des femmes souvent jeunes de décider d'un traitement conservateur, contrairement au cancer ovarien dont le traitement est le plus souvent radical.

V. Conclusion

La découverte d'une tumeur ovarienne peut correspondre à plusieurs situations complètement différentes sur le plan de la prise en charge et du pronostic. L'échographie est l'examen de 1re ligne et doit préciser s'il s'agit d'une tumeur probablement bénigne ou s'il existe des signes suspects de malignité. Une IRM pourra alors compléter le bilan et préciser les caractéristiques morphologiques. C'est la cœlioscopie exploratrice et l'exérèse de la tumeur qui permettront d'obtenir un diagnostic histologique et éventuellement l'extension intrapéritonéale. À l'issue de ce diagnostic histologique, on pourra distinguer 3 situations : tumeur bénigne, tumeur maligne ou tumeur borderline, et adapter la prise en charge.

Points clés

- La découverte d'une tumeur de l'ovaire est le plus souvent fortuite.
- Le pronostic du cancer de l'ovaire dépend du stade au moment du diagnostic.
- Les cancers de l'ovaire sont des tumeurs épithéliales (cystadénocarcinomes séreux ++) dans 90 % des cas.
- Dans 75 % des cas, le diagnostic est posé à un stade avancé, d'où un pronostic sombre.
- L'extension se fait par voie péritonéale et lymphatique.
- La cœlioscopie permet le diagnostic et l'extension péritonéale.
- Le stade FIGO est évalué chirurgicalement.
- Actuellement, plus de ⅔ des cancers sont diagnostiqués aux stades II-III.
- Le traitement repose le plus souvent sur une association chirurgie-chimiothérapie.
- Le facteur pronostique principal est le résidu tumoral postopératoire.
- L'enquête oncogénétique doit être proposée à toute femme ayant un cancer de l'ovaire avant 70 ans.
- Le recours aux centres experts est important pour la prise en charge des cancers de l'ovaire.

Notions indispensables PCZ

- On ne peut stadifier le cancer qu'en peropératoire.
- Les cancers de l'ovaire sont des tumeurs épithéliales (cystadénocarcinomes séreux ++) dans 90 % des cas.

Pour en savoir plus

CNGOF/INCa. Recommandations à venir, décembre 2018.

HAS. Cancer de l'ovaire. Guide maladie chronique, août 2012.
https://www.has-sante.fr/portail/jcms/c_922802/ald-n-30-cancer-de-l-ovaire

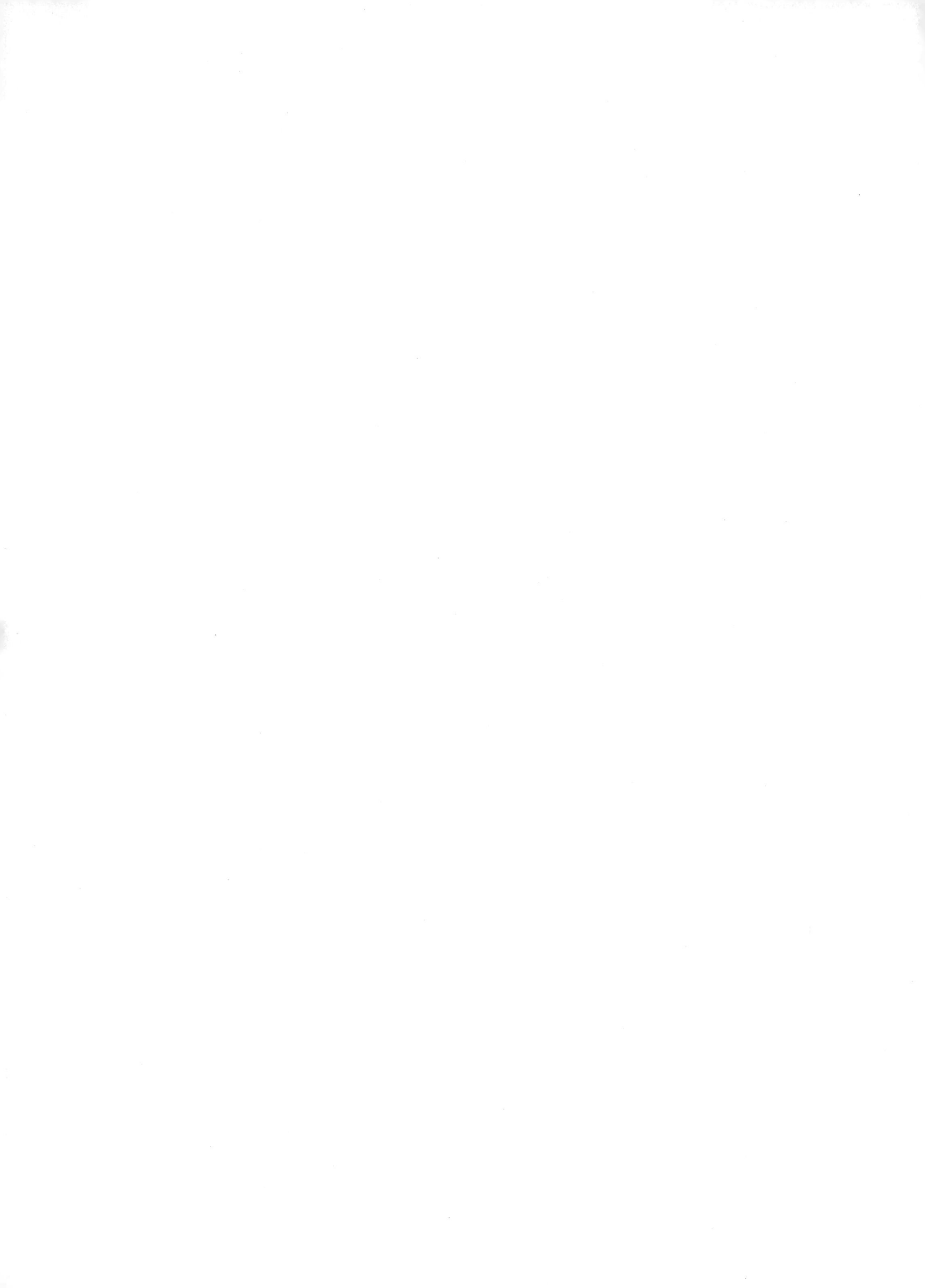

CHAPITRE 20

Item 309 – UE 9 – Tumeurs du sein

I. Pour comprendre
II. Prise en charge diagnostique devant une tumeur du sein
III. Prise en charge d'une tumeur bénigne
IV. Prise en charge d'un cancer du sein

Objectifs pédagogiques
- Diagnostiquer une tumeur du sein.
- Planifier le suivi du patient.

I. Pour comprendre

A. Anatomie

Le sein est constitué de glande mammaire (elle-même composée de 15 à 20 compartiments séparés par du tissu graisseux) et de tissu de soutien contenant des vaisseaux (sanguins et lymphatiques), des fibres et de la graisse ; les proportions de ces deux composants varient en fonction de facteurs individuels et de l'âge. Chacun des compartiments de la glande mammaire est lui-même constitué de lobules et de canaux (fig. 20.1) : le rôle des lobules est de produire le lait en période d'allaitement, alors que les canaux transportent le lait vers le mamelon. Le drainage lymphatique du sein se fait vers trois sites principaux : les nœuds lymphatiques du

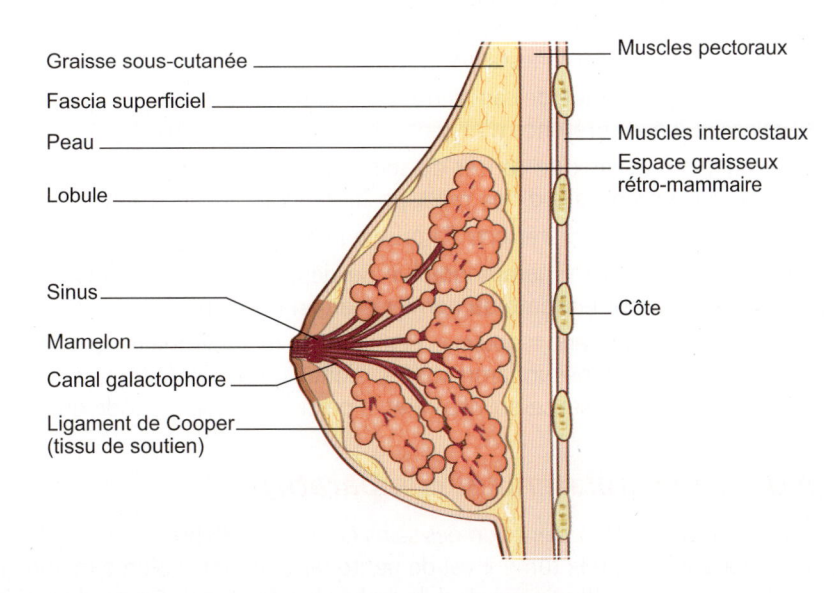

Fig. 20.1 Coupe parasagittale schématique passant par le mamelon.

Gynécologie – Obstétrique
© 2018, Elsevier Masson SAS. Tous droits réservés

creux axillaire (les plus importants), les nœuds sus et sous-claviculaires, les nœuds de la chaîne mammaire interne. La glande mammaire se développe et fonctionne sous l'influence des hormones sexuelles fabriquées par les ovaires : les œstrogènes et la progestérone.

B. Épidémiologie (données de l'INCa)

Le cancer du sein est le cancer le plus fréquent chez la femme, devant le cancer colorectal et le cancer du poumon. Son incidence augmente avec la généralisation du dépistage et le vieillissement de la population. En 2017, on estimait le nombre de nouveaux cas de cancers du sein en France métropolitaine à 58 968 et le nombre de décès à 11 883. Il représente plus du tiers de l'ensemble des nouveaux cas de cancer chez la femme. Dans plus de 8 cas sur 10, il touche des femmes âgées de 50 ans et plus. Dans plus de 99 % des cas, le cancer du sein touche les femmes mais il peut aussi concerner les hommes (chez qui une mutation constitutionnelle délétère doit être évoquée). Son dépistage à un stade précoce permet un pronostic plus favorable avec un taux de survie nette standardisée sur l'âge à 5 ans de 87 % et à 10 ans de 76 %. Le taux de mortalité a diminué de 1,5 % par an en moyenne entre 2005 et 2012. Cependant, il reste la 1re cause de décès par cancer chez la femme devant le cancer du poumon.

II. Prise en charge diagnostique devant une tumeur du sein

A. Examen clinique

1. Interrogatoire

Il recueille :
- les facteurs de risque de cancer du sein :
  - âge,
  - poids, taille, indice de masse corporelle (IMC) élevé ou s'élevant lors de la ménopause,
  - antécédents gynéco-obstétricaux (facteurs d'exposition aux œstrogènes) : ménarches précoces (<12 ans), ménopause tardive (>55 ans), âge tardif lors de la 1re grossesse (>30 ans), allaitement artificiel, nulliparité, exposition aux traitements hormonaux (contraception œstroprogestative et traitement hormonal de la ménopause),
  - antécédents personnels de cancer du sein ou de mastopathie à risque (ex. : mastopathie fibrokystique avec présence d'atypies – hyperplasie atypique),
  - antécédents familiaux de cancer du sein, des ovaires, du côlon, de l'endomètre, avec connaissance éventuelle d'une prédisposition génétique (BRCA1, BRCA2, PALB2) ;
- taille du soutien-gorge (intérêt pour la prise en charge chirurgicale) ;
- contexte de découverte : mammographie de dépistage, autopalpation, examen clinique systématique, symptômes (date du dernier examen normal) ;
- signes d'accompagnement : douleur, écoulement mamelonnaire, en particulier unipore sanglant (fig. 20.2), signes inflammatoires, signes généraux (altération de l'état général, symptômes d'origine osseuse ou viscérale), à préciser dans la période du cycle.

2. Examen des seins (bilatéral et comparatif)

Il comporte l'inspection et la palpation des seins en position debout, puis couchée. Il peut être strictement normal lorsque la tumeur est de petite taille et/ou le volume mammaire important (tumeurs découvertes par l'imagerie dans le cadre du dépistage). Sinon, il précise les caractéristiques de la tumeur mammaire.

Inspection

Elle recherche :
- une augmentation du volume mammaire ;
- l'existence ou non de signes cutanés : rougeur localisée ou étendue à l'ensemble du sein, œdème cutané (aspect de peau d'orange ; fig. 20.3), ulcération,
- un bombement (principalement dans le quadrant supéro-interne) ;
- une rétraction (à rechercher grâce à un éclairage à jour frisant) de la peau (fig. 20.4) ou de la plaque aréolo-mamelonnaire (PAM) (fig. 20.5), examen réalisé les bras pendants puis relevés ;
- Aspect de maladie de Paget au niveau de la plaque aréolo-mamelonnaire (fig. 20.6).

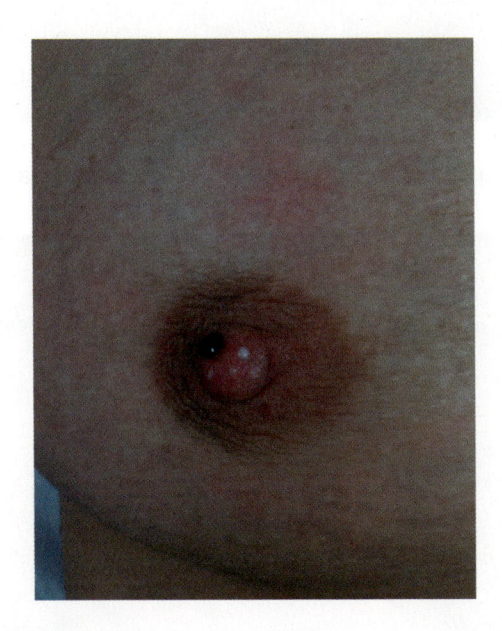

Fig. 20.2 Écoulement sanglant unipore du mamelon droit.

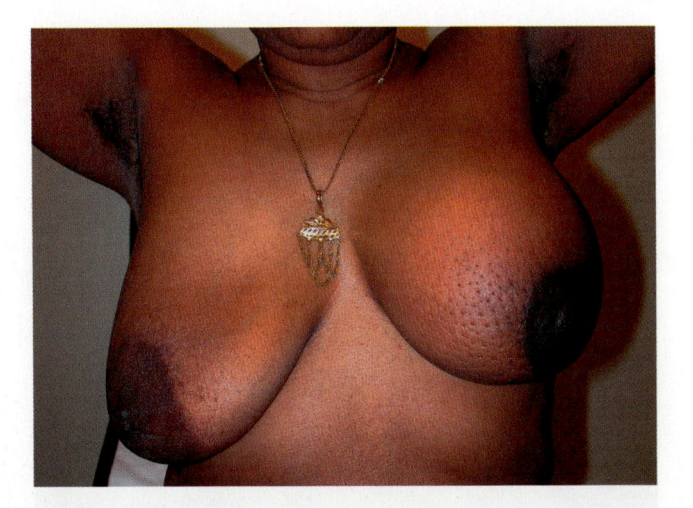

Fig. 20.3 Sein gauche inflammatoire avec augmentation de volume et gonflement du sein, associé à un œdème cutané donnant le signe de la peau d'orange.

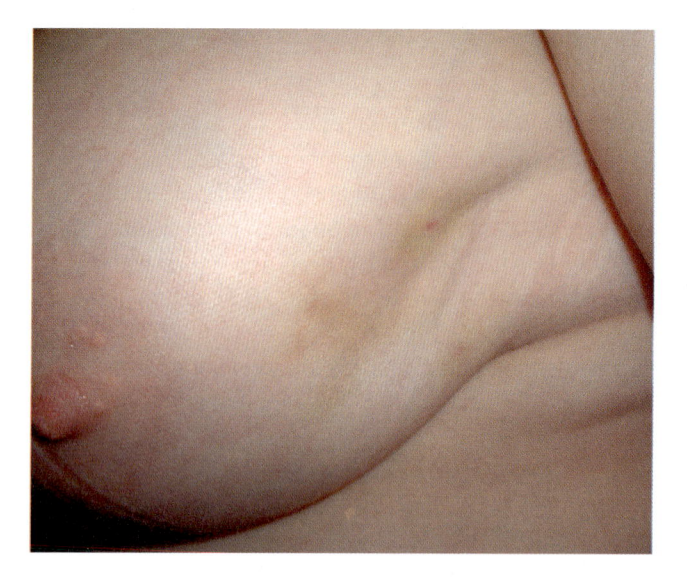

Fig. 20.4 Rétraction cutanée à l'union des quadrants externes du sein gauche.

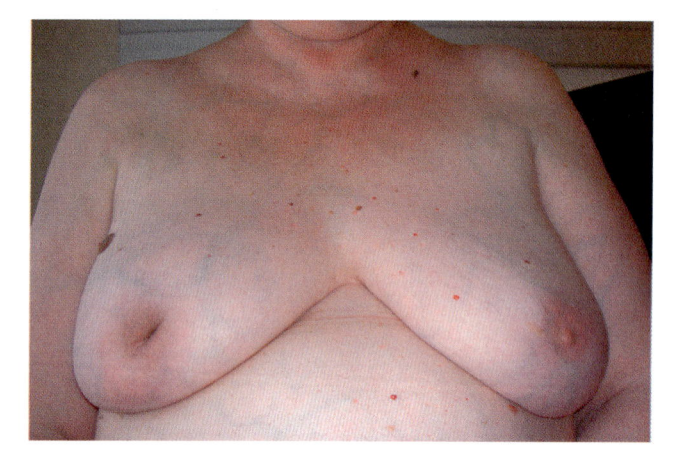

Fig. 20.5 Rétraction du mamelon droit chez une femme ayant un cancer du sein droit de localisation centrale, rétroaréolaire.

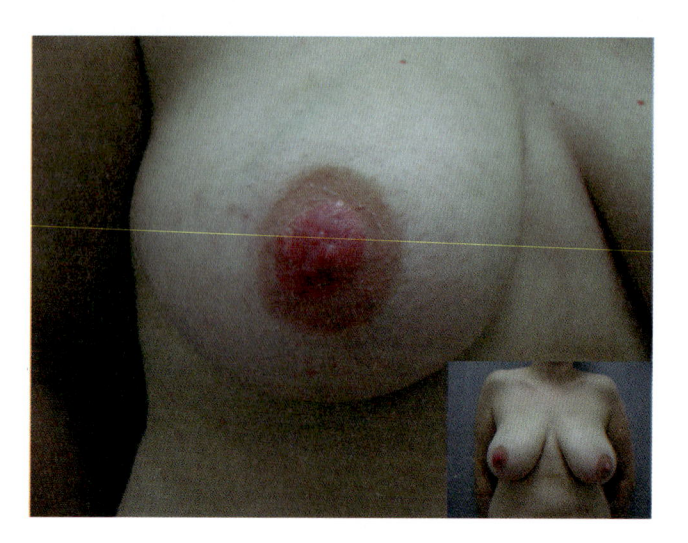

Fig. 20.6 Maladie de Paget du mamelon.

Palpation

Elle est effectuée mains à plat, par une pression douce par mouvements rotatifs faisant rouler la glande sur le grill costal, quadrant par quadrant, en insistant sur le quadrant supéroexterne (environ 60 % des cancers se localisent dans ce quadrant ou à la jonction des quadrants adjacents) et évalue :
- la localisation (quadrant) ;
- la taille (en mm) ;
- la consistance et la sensibilité ;
- la netteté des contours ;
- la mobilité par rapport à la peau (par le pincement de la peau en regard de la tumeur, à la recherche d'une adhérence voire d'un envahissement) et aux plans profonds par la manœuvre de Tillaux (adduction contrariée du bras, permettant la contraction du muscle grand pectoral), uniquement pour les tumeurs situées en regard du muscle grand pectoral ;
- la pression mamelonnaire à la recherche d'un écoulement, qui peut être considéré comme :
  - non suspect s'il est ancien et intermittent, provoqué, bilatéral, pluricanalaire, de couleur blanche (aspect lactescent, crémeux), marron ou verdâtre,
  - suspect s'il est d'apparition récente, spontané, unilatéral, unicanalaire, de couleur claire (translucide), jaune (séreux), rouge (sanglant) ou noir.

3. Examen des aires lymphonodales

Il étudie :
- les aires axillaires et sus-claviculaires (examen bilatéral et comparatif) ; les aires mammaires internes ne sont pas accessibles à l'examen clinique ;
- les signes d'envahissement : appréciés sur le volume, la consistance et la mobilité des adénopathies.

4. Examen général (pour les tumeurs malignes)

Il est ciblé sur les principaux sites métastatiques : poumons, abdomen (hépatomégalie, ascite), pelvis (ovaires) et squelette.

Un schéma peut être réalisé pour noter les résultats de l'examen clinique.

B. Examens paracliniques

1. Mammographie

- C'est l'examen réalisé en 1re intention, sauf chez les femmes très jeunes (âge < 30 ans).
- Elle doit être réalisée de préférence en 1re partie du cycle.
- Elle peut être réalisée dans le cadre du dépistage (mammographie de dépistage comportant 2 incidences systématiques : craniocaudale [face] et médiolatérale oblique [oblique externe]) ou en présence de symptômes (mammographie de diagnostic comportant au minimum 3 incidences : face, profil strict et profil axillaire).
- La mammographie de dépistage a pour objectif de mettre en évidence des cancers de petite taille, à un stade précoce, avant l'apparition de symptômes. Cet examen peut être réalisé :
  - soit dans le cadre du programme national de dépistage organisé du cancer du sein destiné aux femmes âgées de 50 à 74 ans, tous les 2 ans. Une 2e lecture est systématiquement réalisée pour tous les bilans mammographiques jugés normaux en 1re lecture. En cas de discordance entre ces deux lectures, une 3e lecture est organisée avec un radiologue expert ;
  - soit à titre individuel, notamment lorsqu'une femme présente des facteurs de risque particuliers (antécédents personnels et/ou familiaux notamment).

- Devant la présence d'anomalies, des incidences complémentaires seront réalisées : médio-latérale (profil), clichés localisés, localisés agrandis, etc. Dans ces situations, le recours à la tomosynthèse est très utile.
- Les critères de qualité sont importants, surtout pour l'incidence oblique : visualisation du sillon sous-mammaire et du muscle grand pectoral.
- On effectue une comparaison des deux seins en opposant les clichés selon les mêmes incidences.
- La densité mammaire est appréciée (mesurée d'a à d ; tableau 20.1 et fig. 20.7 et 20.8).
- La mammographie permet de préciser la localisation, la taille et les caractéristiques de l'anomalie (contours flous, pouvant donner une image stellaire comportant des spicules courts), l'existence éventuelle de microcalcifications en foyer.
- Il faut rechercher une autre localisation et la modification des structures voisines.
- La comparaison éventuelle avec les clichés antérieurs peut s'avérer utile.
- La classification dérivée de l'*American College of Radiology* (6 catégories, tableau 20.2) doit figurer dans la conclusion de l'examen radiologique.
- La mammographie permet de guider les biopsies ou le repérage de lésions non palpables : en cas d'images ACR 4 ou ACR 5 (*cf.* fig. 20.7 et 20.8), des prélèvements par biopsie percutanée sont nécessaires.

Tableau 20.1 Classification de la densité mammaire.

Type a	– Sein presque entièrement graisseux – Graisseux homogène – < 25 % de la glande
Type b	– Persistance de quelques reliquats fibroglandulaires – Graisseux hétérogène – 25 à 50 % de glande
Type c	– Seins denses hétérogènes – 51 à 75 % de glande
Type d	– Seins denses homogènes – > 75 % de glande

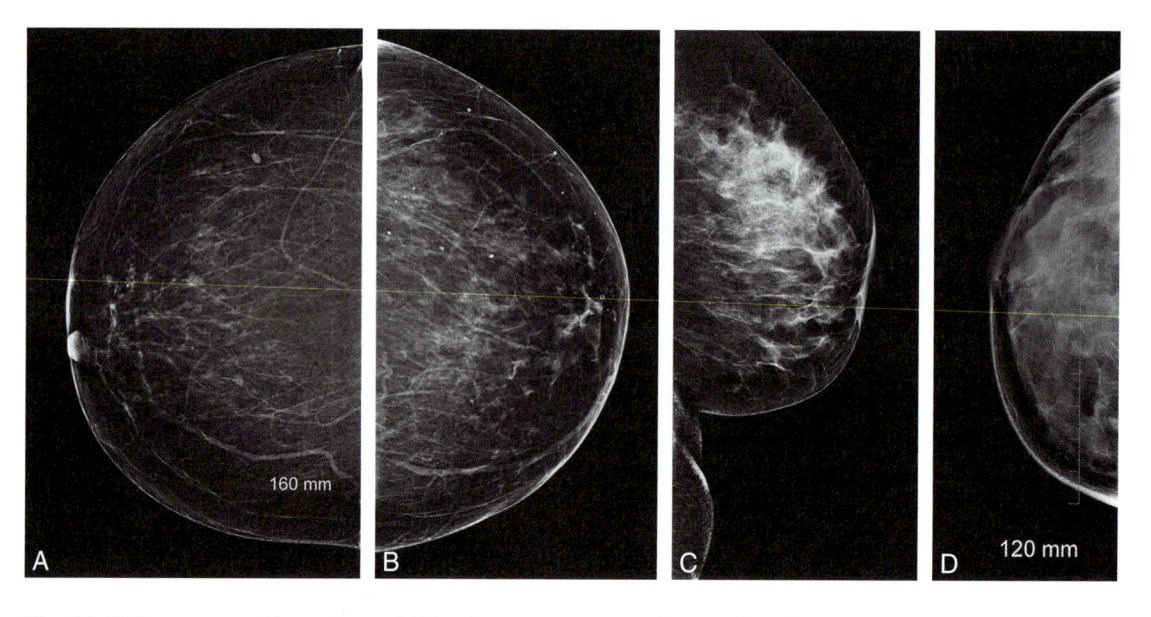

Fig. 20.7 Mammographie : microcalcifications groupées, polymorphes dans un sein de densité de type c (ACR 5).

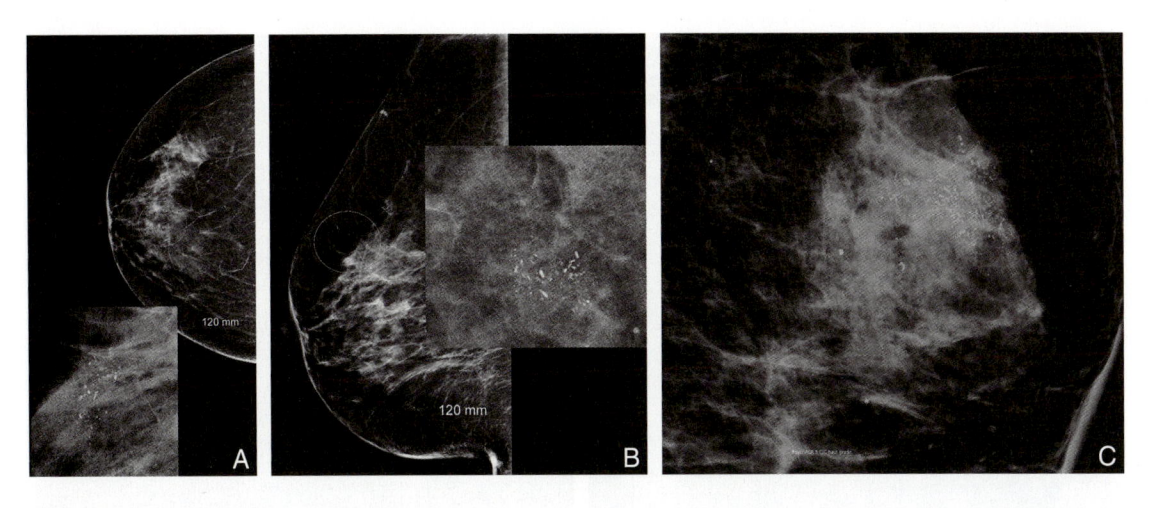

Fig. 20.8 Mammographie : opacité à contours spiculés dans un sein de densité de type b (ACR 5).

Tableau 20.2 Classification dérivée de l'*American College of Radiology*.

ACR 0	Classification d'attente, quand des investigations complémentaires sont nécessaires
ACR 1	Mammographie normale
ACR 2	Il existe des anomalies bénignes (c'est-à-dire sans gravité) qui ne nécessitent ni surveillance ni examen complémentaire
ACR 3	Il existe une anomalie probablement bénigne pour laquelle une surveillance à court terme (3 ou 6 mois) est conseillée
ACR 4	Il existe une anomalie indéterminée ou suspecte
ACR 5	Il existe une anomalie évocatrice d'un cancer

2. Échographie

Échographie du sein

- Elle peut être réalisée à n'importe quel moment du cycle.
- Elle est effectuée en complément de la mammographie, mais parfois il s'agit du seul examen (femmes très jeunes d'âge < 30 ans) ; elle présente un grand intérêt pour les femmes ayant des seins denses +++ et chez la femme enceinte (évite les risques d'irradiation).
- Elle est plus performante que la mammographie pour déterminer la taille de la tumeur et analyser sa structure interne.
- Elle permet de rechercher une autre localisation.
- Les caractéristiques échographiques reposent sur l'échogénicité :
  - anéchogène avec renforcement postérieur : plutôt liquidien ;
  - hypoéchogène avec cône d'ombre postérieur : plutôt solide (fig. 20.9) ;
  - homogène ou hétérogène.
- Elle conduit à la description de la forme et des contours et évalue :
  - la taille (en mm), la localisation ;
  - l'axe par rapport au plan cutané (parallèle ou perpendiculaire) ;
  - le respect ou non des structures périphériques ;
  - la modification de la forme lors de la compression par la sonde.
- L'étude de la vascularisation est possible par Doppler et celle de la déformabilité par élastographie.
- Le guidage du radiologue est possible pour la réalisation de microbiopsies : elle augmente la fiabilité des prélèvements biopsiques.

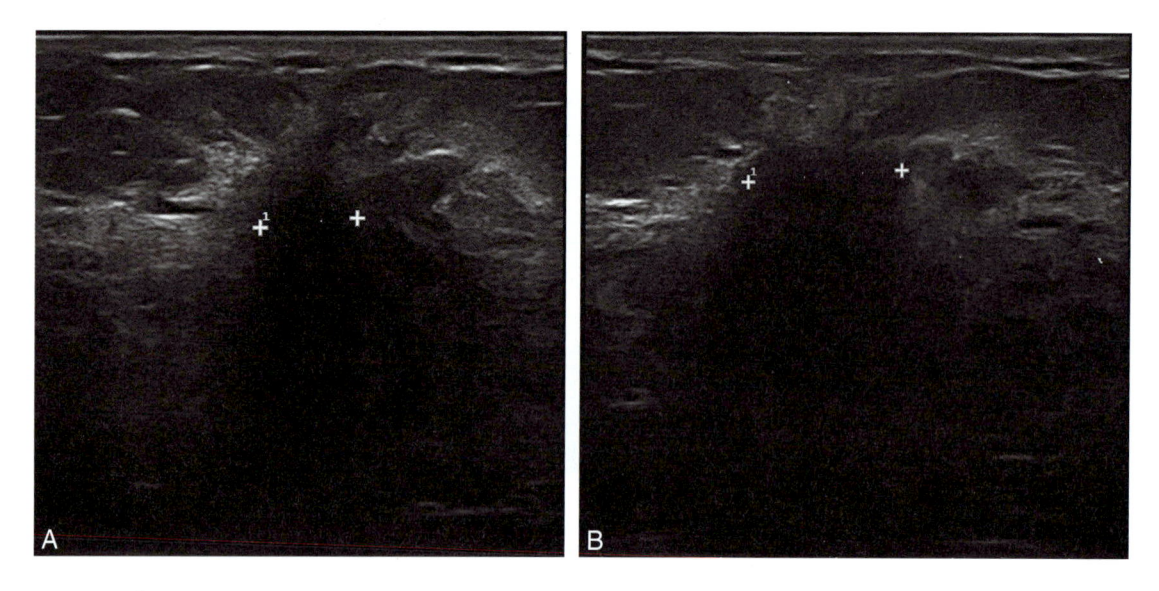

Fig. 20.9 Échographie : masse hypoéchogène à contours irréguliers avec cône d'ombre postérieur.

Échographie axillaire

Elle est réalisée en cas d'adénopathie cliniquement suspecte (recommandation INCa 2012). Cette exploration fait aujourd'hui partie du bilan systématique préopératoire d'un cancer du sein. Elle permet d'effectuer des prélèvements échoguidés cytologiques et anatomopathologiques. Cet examen a donc un intérêt thérapeutique en cas de positivité de la ponction lymphonodale. Il permet d'éviter la pratique du nœud lymphatique sentinelle pour proposer un curage axillaire d'emblée.

3. IRM mammaire (fig. 20.10)

- Il s'agit d'un examen de 2e intention, très sensible (> 90 %) mais peu spécifique (70 à 85 %), en particulier chez la femme jeune.
- L'IRM est réalisée de préférence en 1re partie du cycle, uniquement dans certaines indications :
    - bilan complémentaire lorsque l'imagerie standard (mammographie ou échographie) ne permet pas de conclure avec certitude à l'absence de malignité ;
    - surveillance des patientes sous chimiothérapie néoadjuvante ;
    - bilan d'extension dans le cadre d'un carcinome lobulaire invasif (volontiers multifocal et bilatéral) ;
    - patiente mutée *BRCA1*, *BRCA2* ou à haut risque génétique familial (couplée à la mammographie et à l'échographie dans le cadre de la surveillance annuelle) ;
    - adénopathie métastatique d'un cancer du sein et bilan sénologique normal ;
    - recherche d'une récidive locale après traitement conservateur (aide au diagnostic avec un foyer de cytostéatonécrose) ;
    - suspicion (clinique et/ou échographique) de rupture prothétique en cas de reconstruction mammaire par prothèse.

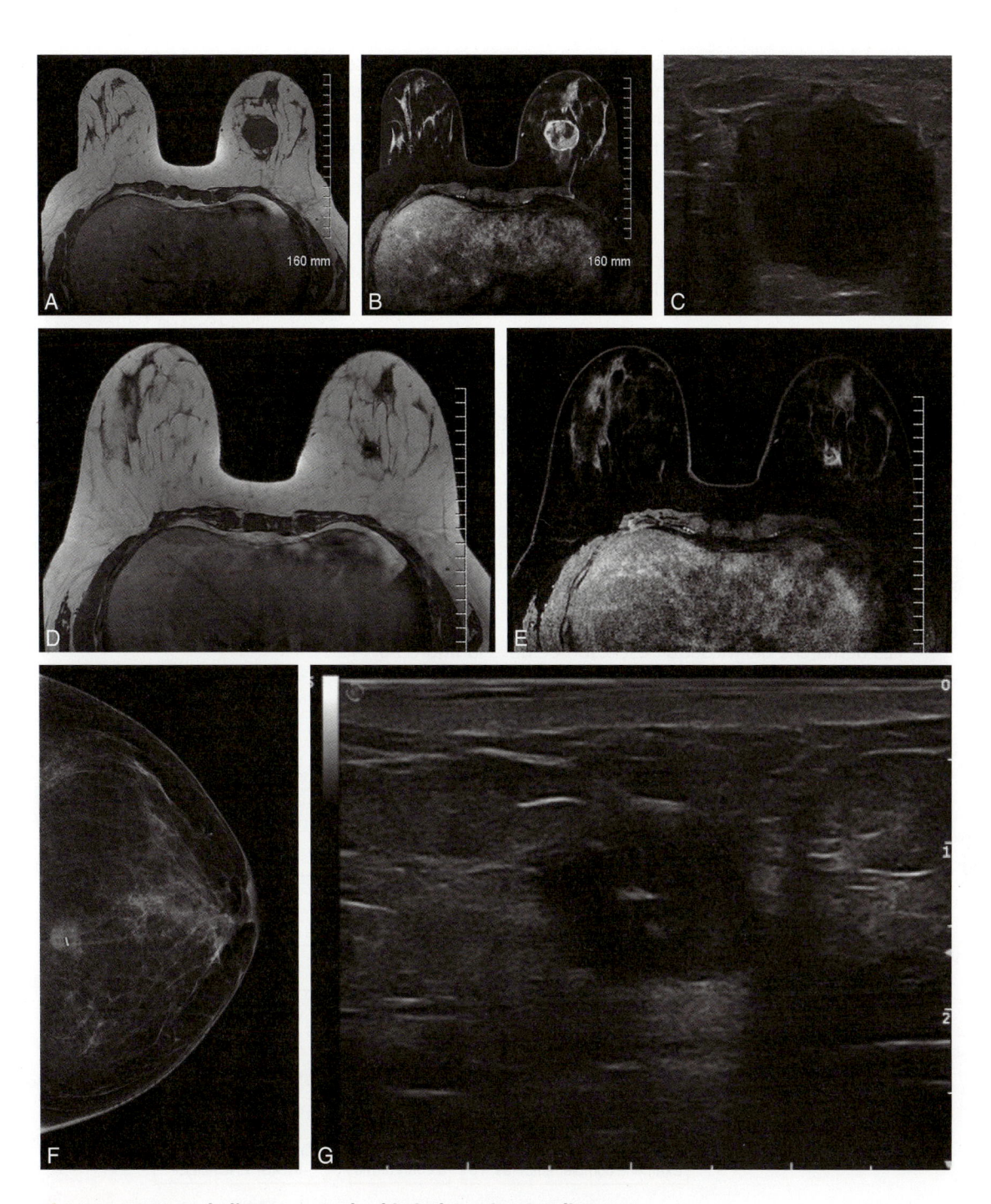

Fig. 20.10 Intérêt de l'IRM en cas de chimiothérapie néoadjuvante.
A, B, C. Bilan d'imagerie avant chimiothérapie néoadjuvante. D, E, F, G. Bilan d'imagerie en fin de chimiothérapie, avant la chirurgie.

4. Prélèvements biopsiques percutanés

- À type de microbiopsies ou macrobiopsies, elles sont réalisées quasi systématiquement en préopératoire, réduisant ainsi la place de l'examen extemporané peropératoire et permettant de définir avec la patiente une conduite à tenir avant l'intervention.

- Le guidage des microbiopsies se fait le plus souvent sous échographie (masse échographique) et celui des macrobiopsies le plus souvent sous stéréotaxie (foyer de microcalcifications mammographique).
- La biopsie permet d'affirmer le diagnostic histologique et d'évaluer un certain nombre de facteurs pronostiques.

- Lésion palpable : microbiopsie.
- Microcalcifications : macrobiopsies.

5. Prélèvements cytologiques

Ils sont non recommandés pour une masse ou un foyer de microcalcifications car :
- ils nécessitent des équipes entraînées (de moins en moins nombreuses), autant pour le prélèvement que pour l'interprétation : la cytologie pourra répondre à l'existence de cellules de carcinome mais il sera très difficile d'affirmer le caractère *in situ* ou infiltrant qui détermine le pronostic et la prise en charge.
- ils peuvent être à l'origine de faux positifs responsables de prises en charge inadaptées.

En revanche, la cytologie d'un écoulement mamelonnaire peut être utile en cas d'écoulement suspect (sanglant +++).

La démarche diagnostique est résumée dans la figure 20.11.

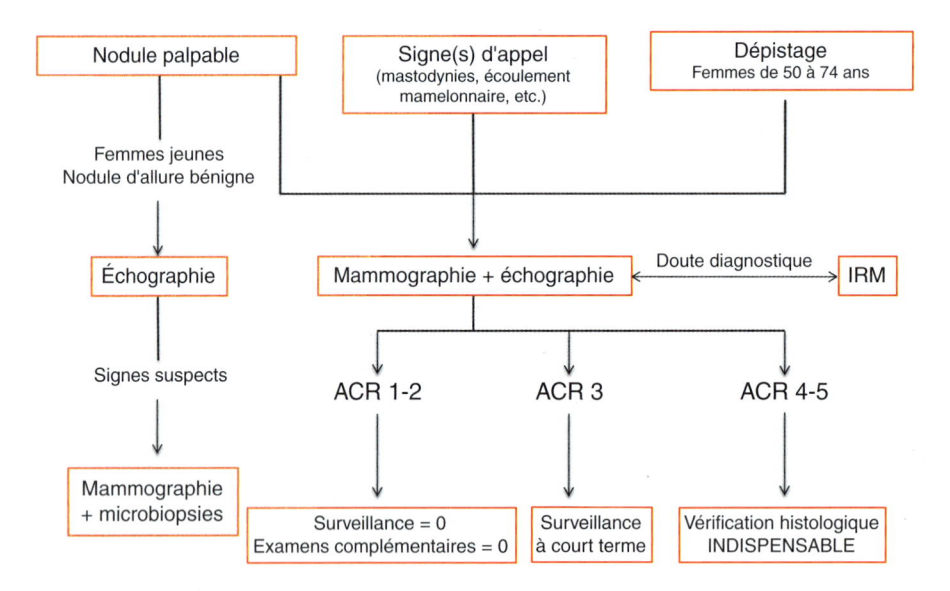

Fig. 20.11 Prise en charge diagnostique d'une tumeur du sein.

III. Prise en charge d'une tumeur bénigne

Toutes les tumeurs bénignes ne sont pas abordées ici (en particulier les tumeurs phyllodes, les papillomes, la cytostéatonécrose ou les hamartomes). Seules le sont les deux pathologies les plus fréquentes.

Les caractéristiques générales des tumeurs bénignes sont leurs contours bien délimités, une croissance lente et une évolution locale limitée au sein (tableau 20.3).

Tableau 20.3 Caractéristiques générales des tumeurs bénignes.
CAT : conduite à tenir ; PEC : prise en charge.

Adénofibrome = prolifération mixte épithéliale et conjonctive	Patiente jeune (< 25–30 ans), y compris adolescente Tuméfaction le plus souvent indolore, unique ou multiple, uni ou bilatérale, bien limitée, mobile par rapport à la peau et au reste de la glande mammaire, de taille en général < 30 mm, de consistance ferme (caoutchouteuse), sans signes locaux ni adénopathie suspecte *Échographie (mammographie)* : masse homogène/lacune hypoéchogène, bien limitée, à bords réguliers, refoulant le tissu mammaire voisin, à grand axe parallèle à la peau, contenant parfois des macrocalcifications *CAT* : microbiopsies si doute (femme > 30 ans, contexte à risque, discordance clinique/imagerie/± histologie) PEC : surveillance annuelle clinique et échographique ; exérèse chirurgicale si douleur ou gêne fonctionnelle, préjudice esthétique, demande formulée par la patiente
Mastopathie fibrokystique (MFK)	Maladie bénigne du sein la plus fréquente chez les femmes de 35 à 50 ans pouvant persister après la ménopause chez les femmes prenant un THM Mastodynies en rapport avec les cycles menstruels Examen clinique : – masse unique ou multiple, arrondie, bien limitée, mobile, de consistance variable (habituellement molle), pouvant être sensible voire douloureuse (kyste sous tension) – placards ambigus, sensibles, parfois écoulement mamelonnaire (blanchâtre, verdâtre, épais) Absence d'adénopathies axillaires suspectes Mammographie : interprétation difficile → clichés comparatifs : – masses kystiques : rondes régulières homogènes, avec liseré de sécurité – placards de fibrose : larges opacités taillées à la serpe – microcalcifications : arrondies réparties en rosace de type lobulaire Échographie : intérêt particulier dans la MFK : – pour visualiser les kystes : masse anéchogène, arrondie, bien limitée, avec renforcement postérieur. Possibilité de ponction à l'aiguille fine à visée thérapeutique en cas de kyste douloureux – en complément de la mammographie dans les placards fibreux, responsables d'une densité mammaire de type c ou d, et les kystes atypiques – pour les kystes atypiques : masse à contenu hétérogène, à parois épaisses et irrégulières, avec présence de végétations intrakystiques CAT : biopsies si doute Traitements : – règles hygiénodiététiques – progestatifs en 2e partie de cycle – pas d'indication chirurgicale en dehors des récidives après ponctions itératives, d'une gêne persistante et des kystes atypiques

IV. Prise en charge d'un cancer du sein

Le cancer du sein est un cancer le plus souvent hormonodépendant.

Deux types de cancers infiltrants sont distingués selon le siège initial des lésions :
- canalaire (ou carcinome non spécifique) : 90 % des cancers ;
- lobulaire : 10 % des cancers particuliers dans leur forme commune par leur bon histopronostic et par le manque de cohésion des cellules qui infiltrent les tissus « en file indienne » (du fait de la perte de la e-cadhérine qui permet aux cellules de s'agréger les unes aux autres).

Il existe de même deux types de cancer du sein non infiltrants, beaucoup moins fréquents : les carcinomes canalaires *in situ* ou intracanalaires (fig. 20.12), et les très rares carcinomes lobulaires *in situ* (LIN 3).

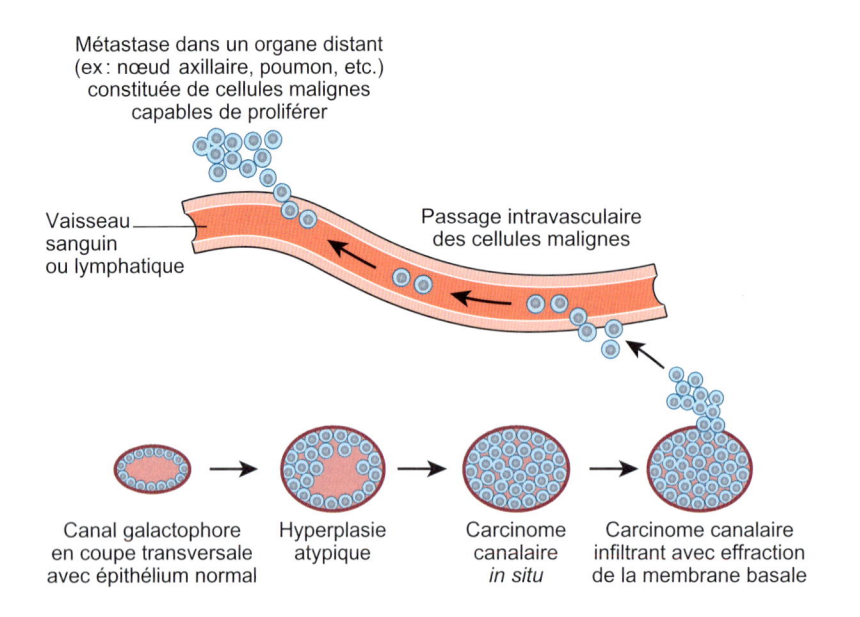

Fig. 20.12 Évolution d'un carcinome canalaire.

L'histoire naturelle d'un cancer du sein est variable et mal connue. La cancérisation des cellules épithéliales mammaires va altérer 3 grandes fonctions cellulaires :
- la multiplication sans contrôle ;
- la capacité de déplacement des cellules ;
- la capacité de franchissement de la membrane basale (= paroi du canal galactophore).

L'aspect clinique des cancers du sein est la résultante de ces modifications : par exemple, les cancers intracanalaires ou *in situ* sont des cancers où les cellules se déplacent et prolifèrent sans avoir encore eu la capacité de franchir les parois du canal (à l'inverse des cancers infiltrants) ayant par conséquent un risque métastatique nul.

A. Examen clinique

1. Contexte de découverte

Un cancer du sein peut être découvert :
- au cours d'une autopalpation ou d'un examen par le médecin :
  - découverte d'un nodule dans le sein ou d'un nœud lymphatique axillaire augmenté de volume et de consistance dure,
  - modifications de la peau du sein ou du mamelon : rétraction, déviation ou invagination du mamelon, peau d'orange,
  - augmentation du volume du sein avec une rougeur et une chaleur locale importante pouvant être le signe d'un cancer du sein inflammatoire ;

> L'apparition d'un nodule du sein chez une femme ménopausée témoigne d'un cancer du sein jusqu'à preuve du contraire.

- par la survenue de symptômes :
  - douleur, écoulement sanglant du mamelon,
  - dans les formes évoluées : signes de métastases (douleurs osseuses, dyspnée, toux, nausées, anorexie, amaigrissement, céphalées);
- lors d'un examen de dépistage.

2. Facteurs de risque +++

Cf. aussi chapitre 17.

Le cancer du sein est une maladie d'origine multifactorielle. Il existe des facteurs de risque externes, liés à l'environnement et aux modes et conditions de vie, et internes, d'origine constitutionnelle (tableau 20.4).

Tableau 20.4 Facteurs de risque de cancer du sein.

Facteurs de risque principaux	Autres facteurs de risque
Âge	Exposition aux hormones
Première grossesse tardive et pauciparité	Consommation d'alcool
Ménarches précoces; ménopause tardive	Irradiation
Antécédents personnels de cancer du sein	Surpoids en post-ménopause
Antécédents familiaux de cancer du sein	Haut niveau socioéconomique
Mastopathie à risque histologique	Sédentarité (après la ménopause)
Prédisposition génétique au cancer du sein	

3. Examen clinique recherchant des signes suspects de malignité

- Au niveau du sein, l'examen recherche une masse dure, mal limitée, une rétraction cutanée (tumeurs des quadrants inférieurs) ou de la PAM, un écoulement mamelonnaire et, dans les formes localement évoluées : une adhérence à la peau et/ou au plan profond, des signes inflammatoires (placard érythémateux, œdème cutané donnant un aspect de peau d'orange). La taille tumorale reste un des principaux facteurs pronostiques.
- L'examen recherche des adénopathies axillaires ± sus-claviculaires et des métastases à distance.
- Enfin, n'oublions pas que les cancers du sein et de l'endomètre surviennent volontiers sur les mêmes terrains et que les mutations *BRCA* sont responsables aussi de lésions ovariennes ou péritonéales, c'est dire que l'examen gynécologique doit être réalisé systématiquement chez ces patientes.

B. Examens paracliniques

1. Bilan sénologique (mammographie/échographie) : image suspecte classée ACR 4 ou 5

- À la mammographie, il s'agit d'une masse dense spiculée (fig. 20.13), d'une rupture architecturale (fig. 20.14), de microcalcifications regroupées, plus ou moins branchées, et semblant suivre un galactophore.
- À l'échographie mammaire, on retrouve un nodule hypoéchogène, irrégulier, de grand axe perpendiculaire à la peau pouvant être associé à un cône d'ombre postérieur.
- L'échographie du creux axillaire, en cas d'adénopathies axillaires suspectes cliniquement, retrouve des nœuds lymphatiques axillaires augmentés de taille.

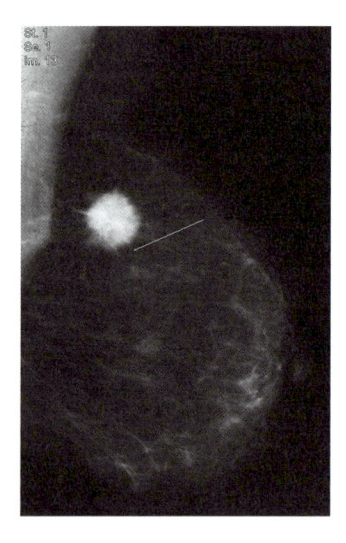

Fig. 20.13 Masse dense à contours irréguliers, avec spicules courts partant du bord de la masse.

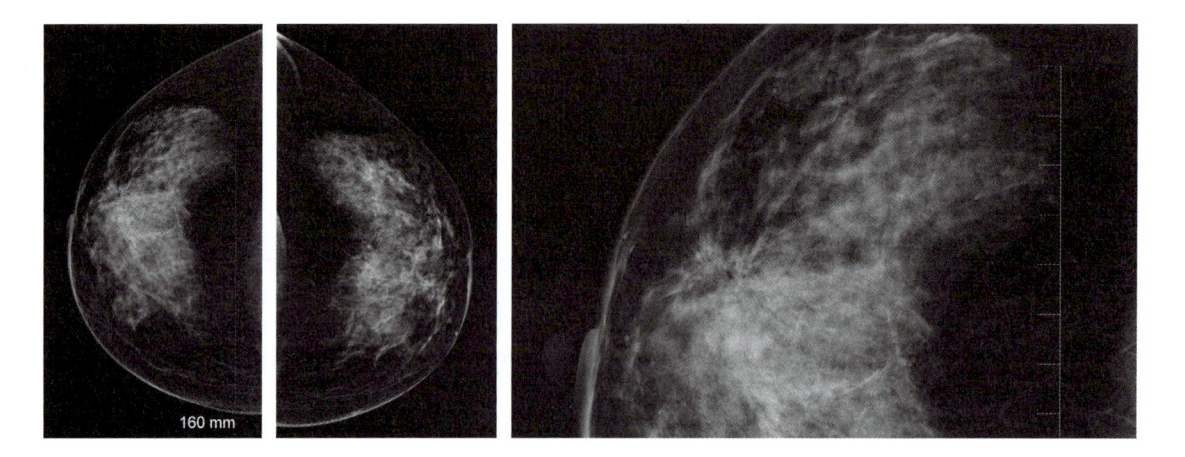

Fig. 20.14 Aspect de rupture architecturale à la mammographie.

2. Prélèvements percutanés

Ils permettent de :
- confirmer le diagnostic histologique :
    - il existe 2 types anatomopathologiques principaux : le carcinome canalaire (non spécifique) et le carcinome lobulaire,
    - le carcinome peut être intracanalaire ou *in situ*, c'est-à-dire ne comportant pas d'envahissement de la membrane basale et donc à risque métastatique quasi nul, soit infiltrant, comportant une infiltration du tissu conjonctif et donc un risque métastatique potentiel en cas de facteurs de mauvais pronostic ;

- donner des facteurs pronostiques (uniquement pour les carcinomes infiltrants) :
  - grade histologique de Scarff Bloom Richardson reposant sur la différenciation tumorale, les atypies cellulaires et le compte des mitoses,
  - embols vasculaires (présence/absence),
  - marqueurs de prolifération : Ki 67, cytométrie de flux (phase S) ; la place du Ki 67 est controversée,
  - récepteurs hormonaux (RH) à l'œstrogène et à la progestérone (positifs/négatifs) ;
  - HER2 (0, +, ++, +++) : seul HER2 +++ est considéré comme positif ;
  - envahissement lymphonodal.

Au total

Les facteurs de mauvais pronostic faisant poser l'indication d'une chimiothérapie sont : l'âge < 35 ans, la taille de la lésion ≥ pT2 cm, l'envahissement lymphonodal (discussion au cas par cas), les récepteurs hormonaux négatifs, la sur expression HER2 (à 3+), la présence d'emboles vasculaires.
Les facteurs prédictifs de réponse au traitement sont :
- les RH qui prédisent l'efficacité de l'hormonothérapie en cas de positivité ;
- la surexpression HER2 à 3+ qui prédit l'efficacité du trastuzumab (Herceptin®).

Pour information
En regroupant plusieurs de ces facteurs, on distingue actuellement 4 grands groupes de tumeurs (classification moléculaire) :
- tumeurs luminales A (RE et/ou RP positifs, HER2 négatif) ;
- tumeurs luminales B (RE ou RP positif, HER2 positif) ;
- tumeurs triples négatives (RE, RP et HER2 négatifs) ;
- tumeurs HER2 positives (RE et RP négatifs, HER2 positif).

La connaissance de ces facteurs pronostiques est essentielle car ce sont eux qui déterminent les indications des traitements adjuvants des carcinomes infiltrants. La nature des traitements doit être expliquée à la patiente et son avis pris en compte dans les indications thérapeutiques.

Les indications des traitements adjuvants sont discutées en réunion de concertation pluridisciplinaire (RCP).

En parallèle de la prise en charge médicale, les patientes bénéficient d'un accompagnement par une infirmière (infirmière d'annonce) et un(e) psychologue.

L'ensemble des soins, examens, transports, etc. est pris en charge à 100 % par la sécurité Sociale.

C. Prise en charge des carcinomes intracanalaires (fig. 20.15)

1. Bilan préopératoire

- Il est nécessaire d'effectuer un repérage radiologique préopératoire (lésions le plus souvent infracliniques).
- On ne réalise pas de bilan d'extension car il n'existe pas de risque métastatique.
- Il n'y a pas d'indication à réaliser une IRM mammaire.

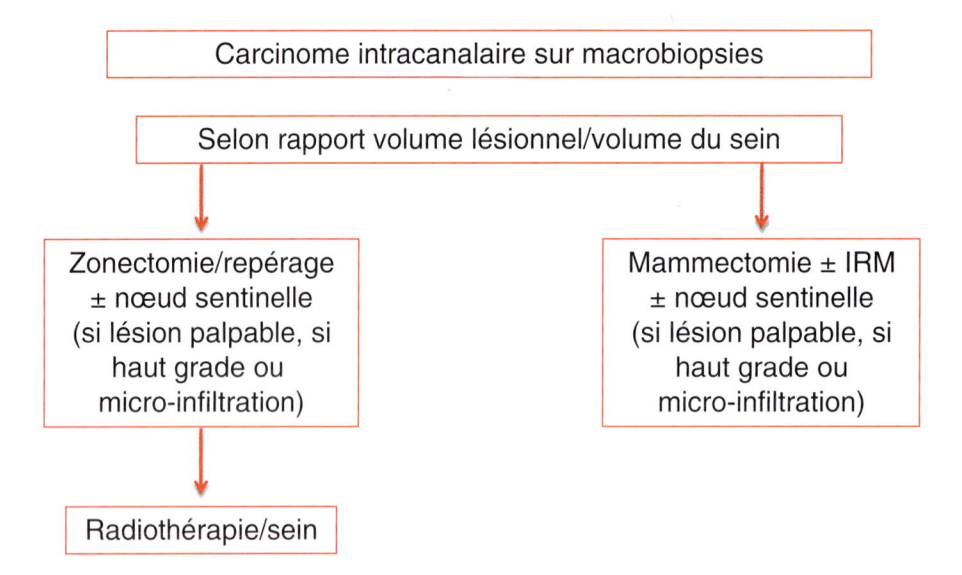

```
┌─────────────────────────────────────────────┐
│  Carcinome intracanalaire sur macrobiopsies │
└─────────────────────────────────────────────┘
                      │
                      ▼
┌─────────────────────────────────────────────┐
│   Selon rapport volume lésionnel/volume du sein │
└─────────────────────────────────────────────┘
         │                              │
         ▼                              ▼
┌──────────────────────┐      ┌──────────────────────┐
│  Zonectomie/repérage │      │  Mammectomie ± IRM   │
│   ± nœud sentinelle  │      │   ± nœud sentinelle  │
│ (si lésion palpable, │      │ (si lésion palpable, │
│  si haut grade ou    │      │  si haut grade ou    │
│  micro-infiltration) │      │  micro-infiltration) │
└──────────────────────┘      └──────────────────────┘
         │
         ▼
┌──────────────────────┐
│   Radiothérapie/sein │
└──────────────────────┘
```

Fig. 20.15 Prise en charge thérapeutique des carcinomes intracanalaires.
RMI : reconstruction mammaire immédiate.

2. Traitement

- La prise en charge chirurgicale est conservatrice (zonectomie ou tumorectomie) ou radicale (mammectomie) en fonction de la taille lésionnelle, du nombre de foyers et du volume des seins. La marge de tissus sains tout autour du carcinome doit être ≥ 2 mm.
- En cas de tumorectomie, une radiothérapie systématique est entreprise au niveau du sein après l'intervention.
- En cas de mammectomie, on n'effectue pas de radiothérapie ; une reconstruction mammaire immédiate est possible.
- Il n'y a pas d'indication pour le nœud lymphatique sentinelle : il peut se discuter au cas par cas en cas de carcinome intracanalaire ou lobulaire de haut grade avec territoire lésionnel étendu (indication de mammectomie), lorsqu'il existe un doute de micro-invasion, ou encore lorsque la lésion est palpable.

D. Prise en charge des carcinomes infiltrants (fig. 20.16 et 20.17)

1. Bilan d'extension

La taille de la tumeur et l'envahissement lymphonodal sont les deux principaux facteurs prédictifs de métastases asymptomatiques.

Les sites métastatiques préférentiels sont les os, les poumons et le foie.

- On effectue un bilan d'extension préopératoire seulement en présence de facteurs pronostiques péjoratifs :
  - cliniques :
    - tumeurs T3, T4,

Item 309 – UE 9 – Tumeurs du sein

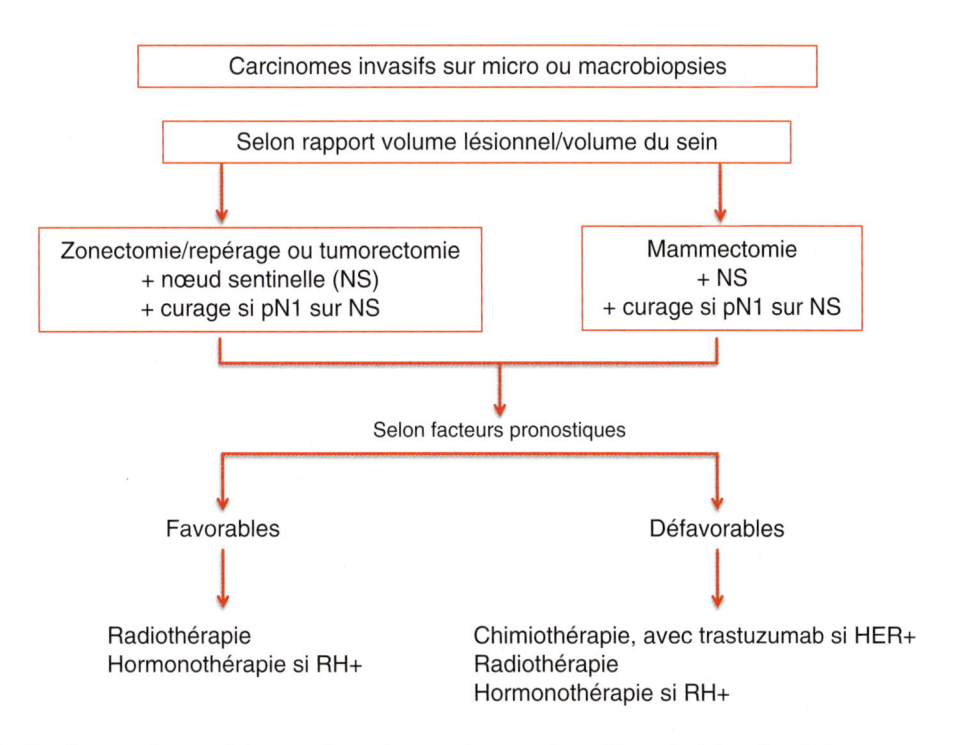

```
Carcinomes invasifs sur micro ou macrobiopsies
                    ↓
    Selon rapport volume lésionnel/volume du sein
           ↓                              ↓
Zonectomie/repérage ou tumorectomie    Mammectomie
   + nœud sentinelle (NS)               + NS
   + curage si pN1 sur NS               + curage si pN1 sur NS
                    ↓
         Selon facteurs pronostiques
           ↓                              ↓
       Favorables                     Défavorables
           ↓                              ↓
   Radiothérapie          Chimiothérapie, avec trastuzumab si HER+
   Hormonothérapie si RH+ Radiothérapie
                          Hormonothérapie si RH+
```

Fig. 20.16 Prise en charge thérapeutique des carcinomes invasifs opérables d'emblée.

```
Carcinomes invasifs sur micro ou macrobiopsies
Rapport volume lésionnel/volume du sein
ne permettant pas un traitement conservateur du sein d'emblée
           ↓                              ↓
      Mammectomie                   Chimiothérapie
   + nœud sentinelle (NS)            néoadjuvante
   + curage si pN1 sur NS                 ↓
           ↓                      Selon réponse tumorale
   Selon facteurs pronostiques      ↓              ↓
     ↓            ↓          Tumorectomie ou   Mammectomie
 Favorables   Défavorables   zonectomie si RC  + curage
     ↓            ↓             + curage
 Radiothérapie Chimiothérapie          ↓
 Hormonothérapie (avec trastuzumab    Radiothérapie
 (si RH+)       si HER2+)             Hormonothérapie (si RH+)
                Radiothérapie
                Hormonothérapie (si RH+)
```

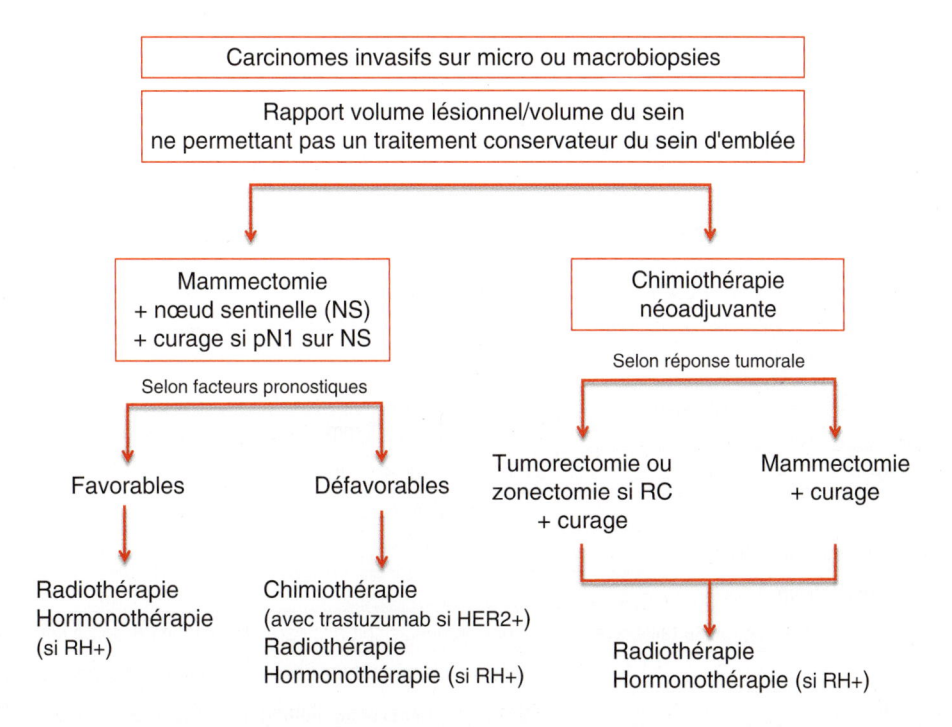

Fig. 20.17 Prise en charge thérapeutique des carcinomes invasifs ne permettant pas un traitement conservateur d'emblée.
RC : réponse complète.

- envahissement lymphonodal (N+),
- signe(s) d'appel ;
- anatomopathologiques/biologiques :
  - grade 3,
  - récepteurs hormonaux négatifs (RH–),
  - HER2 positif (HER2 +++).
- Les indications en option à discuter en RCP sont les suivantes :
  - tumeurs T2 ;
  - présence d'emboles vasculaires, pN1 micrométastatique, Ki 67 (> 20 %).
- Dans ce cas, le bilan de 1re intention peut reposer sur l'une des deux options suivantes :
  - TDM thoraco-abdomino-pelvienne et scintigraphie osseuse ;
  - TEP-TDM au ^{18}FDG.

> **À titre d'information**
> La réalisation d'une IRM cérébrale systématique, dans le cadre du bilan initial chez des patientes asymptomatiques atteintes de tumeurs surexprimant HER2 n'est pas justifiée.

Le dosage du CA15-3 ne figure plus dans aucun référentiel, ni pour le diagnostic ni en bilan d'extension métastatique.

2. Stadification de la maladie

Elle est systématique avant l'établissement du protocole thérapeutique (tableau 20.5).

La classification pTNM ou ypTNM est obtenue grâce à l'analyse anatomopathologique des lésions, et non uniquement clinique.

Tableau 20.5 Classification TNM des cancers du sein.

Tumeur primaire T		
Tx	La tumeur primitive ne peut pas être évaluée	
T0	La tumeur primitive n'est pas palpable	
Tis	Carcinome *in situ*	
T1	Tumeur ≤ 2 cm	
	T1mic	Micro-invasion ≤ 1 mm
	T1a	1 mm < tumeur ≤ 5 mm
	T1b	5 mm < tumeur ≤ 1 cm
	T1c	1 cm < tumeur ≤ 2 cm
T2	2 cm < tumeur ≤ 5 cm	
T3	Tumeur > 5 cm	
T4	Tumeur, quelle que soit sa taille, avec une extension directe soit à la paroi thoracique (a), soit à la peau (b)	
	T4a	Extension à la paroi thoracique en excluant le muscle pectoral
	T4b	Œdème (y compris peau d'orange) ou ulcération de la peau du sein, ou nodules de perméation situés sur la peau du même sein
	T4c	T4a + T4b
	T4d	Cancer inflammatoire

Nœuds lymphatiques régionaux N	
Nx	L'envahissement des nœuds lymphatiques régionaux ne peut pas être évalué
N0	Absence d'envahissement lymphonodal
N1mi	Micrométastases > 0,2 mm et ≤ 2 mm
N1	Adénopathies axillaires homolatérales mobiles
N2	Adénopathies axillaires homolatérales fixées (N2a), ou mammaires internes homolatérales et sans adénopathies axillaires cliniques (N2b)
N3	Adénopathies sous-claviculaires et axillaires homolatérales (N3a), ou adénopathies mammaires internes et axillaires homolatérales (N3b), ou sus-claviculaires (N3c)
Métastases à distance	
Mx	Aucune information sur les métastases
M0	Pas de métastase
M1	Métastases à distance (y compris adénopathie sus-claviculaire)

3. Traitement

Il est élaboré et validé en RCP préthérapeutique, à partir de l'ensemble des données diagnostiques, pronostiques et prédictives de réponse aux traitements. Il s'agit d'un programme personnalisé de soins (PPS).

Le PPS sera présenté à la patiente lors d'une consultation médicale d'annonce, qui pourra être renforcée par une consultation paramédicale d'annonce.

Les traitements ont pour objectif de :
- faire l'exérèse de la tumeur et/ou traiter les métastases ;
- réduire le risque de récidive ;
- ralentir le développement de la tumeur ou des métastases ;
- améliorer le confort et la qualité de vie de la personne malade, en traitant les symptômes engendrés par la maladie.

Chirurgie

Elle est pratiquée en 1re intention en présence de tumeur opérable d'emblée, non métastatique et non inflammatoire (*cf.* fig. 20.16) :
- au niveau du sein :
  - le traitement est conservateur (tumorectomie, ou zonectomie si tumeur non palpable) ou radical (mammectomie) en fonction de la taille tumorale, du nombre de foyers, du volume du sein et des lésions associées éventuelles (carcinome *in situ* +++). Le traitement chirurgical conservateur du sein dépend de la taille de l'exérèse nécessaire pour obtenir l'exérèse complète de la tumeur en marges saines et du volume du sein pour un résultat cosmétique satisfaisant. Il s'associe systématiquement à une radiothérapie de la glande mammaire. En cas de contre-indication à la radiothérapie du sein, il ne peut y avoir de traitement conservateur,
  - il faut noter qu'en cas d'indication de traitement conservateur, la patiente peut préférer opter pour la chirurgie radicale (mammectomie),
  - la réalisation d'une reconstruction mammaire immédiate en cas de radiothérapie ou chimiothérapie prévue(s) ou possible(s) en postopératoire est à discuter en RCP ;

- au niveau de l'aire axillaire :
  - le nœud sentinelle (NS) est le premier nœud de drainage de la glande mammaire : son analyse anatomopathologique, lorsqu'elle est négative, permet de s'affranchir du curage lymphonodal plus morbide ; il implique un double repérage par injection de gadolinium et de bleu de patente et, de façon plus récente, par fluorescence en utilisant de l'indocyanine green,
  - si la taille tumorale est ≤ 3 cm, et jusqu'à 5 cm selon certaines recommandations, il est possible de réaliser un prélèvement du NS. L'analyse extemporanée du NS en peropératoire n'est plus systématique car :
    - en cas de NS non métastatique, on n'effectue pas de curage axillaire,
    - en cas de NS métastatique, l'indication d'un curage axillaire est discutée en RCP,
  - si la taille tumorale est > 3 cm, et jusqu'à 5 cm selon certaines recommandations, ou en cas de nœud envahi en préopératoire (ponction positive sous échographie) : un curage axillaire est réalisé d'emblée,
  - les complications postopératoires du curage axillaire peuvent être :
    - immédiates : hématome, lymphocèle, troubles neurologiques sensitifs du creux axillaire et de la face interne du bras,
    - à distance : algoneurodystrophie, enraidissement de l'épaule, lymphœdème du membre supérieur.

Le traitement chirurgical est indiqué lorsque le rapport volume tumoral/volume du sein ne permet pas un traitement conservateur d'emblée (*cf.* fig. 20.17) et en cas de tumeur mammaire unique non inflammatoire ; il existe alors deux options thérapeutiques :
- soit mammectomie + curage axillaire ;
- soit chimiothérapie néoadjuvante : le traitement comporte en général 6 cycles avec un suivi de la réponse tumorale par l'examen clinique et l'imagerie (IRM +++) (*cf.* fig. 20.10) :
  - réponse tumorale insuffisante : mammectomie + curage axillaire,
  - réponse tumorale permettant un traitement conservateur (en cas de réponse complète [RC], avec disparition de la tumeur, ou de réponse partielle mais avec un rapport volume tumoral/volume du sein devenu favorable pour la conservation du sein) : tumorectomie ou zonectomie + curage axillaire.

Radiothérapie
- On effectue une radiothérapie du sein restant (systématique) ou de la paroi thoracique (en cas de mammectomie et tumeur localement évoluée) et des aires lymphonodales (en cas d'envahissement lymphonodal) mammaires internes et sus-claviculaires (qui peuvent être irradiées de principe en cas de nœud axillaire positif ou de tumeur à localisation centrale ou interne ou de volumineuse tumeur).
- La radiothérapie du creux axillaire n'est pas envisagée en cas de curage axillaire réalisé, en raison du risque de lymphœdème et de l'absence de bénéfice sur le contrôle local et la survie.

Traitements médicaux
Ils sont discutés en RCP post-thérapeutique après réception des résultats des examens pratiqués sur les prélèvements opératoires.

Chimiothérapie
- Elle peut être de 2 types :
  - adjuvante selon les données pronostiques : taille tumorale ≥ 2 cm, atteinte lymphonodale axillaire, agressivité histologique (grade 3, récepteurs hormonaux négatifs, HER2+) et âge de la patiente (femmes jeunes +++ < 35 ans), ou en cas de tumeur particulière (triple négative, ou HER2+) ;

- néoadjuvante en cas de tumeur évoluée non accessible à un traitement conservateur d'emblée, inflammatoire, ou de tumeur particulière (triple négative, ou HER2+).
- Il s'agit d'une polychimiothérapie comportant une anthracycline (FEC 100 : 5-FU, épirubicine, cyclophosphamide) et du paclitaxel (Taxol®).
- La toxicité est veineuse (intérêt de la pose d'une chambre implantable), hématologique (leucémies secondaires), cutanée (éruptions, pigmentation, alopécie), digestive (nausées vomissements, diarrhée), hormonale (ménopause iatrogène), neurologique (avec les taxanes), cardiaque (avec les anthracyclines).

Thérapie ciblée

- Le trastuzumab (Herceptin®) est un anticorps monoclonal inhibant la prolifération des cellules surexprimant HER2 (à 3+). Il est délivré en association avec la chimiothérapie et pendant 1 an (18 perfusions au total), en concomitance du paclitaxel (Taxol®) et de la radiothérapie.
- Il a pour effet secondaire d'être cardiotoxique.

Hormonothérapie

En cas de récepteurs hormonaux positifs, elle est prescrite pour une durée de 5 ans, parfois étendue jusqu'à 10 ans lorsqu'il existe une atteinte lymphonodale ; elle est à valider en RCP sous forme :
- adjuvante :
  - avant la ménopause, par antiœstrogène (tamoxifène, existe sous forme génériquée), 1 cp à 20 mg/j :
    - sa toxicité entraîne : prise de poids, maladie thromboembolique (l'antécédent de maladie thromboembolique est une contre-indication à sa prescription), augmentation du risque de cancer de l'endomètre,
    - chez les patientes <35 ans avec facteurs de gravité, une suppression ovarienne (analogues de la LH-RH) est discutée en RCP,
  - après la ménopause, par antiaromatase (anastrozole [Arimidex®], létrozole [Fémara®], exémestane [Aromasine®], existent aussi sous forme génériquée), 1 cp/j :
    - leur toxicité entraîne : bouffées vasomotrices, troubles de l'humeur, prise de poids, arthromyalgies, dyslipidémie, ostéoporose,
    - en cas de contre-indication aux antiaromatases en post-ménopause, le traitement peut être fait par du tamoxifène ;
- parfois néoadjuvante chez les patientes ménopausées RH+ avant chirurgie : tumorectomie/curage axillaire ou mammectomie/curage axillaire selon la réponse tumorale. Cette option peu fréquente est à valider en RCP.

4. Surveillance

Elle comporte :
- une prise en charge conjointe par : chirurgien, oncologue médical, radiothérapeute, médecin généraliste et/ou gynécologue ;
- un examen clinique biannuel les 5 premières années, puis annuel. Mammographie ± échographie sont pratiquées chaque année à vie. Les autres examens sont réalisés à la demande. Aucun autre examen systématique n'est pratiqué chez une patiente asymptomatique, notamment pas de recherche systématique de métastase ;
- la surveillance de la tolérance de l'hormonothérapie en raison de ses effets secondaires (*cf. supra*).

5. Consultation d'oncogénétique

Le rôle du clinicien est de repérer les patientes relevant d'une indication de cette consultation, en vue de l'analyse génétique. Cette analyse nécessitera le consentement éclairé et écrit de la patiente.

Elle peut être utile à chaque fois qu'existe un contexte héréditaire. Le but de la consultation est la recherche d'une mutation portant actuellement principalement sur les gènes *BRCA1*, *BRCA2* ou *PALB2*, devant des antécédents personnels et/ou familiaux évocateurs :

- antécédents personnels :
    - femme <36 ans, cancer du sein de type médullaire, cancer du sein triple négatif avant l'âge de 51 ans. Cancer du sein chez un homme,
    - cancer du sein et de l'ovaire chez la même patiente,
    - cancer de l'ovaire survenant avant l'âge de 71 ans,
    - cancer du sein bilatéral (synchrone ou non) ;
- antécédents familiaux :
    - au moins 3 cancers du sein chez des personnes apparentées du 1er et 2e degré,
    - au moins 2 cancers du sein chez des personnes apparentées du 1er et 2e degré âgées de moins de 70 ans, dont une de moins de 50 ans.

Plusieurs cas de cancer chez la même personne ou dans la famille peuvent faire évoquer un syndrome de prédisposition génétique autre que *BRCA* (syndrome de Li Fraumeni, syndrome de Cowden, etc.).

> **Points clés**
>
> - Le diagnostic des pathologies du sein repose sur un trépied : l'examen clinique, l'imagerie (mammographie et échographie) et, à chaque fois que nécessaire, l'histologie.
> - Le fibroadénome est la tumeur la plus fréquente de la femme de moins de 30 ans, la maladie fibrokystique apparaît surtout entre 35 ans et la ménopause.
> - Le cancer du sein est à évoquer à n'importe quel âge, surtout en cas de facteur de risque génétique, il est beaucoup plus fréquent après 50 ans.
> - Il s'agit du cancer le plus fréquent chez la femme, d'où la réalisation d'un dépistage organisé avec réalisation d'une mammographie avec deux incidences, tous les 2 ans chez les femmes de 50 à 74 ans, avec double lecture.
> - Il s'agit d'un cancer hormonodépendant dans 60 à 70 % des cas (facteurs de risques d'hyperœstrogénie à rechercher à l'interrogatoire ++) ; toute contraception hormonale ou tout traitement hormonal substitutif de la ménopause sont donc contre-indiqués à vie.
> - Le type de cancer le plus fréquent est l'adénocarcinome canalaire infiltrant (ou carcinome infiltrant non spécifique).
> - La connaissance des facteurs pronostiques du cancer du sein est essentielle pour la prise en charge thérapeutique : ils doivent en conséquence être parfaitement connus. Il s'agit, pour le cancer du sein infiltrant :
>   - de l'âge <35 ans ;
>   - d'une taille de la tumeur ≥2 cm ;
>   - de facteurs histologiques ou biologiques : grade histopronostique de Scarff Bloom Richardson élevé (grade III), présence d'emboles vasculaires, marqueurs de prolifération élevés, absence de récepteurs hormonaux, surexpression de HER2 à 3+, envahissement lymphonodal ;
>   - de la présence de signes inflammatoires ;
>   - de la présence de métastases.
> - Les sites métastatiques les plus fréquents sont les os, les poumons et le foie.
> - Le traitement repose sur la chirurgie et la radiothérapie au niveau locorégional, la chimiothérapie, l'hormonothérapie et les thérapies ciblées au niveau général.

Item 309 – UE 9 – Tumeurs du sein

Notions indispensables PCZ

- Le dépistage doit être systématique entre 50 et 74 ans chez toutes les femmes.
- Le type de cancer le plus fréquent est l'adénocarcinome canalaire infiltrant.
- Les sites métastatiques les plus fréquents sont les os, les poumons et le foie.

Pour en savoir plus

[QR]	HAS. Cancer du sein. Guide maladie chronique, mars 2010. http://www.has-sante.fr/portail/jcms/c_927251/ald-n-30-cancer-du-sein
[QR]	HAS. Classification en six catégories des images mammographiques en fonction du degré de suspicion de leur caractère pathologique – Correspondance avec le système BIRADS de l'American College of Radiology (ACR). Recommandation de bonne pratique, février 2002. http://www.has-sante.fr/portail/display.jsp?id=c_272162
[QR]	HAS. Place de l'IRM mammaire dans le bilan d'extension locorégional préthérapeutique du cancer du sein. Rapport d'évaluation, mars 2010. http://www.has-sante.fr/portail/jcms/c_936419/place-de-lirm-mammaire-dans-le-bilan-dextension-locoregional-pretherapeutique-du-cancer-du-sein

II

Connaissances Obstétrique

CHAPITRE 21

Item 21 – UE 2 – Examen prénuptial

I. Pour comprendre
II. Quelles patientes sont concernées, et quand ?
III. Quelles informations recueillir ?
IV. Quel examen clinique réaliser ?
V. Quels examens biologiques proposer ?
VI. À quels traitements médicamenteux être attentif ?
VII. Quelles vaccinations proposer ?
VIII. Quelle prévention proposer pour les risques liés au mode de vie et à l'environnement ?
IX. Conclusion

> *Objectif pédagogique*
> ■ Préciser les dispositions réglementaires et les objectifs de l'examen prénuptial.

I. Pour comprendre

L'examen prénuptial a été supprimé par la loi n° 2007-1787 du 20 décembre 2007 relative à la simplification du droit, pour deux raisons principales : la raréfaction des couples mariés au moment de la première grossesse et pour des motifs médicoéconomiques. Initialement obligatoire 2 mois avant tout mariage, l'examen prénuptial devait permettre aux futurs époux de faire le point sur leur état de santé et de rechercher des affections transmissibles à leur descendance. Cette consultation était l'occasion d'une information plus large sur l'hygiène de vie et la planification familiale.

Cependant, la Haute autorité de santé souligne dans son rapport de 2009, « Projet de grossesse : informations, messages de prévention, examens à proposer », l'intérêt d'une telle démarche comme mode de prévention pour la santé des couples. La dénomination « examen prénuptial » est donc obsolète, et le terme de consultation préconceptionnelle semble plus approprié si l'on tient compte de l'évolution sociétale. Ce temps de consultation ne doit pas être banalisé puisqu'il permet de repérer les situations à risque de complications et d'anticiper certains ajustements thérapeutiques pour le bon déroulement d'une future grossesse.

Cette consultation peut être menée par un médecin (généraliste, gynécologue médical, gynécologue-obstétricien) ou une sage-femme, que ce professionnel suive ou non la grossesse par la suite.

II. Quelles patientes sont concernées, et quand ?

Cette consultation concerne :
- tout couple ayant un projet de grossesse clairement exprimé (arrêt envisagé d'une contraception, problème de fertilité, questions sur le déroulement d'une grossesse) ;
- les patientes lors d'un suivi gynécologique régulier en l'absence d'expression d'un projet de grossesse, et en particulier lors du renouvellement d'une contraception si le professionnel a connaissance d'un projet de mariage ou de vie en couple.

Le renouvellement des informations et messages de prévention, ainsi que les éventuels examens cliniques et biologiques proposés, dépendent de l'expression ou non d'un souhait de grossesse, et des évolutions du mode de vie de la femme ou du couple.

III. Quelles informations recueillir ?

Les informations médicales pouvant avoir un impact sur le déroulement de la grossesse ou sur la santé du futur enfant doivent être recherchées pendant cette consultation. Cette démarche nécessite un interrogatoire et un examen clinique complets, ainsi que de la consultation du carnet de santé (fig. 21.1). Il recense :

- *les facteurs de risque individuels* (p. ex. l'âge et son impact sur la fertilité et la survenue de complications obstétricales, un surpoids, la consommation de toxiques, etc.) ;
- *les antécédents familiaux* :
  - maladies héréditaires ou malformations (anomalies chromosomiques, maladies génétiques, retard des acquisitions, cardiopathies congénitales, etc.) afin d'envisager un conseil génétique préconceptionnel,
  - maladies ou problèmes de santé chroniques (hypertension artérielle, diabète, maladie thromboembolique veineuse et thrombophilie, etc.),
  - anomalies liées à la prise de Distilbène® (diéthylstilbestrol) par la mère : les filles nées de mères exposées à ce médicament entre 1950 à 1977 ont un risque augmenté de malformations utérines. Actuellement, seules les femmes âgées de plus de 40 ans avec un projet de grossesse peuvent encore être concernées ;

Projet de grossesse

⚠️ L'examen prénuptial n'est plus obligatoire depuis la loi n° 2007-1787 du 20 décembre 2007

Interrogatoire →
- **Facteurs de risque généraux** (pathologies génétiquement transmissibles)
- **Antécédents personnels préexistants** (pathologies chroniques comme l'HTA, le diabète, l'épilepsie, les maladies thromboemboliques, les affections thyroïdiennes, etc.)
- **Maladies infectieuses et sexuellement transmissibles**
- **Antécédents liés à une grossesse précédente :**
  - Terme d'accouchement
  - Fausse couche précoce ou tardive
  - Utérus cicatriciel

↓

Examen clinique complet

Mesures de prévention préconceptionnelles

Informations préconceptionnelles

FACTEURS DE RISQUE MODIFIABLES
- Tabagisme actif et passif
- Consommation d'alcool
- Usage de drogues
- Surpoids et obésité
- Style de vie, condition physique

MÉDICAMENTS ET GROSSESSE
- Information sur les médicaments tératogènes
- Risques de l'automédication
- Ajustement thérapeutique avant une grossesse (épilepsie, diabète, cardiopathie, etc.)

VACCINATIONS
- Vérification du statut vaccinal général
  - Diphtérie, tétanos, poliomyélite
  - Rubéole
  - Varicelle
- Proposer vaccination antigrippale en cas de saison grippale
- Proposer vaccination varicelle si patiente non immunisée

THÉRAPEUTIQUE
- Supplémentation acide folique
  - 0,4 mg/j en prévention primaire
  - 5 mg/j en prévention secondaire
  - 2 mois avant et 3 mois après la conception

Examens proposés
- **Groupe sanguin** (ABO, Rhésus et Kell)
- **Sérologies**
  - Rubéole
  - Toxoplasmose
  - VIH
  - Varicelle en l'absence d'histoire clinique évocatrice

Frottis cervical de dépistage s'il date de plus de 2 à 3 ans à partir de 25 ans

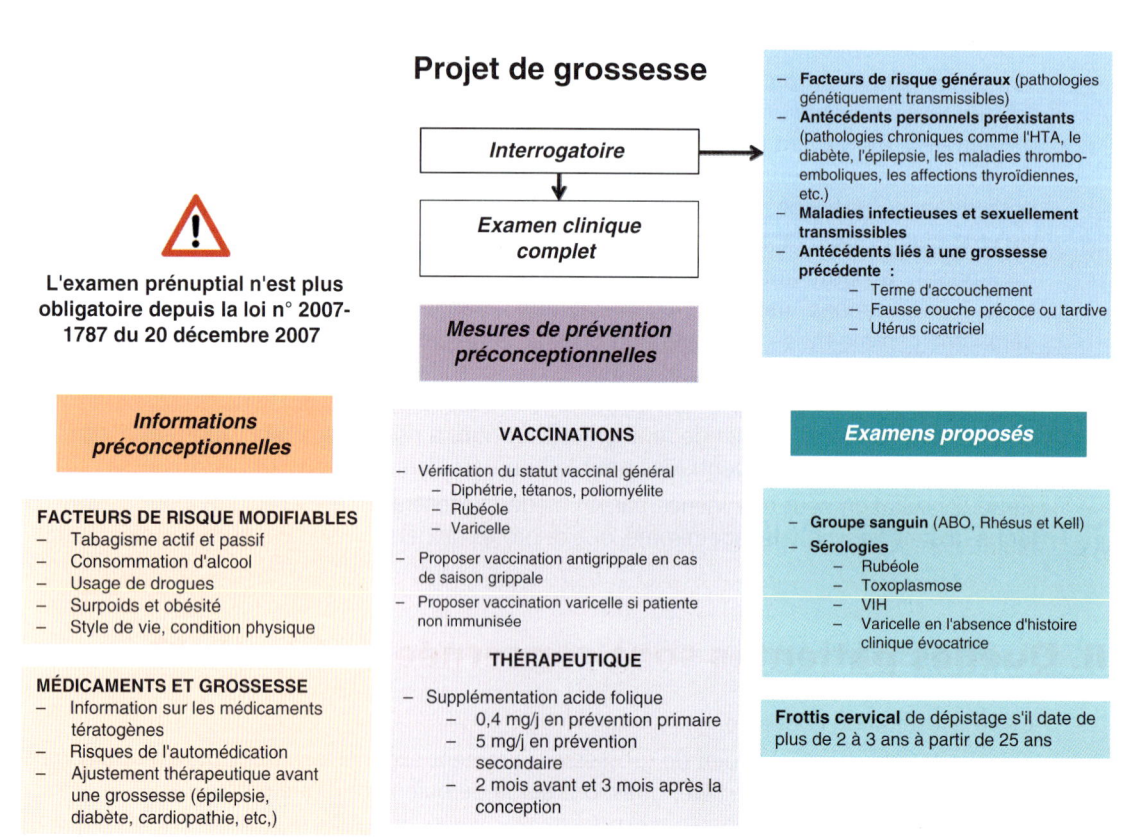

Fig. 21.1 Projet de grossesse : informations et messages de prévention préconceptionnels.
D'après la HAS, septembre 2009.

- *les antécédents médicaux et chirurgicaux personnels* (p. ex. épilepsie traitée ou non, maladie thromboembolique veineuse, cardiopathies, luxation congénitale de hanches, éventuelles transfusions sanguines, diabète, etc.);
- *les antécédents gynécologiques* (malformations utérovaginales, mutilations génitales, conisation, myomectomie, etc.);
- *les antécédents et facteurs de risque obstétricaux :*
  - le *déroulement d'une grossesse précédente normal ou pathologique* (fausse couche, GEU, accouchement prématuré, diabète gestationnel, prééclampsie, troubles de l'hémostase, mort fœtale *in utero*, interruption médicale de grossesse),
  - des *modalités de l'accouchement, normal ou compliqué* (accouchement instrumental, césarienne, hémorragie du post-partum),
  - et enfin l'état de l'enfant à la naissance et à distance;
- *la consultation du carnet de santé*, afin de faire le point sur les vaccinations (tétanos, tuberculose, poliomyélite, rubéole, coqueluche, varicelle);
- *les traitements au long cours :* traitements tératogènes (p. ex. acide valproïque et épilepsie, IEC ou ARA 2 en cas de cardiopathie maternelle, acide rétinoïque, etc.).

IV. Quel examen clinique réaliser ?

L'examen comporte :
- *la mesure de la pression artérielle*, l'auscultation cardiaque et pulmonaire;
- *les mesures du poids, de la taille* et le calcul de l'indice de masse corporelle;
- *un examen gynécologique* et, en particulier, examen clinique des seins, frottis cervical de dépistage (s'il date de plus de 2 à 3 ans), recherche de mutilations de l'appareil génital, etc.

V. Quels examens biologiques proposer (*cf.* fig. 21.1) ?

Il s'agit :
- *de la détermination du groupe sanguin* (A, B O, phénotypes rhésus complet et Kell) si la femme ne possède pas de carte de groupe sanguin complète (2 déterminations sont nécessaires); en cas de rhésus négatif, il est proposé d'informer la femme de l'intérêt de la détermination du groupe sanguin du futur père. Si ce dernier est rhésus positif, un génotypage du rhésus fœtal pourra être prescrit à partir de 11 SA (semaine d'aménorrhée);
- *des sérologies de la toxoplasmose* (en l'absence de preuve écrite de l'immunité) et de *la rubéole* (sauf si deux vaccinations documentées ont été antérieurement réalisées, quel que soit le résultat de la sérologie);
- *des sérologies de la varicelle* à proposer en cas d'absence de varicelle documentée durant l'enfance sur le carnet de santé;
- *de la sérologie VIH* à proposer à la femme ou au couple;
- *d'autres dépistages à proposer à la femme ou au couple* (selon les facteurs de risque professionnels, les addictions, les antécédents transfusionnels) après information sur les risques de contamination verticale :
  - taux d'anticorps anti-HBs si la femme est vaccinée et sinon antigène HBs,
  - sérologie VHC,
  - sérologie de la syphilis.

VI. À quels traitements médicamenteux être attentif ?

- *Dans tous les cas, le rapport bénéfice/risque de toute prescription médicamenteuse* doit être attentivement évalué chez une femme qui exprime un désir de grossesse.
- *En cas de maladie chronique ou de traitement au long cours*, il faut anticiper les éventuels ajustements thérapeutiques à effectuer, si besoin avec le spécialiste de la maladie concernée (p. ex. antiépileptiques, antidiabétiques, antihypertenseurs, anticoagulants, psychotropes, etc.). La grossesse doit être anticipée.
- La *prévention des anomalies de fermeture du tube neural est assurée par un apport de folates* : à partir du moment où la femme a un souhait de grossesse, les folates sont prescrits lors de la consultation préconceptionnelle et la prise est prolongée jusqu'à la 12ᵉ SA à la dose de 0,4 mg/j (attention, certains antécédents ou pathologies particulières nécessitent la prescription de folates à la dose de 5 mg/j : antécédents de non-fermeture du tube neural, épilepsie traitée, etc. ; *cf.* fig. 21.1).

VII. Quelles vaccinations proposer ?

Dans tous les cas, il faut vérifier le carnet de vaccination de la femme et envisager avec elle les rappels ou vaccinations indispensables, en particulier celles énoncées ci-après (*cf.* fig. 21.1).

A. Tétanos-diphtérie-poliomyélite-coqueluche

Il faut proposer un rattrapage ou vacciner les adultes susceptibles de devenir parents dans les mois ou années à venir. Les vaccins disponibles sont les vaccins tétravalents Repevax® et Boostrixtetra®. La vaccination contre la coqueluche est particulièrement importante, compte tenu de la vulnérabilité des nouveau-nés pendant leurs 2 premiers mois ;

B. Rubéole

Il est nécessaire de vacciner les femmes dont la sérologie est négative (pour les femmes nées après 1980 : vaccin trivalent – rougeole, rubéole, oreillons – au lieu d'un vaccin rubéoleux seul). Il n'y a pas lieu de vacciner des femmes ayant reçu deux vaccinations préalables, quel que soit le résultat de la sérologie si elle a été pratiquée. En raison du risque tératogène, il est nécessaire de s'assurer de l'absence d'une grossesse débutante et d'éviter toute grossesse dans les 2 mois qui suivent la vaccination ; néanmoins, ce risque étant hypothétique, en cas de vaccination malencontreuse en début de grossesse, il n'y a pas lieu de recommander une interruption médicale de grossesse ;

C. Varicelle

Il faut vacciner les femmes en âge de procréer, notamment celles qui ont un projet de grossesse et pas d'antécédent clinique de varicelle. La vaccination est possible si le test de grossesse est négatif, et selon les données de l'AMM (autorisation de mise sur le marché), une contraception efficace de 3 mois est recommandée après chaque dose de vaccin ;

D. Grippe

Les femmes enceintes constituent une population à risque d'infection grippale d'une gravité particulière avec des complications à court terme (mort fœtale et mort maternelle, hypoxémie réfractaire, complications des soins de réanimation) et à long terme sous forme d'insuffisance respiratoire. La vaccination est efficace pour prévenir l'infection grippale et ses complications lors des périodes d'épidémies.

VIII. Quelle prévention proposer pour les risques liés au mode de vie et à l'environnement ?

A. Alimentation et activité physique

Il faut proposer une alimentation variée et équilibrée associée à une activité physique régulière ; des conseils visant à prévenir la listériose et, le cas échéant, la toxoplasmose (manger la viande cuite, bien laver et éplucher fruits et légumes, écarter les chats, etc.) doivent être donnés en cas de projet de grossesse à court terme. En cas de surpoids, il est nécessaire d'augmenter le niveau d'activité physique associé au suivi de conseils diététiques ; en cas d'obésité, de grande maigreur, voire d'anorexie, le recueil d'informations et l'examen clinique sont complétés et une prise en charge adaptée est proposée.

B. Automédication

Il est important de souligner les risques de l'automédication et d'expliquer à la femme que la prise de médicaments sans prescription est déconseillée dès qu'un projet de grossesse existe. L'information sur les médicaments dangereux est disponible auprès de l'Agence nationale de sécurité du médicament et des produits de santé (ansm.sante.fr) ou du Centre de renseignements sur les agents tératogènes (lecrat.fr).

C. Alcool

En cas de consommation régulière, le recueil d'informations est complété et des modalités de sevrage sont proposées si besoin. En cas de consommation occasionnelle, la prise d'alcool doit être arrêtée dès le début de la grossesse.

D. Tabac (consommation active et passive)

Une aide au sevrage tabagique est proposée si besoin. Il est important de souligner les effets du tabac sur la fertilité et sur le développement de l'enfant durant la grossesse et d'expliquer à la femme et au couple l'intérêt de cesser de fumer avant la grossesse.

E. Cannabis et autres substances psychoactives

Il convient d'identifier l'ensemble des consommations (produits, doses, etc.), de compléter le recueil d'informations et l'examen clinique, et de proposer une aide au sevrage si besoin.

F. Pénibilité du travail, risques professionnels

Il est important de connaître le métier et le poste de travail de la femme, la distance entre le domicile et le travail. L'exposition éventuelle à des produits tératogènes est déterminée en prenant contact avec le médecin de la santé au travail si besoin.

G. Situations de précarité

Elles sont recherchées en identifiant des difficultés d'accès aux soins, un isolement social, un emploi précaire, un risque d'exposition au plomb, etc. Le recueil d'informations est complété et il est proposé à la femme ou au couple de les orienter vers des dispositifs visant à améliorer l'accès aux soins et l'accompagnement psychosocial.

H. Autres risques

- *Des situations de maltraitance, de violence domestique ou d'autres facteurs de vulnérabilité* pouvant être source de difficultés ultérieures sont recherchées en mettant la femme en confiance afin qu'elle puisse s'exprimer en toute liberté lors d'un entretien singulier si possible.
- Une information est dispensée sur la sexualité et la planification des grossesses.

IX. Conclusion

L'examen préconceptionnel, ancien examen prénuptial, doit se concevoir dans le cadre plus général d'informations chez les femmes ou couples ayant un projet de grossesse étant donné le nombre de couples qui conçoivent actuellement en dehors du mariage.

Il est avant tout d'un grand intérêt pour ce qui concerne la recherche des affections transmissibles.

L'examen préconceptionnel débouche sur des applications pratiques comme :
- un conseil génétique, s'il y a un risque de transmission d'une malformation congénitale ou d'une maladie génétique ;
- la mise au point des vaccinations : rubéole pour les femmes qui ne sont pas immunisées, du couple pour diphtérie, tétanos, poliomyélite et en particulier coqueluche ;
- l'information quant aux mesures prophylactiques à prendre en cas de groupe rhésus discordants, d'absence d'immunité vis-à-vis de la toxoplasmose et quant à la supplémentation périconceptionnelle en folates (vitamine B9).

> **Points clés**
> - Le caractère réglementaire et obligatoire avant tout mariage de l'examen prénuptial a été supprimé par la loi du 20 décembre 2007 relative à la simplification du droit, mais les principes et objectifs d'un véritable examen préconceptionnel concernent toute femme ou couple ayant un projet de grossesse.
> - Il a pour but de dépister une affection familiale transmissible au sein du couple, les pathologies familiales et pathologies et les facteurs de risque personnels qui pourraient avoir une incidence sur le déroulement d'une grossesse, et de mettre en place les actions préventives.
> - Les sérologies de toxoplasmose et rubéole seront proposées à la patiente, celle du VIH au couple.
> - Les vaccinations seront remises à jour.
> - Sous le terme hygiène de vie sont incluses les informations sur l'alimentation équilibrée, la consommation des boissons alcoolisées, la toxicomanie dont le tabac, l'activité physique, ainsi que la prise de substitution en folates au moins 2 mois avant et jusqu'à la 12e SA.

Notions indispensables PCZ

- Vacciner contre la rubéole les patientes non immunisées.
- Rattrapage DTCP.

Réflexes transversalité

- Item 142 – Surveillances des maladies infectieuses transmissibles
- Item 143 – Vaccinations

Pour en savoir plus

HAS. Projet de grossesse : informations, messages de prévention, examens à proposer. Septembre 2009.
http://www.has-sante.fr/portail/upload/docs/application/pdf/2010-01/projet_de_grossesse_informations_messages_de_prevention_examens_a_proposer_-_fiche_de_synthese.pdf

CHAPITRE 22

Item 22 – UE 2 – Grossesse normale

I. Pour comprendre
II. Modifications physiologiques au cours de la grossesse
III. Surveillance de la grossesse normale
IV. Choix de la maternité
V. Diagnostic de grossesse
VI. Détermination du terme
VII. Évaluation des facteurs de risque
VIII. Déclaration de la grossesse
IX. Le projet de naissance
X. Consultations du 2e trimestre
XI. Consultations du 3e trimestre
XII. Examen postnatal
XIII. Conclusion

Objectifs pédagogiques

- Diagnostiquer une grossesse et connaître les modifications physiologiques l'accompagnant.
- Énoncer les règles du suivi (clinique, biologique, échographique) d'une grossesse normale.
- Déterminer, lors de la première consultation prénatale, les facteurs de risque de complications durant la grossesse qui entraînent une prise en charge spécialisée.

I. Pour comprendre

La grossesse entraîne des modifications anatomiques et physiologiques chez la mère qui sont induites par les sécrétions hormonales. Tous les systèmes sont atteints mais les modifications les plus importantes sont métaboliques, respiratoires et cardiovasculaires. La connaissance des modifications est importante pour la surveillance de la grossesse normale et des pathologies de la grossesse.

Pour les grossesses sans situation à risque ou relevant d'un faible niveau de risque (suivi A de la HAS) la prise en charge est médicale, psychosociale avec une démarche de dépistage et de prévention où le professionnel de santé devra mettre en œuvre des consultations (7 consultations prénatales remboursées par l'assurance maladie), des examens complémentaires biologiques obligatoires ou recommandés, proposer le diagnostic prénatal, le génotypage des fœtus de mères rhésus négatif et la préparation à la naissance et à la parentalité.

La surveillance de la grossesse vise tout au long de la grossesse à évaluer le risque fœtal et maternel afin de prévenir, dépister, faire le diagnostic et prendre en charge par des équipes spécialisées les situations anormales détectées. La preuve de la normalité doit être apportée à chaque étape de la surveillance lors des examens cliniques et paracliniques qui ont pour but de **dépister une anomalie ou un risque** et de permettre à tout moment l'orientation vers une prise en charge plus spécialisée.

II. Modifications physiologiques au cours de la grossesse

Les modifications de la grossesse touchent l'ensemble des systèmes physiologiques de la femme enceinte. Ne sont ciblées ici que les principales modifications.

A. Modifications respiratoires

1. Modifications anatomiques pulmonaires

Sous l'effet de la croissance utérine, il existe un élargissement de la cage thoracique, une élévation du diaphragme et une augmentation du diamètre transversal des poumons.

2. Modification des volumes respiratoires

Il existe une augmentation de la ventilation (sous l'effet de la progestérone - exercice 80 L/min) et une augmentation de la consommation en O_2 pour répondre à la consommation fœtale.

Les modifications des volumes concernent une augmentation de la capacité vitale et du volume courant, et une diminution de la réserve expiratoire, ce qui induit une élévation de la capacité inspiratoire et une réduction du volume résiduel.

3. Impact sur les gaz du sang

Il est décrit dans la figure 22.1.

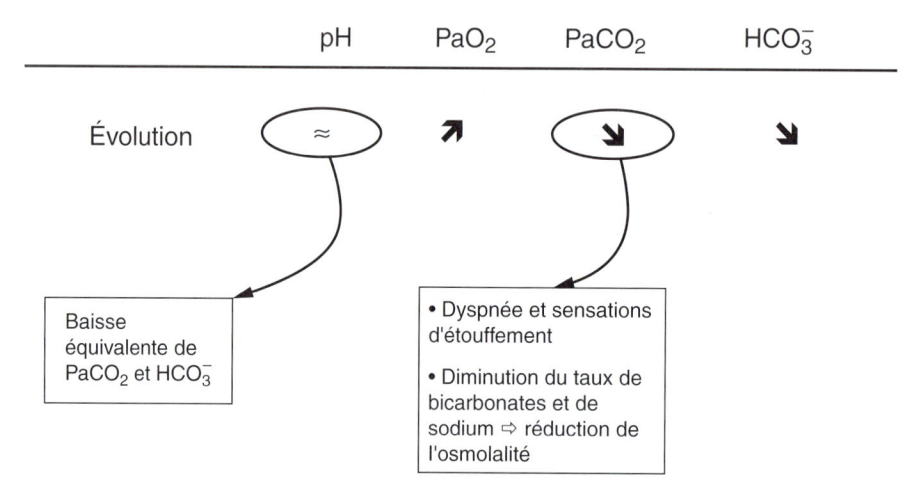

	pH	PaO_2	$PaCO_2$	HCO_3^-
Évolution	≈	↗	↘	↘

- pH ≈ → Baisse équivalente de $PaCO_2$ et HCO_3^-
- $PaCO_2$ ↘ →
  - Dyspnée et sensations d'étouffement
  - Diminution du taux de bicarbonates et de sodium ⇨ réduction de l'osmolalité

Fig. 22.1 Modifications des gaz du sang au cours de la grossesse.

B. Modifications cardiovasculaires

Les modifications hormonales participent aux modifications cardiovasculaires.
- les œstrogènes agissent sur la fréquence cardiaque (fig. 22.2), et les débits cardiaques et circulatoires ;
- la progestérone favorise le relâchement veineux et la rétention hydrique ;
- dans le système rénine – angiotensine – aldostérone, il existe une élévation de la rénine (rein, placenta), de la prorénine (rein fœtal) et de l'aldostérone plasmatique.

Modification du débit cardiaque

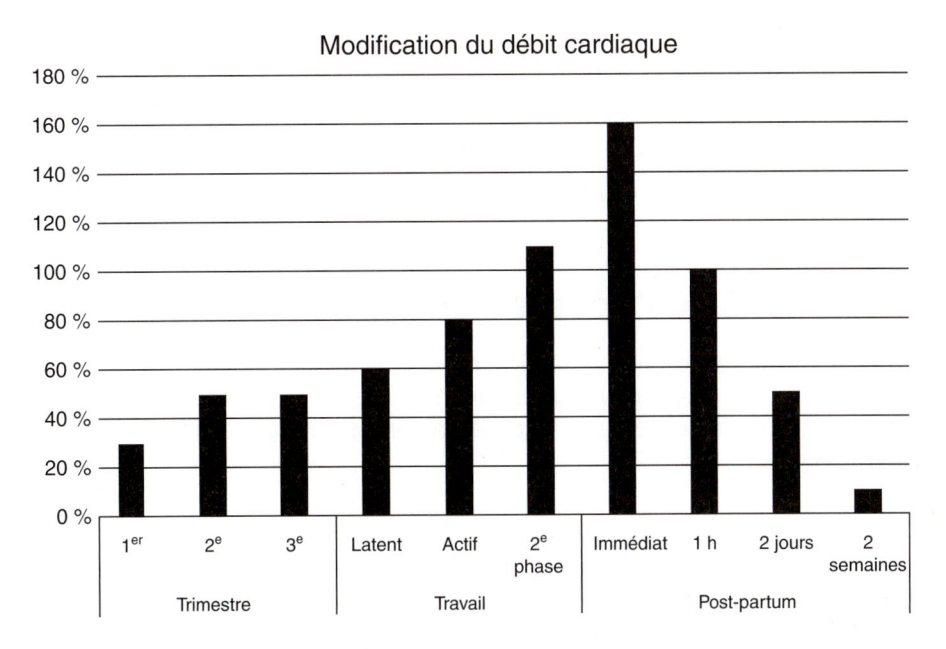

Fig. 22.2 Évolution du débit cardiaque durant la grossesse et le post-partum.

Au total, il existe une augmentation du débit sanguin rénal, de la filtration glomérulaire et du débit cardiaque, en particulier au cours de l'accouchement (cf. fig. 22.2) et une baisse des pressions intravasculaires artérielles. Cependant, l'évolution des pressions artérielles est variable en fonction du trimestre de grossesse. Elles chutent au 1er trimestre puis restent stables au 2e avant un retour aux valeurs de base au 3e trimestre. Les pressions veineuses sont influencées par la compression utérine de la veine cave. Les pressions dans l'oreillette droite ne sont pas modifiées. Elles augmentent au niveau des membres inférieurs, ce qui peut générer une gêne au retour veineux par compression cave. C'est l'effet Poseiro en position allongée, c'est-à-dire un ralentissement du rythme cardiaque fœtal et une sensation de malaise maternel.

Enfin, il existe au cours de la grossesse une hypervolémie qui vise à limiter les conséquences de l'hémorragie lors de l'accouchement.

C. Modifications des constantes biologiques

Les valeurs des constantes biologiques au cours de la grossesse sont les suivants :
- numération globulaire : 3,8–4 millions/mL ;
- leucocytes : normale < 15 000/mL ;
- Hb : 11–12 g/dL ;
- polynucléaires neutrophiles augmentés +++ ;
- VGM et CCMH inchangés ;
- myélocytes et métamyélocytes : 3 % ;
- VS augmentée (aucun intérêt pendant la grossesse) ;
- plaquettes quasi constantes, diminuées en fin de grossesse.

La grossesse est une situation procoagulante avec modification des facteurs de l'hémostase :
- fibrinogène augmenté (5–6 g/L) ;
- facteurs VII et VIII très augmentés (VII = 200 %) ;
- facteurs IX, X et XII augmentés (X = 150 %) ;

- facteur II augmenté 128 % ;
- facteur V inchangé ou légèrement augmenté ;
- facteurs XI et XIII diminués (50–60 %) ;
- ATIII (10 %) et protéine S diminuées ;
- activité fibrinolytique diminuée.

D. Modifications de l'appareil urinaire

Une dilatation urétérale peut apparaître physiologiquement (dès 6 SA). Elle est prédominante à droite. L'augmentation du flux plasmatique et de la filtration glomérulaire rénale entraîne une diminution de l'urée et de la créatinine, une glycosurie et une excrétion des acides aminés.

E. Modifications de l'appareil digestif et du système endocrinien

Ce sont les suivantes :
- **œsophage** : diminution du tonus du sphincter œsophagien inférieur ;
- **estomac** : diminution de la tonicité et du péristaltisme ;
- **foie** :
  - augmentation de la synthèse de protéines = albumine +++,
  - augmentation des triglycérides (3 N) et cholestérol (2 N),
  - augmentation des phosphatases alcalines (origine placentaire) ;
- **vésicule biliaire** : atone et vidange ralentie ;
- **grêle** : mobilité réduite ;
- **côlon** : augmentation de la réabsorption de l'eau et du Na ;
- **système endocrinien** :
  - hypophyse modifiée +++ avec :
    - hypervascularisation et hyperplasie,
    - ocytocine,
  - hypercorticisme physiologique et adaptatif,
  - accroissement du fonctionnement de la thyroïde avec :
    - hypertrophie (diminution de l'iode organique plasmatique),
    - T3 et T4 normales,
    - TSH légèrement diminuée, en particulier au 1er trimestre,
  - parathyroïdes : variations discutées. Globalement, il existe une baisse de la calcémie.

F. Modifications du métabolisme

La grossesse nécessite une augmentation de 15 à 30 % du métabolisme basal.
La prise de poids est physiologique avec :
- accumulation de liquide interstitiel et d'eau extracellulaire ;
- + réserves graisseuses ;
- + fœtus, placenta et liquide amniotique.

La prise de poids dépend de la corpulence avant la grossesse (tableau 22.1).

Tableau 22.1 Prise de poids recommandée en fonction de la corpulence avant la grossesse.

IMC préconceptionnel (kg/m²)	Gain pondéral total recommandé (kg)
< 18,5	12,5–18
18,5–24,9	11,5–16
25,0–29,9	7–11,5
≥ 30	5–9

Concernant le métabolisme glucidique (*cf.* chapitre 34), au 1er trimestre, il existe une augmentation de la sensibilité à l'insuline puis, au 2e trimestre, apparaît une résistance aux effets de l'insuline (effet de l'hormone lactogène placentaire +++ et de la prolactine).

G. Modifications des autres systèmes

- Le **système nerveux central** subit les modifications suivantes au cours de la grossesse :
  - sécrétion accrue d'endorphines et d'enképhalines ;
  - modification de l'attention et de la concentration ;
  - insomnie ;
  - « post-partum blues ».
- Les **yeux** sont sujets à :
  - une augmentation de la pression intraoculaire ;
  - un œdème cornéen.
- Le **système musculosquelettique** subit :
  - une mobilité des articulations bassin ;
  - une lordose.
- Au niveau de la **peau** peuvent survenir :
  - vergetures ;
  - ligne brune ;
  - masque de grossesse ;
  - érythrose palmaire.
- Les seins (*cf.* chapitre 29) subissent une augmentation de volume, et une modification des aréoles et des mamelons.

III. Surveillance de la grossesse normale

A. Avant la conception

Dans l'idéal, la grossesse a été précédée d'une consultation préconceptionnelle (*cf.* chapitre 21) au cours de laquelle le praticien :
- prescrit une détermination du groupe sanguin (ABO, phénotypes rhésus complet et Kell) + une recherche d'agglutinines irrégulières ;
- demande les sérologies toxoplasmose et rubéole ;
- propose chez la femme à risque une sérologie du VIH ;
- recherche des facteurs de risque de pathologies chroniques telles que l'hypertension artérielle ou le diabète ;
- sensibilise la femme aux effets du tabagisme, de la consommation d'alcool, de l'usage de produits illicites, de médicaments tératogènes ;

- propose la prévention des anomalies de fermeture du tube neural par prescription d'acide folique ;
- propose un examen gynécologique et un frottis cervical de dépistage des dysplasies cervicales s'il date de plus de 2 à 3 ans ;
- donne des informations générales sur les bénéfices d'un suivi régulier de la grossesse, pour la femme et le bébé.

B. Suivi prénatal

La plupart des grossesses sont physiologiques ou normales et la prise en charge peut être assurée par un médecin (généraliste, gynécologue médical, gynéco-obstétricien) ou une sage-femme selon le choix de la patiente.

Le suivi de la grossesse est un travail d'équipe car il prend en charge des problèmes médicaux et psychosociaux. Il nécessite la collaboration de médecins généralistes, spécialistes (gynéco-obstétriciens, gynécologues médicaux), sages-femmes, biologistes, anesthésistes, échographistes, psychiatres, biologistes, pédiatres néonatologues, etc. Le suivi fait aussi appel aux services de PMI (protection maternelle et infantile), caisse d'allocations familiales, assistantes sociales, psychologues, diététiciens, etc.

Le suivi de la grossesse comprend :
- **7 consultations par grossesse qui sont prises en charge à 100 % par l'assurance maladie** :
  - une lors des 3 premiers mois (avant 15 SA),
  - puis une par mois jusqu'à la naissance :
    - jusqu'au 6e mois : la surveillance peut être assurée par le médecin généraliste, la sage-femme ou l'obstétricien,
    - aux 7e, 8e et 9e mois, il est préférable, lorsque cela est possible, que ce soit l'équipe qui assurera la naissance (sage-femme ou obstétricien) qui réalise cette surveillance ;
- **un entretien prénatal au 4e mois individuel** ou en couple qui est le point de départ d'une démarche de prévention. Il peut être proposé dès le début de la grossesse. Cet entretien est assuré par un professionnel de la périnatalité (essentiellement des sages-femmes), plus rarement par un praticien formé.

La 1re consultation du suivi de grossesse doit donc se tenir avant 3 mois de grossesse (15 SA). Néanmoins, la HAS, dans ses recommandations de 2016, propose deux consultations au 1er trimestre : une avant 10 SA et une avant 15 SA (la grossesse doit être déclarée avant 15 SA) mais l'assurance maladie n'en rembourse théoriquement qu'une au 1er trimestre.

Aussi, la HAS suggère les attitudes suivantes :
- soit avancer la consultation du 4e mois chez une femme ayant une grossesse à faible niveau de risque et maintenir le nombre total de consultations à 7 ;
- soit ajouter la consultation précoce (avant 10 SA) recommandée en maintenant une consultation mensuelle à compter du 4e mois, soit un suivi en 8 consultations au total.

Cette 1re consultation (ou ces 2 premières consultations) :
- fait le diagnostic de la grossesse (clinique $\pm$ hCG) ;
- détermine le terme clinique (clinique + échographie) ;
- évalue les facteurs de risque ;
- définit le mode de surveillance obstétrical ;
- permet de prescrire les examens réglementaires obligatoires (décret n° 92-143 du 14 février 1992) et les examens recommandés selon les risques ;
- permet de parler du dépistage du risque trisomie 21 (arrêté du 23 juin 2009 fixant les règles de bonnes pratiques en matière de dépistage et de diagnostic prénatal avec utilisation des marqueurs sériques maternels de la trisomie 21) ;

- permet de parler de l'entretien prénatal précoce par un entretien individuel ou en couple qui est proposé systématiquement à chaque femme enceinte autour du 4e mois de grossesse ;
- permet de déclarer légalement la grossesse selon un formulaire remis à la patiente. Sur le formulaire doit figurer **la date de début de grossesse** qui permettra de calculer le terme présumé ;
- permet de proposer le génotypage des fœtus de mère rhésus négatif.

« Petits » maux à prendre en charge au 1er trimestre

- Nausée
- Hypersalivation
- Anorexie, boulimie
- Hypersomnie
- Tension mammaire

IV. Choix de la maternité

- Les maternités sont classées en trois types selon le plateau technique pédiatrique (décrets 1998).
- Les futurs parents s'orientent vers les maternités :
    - selon leurs désirs (préférences, lieu d'habitation) ;
    - selon le niveau de risque de la grossesse mis en évidence par le suivi +++.
- Le lieu d'accouchement sera donc constamment réévalué lors des consultations de suivi prénatal.

Les 3 types de maternité sont :
- **de type I** (49 %), ces structures concernent la très grande majorité des maternités en France pour la très grande majorité des accouchements avec :
    - prise en charge des grossesses à bas risques,
    - pas d'unité de néonatalogie ;
- **de type II** : ces maternités disposent :
    - d'une unité de néonatalogie (niveau IIa) (23 %),
    - d'une unité de soins intensifs de néonatalogie (niveau IIb) (16 %) ;
- **de type III** (12 %), avec unité de réanimation néonatale.

Il existe d'autres lieux d'accouchement pour un très faible pourcentage des grossesses. Ces autres lieux d'accouchement peuvent être actuellement choisis par les femmes présentant un faible niveau de risque, notamment les espaces dits « physiologiques » (internes à une maternité), les maisons de naissance *« lieu d'accueil de femmes enceintes, du début de leur grossesse jusqu'à l'accouchement, sous la responsabilité exclusive des sages-femmes, dès lors que celui-ci se présente comme* a priori *normal »* (décret n° 2015-937 du 30 juillet 2015 relatif aux conditions de l'expérimentation des maisons de naissance).

V. Diagnostic de grossesse

Le diagnostic de grossesse repose sur la clinique et, si besoin, les examens complémentaires. L'interrogatoire retrouve un retard de règles patent si la femme est bien réglée et des signes « sympathiques » de grossesse : tension mammaire, somnolence, fatigue, pollakiurie, puis nausée voire vomissements.

À l'examen pelvien (qui n'est pas systématique), au speculum, on peut voir un col violacé, une glaire cervicale coagulée voire absente. Au toucher vaginal, on apprécie l'augmentation de volume de l'utérus qui s'épaissit d'avant en arrière en lui donnant une forme sphérique. Le doigt dans les culs-de-sac latéraux bute contre le contour évasé de l'utérus (signe de Noble). Les anciens comparaient le volume de l'utérus à une mandarine à la 7e SA, à une orange entre la 10e et 12e SA, à un pamplemousse autour de la 14e SA. Le ramollissement utérin commence à la 8e SA.

Les bruits du cœur fœtal (BDC) peuvent être perçus avec l'appareil Doppler fœtal à la fin du 3e mois (signal sonore entendu à la 10e SA, parfois dès la 9e).

Le rythme cardiaque fœtal est de 190–200 bpm à la 9e SA, de 130–150 bpm à la 14e SA.

Au cours de l'examen, on n'omettra pas la prise du poids, de la PA, de la taille permettant le calcul de l'IMC.

En cas de doute sur le diagnostic, on peut faire appel à des examens complémentaires :
- test urinaire de grossesse ;
- dosage plasmatique de la β-hCG (très fiable pour le diagnostic de grossesse mais pas pour la datation) ;
- échographie pelvienne. La grossesse n'est visible qu'à partir de 5 SA et l'activité cardiaque à partir de 5 SA ½ avec une échographie vaginale.

VI. Détermination du terme

Bien que la durée de la gestation ne soit pas fixe, variant entre 280 et 290 jours (40-41 SA + 3 jours), en moyenne de 284 jours (40,4 SA), il faut fixer une date de début pour la déclaration de grossesse et ainsi calculer le terme.

Le calcul du terme repose sur le calcul de la date du début de grossesse à laquelle on ajoute 9 mois.

Pour diminuer le risque de grossesse prolongée, le CNGOF dans ses RPC de 2011, recommande une datation échographique du début de grossesse en utilisant la mesure échographique de la longueur craniocaudale (LCC) qui idéalement doit être faite entre 11 et 13 SA + 6 jours (LCC = 45–84 mm) et sa valeur est de :
- 45 mm à 11 SA ;
- 56 mm à 12 SA ;
- 72 mm à 13 SA ;
- 85 mm à 14 SA.

En cas de FIV avec transfert d'embryon frais (non congelé), la date de début de grossesse est définie par la date de ponction qui correspond au jour de fécondation.

VII. Évaluation des facteurs de risque

Il est indispensable de la faire lors de la consultation du 1er trimestre (ou des 2 consultations recommandées par la HAS) car la découverte d'un facteur de risque entraînera une modification du type de suivi qui se fera selon les recommandations de la Haute autorité de santé de 2007 mises à jour en 2016.

A. Interrogatoire

Il recherche :
- l'âge : < 15 ans, > 35 ans ;
- les antécédents familiaux : maladie héréditaire (mucoviscidose, retard mental, myopathie, anomalie chromosomique, hémophilie), HTA, diabète, maladie thromboembolique ;
- les antécédents personnels liés à une grossesse précédente (notamment des antécédents obstétricaux ou liés à l'enfant à la naissance) ;

- les antécédents personnels :
  - IMC > 25 kg/m^2, tabagisme, consommation d'alcool, toxicomanie, affection nécessitant la prise de médicaments potentiellement tératogènes, perturbateurs endocriniens, HTA, infections urinaires, comitialité, séropositivité VIH, hépatite B ou C, allergie, immunisation rhésus, maladie endocrinienne, thrombophilie, néphropathie, diabète,
  - chirurgicaux : fracture du bassin, chirurgie utérine,
  - gynécologiques : fibrome, herpès génital, malformation utérine,
  - obstétricaux : pathologie gravidique pouvant récidiver : GEU, FCS, HTA, malformation fœtale, accouchement prématuré, cholestase gravidique, diabète, césarienne, poids des précédents enfants, devenir néonatal et actuel, déroulement de la grossesse précédente si multipare, HRP, incompatibilité fœto-maternelle, cancer du sein,
  - infectieux (notamment toxoplasmose, rubéole, herpès buccal, syphilis) ; séjour en zone d'endémie du virus Zika ;
- les facteurs socio-économiques : précarité, chômage, mère célibataire, migrante.

L'interrogatoire va définir le mode de surveillance obstétricale car la découverte d'un facteur de risque entraînera une modification du type de suivi selon les recommandations de la Haute autorité de santé de 2016 :
- suivi A : lorsque la grossesse se déroule sans situation à risque ou que ces situations relèvent d'un faible niveau de risque, le suivi régulier peut être assuré par une sage-femme ou un médecin (généraliste, gynécologue médical, ou gynécologue-obstétricien selon le choix de la femme) ;
- suivi A1 : l'avis d'un gynécologue obstétricien et/ou d'un autre spécialiste est **conseillé** ;
- suivi A2 : l'avis d'un gynécologue obstétricien est **nécessaire**. L'avis complémentaire d'un autre spécialiste peut également être nécessaire ;
- suivi B : lorsque le niveau de risque est élevé, le suivi régulier doit être assuré par un gynécologue obstétricien.

B. Prescription des examens complémentaires

1. Examens obligatoires

Les examens biologiques obligatoires (article R 2122-2 du Code de la santé publique) sont :
- en cas de 1re grossesse : détermination des groupes sanguins (A, B, O, phénotype rhésus complet **et Kell**) si la patiente ne possède pas de carte de groupe sanguin complète (2 déterminations) ;
- dans tous les cas :
  - dépistage de la syphilis par TPHA (*Treponema Pallidum Hémaglutination*)-VDRL (*Venereal Disease Research Laboratory*), sérologie de la rubéole, de la toxoplasmose en l'absence de résultats écrits permettant de considérer l'immunité comme acquise. En outre, la sérologie toxoplasmique est répétée chaque mois à partir du 2e examen prénatal si l'immunité n'est pas acquise ; celle de la rubéole doit être répétée jusqu'à 18 SA si elle est négative,
  - recherche d'agglutinines irrégulières (RAI), à l'exclusion des anticorps dirigés contre les antigènes A et B ; si la recherche est positive, l'identification et le titrage des anticorps sont obligatoires,
  - recherche de l'Ag HBs dès le 1er trimestre de la grossesse (mise à jour HAS 2016),
  - recherche de sucre, d'albumine dans les urines à faire tous les mois pendant la grossesse.

> La HAS recommande en 2015 le remplacement de l'association systématique d'emblée d'un test tréponémique (TT) et d'un test non tréponémique (TNT) (TPHA-VDRL) par un seul TT sur Ig totales avec une méthode reproductible et automatisable, de type immuno-enzymatique (technique d'ELISA ou apparentées comme l'EIA ou le CMIA), confirmé par un TNT quantitatif en cas de positivité du TT initial.

Si la femme est de groupe rhésus D négatif (RhD−) et le père positif (ou de rhésus positif), on proposera le génotypage du rhésus fœtal à partir du sang maternel dès 11 SA (pris en charge et remboursé par l'assurance maladie pour les patientes rhésus D négatif – JO du 22 juin 2017, Décision du 24 mai 2017 de l'Union nationale des caisses d'assurance maladie relative à la liste des actes et prestations pris en charge par l'assurance maladie).

Les objectifs sont de limiter les injections d'immunoglobulines anti-D aux seules patientes RhD− ayant un fœtus RhD+, et de déterminer quelles grossesses doivent bénéficier d'un suivi spécialisé rapproché en cas d'antécédent d'allo-immunisation anti-D.

> ### En pratique
>
> **Pour une patiente RhD- non immunisée**
>
> Génotypage RhD fœtal dès 11 SA :
> - si fœtus RhD− : confirmation sur un 2e prélèvement réalisé au minimum 15 jours après le 1er et au-delà de 18 SA ; la confirmation par ce 2e prélèvement d'un fœtus RhD− requiert une **absence d'immunoprophylaxie ciblée et systématique** ;
> - si fœtus RhD+ : pas de 2e prélèvement, instauration d'une prophylaxie systématique à 28 SA par injection d'immunoglobulines anti-D et d'une prophylaxie ciblée en situation à risque.
>
> **Pour une patiente RhD− déjà immunisée (RAI positive anti-D)**
>
> Génotypage RhD fœtal dès 11 SA :
> - si fœtus RhD− : 2e prélèvement réalisé au minimum 15 jours après le 1er et au-delà de 18 SA ; la confirmation par ce 2e prélèvement d'un fœtus RhD− signe une absence d'incompatibilité et ne requiert pas de surveillance spécifique ;
> - si fœtus RhD+ : pas de 2e prélèvement → **incompatibilité fœto-maternelle** nécessitant une surveillance biologique (titrage et dosage pondéral des anticorps) et échographique (Doppler cérébral fœtal pour mesurer la vitesse maximale des hématies fœtales [Vmax], si Vmax > 1,5 MoM pour l'âge gestationnel = signe d'anémie fœtale).

2. Autres examens biologiques à proposer

Les examens à propoer (art. R. 2122-1 du Code de la santé publique) sont :
- À l'occasion du premier examen prénatal, après information sur les risques de contamination, un test de dépistage de l'infection par le VIH et par l'hépatite C est proposé à la femme enceinte.
- Le médecin ou la sage-femme propose également un frottis cervico-utérin si le dernier date de plus de 3 ans dans les conditions fixées par arrêté du ministre chargé de la santé.

Les examens biologiques à réaliser en fonction des antécédents sont :
- une **glycémie à jeun** pour dépister un diabète gestationnel (DG), en cas :
  - d'âge maternel ≥ 35 ans,
  - d'IMC ≥ 25 kg/m² ;
  - d'antécédents de diabète chez les apparentés du 1er degré,
  - d'antécédents personnels de diabète gestationnel ou d'enfant macrosome ;

- une **NFS** en cas d'antécédent d'anémie, de grossesse rapprochée, chez une adolescente ;
- un **ECBU** en cas d'antécédents d'infections urinaires à répétition (*cf.* chapitre 26) ;
- une électrophorèse de l'hémoglobine selon le contexte ethnique (Afrique de l'Ouest, Antilles : drépanocytose, etc.) ;
- un dosage de la **TSH** en cas d'antécédent de dysthyroïdie.

3. Échographie du 1er trimestre

L'échographie obstétricale n'est pas un examen obligatoire mais elle est nécessaire pour un bon suivi obstétrical. Elle doit être réalisée entre 11 SA et 13 SA + 6 jours.

Elle confirme la localisation, la vitalité fœtale, détermine le terme par la mesure de la longueur craniocaudale (LCC) et du diamètre bipariétal (BIP) avec une précision de 3–5 jours.

Elle permet le diagnostic des grossesses multiples et établit la chorionicité.

Elle dépiste certaines malformations (membres, anencéphalie, etc.) et permet la mesure de la clarté nucale qui va être prise en compte dans l'estimation du risque de trisomie.

À l'échographie, le sac gestationnel se voit dès 5 SA par voie vaginale (taux d'hCG > 1 500 UI/L), l'activité cardiaque apparaît à 5 SA + 3 jours (LCC = 4 mm) environ.

4. Parler du dépistage du risque de trisomie 21

Lors de la première consultation, la patiente doit recevoir une information sur la trisomie 21 et son dépistage par le calcul du risque combiné de trisomie 21 **(arrêté du 23 juin 2009)**. Ce calcul se fait en combinant la mesure de la clarté nucale entre 11 et 13 SA + 6 jours associée à une prise de sang en vue du dosage de la free β-hCG et de la PAPP-A (*Pregnancy Associated Plasma Protein A*) et à l'âge maternel ; jusqu'en 2017, un risque supérieur ou égal à 1/250 conduisait à proposer un prélèvement fœtal en vue d'établir un caryotype fœtal (ponction de villosités choriales ou amniocentèse).

Depuis mai 2017, la HAS a intégré dans le protocole de dépistage la recherche d'ADN libre circulant de la trisomie 21 (test ADNlcT21). Le test n'est toujours pas remboursé au 1er juin 2018 par la sécurité sociale et certaines femmes ne le réaliseront pas.

- Le test ADNlcT21 est proposé à toutes les femmes enceintes dont le niveau de risque de trisomie 21 fœtale est compris entre 1/1 000 et 1/51 à l'issue du dépistage par dosage des marqueurs sériques (à titre principal, dépistage combiné du 1er trimestre).
- La possibilité de réalisation d'un caryotype fœtal d'emblée est proposée à toutes les femmes enceintes dont le niveau de risque de trisomie 21 fœtale est supérieur ou égal à 1/50 à l'issue du dépistage par dosage des marqueurs sériques (à titre principal, dépistage combiné du 1er trimestre). Un test ADNlcT21 pourra cependant être réalisé avant un éventuel caryotype fœtal selon la préférence de la femme enceinte.

La HAS souligne que cette intégration du test ADNlcT21 permettra d'améliorer le taux de détection tout en limitant le nombre d'examens invasifs pour caryotype fœtal, mais impliquera, en l'état actuel du prix du test, l'allocation de ressources supplémentaires par rapport à la procédure de dépistage proposée en 2016.

La HAS insiste sur le fait que :

- le test ADNlcT21 ne remplace pas le caryotype fœtal pour la confirmation diagnostique de trisomie 21 fœtale ;
- la procédure standard de dépistage par marqueurs sériques préconisée est le dépistage combiné reposant sur la mesure échographique de la clarté nucale et le dosage des marqueurs sériques du 1er trimestre.

L'échographie du 1er trimestre doit être faite par un **échographiste agréé** pour la mesure de la nuque avant le prélèvement des marqueurs sériques (faute de quoi les marqueurs du 1er trimestre ne pourront être calculés).

- Si la mesure de nuque a été faite par un échographiste agréé entre 11 et 13 SA + 6 jours mais si la patiente se présente plus tard au laboratoire, entre 14 et 17 SA + 6 jours, le laboratoire effectuera le dosage des marqueurs du 2e trimestre (calcul séquentiel).
- Enfin, si l'échographie du 1er trimestre n'a pas été faite par un échographiste agréé (agrément donné par réseau périnatal) ou si elle a été faite au-delà de 13 SA + 6 jours, le laboratoire effectuera, entre 14 et 17 SA + 6 jours, le dosage des marqueurs non combinés du 2e trimestre (hCG totales, alphafœtoprotéine ± œstriol).

Le clinicien remet à la femme un formulaire spécifique (en 3 exemplaires : pour elle, le prescripteur, le laboratoire) ou la femme donne son consentement écrit.

VIII. Déclaration de la grossesse

La déclaration de grossesse se fait sur un formulaire réglementaire (la déclaration est aujourd'hui possible en ligne). Elle doit théoriquement être envoyée avant 14 semaines de grossesse. Le médecin indique la date de la consultation, la date de début de grossesse et certifie qu'il a prescrit les examens obligatoires. La gestante doit le compléter et en adresser 2 exemplaires à la caisse d'allocations familiales et un à sa caisse d'assurance maladie. Cette déclaration permet à la gestante une prise en charge de ses 7 consultations prénatales (prise en charge à 100 % par l'assurance maladie des examens obligatoires jusqu'au 6e mois et couverture médicale à 100 % à partir de 24 SA).

Le plan périnatalité 2005–2007 « humanité, proximité, sécurité, qualité » du ministère de la Santé souligne que la préparation à la naissance commence par un entretien individuel (EPP) ou en couple qui est proposé systématiquement à chaque femme enceinte autour du 4e mois de grossesse. Il peut avoir lieu plus précocement ou plus tardivement si le besoin est exprimé. Cet entretien fait partie des séances de préparation à la naissance. Il s'agit de la 1re séance de la préparation à la naissance et à la parentalité qui comprend au total 8 séances ; l'EPP peut être fait par une sage-femme ou un médecin formé à ce type d'entretien (durée 45 minutes).

> « Un entretien individuel et/ou en couple sera systématiquement proposé à toutes les femmes enceintes, aux futurs parents, au cours du 4e mois, afin de préparer avec eux les meilleures conditions possible de la venue au monde de leur enfant. Cet entretien aura pour objectif de favoriser l'expression de leurs attentes, de leurs besoins, de leur projet, de leur donner les informations utiles sur les ressources de proximité dont ils peuvent disposer pour le mener à bien et de créer des liens sécurisants, notamment avec les partenaires du réseau périnatal les plus appropriés. Il doit être l'occasion d'évoquer les questions mal ou peu abordées avec la future mère lors des examens médicaux prénataux : questions sur elle-même, sur les modifications de son corps, sur son environnement affectif, sur sa vie professionnelle, sur l'attitude à adopter vis-à-vis des autres enfants de la famille, sur la présence ou non de supports familiaux après la naissance, etc. Il sera réalisé sous la responsabilité d'une sage-femme ou d'un autre professionnel de la naissance disposant d'une expertise reconnue par le réseau de périnatalité auquel ils appartiennent. »

En cas de déclaration tardive de la grossesse ou de refus de l'entretien par le couple, l'entretien conserve son intérêt, en particulier pour le repérage de situations de vulnérabilité et l'organisation d'un suivi coordonné autour de la femme ou du couple.

L'entretien doit pouvoir être renouvelé si besoin.

Le refus de l'entretien ou la non-participation par manque d'information ne doit pas empêcher la femme et le futur père de participer aux séances de préparation à la naissance et à la parentalité (PNP : 7 séances).

Il faut enfin :
- informer la gestante que la grossesse n'est pas une maladie : travail, activité physique, trajets, sexualité sont possibles…

- lui donner des recommandations alimentaires pour :
  - **la toxoplasmose en cas de séronégativité** : bien cuire les viandes (température a cœur à 72 °C), ou manger des viandes qui ont été surgelées à des températures inférieures à –18 °C, bien laver les fruits et légumes, éviter le contact avec les chats et leur litière, se laver les mains,
  - **la listériose** : éviter les fromages non pasteurisés et les charcuteries artisanales ;
- la mettre en garde sur les **addictions** :
  - tabac +++ (arrêt/sevrage par substituts nicotiniques),
  - alcool +++ (tolérance zéro car pas de seuil d'alcoolémie fœtotoxique déterminé),
  - cannabis : un joint = 7 cigarettes !
  - psychotropes : automédication d'anxiolytiques,
  - opiacés ;
- dépister les comportements alimentaires différents : végétariennes, végétaliennes, et supplémenter si besoin (vitamines B9, B12) ;
- rechercher les situations à haut risque de carences (antécédent de chirurgie bariatrique) ;
- dépister les perturbateurs endocriniens ;
- lui parler de la prise de poids et des besoins nutritionnels.

IX. Le projet de naissance

Historiquement, la préparation à la naissance était centrée sur la prise en charge de la douleur. Elle s'oriente actuellement vers un accompagnement global de la femme et du couple en favorisant leur participation active dans le projet de naissance.

Le projet de naissance est la conjonction entre les aspirations de la femme et du couple et l'offre de soins locale. Il inclut l'organisation des soins avec le suivi médical et la préparation à la naissance et à la parentalité, les modalités d'accouchement, les possibilités de suivi pendant la période postnatale, y compris les conditions d'un retour précoce à domicile, les recours en cas de difficultés. Il peut être formalisé par un document écrit rédigé par les parents.

X. Consultations du 2e trimestre

Le 2e trimestre est le trimestre calme de la grossesse. La femme n'est habituellement plus nauséeuse et n'est pas encore trop encombrée par son ventre.

Il est prévu une consultation par mois (4e, 5e, 6e mois).
Lors de chaque consultation il faut :
- par l'interrogatoire, rechercher des hémorragies, des signes fonctionnels urinaires, des contractions utérines (physiologiques = contractions de Braxton-Hicks), des leucorrhées prurigineuses ou malodorantes ;
- mesurer la PA, le poids, la hauteur utérine (HU) à partir du 4e mois, rechercher les bruits du cœur fœtal demander à la femme si elle ressent les mouvements actifs fœtaux (la gestante sent son bébé bouger autour de la fin du 4e mois), ils sont perçus plus tôt chez la multipare,

La HU correspond entre 4 et 7 mois au nombre de mois multiplié par 4 (HU à 5 mois : 20 cm, à 6 mois : 24 cm, à 7 mois : 28 cm).

Le toucher vaginal n'est pas systématique et doit être fait en cas de signes cliniques (contractions). Son intérêt à dépister l'accouchement prématuré **est très limité**.

A. Consultation du 4ᵉ mois (16–20 SA)

Elle comporte :
- la proposition de l'EPP si cela n'a pas été fait ;
- un examen clinique obstétrical : HU, BDC, MAF (mouvements actifs fœtaux), poids, PA ;
- la recherche de sucre et d'albumine dans les urines ;
- la sérologie de la toxoplasmose si elle était négative lors du dépistage initial ;
- la sérologie de la rubéole si elle était négative au 1ᵉʳ trimestre (à faire jusqu'à 18 SA) ;
- une bandelette urinaire (BU) pour le dépistage des bactériuries asymptomatiques ;
- la prescription de l'échographie du 2ᵉ trimestre à 22 SA (20–24 SA) avec bilan morphologique fœtal.

B. Consultation du 5ᵉ mois (20–24 SA)

Elle comporte :
- un examen clinique obstétrical : poids, PA, HU, MAF, BDC ;
- la recherche de sucre et d'albumine dans les urines ;
- la sérologie de la toxoplasmose en cas de négativité ;
- une BU pour le dépistage des bactériuries asymptomatiques ;
- un ECBU en cas d'antécédent d'infection urinaire, de diabète, de BU > 0 ;
- l'échographie de 22 SA (entre 20 et 24 SA) qui permet la mesure de la biométrie fœtale (diamètre bipariétal, périmètre abdominal, longueur fémorale), estime la quantité de liquide amniotique et localise le placenta. Elle permet l'étude de la morphologie fœtale et le dépistage des malformations.

C. Consultation du 6ᵉ mois (24–28 SA) – 4ᵉ examen prénatal

Elle comporte :
- un examen clinique obstétrical : poids, PA, HU, MAF, BDC ;
- la recherche de sucre et d'albumine dans les urines ;
- la sérologie de la toxoplasmose en cas de négativité ;
- une numération globulaire, pour dépister une anémie (réglementaire) par une NFS mais :
  - elle ne donne que le taux d'hémoglobine (Hb) et l'hématocrite (Ht),
  - elle ne précise pas les réserves maternelles (pas de dosage de la ferritine plasmatique),
  - le dépistage est tardif, alors que le risque périnatal existe déjà pour des carences avant la grossesse et à des stades précoces

La HAS recommande de doser la ferritine et l'Hb lors de la déclaration de la grossesse pour évaluer correctement et traiter préventivement, et de donner des conseils alimentaires lors de l'entretien du 1ᵉʳ trimestre.

On parlera d'anémie et on proposera une thérapeutique martiale :
- si Hb < 11 g/dL au 1ᵉʳ trimestre ;
- si Hb < 10,5 g/dL au 2ᵉ trimestre ;
- si Hb < 11 g/dL au 3ᵉ trimestre ;
- en cas de carence martiale : ferritine < 12 µg/L.

Chez la femme Rh–, une RAI est effectuée, sauf en cas de génotypage rhésus effectué et négatif.

Chez les patientes Rh– avec conjoint Rh+ après génotypage rhésus + du fœtus, on peut proposer une prévention de l'allo-immunisation anti-RhD par immunoglobulines (Rhophylac®) 300 μg si les RAI sont négatives à la fin du 6e mois et après accord de la patiente.

Pour les patientes à risque de diabète gestationnel (âge maternel ≥ 35 ans, IMC ≥ 25 kg/m², antécédents de diabète chez les apparentés du 1er degré, antécédents personnels de diabète gestationnel ou d'enfant macrosome) on proposera, si la glycémie à jeun était inférieure à 5,1 mmol/L (0,92 g/L) au 1er trimestre, un test d'hyperglycémie provoquée à 75 g de glucose avec glycémie à T0, T60, T120 (seuils : 5,1 mmol/L [0,92 g/L], 10 mmol/L [1,80 g/L], 8,5 mmol/L [1,53 g/L]).

Un ECBU est effectué en cas d'antécédents d'infections urinaires, de diabète, ou de BU anormale.

> **Signes fonctionnels et physiques à prendre en charge au 2e trimestre**
>
> - Chloasma (masque de grossesse)
> - Vergetures
> - Varices
> - Hémorroïdes
> - Varices vulvaires
> - Œdèmes des membres inférieurs
> - Constipation
> - Douleurs pelviennes : cystite, candidose
> - Crampes
> - Anémie

Les activités physiques sont possibles sauf les sports violents ou très fatigants.

Les voyages sont autorisés en cas de grossesse normale. La ceinture de sécurité doit être attachée quel que soit le terme de la grossesse.

La plupart des activités professionnelles ne sont pas un facteur de risque d'accouchement prématuré.

XI. Consultations du 3e trimestre

Si la grossesse est suivie par un médecin généraliste, la consultation spécialisée doit commencer au début du 3e trimestre et la femme doit prendre contact avec l'établissement où elle souhaite accoucher.

A. Consultation du 7e mois (28–32 SA) – 5e examen prénatal

Elle comporte :
- un examen clinique obstétrical : poids, PA, HU, BDC, ± TV ;
- la recherche de sucre et d'albumine dans les urines ;
- la sérologie de la toxoplasmose en cas de négativité ;
- la prescription de l'échographie du 8e mois (32 SA) qui, grâce à la biométrie (diamètre bipariétal, périmètre abdominal, longueur fémorale), permet d'apprécier la croissance fœtale (retard de croissance intra-utérin ou macrosomie). Elle confirme la localisation placentaire évalue la quantité de liquide amniotique (LA) et donne le type de présentation.

B. Consultation du 8ᵉ mois (32–37 SA) – 6ᵉ examen prénatal

Elle est habituellement à faire dans les 15 premiers jours du 8ᵉ mois et comporte :
- un examen clinique obstétrical : poids, PA, HU, BDC ;
- une BU pour le dépistage des bactériuries asymptomatiques ;
- la sérologie de la toxoplasmose en cas de négativité ;
- une RAI en cas de Rh– ou de transfusion antérieure (sauf en cas d'injection de Rhophylac®) ; si la recherche est positive, l'identification et le titrage des anticorps sont obligatoires ;
- un prélèvement vaginal pour la recherche d'un portage de streptocoque B dans les sécrétions vaginales qui amènera à une antibiothérapie prophylactique par amoxicilline dès le début du travail en cas de présence de la bactérie ;
- la prescription d'une ampoule de 100 000 UI de vitamine D (recommandation CNGOF) pour prévenir les hypocalcémies néonatales. En France, il a été noté un état de carence en vitamine D en fin de grossesse, surtout en fin d'hiver, quelle que soit la ville, même si elle est ensoleillée. La prise de 100 000 UI au début du 7ᵉ ou 8ᵉ mois permet :
  - d'augmenter la 25(OH)D sérique,
  - de réduire significativement le risque d'hypocalcémie (et ses complications) chez le nouveau-né ;
- de conseiller la consultation d'anesthésie ;
- de discuter du congé maternité.

Le congé légal d'une première grossesse est de 6 semaines avant et de 10 semaines après le terme théorique (tableau 22.2). Il est possible éventuellement de donner un congé prénatal supplémentaire pour « grossesse pathologique » jusqu'à 2 semaines.

Inversement, l'activité professionnelle peut être poursuivie jusqu'à 38 SA.

L'article 30 de la loi n° 2007-293 du 5 mars 2007 réformant la protection de l'enfance a modifié l'article L. 122-6 du Code du travail et créé un article L. 331-4-1 dans le Code de la sécurité sociale, afin d'assouplir le congé de maternité : désormais, la future mère peut, « *à sa demande et après accord du médecin ou de la sage-femme qui la suit, réduire de 3 semaines la durée du congé prénatal* ». La durée du congé postnatal est alors augmentée d'autant.

Toutefois, en cas d'arrêt de travail pour grossesse pathologique, ce report ne peut avoir lieu et le congé de maternité commence à compter du 1ᵉʳ jour de l'arrêt de travail. Il en est de même en cas d'arrêt de travail pendant le report. La période initialement reportée est alors réduite d'autant.

Tableau 22.2 Durée du congé maternité en fonction du type de grossesse et de la situation familiale.

Nombre d'enfants à naître	Nombre d'enfants déjà à charge	Durée du congé prénatal	Durée du congé postnatal
1	0 ou 1	6 semaines	10 semaines
1	2 ou plus	8 semaines	18 semaines
2	–	12 semaines	22 semaines
3 ou plus	–	24 semaines	22 semaines

C. Consultation du 9ᵉ mois (37–42 SA) – 7ᵉ examen prénatal

Elle comporte :
- un examen clinique obstétrical : poids, PA, HU, BDC, MAF, TV avec pelvimétrie clinique ;
- la recherche de sucre et d'albumine dans les urines ;
- une BU pour le dépistage des bactériuries asymptomatiques ;
- la sérologie de la toxoplasmose en cas de négativité ;

On explique à la femme le moment où elle doit venir à la maternité et on la convoque le jour du terme présumé.

> **Signes fonctionnels et physiques habituels au 3ᵉ trimestre pour lesquels le médecin peut être consulté**
>
> - Œdème des membres inférieurs
> - Lombalgies
> - Sciatalgie
> - Contractions utérines
> - Pyrosis
> - Prurit
> - Sécrétion lactée
> - Crampes des membres inférieurs
> - Compression du nerf médian
> - Palpitations
> - Dyspnée
> - Insomnies nocturnes

XII. Examen postnatal

Il doit avoir lieu dans les 6–8 semaines qui suivent l'accouchement. Il est obligatoire et peut être réalisé par un médecin généraliste ou un spécialiste (décret n° 92-143 du 14 février 1992) ou par une sage-femme si la grossesse a été normale et si l'accouchement a été eutocique (loi 2004-806 du 9 août 2004).

Cet examen permet de faire le point du vécu de l'accouchement, des suites de couches, des problèmes rencontrés depuis le retour à domicile, des relations de la mère avec son enfant et sa famille, de la reprise de la sexualité. On recherchera une dépression du post-partum.

On fera un examen gynécologique, si besoin un frottis, on ajustera la contraception. C'est au cours de cette consultation que l'on testera le périnée, le sphincter anal, la sangle abdominale, le rachis et qu'à l'issue de l'examen, on prescrira en cas de besoin une rééducation périnéo-sphinctérienne, pelvirachidienne, de la sangle abdominale.

Un congé pathologique supplémentaire postnatal de 4 semaines peut être donné en cas de pathologie maternelle.

XIII. Conclusion

- On peut retenir que 60 % grossesses sont normales, 40 % grossesses sont difficiles et 10 % grossesses sont à risques.
- Les complications qui peuvent être prévenues par un bon suivi de la grossesse sont les suivantes :
    - anémie,
    - infection urinaire,
    - HTA,
    - travail prématuré,
    - RCIU,
    - maladie sexuellement transmissible,

- immunisation Rh,
- macrosomie et prise en charge du diabète,
- siège,
- hypoxie et mort *in utero* en cas de terme dépassé.

Le tableau 22.3 synthétise la surveillance biologique de la grossesse.

Les examens suivants sont non conseillés :
- sérologie CMV en systématique ;
- bilan lipidique ;
- mesure de la VS ;
- dosage des phosphatases alcalines ;
- dosage de la protéine S car le taux est modifié par la grossesse.

Tableau 22.3 Tableau de synthèse de la surveillance biologique de la grossesse.
La RAI est également demandée chez toutes les patientes en période périnatale.

	Examens obligatoires	Examens proposés systématiquement	Examens proposés sur facteurs de risque
1er examen (< 15 SA)	– Rubéole[1]/toxoplasmose[1] – Syphilis (TPHA/VDRL) – Groupe ABO phénotype Rh complet, Kell[2] – RAI – Ag HBs – Sucre/albumine urinaires	– VIH – Frottis cervico-utérin si précédent > 3 ans – Dépistage combiné 1er trimestre par échographie + marqueurs	– ECBU (si ATCD urologique, BU +) – Glycémie à jeun si FDR de diabète – Hépatite C – PV si pertes – Génotype Rh femme Rh- NFS, électrophorèse si contexte ethnique
4e mois (16-20 SA)	– Rubéole (si –) – Toxoplasmose (si –) – Sucre/albumine urinaires	– Marqueurs sériques T21 (14-17 SA après information) si non fait au 1er trimestre – BU	– ECBU (si ATCD urologique, BU +)
5e mois (20-24 SA)	– Rubéole (si –) jusqu'à 20 SA – Toxoplasmose (si –) – Sucre/albumine urinaires	– BU	– ECBU (si ATCD urologique, BU +)
6e mois (24-28 SA)	– Toxoplasmose (si –) – RAI[3] – Numération globulaire – Sucre/albumine urinaires	– BU	– ECBU (si ATCD urologique, BU +) – HGPO 75 g si FDR et GAJ < 0,92 g/L (5,1 mmol/L)
7e mois (28-32 SA)	– Toxoplasmose (si –) – Sucre/albumine urinaires	– RAI[3] – BU	– ECBU (si ATCD urologique, BU +)
8e mois (32-37 SA)	– Toxoplasmose (si–) – RAI[3] (sauf si Rhophylac®) – Sucre/albumine urinaires	– BU – PV (dépistage streptocoque B)	– ECBU (si ATCD urologique, BU +)
9e mois (37-42 SA)	– Toxoplasmose (si –) – RAI[3] (sauf si Rhophylac®) – Sucre/albumine urinaires	– Bilan pré-anesthésie[4] – BU	– ECBU (si ATCD urologique, BU +)

1. Si non immunisée ou en l'absence de résultat documenté.
2. Groupe phénotypé avec établissement d'une carte (2 déterminations).
3. Si RhD– ou chez les femmes RhD + avec antécédents transfusionnels et/ou obstétricaux.
4. Pas de bilan standard. Variable selon les habitudes (consultation d'anesthésie obligatoire).

Item 22 – UE 2 – Grossesse normale

Points clés

- Le diagnostic de date de début de grossesse repose sur l'échographie réalisée au 1er trimestre.
- En début de grossesse, il est important d'évaluer les risques afin de diriger la femme enceinte vers la structure adaptée à sa pathologie (ou à son risque).
- Sept consultations sont obligatoires au cours de la grossesse.
- Des examens complémentaires sont obligatoires au cours de la grossesse.
- Les trois échographies conseillées sont réalisées à 12, 22 et 32 SA.
- Le dépistage de la T21 repose sur l'analyse des facteurs de risque à partir des antécédents, de l'échographie du 1er trimestre et des marqueurs sériques (risque combiné).

Notions indispensables PCZ

- Ne pas se tromper entre les examens obligatoires et ceux qui doivent être à proposer.

Pour en savoir plus

[QR]	HAS. Suivi et orientation des femmes enceintes en fonction des situations à risque identifiées. Recommandations professionnelles, mai 2016. https://www.has-sante.fr/portail/upload/docs/application/pdf/suivi_des_femmes_enceintes_-_recommandations_23-04-2008.pdf
[QR]	DGS. Recommandations pour la prévention des anomalies de la fermeture du tube neural, janvier 2001. http://solidarites-sante.gouv.fr/IMG/pdf/Recommandations_pour_la_prevention_des_anomalies_de_la_fermeture_du_tube_neural.pdf

CHAPITRE 23

Item 23 – UE 2 – Principales complications de la grossesse

Hémorragie
    I.   Hémorragies génitales du 1er trimestre
    II. Hémorragies génitales du 3e trimestre
    III. Hémorragie du post-partum

Hypertension artérielle gravidique
    I.   Pour comprendre
    II.   Éléments de diagnostic
    III. Évolutions des différents types d'HTA au cours de la grossesse
    IV. Objectifs de l'examen d'une femme enceinte hypertendue
    V.   Diagnostic clinique de sévérité
    VI. Explorations à réaliser
    VII. Principes de la prise en charge thérapeutique
    VIII. Modalités du traitement médical antihypertenseur
    IX. Conduite à tenir après l'accouchement
    X.   Mesures préventives pour les grossesses suivantes
    XI. Complications à long terme

Menace d'accouchement prématuré
    I.   Pour comprendre
    II.   Étiologies
    III. Diagnostic
    IV. Examens paracliniques
    V.   Échographie obstétricale
    VI. Prise en charge thérapeutique

Fièvre pendant la grossesse
    I.   Pour comprendre
    II.   Conduite de l'examen
    III. Orientation diagnostique et prise en charge immédiate
    IV. Prise en charge en milieu hospitalier

Connaissances

Objectifs pédagogiques

- Diagnostiquer et connaître les principes de prévention et de prise en charge des hémorragies génitales au cours de la grossesse.
- Diagnostiquer et connaître les principes de prévention et de prise en charge de l'hypertension artérielle gravidique.
- Diagnostiquer et connaître les principes de prévention et la prise en charge de la menace d'accouchement prématuré.
- Argumenter les procédures diagnostiques et thérapeutiques devant une fièvre durant la grossesse.

Gynécologie – Obstétrique
© 2018, Elsevier Masson SAS. Tous droits réservés

Hémorragie

I. Hémorragies génitales du 1er trimestre

A. Pour comprendre

Elles compliquent environ 25 % des grossesses et peuvent être en rapport avec :
- une grossesse extra-utérine (1 %) ;
- une grossesse intra-utérine évolutive avec un hématome décidual (12 %) ;
- une grossesse intra-utérine non évolutive (avortement spontané ou fausse couche) (12 %) ;
- exceptionnellement : la lyse d'un jumeau (en cas de grossesse gémellaire initiale), une grossesse môlaire, un cancer du col, un ectropion.

B. Conduite de l'examen

L'interrogatoire relève :
- les antécédents (DES, pathologie tubaire, IST, tabac, DIU, malformations utérines) ;
- les signes sympathiques de grossesse : nausées matinales, tension mammaire, etc.
- l'aspect des hémorragies : abondance, couleur ;
- la présence de douleurs pelviennes et leurs caractères : médianes à type de contractions ou latéralisées, sourdes avec des accès douloureux plus intenses.

L'examen a plusieurs objectifs :
- vérifier l'état général, le pouls, la pression artérielle, la tolérance hémodynamique ;
- vérifier l'abdomen : est-il souple, indolore ? Quelle est la hauteur utérine ?
- effectuer un examen au spéculum : aspect du col, présence de débris ovulaires, abondance des saignements ;
- effectuer un toucher vaginal : perméabilité du col, taille de l'utérus, présence d'une masse latéro-utérine, douleur provoquée à la mobilisation utérine, dans un cul-de-sac latéral ou dans le cul-de-sac recto-utérin (cul-de-sac de Douglas).

Les examens complémentaires sont :
- le dosage plasmatique d'hCG en cas de doute sur l'état de grossesse ;
- l'échographie pelvienne, au mieux par voie vaginale. Dans une grossesse normale, le sac ovulaire est visible dès 5 SA sous la forme d'une image liquidienne intra-utérine entourée d'une couronne échogène (le trophoblaste). L'embryon et son activité cardiaque deviennent visibles entre 5,5 et 6 SA. L'échographie précise :
    - si l'utérus vide ou contient un sac ovulaire,
    - en présence d'un sac ovulaire intra-utérin : les contours sont-ils réguliers ou non ? Y a-t-il un hématome ? L'embryon est-il vivant ?
    - en présence d'un utérus vide, on recherche une masse latéro-utérine, un épanchement dans le cul-de-sac recto-utérin, un endomètre gravide, un corps jaune.

C. Orientation diagnostique

1. En faveur d'un avortement spontané

Les signes cliniques en faveur d'un avortement spontané sont :
- une disparition récente des signes sympathiques de grossesse ;
- des hémorragies franches, de sang rouge, avec caillots et « débris » ;

- des douleurs pelviennes médianes, intermittentes, à type de contractions, « comme des règles »;
- un col utérin mou, perméable au doigt;
- alors que les culs-de-sac sont libres et la mobilisation utérine indolore.

À l'échographie, on retrouve :
- un sac ovulaire intra-utérin bien visible, reconnaissable par sa couronne trophoblastique échogène;
- mais anormal : embryon sans activité cardiaque ou œuf clair, sans écho embryonnaire, souvent aplati, à contours irréguliers, plus petit que ne le voudrait l'âge de la grossesse.

2. En faveur d'une grossesse extra-utérine

Les signes cliniques en faveur d'une grossesse extra-utérine sont :
- des facteurs de risque : tabagisme, antécédents de stérilité, DES, salpingite, chirurgie tubaire, grossesse extra-utérine; grossesse sous contraception par dispositif intra-utérin ou microprogestatifs, ou obtenue par assistance médicale à la procréation;
- des hémorragies peu abondantes, noirâtres;
- abdomen douloureux de façon latéralisée avec ou sans défense;
- des signes de mauvaise tolérance hémodynamique évoquant une GEU rompue;
- des douleurs pelviennes latéralisées, sourdes, avec des accès plus intenses, parfois des scapulalgies ou des malaises (hémopéritoine);
- un utérus moins gros qu'attendu, un col tonique et fermé, une masse latéro-utérine douloureuse;
- des douleurs provoquées dans un cul-de-sac latéral, dans le cul-de-sac recto-utérin ou à la mobilisation utérine.

À l'échographie on retrouve :
- un utérus vide, anormal si l'âge gestationnel est de plus de 5,5 SA ou si le taux d'hCG est supérieur à 1 000–1 500 UI/L; un endomètre épaissi;
- une masse latéro-utérine, inconstante, plus ou moins caractéristique :
  - un sac ovulaire typique avec un embryon et une activité cardiaque,
  - une image en cocarde (10 à 20 mm) avec une couronne échogène (trophoblaste) et un centre clair,
  - une masse hétérogène non spécifique,
  - un épanchement dans le cul-de-sac recto-utérin.

3. En faveur d'une grossesse intra-utérine évolutive

Les signes cliniques en faveur d'une grossesse intra-utérine sont :
- des signes sympathiques de grossesse;
- des hémorragies isolées, sans douleurs, souvent récidivantes;
- un sac ovulaire intra-utérin d'aspect conforme à l'âge gestationnel, avec un embryon vivant présentant une activité cardiaque régulière;
- des hémorragies en rapport avec un hématome décidual : image liquidienne entre les contours de l'œuf et la paroi utérine. L'évolution est parfois longue mais généralement favorable.

En pratique, il est parfois difficile de différencier avec certitude une grossesse extra-utérine d'une grossesse arrêtée, voire d'une grossesse évolutive lors de la première consultation, surtout en cas de terme précoce (4,5-6 SA). Certains proposent de réaliser un nouveau dosage d'hCG 48 heures après le premier dosage dans le même laboratoire pour aider au diagnostic : un taux qui double est plutôt en faveur d'une grossesse évolutive intra et parfois extra-utérine ; un taux qui décroît d'un facteur 2 est plutôt en faveur d'une FCS (fausse couche spontanée) ; un taux qui stagne est plutôt en faveur d'une grossesse extra-utérine. Si le diagnostic de grossesse extra-utérine est très peu probable et si un doute persiste, il est plus prudent de réaliser une nouvelle échographie 5 à 7 jours après le premier contrôle échographique.

4. En faveur d'une grossesse môlaire (maladie trophoblastique)

Exceptionnelle en Occident, fréquente en Asie du Sud-Est, la grossesse môlaire se traduit par :
- des signes sympathiques de grossesse très intenses ;
- un utérus plus gros que ne le voudrait l'âge de la grossesse ;
- des taux plasmatiques d'hCG très élevés.

À l'échographie, l'utérus est occupé par une masse hétérogène, floconneuse, contenant de multiples petites vésicules et il existe deux gros ovaires polykystiques. Il n'y a ni cavité ovulaire, ni embryon visible.

D. Conduite à tenir en fonction de l'étiologie

1. En cas de GEU

Cf. chapitre 3.

2. En cas de maladie trophoblastique

Le diagnostic évoqué à l'échographie nécessite une aspiration sous contrôle échographique avec examen anatomopathologique systématique.

Il est nécessaire de suivre la décroissance des β-hCG jusqu'à négativation.

En l'absence de décroissance voire de réascension, il faudra redouter une môle invasive ou un choriocarcinome.

Une chimiothérapie est alors indiquée après bilan d'extension préalable (échographie hépatique et pelvienne, radiographie pulmonaire et examen vaginal). Il faut penser à la déclaration au centre de référence des maladies trophoblastiques.

3. En cas d'avortement spontané du 1er trimestre

Il s'agit habituellement du premier ou, parfois, du second épisode.

Dans tous les cas, il faut prévoir une prévention de l'iso-immunisation rhésus si la femme est Rh– (+++).

Banale pour le médecin, la fausse couche est souvent vécue par la femme comme un traumatisme culpabilisant, source d'inquiétude pour l'avenir. Il est important de consacrer quelques minutes à l'information :
- la cause habituelle (60 % des cas) est une anomalie chromosomique de l'embryon, due au hasard. L'activité physique et la voiture n'y sont pour rien ;
- la fausse couche est un phénomène fréquent qui concerne 10 à 15 % des grossesses et n'a aucune conséquence sur l'avenir obstétrical.

L'évolution spontanée se ferait vers une majoration des hémorragies et des douleurs, l'ouverture du col, l'expulsion de l'œuf qui est parfois très hémorragique.

Après discussion avec la patiente, il est possible d'envisager l'expulsion de la grossesse arrêtée. Deux méthodes sont disponibles :

- un traitement médical par prostaglandines si l'œuf est de petite taille et les hémorragies peu importantes ;
- un traitement chirurgical dans les autres cas. Ce traitement chirurgical :
  - implique l'hospitalisation, la réalisation d'un bilan préopératoire et d'une consultation d'anesthésie,
  - se déroule sous anesthésie générale ou locale : dilatation du col, aspiration avec une canule,
  - est suivi d'un examen anatomopathologique du produit d'aspiration,
  - conduit à une sortie le jour même ou le lendemain.

4. En cas d'avortements spontanés à répétition

La situation est différente des FCS habituelles.

Ce terme désigne la survenue d'au moins trois avortements spontanés consécutifs avant 14 SA. Une enquête étiologique devient légitime.

Les causes possibles sont :

- une malformation utérine (plutôt responsable d'avortements tardifs) ; il faut faire une échographie pelvienne 3D plutôt qu'une hystérosalpingographie ;
- un lupus, syndrome des antiphospholipides ; il faut alors pratiquer au minimum une recherche d'anticoagulant circulant, d'anticorps anticardiolipine et d'anti-β2GPI ;
- des causes génétiques : translocation équilibrée chez la femme ou son conjoint ; il faut réaliser le caryotype des deux membres du couple ;
- une endométrite chronique ; il faut effectuer ou discuter des prélèvements bactériologiques vaginaux et endocervicaux ;
- des causes hormonales et métaboliques (dysovulation, hyperandrogénie, hypothyroïdie, diabète) qui sont classiques mais très controversées ; il faut faire un bilan hormonal et une glycémie ;
- des causes immunologiques : absence d'anticorps cytotoxiques antilymphocytes paternels dans le sérum maternel (cause rare et controversée à rechercher en 2ᵉ intention) ;
- inconnues. Le bilan étiologique est souvent négatif.

Un traitement préventif des récidives par aspirine à faible dose et héparine de bas poids moléculaire à visée préventive a été proposé. Ce traitement est efficace en cas de syndrome des antiphospholipides. Sinon, il n'a aucun intérêt. Certains proposent un traitement préventif par aspirine à faible dose misant sur l'effet placebo.

> **Points clés**
>
> - Vingt-cinq pour cent des femmes ont des saignements au 1ᵉʳ trimestre.
> - Cinquante pour cent des grossesses présentant des saignements au 1ᵉʳ trimestre n'évolueront pas normalement.
> - L'échographie permet de visualiser une grossesse intra-utérine évolutive à partir de 6 SA.
> - La confrontation échographie – dosage de la β-hCG est souvent nécessaire dans les grossesses jeunes.
> - Les principales causes des saignements sont : les saignements au cours des grossesses normales, les grossesses arrêtées (l'avortement provoqué), la GEU et la maladie trophoblastique.
> - Les causes de saignement au cours de la grossesse évolutive sont la lyse d'un jumeau, l'hématome décidual et l'insertion trophoblastique basse.
> - Dans la majorité des grossesses arrêtées, l'expulsion est spontanée.
> - En cas de môle, après aspiration, il faudra suivre la décroissance de la β-hCG jusqu'à négativation afin d'éliminer l'existence d'un choriocarcinome ou d'une môle invasive.

> **Notions indispensables PCZ**
>
> - En cas d'hémorragie : groupe, rhésus, phénotype doivent être connus.
> - En cas de Rh–, on devra pratiquer une injection de gamma globulines anti-D pour prévenir l'iso-immunisation Rh materno-fœtale.
> - Métrorragies du 1er trimestre = risque de GEU = échographie en urgence.

> **Réflexes transversalité**
>
> - Item 209 – Anémie chez l'adulte
> - Item 215 – Pathologie du fer chez l'adulte
> - Item 325 – Transfusion sanguine et produits dérivés du sang
> - Item 328 – État de choc (hypovolémique)

II. Hémorragies génitales du 3e trimestre

A. Pour comprendre

C'est une urgence obstétricale. La démarche diagnostique est centrée sur le diagnostic différentiel entre les deux grandes causes que sont le placenta praevia (inséré en partie ou en totalité sur le segment inférieur) et l'hématome rétroplacentaire.

B. Conduite de l'examen

Attention : le toucher vaginal est interdit tant qu'il existe une suspicion de placenta praevia. Après avoir éliminé une hémorragie extragénitale, l'examen s'intéresse :
- au retentissement maternel : pouls, pression artérielle, état général ;
- au retentissement fœtal : activité des mouvements, recherche des bruits du cœur (BDC) ;
- à l'analyse sémiologique des hémorragies et des éventuels signes d'accompagnement :
  - couleur, abondance et aspect des hémorragies,
  - douleurs utérines permanentes, contractions utérines, pertes de liquide amniotique,
  - choc,
  - histoire de la grossesse : hémorragies antérieures, HTA gravidique, antécédents obstétricaux (utérus cicatriciel), grossesses multiples, rupture des membranes, notion de placenta inséré bas,
  - palpation de l'utérus (souple ou contracturé), mesure de la hauteur utérine, anomalie de présentation (transverse) ?
  - absence de BDC,
  - saignements spontanés/provoqués,
  - inspection du col après mise en place prudente d'un spéculum pour éliminer une cause cervicale : cervicite, polype, cancer, abondance du saignement, aspect,
  - bandelette urinaire à la recherche d'une protéinurie.

C. Orientation diagnostique et prise en charge immédiate

1. En faveur d'un placenta praevia

Les signes cliniques en faveur d'un placenta praevia sont :

- une hémorragie abondante, de sang rouge et coagulable et souvent récidivante :
  - souvent associée à des contractions utérines, mais sans douleurs utérines permanentes,
  - avec un retentissement maternel en rapport avec l'abondance des hémorragies : pouls accéléré, PA normale ou abaissée ;
- un utérus souple (entre les contractions) et indolore ;
- une présentation pathologique fréquente (siège ou transverse) ;
- une activité cardiaque fœtale bien perçue ;
- une multiparité (souvent) ;
- un antécédent de curetage, chirurgie utérine ou césarienne ;
- surtout un placenta bas inséré à proximité de l'orifice interne du col utérin (< 50 mm) ou recouvrant le col utérin à l'échographie.

2. En faveur d'un hématome rétroplacentaire

Les signes cliniques en faveur d'un hématome rétroplacentaire sont :
- un contexte vasculaire (âge > 35 ans, HTA, tabac, cocaïne, primipare, prééclampsie) ;
- une hémorragie peu abondante, noirâtre, incoagulable associée à douleurs utérines brutales, permanentes, qui dominent le tableau ;
- un retentissement maternel sévère et sans rapport avec l'abondance des hémorragies : femme prostrée, état de choc, tachycardie mais PA variable, parfois élevée (HTA gravidique, protéinurie) ;
- une contracture utérine permanente et douloureuse (« ventre de bois ») ;
- une activité cardiaque fœtale non perçue (fœtus mort) dans les formes complètes.

D. Conduite à tenir immédiate

La conduite à tenir immédiate implique :
- l'hospitalisation et la réalisation d'un bilan préopératoire (groupe Rh, RAI, NFS, plaquettes, bilan de coagulation complet avec dosage du fibrinogène), d'une bandelette urinaire sur sondage évacuateur (sinon souillure par le sang) : une albuminurie positive orientera vers un hématome rétroplacentaire (pathologie vasculo-placentaire) et d'une consultation d'anesthésie ;
- la pose d'une voie veineuse ;
- et une injection de gammaglobulines anti-D si la femme est Rh–, à adapter ultérieurement au test de Kleihauer (compte d'hématies fœtales circulant dans le sang maternel).

Puis, pour guider l'enquête étiologique et évaluer le bien-être fœtal, il faut réaliser :
- une échographie obstétricale qui :
  - vérifie la vitalité ou la mort fœtale,
  - précise la position du placenta (échographie par voie vaginale avec prudence) : est-il inséré sur le segment inférieur ? Si oui, recouvre-t-il l'orifice cervical (placenta praevia recouvrant) ?
  - recherche un hématome rétroplacentaire, en fait rarement visible sauf dans les formes antérieures et récentes. C'est surtout la position haute du placenta, à distance du segment inférieur, qui oriente le diagnostic mais il est important de se remémorer que l'absence d'hématome rétroplacentaire visible à l'échographie n'élimine en rien le diagnostic d'hématome rétroplacentaire ;
- une échographie complète avec la recherche d'un retard de croissance intra-utérin et un Doppler des artères utérines ; une évaluation de la quantité de liquide amniotique ;
- un enregistrement cardiotocographique à la recherche de contractions utérines, d'altération du rythme cardiaque fœtal.

E. Conduite à tenir

Il faut toujours penser à la prévention de l'allo-immunisation par injections de gammaglobulines en cas de Rh–.

1. Devant un placenta praevia

Le fœtus est habituellement vivant, sans altération sévère du rythme cardiaque. Le risque principal est une aggravation ou une récidive des hémorragies sur un mode cataclysmique, exigeant alors une césarienne pour sauvetage maternel en extrême urgence.

Il est préconisé :
- un repos au lit avec bas de contention ;
- avant 34 SA, une corticothérapie prénatale (+++) en prévention de la maladie des membranes hyalines ± transfert vers une maternité de niveau 3 ;
- avant 33 SA, l'administration de sulfate de magnésium (non pour diminuer la morbidité maternelle comme en cas de prééclampsie ou d'éclampsie) afin de diminuer le risque d'infirmité motrice cérébrale en cas de prématurité (effet neuroprotecteur chez le fœtus) ;
- un traitement tocolytique car des contractions utérines sont probablement le facteur déclenchant de l'hémorragie (à condition d'avoir éliminé le diagnostic d'hématome rétroplacentaire ou que celui-ci soit très peu probable) ;
- une recherche d'un facteur déclenchant des contractions utérines et, indirectement, de l'hémorragie : infection ou excès de liquide amniotique ;
- un remplissage vasculaire ± transfusion ;
- une surveillance étroite.

À distance, le mode d'accouchement dépend de la position du placenta :
- un placenta recouvrant exige une césarienne prophylactique ;
- un placenta non recouvrant peut autoriser, sous stricte surveillance, un accouchement par voie vaginale.

2. Devant un hématome rétroplacentaire

Dans la forme complète, avec mort fœtale, il y a constamment une CIVD (coagulation intravasculaire disséminée) qui met en jeu le pronostic vital maternel. Il faut obtenir l'expulsion par voie basse dans les meilleurs délais.

Le traitement médical urgent comprend :
- l'oxygénation ;
- le remplissage vasculaire pour traiter le choc ;
- le traitement de la défibrination (apport éventuel de plasma frais congelé [PFC], fibrinogène, plaquettes) ;
- le traitement de l'éventuelle HTA gravidique.

Le *déclenchement immédiat du travail* se fait selon le toucher vaginal, pour évaluer le statut cervical et l'accessibilité des membranes :
- des membranes accessibles permettent la rupture des membranes qui déclenche le travail et a un effet antalgique ;
- des membranes inaccessibles impliquent une maturation cervicale par les prostaglandines ;
- l'anesthésie péridurale est contre-indiquée en cas de CIVD, il faut préférer les antalgiques par voie parentérale.

Une *surveillance étroite* est de mise avant et après l'expulsion :
- pouls, pression artérielle, état général, diurèse ;
- hémorragie, hauteur utérine, globe utérin après la délivrance ;
- NFS, plaquettes, hématocrite, bilan de coagulation dont le fibrinogène ;

Dans les formes incomplètes, avec fœtus vivant, le diagnostic peut être incertain et repose sur un faisceau d'arguments : contexte vasculaire, utérus contractile et altérations du rythme cardiaque fœtal (RCF) ; des altérations sévères du RCF exigent une césarienne immédiate. Le diagnostic sera confirmé à l'intervention : caillots en arrière du placenta, aspect en cupule du placenta, ou par l'examen anatomopathologique du placenta. Toute suspicion d'un hématome rétroplacentaire impose une naissance rapide par voie basse ou césarienne en fonction du contexte obstétrical.

La prévention lors d'une grossesse ultérieure passe par :
- l'arrêt éventuel du tabac et de la cocaïne ;
- la prise d'aspirine : son utilisation est empirique et mal documentée dans cette indication.

> **Points clés**
>
> Aux 2e et 3e trimestres, les deux principales étiologies d'hémorragies sévères sont le placenta praevia et l'hématome rétroplacentaire :
> - le placenta praevia est évoqué sur des signes cliniques : métrorragies de sang rouge, inopinée et sans douleur ;
> - l'hématome rétroplacentaire est évoqué par le contexte vasculaire (HTA) et de la symptomatologie (sang noirâtre, douleurs, parfois choc) ;
> - le placenta praevia met en jeu le pronostic maternel (mais aussi fœtal) en raison de l'abondance de l'hémorragie ;
> - l'hématome rétroplacentaire met en jeu le pronostic fœtal (mais aussi maternel) en raison du décollement souvent brutal du placenta ;
> - une césarienne est indiquée en cas de placenta praevia qui recouvre l'orifice interne du col ;
> - une césarienne est indiquée en cas d'hématome rétroplacentaire si l'enfant est encore vivant.
>
> La prévention des complications nécessite une prise en charge précoce et adaptée en milieu hospitalier.

Notions indispensables PCZ

- Toucher vaginal = contre-indication sans connaître la position du placenta.
- Urgence obstétricale ++ mais penser aux corticoïdes pour la prématurité.
- Penser à la prévention de l'allo-immunisation rhésus.

III. Hémorragie du post-partum

C'est une urgence obstétricale. Dans ses formes graves ou négligées, elle met en jeu le pronostic vital maternel. Il s'agit de la première cause de mortalité maternelle actuellement en France. Elle survient dans environ 7 % des naissances. Son diagnostic précoce repose sur la surveillance rigoureuse de toute accouchée, en particulier pendant les 2 heures qui suivent l'accouchement (*cf.* chapitre 29).

La délivrance normale est associée à une hémorragie de moins de 500 mL. La constatation d'une hémorragie anormale exige une prise en charge immédiate, pluridisciplinaire (sage-femme, gynécologue-obstétricien, anesthésiste) associant des gestes obstétricaux, des mesures médicales et une surveillance constante (fig. 23.1 et 23.2).

Les facteurs de risques sont :
- l'épisiotomie ou une déchirure périnéale importante ;
- la naissance par forceps ou ventouse ;
- le placenta praevia ;
- l'utérus cicatriciel ;
- les antécédents d'hémorragie du post-partum ;
- le travail déclenché ;
- le travail très rapide ou prolongé ;

Connaissances Obstétrique

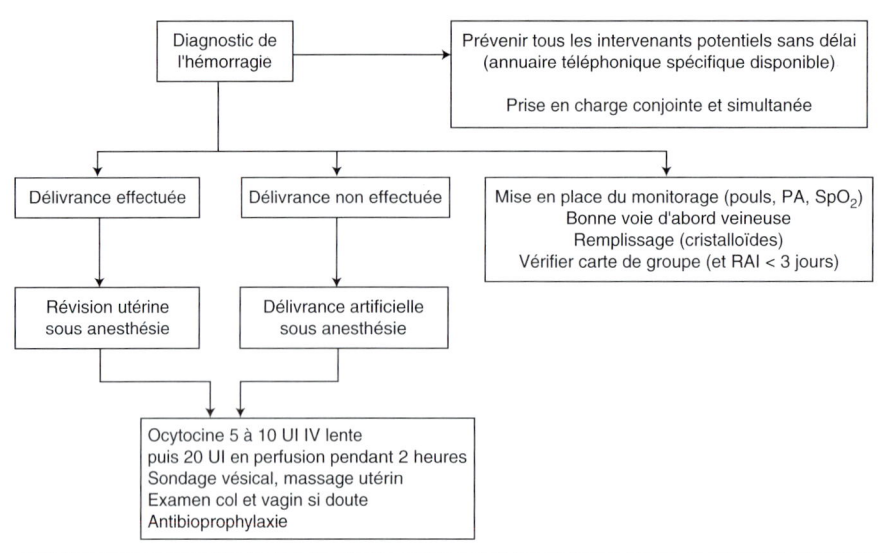

Fig. 23.1 Prise en charge initiale d'une hémorragie du post-partum immédiat.

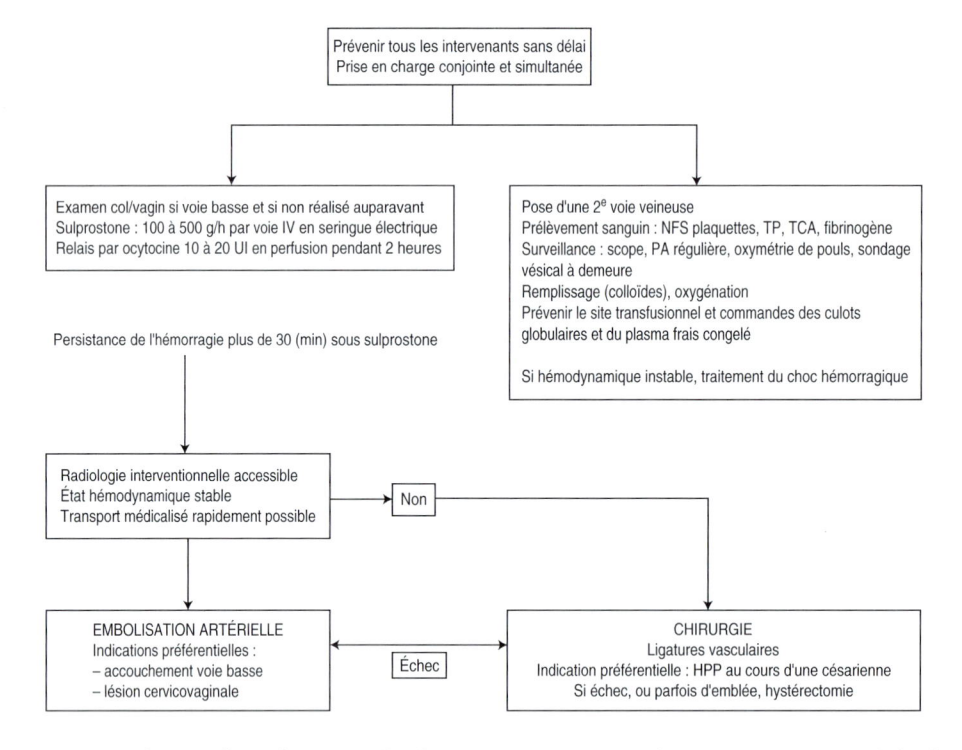

Fig. 23.2 Prise en charge d'une hémorragie du post-partum immédiat qui persiste au-delà de 15 à 30 minutes.

- l'hyperthermie (chorioamniotite) ;
- la macrosomie, l'hydramnios, la grossesse multiple (surdistension utérine) ;
- la grande multiparité ;
- l'absence d'injection d'utérotoniques (oxytocine 5 à 10 UI en IVD) dans les secondes qui suivent la naissance de l'enfant (cf. chapitre 28) ;
- les fibromes.

Mais dans plus de la moitié des cas, aucun facteur de risque n'est retrouvé. Toute femme qui accouche présente donc un risque possible d'hémorragie de la délivrance. C'est une des raisons pour lesquelles on ne peut jamais parler d'accouchement « à bas risque ».

A. Gestes obstétricaux immédiats

Il faut toujours avoir à l'esprit qu'il s'agit d'une course contre la montre et que l'équipe médicale a tendance à sous-évaluer les pertes sanguines et la gravité de l'hémorragie du post-partum, ce qui peut avoir pour conséquences un retard à la prise en charge et une prise en charge sous-optimale.

Il faut réaliser la *délivrance artificielle en urgence* si l'hémorragie survient avant l'expulsion du placenta. Une main abdominale (gauche pour le droitier) empaume, abaisse et maintient le fond utérin. L'autre main, gantée, remonte le long du cordon ombilical dans la position dite « en main d'accoucheur », pénètre dans la cavité utérine, cherche le bord du placenta, s'insinue dans le plan de clivage entre placenta et paroi utérine, décolle artificiellement le placenta et l'extrait en douceur de l'utérus, sans déchirer les membranes.

La délivrance est suivie :
- d'une *révision utérine* (réalisée d'emblée en cas d'hémorragie survenant après l'expulsion du placenta) : révision manuelle, selon la même technique, s'assurant de la vacuité et de l'intégrité de l'utérus et ramenant, le cas échéant, les derniers caillots et débris placentaires. Sauf exception (suspicion de placenta accreta), l'utérus doit être vide ;
- d'un *massage utérin* énergique par mouvements circulaires à travers la paroi abdominale jusqu'à obtention d'un globe tonique.

Il faut aussi réaliser systématiquement une *inspection sous valves des voies génitales basses* pour s'assurer de l'absence de déchirure du col ou des parois vaginales.

B. Autres mesures

Ce sont :
- l'administration d'utérotoniques, après la révision utérine, qui permet d'obtenir une bonne rétraction utérine : oxytocine dans un premier temps (Syntocinon® 10 UI en perfusion IV lente à renouveler une fois si nécessaire) ;
- l'estimation des pertes sanguines à l'aide d'un sac collecteur placé sous les fesses de la patiente ;
- le sondage urinaire à demeure (une vessie vide favorise un bon globe utérin) ;
- la suture des déchirures périnéales éventuelles.

C. En cas d'échec

En cas d'échec, apprécié si possible au maximum dans les 30 minutes, le traitement par les prostaglandines (sulprostone à la seringue électrique) en respectant les contre-indications doit être instauré. Un traitement par acide tranexamique 1 g en IV est aujourd'hui aussi le plus souvent pratiqué.

Il faut simultanément :
- poser des voies veineuses de gros calibre, oxygéner, assurer un remplissage avec des macromolécules ;
- envisager une transfusion de culots globulaires (pour compenser les pertes) et de plasma frais congelés (pour traiter une CIVD) ;
- pratiquer une NFS ;
- faire un bilan de coagulation en urgence, à la recherche d'une CIVD (formation de caillots) avec plaquettes, TP, TCA, fibrinogène.

La surveillance est constante : état hémodynamique, diurèse, hauteur et tonicité de l'utérus, quantification des écoulements vulvaires, bilan de coagulation, plaquettes, numération globulaire (les bilans seront répétés autant de fois que nécessaire).

Ces mesures sont habituellement suffisantes. Si l'hémorragie persiste, on peut proposer :
- une embolisation artérielle sélective qui nécessite un radiologue entraîné et immédiatement disponible si la patiente est stable sur le plan hémodynamique et si l'unité d'embolisation est à proximité de la salle d'accouchement ;
- ou une ligature chirurgicale des artères utérines ou des artères hypogastriques, ou des techniques de compressions utérines ;
- en dernier recours : une hystérectomie d'hémostase. Il ne faut pas hésiter à la réaliser rapidement en cas d'hémodynamique instable ou de CIVD installée, car c'est alors le geste qui permet de sauve la vie de la patiente.

D. Prévention

Elle comprend :
- une délivrance dirigée, systématique : administration prophylactique d'oxytocine (APO) dès la sortie de l'enfant (5 à 10 UI IVL d'oxytocine) ;
- la mise en place d'un sac de recueil des pertes sanguines, juste après l'expulsion permettant d'évaluer le volume des pertes sanguines ;
- une surveillance de la délivrance normale par la manœuvre de mobilisation utérine vers le haut ;
- une surveillance systématique de toute accouchée 2 heures en salle de travail ;
- une délivrance artificielle en cas de non-décollement placentaire 30 minutes après l'accouchement avec vérification macroscopique du placenta et des membranes.

Points essentiels

- L'hémorragie du post-partum est une cause de mort maternelle. Les morts maternelles par hémorragie du post-partum sont évitables dans 80–90 % des cas.
- La principale cause de l'hémorragie du post-partum est l'atonie utérine.
- Le traitement est multidisciplinaire et repose essentiellement en urgence sur l'association d'une révision utérine à des ocytociques.
- En cas d'échec, on devra utiliser des prostaglandines dans les 30 minutes qui suivent.

Notions indispensables PCZ

- La délivrance normale est associée à une hémorragie de moins de 500 mL.
- Il faut réaliser la délivrance artificielle en urgence si l'hémorragie survient avant l'expulsion du placenta.
- Ne pas oublier de réaliser systématiquement une inspection sous valves des voies génitales basses.

Pour en savoir plus

CNGOF. Les hémorragies du post-partum. Recommandations pour la pratique clinique, 2014.
http://www.cngof.asso.fr/data/RCP/CNGOF_2014_HPP.pdf

Hypertension artérielle gravidique

I. Pour comprendre

L'hypertension artérielle gravidique (HTAg) est liée à un trouble précoce de la placentation qui entraîne une insuffisance placentaire. Au 1er trimestre, il existe un défaut d'implantation trophoblastique. Les cellules trophoblastiques n'envahissent pas les artères spiralées, branches des artères utérines, ce qui ne leur permet pas de s'adapter progressivement aux besoins de la grossesse. Ce défaut d'invasion trophoblastique entraîne ultérieurement (au 2e ou au 3e trimestre) un défaut de vascularisation placentaire et une diminution du débit sanguin utéroplacentaire avec ischémie placentaire. Ce dysfonctionnement placentaire induit la sécrétion de substances vasoactives à l'origine de la pathologie.

L'HTAg partage ces mécanismes physiopathologiques avec d'autres pathologies vasculaires de la grossesse : prééclampsie, retard de croissance intra-utérin d'origine vasculaire et hématome rétroplacentaire.

II. Éléments de diagnostic

Le diagnostic d'HTA au cours de la grossesse correspond à la découverte d'une pression artérielle systolique (PAS) supérieure ou égale à 140 mmHg et/ou d'une pression artérielle diastolique (PAD) supérieure ou égale à 90 mmHg à au moins deux reprises. La mesure doit être faite au repos, en position de décubitus latéral gauche ou en position semi-assise (pour éviter un éventuel syndrome cave), après au moins 5 minutes de repos, à distance de l'examen gynécologique et avec un brassard adapté à la morphologie de la patiente.

On définit :
- l'*HTA gravidique* : une HTA apparue après 20 SA chez une femme jusque-là normotendue, sans protéinurie associée et disparaissant avant la fin de la 6e semaine du post-partum ;
- *la prééclampsie :* l'association d'une HTA gravidique à une protéinurie (300 mg/24 h). Elle est dite « surajoutée » lorsqu'elle survient chez une patiente avec une HTA chronique ;
- l'*HTA chronique* : HTA antérieure à la grossesse mais parfois méconnue. Il faut y penser si l'HTA est découverte avant 20 SA ou si elle persiste à plus de 6 semaines du post-partum.

On distingue :
- l'HTA modérée définie par une PAS entre 140 et 159 mmHg et une PAD entre 90 et 109 mmHg ;
- de l'HTA sévère définie par une PAS ≥ 160 mmHg et/ou une PAD ≥ 110 mmHg.

Attention : en cas d'HTA modérée, il faut penser à éliminer un effet « blouse blanche » à l'aide d'automesures tensionnelles répétées ou de la moyenne diurne d'une MAPA (mesure ambulatoire de la pression artérielle) sur 24 heures (normes tensionnelles : PAS < 140 mmHg ou PAD < 90 mmHg).

L'HTA pendant la grossesse concerne 5 à 10 % des grossesses et parmi celles-ci, 10 % présenteront une prééclampsie. Cette situation ne fera probablement qu'empirer compte tenu de la prévalence croissante de l'obésité et du syndrome métabolique chez les femmes en âge de procréer.

Elle apparaît en général au 3e trimestre chez une patiente primipare et disparaît après l'accouchement.

III. Évolutions des différents types d'HTA au cours de la grossesse

A. En cas d'HTA chronique

En cas d'HTA chronique dite « modérée » (chiffres tensionnels modérés + d'origine essentielle = idiopathique sans cause retrouvée + sans répercussion vasculaire = sans rétinopathie, insuffisance coronarienne, néphropathie + sans ATCD de PE et/ou de RCIU), le pronostic est le plus souvent bon. La tendance est à la normalisation voire à la baisse des chiffres tensionnels en début de grossesse qui autorise généralement l'arrêt du traitement antihypertenseur car l'hypotension maternelle est délétère pour une bonne perfusion placentaire. Celui-ci doit le plus souvent être réintroduit en dernière partie de grossesse car les chiffres tensionnels ont alors tendance à réaugmenter.

Dans les autres cas, l'HTA chronique est dite « sévère » et son pronostic est plus péjoratif. Le risque est l'évolution vers l'HTA maligne ou la prééclampsie surajoutée avec ses complications maternelles et fœtales.

B. En cas d'HTA gravidique

En cas d'HTA gravidique, le risque est l'évolution vers la prééclampsie et ses complications.

C. En cas de prééclampsie surajoutée

Toute HTA chronique peut se compliquer de prééclampsie.

Elle est dépistée à chaque consultation prénatale *via* une analyse urinaire à la recherche d'une protéinurie. Celle-ci est pathologique si l'on observe plus d'une croix à la bandelette urinaire, plus de 300 mg/24 h ou si le rapport protéinurie/créatininurie sur échantillon est supérieur à 30 mg/mmol.

Les complications maternelles de la prééclampsie peuvent mettre en jeu le pronostic vital (*cf.* chapitre 35) :
- crise d'éclampsie ;
- HELLP syndrome (*Hemolysis, Elevated Liver enzymes, Low Platelets*) ;
- hématome rétroplacentaire (HRP) ;
- coagulation intravasculaire disséminée (CIVD) ;
- plus rarement : insuffisance rénale aiguë, hématome sous-capsulaire du foie, rétinopathie hypertensive, hémorragie cérébroméningée à l'occasion d'une poussée hypertensive.

Les complications fœtales sont :
- un retard de croissance intra-utérin (RCIU) ;
- une mort fœtale *in utero* consécutive à un RCIU sévère ou à l'occasion d'un accident aigu (éclampsie, HRP) ;
- une prématurité induite pour sauvetage maternel ou fœtal.

> **Remarque**
>
> Il n'y a pas de parallélisme strict entre les chiffres tensionnels et la présence et/ou la sévérité du RCIU. Une HTA en apparence modérée peut être associée à un RCIU sévère.

IV. Objectifs de l'examen d'une femme enceinte hypertendue

L'HTAg est une pathologie polyviscérale dont l'élévation tensionnelle n'est qu'un symptôme. Le traitement médical antihypertenseur a une influence très limitée sur l'évolution de la grossesse. Le seul véritable traitement est la terminaison de la grossesse, qui ne se justifie que dans les formes sévères ou proches du terme.

L'objectif de l'examen est donc d'évaluer la gravité de l'HTA pour distinguer :
- les formes légères ou modérées qui autorisent une surveillance ambulatoire jusqu'au 9ᵉ mois, puis feront discuter un déclenchement artificiel du travail au début du 9ᵉ mois (au mieux de manière collégiale et multidisciplinaire) ;
- les formes sévères qui imposent :
  - l'hospitalisation immédiate,
  - et une extraction fœtale à brève échéance, souvent par césarienne.

V. Diagnostic clinique de sévérité

Les éléments en faveur sont :
- les antécédents personnels de la patiente : complications obstétricales liées à des formes graves d'HTA lors de précédentes grossesses (prééclampsie et ses complications) ;
- les signes cliniques de gravité :
  - signes fonctionnels d'HTA : céphalées, troubles visuels (phosphènes) et auditifs (acouphènes), barre épigastrique,
  - PAS ≥ 160 mmHg ou PAD ≥ 110 mmHg,
  - réflexes ostéotendineux vifs, diffusés et polycinétiques,
  - protéinurie massive à la bandelette urinaire ;
- l'existence d'un retentissement fœtal :
  - diminution des mouvements actifs fœtaux ;
  - hauteur utérine inférieure à la normale pour l'âge gestationnel, faisant suspecter un RCIU.

VI. Explorations à réaliser

A. Sur le plan maternel

La découverte d'une HTA en cours de grossesse doit faire rechercher en premier lieu une prééclampsie.

Le seul examen indispensable est la recherche d'une protéinurie sur échantillon ou sur un recueil des urines de 24 heures (normale < 300 mg/24 h).

Les autres examens sont réalisés en présence de signes de gravité et permettent le diagnostic des complications de la prééclampsie :
- HELLP syndrome défini par l'association d'une anémie hémolytique, d'une cytolyse hépatique et d'une thrombopénie : NFS, plaquettes, haptoglobine, LDH, schizocytes, transaminases ;
- CIVD : TP, TCA, fibrinogène, D-dimères, complexes solubles et produit de dégradation de la fibrine ;
- insuffisance rénale : ionogramme sanguin ± urinaire.

Un fond d'œil est nécessaire en cas d'HTA sévère ou de troubles visuels.

B. Sur le plan fœtal

Les explorations ont comme objectif le dépistage et la surveillance du RCIU :
- une *échographie obstétricale avec analyse Doppler* :
    - permet les biométries fœtales avec estimation du poids fœtal ;
    - évalue la croissance par la répétition des examens à intervalles réguliers avec report des valeurs biométriques sur des courbes de référence (délai d'au moins 2 voire 3 semaines entre 2 estimations de poids fœtal, de préférence avec le même opérateur et sur le même échographe),
    - en cas de RCIU, évalue sa sévérité par l'analyse du Doppler de l'artère ombilicale (résistances placentaires) et des courbes biométriques. Le RCIU est d'autant plus sévère si le Doppler ombilical est pathologique (diastole faible, nulle ou en *reverse flow*) et/ou si les mesures biométriques sont inférieures au 3e percentile ou stagnent dans le temps. Les fœtus avec un RCIU et un Doppler ombilical nul sont à risque élevé de mort fœtale *in utero* et d'acidose ;
- un *enregistrement cardiotocographique* : à faire après 26 SA. D'intérêt limité dans les HTA modérées et isolées, il est indispensable dans la surveillance des formes sévères et/ou avec RCIU avec Doppler ombilical pathologique. Les altérations du rythme cardiaque fœtal peuvent être le témoin d'une hypoxie fœtale sévère qui précède la mort fœtale *in utero*.

VII. Principes de la prise en charge thérapeutique

Le seul véritable traitement est la terminaison de la grossesse, mais il ne se justifie que dans les formes sévères ou proches du terme.

Le traitement médical antihypertenseur n'est qu'un traitement adjuvant d'intérêt limité. Il fera partie d'une prise en charge établie au mieux de manière collégiale et multidisciplinaire.

Les objectifs tensionnels en milieu médical sont les suivants :
- PAS < 160 mmHg ;
- PAD entre 85 et 100 mmHg.

En cas d'HTA légère ou modérée, sont prescrits :
- la surveillance en externe ;
- le repos (arrêt de travail) ;
- un traitement médical antihypertenseur en monothérapie orale (d'indication et d'intérêt discutés), surtout lorsque la patiente présente des antécédents cardiovasculaires, du diabète gestationnel, une pathologie rénale chronique ou un niveau de risque cardiovasculaire élevé en prévention primaire ;
- une surveillance renforcée : consultation tous les 10 jours environ, bilan biologique régulier, échographie mensuelle avec Doppler utérin (à 22 SA, à contrôler si pathologique) ;
- un carnet de suivi « Grossesse et HTA » afin d'optimiser le parcours de soins entre les différents soignants intervenant dans le suivi ;
- au 9e mois, la possibilité d'un déclenchement artificiel du travail en fonction des conditions obstétricales.

En cas d'HTA sévère ou de prééclampsie, sont prescrits :
- l'hospitalisation ;
- la surveillance materno-fœtale étroite ;
- la nécessité d'une extraction fœtale plus ou moins rapidement (à décider en fonction du terme et des éléments de sévérité) ;
- un traitement médical antihypertenseur, nécessitant souvent une association de plusieurs drogues *per os* et/ou leur administration par voie parentérale à la seringue électrique.

VIII. Modalités du traitement médical antihypertenseur

Son intérêt est limité :
- il influence peu le pronostic car l'HTA n'est qu'un symptôme d'une maladie polyviscérale ;
- son objectif est d'éviter les à-coups hypertensifs et de limiter les complications maternelles de l'HTA sévère ;
- il est indiqué en cas d'HTA sévère (PAS ≥ 160 mmHg et/ou PAD ≥ 110 mmHg) ;
- un traitement excessif (hypotension maternelle) peut aggraver une hypoxie fœtale en réduisant la perfusion utéroplacentaire (+++) ;
- les objectifs tensionnels sont une PAS comprise entre 140 et 155 mmHg et une PAD comprise entre 90 et 105 mmHg.

Sont prohibés :
- le régime sans sel et les diurétiques : ils aggravent l'hypovolémie (déjà présente chez la femme enceinte hypertendue) et réduisent la perfusion utéroplacentaire ;
- les inhibiteurs de l'enzyme de conversion et les antagonistes des récepteurs de l'angiotensine II (fœtotoxiques), quel que soit le terme de la grossesse et avec une contre-indication formelle aux 2e et 3e trimestres ;
- les bêtabloquants, à éviter (risque augmenté de RCIU, d'hypoglycémie néonatale, de bradycardie néonatale et d'hypotension néonatale).

On peut utiliser :
- en 1re intention (HTA chronique ± gravidique) : antihypertenseurs centraux (alphaméthyldopa, contre-indiquée en cas d'insuffisance hépatique) ;
- en 2e intention (prééclampsie) :
    - les inhibiteurs calciques (nicardipine, nifédipine),
    - les alphabloquants (urapidil),
    - les alpha et bêtabloquants (labétalol, présentant moins d'effets secondaires que les bêtabloquants et le plus souvent associé en cas de nécessité d'une bithérapie).

IX. Conduite à tenir après l'accouchement

Lors des suites de couches, des complications sont encore possibles (poussée hypertensive, prééclampsie et ses complications) et l'HTA met parfois plusieurs semaines à disparaître.
Il faut maintenir une surveillance étroite et n'arrêter que progressivement le traitement antihypertenseur anténatal.
Les objectifs tensionnels sont :
- PAS < 150 mmHg ;
- PAD < 100 mmHg.

En cas d'allaitement maternel, il convient de privilégier :
- les bêtabloquants (labétalol, propranolol) ;
- les inhibiteurs calciques (nicardipine, nifédipine) ;
- l'alphaméthyldopa ;
- les inhibiteurs de l'enzyme de conversion (bénazépril, captopril, énalapril, quinapril).

À la sortie, la contraception doit éviter les œstroprogestatifs (surtout les 6 premières semaines en raison du surrisque thrombotique veineux ou artériel), et préférer les microprogestatifs et les progestatifs (oraux, sous-cutanés comme l'implant, ou intra-utérins comme le DIU), voire une contraception non hormonale en cas d'HTA non stabilisée.

La consultation postnatale, 6 à 8 semaines après l'accouchement, a pour but d'informer la patiente du risque cardiovasculaire et rénal ultérieur ainsi que de la nécessité d'un suivi coordonné multidisciplinaire afin d'assurer le dépistage de l'HTA chronique et la prévention ciblée sur l'hygiène de vie et le contrôle des facteurs de risque cardiovasculaires et rénaux.

Trois mois après l'accouchement (en cas d'HTA gravidique ou de PE), il faut réaliser un bilan vasculorénal (mesure de la PA, créatininémie, protéinurie ou albuminurie des 24 heures) à la recherche d'une pathologie sous-jacente : HTA chronique révélée par la grossesse, néphropathie. Il est nécessaire de rechercher et corriger les facteurs de risques cardiovasculaires et rénaux associés (obésité, diabète, dyslipidémie, tabagisme). Un bilan étiologique doit être prescrit en cas de persistance de l'HTA. La contraception doit être réévaluée.

La prééclampsie associée ou non à un RCIU ne justifie plus la recherche de pathologies auto-immunes (syndrome des antiphospholipides) ou d'une thrombophilie congénitale (déficit en antithrombine, protéine S, protéine C, résistance de protéine C activée, recherche de la mutation Leiden du facteur V).

Un suivi tensionnel devra être mené au long cours.

X. Mesures préventives pour les grossesses suivantes

Un antécédent d'HTA gravidique ou de prééclampsie peut récidiver lors d'une prochaine grossesse, en général sur un mode comparable (PE) mais aussi sous d'autres formes (RCIU, HRP, MFIU).

Le risque de récidive de l'HTA gravidique lors d'une grossesse ultérieure est d'environ 1 patiente sur 5 au moins.

Il faut prévoir :

- une consultation préconceptionnelle éventuelle pour adapter le traitement antihypertenseur, vérifier l'absence de contre-indication et organiser un suivi coordonné. En cas d'HTA modérée, le suivi est possible par le médecin traitant durant les 2 premiers trimestres, puis la fin de la grossesse sera effectuée sous la surveillance d'un obstétricien ;
- l'arrêt d'un éventuel tabagisme et des autres toxicomanies ;
- la surveillance renforcée à l'aide du Doppler des artères utérines. Des altérations franches et bilatérales du Doppler utérin (faible diastole, incisure protodiastolique ou *notch*) traduisent une insuffisance de la circulation utéroplacentaire. Ces altérations peuvent précéder de plusieurs semaines l'apparition de l'HTA et/ou du RCIU ;
- un traitement préventif par aspirine à faibles doses :
    - son efficacité est prouvée mais limitée,
    - 100 mg/j au moins (formes pédiatriques pour nourrissons) avant 16 SA et jusqu'à 35 SA (uniquement en cas d'antécédent de RCIU sévère ou de prééclampsies précoces et/ou sévères avec naissances prématurées induites).

XI. Complications à long terme

Un antécédent d'HTA gravidique expose à un risque d'HTA chronique ainsi qu'à un risque accru de pathologies cardiovasculaires et rénales, d'où l'importance d'un suivi ultérieur adapté.

Points clés
- L'HTA se définit comme une PAS ≥ 140 mmHg et/ou PAD ≥ 90 mmHg à au moins 2 reprises mesurée au repos en position de décubitus latéral gauche ou en position semi-assise.
- Cinq à 10 % des grossesses se compliquent d'HTA ; parmi elles, 10 % présenteront une prééclampsie.
- La principale complication de l'HTA gravidique est la prééclampsie.
- En l'absence de signe de gravité, la prise en charge se fait en ambulatoire et ne nécessite pas de traitement spécifique.
- En cas d'HTA sévère, un traitement antihypertenseur est nécessaire.
- La survenue d'une prééclampsie et de ses complications impose une hospitalisation et doit faire envisager une extraction fœtale.
- À distance de l'accouchement, il faut s'assurer de la disparition de l'HTA, rechercher et corriger les facteurs de risques cardiovasculaires associés.
- En cas de prééclampsie ou de retard de croissance intra-utérin d'origine vasculaire, il faudra prévoir un traitement préventif par aspirine 100 mg/j lors d'une prochaine grossesse.

Notions indispensables PCZ

- IEC, ARA 2, diurétiques sont contre-indiqués pendant la grossesse.
- Régime sans sel contre-indiqué.
- Penser à la corticothérapie anténatale/prématurité induite.

Réflexes transversalité

- Item 221 – Hypertension artérielle de l'adulte
- Item 326 – Prescription et surveillance des antihypertenseurs

Pour en savoir plus

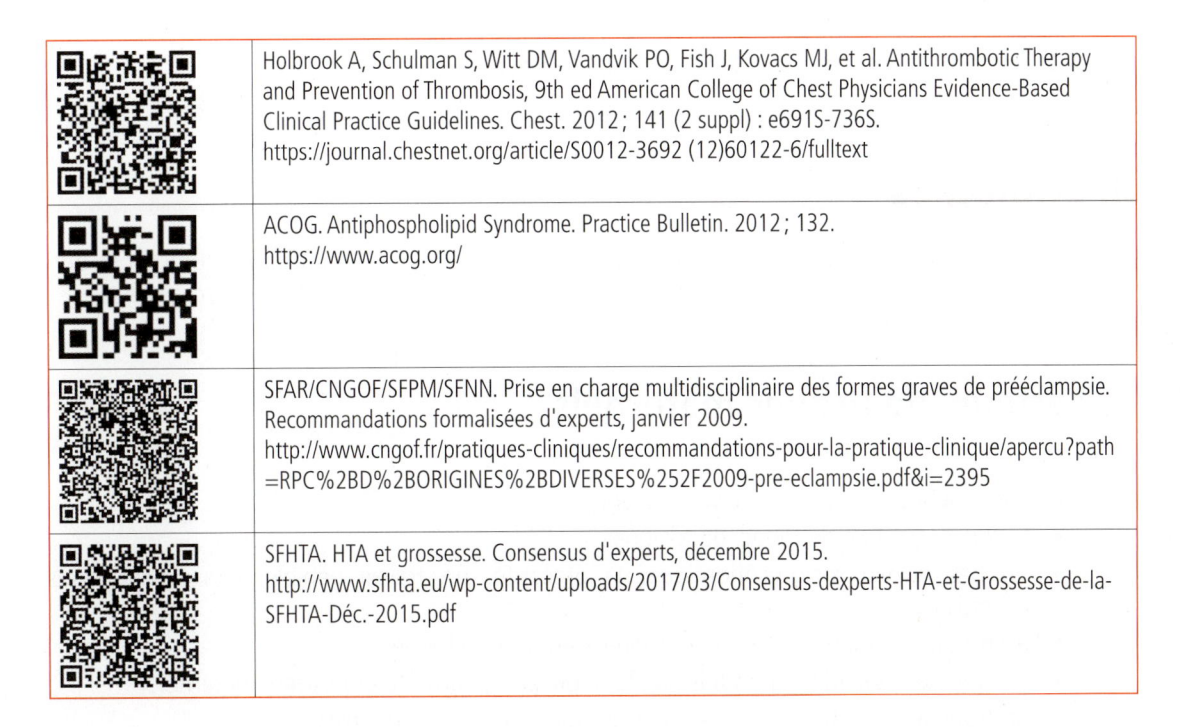

QR	Holbrook A, Schulman S, Witt DM, Vandvik PO, Fish J, Kovacs MJ, et al. Antithrombotic Therapy and Prevention of Thrombosis, 9th ed American College of Chest Physicians Evidence-Based Clinical Practice Guidelines. Chest. 2012 ; 141 (2 suppl) : e691S-736S. https://journal.chestnet.org/article/S0012-3692 (12)60122-6/fulltext
QR	ACOG. Antiphospholipid Syndrome. Practice Bulletin. 2012 ; 132. https://www.acog.org/
QR	SFAR/CNGOF/SFPM/SFNN. Prise en charge multidisciplinaire des formes graves de prééclampsie. Recommandations formalisées d'experts, janvier 2009. http://www.cngof.fr/pratiques-cliniques/recommandations-pour-la-pratique-clinique/apercu?path=RPC%2BD%2BORIGINES%2BDIVERSES%252F2009-pre-eclampsie.pdf&i=2395
QR	SFHTA. HTA et grossesse. Consensus d'experts, décembre 2015. http://www.sfhta.eu/wp-content/uploads/2017/03/Consensus-dexperts-HTA-et-Grossesse-de-la-SFHTA-Déc.-2015.pdf

Menace d'accouchement prématuré

I. Pour comprendre

La menace d'accouchement prématuré est caractérisée par l'association de modifications cervicales et de contractions utérines (CU) régulières et douloureuses avant 37 SA, soit entre 22 SA et 36 SA + 6 jours. Si l'accouchement survient avant 22 SA, on parle de fausse couche tardive.

Une naissance prématurée peut survenir spontanément (on parle alors de prématurité spontanée) ou peut être induite lorsqu'une indication de naissance avant le terme est décidée par l'équipe (par exemple une césarienne urgente dans le cadre d'une prééclampsie).

Ce chapitre traite de la prématurité spontanée. En France, 60 000 enfants (7,4 %) par an naissent avant 37 SA, dont la moitié après un travail spontané.

Le but de la prise en charge médicamenteuse est de retarder l'accouchement par tocolyse afin de réduire le risque de complications néonatales. Le risque de complications est d'autant plus important que l'âge gestationnel de naissance est faible. Mais le pronostic néonatal dépend également de la pathologie ayant provoqué l'accouchement (une infection par exemple). La naissance prématurée est la cause principale de mortalité et morbidité périnatales. Des mesures thérapeutiques fœtales (comme la corticothérapie anténatale et l'administration de sulfate de magnésium) peuvent être mises en place afin de réduire le risque de complications néonatales.

Le risque de récidive lors de la grossesse suivante est important, justifiant d'un bilan étiologique attentif bien souvent négatif. Parmi les facteurs de risque modifiables de prématurité spontanée, seul le sevrage tabagique est associé à une diminution de la prématurité. Ce sevrage est recommandé.

Définitions

- Seuil de viabilité défini par l'OMS : AG > 22 SA ou estimation du poids fœtal > 500 g.
- Prématurité extrême ou très grande prématurité : < 28 SA.
- Grande prématurité : entre 28 et 32 SA (10 % des naissances prématurées).
- Prématurité modérée : entre 32 et 37 SA (85 % des naissances prématurées).

II. Étiologies

Aucune étiologie n'est retrouvée dans près de 60 % des cas. L'identification d'une cause permet d'orienter le traitement et de prévenir une récidive lors d'une prochaine grossesse.

A. Facteurs de risques maternels

Ce sont :
- l'âge : jeune < 18 ans ou élevé > 35 ans ;
- la consommation de tabac, de toxiques ;
- un bas niveau socio-économique, la précarité, un travail pénible, des trajets longs quotidiens ;
- les grossesses rapprochées, de nombreux enfants à charge ;
- les troubles psychologiques tels que la dépression, l'anxiété et le stress maternel ;
- un traumatisme abdominal, des métrorragies au 2e ou 3e trimestre.

B. Causes infectieuses

Ce sont :
- les infections urinaires, les bactériuries asymptomatiques (colonisation urinaire gravidique) ;
- les infections vaginales ;
- la chorioamniotite et/ou la rupture des membranes.

Toute infection peut entraîner, *via* la fièvre, des contractions utérines.

C. Causes obstétricales

Ce sont :
- les antécédents d'accouchement prématuré ou d'avortement tardif ;
- les causes utérines ou ovulaires :
    - en diminuant la compétence du col : béance cervico-isthmique, conisation, col court mesuré en échographie au cours de la grossesse,
    - en diminuant la taille de la cavité utérine en dehors de la grossesse : utérus diéthylstilbestrol (Distilbène®), malformation utérine, fibrome et utérus polymyomateux,
    - en augmentation la distension utérine au cours de la grossesse : grossesses multiples, hydramnios, macrosomie fœtale.

III. Diagnostic

Le diagnostic est **clinique** devant l'association, avant 37 SA, de contractions utérines avec des modifications du col utérin.

A. Diagnostic clinique

L'interrogatoire recherche des signes fonctionnels obstétricaux orientés : fréquence des contractions, présence de métrorragies, perte de liquide amniotique, signes fonctionnels urinaires, fièvre.

L'examen clinique prend les constantes habituelles (PA/FC/T°/BU) et mesure la hauteur utérine : augmentée, elle oriente vers une macrosomie fœtale ou un hydramnios comme facteur déclenchant des contractions, diminuée, elle peut faire suspecter une rupture spontanée des membranes.

La tocométrie externe objective les contractions et permet d'examiner leur régularité.

L'enregistrement du rythme cardiaque fœtal évalue le bien-être du fœtus.

B. Examen gynécologique

Le toucher vaginal examine :
- le col (ouverture, centrage, ramollissement) et détermine l'imminence de l'accouchement ;
- la présentation fœtale, importante à connaître en cas d'accouchement imminent.

L'examen au speculum recherche :
- des métrorragies ;
- une rupture prématurée des membranes (test à la diamine-oxydase ou à l'IGFBP-1, ou test du pH en cas de doute clinique) ;
- une poche des eaux intacte mais extériorisée.

C. Facteurs de gravité

La synthèse du dossier à l'admission de la patiente permet d'identifier les facteurs de sévérité de la menace d'accouchement prématuré :
- âge gestationnel < 28 SA ;
- importance des modifications cervicales ;
- patiente accueillie dans une maternité de niveau non adapté ;
- grossesse multiple ;
- rupture des membranes ou chorioamniotite associée ;
- métrorragies associées ;
- col fortement modifié, très menaçant. poche des eaux visible au speculum ;
- tentative inefficace de tocolyse.

IV. Examens paracliniques

Les examens suivants sont pratiqués :
- NFS, C réactive protéine : à la recherche d'un syndrome inflammatoire biologique, en faveur d'une chorioamniotite ;
- bilan bactériologique systématique : ECBU, prélèvement cervicovaginal ;
- groupage/rhésus/RAI : en cas d'accouchement imminent.

La fibronectine fœtale peut être recherchée dans les sécrétions vaginales, utilisée par certaines équipes pour prédire le risque d'accouchement.

En cas de doute sur une rupture prématurée des membranes, il est possible de rechercher la présence vaginale d'IGFBP-1 ou de PAMG-1.

L'ECG n'est plus utile dans la mesure où les β2-mimétiques ne sont actuellement plus utilisés.

L'*électrocardiotocographie externe* confirme les contractions utérines et leur régularité et évalue le retentissement fœtal.

V. Échographie obstétricale

L'échographie fœtale permet :
- la mesure des biométries fœtales pour estimation du poids fœtal (élément important du pronostic pédiatrique si l'accouchement est imminent, recherche d'un facteur favorisant en cas de découverte d'une macrosomie fœtale) ;
- l'évaluation de la quantité de liquide amniotique (augmentée en faveur d'un hydramnios, diminuée en faveur d'une rupture spontanée des membranes).

L'échographie du col, plus objective et reproductible que le toucher vaginal, permet la mesure le col à visée diagnostique (col raccourci défini par une longueur < 25 mm) et pronostique.

VI. Prise en charge thérapeutique

A. Versant maternel

1. Traitement étiologique

Une antibiothérapie adaptée à l'antibiogramme sera prescrite uniquement si une infection est diagnostiquée.

En cas de rupture des membranes, le risque infectieux est important et l'antibiothérapie en cure courte est systématique.

2. *Traitement symptomatique*

La tocolyse pendant 48 heures repose sur :
- les inhibiteurs calciques (nifédipine) : ils n'ont pas d'AMM mais représentent souvent le traitement de 1re intention car une prise orale est possible et le traitement est peu coûteux ;
- les antagonistes de l'oxytocine (atosiban) : avec AMM mais souvent utilisés en 2e intention ou en cas de MAP sévère car il s'agit d'un traitement IV et coûteux.

Les contre-indications strictes à la tocolyse sont les suivantes :
- infection materno-fœtale (chorioamniotite) ;
- rupture des membranes. Il s'agit d'une contre-indication relative. En cas d'âge gestationnel précoce, une tocolyse peut être indiquée en présence de contractions utérines ;
- métrorragies importantes ;
- anomalies du rythme cardiaque fœtal.

Les mesures symptomatiques comportent également :
- un antipyrétique (paracétamol) ;
- un antispasmodique (phloroglucinol) ;
- du repos. On ne préconise pas d'alitement strict car il n'augmente pas le terme d'accouchement et majore de manière importante le risque de maladie veineuse thromboembolique ;
- une rencontre de l'équipe de pédiatrie, la préparation à la prématurité éventuelle et un soutien psychologique ;
- une injection de gammaglobulines anti-D si la patiente est Rh-, en cas de métrorragies.

B. Versant fœtal

La prise en charge comporte :
- une hospitalisation et/ou un transfert vers une maternité de type adapté au terme :
  - si < 32 SA et/ou < 1 500 g = type III,
  - si < 32 SA et > 1 500 g = type IIb,
  - si 32–34 SA et > 1 500 g = type IIa,
  - si > 34 SA = type I ;
- une corticothérapie anténatale par bétaméthasone : une seule cure réalisée avant 34 SA par 2 injections IM à 24 heures d'intervalle de 12 mg de Célestène Chronodose®. Il n'est pas recommandé de répéter les cures car la corticothérapie anténatale peut être associée à des perturbations de l'axe hypothalamo-hypophyso-surrénalien après la naissance ainsi qu'à une augmentation des insulinorésistances à l'âge adulte. La corticothérapie permet une réduction significative des maladies des membranes hyalines, des hémorragies intraventriculaires, des entérocolites ulcéronécrosantes et des décès. Un diabète ou une éventuelle infection maternelle ou fœtale ne contre-indiquent pas la corticothérapie ;
- du sulfate de magnésium, avant 32 SA et en cas d'accouchement imminent, spontané ou programmé : administration d'une dose de charge de 4 g puis d'une dose d'entretien de 1 g/h jusqu'à l'accouchement. Habituellement utilisé chez la patiente prééclamptique à risque d'éclampsie, il a également un rôle de neuroprotection chez le fœtus. Il réduit le taux de paralysie cérébrale et de troubles du développement moteur de l'enfant prématuré.

C. Surveillance de l'efficacité des traitements et mesures associées

Il s'agit d'une surveillance **clinique** par l'interrogatoire de la patiente ou sur la tocométrie externe à la recherche d'une réduction des contractions utérines.

En l'absence de nouvel élément intercurrent, il n'est pas nécessaire de réaliser une nouvelle échographie du col.

L'hospitalisation prolongée ne réduit pas le risque d'accouchement prématuré et n'est pas recommandée.

Après la sortie de l'hôpital, un suivi par un soignant à domicile (SF libérale) pourrait être utile.

Prévention de la MAP

La *prévention primaire* consiste à supprimer les facteurs de risque (tabac, toxiques, arrêt de travail en cas de travail pénible ou avec longs trajets, etc.).

La *prévention primaire* repose sur un bilan en antéconceptionnel en cas d'ATCD d'accouchement prématuré ou de fausse couche tardive (bilan morphologique de la cavité utérine, recherche bactériologique et traitement d'une vaginose bactérienne).

En cas de découverte fortuite au cours d'une échographie d'un col court inférieur à 20 mm asymptomatique (sans contractions utérines et sans antécédent d'accouchement prématuré), il est recommandé de prescrire un traitement par progestérone naturelle par voie vaginale.

En cas d'au moins 3 antécédents d'accouchement prématuré ou de fausse couche tardive, il est recommandé de dépister un col court asymptomatique en le mesurant en échographie entre 16 et 22 SA afin de réaliser un cerclage si le col est retrouvé raccourci.

Il n'y a pas lieu de proposer un cerclage préventif du seul fait d'antécédent de conisation, de malformation utérine, de grossesse gémellaire ou d'antécédent isolé d'accouchement prématuré.

Points clés

- La prématurité fait partie des principales causes de morbidité et de mortalité périnatales.
- La fréquence de la prématurité est de 7,5 % des naissances.
- Les principales conséquences sont pulmonaires (maladie des membranes hyalines, dysplasie bronchopulmonaire), cérébrales (hémorragie, leucomalacie périventriculaire), hépatiques (ictère) et digestives (entérocolite ulcéronécrosante).
- La corticothérapie anténatale réduit de 50 % le risque de complications néonatales.
- La spécificité de l'échographie vaginale et du test à la fibronectine est supérieure à celle du toucher vaginal pour le diagnostic de MAP.
- Le bilan étiologique comporte la recherche d'une infection.
- En cas de MAP, le traitement urgent comporte un transfert vers une maternité de niveau adapté, une tocolyse et les mesures de prévention de la prématurité (corticothérapie, sulfate de magnésium).
- Le traitement préventif nécessite l'identification de facteurs de risque et certains traitements préventifs sont parfois envisageables (cerclage, progestérone, arrêt de travail, etc.).

> **Notions indispensables PCZ**
>
> - Chorioamniotite clinique = contre-indication à la tocolyse.
> - Toujours penser à la corticothérapie anténatale et au sulfate de magnésium. Perte de chance +++ en leur absence.

Pour en savoir plus

	CNGOF. Prévention de la prématurité spontanée et de ses conséquences (hors rupture des membranes). Recommandations pour la pratique clinique, 2016. http://www.cngof.fr/pratiques-cliniques/recommandations-pour-la-pratique-clinique/apercu?path=RPC%2BCOLLEGE%252F2016%252FMAP.pdf&i=7777

Fièvre pendant la grossesse

I. Pour comprendre

La fièvre de la femme enceinte est une situation fréquente (10 à 15 % des grossesses) qui est le plus souvent en rapport avec une infection bénigne autorisant une prise en charge à domicile (grippe, gastroentérite). D'autres infections exposent au contraire à de graves complications obstétricales ou néonatales, notamment :
- la pyélonéphrite, qui affecte plus de 2 % des femmes enceintes, mais qui a souvent une symptomatologie trompeuse. Ces faits justifient le principe de l'ECBU systématique devant toute fièvre chez une femme enceinte ;
- la listériose, beaucoup plus rare, mais grave. La listériose n'affecte que quelques dizaines de femmes enceintes par an en France et se présente sous la forme d'un syndrome grippal en apparence banal, mais elle est responsable d'environ 25 % de pertes fœtales et la mort fœtale *in utero* peut survenir brutalement. Ceci justifie le principe des hémocultures et d'une antibiothérapie systématiques devant toute fièvre chez une femme enceinte ;
- les autres types de chorioamniotites, rarement fébriles ;
- la cholécystite ou l'appendicite dont le diagnostic pendant la grossesse est plus difficile.

II. Conduite de l'examen

L'examen a deux objectifs :
- rechercher des signes d'appel évocateurs d'une étiologie spécifique, en particulier : infection urinaire haute (+++), listériose, chorioamniotite, infection ORL (angine), grippe, plus rarement des signes en faveur d'une appendicite ou d'une cholécystite ;

- évaluer le retentissement obstétrical : menace d'accouchement prématuré, hypoxie fœtale, rupture prématurée des membranes ; indication d'extraction fœtale en urgence.

> On considère que toute fièvre *in utero* est une infection jusqu'à preuve du contraire.

A. Interrogatoire

L'interrogatoire recherche :
- les antécédents prédisposants (infections urinaires à répétition ou uropathies, maladies chroniques, immunodépression, prématurité, tabac, etc.) ;
- les traitements en cours ;
- un contexte : épidémie, voyage ;
- les signes d'accompagnement, en particulier :
  - généraux : frissons, ORL, pulmonaires, digestifs, syndrome grippal, etc.,
  - urinaires : douleurs lombaires, brûlures mictionnelles,
  - obstétricaux : contractions utérines, écoulement de liquide amniotique, leucorrhées, saignements ;
- l'existence de mouvements actifs fœtaux ;
- les résultats des sérologies (toxoplasmose, rubéole) bien que ces pathologies ne donnent que rarement de la fièvre.

B. Examen

L'examen clinique comporte :
- une mesure de la température, du pouls, de la pression artérielle ;
- un examen général : ORL, cardiorespiratoire, aires lymphonodales, état cutané, recherche d'un syndrome méningé, palpation de l'abdomen et des fosses lombaires ;
- un examen urinaire : aspect des urines, bandelette urinaire ;
- un examen obstétrical :
  - hauteur utérine,
  - bruits du cœur ou rythme cardiaque fœtal,
  - vulve : vésicules ou ulcérations herpétiques,
  - au spéculum : rupture des membranes, leucorrhées, vésicules herpétiques,
  - toucher vaginal : modifications cervicales.

III. Orientation diagnostique et prise en charge immédiate

Dans tous les cas, on réalisera :
- un ECBU ;
- une NFS ;
- une CRP (N.B. : la VS n'a aucune valeur au cours la grossesse) ;
- des hémocultures si la température est supérieure à 38,5 °C.

Certaines situations autorisent une prise en charge à domicile :
- une étiologie bénigne clairement identifiée : syndrome grippal typique en *période d'épidémie*, gastroentérite, etc. ;
- une absence de contractions utérines ;
- des mouvements fœtaux et un rythme cardiaque fœtal normaux.

On prescrira :
- un antipyrétique (paracétamol) ;
- un traitement symptomatique adapté ;
- une surveillance rapprochée.

Les autres situations imposent l'hospitalisation immédiate :
- des signes évocateurs de pyélonéphrite :
    - antécédents d'infection urinaire,
    - urines troubles,
    - bandelette urinaire positive (nitrites),
    - signes fonctionnels urinaires,
    - fièvre élevée,
    - douleurs lombaires spontanées et provoquées, le plus souvent à droite ;
- des signes évocateurs de chorioamniotite :
    - antécédents d'accouchement prématuré, tabac,
    - notion de pertes vaginales liquidiennes, écoulement épais ou teinté, leucorrhées suspectes,
    - contractions utérines douloureuses réalisant un travail prématuré fébrile,
    - signes de souffrance fœtale : diminution des mouvements actifs, tachycardie fœtale ;
- une fièvre en apparence bénigne, mais mal expliquée (fièvre isolée, syndrome grippal en dehors d'un contexte épidémique, présence de manifestations atypiques, etc.), ou associée à des signes d'hypoxie fœtale (diminution des mouvements actifs, tachycardie) pouvant correspondre à une listériose ;
- des étiologies telles que l'appendicite, la cholécystite (*cf.* chapitre 25).

IV. Prise en charge en milieu hospitalier

Des examens complémentaires sont demandés en urgence :
- l'ECBU et le prélèvement vaginal ;
- les hémocultures avec recherche de *Listeria* (sérologie sans valeur) ;
- la NFS à la recherche d'une hyperleucocytose (numération des GB > 15 000/mm^3) ;
- la CRP ;
- les sérologies selon le contexte (rubéole, toxoplasmose, hépatite, CMV, VIH, parvovirus B19) ;
- l'enregistrement du RCF et des contractions utérines (contractions ? altération du RCF ?) si l'âge gestationnel le permet ;
- l'échographie obstétricale afin d'apprécier le bien-être fœtal et la quantité de liquide amniotique.

Sans attendre les résultats, la prise en charge comprend :
- en dehors d'une orientation spécifique (*cf. infra*), on instaure immédiatement une antibiothérapie active sur le *Listeria* : amoxicilline 3 g/j (ou érythromycine en cas d'allergie) ;
- un antipyrétique (type paracétamol) ;
- une surveillance étroite : température, contractions, col utérin, enregistrement cardiotocographique.

En cas de fièvre à l'accouchement, on effectuera des prélèvements périphériques et une aspiration du liquide gastrique chez le nouveau-né et une mise en culture du placenta.

La prise en charge ultérieure dépend de l'étiologie.

A. Pyélonéphrite (*cf.* chapitre 26)

Première cause de fièvre chez la femme enceinte, sa prise en charge comprend :
- une antibiothérapie par C3G injectable (ex : ceftriaxone [Rocéphine®] 2 g/j en 1 injection IV ou IM) pendant 48 heures après apyrexie, à adapter secondairement si besoin à l'antibiogramme, avec relais par voie orale en fonction de l'antibiogramme pour compléter 14 jours de traitement ;
- l'ajout d'amikacine (15 mg/kg/j, IV ou IM) en cas de signe de gravité (sepsis grave, choc septique, indication de drainage chirurgical) ;
- des antipyrétiques : paracétamol, maximum 1 g × 4/24 h (*per os* ou IV) ;
- une tocolyse (+ corticothérapie et transfert *in utero* si nécessaire) en cas de signes de MAP.

En cas de douleurs ou d'hyperthermie persistantes, il faut demander un avis urologique.

La sortie sera autorisée 24–48 heures après le relais *per os* en l'absence de récidive de l'hyperthermie. Un contrôle de la décroissance de la CRP sera réalisé.

Il convient de faire un ECBU 8 à 10 jours après l'arrêt du traitement puis 1 fois/mois.

B. Chorioamniotite

Il s'agit d'une infection des membranes ovulaires, associée ou non à une rupture prématurée de celles-ci. En fonction du terme, le risque d'accouchement prématuré, voire de décès périnatal, est important, surtout en cas de contexte de grande prématurité. Il existe aussi un risque de leucomalacie périventriculaire.

Les signes cliniques comprennent des contractions utérines, éventuellement un écoulement de liquide teinté ou purulent et une tachycardie fœtale.

Des prélèvements microbiologiques génitaux et une échographie obstétricale sont systématiquement effectués.

Une antibiothérapie parentérale est immédiatement instaurée associant C3G et aminosides.

La tocolyse est contre-indiquée dans ce contexte et l'accueil d'un enfant infecté et souvent prématuré devra être organisé.

C. Listériose

Infection à *Listeria monocytogenes* d'origine alimentaire, elle concerne une grossesse sur 1 000. Chez la mère, elle se traduit par un syndrome pseudo-grippal assez banal (les formes septicémiques sont rares).

Les conséquences fœtales sont graves : accouchement prématuré ou fausse couche tardive, morte *in utero*, infection néonatale, etc.

Le diagnostic repose sur la recherche de *Listeria* sur des hémocultures.

Dès suspicion, la prise en charge comprend la prescription d'amoxicilline (ou d'érythromycine en cas d'allergie). En cas de confirmation, on associera, par voie parentérale, amoxicilline (6 g/j pendant 10 jours) et aminoside (pendant 5 jours), puis amoxicilline prolongée *per os* pendant au minimum 4 semaines, ou jusqu'à l'accouchement.

L'accouchement est prévu sans délai surtout si la maturité fœtale est acquise.

À l'accouchement, le placenta sera prélevé pour examen bactériologique et anatomopathologique (présence de granulomes).

La déclaration aux autorités sanitaires est obligatoire.

D. Hépatite virale aiguë

- Le tableau typique comprend : fièvre modérée, nausées et vomissements, douleurs de l'hypocondre droit, prurit puis, secondairement, ictère. Mais les formes paucisymptomatiques ou trompeuses sont fréquentes chez la femme enceinte.
- Le diagnostic repose sur les examens biologiques :
    - ASAT, ALAT : cytolyse importante,
    - phosphatases alcalines, bilirubine : cholestase variable,
    - sérologies : Ag HBs, Ac anti-HBs, Ac anti-HBc, VHA, VHC, test de la MNI ;
- Une échographie hépatobiliaire est pratiquée pour éliminer un obstacle.
- Un traitement symptomatique est instauré.

E. Rubéole, toxoplasmose, herpès, syphilis, CMV, VIH

Cf. chapitre 25.

Points clés

- La fièvre durant la grossesse est une situation fréquente (15 % des grossesses).
- Les principaux risques sont des ceux d'embryopathie avant 4 mois de grossesse, de fœtopathie dans la deuxième moitié de la grossesse, de fausse couche spontanée, de prématurité, directement liées à l'hyperthermie maternelle et de contamination périnatale (septicémie, herpès, VIH, etc.).
- Les principales étiologies redoutées en raison des conséquences fœtales sont la listériose et la chorioamniotite. Ceci justifie la réalisation d'hémocultures systématiquement en cas d'hyperthermie.
- L'étiologie la plus fréquente est la pyélonéphrite.
- La chorioamniotite survient le plus souvent dans un contexte de rupture prématurée des membranes. Elle associe hyperthermie maternelle ou tachycardie fœtale, utérus douloureux et contractile et liquide amniotique teinté et malodorant. Le risque néonatal est celui de septicémie et le risque de mort fœtale *in utero*.
- Le tableau clinique d'appendicite est souvent plus frustre.

Notions indispensables PCZ

- Fièvre = listériose jusqu'à preuve du contraire : antibiothérapie par amoxicilline très facile pendant la grossesse.
- Fièvre = contractions utérines : risque de MAP.

> **Réflexes transversalité**
>
> - Item 173 – Prescription et surveillance des anti-infectieux chez l'adulte
> - Item 351 – Appendicite de l'enfant et de l'adulte

CHAPITRE 24

Item 25 – UE 2 – Douleur abdominale aiguë de la femme enceinte

I. Pour comprendre
II. Les grandes étiologies
III. Prise en charge des situations d'urgence

Objectifs pédagogiques
- Diagnostiquer une douleur abdominale aiguë chez une femme enceinte.
- Identifier les situations d'urgence et planifier leur prise en charge.

I. Pour comprendre

Ce chapitre concerne les douleurs abdominales de la femme enceinte aux 2e et 3e trimestres de la grossesse. Néanmoins, il ne faut pas oublier qu'une douleur abdominopelvienne au 1er trimestre peut être le signe révélateur d'une grossesse extra-utérine, même en l'absence de métrorragies (tableau 24.1).

Tableau 24.1 Le bon réflexe devant une douleur abdominale de la femme enceinte.

Le bon réflexe devant une douleur abdominale de la femme enceinte : évoquer en premier par argument de gravité	
1er trimestre	2e et 3e trimestres
Grossesse extra-utérine	Hématome rétroplacentaire

II. Les grandes étiologies

Elles sont recensées dans le tableau 24.2.

Gynécologie – Obstétrique
© 2018, Elsevier Masson SAS. Tous droits réservés

Tableau 24.2 Étiologies devant une douleur abdominale aiguë.

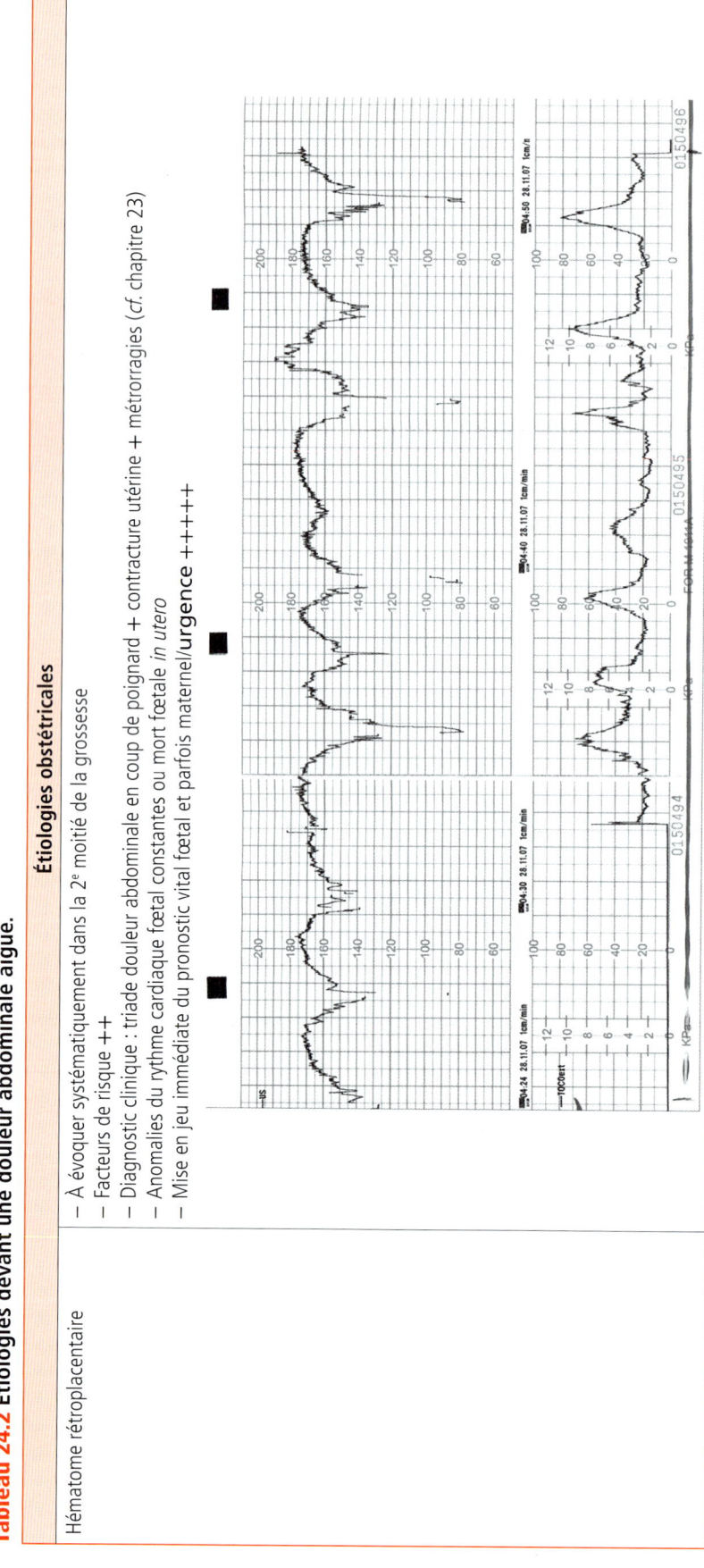

	Étiologies obstétricales
Hématome rétroplacentaire	– À évoquer systématiquement dans la 2ᵉ moitié de la grossesse – Facteurs de risque ++ – Diagnostic clinique : triade douleur abdominale en coup de poignard + contracture utérine + métrorragies (*cf.* chapitre 23) – Anomalies du rythme cardiaque fœtal constantes ou mort fœtale *in utero* – Mise en jeu immédiate du pronostic vital fœtal et parfois maternel/**urgence +++++**

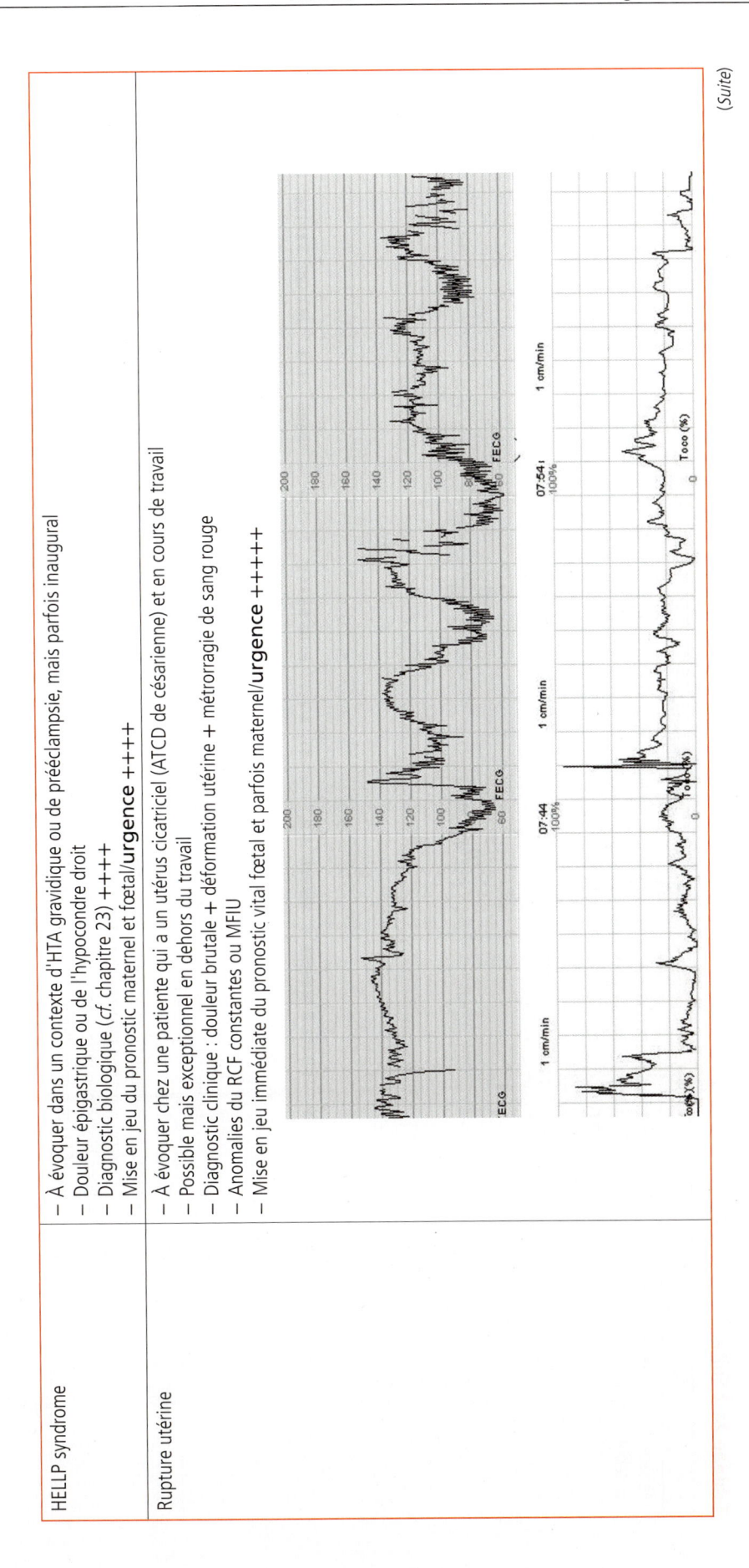

HELLP syndrome	– À évoquer dans un contexte d'HTA gravidique ou de prééclampsie, mais parfois inaugural – Douleur épigastrique ou de l'hypocondre droit – Diagnostic biologique (*cf.* chapitre 23) ++++ – Mise en jeu du pronostic maternel et fœtal/**urgence** ++++
Rupture utérine	– À évoquer chez une patiente qui a un utérus cicatriciel (ATCD de césarienne) et en cours de travail – Possible mais exceptionnel en dehors du travail – Diagnostic clinique : douleur brutale + déformation utérine + métrorragie de sang rouge – Anomalies du RCF constantes ou MFIU – Mise en jeu immédiate du pronostic vital fœtal et parfois maternel/**urgence** +++++

(*Suite*)

Tableau 24.2 Suite.

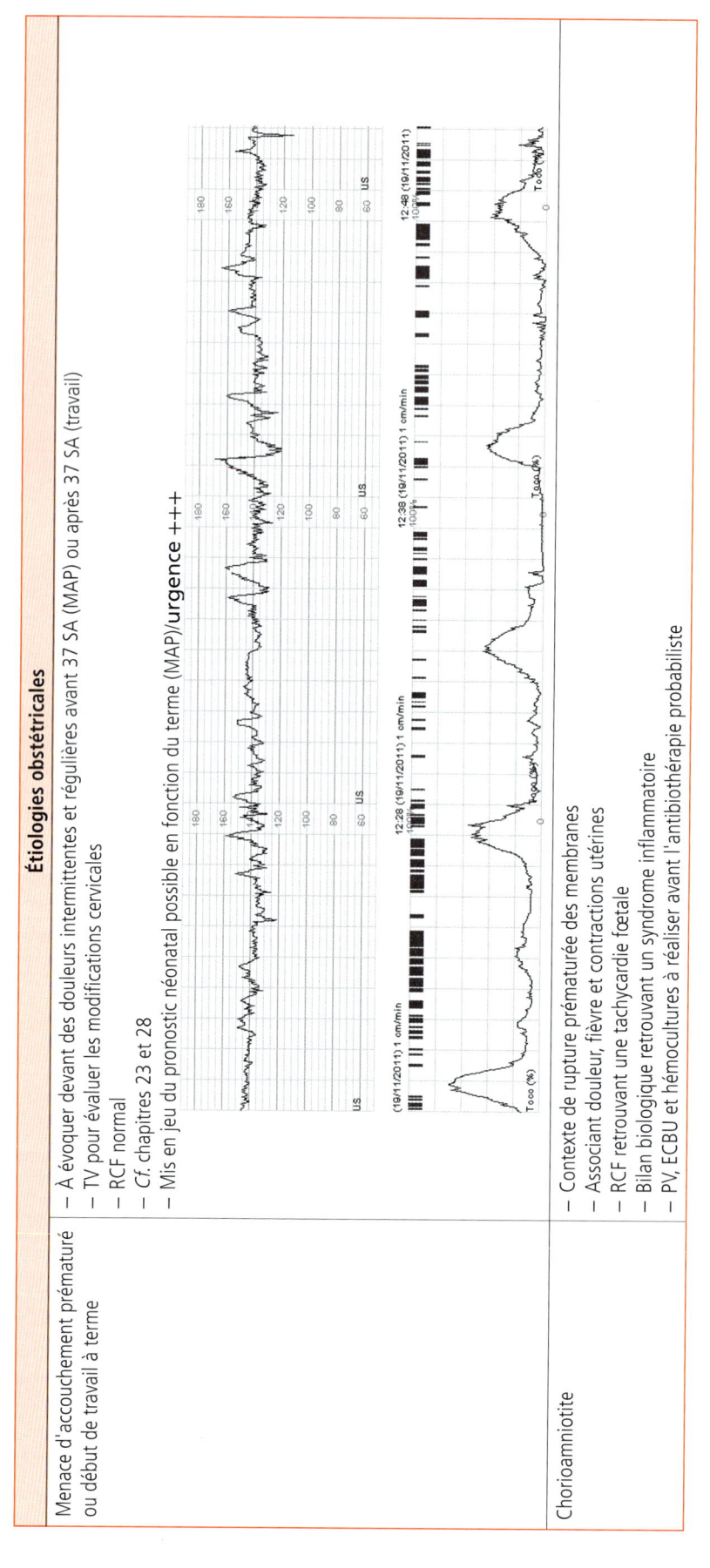

	Étiologies obstétricales
Menace d'accouchement prématuré ou début de travail à terme	– À évoquer devant des douleurs intermittentes et régulières avant 37 SA (MAP) ou après 37 SA (travail) – TV pour évaluer les modifications cervicales – RCF normal – *Cf.* chapitres 23 et 28 – Mis en jeu du pronostic néonatal possible en fonction du terme (MAP)/**urgence +++**
Chorioamniotite	– Contexte de rupture prématurée des membranes – Associant douleur, fièvre et contractions utérines – RCF retrouvant une tachycardie fœtale – Bilan biologique retrouvant un syndrome inflammatoire – PV, ECBU et hémocultures à réaliser avant l'antibiothérapie probabiliste

	Étiologies gynécologiques	
Les critères diagnostiques sont semblables chez la femme enceinte et non enceinte. Toutefois, la grossesse peut rendre l'examen clinique plus difficile et masquer une défense abdominale. Les β-hCG (à ne pas faire !) sont positives et n'aident donc pas au diagnostic ! N.B. : La salpingite et l'endométrite **n'existent pas** chez la femme enceinte !		
Torsion de kyste	– La torsion de kyste met en jeu le pronostic fonctionnel de l'ovaire : **urgence +++** – Plus fréquent aux 1er et 2e trimestres – L'intervention doit avoir lieu dans les 6 heures pour préserver l'ovaire – Une cœlioscopie est généralement possible jusqu'à 28 SA	
Rupture hémorragique de kyste	Plus fréquent aux 1er et 2e trimestres	
Hémorragie intrakystique	Plus fréquent aux 1er et 2e trimestres	
Nécrobiose aseptique de fibrome	– Un fibrome postérieur peut être difficile à visualiser en échographie et un scanner peut parfois être nécessaire – À n'importe quel stade de la grossesse	
	Étiologies urinaires	
Les critères diagnostiques sont identiques chez la femme enceinte et non enceinte. Les critères diagnostiques sont identiques. Attention ! Les pathologies urinaires peuvent déclencher une menace d'accouchement prématuré.		
Infection urinaire basse Pyélonéphrite	Attention : La grossesse augmente la fréquence des infections urinaires Ne pas oublier les associations fréquentes : – infection urinaire – MAP – infection urinaire – diabète	
Colique néphrétique	L'uroscanner n'est pas possible si l'échographie n'est pas contributive. Attention, une dilatation pyélocalicielle modérée physiologique (<20 mm) est fréquente chez la femme enceinte, en particulier à droite du fait de la dextrorotation physiologique de l'utérus ! L'échographie n'est pas toujours très performante du fait de la grossesse et le scanner abdominal injecté est possible à tout âge de la grossesse (rapport bénéfice/risque).	
	Étiologies digestives	
Les critères diagnostiques sont identiques chez la femme enceinte et non enceinte. L'échographie n'est pas toujours très performante du fait de la grossesse et le scanner abdominal injecté est possible à tout âge de la grossesse (rapport bénéfice/risque). Attention ! Les pathologies digestives peuvent déclencher une menace d'accouchement prématuré.		

(Suite)

Tableau 24.2 Suite.

	Étiologies digestives
Appendicite/péritonite	Attention ! Les signes fonctionnels et l'examen abdominal peuvent être atténués ou trompeurs chez les femmes enceintes, en particulier en cas d'appendicite : – douleur ascensionnée/point de McBurney ou douleur diffuse ou contractions utérines au premier plan (dues à l'irritation péritonéale) – absence de défense – une appendicite/péritonite peut être un facteur déclenchant de menace d'accouchement prématuré (par irritation péritonéale de contact)
Cholécystite	
Colique hépatique	
Pancréatite	Seul le dosage de la lipasémie est recommandé (pas d'amylasémie)
Hépatite aiguë	Penser au risque de transmission materno-fœtale
Constipation opiniâtre	Elle peut entraîner des douleurs très intenses chez la femme enceinte, parfois associée à une ascension (trompeuse) de la CRP
Occlusion/fécalome	
Gastro-entérite aiguë	– Les spasmes intestinaux sont parfois hyperalgiques – La confusion avec le HELLP syndrome est possible
Gastrite/œsophagite/ulcère gastroduodénal	Attention à la confusion possible avec la barre épigastrique du HELLP syndrome !

III. Prise en charge des situations d'urgence

Elle repose sur la recherche de l'étiologie. Il faut hiérarchiser pour rechercher rapidement les causes mettant en jeu le pronostic vital immédiat (hématome rétroplacentaire) ou différé (HELLP syndrome), puis le pronostic fonctionnel (torsion d'annexe), et enfin rechercher les autres causes (fig. 24.1).

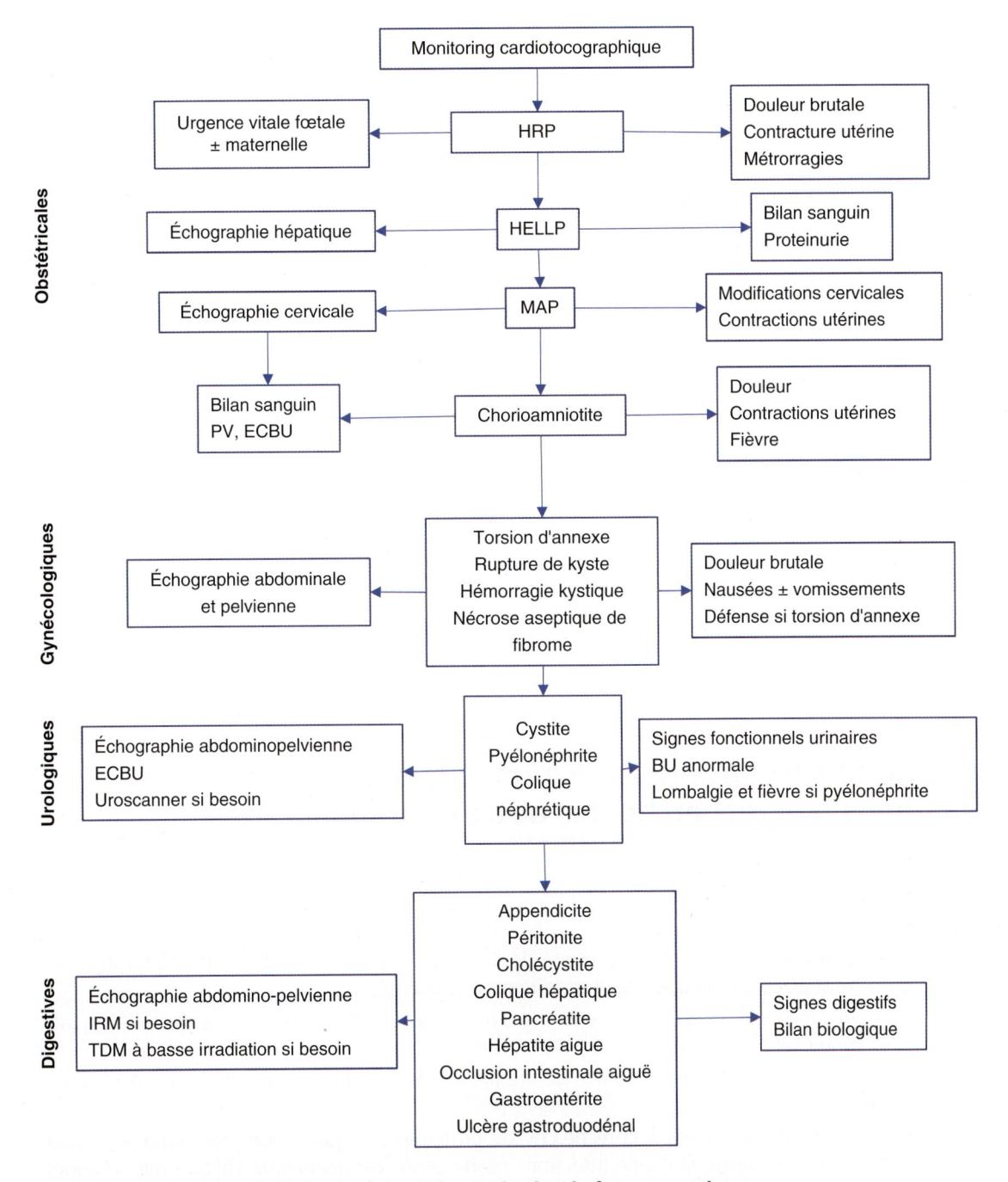

Fig. 24.1 Prise en charge d'une douleur abdominale chez la femme enceinte.

A. En urgence, rechercher les étiologies mettant en jeu le pronostic vital du fœtus ou de la mère

La prise en charge repose sur :
- l'hospitalisation ;
- l'interrogatoire qui :
  - situe le contexte obstétrical : terme (très important pour déterminer le type d'intervention en cas d'urgence extrême de type hématome rétroplacentaire), antécédents obstétricaux notables, déroulement de la grossesse, perception de mouvements actifs fœtaux, symptômes associés : métrorragie, pertes liquidiennes, contractions utérines,
  - précise les caractéristiques de la douleur : mode de début, siège initial et actuel, irradiation, intensité (EVA), permanence ou intermittence, position antalgique, effet des antalgiques déjà pris,
  - recherche les signes fonctionnels associés : troubles digestifs, signes urinaires, de prééclampsie, etc.,
  - précise les antécédents chirurgicaux ou médicaux ;
- la mesure de la PA, du pouls ;
- la palpation utérine à la recherche d'une contracture utérine, d'une déformation de l'utérus (visible à l'œil nu en cas de rupture utérine) ou de contractions utérines ;
- l'enregistrement cardiotocographique au-delà de 25 SA, avant 25 SA, la recherche des bruits du cœur ;
- l'échographie obstétricale qui évalue : vitalité fœtale, présentation, biométrie, quantité de liquide amniotique, positionnement placentaire, recherche d'un épanchement péritonéal. *L'hématome rétroplacentaire est exceptionnellement vu en échographie, le diagnostic est clinique* ;
- l'échographie pelvienne à la recherche d'un kyste ovarien, d'une torsion ;
- le bilan préopératoire : groupe sanguin avec phénotype rhésus, RAI, bilan de coagulation (plaquettes, TP, TCA, fibrinogène) ;
- le bilan hépatique : ASAT, ALAT ;
- le raitement symptomatique de la douleur.

B. Une fois les urgences extrêmes éliminées, examens à la recherche des autres étiologies

Ils comportent :
- la prise de température ;
- la palpation :
  - abdominale à la recherche d'une douleur provoquée, d'une défense (attention : souvent atténuée ou absente chez la femme enceinte),
  - des fosses lombaires et la recherche d'une douleur à l'ébranlement lombaire (évoquant une pyélonéphrite) ;
- un toucher vaginal à la recherche de modifications cervicales (*l'examen sous spéculum est peu informatif*) ;
- une bandelette urinaire à la recherche de protéines (évoquant une prééclampsie), leucocytes, nitrites (évoquant une infection) ou de sang (évoquant une colique néphrétique). *Attention, la BU montre toujours la présence de sang en cas de métrorragies* ;
- un bilan biologique en fonction de l'étiologie suspectée : lipasémie, hémocultures avec recherche de *Listeria monocytogenes* en cas de fièvre > 38 °C, protéinurie des 24 heures, ECBU ;

- une échographie du col en cas de contractions utérines et de modifications cervicales au toucher vaginal ;
- une échographie rénale et abdominale ;
- si besoin, un scanner abdominopelvien à basse irradiation avec injection de produit de contraste iodé, possible à tout âge de la grossesse.

La corticothérapie anténatale doit être instaurée s'il y a un risque d'accouchement prématuré.

La prise en charge spécifique de l'étiologie identifiée est traitée dans chaque chapitre des items concernés. En cas de pathologie associée de type menace d'accouchement prématuré et appendicite ou pyélonéphrite, il ne faut pas omettre la prise en charge de la menace d'accouchement prématuré.

C. En l'absence d'étiologie identifiée au terme de ce bilan

La démarche comporte :
- une hospitalisation systématique pour surveillance ;
- un retour à domicile en cas d'amendement des signes cliniques ;
- une répétition du bilan en fonction de l'évolution des signes cliniques.

Points clés

Quatre grandes familles étiologiques, avec des causes **graves** et fréquentes, sont à évoquer en priorité :
- obstétricales :
  - hématome rétroplacentaire,
  - HELLP syndrome,
  - contractions utérines de la menace d'accouchement prématuré ;
- urinaires :
  - pyélonéphrite,
  - infection urinaire basse ;
- gynécologiques :
  - torsion d'annexe,
  - rupture de kyste,
  - kyste hémorragique ;
- digestives : appendicite.
- Dans un premier temps, il faut évoquer l'hématome rétroplacentaire qui est une **urgence vitale pour le fœtus et parfois la mère** : douleur de début brutal, contracture utérine, métrorragies de couleur marron (parfois minimes ou absentes), anomalies du rythme cardiaque fœtal ou mort fœtale *in utero*.
- Dans un second temps, on élimine les autres causes obstétricales et la torsion d'annexe.
- Dans un troisième temps, une autre étiologie est recherchée.
- La recherche des symptômes fonctionnels et des signes cliniques signes associés est primordiale dans l'orientation diagnostique : hémorragie et fièvre.

Notions indispensables PCZ

- Toute douleur en début de grossesse même sans saignement doit faire penser à une GEU.
- Toute douleur au 3e trimestre doit faire évoquer l'HRP.

Réflexes transversalité

- Item 23 – Principales complications de la grossesse
- Item 27 – Infection urinaire et grossesse
- Item 39 – Algies pelviennes chez la femme
- Item 157 – Infections urinaires de l'enfant et de l'adulte
- Item 163 – Hépatites virales
- Item 262 – Lithiase urinaire
- Item 267 – Douleurs abdominales et lombaires aiguës chez l'enfant et chez l'adulte
- Item 269 – Ulcère gastrique et duodénal. Gastrite
- Item 274 – Lithiase biliaire et complications
- Item 351 – Appendicite de l'enfant et de l'adulte
- Item 353 – Pancréatite aiguë

CHAPITRE 25

Item 26 – UE 2 – Prévention des risques fœtaux : infections, médicaments, toxiques, irradiation

Infections bactériennes
    I.   Pour comprendre
    II.   Infections par voie ascendante vaginale
    III. Streptocoque du groupe B au cours de la grossesse
    IV. Infections transmises par voie transplacentaire hématogène
    V.   Tuberculose
Infections virales et toxoplasmose
    I.   Toxoplasmose
    II.   Rubéole
    III. Varicelle
    IV. Cytomégalovirus
    V.   Parvovirus B19
    VI. Herpès
    VII. Hépatites
    VIII. VIH
    IX. Grippe
Allo-immunisation antiérythrocytaire
    I.   Pour comprendre
    II.   Physiopathologie
    III. Diagnostic
    IV. Prise en charge thérapeutique
    V.   Prévention
Médicaments et grossesse
    I.   Pour comprendre
    II.   Que faire en cas d'exposition ?
    III. Médicaments à risque
    IV. Vaccins
Tabac et grossesse
    I.   Pour comprendre
    II.   Physiopathologie
    III. Conséquences d'une intoxication tabagique pendant la grossesse
    IV. Prise en charge des femmes enceintes fumeuses
    V.   Prévention des rechutes après l'accouchement
Alcool et grossesse
    I.   Pour comprendre
    II.   Conséquences d'une alcoolisation pendant la grossesse : SAF et ETCAF
    III. Mécanisme – Relation dose-effet
    IV. Prévention
    V.   Prise en charge
Addictologie et grossesse
    I.   Pour comprendre
    II.   Produits en cause et leurs principaux effets
    III. Repérage des conduites addictives et des facteurs de risques associés
    IV. Aspects essentiels de la prise en charge obstétricale et addictologique
    V.   Accueil de l'enfant
    VI. Conséquences à long terme

Gynécologie – Obstétrique
© 2018, Elsevier Masson SAS. Tous droits réservés

Irradiation et grossesse
  I. Pour comprendre
  II. Notions générales
  III. Conséquences fœtales des irradiations
  IV. Situations particulières
  V. En pratique, ce que l'on peut retenir

> *Objectifs pédagogiques*
> - Expliquer les éléments de prévention vis-à-vis des infections à risque fœtal.
> - Préciser les particularités de la pharmacocinétique des médicaments chez la femme enceinte et les risques des médicaments durant la grossesse.
> - Donner une information sur les risques liés au tabagisme, à l'alcool, à la prise de médicaments ou de drogues, à l'irradiation maternelle pour la mère et le fœtus.

Infections bactériennes

I. Pour comprendre

Il existe deux grandes voies de contamination bactérienne du fœtus au cours de la grossesse :
- par voie vaginale, ascendante, avec contamination lors du passage dans la filière génitale maternelle lors de l'accouchement ou de la rupture prolongée des membranes fœtales (streptocoque B), avec présence ou non d'une infection latente de la filière génitale (vaginose bactérienne), source de menace d'accouchement prématuré, de chorioamniotite aiguë, de fausse couche tardive ;
- par voie hématogène, avec transmission par passage anténatal transplacentaire et risque de perte fœtale. Une contamination bactérienne au cours de la grossesse est évoquée sur point d'appel clinique maternel (fièvre, etc.) ou fœtal échographique.

II. Infections par voie ascendante vaginale

A. Circonstances de dépistage

Le prélèvement vaginal systématique n'est pas recommandé en début de grossesse.

1. Prélèvement vaginal

Un prélèvement vaginal doit être réalisé :
- en cas de signes cliniques de vulvovaginite : prurit vulvaire, sensation de brûlures cervico-vaginales, leucorrhées colorées ou nauséabondes ;
- en cas de menace d'accouchement prématuré, de rupture prématurée des membranes ou de suspicion de chorioamniotite ;
- systématiquement entre 34 et 38 SA pour dépister le portage du streptocoque du groupe B (SGB).

Le bénéfice d'un prélèvement vaginal systématique n'est pas démontré en cas d'antécédent d'accouchement prématuré (*Recommandations pour la pratique clinique du CNGOF 2016*).

2. Prélèvement endocervical

Il est recommandé de réaliser un prélèvement endocervical :
- en cas de signes cliniques de cervicite chez la femme enceinte : existence d'un écoulement cervical séropurulent ou d'un col inflammatoire ou saignant au contact ;
- en cas de signes d'infection urinaire ou de leucocyturie à ECBU négatif ;

- chez les patientes atteintes d'une infection sexuellement transmissible (IST) ou dont le partenaire est atteint d'une IST.

B. Résultats des prélèvements et traitement

1. Vaginose bactérienne

- Le diagnostic est fait par :
  - l'examen direct des sécrétions vaginales par coloration de Gram (score de Nugent),
  - la disparition de la flore vaginale habituelle de Döderlein, souvent au profit de bactérie anaérobie de morphotype *Gardnerella* à l'origine de *Clue cell*. Un *sniff test* serait un bon test de dépistage en consultation mais personne ne le réalise en pratique ;
- Le traitement repose sur le métronidazole *per os* (1 g/j pendant 7 jours ou 2 g en dose unique). En raison de récidives possibles, il est recommandé de réaliser un contrôle par trimestre et de renouveler le traitement si nécessaire (HAS, 2001). De principe, toute vaginose bactérienne doit être traitée en cours de grossesse.

2. Escherichia coli *K1*, Staphylococcus aureus, Haemophilus influenzae, Streptococcus pyogenes, Streptococcus pneumoniae, ou autres bactéries d'origine intestinale ou oropharyngée

La présence dans un prélèvement vaginal chez la femme enceinte de ces bactéries en culture, monomicrobienne avec ou sans conservation de la flore lactobacillaire de Döderlein, correspondrait plus à un portage qu'à une réelle participation à un processus infectieux local de vaginite. Le portage asymptomatique n'est pas à traiter. En revanche, au niveau de l'endocol, la présence de bactéries est toujours pathologique et il convient de les traiter en fonction de l'antibiogramme en cas de risque d'accouchement imminent (rupture prématurée des membranes, menace d'accouchement prématuré, suspicion de chorioamniotite).

3. Cervicites à Chlamydia trachomatis

- Le diagnostic est fait par PCR sur prélèvement endocervical.
- Le traitement est systématique par azithromycine en dose unique de 1 g ou érythromycine (500 mg 4/j, 7 jours). Le traitement du partenaire, tout comme le dépistage des autres IST, est indispensable.

4. Cervicites à Neisseria gonorrhoeae

- Le diagnostic est fait par culture sur des milieux sélectifs.
- Le traitement est systématique par amoxicilline 3 g *per os* associée au probénécide 1 g *per os* ou la spectinomycine 2 g en intramusculaire, ou la ceftriaxone 250 mg en intramusculaire ou le céfixime 400 mg *per os*. Le dépistage d'autres IST et le traitement du partenaire sont indispensables.

III. Streptocoque du groupe B au cours de la grossesse

Le dépistage systématique du portage de *Streptococcus agalactiae* ou SGB est recommandé en fin de grossesse, idéalement entre 34 et 38 SA, en raison de :
- sa prévalence en France : 10–15 % ;
- la prévalence de ses conséquences lors des accouchements à terme qui en fait un problème de santé publique : chorioamniotites, infections materno-fœtales, endométrites du post-partum ;
- l'efficacité de l'antibioprophylaxie per-partum guidée par le résultat du dépistage ;

- la réduction de plus des trois quarts du risque infectieux néonatal et maternel du post-partum.

A. Diagnostic

Le prélèvement est réalisé à l'écouvillon par un balayage des parois de la moitié inférieure du vagin jusqu'au vestibule et la vulve. La pose du speculum n'est pas nécessaire. Un autoprélèvement est possible. En France, il n'est pas recommandé d'y associer un prélèvement anal. Le dépistage systématique du SGB est inutile chez les femmes ayant un antécédent d'infection materno-fœtale à SGB ou ayant présenté au cours de la grossesse une bactériurie à SGB car elles seront traitées de toute façon.

B. Traitement

L'antibioprophylaxie du portage à SGB par pénicilline G (ou amoxicilline) est recommandée durant le travail :
- en cas de diagnostic de portage de SGB ;
- en cas de bactériurie à SGB au cours de la grossesse ;
- et en cas d'antécédent d'infection néonatale à SGB.

En cas d'allergie, des macrolides ou une céphalosporine de 3e génération pourront être envisagés.

L'antibioprophylaxie per-partum des infections materno-fœtales est recommandée en l'absence de prélèvement vaginal de dépistage du SGB, si l'un des facteurs de risque suivants est présent : accouchement avant 37 SA, durée de rupture des membranes supérieure à 12 heures ou température maternelle dépassant 38 °C au cours du travail.

IV. Infections transmises par voie transplacentaire hématogène

A. Syphilis

L'association syphilis et grossesse est rare en France. Le risque principal est la syphilis congénitale par contamination hématogène transplacentaire. Un traitement antibiotique par pénicilline G doit alors être envisagé et une surveillance échographique instaurée.

1. Risques pour le fœtus

Le traitement évite tout risque d'atteinte fœtale. En l'absence de traitement, le tréponème peut provoquer une mort *in utero*, une fausse couche tardive, un accouchement prématuré, un retard de croissance ou une anasarque.

Le risque de transmission materno-fœtale de l'infection est estimé entre 30 à 60 % en l'absence de traitement. Une syphilis congénitale peut être latente ou s'exprimer par des lésions polyviscérales : lésions cutanéomuqueuses avec pemphigus palmoplantaire et syphilides, hépatomégalie, atteinte méningée, lésions osseuses.

Pour la mère, la grossesse ne modifie pas la symptomatologie de la syphilis.

2. Dépistage

Le dépistage de la syphilis pendant la grossesse est obligatoire.

Modalités du dépistage

Comment ?

La HAS recommande en 2015 le remplacement de l'association systématique d'emblée d'un test tréponémique (TT) et d'un test non tréponémique (TNT) (TPHA-VDRL) par un seul TT sur Ig totales avec une méthode reproductible et automatisable, de type immunoenzymatique (technique d'ELISA ou apparentées comme l'EIA ou la CMIA), confirmé par un TNT quantitatif en cas de positivité du TT initial (fig. 25.1). Le schéma d'interprétation issu de la prescription de TPHA VDRL n'est donc plus d'actualité.

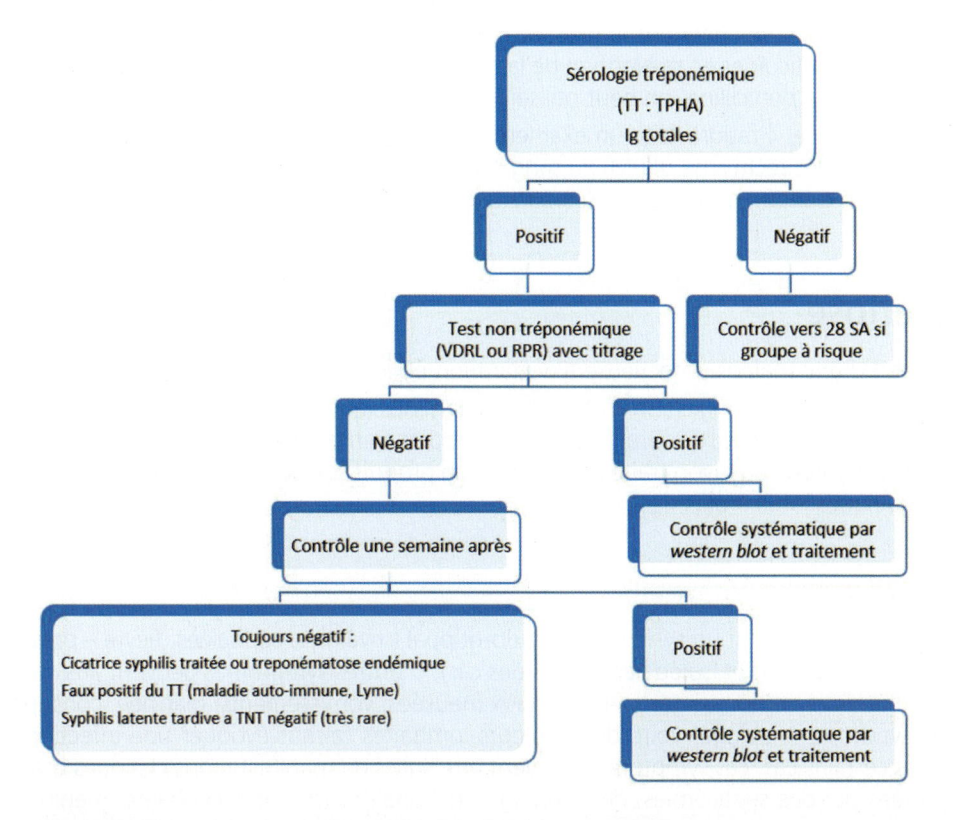

Fig. 25.1 Interprétation de la sérologie syphilis, diagramme simplifié à partir des recommandations 2015 de la HAS en remplacement des schémas précédemment décrits.

Quand ?

Le dépistage est pratiqué :
- lors du bilan de déclaration. Un nouveau contrôle est possible vers 28 SA dans les populations à risque (partenaires multiples, contexte pénitentiaire, migrants, autre IST, etc.) ;
- après l'accouchement, en l'absence de résultat en cours de grossesse ou en cas de doute sur une contamination récente ou groupe à risque.

Autres circonstances de découverte

Ce sont les situations suivantes :
- syphilis primaire (chancre des grandes lèvres, petites lèvres, du col ou extragénital) : l'ulcération non douloureuse accompagnée de nœuds lymphatiques cicatrise spontanément en 3 à 6 semaines ;

- syphilis secondaire : les manifestations surviennent 2 à 12 semaines après le chancre et se caractérisent par des éruptions cutanées de type variable (macules, papules, pustules) ;
- syphilis tertiaire : le diagnostic est sérologique ;
- à la naissance : le diagnostic peut être porté devant les lésions du nouveau-né.

Le diagnostic bactériologique est envisageable en cas de lésions cutanées par prélèvement des sérosités sur le chancre ou les lésions cutanées. Le tréponème est retrouvé à l'examen direct à l'ultramicroscope (fond noir).

3. Traitement

On utilise des pénicillines à effet retard et élimination lente : benzathine + benzylpénicilline (Extencilline®), 2,4 MUI, renouvelée 8 jours plus tard.

On fera deux cures pendant la grossesse, la 1re le plus tôt possible, la 2e à la fin du 6e mois, mais avec corticoïdes en prévention de la réaction d'Herxeimer par lyse des tréponèmes. En cas d'allergie à la pénicilline, on peut utiliser l'érythromycine : 500 mg 4 fois/j pendant 30 jours.

À la naissance, il faudra faire un examen anatomopathologique du placenta et une sérologie (FTA-abs, avec recherche d'IgM) au sang du cordon pour rechercher une atteinte fœtale. Dans ce cas, un traitement de l'enfant sera instauré.

B. Listériose

Il s'agit d'une maladie infectieuse à déclaration obligatoire.

Elle est causée par l'ingestion d'aliments contaminés (anthropozoonose) par la bactérie *Listeria monocytogenes*, bacille à Gram positif. Un produit sain peut être contaminé par contact (dans un réfrigérateur, au rayon traiteur, etc.) avec un produit souillé. La période d'incubation s'étend de quelques jours à plus de 2 mois.

1. Symptômes

Elle se manifeste par un syndrome pseudo-grippal (myalgies, céphalées, fièvre – présente dans 70 à 80 % des cas et isolée dans 20 % des cas). D'autres symptômes peuvent aussi apparaître, comme des symptômes gastro-intestinaux (nausées, vomissements, diarrhée, constipation) ou un syndrome méningé, voire des douleurs lombaires faisant évoquer une infection urinaire. Dans certains cas, ces symptômes peuvent être suivis de manifestations cliniques graves représentées par des septicémies, des méningo-encéphalites (rhombencéphalite, méningite à LCR clair, etc.).

Une rechute fébrile, avec bactériémie, peut être observée 3 à 4 semaines plus tard.

2. Conséquences au cours de la grossesse

Le nouveau-né est infecté *in utero* à la suite d'une bactériémie de la mère. La première étape de l'infection est la colonisation du placenta. Cette infection est rapidement associée à une chorioamniotite. On estime que ce pathogène serait responsable d'environ 1 % des méningites bactériennes du nouveau-né et de moins de 0,15 % de la mortalité périnatale. Après *E. coli* K1 et SGB, *L. monocytogenes* reste la 3e cause de méningite néonatale. La gravité de la listériose est donc due au tropisme de la bactérie pour le placenta et le système nerveux central.

L'infection se manifeste dès la naissance avec une cyanose, une apnée, une détresse respiratoire et des troubles de la conscience. Dans ces formes graves, évoluant depuis plusieurs jours, la mortalité est élevée (de 50 à 75 %). Dans près de 95 % des cas, il s'agit d'une méningite purulente avec de la fièvre, une insomnie, une irritabilité, des troubles de la conscience.

3. Diagnostic

Au cours de la grossesse, il faut pratiquer des hémocultures chez toute femme enceinte ayant une fièvre (en précisant la recherche de listériose). L'antibiothérapie doit être instituée au moindre doute. Au cours de l'accouchement, l'examen bactériologique du placenta et des lochies est réalisé, pratiquement toujours positif lorsque le recueil a été réalisé dans de bonnes conditions. Un examen anatomopathologique, montrant les granulomes infectieux, peut être utile. Des hémocultures au moment d'une reprise fébrile à l'accouchement permettent aussi, parfois, d'isoler le germe à partir du sang. Une enquête environnementale à partir des aliments suspects doit être pratiquée, surtout en cas de suspicion d'épidémie.

Chez le nouveau-né, le germe est facilement isolé en culture pure à partir de prélèvements du sang et du liquide céphalorachidien. Il l'est constamment à partir du liquide gastrique obtenu par aspiration (prélèvement très fiable) du méconium et de la peau.

4. Mesures préventives

La meilleure prévention consiste à éviter la consommation des aliments le plus fréquemment contaminés et à respecter certaines règles lors de la manipulation et la préparation des aliments (encadré 25.1). Ces recommandations sont liées à la nature même de *L. monocytogenes*, son habitat et sa résistance. *L. monocytogenes* résiste au froid mais est sensible à la chaleur.

5. Traitement

Le traitement est l'antibiothérapie. On utilise en général les associations β-lactamines-aminosides. Si une listériose est suspectée et diagnostiquée par les hémocultures chez la femme enceinte, le traitement repose sur l'ampicilline (6 g/j) pendant 4 semaines, voire pour certains jusqu'à l'accouchement et, pour certains, associée à un aminoside 3 mg/kg en 1 injection/j pendant 5 jours.

Toute affection fébrile de la grossesse doit faire suspecter une *Listeria*.

Attention

Listeria monocytogenes est résistant aux céphalosporines.

Encadré 25.1

Aliments à éviter et règles d'hygiène à respecter

Aliments à éviter
- Fromages à pâte molle au lait cru, fromages vendus râpés
- Poissons fumés
- Graines germées crues (soja, luzerne)
- Produits de charcuterie cuite consommés en l'état (pâté, rillettes, produits en gelée, jambon cuit, etc.) ou achetés au rayon traiteur, les faire cuire avant consommation (lardons, bacon, jambon cru, etc.)
- Si achetés, préférer les produits préemballés et les consommer rapidement après leur achat
- Coquillages crus, surimi, tarama

Règles d'hygiène à respecter
- Cuire soigneusement les aliments crus d'origine animale (viandes, poissons)
- Laver soigneusement les légumes crus et les herbes aromatiques
- Conserver les aliments crus (viande, légumes, etc.) séparément des aliments cuits ou prêts à être consommés
- Après la manipulation d'aliments non cuits, se laver les mains
- Nettoyer les ustensiles de cuisine qui ont été en contact avec ces aliments
- Nettoyer fréquemment le réfrigérateur et le désinfecter ensuite avec de l'eau javellisée
- Réchauffer soigneusement les restes alimentaires et les plats cuisinés avant consommation immédiate

V. Tuberculose

Il s'agit d'une maladie à déclaration obligatoire. Le suivi sera conjoint avec un infectiologue.

Il n'existe pas de risque embryofœtal particulier, la tuberculose congénitale étant très rare :
- si le traitement est terminé, aucune précaution n'est nécessaire ;
- si le traitement est en cours, il faudra :
    - le poursuivre pendant la durée nécessaire en évitant la rifampicine au 1er trimestre ; la bithérapie par isoniazide et éthambutol est indiquée,
    - si la rifampicine est poursuivie jusqu'à l'accouchement, prévoir la prescription de vitamine K1 à la mère à la posologie de 10 mg/j par voie orale pendant les 15 derniers jours de grossesse et administrer au nouveau-né en salle de travail 0,5 à 1 mg IM ou IV lente de vitamine K1 (posologie de nouveau-né à risque hémorragique majoré).

Enfin, aucune séparation du nouveau-né vis-à-vis de sa mère n'est indiquée si la mère n'est plus bacillaire. Le nouveau-né sera isolé de sa mère si elle est bacillaire et, dans ce cas, l'allaitement sera contre-indiqué.

La vaccination par le BCG du nouveau-né est systématique.

> **Points clés**
>
> **Streptocoque B**
> - La fréquence du portage du SGB est de 10 à 15 % chez les femmes enceintes. Il est inconstant au cours de la grossesse.
> - En cas de portage vaginal, le risque de transmission néonatal est de 40 à 50 %.
> - Le dépistage systématique du portage du SGB est recommandé en fin de grossesse entre 34 et 38 SA.
> - En cas de portage vaginal, d'antécédents d'infections materno-fœtales ou de bactériurie à SGB, une antibioprophylaxie per-partum est recommandée.
>
> **Syphilis**
> - Le dépistage de la syphilis est obligatoire en début de grossesse.
> - Après le 4e mois, le tréponème peut provoquer un avortement tardif, un accouchement prématuré ou une mort *in utero* dans 40 % des cas.
>
> **Listériose**
> - La listériose évolue en 2 phases : une 1re phase pseudo-grippale, puis 3-4 semaines plus tard, une 2e phase associant hyperthermie et contractions intenses.
> - La mortalité fœtale et périnatale est élevée (20 à 30 %).
> - C'est une maladie à déclaration obligatoire.
>
> **Tuberculose**
> - Pendant la grossesse, le traitement de la tuberculose comporte une bithérapie par isoniazide et éthambutol (en évitant la rifampicine au 1er trimestre).
> - En cas de mère bacillaire, le nouveau-né sera isolé de sa mère et l'allaitement sera contre-indiqué.
> - C'est une maladie à déclaration obligatoire.

Pour en savoir plus

QR	Centre national de référence de la syphilis. http://www.cnr-syphilis.fr/
QR	HAS. Modification de la Nomenclature des actes de biologie médicale pour les actes de recherche du Treponema pallidum (bactérie responsable de la syphilis). Mars 2015. https://www.has-sante.fr/portail/upload/docs/application/pdf/2015-05/argumentaire_syphilis_vd.pdf

> **Notions indispensables PCZ**
>
> - Dépistage du streptocoque B en fin de grossesse.
> - Antibiothérapie per-partum en cas de portage chronique de streptocoque B.

Infections virales et toxoplasmose

I. Toxoplasmose

A. Fréquence

Quarante-six pour cent des femmes enceintes en France sont séronégatives, dont 2 % font une séroconversion en cours de grossesse, soit 4 000 à 5 000 femmes par an en France, ce qui représente environ 1 500 à 2 000 enfants infectés.

B. Transmission materno-fœtale et conséquences fœtales et infantiles

- La transmission materno-fœtale dépend de l'âge gestationnel à la contamination. Elle augmente au fur et à mesure de la grossesse. Elle très faible en période périconceptionnelle (1 % entre 0 et 7 SA ; 6 % jusqu'à 13 SA) alors qu'au 2e trimestre, la transmission materno-fœtale est d'environ 40 %. Au 3e trimestre, elle est de 72 %.
- La sévérité des lésions décroît avec l'âge gestationnel :
    - lésions d'embryopathie et fœtopathie sévères plus fréquentes au 1er trimestre (61 %) ;
    - fœtopathies ou formes infracliniques (sérologiques) au 2e trimestre (25 %) ;
    - et, plus souvent, formes sérologiques pures ou atteintes sous forme de choriorétinites au 3e trimestre (9 %).

> Au total, 70 % des enfants contaminés *in utero* ont une atteinte infraclinique ; 25 % ont une forme légère, surtout oculaire (choriorétinite) ; moins de 5 % ont une forme grave avec manifestations neurologiques (dilatation ventriculaire, hydrocéphalie.).

C. Prévention primaire

Elle passe par les recommandations hygiénodiététiques permettant de réduire le risque de séroconversion :
- consommer la viande bien cuite, préférer les aliments congelés ;
- se laver les mains avant et après toute manipulation d'aliments ;
- laver soigneusement crudités et salades ;
- éviter les contacts avec les chats et port de gants pour nettoyer la litière du chat et faire du jardinage.

D. Prévention secondaire

Elle est réalisée par dépistage sérologique mensuel : la recherche d'IgG et IgM de la toxoplasmose est obligatoire à la déclaration de grossesse (sauf immunité maternelle antérieure documentée). Chez les femmes non immunisées, la sérologie sera répétée mensuellement jusqu'à l'accouchement du fait de la fréquence élevée des formes inapparentes de toxoplasmose maternelle (80 %).

La conduite à tenir en cas de sérologie positive maternelle est la suivante.

1. Dater la contamination maternelle

C'est facile s'il s'agit d'une séroconversion au cours du suivi sérologique.

C'est plus délicat s'il s'agit de la découverte d'une sérologie positive avec présence d'IgG et IgM en début de grossesse (lors de la déclaration de grossesse, par exemple). Il faut dans ce cas (fig. 25.2) :

- étudier la cinétique des anticorps : comparaison des taux d'IgG et IgM avec une autre sérologie faite à 3 semaines d'intervalle dans le même laboratoire. Des taux stables traduisent une immunité ancienne ou une toxoplasmose non évolutive datant de moins de 2 mois, donc antéconceptionnelle le plus souvent. Si les taux sont en augmentation significative, il peut s'agir d'une primo-infection ou d'une réinfection (mais aux risques très faibles) ;
- s'aider de l'indice d'avidité des IgG : une valeur élevée plaide en faveur d'une infection ancienne.

Il convient de faire donc appel à un laboratoire de référence pour reprise de tous les échantillons maternels afin d'expertiser l'évolutivité de l'infection et la date de sa survenue.

Connaissant la date de la contamination maternelle, il est possible de chiffrer le risque de contamination fœtale, au mieux avec l'aide d'un CPDPN (Centre pluridisciplinaire de diagnostic prénatal), risque qui dépend de l'âge gestationnel lors de la contamination (*cf. supra*).

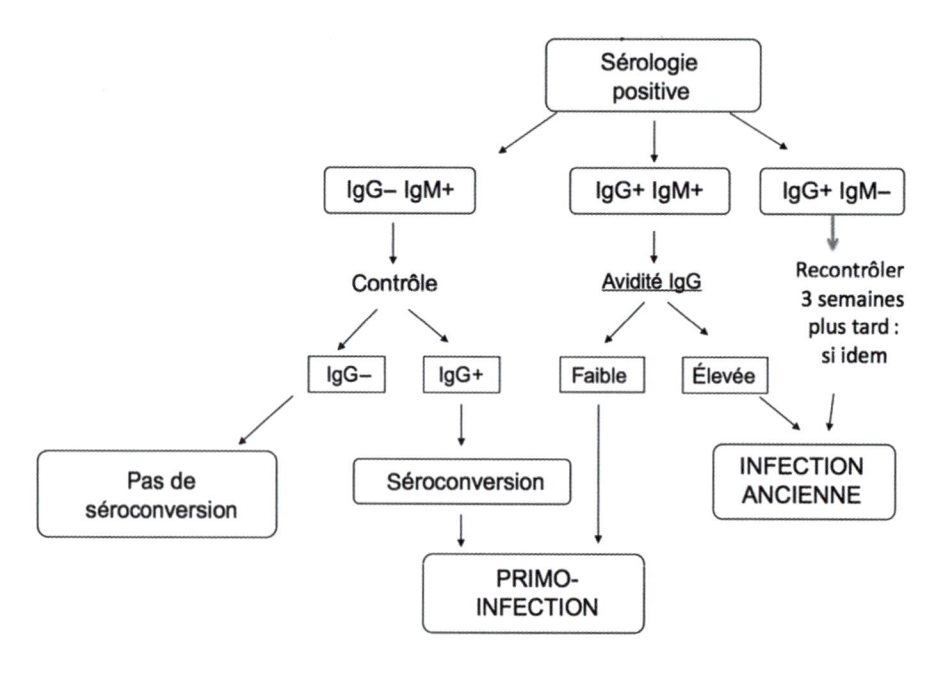

Fig. 25.2 Diagnostic et date de l'infection maternelle en début de grossesse (déclaration).

2. Instaurer sans tarder un traitement par spiramycine

La posologie est de 9 MUI/j tous les jours jusqu'à l'accouchement. Ce traitement est bien toléré et diminue le risque de transmission materno-fœtale.

3. Envisager un diagnostic prénatal de la contamination fœtale

Il associe :
- des échographies au moins mensuelles, à la recherche de signes de gravité tels que dilatation ventriculaire cérébrale, hydrocéphalie, calcifications intracrâniennes ;
- une amniocentèse, toujours après 18 SA, et au moins 6 semaines après la séroconversion, pour recherche du toxoplasme dans le liquide amniotique par PCR, la patiente étant informée des risques du prélèvement (0,2 % de pertes fœtales) et du taux très faible de faux négatifs de la PCR (< 2 %).

Dès lors, il existe 3 possibilités :
- échographies normales et PCR négative : il n'y a pas de contamination fœtale. Le traitement prénatal par spiramycine et la surveillance échographique sont poursuivis jusqu'à la naissance. À l'accouchement, on pratique les sérologies maternelles, sur le sang du cordon et chez le nouveau-né, l'analyse parasitologique du placenta pour confirmation ou infirmation du diagnostic prénatal (se rappeler qu'il y a 2 % de faux négatifs de la PCR). La prise en charge du nouveau-né comporte : examen clinique, fond d'œil et échographie transfontanellaire, puis un suivi sérologique pour vérification de la disparation des IgG antitoxoplasmes maternels transmis (4 à 6 mois) et de la non-apparition d'IgM ;
- échographies normales et PCR positive : le fœtus est infecté sans lésions échovisibles. Le traitement médical jugé le plus efficace dans cette situation est l'association pyriméthamine-sulfamide (ex : Malocide®-Adiazine® [sulfadiazine]) couplée à une surveillance échographique fœtale tous les 15 jours. Ce traitement a une activité parasiticide et réduit la fréquence des atteintes graves (cérébrales) sans effet notable sur la choriorétinite. Il comporte un risque maternel de syndrome de Lyell et des risques d'atteinte des lignées hématopoïétiques (NFS hebdomadaire et adjonction d'acide folinique). On procède à un examen initial du nouveau-né comme vu plus haut, un traitement de l'enfant avec suivi clinique, paraclinique et sérologique prolongé ;
- échographie anormale (atteinte cérébrale) et PCR positive : le pronostic de la fœtopathie doit être discuté au sein d'un CPDPN, de même que l'indication d'une interruption médicale de grossesse si elle est demandée par les parents. Dans le cas où les parents souhaitent la poursuite de la grossesse, un traitement par l'association pyriméthamine-sulfamide est instauré et la conduite à tenir pour la naissance est la même que précédemment.

> **Points clés**
> - Il faut expliquer aux futures mères et les inciter à faire appliquer les mesures hygiénodiététiques.
> - Dater précisément la contamination maternelle permet de chiffrer le risque d'infection fœtale.
> - En début de grossesse, les taux d'infections fœtales sont très faibles mais elles sont sévères. En fin de grossesse, les atteintes sévères sont rares, et les formes infracliniques très fréquentes.
> - Le diagnostic prénatal repose sur la PCR sur LA (2 % de faux négatifs) et les échographies. En cas d'infection avérée, on instaure un traitement prénatal par pyriméthamine-sulfamide avec surveillance prolongée du nouveau-né pour dépister les faux négatifs du diagnostic prénatal.
> - Les interruptions médicales de grossesse sont devenues très rares et discutées seulement en présence de signes d'atteinte encéphalique.

II. Rubéole

A. Conséquences

Le virus est tératogène. La probabilité d'infection dépend de l'âge gestationnel (tableau 25.1). La contamination est transplacentaire.

Deux tableaux sont possibles :
- **le syndrome malformatif**, décrit par Gregg en 1941. La rubéole induit des anomalies fœtales sévères incluant des anomalies neurologiques (microcéphalie), ophtalmiques (cataractes, microphtalmie, glaucome, rétinopathie pigmentaire, choriorétinite), auditives (surdité neurosensorielle),

Tableau 25.1 Probabilité d'infection rubéolique en fonction de l'âge gestationnel.

Âge gestationnel (SA)	Risque de malformation (%)
0–8	85
9–12	52
13–20	16
> 20	0

cardiaques (sténose de l'artère pulmonaire périphérique, persistance du canal artériel ou communication interventriculaire, etc.) ainsi qu'une fausse couche ou une mort fœtale *in utero* ;
- **la rubéole congénitale évolutive** qui correspond à l'infection virale chronique généralisée Elle est le témoin de la persistance du virus dans le sang, qui peut persister quelques mois : ces nouveau-nés sont très contagieux. Le tableau clinique associe un retard de croissance, un purpura thrombopénique, un ictère, une hépatomégalie, une splénomégalie, des convulsions et des anomalies osseuses radiologiques. Ces lésions pluriviscérales peuvent régresser ou laisser des séquelles. Le pronostic lointain d'une rubéole congénitale évolutive est réservé, surtout en ce qui concerne l'avenir psychomoteur.

B. Prévention primaire

> Il s'agit de la vaccination antirubéolique.

Sa pratique a quasiment fait disparaître la rubéole congénitale en France. Toute femme en âge de procréer devrait avoir été vaccinée et l'efficacité de la vaccination être contrôlée par une sérologie. La rubéole congénitale est donc devenue une maladie parfaitement évitable. Or, près de 5 % des femmes enceintes sont encore non immunisées.

C. Prévention secondaire

Une sérologie est obligatoire lors de la déclaration de grossesse avec recherche des seules IgG, sauf en cas d'immunité antérieure documentée. En cas de sérologie négative, la sérologie sera effectuée mensuellement jusqu'à la fin du 4ᵉ mois. Au-delà, le risque fœtal est si faible qu'il ne justifie plus cette surveillance.

En cas de sérologie positive en début de grossesse, il s'agit habituellement d'une immunité en rapport avec une infection ancienne ou une vaccination ancienne. Mais, il peut aussi s'agir d'une rubéole récente, alors à haut risque fœtal. Il faut donc :
- vérifier le carnet de santé s'il est disponible ;
- rechercher une notion de contage ou d'éruption récente ;
- demander une sérologie de contrôle à 3 semaines d'intervalle dans le même laboratoire.

La stabilité des taux d'anticorps sera en faveur d'une immunité ancienne. Une ascension significative des anticorps peut correspondre :
- à une *primo-infection*, à très haut risque fœtal au 1ᵉʳ trimestre (présence d'IgM) ;
- à une *réinfection*, au risque fœtal probablement plus faible.

Item 26 – UE 2 – Prévention des risques fœtaux : infections, médicaments, toxiques, irradiation

Des examens biologiques spécialisés dans un laboratoire de référence sont alors indispensables (recherche des IgM car la sérologie de routine ne comprend que la recherche des IgG, indice d'avidité).

Une primo-infection prouvée au 1er trimestre pose la question d'une interruption médicale de la grossesse (IMG) tant le risque malformatif est élevé, et ce d'autant plus que l'âge gestationnel lors de la contamination maternelle est précoce +++. Après entretien et information du couple, il est possible d'accepter une IMG si le couple la demande après avis d'un CPDPN. Si le couple ne l'accepte pas, un diagnostic prénatal est établi sur l'amniocentèse après 18 SA pour une recherche du génome viral par PCR sur liquide amniotique (après information des risques de perte fœtale de 0,2 %). On prévoit une surveillance échographique fœtale spécialisée durant toute la grossesse et un examen néonatal, clinique, paraclinique et sérologique du nouveau-né.

> **Points clés**
> - La rubéole est une maladie maternelle évitable par la vaccination, hautement tératogène au 1er trimestre.
> - Elle requiert une surveillance sérologique jusqu'à la fin du 4e mois.
> - Les infections maternelles du 1er trimestre sont très graves pour l'embryon, pouvant faire accepter une IMG.

III. Varicelle

Chez la femme enceinte, la séroprévalence vis-à-vis de la varicelle est estimée à 98,8 %.

La varicelle en cours de grossesse expose à 3 risques :
- **d'embryofœtopathie** : le risque est estimé à 2–2,5 % pour les contaminations surtout avant 20 SA : brides amniotiques, atteintes cutanées suivant un dermatome, anomalies des extrémités, retard de croissance intra-utérin, hypotrophies musculaires, hypoplasie des membres, microphtalmie, cataracte, choriorétinite, microcéphalie, polymicrogyrie, hydrocéphalie, atrophie corticale, etc. ;
- **de pneumopathie varicelleuse maternelle,** spécialement à l'approche du terme ;
- **de varicelle néonatale** pour une naissance survenant lors d'une varicelle maternelle dans les jours qui encadrent la naissance.

A. Prévention primaire

La vaccination contre la varicelle est recommandée (Calendrier des vaccinations et recommandations vaccinales 2018) :
- **pour les adolescents de 12 à 18 ans** n'ayant pas d'antécédent clinique de varicelle ou dont l'histoire est douteuse ; un contrôle sérologique préalable peut être pratiqué dans ce cas ;
- **pour les femmes en âge de procréer**, notamment celles qui ont un projet de grossesse, et n'ayant pas d'antécédent clinique de varicelle ; un contrôle sérologique préalable peut être pratiqué dans ce cas. La vaccination doit être précédée d'un test négatif de grossesse et une contraception efficace de 3 mois est recommandée après chaque dose de vaccin ;
- **pour les femmes** n'ayant pas d'antécédents cliniques de varicelle (ou dont l'histoire est douteuse) **dans les suites d'une première grossesse**, sous couvert d'une contraception efficace ;
- pour les personnes immunocompétentes suivantes, sans antécédents de varicelle (ou dont l'histoire est douteuse) et dont la sérologie est négative :

- **professionnels de santé** : à l'entrée en 1re année d'études médicales et paramédicales, en rattrapage pour l'ensemble du personnel de santé, en priorité dans les services accueillant des sujets à risque de varicelle grave (immunodéprimés, gynéco-obstétrique, néonatologie, pédiatrie, maladies infectieuses),
- **tout professionnel en contact avec la petite enfance** (crèches et collectivités d'enfants notamment),
- toute personne en contact étroit avec des personnes immunodéprimées.

B. Prévention secondaire

1. En cas de contage varicelleux, avec doute sur l'immunité de la femme

La prévention repose sur :
- 3 questions :
  - *Est-ce un contact à risque ?* C'est-à-dire un contact familial ou un contact de plus d'une heure dans la même pièce,
  - *La patiente est-elle protégée vis-à-vis de la varicelle ?* Avez-vous fait une varicelle ? Si oui, la femme est protégée. Avez-vous reçu 2 doses de vaccin varicelle ? Si oui, la femme est protégée,
  - *Quelle est l'ancienneté du contage ?* (< ou > 4 jours ?) ;
- et un test : réalisation possible d'une sérologie sur un sérum de début de grossesse ou < 10 jours après le contage : Ac+ = protection. Cette sérologie ne doit pas faire dépasser le délai de 4 jours pour le traitement.

En cas de contact à risque, patiente non protégée et contage datant de 96 heures au plus : on ne pratique pas de vaccination qui est contre-indiquée durant la grossesse, mais une injection d'immunoglobulines spécifiques en ATU 1 mL 25 UI/kg IV (0,1–1 mL/kg/h).

En cas de contact à risque, patiente non protégée et contage datant de plus de 96 heures : la patiente est traitée par aciclovir 800 mg/j en 4 prises ou valaciclovir 500 mg/j 2 cp/j pendant 7 jours (hors AMM).

2. En cas de varicelle contractée en cours de grossesse

Il faut proposer une surveillance par échographie fœtale mensuelle, surtout en cas de contamination avant 20 SA. La recherche de l'ADN viral par amniocentèse ne se fait que pour rapporter à la varicelle des lésions échographiques fœtales dans un contexte d'infection évolutive maternelle. En cas de varicelle contractée entre 21 et 36 SA (et > 3 semaines de l'accouchement), il existe un risque de zona durant la 1re année (1 à 2 %).

3. Varicelle à l'approche du terme

Le risque principal est celui d'une varicelle néonatale si la varicelle maternelle survient dans les 3 semaines qui précèdent l'accouchement (risque de 20 à 50 %). *Le risque de transmission est maximal si l'éruption commence moins de 5 jours avant l'accouchement et jusqu'à 2 jours après* (c'est-à-dire avant que le nouveau-né bénéficie de l'immunité passive d'origine maternelle). Le taux de mortalité néonatale peut atteindre 30 %. La conduite à tenir est alors la suivante :
- demande d'avis auprès des infectiologues en cas de pneumopathie ;
- isolement contact et respiratoire (éviter l'hospitalisation en maternité) ;
- traitement antiviral par aciclovir ou valaciclovir, immunoglobulines spécifiques en cas de contage < 96 heures ;

Item 26 – UE 2 – Prévention des risques fœtaux : infections, médicaments, toxiques, irradiation

- avertissement du pédiatre à la naissance pour prise en charge spécialisée du nouveau-né (immunoglobulines ± traitement antiviral).

En raison de la contagiosité importante de la varicelle, des consignes d'hygiène strictes doivent être respectées durant l'hospitalisation :

- de la mère envers son nouveau-né mais on ne prévoit pas de séparation du couple mère/enfant et l'allaitement est autorisé sauf en cas de lésions sur le mamelon ;
- et autant que possible : *éviter l'hospitalisation en maternité* (haut risque néonatal pour les femmes enceintes non immunisées au voisinage du terme et les nouveau-nés sans anticorps transmis).

N.B. : en cas de zona, il n'y a pas de risque fœtal en raison de l'absence de virémie.

> **Points clés**
> - Une embryofœtopathie est possible (2 %) si la contamination maternelle survient avant 20 SA.
> - Une sérologie maternelle en urgence est à prévoir en cas de contage varicelleux s'il existe un doute quant à l'immunité antérieure.
> - En cas de contage varicelleux chez une mère non immunisée à l'approche du terme, on traite par gammaglobulines spécifiques dans les 96 heures qui suivent le contage et par aciclovir.
> - Il existe un risque vital de la varicelle néonatale si la varicelle maternelle survient dans les 3 semaines qui précèdent l'accouchement.

IV. Cytomégalovirus

C'est la plus fréquente des infections virales materno-fœtales. Le cytomégalovirus (CMV) est un herpès virus ubiquitaire endémique, transmis par la salive, les urines, les sécrétions génitales, les cellules mononucléées du sang et les tissus greffés. C'est une infection commune, le plus souvent asymptomatique ou peu symptomatique chez l'individu immunocompétent mais qui peut être grave pour le fœtus.

L'infection maternelle à CMV est la 1re cause d'infection congénitale virale et la 1re cause non héréditaire de perte auditive neurosensorielle et de retard mental dans la petite enfance (rapport HAS 2015).

Environ 50 % des femmes en âge de procréer sont séronégatives et 0,5 à 1 % de ces femmes fait une séroconversion pendant la grossesse.

A. Principaux facteurs de contamination maternelle

Ce sont surtout les enfants qui excrètent du CMV, et en particulier ceux placés en crèche qui sont les principaux réservoirs du virus. Les femmes à risque sont celles en contact avec les collectivités de jeunes enfants (personnel de crèches), les mères de famille ayant un enfant placé en crèche et les femmes ayant un métier de santé en contact avec des enfants de moins de 3 ans (services de pédiatrie).

B. Transmission materno-fœtale et ses conséquences

La transmission materno-fœtale est possible en période préconceptionnelle (2 mois à 3 semaines avant le début de la grossesse : risque de 5 %) et en période périconceptionnelle (3 semaines avant à 3 semaines après le début de la grossesse : risque de 15 %).

Le taux de transmission durant la grossesse est en moyenne de 40 %. Il augmente avec l'âge gestationnel (36 % au 1er trimestre, 40 % au 2e, 65 % au 3e).

Parmi les enfants contaminés, 10 % développeront une infection prénatale sévère (retard de croissance intra-utérin, microcéphalie, hydrocéphalie, calcifications intracrâniennes, mort fœtale), 10 % sont en apparence sains à la naissance mais présenteront des séquelles neurosensorielles (surdité notamment) et 80 % auront une forme asymptomatique. Les réinfections maternelles exposent aussi – mais plus rarement – à ces risques (fig. 25.3).

Un dépistage systématique de cette infection pourtant fréquente en cours de grossesse n'est pas recommandé en France à ce jour.

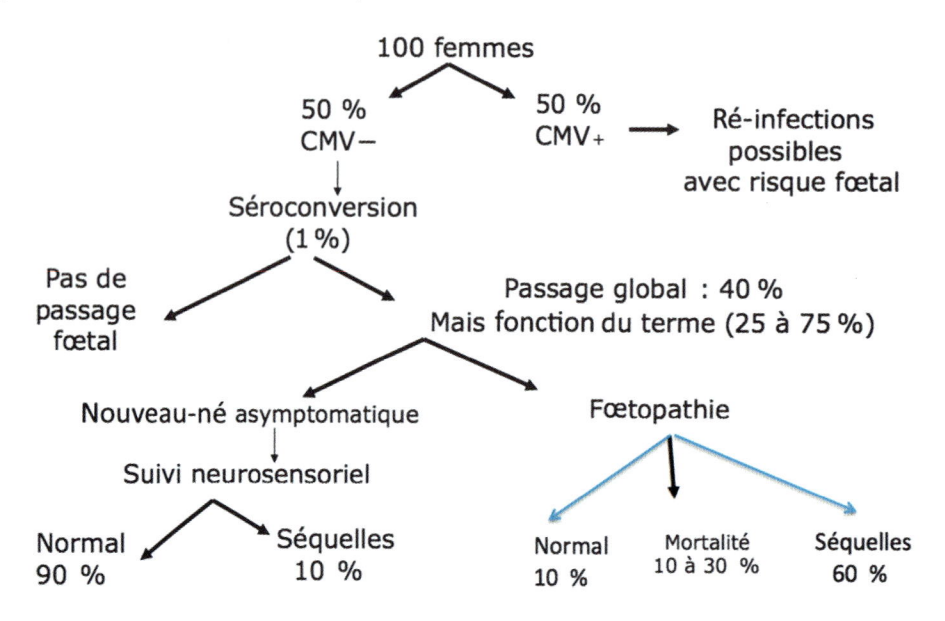

Fig. 25.3 Risque de séquelles fœtales en cas d'infection par le CMV.

C. Prévention primaire

En l'absence de vaccin disponible, elle consiste en des mesures d'hygiène pour les femmes enceintes et les professionnels de la petite enfance, mesures qui se sont montrées efficaces **en diminuant d'un facteur 3 à 4** les contaminations maternelles en cours de grossesse lorsque les conseils appropriés sont donnés et suivis (tableau 25.2) :
- éviter le contact intime avec la salive ;
- éviter le contact avec les urines des jeunes enfants, se laver les mains après les avoir changés, éviter de les embrasser sur la bouche, etc.

Tableau 25.2 Recommandations CNGOF 2015 pour la prévention de l'infection à cytomégalovirus chez les femmes enceintes d'après l'avis du Conseil supérieur d'hygiène publique de France (2002).

Populations visées	Conseils d'hygiène
– Femmes enceintes en contact familial ou professionnel avec des enfants de moins de 3 ans, gardés en crèche ou bénéficiant de tout autre mode de garde collectif – Conjoints des femmes citées ci-dessus – Personnels travaillant en contact avec des enfants de moins de 3 ans, en crèche, dans les services d'enfants handicapés ou dans les services hospitaliers	– Ne pas suce la cuillère ou la tétine et ne pas finir le repas des enfants de moins de 3 ans – Ne pas partager les affaires de toilette (gant de toilette) avec des enfants de moins de 3 ans – Limiter le contact buccal avec les larmes ou la salive des enfants de moins de 3 ans – Se laver soigneusement les mains à l'eau et au savon après chaque change ou contact avec les urines (couche, pot, pyjama, etc.) des enfants de moins de 3 ans – Pour les personnels travaillant en crèche, dans les services d'enfants handicapés ou dans les services hospitaliers, utiliser – de préférence – une solution hydroalcoolique pour une désinfection des mains, après tout contact avec un liquide biologique

D. Prévention secondaire

Dans 90 % des cas, la primo-infection est asymptomatique. En l'absence de dépistage et vu la fréquence importante des formes asymptomatiques, la suspicion d'une infection maternelle à CMV repose :
- le plus souvent sur la découverte échographique d'anomalies fœtales évocatrices de type RCIU, associé ou non à des dilatations ventriculaires, cérébrales, une hydrocéphalie, des calcifications intracrâniennes, une anasarque, une hyperéchogénicité intestinale ;
- parfois sur un syndrome grippal maternel, une éruption, un syndrome mononucléosique, une cytolyse hépatique ou une thrombopénie maternelle.

Face à un syndrome grippal et/ou une éruption rapportés à une infection maternelle évolutive à CMV prouvée par l'étude des sérologies (IgG, IgM), l'indice d'avidité, des comparaisons avec sérums maternels antérieurs conservés, la PCR ADN sur sang maternel :
- l'amniocentèse de principe 6 semaines après le début de l'infection et après 21 SA est discutée car elle ne permet pas de différencier, en l'absence d'anomalies fœtales, les enfants infectés qui iront bien (la grande majorité) de ceux qui auront des séquelles neurosensorielles ;
- un suivi échographique spécialisé jusqu'à la fin de la grossesse est recommandé pour dépister l'apparition de malformation(s), qui seront alors rapportées à une fœtopathie à CMV par une amniocentèse. Ce suivi peut être complété par une IRM cérébrale à la recherche de signes anormaux de la substance blanche ;
- une PCR ADN sur salive et urine (plus que la virurie) sera effectuée lors de la naissance (HAS 2015) et un suivi neurosensoriel du nouveau-né mis en place par une équipe pédiatrique de maternité informée à l'avance.

Face à des signes échographiques évocateurs d'atteinte fœtale, il faut :
- rapporter ces signes à une possible infection CMV par les profils des sérologies maternelles IgG et IgM, l'indice d'avidité et/ou la recherche de l'ADN viral dans le sang maternel ;
- si l'infection ou une réinfection maternelle est confirmée, proposer un diagnostic prénatal par une amniocentèse (PCR ADN viral) à partir de 21 SA et au moins 7 semaines après le début de l'infection, en ayant prévenu les parents du risque de perte fœtale de 0,2 % ;
- préciser le pronostic fœtal (possibilité d'IMG demandée par les parents dans les formes sévères avec RCIU, anasarque, atteintes cérébrales, etc.) ;
- proposer un traitement prénatal par valaciclovir dans le cadre de protocoles de recherche, qui a montré un bénéfice chez des fœtus infectés avec formes symptomatiques peu sévères. Des séries plus importantes sont nécessaires pour une application en clinique.

> **Points clés**
> - La prévention primaire par des mesures strictes vis-à-vis des soins aux nourrissons, et des enfants en crèche est très importante.
> - Il n'est pas pratiqué à ce jour de dépistage de l'infection maternelle à CMV durant la grossesse.
> - L'infection à CMV est la plus fréquente des infections virales congénitales, avec un risque global de transmission materno-fœtale de 40 %.
> - Les formes infracliniques d'infections fœtales sont fréquentes (90 %), on observe 10 % de fœtopathie hypotrophie, d'anasarque, de mort fœtale et d'atteintes cérébrales ; et 10 % d'enfants développeront des séquelles neurosensorielles (essentiellement auditives).
> - En cas de signes échographiques rapportés au CMV, un diagnostic prénatal par amniocentèse (PCR/ADN) est proposé ainsi qu'une évaluation pronostique par un CPDPN.
> - Le traitement prénatal par valaciclovir pour les fœtopathies jugées peu sévères est en cours d'évaluation.

V. Parvovirus B19

L'infection à parvovirus B19, ou mégalérythème épidémique, est ubiquitaire. À 5 ans, 50 % des enfants sont immunisés. Les symptômes sont anodins : fébricule, rougeur des pommettes, discrète éruption maculeuse rose pâle et quelques arthralgies qui disparaissent en quelques jours.

Quarante pour cent des femmes enceintes sont séronégatives, dont 1,5 % fera une séroconversion pendant la grossesse avec un risque de transmission fœtale de 30 %. Le virus entraîne une anémie transitoire par atteinte des précurseurs hématopoïétiques (hépatiques, puis médullaires) des érythrocytes et parfois une myocardite. Les formes sévères donnent, si l'anémie fœtale est sévère, un tableau d'anasarque avec risque de mort *in utero*. En revanche, si le fœtus survit, la guérison sans séquelles est possible. Le taux de perte fœtale a été estimé à 10 % des séroconversions maternelles mais il est probable que ce chiffre soit surévalué.

Il n'est pas prévu de dépistage sérologique des infections maternelles durant la grossesse.

Il faut rechercher cette maladie face à 4 situations :

- éruption faisant évoquer une infection à parvovirus B19 ;
- toute éruption indéterminée ;
- notion de contage dans l'entourage ;
- découverte échographique d'une anasarque fœtoplacentaire (signe possible d'anémie fœtale sévère).

En cas de suspicion d'infection maternelle ou de signe fœtal évocateur, il faut faire pratiquer une sérologie maternelle (fig. 25.4) :

- si la sérologie est négative : la femme est non immunisée ; un contrôle doit être effectué à 15 jours d'intervalle dans le même laboratoire ;
- en présence d'anticorps spécifiques (IgG et IgM) : une primo-infection est possible ou une infection plus ancienne. L'étude de sérums conservés issus d'examens de début de grossesse peut s'avérer utile pour prouver ou dater l'infection maternelle, ainsi que la PCR ADN sur le sang maternel ;
- en cas de séroconversion prouvée : il faut demander un avis spécialisé auprès d'un CPDPN car une infection maternelle nécessite une surveillance échographique fœtale rapprochée pour recherche de signes d'anémie fœtale : Doppler de l'artère cérébrale moyenne fœtale, lame d'ascite, hydrothorax, hydramnios, anasarque. L'anémie fœtale peut alors faire l'objet d'un programme curatif de transfusion(s) fœtale(s).

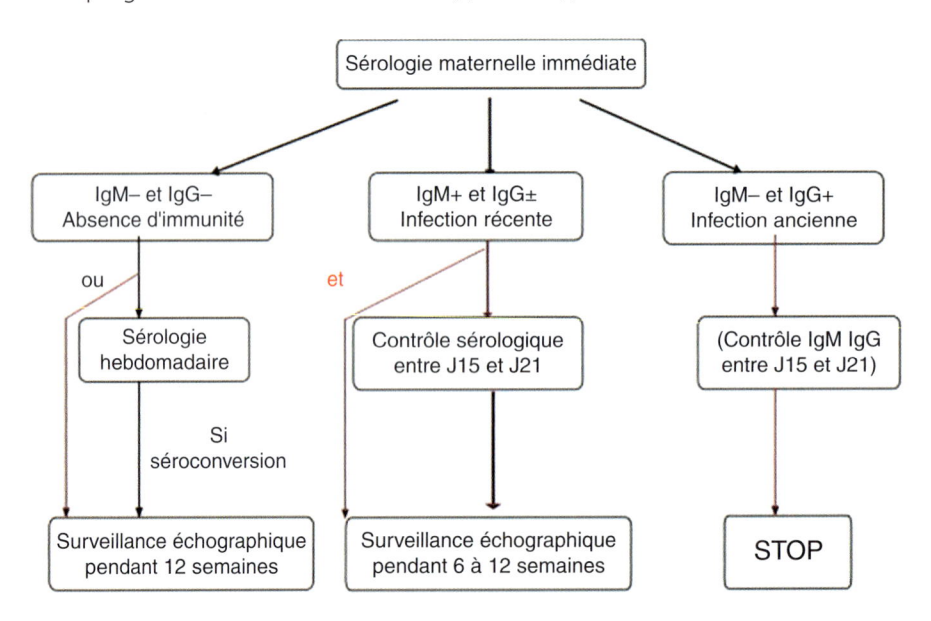

Fig. 25.4 Conduite à tenir en cas de contage avec le parvovirus B19.

Item 26 – UE 2 – Prévention des risques fœtaux : infections, médicaments, toxiques, irradiation

> **Points clés**
> - Le risque de contamination maternelle durant la grossesse est de 1,5 %.
> - Il existe un risque d'anémie fœtale justifiant un suivi échographique après séroconversion maternelle et des transfusions *in utero* en cas d'anémie fœtale.

VI. Herpès

L'herpès néonatal est rare, quelques dizaines de cas par an, mais grave : plus de la moitié des enfants décèdent ou gardent de lourdes séquelles neurologiques. Le principal mode de contamination (80 %) est le passage par la filière génitale infectée lors de l'accouchement. Plus rarement, il peut s'agir d'une contamination pendant la grossesse lors d'une primo-infection maternelle, ou d'une contamination postnatale à partir d'un herpès maternel ou dans l'entourage.

Le risque de contamination pendant l'accouchement est d'environ :
- 50 % si la primo-infection a eu lieu dans le mois précédent le travail ;
- 2 à 5 % si la récurrence a eu lieu dans la semaine précédant le travail ;
- 1/1 000 en cas d'antécédent d'herpès génital sans lésion visible ;
- 1/10 000 en absence d'antécédent d'herpès génital.

Le risque est donc infime en l'absence d'antécédents herpétiques connus. Cependant, ce cas de figure étant le plus fréquent, la majorité des cas d'herpès néonatal s'observent finalement dans cette situation. En effet :
- 3 à 5 % des femmes ont des antécédents connus d'herpès génital récurrent ;
- mais 20 % des femmes sont séropositives pour le virus HSV2 et peuvent excréter du virus par intermittence : l'herpès génital est banal mais souvent méconnu.

A. Prévention

La tendance actuelle, chez les femmes avec récurrences herpétiques en cours de grossesse, est de prescrire de l'aciclovir au 9e mois pour en réduire (de façon inconstante) la survenue à l'approche de la naissance.

La césarienne prophylactique se justifie en cas :
- d'accouchement survenant dans le mois qui suit une primo-infection herpétique et si la poche des eaux (PDE) n'est pas rompue depuis plus de 6 heures (excrétion virale prolongée dans les voies génitales) ;
- d'accouchement survenant dans les 8 jours qui suivent le début d'une récurrence et si la PDE n'est pas rompue depuis plus de 6 heures ;
- de lésions vulvaires, vaginales ou périnéales à l'entrée en salle de travail et si la PDE n'est pas rompue depuis plus de 6 heures.

Il faudra rechercher en début de travail des lésions vulvovaginales et périnéales en cas d'antécédents personnels ou du conjoint. Il faut éviter les électrodes au scalp ou les prélèvements (lactates, pH).

Il ne faut pas oublier les mesures de prévention en cas d'herpès labial chez la mère.

B. Conduite à tenir au moment de l'accouchement

Elle est décrite figure 25.5.

```
                              Situation ?
                    ┌──────────────┴──────────────┐
                Primo-                         Récurrence
               infection
          ┌────────┴────────┐              ┌────────┴────────┐
        Début            Début           Début             Début
       < 1 mois         > 1 mois         < 7 j             > 7 j
      ┌───┴───┐            │           ┌────┴───┐             │
   Pas de RPM  RPM > 6 h  Voie basse  Pas de RPM  RPM > 6 h  Voie basse
   ou RPM < 6h                        ou RPM < 6h
      │          │                       │          │
   Césarienne  Voie basse             Césarienne  Voie basse
```

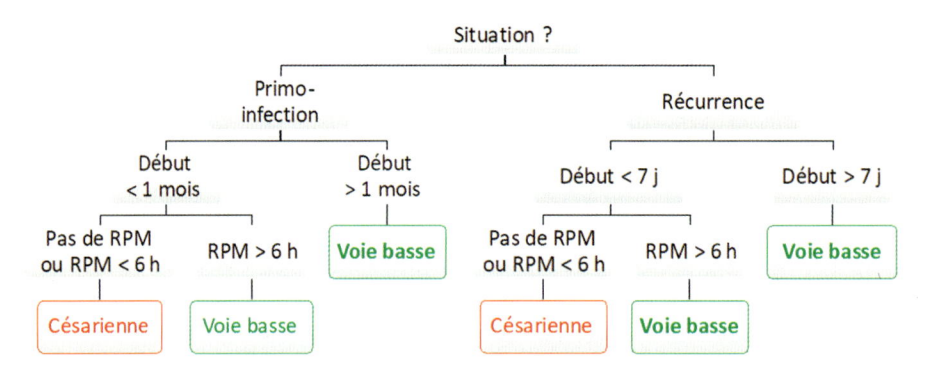

Fig. 25.5 Herpès et grossesse : conduite à tenir au moment de l'accouchement.

> **Points clés**
> - L'infection néonatale est rare au regard de la fréquence de l'herpès génital.
> - Une césarienne est prévue en cas de primo-infection dans le mois qui précède la naissance ou d'accouchement dans les 8 jours d'une récurrence et si la PDE n'est pas rompue depuis plus de 6 heures.

VII. Hépatites

A. Hépatite B

Un pour cent des femmes enceintes sont atteintes. La transmission verticale est surtout per et postnatale. Sa fréquence dépend de la réplication virale, évaluée par la recherche de l'ADN viral et des anticorps anti-HBe :
- 90 % en présence d'ADN viral (recherche par PCR) ;
- 10 à 20 % si la recherche d'ADN viral est négative mais en absence d'anticorps anti-HBe ; proche de 0 % en présence d'anticorps anti-HBe.

La transmission n'est pas dépendante de la modalité d'accouchement (voie basse ou césarienne). Le nouveau-né contaminé peut développer une hépatite avec 90 % de risque de passage à la chronicité, un risque élevé de cirrhose et de carcinome hépatocellulaire.

La prévention est efficace et repose sur :
- la vaccination des femmes à risque (possible pendant la grossesse en cas de haut risque) ;
- la recherche dès la déclaration de la grossesse (recommandée par la HAS) de l'infection par un seul marqueur : l'antigène HBs ;
- la sérovaccination du nouveau-né chez les mères HBs+.

La positivité de la recherche de l'Ag HBs doit :
- être connue de ceux qui effectueront l'accouchement ;
- faire rechercher des infections associées et des conduites addictives ;
- faire orienter la patiente vers un hépatologue et/ou infectiologue pour juger de l'évolutivité de l'hépatite et faire envisager, éventuellement, un traitement antiviral (lamivudine) dans le but de réduire la charge virale, en particulier pour les primo-infections du dernier trimestre ;
- faire rechercher l'infection dans l'entourage de la femme enceinte et proposer la vaccination à ceux qui sont négatifs ;
- faire pratiquer la sérovaccination du nouveau-né de mère HBs+ au mieux avant la 12e heure de vie, par :
  - injection IM de gammaglobulines spécifiques,
  - injection vaccinale (dans un site musculaire différent) suivie de 2 autres injections vaccinales à un mois d'intervalle et d'un rappel à un an,

La sérovaccination sera aussi effectuée en cas de non-disponibilité des sérologies maternelles à l'accouchement ou dans les heures qui suivent la naissance. La césarienne pour cette infection n'est pas indiquée. L'allaitement maternel n'est pas contre-indiqué lorsque la sérovaccination néonatale est effectuée.

Les nouveau-nés de mère Ag HBs- devraient être vaccinés si la mère ou ses proches font partie de groupes à risque : origine géographique à forte prévalence, consommation de drogues injectables, etc.

> **Points clés**
> - Le virus de l'hépatite B est non tératogène.
> - Le dépistage est effectué dès la déclaration de grossesse par un seul marqueur : l'Ag HBs.
> - L'accouchement se déroule par voie basse sauf pour raisons obstétricales.
> - Une sérovaccination du nouveau-né est prévue dans les heures qui suivent sa naissance si la mère est Ag HBs+.
> - L'allaitement maternel est possible si l'enfant est sérovacciné.

B. Hépatite C

Sa fréquence est de 0,6 à 1,5 % des femmes enceintes. Sa recherche durant la grossesse n'est pas obligatoire mais recommandée par la HAS pour les groupes à risques, soit en début de grossesse, soit au 6ᵉ mois. La grossesse et l'hépatite C ont très peu d'influence l'une sur l'autre.

Le principal risque est la transmission verticale du virus qui survient en fin de grossesse et/ou pendant l'accouchement. Le taux est d'environ 5 % influencé par deux facteurs :
- la co-infection par le virus VIH ; la transmission peut alors atteindre 15 à 20 % ;
- la charge virale : le risque est très faible si la charge virale est $< 10^6$ copies/mL. De plus, 20 % des sujets ayant une sérologie de l'hépatite C positive ont une charge virale indétectable, évoquant une sérologie séquellaire d'une infection guérie. Le risque de transmission semble proche de 0 chez ces patientes.

Le mode d'accouchement (voie basse ou césarienne) ne modifie pas le taux de transmission.

La conduite à tenir en cas de découverte en cours de grossesse est la suivante :
- avis hépatologue et/ou infectiologue pour bilan d'évolutivité, charge virale, réplication, degré d'atteinte hépatique maternelle ;
- recherche de conduites à risques : addictions, surtout toxicomanie IV, autres infections (VIH, hépatite B, syphilis, etc.) ;
- durant l'accouchement et en cas de réplication virale : garder la poche des eaux intacte le plus longtemps possible et éviter les prélèvements au scalp fœtal (pH, lactates, ECG fœtal).

Le VHC passe peu dans le lait maternel. L'allaitement n'est pas associé à un risque accru de contamination néonatale et n'est donc pas contre-indiqué.

> **Points clés**
> - Le dépistage est recommandé seulement dans les groupes à risques.
> - Il n'existe pas de prévention de l'infection néonatale.
> - La gravité est liée à la co-infection VIH/VHC.
> - L'accouchement se déroule par voie basse sauf pour raisons obstétricales.

VIII. VIH

La transmission mère-enfant, qui atteint 15 à 20 % en l'absence de traitement prénatal, est désormais d'environ 1 % avec les trithérapies antirétrovirales (ARV) actuelles. Le virus n'est pas tératogène.

A. Dépistage des mères contaminées

Pour l'intérêt de l'enfant (et de la mère), la séropositivité de sa mère mérite d'être connue. Le dépistage doit être systématiquement proposé en début de grossesse (lors de la déclaration) même s'il n'est pas obligatoire.

B. Risque de transmission materno-fœtale (TMF)

Il est influencé par plusieurs facteurs :
- maternels : la TMF est augmentée avant l'accouchement chez les femmes très immunodéprimées avec signes cliniques (sida), à la charge virale élevée, avec diminution du taux de lymphocytes CD4 ;
- obstétricaux : la TMF est augmentée en cas de rupture prématurée des membranes, de décollement placentaire, d'accouchement prématuré, de chorioamniotite ;
- par l'allaitement : facteur important de contamination postnatale dans les pays en voie de développement ;
- par des infections maternelles associées : infections génitales, IST et surtout co-infection VHC-VIH.

C. Prévention de la transmission materno-fœtale

Il existe des situations pouvant faire retarder le projet de grossesse, voire le contre-indiquer : maladie en pleine évolution (charge virale élevée, CD4 bas, signes cliniques de sida, maladie opportuniste, etc.), échec virologique chez une femme déjà multitraitée ou non observante.
Trois axes de prévention permettent de limiter la TMF.

1. Durant la grossesse

On cherche à obtenir une charge virale négative car le risque de TMF maximal se situe en période périnatale. Toutes les mères seront traitées durant la grossesse, même celles qui ne le nécessitent pas pour elles-mêmes. Le traitement ARV le plus efficace est l'association de 2 INTI (inhibiteurs nucléosidiques de la transcriptase inverse) et d'un IP (inhibiteur de protéase). Le choix des ARV dont certains sont contre-indiqués durant la grossesse dépend des infectiologues, des virologues et des centres de pharmacovigilance.

En cas de charge virale négative en début de grossesse, ces traitements seront prescrits au plus tard avant la fin du 2e trimestre, plus tôt si la charge virale s'élève ou en cas de menace d'accouchement prématuré.

Si la charge virale est positive en début de grossesse (cas des séropositivités découvertes en cours de grossesse ou avant 26 SA, cas de résistances au traitement, ou de non-observance du traitement), le traitement sera prescrit avant 26 SA.

Les ARV nécessitent une surveillance de l'observance maternelle du traitement, de leurs effets indésirables et de leur efficacité par les infectiologues (encadré 25.2).

Un point particulier concerne le souhait de dépistage de la trisomie 21 en cas de positivité VIH : il faut proposer un DPNI (ADN fœtal sur sang maternel) plutôt qu'un geste invasif.

2. Lors de l'accouchement

Deux situations peuvent se présenter :
- la charge virale est indétectable (<400 copies/mL) : l'accouchement se déroule par voie basse sauf pour raisons obstétricales. On ne prévoit pas de perfusion prophylactique de zidovudine systématique car son efficacité n'est pas démontrée, ni de prélèvements au scalp pour pH et/ou lactates ou électrode d'ECG fœtal (tableau 25.3) ;

> **Encadré 25.2**
> ### Suivi biologique d'une femme enceinte infectée par le VIH-1
>
> **Avant instauration du traitement pendant la grossesse**
> - Bilan préthérapeutique comportant : lymphocytes CD4, charge virale VIH, génotype de résistance (si non fait antérieurement), NFS-plaquettes, transaminases, phosphatases alcalines, créatininémie, glycémie à jeun
> - Sérologies VHA, VHB, VHC, syphilis (en l'absence de sérologies disponibles récentes), toxoplasmose et rubéole (si non documentées ou négatives antérieurement)
>
> **Suivi du traitement, à adapter selon les ARV, l'évaluation clinique et l'observance**
> - Suivi mensuel : charge virale VIH, NFS-plaquettes, transaminases, créatininémie et bandelette urinaire
> - Suivi trimestriel : lymphocytes CD4
> - HGPO 75 g de glucose
> - Dosages des concentrations plasmatiques des ARV : à discuter au cas par cas ; recommandés si la charge virale VIH n'est pas indétectable.

Tableau 25.3 Conduite à tenir lors de l'accouchement d'une patiente VIH+.

Gestes contre-indiqués	Critères indiquant la perfusion de zidovudine
– pH au scalp – Électrode au scalp – Tocométrie interne	– Absence de traitement ARV pendant la grossesse – Prématurité < 34 SA – Métrorragies actives – Chorioamniotite

- le cas défavorable incluant CD4 bas, charge virale ≥ 400 copies/mL, traitement trop tardif ou non pris : la prise en charge repose sur la césarienne la perfusion prophylactique de zidovudine.

3. En post-partum

L'allaitement maternel est toujours contre-indiqué, au moins dans les pays économiquement favorisés où l'allaitement artificiel est possible sans risques infectieux pour le nouveau-né.

Le nouveau-né reçoit :
- un traitement par zidovudine si le bilan maternel est satisfaisant et si l'accouchement s'est déroulé dans de bonnes conditions (ex : accouchement non prématuré ou sans manœuvres instrumentales) ;
- une trithérapie en cas de prématurité, de mère avec charge virale élevée ou d'accouchement compliqué, en attendant les résultats virologiques. Le statut contaminé ou non du nouveau-né sera recherché par des techniques PCR à la naissance, à 1, 3 et 6 mois.

> **Points clés**
> - Les infections néonatales sont désormais rares (1 %).
> - Le traitement ARV par 2 INTI et 1 IP permet de négativer la charge virale afin de réduire la transmission materno-fœtale, même chez les femmes qui n'étaient pas traitées, à mettre en œuvre à 26 SA.
> - On ne prévoit pas de césarienne sauf pour raisons obstétricales.
> - On n'instaure pas de traitement ARV perpartum si la charge virale est négative.
> - L'allaitement n'est pas autorisé dans les pays où l'allaitement artificiel ne comporte pas de risques pour l'enfant.

IX. Grippe

En cas de grippe, les femmes enceintes présentent un risque accru d'hospitalisation surtout à partir des 2e et 3e trimestres de la grossesse avec un risque accru de complications pulmonaires et cardiovasculaires et d'hospitalisations en réanimation pour ces complications respiratoires graves nécessitant des thérapeutiques agressives.

Les virus de la grippe ne sont pas tératogènes.

A. Prévention primaire

La vaccination antigrippale est le meilleur moyen de se protéger pour la femme enceinte. Seuls les vaccins grippaux inactivés peuvent être utilisés chez la femme enceinte et à tous les stades de la grossesse. Le passage transplacentaire des anticorps antigrippaux maternels confère une protection aux nouveau-nés et aux nourrissons qui ne peuvent être vaccinés avant l'âge de 6 mois.

Les mesures d'hygiène (port de masque, solutions hydroalcooliques, limitation des visites ; encadré 25.3) pour réduire la transmission se sont montrées efficaces. Il faut limiter les contacts avec d'autres personnes et en particulier les personnes à risque.

Encadré 25.3

Rappel des mesures d'hygiène

- Se couvrir la bouche à chaque toux
- Se couvrir le nez à chaque éternuement
- Se moucher dans des mouchoirs en papier à usage unique jetés dans une poubelle recouverte d'un couvercle
- Ne cracher que dans un mouchoir en papier à usage unique jeté dans une poubelle recouverte d'un couvercle
- Se laver les mains après chacun de ces gestes et régulièrement tout au long de la journée

---

B. Prévention secondaire

1. En cas de suspicion d'un cas de grippe dans l'entourage familial

Un traitement prophylactique est entrepris quels que soient le trimestre de grossesse et la présence ou non de facteurs de risque, à commencer aussitôt que possible par l'oseltamivir (Tamiflu®) ou le zanamivir (Relenza®) et au plus tard dans les 48 heures après le contage sauf chez la femme enceinte vaccinée contre la grippe. Le traitement sera arrêté si la recherche virologique est négative (RT-PCR) chez le cas index. (Le diagnostic biologique est obtenu en quelques heures par RT-PCR sur écouvillonnage nasopharyngé ou, à défaut, nasal.)

2. En cas de suspicion de grippe chez la femme enceinte non vaccinée

La prise en charge a lieu à domicile en l'absence de signes de gravité (tableau 25.4).

Un prélèvement nasal est réalisé pour recherche virologique en cas de signes de gravité ou de comorbidités.

Un traitement antiviral curatif par inhibiteur de la neuraminidase, oseltamivir (Tamiflu®), est entrepris quels que soient le trimestre de grossesse et la présence ou non de facteurs de risque de gravité, le plus rapidement possible, au plus tard, dans les 48 heures après les premiers signes et sans attendre les résultats du diagnostic biologique.

Le traitement est arrêté si la recherche virologique est négative (RT-PCR).

L'allaitement maternel est toujours possible.

Tableau 25.4 Prévention et prise en charge de la grippe chez la femme enceinte.

Situation	Prélèvement	Traitement	Hospitalisation	Masque chirurgical et autres mesures de protection
Femme enceinte grippée[1]	Oui si signes de gravité	Oseltamivir (Tamiflu®) 75 mg : 2/j pendant 5 jours ± paracétamol ± amoxicilline 3 g/j pendant 7 jours	Oui si signes de gravité[3]	Oui, précautions complémentaires gouttelettes : 7 jours (référentiel LG/ULI/051)
Contage < 48 heures d'une femme enceinte avec un cas possible de grippe dans l'entourage[2]	Non en l'absence de symptômes	Traitement prophylactique par Oseltamivir (Tamiflu®) 75 mg : 1/j pendant 10 jours	Non	Non
Une personne de l'entourage[2] d'une femme enceinte a eu un contage avec un cas possible de grippe	Non	Non	Non	Non

1. Signes cliniques d'un cas possible de grippe (période d'épidémie) : signes généraux (fièvre > 38 °C ou courbatures ou asthénie) + signes respiratoires (toux ou dyspnée).
2. Entourage = personne vivant dans la même habitation ou étant en contact étroit avec elle (< 1 m).
3. Signes de gravité : atteinte des fonctions supérieures (confusion, trouble de la vigilance, désorientation), fréquence respiratoire > 30/min, PAS < 90 mmHg, FC > 120/min.

Points clés

- Vacciner les femmes enceintes dès la mise à disposition du vaccin permet de réduire les formes graves de grippes et confère au nouveau-né une immunité passive
- Un traitement antiviral préventif est entrepris dans les 48 heures chez les femmes enceintes non vaccinées ayant eu un contact avec une personne ayant un syndrome grippal.
- Un traitement antiviral curatif est entrepris dans les 48 heures chez les femmes enceintes non vaccinées ayant eu un syndrome grippal.

Réflexes transversalité

- Item 143 – Vaccinations
- Item 142 – Surveillances des maladies infectieuses transmissibles
- Item 162 – Grippe
- Item 163 – Hépatite virales
- Item 164 – Infections à herpès du sujet immunocompétent
- Item 165 – VIH
- Item 173 – Prescription et surveillance des anti-infectieux chez l'adulte

Pour en savoir plus

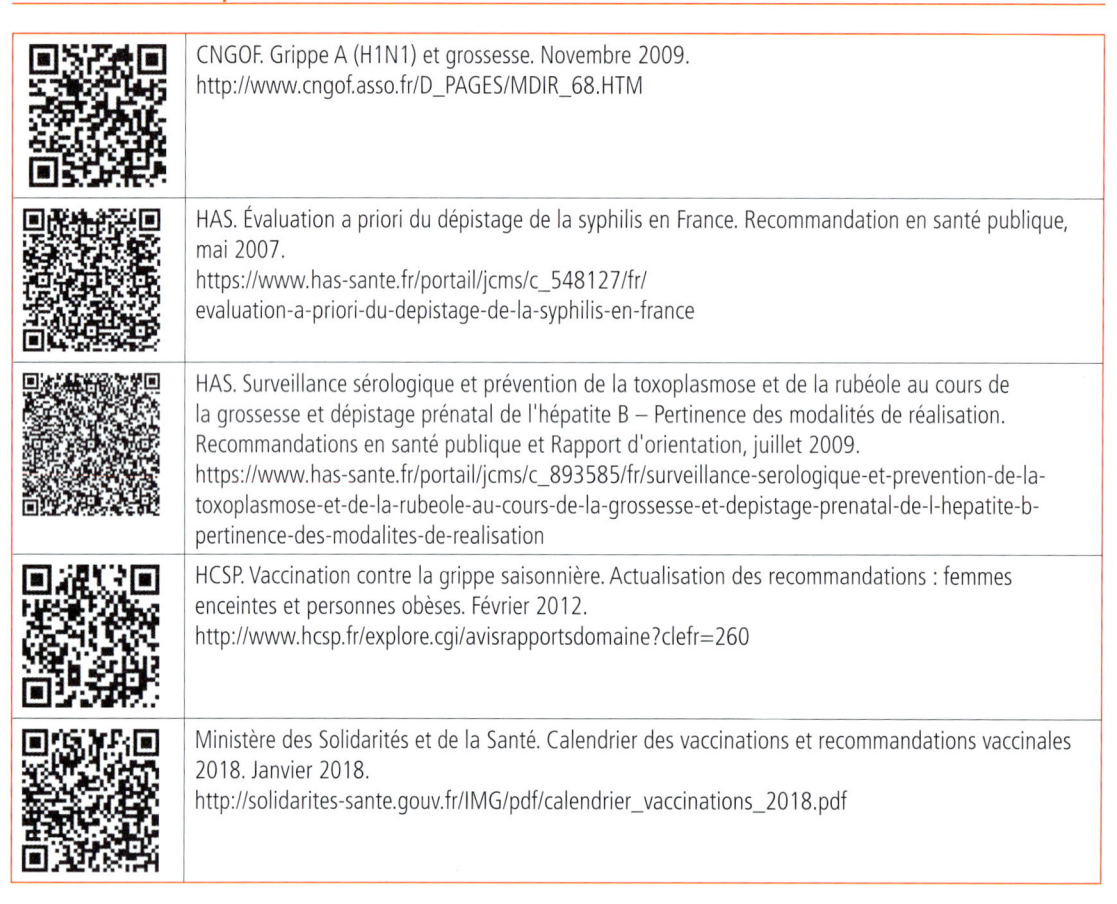

	CNGOF. Grippe A (H1N1) et grossesse. Novembre 2009. http://www.cngof.asso.fr/D_PAGES/MDIR_68.HTM
	HAS. Évaluation a priori du dépistage de la syphilis en France. Recommandation en santé publique, mai 2007. https://www.has-sante.fr/portail/jcms/c_548127/fr/evaluation-a-priori-du-depistage-de-la-syphilis-en-france
	HAS. Surveillance sérologique et prévention de la toxoplasmose et de la rubéole au cours de la grossesse et dépistage prénatal de l'hépatite B – Pertinence des modalités de réalisation. Recommandations en santé publique et Rapport d'orientation, juillet 2009. https://www.has-sante.fr/portail/jcms/c_893585/fr/surveillance-serologique-et-prevention-de-la-toxoplasmose-et-de-la-rubeole-au-cours-de-la-grossesse-et-depistage-prenatal-de-l-hepatite-b-pertinence-des-modalites-de-realisation
	HCSP. Vaccination contre la grippe saisonnière. Actualisation des recommandations : femmes enceintes et personnes obèses. Février 2012. http://www.hcsp.fr/explore.cgi/avisrapportsdomaine?clefr=260
	Ministère des Solidarités et de la Santé. Calendrier des vaccinations et recommandations vaccinales 2018. Janvier 2018. http://solidarites-sante.gouv.fr/IMG/pdf/calendrier_vaccinations_2018.pdf

Allo-immunisation antiérythrocytaire

I. Pour comprendre

L'allo-immunisation antiérythrocytaire correspond à la présence chez une femme enceinte d'un anticorps irrégulier, c'es-à-dire non A non B, dirigé contre un antigène de groupe sanguin. Des risques existent pour le fœtus et/ou le nouveau-né si celui-ci présente l'antigène correspondant. Il s'agit de la première cause d'anémie fœtale.

II. Physiopathologie

La patiente peut s'immuniser en cours ou en dehors de la grossesse :
- la cause la plus fréquente est le passage d'hématies fœtales « incompatibles » dans la circulation maternelle lors de la grossesse (hémorragie fœto-maternelle). Les circonstances à risque sont les suivantes : métrorragies, avortement spontané, interruption volontaire de grossesse, grossesse extra-utérine, prélèvements ovulaires (amniocentèse, choriocentèse, cordocentèse), chirurgie mobilisant l'utérus (laparotomie, cerclage, etc.), traumatisme

abdominal, version par manœuvre externe, l'accouchement quel que soit son terme… Une hémorragie fœto-maternelle peut également se produire de manière spontanée et silencieuse, c'est-à-dire en dehors de toutes les circonstances mentionnées ci-dessus ;
- beaucoup plus rarement, l'allo-immunisation antiérythrocytaire a pu être liée à une transfusion non isogroupe ou à un échange d'aiguille (toxicomanie), etc.

Les allo-immunisations aux conséquences fœtales et néonatales les plus fréquentes et les plus graves sont l'allo-immunisation anti-D (Rh1), c (Rh4) ou Kell. D'autres Ag de groupe sanguin peuvent être concernés.

Cette situation expose à la survenue d'une anémie fœtale en cas d'incompatibilité sanguine fœto-maternelle. En effet, si le fœtus présente l'antigène érythrocytaire correspondant à l'anticorps maternel, le passage des anticorps maternels à travers le placenta peut alors être responsable d'une hémolyse et donc d'une anémie fœtale. En cas d'anémie sévère, l'évolution peut se faire vers une anasarque (épanchement des séreuses fœtales) puis une mort fœtale.

Après la naissance, les anticorps maternels persistent plusieurs semaines dans la circulation du nouveau-né et peuvent être la cause d'une hémolyse à la naissance ou parfois dans les semaines qui suivent. Les conséquences sont non seulement l'anémie mais aussi l'ictère car la bilirubine libérée par l'hémolyse n'est plus éliminée par le placenta comme c'était le cas au cours de la grossesse. Cette situation peut comporter un risque vital mais aussi un risque de séquelles neurologiques par ictère nucléaire (fixation de la bilirubine libre au niveau des noyaux gris centraux).

III. Diagnostic

A. Diagnostic de l'allo-immunisation

Toute femme enceinte doit avoir une détermination du groupe rhésus phénotype (en l'absence de carte avec deux déterminations) et une recherche d'agglutinines (anticorps) irrégulières (RAI) au 1er trimestre de la grossesse : elle est rendue obligatoire depuis le décret n° 92-143 du 14 février 1992. Chez les femmes Rh négatif (Rh-) ou les femmes précédemment transfusées, les RAI seront de nouveau prescrites aux 6e, 8e ou 9e mois. En cas de RAI positive, l'identification de l'anticorps et son titrage sont obligatoires. L'identification permet de savoir s'il s'agit d'un anticorps à risque de complications fœtales ou néonatales (anti-D surtout, mais aussi anti-Kell, anti-c, etc.). Le titrage permet d'évaluer l'affinité et la quantité de l'anticorps.

B. Évaluation du risque fœtal

Si la patiente a un anticorps antiérythrocytaire, le risque d'anémie fœtale n'existe que si le fœtus présente l'antigène correspondant (incompatibilité fœtomaternelle : par exemple, patiente de RhD- avec des RAI positives anti-RhD et fœtus RhD+).

Il est possible de réaliser actuellement un génotypage fœtal sur un prélèvement sanguin maternel pour le plusieurs Ag (RhD [Rh1], le E [Rh3], le c [Rh4] et le Kell) dès la fin du 1er trimestre (par PCR à partir de l'ADN fœtal circulant dans le sang maternel).

Seul le génotypage RhD est actuellement pris en charge par la sécurité sociale. Pour les autres antigènes, le phénotype du père peut être demandé. Si le père n'a pas l'antigène correspondant (et s'il est bien le père du fœtus…), le fœtus sera lui aussi négatif.

En cas d'incompatibilité sanguine fœto-maternelle, le risque d'anémie fœtale dépendra de la quantité et de l'affinité des anticorps qui peuvent être évaluées par le titrage de l'anticorps (test de Coombs indirect) et pour les anticorps anti-Rh par le dosage pondéral plus précis que le titrage. Le risque fœtal est extrêmement faible pour un titrage inférieur à 16 (1/16) et un dosage pondéral inférieur à 1 µg/mL.

Ces analyses doivent être répétées régulièrement afin de dépister une réactivation brutale de l'immunisation. Pour des anticorps irréguliers anti-Kell ou anti-c, des titres inférieurs à 16 peuvent entraîner une atteinte fœtale significative.

C. Diagnostic de l'anémie fœtale

Le dépistage de l'anémie fœtale repose sur l'échographie.

En cas de titrage ou de dosage pondéral élevé, une surveillance échographique régulière sera instaurée (le plus souvent de façon hebdomadaire) avec Doppler et mesure du pic systolique de vélocité au niveau de l'artère cérébrale moyenne fœtale : PSV – ACM = Vmax (fig. 25.6).

L'accélération du flux artériel cérébral est corrélée au degré de l'anémie fœtale. La présence de signes d'anasarque (œdème sous-cutané, ascite, épanchement péricardique, etc.) est un signe évoquant une anémie fœtale sévère (hémoglobine < 5 g/dL le plus souvent) (fig. 25.7).

L'enregistrement du rythme cardiaque fœtal peut aussi permettre d'identifier un tracé sinusoïdal, caractéristique de l'anémie fœtale sévère (fig. 25.8).

Les modalités de surveillance des femmes enceintes immunisées sont résumées dans la figure 25.9.

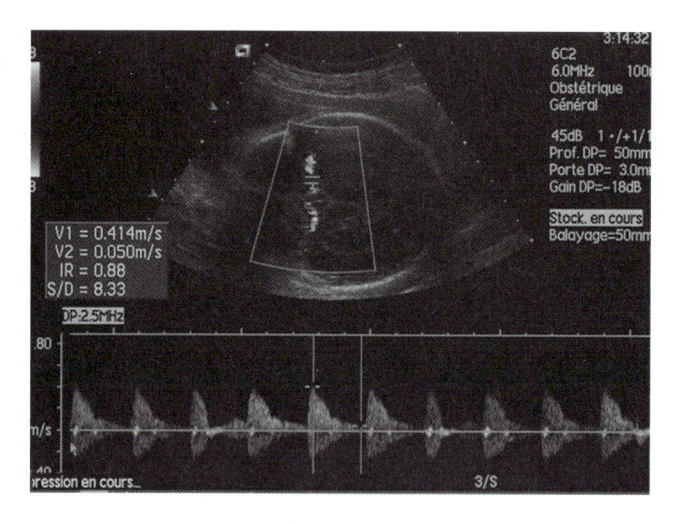

Fig. 25.6 Pic systolique de vélocité (ou vitesse maximale en systole) de l'artère cérébrale moyenne.
Dans cet exemple le pic est à 41 cm/s.

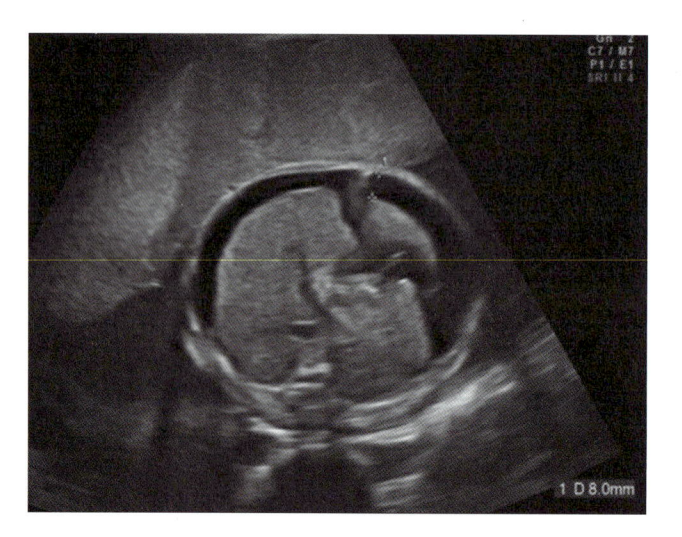

Fig. 25.7 Ascite fœtale chez un fœtus en anasarque.
Signe d'une anémie fœtale sévère.

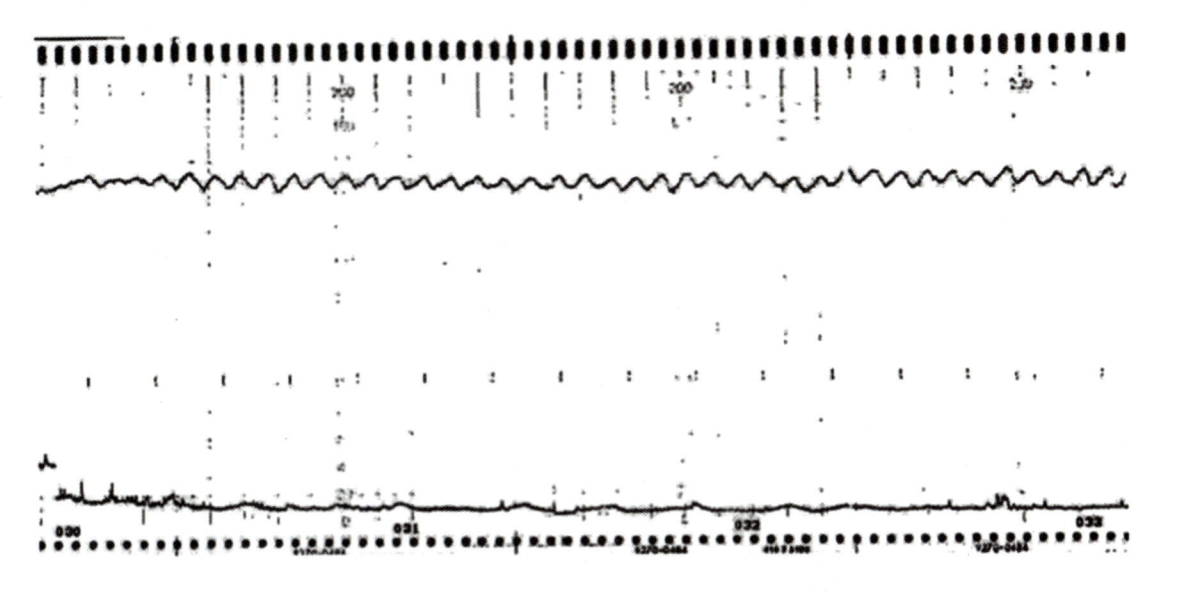

Fig. 25.8 Rythme cardiaque fœtal sinusoïdal, évocateur d'une anémie fœtale sévère.

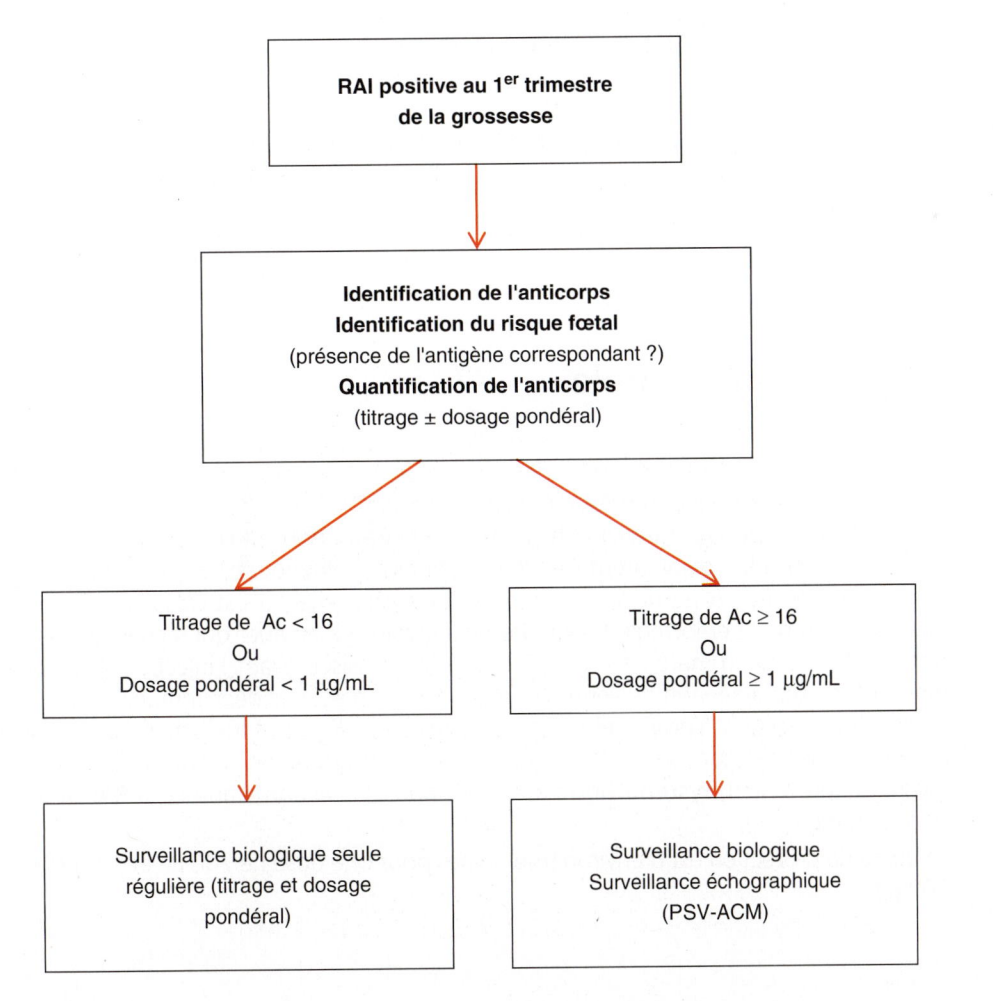

Fig. 25.9 Schéma de prise en charge d'une patiente ayant une allo-immunisation.

IV. Prise en charge thérapeutique

A. Prise en charge de l'anémie fœtale

La prise en charge est adaptée à l'âge gestationnel. Lorsque l'anémie sévère survient à un âge gestationnel précoce, une transfusion *in utero* par ponction du cordon sous guidage échographique peut être réalisée. Ce geste est difficile et réservé à des équipes entraînées.

À un âge gestationnel plus avancé, la découverte d'une anémie fœtale peut conduire à une décision d'extraction.

L'anasarque et le rythme cardiaque fœtal sinusoïdal constituent une urgence, le pronostic fœtal étant engagé.

Dans tous les cas, la patiente devra être suivie dans une maternité ayant l'expérience de cette prise en charge et adaptée au niveau de prématurité. Un transfert *in utero* doit donc être envisagé si nécessaire.

En fonction de l'âge gestationnel, une cure de corticoïdes (à visée de maturation pulmonaire fœtale) pourra être prescrite.

Une numération est réalisée systématiquement au cordon.

Certains Ac irréguliers peuvent poser des problèmes de compatibilité transfusionnelle qui doivent être anticipés avec l'Établissement français du sang.

B. Prise en charge du nouveau-né

La prise en charge postnatale comporte :
- le traitement d'une éventuelle anémie par transfusion ou exsanguino-transfusion du nouveau-né ;
- le traitement d'un ictère sévère du nouveau-né par photothérapie et si nécessaire exsanguino-transfusion.

V. Prévention

A. Prévention anténatale

Seule la prévention médicamenteuse de l'allo-immunisation anti-D (Rh1) est possible. Elle repose, chez les patientes de RhD- dont le fœtus est de rhésus positif certain (génotypage fœtal sur sang maternel) ou présumé (conjoint de RhD+ ou inconnu), sur l'injection d'immunoglobulines spécifiques (anti-D) (Rhophylac®). La prévention est ciblée en cas de situations à risque d'hémorragie fœtomaternelle (*cf.* II. Définition – Physiopathologie) et doit être réalisée dans les 72 heures. À partir du 2e trimestre, la dose à injecter est calculée selon un test de quantification de l'hémorragie fœtomaternelle (test de Kleihauer qui recherche des hématies fœtales dans le sang maternel). Une RAI doit être réalisée avant l'injection (RAI négative de moins d'une semaine) afin de vérifier que la patiente n'est pas déjà immunisée. Devant l'existence d'hémorragies fœtomaternelles « silencieuses », il est actuellement préconisé d'avoir recours à une injection systématique de 300 µg d'Ig anti-D au début du 3e trimestre de la grossesse (prévention **systématique** à 28 SA) ; après l'injection d'anti-D, la RAI va se positiver transitoirement.

La durée de protection est d'environ 9 semaines pour une dose de 200 µg et 12 semaines pour 300 µg.

B. Après l'accouchement

Le phénotype RhD du nouveau-né doit être connu. Si un génotypage a été fait au cours de la grossesse et si le rhésus était négatif, une vérification néonatale est faite. Si le rhésus était positif au génotypage, il n'y a pas de vérification.

Si l'enfant est RhD+, un test de Kleihauer sera effectué sur un échantillon de sang maternel prélevé au minimum 30 minutes après la délivrance. La mère se verra proposer une prophylaxie anti-D. La posologie et la voie d'administration seront à adapter en fonction du test de Kleihauer (tableau 25.5). En cas d'oubli d'administration des immunoglobulines dans les premières 72 heures, l'injection peut tout de même être réalisée jusqu'à 30 jours après l'accouchement. En cas d'injection systématique d'immunoglobulines anti-D chez la mère à 28 SA, le test de Coombs peut être positif chez le nouveau-né RhD+ (près de 10 % des cas). En l'absence de symptomatologie associée (ictère, anémie), aucune exploration complémentaire n'est à prévoir (élution, identification des anticorps fixés).

Tableau 25.5 Adaptation de la dose d'immunoglobulines anti-D en fonction du volume d'hémorragie fœtomaternelle estimé par le test de Kleihauer.
HF : hématies fœtales ; HA : hématies adultes.

Kleihauer (HF/10 000 HA)	Dose de 100 µg*		Dose de 200 µg*		Dose de 300 µg		Voie d'administration
	Doses	µg	Doses	µg	Doses	µg	
0–4	1	100	1	200	1	300	IV directe
5–24	2	200	1	200	1	300	
25–44	3	300	2	400	1	300	
45–64	4	400	2	400	2	600	PERFUSION sur 4 heures Dilué dans 250 mL de NaCl à 0,9 %
65–84	5	500	3	600	2	600	
85–104	6	600	3	600	2	600	
105–124	7	700	4	800	3	900	
125–144	8	800	4	800	3	900	
145–164	9	900	5	1 000	3	900	
165–184	10	1 000	5	1 000	4	1 200	
185–204	11	1 100	6	1 200	4	1 200	
205–224	12	1 200	6	1 200	4	1 200	
225–244	13	1 300	7	1 400	5	1 500	
245–264	14	1 400	7	1 400	5	1 500	
265–284	15	1 500	8	1 600	5	1 500	
285–304	16	1 600	8	1 600	6	1 800	

* La dose la plus basse actuellement commercialisée en France est de 200 mg. Dans les cas où une dose de 100 mg serait suffisante, il est recommandé de ne pas fractionner les doses.

Points clés

- Le groupe rhésus phénotype et la recherche d'agglutinines irrégulières (RAI) font partie des examens obligatoires à la 1re consultation prénatale.
- Chez les patientes RhD-, le groupe rhésus du conjoint doit être connu.
- La prévention de l'allo-immunisation anti-D est efficace et repose sur l'injection d'immunoglobulines anti-D.
- L'allo-immunisation peut concerner d'autres antigènes que le RhD.
- L'allo-immunisation érythrocytaire peut entraîner une anémie fœtale.
- Le génotype RhD, RhC, RhE et Kell fœtal est possible sur le sang maternel.
- Un avis spécialisé doit être demandé en cas de RAI positives en cours de grossesse.

Notions indispensables PCZ

- Oublier la prévention chez une patiente de Rh- dont le conjoint est positif.
- Prévention systématique au 6e mois chez une patiente de Rh- dont le rhésus fœtal est positif au génotypage.

Réflexe transversalité

- Item 325 – Transfusion sanguine et produits dérivés du sang

Pour en savoir plus

	Décret n° 92-143 du 14 février 1992 relatif aux examens obligatoires prénuptial, pré et postnatal.
[QR code]	CNGOF. Prévention de l'allo-immunisation Rhésus-D fœto-maternelle. Recommandations pour la pratique clinique, 2005. http://www.cngof.asso.fr/D_PAGES/PURPC_13.HTM

Médicaments et grossesse

> **Conseils avant d'aborder la question**
>
> - Faire attention à l'âge gestationnel auquel l'exposition médicamenteuse se fait. Les conséquences ne sont pas les mêmes selon que l'exposition a lieu en période embryonnaire ou en période fœtale.
> - Pour une patiente présentant une maladie chronique (diabète de type 1, hypertension artérielle, épilepsie, hépatite active, etc.), bien insister sur la consultation préconceptionnelle et un suivi avec le praticien qui la suit pour sa pathologie.

I. Pour comprendre

- Pour toute pathologie chronique (épilepsie, diabète, lupus, HTA, etc.) chez une patiente désirant une grossesse, une consultation préconceptionnelle avec un spécialiste de la maladie doit être réalisée, pour l'informer des risques d'intercurrence grossesse/maladie chronique, et pour adapter son traitement à une grossesse. En aucun cas, ce traitement doit être arrêté brutalement à cause d'une grossesse, mais adapté. Cette consultation est aussi l'occasion de débuter un traitement par acide folique (vitamine B9) 0,4 mg/j, 5 mg/j en cas d'anomalie de fermeture du tube neural (spina-bifida, méningocèle, etc.).
- *Il faut éviter au maximum l'automédication* et ne pas hésiter à prendre connaissance et à s'informer auprès des centres régionaux de pharmacovigilance ou sur le site du Centre de renseignements sur les agents tératogènes et sur celui de la HAS, grossesse et médicament (livret Psychiatrie, livret Infectiologie).
- Il est nécessaire de bien évaluer l'importance du bénéfice de la prescription et du risque materno-fœtal, ainsi que de leurs associations, voire des mesures préventives à associer (*cf.* valproate de sodium et acide folique). Il ne faut pas hésiter à le réévaluer tout au long de la grossesse et à faire appel au spécialiste de sa pathologie.
- Peu de médicaments ont été réellement étudiés chez la femme enceinte, les principales études sont des extrapolations d'études sur deux espèces animales différentes et de registres de femmes enceintes exposées. Ils sont classés en :
  - contre-indiqué pendant la grossesse ;
  - déconseillé ;
  - à éviter par prudence au cours de la grossesse ;
  - utilisation envisageable au cours de la grossesse ;
  - utilisation possible au cours de la grossesse.
- Les risques fœtaux encourus dépendent du terme gestationnel de l'exposition. La période d'exposition médicamenteuse fœtale peut être plus longue que celle de prise par la mère, aussi il est important d'évaluer cette période (fig. 25.10) :
  - effets tératogènes (malformatifs) : liés aux expositions en début de grossesse (1er trimestre) ;
  - effets fœtotoxiques : retentissement fœtal ou néonatal à type d'atteinte de la croissance, ou de la maturation histologique ou fonctionnelle des organes en place (2e et 3e trimestres) ;
  - effets néonataux : liés le plus souvent à des expositions survenues en fin de grossesse ou pendant l'accouchement.

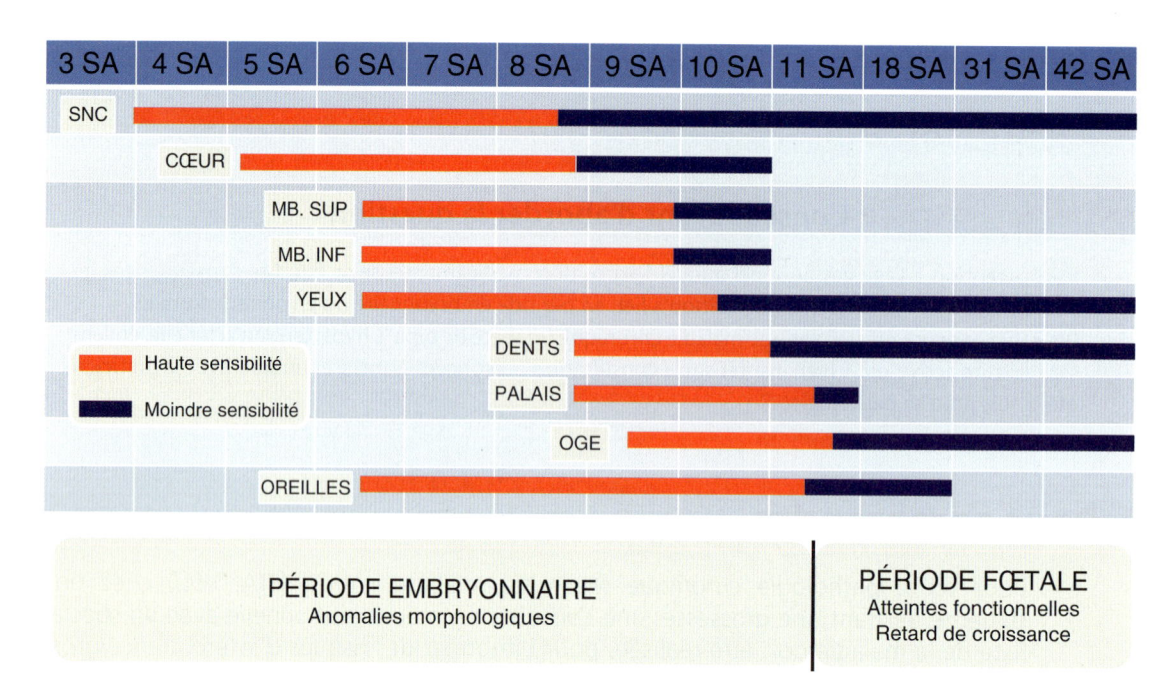

Fig. 25.10 Sensibilité fœtale en fonction du terme.

II. Que faire en cas d'exposition ?

Lors de la consultation, il faudra distinguer :
- une patiente prenant un traitement et ne se sachant pas enceinte ;
- une patiente prenant un traitement et désirant une grossesse ;
- la découverte d'une malformation à la naissance chez un enfant. Il faut rappeler que la prévalence des malformations fœtales dans la population générale est approximativement de 2 à 3 %, moins de 5 % étant liées à une cause médicamenteuse.

La première situation requiert de consigner les circonstances de la prise médicamenteuse : durée, quantité et indication. Pour un médicament ayant un potentiel tératogène connu, il faut savoir s'il a été consommé au 1er trimestre, pendant l'organogenèse. L'évaluation du bénéfice maternel et du risque fœtal est à détailler aussi car il existe des situations à risque maternel lors de l'arrêt du traitement. La poursuite ou non de la grossesse suivant ces éléments peut être discutée en comité de diagnostic prénatal, après information du couple.

La deuxième consiste à adapter le traitement lors d'une consultation préconceptionnelle avec le traitement le mieux connu pour une grossesse. Pour cela, le praticien peut être assisté par les services régionaux de pharmacovigilance.

Pour la troisième situation, l'imputabilité d'un traitement requiert de reprendre de façon rétrospective sa chronologie d'administration avec si possible la posologie, et de déclarer dans un centre de pharmacovigilance.

L'ensemble de ces données est une assistance précieuse pour l'Agence nationale de sécurité du médicament (ANSM) et des produits de santé car il permet d'établir, avec les études faites en préclinique chez l'animal, l'indication possible ou non au cours de la grossesse.

III. Médicaments à risque

A. Risque tératogène (tableau 25.6)

Tableau 25.6 Médicaments à risque tératogène.

Famille	DCI (nom commercial)	Type de malformation(s)	Conduite à tenir
Dérivés de la vitamine A	Isotrétinoïne (Roaccutane®, Acnetrait®, Curacne®, Procuta®) Acitrétine (Soriatane®)	Malformations du SNC, oreille externe, cœur Malformations du squelette	Prescription sous contraception orale exclusive, remise d'un carnet de suivi Si grossesse, CPDPN pour discuter IMG Grossesse contre-indiquée dans les 2 ans suivant l'arrêt du traitement
Thymorégulateur	Lithium (Téralithe®)	Malformations cardiaques (canal artériel, CIV) 4–8 %	En cas de grossesse sous lithium, suivi en CPDPN et échocardiographie fœtale
Anticoagulants oraux, antivitamines K	Warfarine (Coumadine®)	*Warfarin fetal syndrome* 4–6 % Dysmorphie faciale avec OPN courts ou absents, hypoplasie des dernières phalanges des extrémités, calcifications osseuses prématurées Anomalies cérébrales 2 % (microcéphalie, hydrocéphalie, atrophie des voies optiques)	Échographie et IRM cérébrale fœtale à la recherche des anomalies Prévention : relais par HBPM en vue d'une grossesse
Antiépileptiques	Valproate de sodium (Dépakine®), carbamazépine (Tégrétol®)	Risques par exposition *in utero* au long de la grossesse : – spina–bifida (6,5 vs 0,3 ‰ ; OR [*Odds Ratio*] : 18,8, IC 95 % : [8,4–42,3]) – CIV (11,2 vs 2,7 ‰ ; OR : 4,0 [2,2–7,5]) – CIA (19,1 vs 1,9 ‰ ; OR : 9,1 [5,6–14,8]) – atrésie de l'artère pulmonaire (2,2 vs 0,1 ‰ ; OR : 26,2 [3,1–96,6]) – hypoplasie du ventricule gauche (2,2 vs 0,1 ‰ ; OR : 17,9 [2,1–65,5]) – fente palatine (3,4 vs 0,7 ‰ ; OR : 5,2 [1,1–15,2]) – atrésie anorectale (3,4 vs 0,3‰ ; OR : 11,0 [2,3–32,4]) – hypospadias (22,7 vs 4,8 ‰ ; OR : 4,7 [2,3–9,7]) – polydactylie pré-axiale (2,2 vs 0,2 ‰ ; OR : 10,8 [1,3– 39,5]) Autres sous Dépakine® : thrombopénie, baisse de l'activité plaquettaire, du fibrinogène et des facteurs de la coagulation	Dépakine® : consultation préconceptionnelle indispensable Orienter vers CPDPN en cas d'exposition et prévention usuelle par acide folique 5 mg/j Échographie à la recherche des anomalies dont échocardiographie Dosage sanguin de l'AFP, augmentée, lors du dépistage sérique de la trisomie 21 (si fait au 2e trimestre), évoquant une anomalie de fermeture du tube neural

(Suite)

Tableau 25.6 Suite.

Famille	DCI (nom commercial)	Type de malformation(s)	Conduite à tenir
Analogue de prostaglandine (PGE1)	Misoprostol (Gymiso®, Misoone®)	Syndrome de Moebius : paralysie centrale des 6e et 7e paires crâniennes, rétrognathie, trismus, anomalies distales des membres Cause : mauvaise vascularisation fœtale suite à l'induction des contractions utérines au 1er trimestre MFIU au 3e trimestre	Échographie à la recherche des anomalies Indication de surveillance en CPDPN
Immunosuppresseur	Mycophénolate (Cellcept®, Myfortic®)	Risque de FCS de 50 % Risque de malformation de l'oreille externe, de fente labiopalatine voire narinaire, micrognathie	Une patiente sous mycophénolate doit avoir une consultation préconceptionnelle pour changer de traitement avant toute conception Si la patiente commence une grossesse, elle doit consulter pour adapter le traitement rapidement
Anticancéreux	Méthotrexate (Ledertrexate®, Imeth®)	Antagoniste de l'acide folique : craniosténose, dysmorphie faciale, RCIU, cardiopathies congénitales	Prévenir du risque important d'arrêt de grossesse
Antithyroïdien de synthèse	Carbimazole, (Néo-Mercazole®) PTU (propylthio-uracile : Propylex®)	Aplasie du cuir chevelu, atrésie des choanes, fistule œsotrachéale et, plus rarement, dysmorphies faciales, voire atteintes de la paroi abdominale à type d'omphalocèle et de gastroschisis Goitres observés chez des fœtus de mère traitée	Remplacer le carbimazole au 1er trimestre par le PTU, et contrôler régulièrement la fonction thyroïdienne maternelle (T4l, T3l, TSHus) Il peut ensuite être repris du fait des atteintes hépatiques maternelles décrites pour le PTU Surveiller la thyroïde fœtale sous traitement, surtout si les TRAK sont positifs Risque d'hépatotoxicité maternelle, donc discuter le carbimazole à compter du 2e trimestre
Virostatiques	Ribavirine (Copegus®, Rebetol®) Éfavirenz (Sustiva®)	Chez l'animal (tératogénicité dose dépendante) : malformations faciales (crâne, palais, yeux, mâchoire), des membres, du tractus digestif, osseuses Risque de non-fermeture du tube neural : 0,07 %	Prescription sous contraception Si une grossesse survient, organiser un suivi au CPDPN Éviter au 1er trimestre

B. Risque fœtal (tableau 25.7)

Tableau 25.7 Médicaments à risque fœtal.

Famille	DCI (nom commercial)	Type de risque	Conduite à tenir
Anti-inflammatoires non stéroïdiens (AINS)	Aspirine (Aspegic®), ibuprofène (Advil®) Inhibiteurs de la Cox2 (célécoxib, Celebrex®)	Mort fœtale *in utero* HTAP avec défaillance cardiaque droite et fermeture prématurée du canal artériel (action antiprostaglandine) Atteinte néphrologique (oligoamnios, oligoanurie) Risque hémorragique néonatal par l'action antiagrégante plaquettaire Contre-indication absolue à compter du 6ᵉ mois de grossesse	Bilan par échocardiographie fœtale, et surveillance de la quantité de liquide amniotique, si prise au-delà de 24 SA Exception pour l'aspirine à faible dose (100 mg/j jusqu'à 36 SA), prescrite dans le cadre d'antécédents de prééclampsie
Antihypertenseurs	Inhibiteur de l'enzyme de conversion (IEC, énalapril, Renitec®) Antagonistes des récepteurs de l'angiotensine 2 ou sartan (losartan, Cozaar®)	Atteinte rénale fœtale : oligoanurie, insuffisance rénale à la naissance Anomalies de la voûte du crâne décrites pour les IEC	Relais par un autre antihypertenseur le plus tôt possible ou avant la grossesse Contre-indication du losartan aux 2ᵉ et 3ᵉ trimestres
Médicaments inducteurs enzymatiques	Antituberculeux (rifampicine, Rifadine®) Antiépileptiques (phénobarbital, carbamazépine, Tégrétol®)	Déficit en vitamine K et risque hémorragique en per-partum Déficit en vitamine D et risque d'anomalie du bilan phosphocalcique	Prévention chez la mère : vitamines K1 et D orales au dernier trimestre Chez le nouveau-né : vitamine K1

C. Risque néonatal (tableau 25.8)

Tableau 25.8 Médicaments à risque néonatal.

Famille	DCI (nom commercial)	Type de risque	Conduite à tenir
Psychotropes	Imipraminiques (clomipramine, Anafranil®) Inhibiteurs de recapture de la sérotonine (fluoxétine, Prozac®, paroxétine, Deroxat®, citalopram, Seropram®) Benzodiazépines (diazépam, Valium®, nordazépam, Nordaz®) Antipsychotiques (phénothiazines : cyamémazine, Tercian®, chlorpromazine, Largactil®)	Détresse respiratoire dès la naissance, avec polypnée, acidose, respiration irrégulière sans anomalie de la radiographie pulmonaire Risque de syndrome de sevrage néonatal ou de syndrome sérotoninergique (prise au 3ᵉ trimestre) Trémulations, hypertonie, troubles alimentaires, agitation/irritabilité, troubles respiratoires, hyperréflexie, pleurs incoercibles, troubles du sommeil Hypotonie axiale, troubles de succion, mauvaise courbe pondérale Syndrome extrapyramidal : hypertonie, mouvements anormaux, accès d'opisthotonos Signes atropiniques : tachycardie, distension vésicale, agitation, troubles digestifs avec retard d'émission du méconium, voire iléus paralytique (rare) Pour des posologies maternelles élevées, un syndrome du petit côlon gauche et exceptionnellement entérocolite nécrosante	Durée des signes d'imprégnation variable : environ 3 semaines pour les médicaments d'élimination lente (nordazépam) qui se transforment en métabolite actif Privilégier les médicaments à demi-vie courte

(Suite)

Tableau 25.8 Suite.

Famille	DCI (nom commercial)	Type de risque	Conduite à tenir
Bêtabloquants	Propranolol, labétalol (Trandate®)	Hypoglycémie, bradycardie Rare : insuffisance cardiaque aiguë, mauvaise adaptation à l'effort Rares cas de RCIU décrits pour un traitement au long cours	Traitement prolongé : surveillance croissance fœtale, Doppler ombilical Prévenir l'équipe pédiatrique de la naissance de cet enfant : surveillance du rythme cardiaque et de la glycémie

Il nécessite un accueil pédiatrique à la naissance.

Certains antibiotiques sont à éviter pendant la grossesse :
- tétracyclines : coloration jaune des dents ;
- streptomycine : atteinte cochléovestibulaire ;
- quinolones : risque ostéoarticulaire.

IV. Vaccins

Il existe quatre types de principes actifs dans un vaccin :
- issus d'agents infectieux inactivés : grippe, choléra, peste, VHA ;
- issus d'agents vivants atténués : rougeole, oreillons, rubéole (ROR), fièvre jaune, varicelle, BCG, poliomyélite, rotavirus ;
- constitués de sous-unités d'agents infectieux : VHB, HPV, coqueluche ;
- constitués de toxines inactivées : tétanos, diphtérie.

Les vaccins contre-indiqués théoriquement pendant la grossesse sont :
- issus d'agents vivants atténués : ROR, varicelle, BCG, poliomyélite, rotavirus. Pour le vaccin contre la fièvre jaune, les données récentes sont rassurantes et le rapport bénéfice/risque est en faveur de la vaccination pour les patientes enceintes qui ne peuvent éviter de se rendre en zones endémiques ;
- ceux responsables d'une réaction vaccinale importante avec de la fièvre et un risque fœtal associé : diphtérie, coqueluche, fièvre jaune ;
- ceux dont l'innocuité pendant la grossesse n'est pas prouvée : choléra, VHA, typhoïde (sauf en cas de séjour dans une zone à risque).

Néanmoins, il n'y a pas lieu d'interrompre une grossesse en cas de vaccination durant la gestation, et l'on peut rassurer la patiente quant aux risques embryofœtaux. Le vaccin contre la grippe est recommandé chez la femme enceinte, notamment chez les patientes à risque (diabétique, obèse). En effet, les femmes enceintes, surtout aux 2e et 3e trimestres, sont plus à risque de complications pulmonaires et cardiovasculaires.

Item 26 – UE 2 – Prévention des risques fœtaux : infections, médicaments, toxiques, irradiation

Points clés

- Tout médicament administré à la mère peut traverser le placenta et avoir des répercussions immédiates ou lointaines sur l'embryon, le fœtus et le nouveau-né.
- Peu de médicaments justifient une décision d'interruption de grossesse.
- Lorsqu'une femme donne naissance (ou le diagnostic anténatal visualise) à un enfant malformé et/ou ayant une pathologie néonatale non malformative, il faut rechercher la notion de prise médicamenteuse ou de toxiques.
- Les principaux médicaments courants présentent un risque tératogène important avec des possibilités de diagnostic anténatal limitées sont l'isotrétinoïne et l'acitrétine.
- Les principaux médicaments à risque tératogène pour lesquels un diagnostic anténatal est possible sont le lithium, le valproate de sodium, la carbamazépine, les anticoagulants oraux, les anticancéreux (et la radiothérapie).
- Certains médicaments sont à risque fœtal et/ou néonatal ; il convient de les utiliser avec précaution et uniquement à certaines périodes de la grossesse : les AINS, les IEC (à éviter), la rifampicine, les antiépileptiques, les antipsychotiques, les phénothiazines, la clomipramine, la fluoxétine, les benzodiazépines, les β-bloquants.
- Aucun antibiotique n'est formellement contre-indiqué en cours de grossesse car la priorité revient au bénéfice maternel attendu.
- Aucun traitement hormonal usuel n'induit d'anomalies de la différenciation sexuelle.
- Toute prévention vaccinale nécessaire chez une femme enceinte doit être pratiquée à défaut de pouvoir l'écarter du risque de contamination.
- Pour voyager, les principales craintes sont les risques infectieux et parasitologiques plus que celui des vaccinations.

Notions indispensables PCZ

- Les principaux médicaments courants présentent un risque tératogène important avec des possibilités de diagnostic anténatal limitées sont l'isotrétinoïne et l'acitrétine.

Pour en savoir plus

[QR]	ANSM. Exposition in utero à l'acide valproïque et aux autres traitements de l'épilepsie et des troubles bipolaires et risque de malformations congénitales majeures (MCM) en France. Rapport, juillet 2017. http://ansm.sante.fr/var/ansm_site/storage/original/application/fb3faa8c4a5c5c5dedfc1423213c219d.pdf
[QR]	ANSM. Rappel : jamais d'AINS après le 6ᵉ mois de grossesse. Point d'information, 26 janvier 2017. http://ansm.sante.fr/S-informer/Points-d-information-Points-d-information/Rappel-Jamais-d-AINS-a-partir-du-debut-du-6eme-mois-de-grossesse-Point-d-Information
[QR]	CRAT – Centre de référence sur les agents tératogènes. http://lecrat.fr

Tabac et grossesse

I. Pour comprendre

En France, environ un tiers des femmes en âge de procréer fument régulièrement au moins une cigarette par jour. Enceintes, presque la moitié des fumeuses habituelles cesse sa pratique toxique, aboutissant à 17 % de fumeuses jusqu'à la fin de la grossesse. Dans la plupart des pays européens, le tabagisme en cours de grossesse est la principale cause évitable de morbidité périnatale.

II. Physiopathologie

Tous les fœtus ne sont pas égaux devant le tabagisme maternel ou le tabagisme passif. L'effet du tabagisme nécessite l'interaction de facteurs multiples : sociodémographiques, épidémiologiques ou génétiques. La fumée de tabac contient plus de 4 000 produits toxiques dont certains sont métabolisés par le cytochrome P450 et la glutathione S-transférase. Les gènes codant pour ces deux enzymes ont été étudiés chez les mères fumeuses. Il a été trouvé dans le groupe des enfants de petits poids davantage de patientes ayant un polymorphisme de l'un ou l'autre de ces deux gènes. Parmi les toxiques, c'est la nicotine qui provoque la dépendance. Il existe un effet-dose entre le tabagisme maternel et l'atteinte fœtale. L'effet du tabac semble pourtant être davantage marqué au 3e trimestre de la grossesse, puisque les patientes réussissant leur sevrage aux 1er et 2e trimestres ont des nouveau-nés dont le poids de naissance n'est guère différent de celui des mères non fumeuses.

III. Conséquences d'une intoxication tabagique pendant la grossesse

Deux fois plus de cycles sont nécessaires à un couple fumeur pour obtenir une grossesse. Le risque de stérilité est donc plus élevé.

A. Au 1er trimestre

Les conséquences d'une intoxication tabagique au 1er trimestre sont :
- la *GEU* : le risque de GEU est important avec un risque relatif (RR) > 2 ; le tabac est devenu la première cause de GEU ;
- l'*avortement spontané* : l'augmentation dose-dépendante des fausses couches spontanées est établie (RR = 2) ;
- la *malformation fœtale* : les effets tératogènes sont réels mais faibles.

B. Aux 2ᵉ et 3ᵉ trimestres

Les conséquences d'une intoxication tabagique aux 2ᵉ et 3ᵉ trimestres sont :
- le *retard de croissance intra-utérin* : le poids et la taille de naissance sont diminués de façon significative et proportionnellement à la quantité de cigarettes consommée quotidiennement. Il apparaît préférentiellement pendant la seconde moitié de la grossesse. Même le tabagisme passif a une influence significative ;
- le *risque d'accouchement prématuré* : le risque surajouté est faible mais significatif dans toutes les études ;
- le *placenta praevia* : il existe une augmentation du risque de 30 %
- l'*hématome rétroplacentaire* (HRP) : le risque est doublé ;
- la *mort inattendue du nourrisson* : le tabagisme double ce risque même si l'enfant est accueilli dans un environnement non fumeur ;
- les *infections respiratoires basses et otites de l'enfant* : il existe une augmentation du risque de 50 % ;
- l'*obésité de l'adolescent* : le lien est désormais bien établi entre les deux pathologies ;
- les *risques psychiatriques* : ils sont de plus en plus discutés dans la littérature et nécessitent confirmation ;
- le *risque de césarienne* : il n'est augmenté que pour les patientes fumant plus de 20 cigarettes/j.

IV. Prise en charge des femmes enceintes fumeuses

Le sevrage reste bénéfique à tous les stades de la grossesse. Les principes généraux du sevrage sont les mêmes qu'en dehors de la grossesse.

L'un des obstacles majeurs au dialogue concernant le sevrage tabagique est la crainte de froisser ou de blesser la femme enceinte car l'échec d'un sevrage peut être ressenti comme culpabilisant, tant pour la patiente que pour le médecin. Il convient de poser des questions qui aident la fumeuse à savoir où il en est dans l'histoire de son tabagisme plutôt que de donner des ordres ou conseils qui seront ressentis comme culpabilisants. Une substitution nicotinique adaptée est une aide souvent nécessaire chez la femme enceinte pour le sevrage tabagique. Afin d'adapter la posologie, il convient d'évaluer la dépendance avant la grossesse, à l'aide du questionnaire de Fagerström, et parfois d'objectiver le niveau d'intoxication par le taux de CO expiré (analyseur de CO).

Les interventions médicales pour l'aide à l'arrêt sont essentiellement des aides individualisées. Elles sont de plusieurs types :
- conseils et informations adaptés à la motivation et à l'histoire de la fumeuse et délivrés à la patiente sur des supports variés : fiches, ressources électroniques ou appels téléphoniques ;
- information donnée à la femme sur son degré de tabagisme par une mesure objective (analyseur de CO) ;
- approches psychologiques et/ou comportementales :
  - conseil minimal de sevrage : il consiste à demande le statut tabagique, interroger sur l'existence ou non d'un projet de sevrage et remettre un simple document écrit sur le sujet,
  - intervention brève : elle consiste à approfondir l'interrogatoire avec des questions ouvertes

- entretien motivationnel : il consiste à rechercher et mettre en valeur les ressorts personnels des patientes permettant d'envisager ou construire le sevrage,
- thérapie cognitivo-comportementale : elle permet la construction de moyens pratiques pour contourner et dépasser les envies,
- consultation psychologique,
- consultation en addictologie en cas de consommation associée ;
• prescription nicotinique donnée à la patiente, en cas de dépendance pharmacologique ;
• autres interventions, qui ont fait l'objet d'évaluation : par exemple, l'hypnose.

V. Prévention des rechutes après l'accouchement

Deux tiers des patientes sevrées en cours de grossesse rechutent à 6 mois et plus des trois quarts à un an.

Cette notion est ignorée des femmes et des soignants. L'information et l'anticipation avec un tabacologue en cours de grossesse sont souhaitables même si l'efficacité de la prévention n'est pas démontrée.

Points clés

- Le tabagisme actif et passif comporte des risques pour la grossesse et les nouveau-nés.
- Les principales conséquences de l'intoxication tabagique en cours de grossesse sont : l'avortement spontané, la GEU, l'hypotrophie fœtale, l'accouchement prématuré, la mort *in utero*, l'HRP, le placenta praevia, la mort subite du nourrisson.
- L'écoute active est le point clé de la prise en charge.
- Les substituts nicotiniques peuvent être prescrits chez la femme enceinte.
- La moitié des femmes fumeuses arrêtent spontanément, sans aide médicamenteuse ; mais le risque de récidive dans le post-partum est important.

Notions indispensables PCZ

• Toujours proposer le sevrage tabagique aux patientes fumeuses.

Réflexe transversalité

• Item 73 – Addiction au tabac

Pour en savoir plus

Anaes. Grossesse et tabac. Conférence de consensus, octobre 2004.
https://www.has-sante.fr/portail/upload/docs/application/pdf/Grossesse_tabac_long.pdf

ent 26 – UE 2 – Prévention des risques fœtaux : infections, médicaments, toxiques, irradiation

Alcool et grossesse

I. Pour comprendre

L'alcool est une problématique de santé publique en France. Environ 4,5 millions de personnes boiraient de façon excessive, dont 2 millions présenteraient une pathologie en rapport avec l'alcool, dont 600 000 femmes. On considère qu'environ 30 % des femmes consomment régulièrement de l'alcool. En 2010, l'enquête nationale périnatale montrait que 23 % des femmes enceintes françaises avaient consommé de l'alcool pendant leur grossesse, dont 2,5 % en avaient consommé plus de 2 fois/mois. La consommation d'alcool s'intègre souvent dans un contexte de poly-addiction (tabac, cannabis, etc.) et de vulnérabilité psychosociale (isolement, violence conjugale, etc.) nécessitant une prise en charge globale. La grossesse et son suivi mensuel sont une occasion unique de dépister les consommations à risque. Les alcoolisations aiguës massives, ou *binge drinking*, sont de plus en plus répandues, notamment chez les jeunes (en France, 22 % des 18–24 ans en font au moins une fois l'expérience). Chez une femme jeune, la survenue d'un épisode d'alcoolisation aiguë alors qu'une grossesse méconnue vient de commencer est une situation fréquente.

II. Conséquences d'une alcoolisation pendant la grossesse : SAF et ETCAF

Le syndrome d'alcoolisation fœtale (SAF) est la principale complication d'une alcoolisation chronique et importante pendant la grossesse. Sa fréquence en France est d'environ 1 à 2/1 000 dans sa forme complète. Ce syndrome associe quatre éléments, à divers degrés :
- un *retard de croissance modéré* dans 80 % des cas (5–10e percentile), harmonieux c'est-à-dire touchant à la fois les os longs, le périmètre abdominal et le périmètre crânien (notamment du fait de la toxicité directe de l'alcool sur les cellules neurologiques) ;
- une *dysmorphie craniofaciale* typique de l'exposition *in utero* à l'alcool (fig. 25.11), souvent incomplète et difficile à mettre en évidence à la naissance :
  – anomalies de la lèvre supérieure (minceur) et du philtrum (allongement, effacement des piliers, convexité allant jusqu'au bombement « en verre de montre »),
  – ensellure nasale prononcée, nez court par hypoplasie cartilagineuse,
  – fentes palpébrales étroites, épicanthus (relief de peau à la partie interne de l'orbite) et hypertélorisme (écartement oculaire exagéré),
  – ptosis bilatéral, souvent responsable de sourcils « arqués » : convexes vers le haut, ils forment conjointement un aspect « en ailes de mouette »,
  – hypertrichose (excès pilositaire) avec synophris (convergence des sourcils sur la ligne médiane),
  – menton effacé avec rétrognathisme,
  – oreilles basses et mal ourlées ;
- un *retard des acquisitions à distance*, associant des troubles cognitifs et comportementaux d'intensité variable. Dans les formes les plus sévères, le retard des acquisitions peut porter le nom de retard mental et empêcher l'enfant d'avoir une scolarité classique ou bien même d'être autonome (vie en institution). Ces troubles peuvent apparaître alors qu'il n'existe pas de retard de croissance ni de dysmorphie, notamment dans les cas où l'alcoolisation est plus modérée. On préfère alors utiliser le terme d'ETCAF (ensemble des troubles causés par l'alcoolisation fœtale) plutôt que celui de SAF, dont la fréquence peut atteindre 5/1 000 naissances. On peut également retrouver une baisse isolée du quotient intellectuel

(QI), des troubles comportementaux à type d'agressivité, d'hyperactivité, de troubles de la motricité fine ou du tonus, un retard d'acquisition du langage et de l'écriture ;
- une augmentation du risque de *malformations*, présentes dans 10 à 30 % des formes sévères : essentiellement neurologiques (spina-bifida, agénésie du corps calleux, anomalies cérébelleuses, hydrocéphalie, etc.), cardiaques (essentiellement CIA et CIV), squelettiques (scoliose, synostose radio-ulnaire, clinodactylie, etc.) et faciales (fentes labiopalatines).

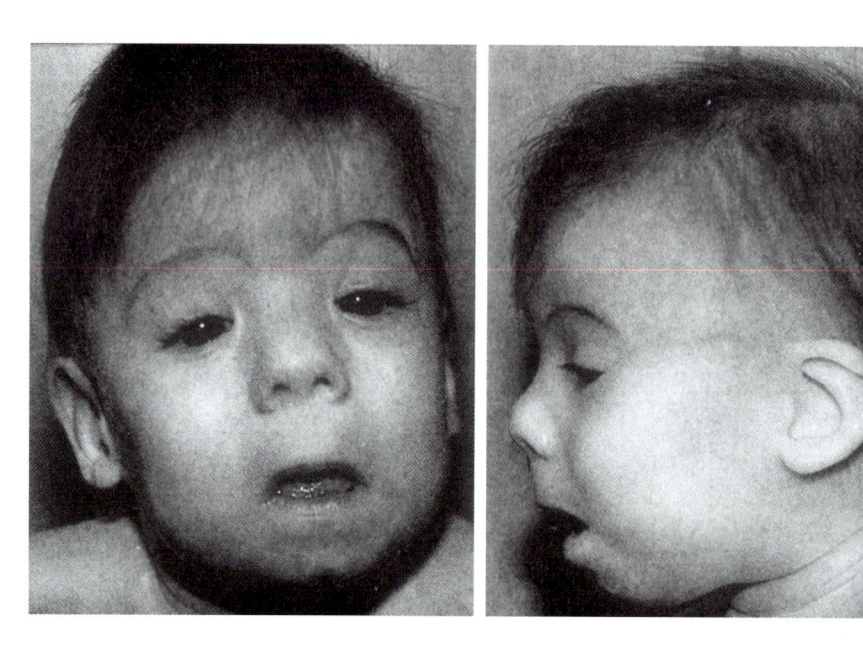

Fig. 25.11 Syndrome d'alcoolisation fœtale (SAF) dans une forme complète.
On notera la lèvre supérieure fine, le philtrum long et convexe (disparition du relief des piliers), l'hypoplasie nasale et l'ensellure excessive de la racine du nez, le ptosis des paupières avec sourcils « en ailes de mouette », l'épicanthus, les oreilles bas implantées et mal ourlées, le rétrognathisme et l'hypertrichose. L'auteur a obtenu l'autorisation de reproduire ces photographies.

III. Mécanisme – Relation dose-effet

L'atteinte fœtale est liée au passage rapide de l'alcool au travers du placenta, le taux d'alcool fœtal étant pratiquement identique à celui de la mère. C'est l'alcool lui-même qui est responsable des lésions chez le fœtus, notamment de l'atteinte neurologique qui fait toute la gravité du syndrome (par arrêts ou déviations successives de la migration neuronale, qui a lieu entre la fin du 1er trimestre et la naissance de l'enfant).

Les atteintes fœtales sont proportionnelles à la quantité d'alcool ingérée. On définit principalement trois types de consommation, quel que soit le type de verre considéré (un verre contenant environ 10 g d'alcool pur, quel que soit l'alcool) :
- *consommations importantes* : au-delà de 2 verres/j. Le retentissement fœtal est bien documenté avec un risque d'occurrence de SAF ;
- *consommations occasionnelles, légères ou modérées* : environ 1 à 2 verres/j. Il n'y a pas de syndrome dysmorphique ou malformatif. En cas d'alcoolisation occasionnelle ou légère, les données scientifiques sont rassurantes concernant la survenue de troubles cognitifs ou comportementaux à long terme. Pour les alcoolisations modérées, les études sont contradictoires mais il existe un risque d'altération des scores comportementaux ainsi que de troubles affectifs et/ou anxieux ;

- *consommations aiguës (binge drinking)* : en début de grossesse, cette situation est fréquente alors que la grossesse est encore inconnue. Il n'y a pas d'impact démontré d'un épisode de *binge drinking* (≥ 4 verres en une fois) sur la survenue de malformations fœtales ou de troubles cognitivo-comportementaux à ce moment de la grossesse, dès lors que cet épisode reste isolé et ne se répète pas ensuite. Plus tard, en cours de grossesse – notamment aux 2e et 3e trimestres –, une alcoolisation aiguë (5 verres) peut entraîner des troubles cognitifs par altération de la migration neuronale.

Dans ces conditions et même si les consommations aiguës de début de grossesse ne semblent pas aussi péjoratives que les autres types de consommation, il faut rappeler la recommandation « zéro alcool pendant la grossesse » (absence d'effet seuil). Il faut, à l'inverse, savoir rassurer et déculpabiliser une patiente présentant une alcoolisation légère ou un épisode de *binge drinking* en tout début de grossesse, mais impérativement obtenir son abstinence.

IV. Prévention

Le dépistage des femmes enceintes est indispensable, elles sont plus de 20 % rapportant une consommation en cours de grossesse, dont une consommation régulière pour 2,5 % d'entre elles.

La recherche d'une élévation des gamma-glutamyl-transpeptidases, des transaminases ou du VGM a une sensibilité de 50 % pour dépister les alcoolisations excessives en cours de grossesse (≥ 2 verres/j). Ces tests sont donc inutilisables pour le dépistage de masse et ne peuvent servir qu'en complément de l'interrogatoire, lorsque celui-ci est difficile ou impossible.

L'interrogatoire est la clé du dépistage. Il doit être intensifié dans les situations cliniques suivantes :
- antécédent de SAF/syndrome malformatif dans la progéniture (risque de récurrence très élevé) ;
- contexte de toxicomanie (30 à 50 % des patientes substituées consomment de l'alcool) ;
- contexte de violences conjugales, d'abus sexuels ;
- troubles psychiatriques, dépression ;
- consommation importante de tabac ;
- découverte échographique d'un retard de croissance ou de malformations.

Il faut privilégier une attitude empathique et un cadre exempt de jugement, préférer les questions indirectes et/ou ouvertes : « Avant la grossesse, combien de verres buviez-vous par jour ? Et maintenant ? » ou « Est-ce difficile pour vous de ne plus boire d'alcool actuellement ? ». Un bon moyen consiste à s'aider d'autoquestionnaires validés tels que le T-ACE, qui semblent même avoir une meilleure sensibilité que l'interrogatoire pour dépister l'alcoolisation maternelle (tableau 25.9).

Tableau 25.9 Score T-ACE pour le dépistage de la consommation maternelle d'alcool.

T	Combien de verres devez-vous prendre pour ressentir les premiers effets de l'alcool ?	2 points si ≥ 3 verres
A	Avez-vous déjà été importunée par des gens qui vous critiquaient au sujet de votre consommation ?	1 point si affirmatif
C	Ressentez-vous parfois le besoin de réduire votre consommation ?	1 point si affirmatif
E	Prenez-vous parfois un verre le matin dès votre lever du lit pour vous calmer ou chasser la « gueule de bois » ?	1 point si affirmatif

Score élevé = 2 points ou plus.

V. Prise en charge

Lorsqu'une alcoolisation pendant la grossesse est repérée, la première chose à faire est d'informer la femme des conséquences potentielles pour l'enfant et de la nécessité d'un sevrage, ces notions étant souvent inconnues des patientes. En cas de consommation légère, l'abstinence est souvent aisée à obtenir. Il faut cependant se rappeler que les consommations sont rarement décrites à leur niveau réel.

En cas de consommation chronique et addictive, l'abstinence est rarement obtenue. Elle serait pourtant essentielle afin d'éviter la survenue de nouvelles lésions neurologiques. Il faut offrir un cadre de soin *exempt de jugement* et maintenir le lien médecin-patiente pour diminuer au maximum la consommation, éventuellement en lien avec un addictologue (« Vous et votre bébé, vous vous sentirez mieux lorsque vous aurez pu cesser d'absorber cette boisson »). Les options de prise en charge sont diverses : cures répétées, foyers thérapeutiques, hospitalisation, consultations rapprochées. L'utilisation d'une aide au sevrage par acamprosate (Aotal®) est possible. La surveillance échographique peut être accentuée. Il est également important :

- de rechercher une carence vitaminique (folates) responsable d'anémie et d'adjoindre une vitaminothérapie B1-B6 ;
- de rechercher les autres situations de vulnérabilité très souvent associées (consommation de drogues et violence conjugale +++) ;
- d'envisager une prise en charge sociale et de l'enfant à venir (recours à la Protection maternelle et infantile, assistance sociale) ;
- de prévenir les pédiatres afin de dépister au plus tôt des éléments d'ETCAF afin de limiter le handicap social ou fonctionnel (orthophonie, scolarité adaptée, etc.).

> **Points clés**
>
> - Le syndrome d'alcoolisation fœtale s'observe en cas de consommation répétée d'au moins 2 verres d'alcool/j. Il est rare (2/1 000) mais grave car il existe une altération définitive des capacités intellectuelles et comportementales de l'enfant. Les formes atténuées sont plus fréquentes, observées en cas d'alcoolisation plus faible. La gravité de l'intoxication vient principalement de l'atteinte neurologique qui ne s'exprime qu'à distance (troubles cognitifs, de l'attention et de l'humeur).
> - Le dépistage est difficile et repose sur l'interrogatoire, les antécédents, le contexte social, l'utilisation d'autoquestionnaires.
> - La prise en charge est complexe et repose sur un suivi rapproché, une proposition d'aide au sevrage et une prise en charge pédiatrique précoce et adaptée.
> - Les consommations légères et les épisodes de *binge drinking* isolés en début de grossesse sont à très faible niveau de risque malformatif ou de troubles cognitifs. Les patientes concernées doivent être rassurées et informées d'une abstinence nécessaire.
> - La recommandation « zéro alcool pendant la grossesse » doit être maintenue.

Notions indispensables PCZ

- Zéro alcool pendant la grossesse.

Pour en savoir plus

Alcool info service. Alcool et grossesse.
http://www.alcool-info-service.fr/alcool-et-vous/alcool-grossesse/enceinte-boire-alcool?gclid=EAIaIQobChMIlJ6s66Gt2wIVSpztCh1mfw3xEAAYASAAEgJh6vD_BwE#.Ww6B7akuCgQ

Addictologie et grossesse

I. Pour comprendre

Le praticien se trouve face à **trois objectifs** essentiels :
- aider la femme à mener à son terme une grossesse à risque ;
- lui permettre de mettre au monde un enfant en bonne santé dans des conditions de sécurité optimales ;
- favoriser le développement du lien mère-enfant et éviter la séparation et le placement, qui doit demeurer le dernier recours.

Pour cela, il est indispensable de :
- connaître les produits en cause et leurs principaux effets pendant la grossesse et à la naissance de l'enfant, pour informer les femmes sans les effrayer ni les décourager et définir avec elles des priorités ;
- conduire l'entretien de manière à mieux repérer addictions et facteurs de risque et amener les femmes à se confier sans crainte ;
- connaître les aspects essentiels d'une prise en charge adaptée à ces situations ;
- se préparer et préparer les futures mères pendant la grossesse à l'accueil de l'enfant.

Des grossesses « hors normes » et une question de santé publique

Les grossesses des femmes présentant des conduites addictives sont vécues dans la culpabilité et la peur. Ces grossesses apparaissent non seulement comme des grossesses à risque mais aussi comme des grossesses « à problèmes ». Cependant, une prise en charge multidisciplinaire permet de lever bien des obstacles.
- **Le suivi doit être régulier et rigoureux** ; il est souvent tardif et chaotique dans la réalité.
- **Le repérage** des femmes repose trop souvent sur l'auto-déclaration, conduisant à un repérage insuffisant (*souvent limité au tabac et à l'alcool, les femmes, craignant d'être jugées et de se voir retirer la garde de leur enfant, peuvent être tentées de dissimuler leurs consommations*).
- Les **polyconsommations** sont très fréquentes, d'où une évaluation difficile des risques liés à chaque produit.

Le repérage des conduites addictives pendant la grossesse est un enjeu de santé publique et une responsabilité vis-à-vis des enfants à naître.

Il est nécessaire de rechercher une addiction devant toute grossesse.

II. Produits en cause et leurs principaux effets[1]

Le diagnostic de l'addiction – ou dépendance – repose sur des critères bien définis, fixés par des instances internationales de santé mentale et répertoriés dans le *Diagnostic and Statistical manual of Mental disorders* (DSM), dont la 5e édition date de 2013 (DSM-5).
Parmi ses 11 critères, on trouve la perte de contrôle de soi, l'interférence de la consommation sur les activités scolaires ou professionnelles, ou encore la poursuite de la consommation malgré la prise de conscience des troubles qu'elle engendre.
On parle de dépendance légère en présence de 2 à 3 critères, modérée en présence de 4 à 5 critères et sévère à partir de 6 critères.
Le DSM-5 regroupe la dépendance et l'usage nocif ou abus sous l'appellation de « troubles de l'usage d'une substance ».

---

[1] Les consommations de tabac, alcool et médicaments, qui sont traitées spécifiquement plus haut dans ce chapitre, sont évoquées ici mais pas traitées de manière détaillée.

Pendant la grossesse, l'usage peut être nocif et pas seulement la dépendance.
- Les risques suivants sont majorés avec tous les produits (alcool, tabac, cannabis, cocaïne, héroïne) :
  - fausse couche ;
  - accouchement prématuré ;
  - retard de croissance *in utero*.
- Un suivi échographique renforcé doit être entrepris.

A. Tabac (*cf. supra* Tabac et grossesse)

La consommation de tabac précède les autres consommations et y reste presque toujours associée. Pendant la grossesse, elle est plus facilement signalée et fait plus souvent l'objet d'une demande de soins.

La conduite à tenir est la suivante :
- toujours demander **l'âge de début de la consommation de tabac** : un âge de début de la consommation de tabac très précoce, avant l'adolescence, doit orienter vers la recherche d'autres addictions, d'apparition souvent plus tardive ;
- savoir saisir l'occasion de la demande d'aide au sevrage tabagique pour évoquer avec la patiente **l'éventualité d'autres consommations, notamment de cannabis** ;
- **prendre en compte l'ensemble des consommations** pour définir des priorités et répondre de manière adéquate à la demande de soins, dans un souci de **réduction des risques** ;
- proposer **les substituts nicotiniques**, qui peuvent aider à limiter la consommation tabagique si elle ne peut être arrêtée et offrent au moins deux avantages :
  - éviter, par leur diffusion lente dans l'organisme, les pics de nicotine,
  - éviter aussi l'inhalation concomitante des nombreuses substances toxiques contenues dans la fumée des cigarettes, en particulier le monoxyde de carbone.

Les conséquences obstétricales du tabagisme sont les suivantes :
- retard de conception :
  - baisse des taux d'implantation embryonnaire,
  - augmentation des fausses couches,
  - augmentation des GEU ;
- bien que non tératogène, association à une augmentation :
  - des fentes faciales,
  - des craniosténoses ;
- hématome rétroplacentaire ;
- placenta bas inséré ;
- prématurité ;
- rupture prématurée des membranes ;
- retard de croissance intra-utérin ;
- mort fœtale *in utero*.

B. Alcool (*cf. supra* Alcool et grossesse)

Consommation « de routine », consommation festive avec recherche d'ivresse (*binge drinking*), alcool « médicament », recherché pour ses propriétés anxiolytiques et son rôle antidépresseur, la consommation d'alcool régulière est fréquemment associée à celle des drogues illicites et des médicaments.

L'alcool franchit aisément la barrière placentaire :
- les taux d'alcool sont équivalents chez le fœtus et chez la mère ;
- l'équipement enzymatique du fœtus étant immature, l'élimination est lente.

L'alcool passe aussi dans le lait maternel.

L'alcool est **tératogène**. Sa consommation est la cause de manifestations constituant un continuum allant de simples troubles du comportement et de l'adaptation sociale jusqu'au syndrome d'alcoolisation fœtale (SAF) associant :
- une dysmorphie faciale :
  - fentes palpébrales raccourcies,
  - sillon nasolabial (philtrum) lisse, allongé, effacé,
  - lèvre supérieure mince ;
- un retard de croissance ;
- des troubles du développement neurologique :
  - retard mental,
  - difficultés d'apprentissage (troubles de l'attention, de la mémoire, etc.),
  - troubles du langage,
  - déficience sensorielle (surtout visuelle),
  - troubles du comportement.

On ne connaît pas de seuil de consommation en dessous duquel il n'y aurait pas de risque pendant la grossesse : **l'objectif à atteindre est donc l'arrêt total** de la consommation d'alcool.

L'alcool est **toxique durant toute la grossesse** : son arrêt est donc bénéfique quel que soit le moment de la grossesse.

L'importance des risques pour l'enfant à naître fait de l'arrêt de la consommation d'alcool **l'objectif prioritaire à tous les stades de la grossesse**.

Lorsque le sevrage est impossible, il demeure nécessaire et utile de travailler à une **réduction de la consommation**.

La recherche et le traitement d'un **trouble psychique associé** sont nécessaires pour une prise en charge ajustée aux besoins (l'alcoolisme peut être secondaire à un trouble psychique).

> Le repérage de la consommation d'alcool et le sevrage constituent une priorité.

C. Cannabis

L'un des premiers produits consommés à l'adolescence, presque toujours associé au tabac et présent dans les polyconsommations, le cannabis est la substance illicite la plus fréquemment consommée.

1. Caractéristiques du produit

Les feuilles de cannabis séchées (herbe ou marijuana) et des extraits résineux de la plante (haschich) sont utilisés à des fins « récréatives » ou anxiolytiques (« le joint du soir ») sous diverses formes, en particulier fumés seuls ou avec du tabac (cigarettes roulées – joint –, pipe à eau). Parmi les très nombreux composés (cannabinoïdes) présents dans la plante, le principal agent psychoactif est le delta-9-tétrahydrocannabinol (THC) qui procure détente, bien-être, euphorie, etc.

2. Conséquences de la consommation pendant la grossesse et à la naissance de l'enfant

Fortement liposoluble, le THC franchit la barrière placentaire en quelques minutes et se concentre dans le lait maternel où il peut être présent jusqu'à 8 fois plus que dans le sérum maternel.

Les conséquences obstétricales sont mal connues et difficiles à différencier des conséquences de la consommation de tabac, auquel le cannabis est presque toujours associé.

Pendant la grossesse

Il existe une possibilité de retard de croissance intra-utérin (par hypoperfusion placentaire).

À la naissance

En cas de consommation occasionnelle, il n'y a pas d'effet néonatal connu.

En cas de consommation régulière et importante (≥ 6 fois/semaine), les conséquences sont les suivantes :

- risque de prématurité ;
- diminution du poids de naissance (liée à l'hypoperfusion placentaire) ;
- syndrome de sevrage néonatal modéré avec trémulations, sursauts, troubles du sommeil, d'évolution spontanément régressive.

Mais le rôle propre du tabac fumé avec le cannabis est difficile à distinguer de celui du cannabis seul…

À plus long terme

Il existe une possibilité de troubles de l'attention, difficultés d'apprentissage, hyperactivité, troubles du sommeil si la consommation maternelle a été régulière et importante.

> **Points clés**
> - Le cannabis se concentre dans le lait maternel : sa consommation est déconseillée au cours de l'allaitement maternel.
> - La future mère doit en être informée mais il est préférable de l'aider à réduire sa consommation plutôt que de déconseiller l'allaitement maternel.

D. Cocaïne

Deuxième produit illicite le plus consommé en France après le cannabis, drogue festive, drogue de la performance, naguère réservée à une élite, la cocaïne est devenue aujourd'hui plus accessible dans tous les milieux et son usage s'est banalisé.

1. Caractéristiques du produit

La cocaïne est un stimulant du système nerveux central et un vasoconstricteur très puissant. Elle existe sous deux formes :

- poudre blanche de chlorhydrate de cocaïne qui peut être « sniffée » ou injectée ;
- solide : « cocaïne base », mélangée à de l'ammoniaque ou du bicarbonate de soude (*free base* ou *crack*) ; on obtient, après chauffage, un « caillou » que l'on casse en petits morceaux pour le fumer avec une pipe.

Elle provoque euphorie, sentiment de puissance intellectuelle et physique, indifférence à la douleur et à la fatigue, levée d'inhibition, mais ces effets sont de courte durée et suivis d'une « descente » rapide avec état dépressif, anxiété et besoin irrépressible de consommer à nouveau (*craving*).

Elle est à l'origine d'une forte dépendance psychique.

Les consommations répétées, compulsives, entraînent :

- des lésions de vasoconstriction locale (irritation, ulcération, voire perforation de la cloison nasale lorsque le produit est « sniffé ») ou viscérale (infarctus du myocarde ou cérébral, etc.) ;

- des troubles cardiaques (tachycardie, troubles du rythme, hypertension voire mort subite) ;
- des troubles neuropsychiatriques aigus (troubles paranoïdes) ;
- des risques d'infection virale (hépatites B et C lorsque la cocaïne est « sniffée », voire infection à VIH si elle est injectée).

2. Conséquences de la consommation pendant la grossesse et à la naissance de l'enfant

La cocaïne franchit la barrière placentaire et passe dans le lait maternel.

L'exposition maternelle prolongée entraîne :
- hypertension artérielle ;
- vasoconstriction intense ;
- diminution du flux placentaire.

Pendant la grossesse

Les conséquences sont les suivantes :
- fausses couches spontanées, accouchements prématurés, retards de croissance *in utero* ;
- risque accru d'hydramnios, de rupture prématurée des membranes (fréquence multipliée par 3 ou 4) ;
- **risque d'hématome rétroplacentaire**. La fréquence de l'hématome rétroplacentaire (avec risque majeur de mort fœtale *in utero* par hypoxie aiguë) est multipliée par 4 ou 5 en cas de consommation de cocaïne. Il peut survenir dans les suites immédiates de la prise de cocaïne. Il faut évoquer la prise de cocaïne devant un hématome rétroplacentaire. La prise en charge est une urgence pour la mère et pour l'enfant.

À la naissance

Les conséquences sont les suivantes :
- hypotrophie (poids et taille) ;
- syndrome d'imprégnation néonatal transitoire avec hypertonie, réflexes vifs, hyperexcitabilité, trémulations, convulsions, etc. ;
- syndrome de sevrage néonatal modéré, ne nécessitant pas de traitement spécifique ;
- risque d'affections gastro-intestinales sévères (infarctus mésentériques, entérocolites ulcéronécrosantes) et neurologiques (convulsions, lésions hémorragiques cérébrales).

La cocaïne passe dans le lait maternel : il est vivement recommandé de ne pas consommer de cocaïne pendant l'allaitement.

Points clés
- La cocaïne entraîne des complications vasculaires placentaires graves menaçant la santé fœtale.

E. Opiacés

1. Caractéristiques des produits

Héroïne

L'héroïne est un dépresseur du système nerveux central.

Dérivé semi-synthétique de la morphine, extraite du pavot, la diacétylmorphine se présente sous forme d'une fine poudre blanche, beige ou brune. Elle est mélangée, en plus ou moins grande quantité, à d'autres produits (quinine, caféine, talc, amidon, plâtre, etc. mais aussi parfois cocaïne, amphétamines, etc.) qui ajoutent leurs risques propres à celui de la consommation d'héroïne. L'héroïne se consomme par voie nasale (*sniff*), se fume ou s'injecte par voie intraveineuse (*shoot* ou *fix*).

Elle provoque euphorie, sensation de bien-être, d'apaisement, de détente.

Elle est à l'origine d'une forte dépendance physique et psychique :

- à l'issue d'une période de « lune de miel », s'installe la **tolérance** (nécessité d'augmenter quantité et fréquence des prises pour retrouver l'effet initial) ;
- en l'absence de possibilité de consommation, apparaissent des **signes de manque** (rhinorrhée, larmoiement, sueurs, bâillements, etc. puis douleurs, crampes abdominales, etc.).

Le surdosage (overdose) associe trouble de la conscience, dépression respiratoire et myosis. Le partage du matériel d'injection s'accompagne de risques infectieux (infection à VIH et surtout hépatites C et B).

Il existe des traitements de substitution : chlorhydrate de méthadone et buprénorphine haut dosage.

Autres produits en cause : usage détourné de médicaments

Il s'agit des médicaments suivants :

- sulfate de morphine (p. ex. injections de Skenan®) ;
- tramadol (p. ex. Topalgic®, Ixprim® [association avec paracétamol]) ;
- codéine (p. ex. Codoliprane®, Dafalgan codéiné® [association avec paracétamol], Néocodion®, divers antitussifs) ;
- buprénorphine ou méthadone (achetées dans la rue et utilisées éventuellement par voie intranasale ou intraveineuse).

Le recours à un traitement de substitution aux opiacés est possible en cas de dépendance aux antalgiques de niveau 2 ou 3 et particulièrement souhaitable pendant la grossesse et l'allaitement.

2. Conséquences de la consommation pendant la grossesse et à la naissance de l'enfant

Les opiacés franchissent aisément la barrière placentaire et sont également présents dans le lait maternel.

En fin de grossesse, l'augmentation du volume circulant s'accompagne d'un besoin accru d'opiacés.

La grossesse sous héroïne est une grossesse à haut risque, les risques étant liés au produit et au mode de vie qui accompagne cette addiction.

La prise d'opiacés provoque des perturbations du cycle menstruel, voire une aménorrhée qui induit chez les consommatrices la fausse croyance d'une stérilité. Dans ce contexte, les grossesses sont rarement prévues et désirées, souvent tardivement découvertes, parfois même déniées. Les conditions de vie accentuent le caractère chaotique du suivi obstétrical.

Pendant la grossesse

Les conséquences sont les suivantes :

- risque accru de fausse couche, d'accouchement prématuré, de retard de croissance intra-utérin ;

- absence de risque malformatif : l'héroïne, de même que les autres opiacés, n'est pas tératogène.

> Le risque majeur pour le fœtus est le manque : l'alternance de phases de prise de produit et de phases de sevrage induit chez lui un état de souffrance (aiguë ou chronique) pouvant aller jusqu'à la mort fœtale *in utero*.

À la naissance

Les conséquences sont un risque de **syndrome de sevrage néonatal** (SSNN) (*cf.* V. Accueil de l'enfant).

Les traitements substitutifs améliorent le pronostic, en favorisant un suivi de grossesse plus rigoureux et en limitant la souffrance fœtale liée à l'alternance des phases d'intoxication et de sevrage. Ils sont tout de même associés à un risque de syndrome de sevrage.

> **Points clés**
> - Les opiacés entraînent une dépendance fœtale.
> - Il faut savoir identifier les patientes à risque et leur proposer un accompagnement spécifique tout au long de la grossesse.

F. Autres produits illicites

La consommation des amphétamines, de l'ecstasy, du LSD, etc., utilisés à des fins récréatives et de manière occasionnelle, est habituellement interrompue sans peine dès que l'état de grossesse est connu. Les risques liés à l'usage de ces produits pendant la grossesse sont mal connus.

G. Médicaments

L'addiction aux médicaments concerne essentiellement les antalgiques de niveau 2 (tramadol et codéinés) et 3 (morphine) ainsi que les benzodiazépines.

Il est important de la repérer pour mieux accompagner, conseiller et traiter les patientes (traitement de substitution en cas de dépendance aux opioïdes).

Des questionnaires peuvent aider à repérer dépendance pharmacologique (phénomène de tolérance et syndrome de sevrage à l'arrêt du produit) et mésusage (recherche d'un effet autre que celui pour lequel le produit a été initialement prescrit) ainsi que les facteurs de risque d'installation d'une addiction (fragilité psychique en particulier).

Le CRAT (Centre de référence sur les agents tératogènes) (http://www.lecrat.org/) et les CRPV (Centres régionaux de pharmacovigilance et d'information sur les médicaments) apportent une aide précieuse dans l'évaluation des risques pendant la grossesse.

> **À noter**
> Lorsque la mère a pris, pendant la grossesse, des opiacés ou un traitement de substitution aux opiacés et des benzodiazépines, le syndrome de sevrage du nouveau-né risque d'être retardé et prolongé.

III. Repérage des conduites addictives et des facteurs de risques associés

Le repérage des conduites addictives doit se faire au cours des différents entretiens réalisés pendant la grossesse : la question des consommations de médicaments, tabac, alcool, produits illicites, doit être posée mais il est également important de repérer les facteurs de risque et les aspects du mode de vie qui amèneront à parler des conduites addictives, à comprendre le fonctionnement des femmes toxicomanes et à éviter, de la part des soignants comme des patientes, les représentations négatives et les peurs qui paralysent les relations humaines et la rencontre.

Des éléments de compréhension sont à déceler dans :

- **l'histoire de vie de la mère** : une histoire souvent marquée par la violence physique, psychique, sexuelle dans l'enfance et l'adolescence (fréquence des antécédents d'abus sexuels dans l'enfance, de viols, qui parfois marquent le début d'une conduite addictive) ;
- **l'histoire du couple parental** : un couple qui s'est construit autour du produit, avec un conjoint lui-même consommateur, voire « initiateur », qui va faciliter ou entraver la prise en charge de la femme ;
- **le mode de vie maternel** : un mode de vie marqué par une précarité matérielle et affective (précarité des soutiens familiaux et amicaux, absence de médecin traitant ou peu d'investissement réciproque de la relation de soin, difficultés sociales, endettement, problèmes avec la justice, etc.) ;
- **la santé maternelle** :
  - méconnaissance fréquente de l'anatomie et de la physiologie du corps féminin, « un corps qui ne parle pas »,
  - aménorrhée ou règles irrégulières, certitude d'être stérile, indifférence au corps, etc., d'où ces grossesses non désirées (fréquence des antécédents d'IVG), tardivement décelées, parfois déniées,
  - carences alimentaires, mauvais état dentaire et comorbidités infectieuses (hépatites B et C, plus rarement infection à VIH) et psychiatriques (traitements psychotropes à évaluer) ;
- **les peurs maternelles** :
  - peur pour l'enfant à naître : malformation, syndrome de sevrage, etc., sentiments de culpabilité et de honte constants qui amènent la future mère à majorer les risques liés aux produits consommés,
  - peur du jugement des soignants et image de « mauvaise mère » partagée par la future mère elle-même,
  - peur du placement des enfants et image négative des professionnels de la PMI.

Tous ces aspects doivent être connus pour comprendre que, derrière l'image de la « mauvaise mère », se cache une femme en grande souffrance, qui vit dans l'angoisse de faire subir à son enfant la même souffrance et l'espoir de lui offrir une vie meilleure…

Une attention plus soutenue pour repérer certaines situations beaucoup moins visibles

Chez des femmes souvent bien insérées, appartenant à des milieux socioprofessionnels élevés, s'installent insidieusement des conduites addictives : consommation « mondaine » d'alcool, cannabis, cocaïne, médicaments opioïdes, benzodiazépines, etc. à l'occasion de soirées festives, voire de soirées professionnelles et, peu à peu, pour faire face au stress, lutter contre la fatigue, accroître ses performances au travail, etc. Lorsque survient une grossesse, ces femmes, qui ne se sont jamais identifiées comme toxicomanes et ne fréquentent pas les dispositifs spécialisés, prennent conscience de leur dépendance, se trouvent très démunies et vivent leur grossesse dans la solitude et la culpabilité…

Leur repérage pour une prise en charge pluridisciplinaire est essentiel et revient le plus souvent aux professionnels de la périnatalité.

IV. Aspects essentiels de la prise en charge obstétricale et addictologique

A. Principes de la prise en charge

Pour le tabac, l'alcool, les drogues, les médicaments franchissent la barrière placentaire :
- l'enfant n'est pas protégé ;
- l'usage est nocif et la grossesse est une grossesse à risque qui exige un suivi obstétrical régulier et rigoureux clinique et échographique ;
- la consultation pédiatrique en anténatal permet d'adapter et d'anticiper la prise en charge néonatale car il existe un risque d'hypotonie et de syndrome de sevrage qui doit être dépisté précocement.

Lorsque des conduites addictives ont pu être repérées chez une femme ayant un projet de grossesse, avant la conception de l'enfant, la grossesse peut être préparée (information objective de la femme, adaptation des traitements en cours, mise en place d'un traitement de substitution, aide au sevrage ou à la réduction de consommation) et abordée dans la sérénité.

> Évoquer physiologie féminine, sexualité, contraception, désir d'enfant et consommations de produits serait utile chez toutes les femmes en âge de procréer, qu'elles expriment ou non le désir d'un enfant.

La prise en charge de la grossesse d'une femme souffrant d'addictions requiert, avant tout, un changement de regard, un changement d'attitude : il ne s'agit plus d'accueillir « une toxicomane ingérable » mais une femme dont la grossesse à risque nécessite un suivi attentif et chaleureux.

Un changement de manière de travailler est tout aussi nécessaire : ne plus gaspiller son énergie pour « ce qu'il faudrait faire » mais se concentrer sur « ce qui peut être fait », un travail de « réduction des risques » auquel participera la mère, l'objectif étant d'éviter la séparation en soutenant le développement des compétences maternelles et du lien mère-enfant et parents-enfant.

Enfin, les femmes enceintes ayant des conduites addictives relèvent d'une **prise en charge multidisciplinaire dans un réseau coordonné**. Ce réseau doit réunir toutes les compétences nécessaires à la prise en charge de la grossesse et à l'accueil de l'enfant :
- médecin généraliste ;
- obstétricien, sage-femme ;
- pédiatre ;
- psychiatre, psychologue ;
- addictologue ;
- sage-femme tabacologue ;
- sage-femme et puéricultrice de PMI ;
- assistante sociale.

Il permet la mise en place d'un traitement de substitution des opiacés, d'un sevrage ou d'une réduction des consommations selon les substances concernées et l'accompagnement de la grossesse jusqu'à son terme en minimisant les complications médico-psycho-sociales pour l'enfant et pour la mère.

S'il veut être, pour la femme, à la fois un point d'ancrage pendant le temps de la grossesse et un soutien pour la préparation de l'avenir immédiat, ce réseau doit se construire « au cas par cas », en prenant appui sur le réseau personnel de la femme (les professionnels qu'elle pourra continuer à solliciter après l'accouchement) et répondre aux besoins de la famille. Il doit être souple mais aussi solide, durable et coordonné.

B. Conduite du premier entretien

Qu'il soit conduit par le médecin traitant, la sage-femme ou l'addictologue, le premier entretien vise à :
- repérer l'ensemble des consommations, informer la patiente, définir avec elle un plan d'action et des priorités, mettre en place ou adapter les traitements médicamenteux ;
- évaluer les besoins ;
- commencer à constituer le réseau propre à la situation de la patiente.

L'interrogatoire est essentiel et s'attachera à préciser :
- **la situation sociale et familiale** : logement, niveau scolaire, activité professionnelle, ressources, protection sociale, proximité de la famille, solidité des liens familiaux, conjoint (consommation de produits, investissement de la grossesse), enfants à charge, enfants placés, notion de violences intrafamiliales ou d'abus sexuels, antécédents de viol, etc. ;
- **les antécédents médicaux** : pathologies psychiatriques et infectieuses intercurrentes, statut sérologique pour hépatites B et C et infection à VIH, vaccinations effectuées, pratique d'injections, état du réseau veineux ;
- **les antécédents obstétricaux** : antécédents d'interruptions volontaires de grossesse, de fausses couches et d'accouchements prématurés, de retards de croissance *in utero*, etc. ;
- **les conduites addictives** : évaluation des consommations, produit par produit, avec l'âge de début, la situation avant la grossesse, l'évolution depuis l'annonce de la grossesse, ce qui est jugé important par la future mère (évaluation de ses connaissances), ce qu'elle a déjà pu faire, ce qui semble encore possible ou impossible…

C. Prise en charge d'une addiction aux opiacés pendant la grossesse

> L'objectif est de préserver le fœtus de la souffrance du manque.

Faut-il, pour cela, choisir le sevrage ou un traitement de substitution aux opiacés ?

1. Sevrage

> Il représente un risque pour l'enfant et pour la mère et n'est jamais recommandé.

- Il est formellement déconseillé au 1er trimestre (risque de fausse couche) et au 3e trimestre (risque d'accouchement prématuré).
- Si la future mère se montre insistante, il est envisageable au 2e trimestre mais doit être lent et prudent et s'accompagner d'un suivi rapproché de la mère, alors exposée à un risque élevé de rechute.

2. Traitements de substitution aux opiacés

- Les traitements de substitution aux opiacés favorisent un meilleur suivi médical et obstétrical et diminuent la morbimortalité maternelle et fœtale.
- La grossesse demeure cependant une grossesse à risque (prématurité, hypotrophie, syndrome de sevrage).
- Deux produits sont utilisables : méthadone (Méthadone® sous forme sirop ou gélule) et buprénorphine (Buprénorphine® générique ou Subutex® sous la forme de comprimés à absorber par voie sublinguale).

- Dans l'attente de l'AMM, la Suboxone®, association de buprénorphine et de naloxone utilisée également comme traitement de substitution, doit être, dans la mesure du possible, remplacée par le Subutex® pendant le temps de la grossesse et de l'allaitement.
- Le traitement doit être prescrit à dose efficace pour maintenir un taux stable et éviter le manque chez la future mère et chez le fœtus.
- L'augmentation du volume circulant en fin de grossesse s'accompagne d'un besoin accru en opiacés et nécessite le plus souvent une augmentation de la posologie.
- La sévérité du syndrome de sevrage n'est pas liée à la posologie du traitement de substitution.

Tous ces points doivent être expliqués à la future mère dès le début de la grossesse et réabordés lors des consultations de suivi.

D. Prise en charge des autres addictions

Quelques pistes sont envisageables lorsqu'il n'existe pas de traitement de substitution :
- suivi des consommations : mise en place d'un carnet de suivi et mention des envies, des consommations, des évènements déclencheurs, etc. ;
- recours possible à un anxiolytique (« alcool-médicament », joint du soir, etc.) en privilégiant alors l'oxazépam (Séresta®), benzodiazépine de demi-vie intermédiaire ;
- travail motivationnel : « *L'entretien motivationnel est un style de conversation collaboratif permettant de renforcer la motivation propre d'une personne et son engagement vers le changement.* »[2]

E. Pour conclure : accompagner et soutenir

- « Être là » : entendre l'angoisse, la culpabilité, les peurs (peur des effets délétères de l'alcool, des produits et des médicaments sur l'enfant, peur du syndrome de sevrage, peur du jugement des professionnels, du placement de l'enfant, image des professionnels de la PMI, etc.), les espoirs aussi (espoir de fonder une famille, espoir d'être une bonne mère, etc.).
  Accueillir et laisser naître peu à peu la confiance…
- « Ancrer le présent » : inviter le futur père, lorsqu'il est présent, à prendre part à certaines consultations ; entrer en contact avec le réseau personnel de la femme et définir la place de chacun, établir des liens et travailler à les maintenir.

Travailler avec patience et persévérance, recueillir les éléments sociaux, médicaux, psychologiques, informer et associer les différents intervenants
- « Anticiper l'avenir immédiat » : introduire progressivement les relais nécessaires : suivi médical, psychologique et social, inscription en maternité et instauration du suivi obstétrical, visite anténatale du pédiatre, sage-femme et puéricultrice de PMI, etc.

  – Répondre peu à peu aux questions telles que se les posent les parents et pas seulement en fonction des risques repérés.
  – Cheminer pas à pas vers ce qu'il est possible d'atteindre et non vers ce qu'il faudrait faire.

> **Points clés**
> – L'identification et la prévention des intoxications est essentielle, elles sont souvent multiples : il faut savoir les identifier
> – La prise en charge post-natale peut nécessiter des soins spécifiques : il faut l'anticiper.
> – Un accompagnement maternel et néonatal multidisciplinaire en lien, parfois, avec les services sociaux est indispensable.

---

[2] Miller WR, Rollnick S. L'entretien motivationnel – Aider la personne à engager le changement, 2ᵉ éd. Taduction par Lecallier D, Michaud P. Paris : InterEditions ; 2013.

V. Accueil de l'enfant

A. Syndrome de sevrage néonatal après exposition *in utero* aux opiacés

Il concerne environ 60 % des enfants nés de mère ayant consommé des opiacés ou des traitements de substitution aux opiacés pendant la grossesse.

La sévérité et la durée du SSNN ne sont pas corrélées à la posologie du traitement de substitution aux opiacés.

La sévérité et la durée du syndrome peuvent être influencées par la prise concomitante d'autres produits : benzodiazépines en particulier (syndrome plus tardif et/ou plus long ; la prise de benzodiazépines pendant la grossesse entraînant elle-même à la naissance un syndrome d'imprégnation puis de sevrage).

> Le syndrome de sevrage apparaît en principe dans les 3 jours qui suivent la naissance (1 à 10 jours) et dure en général de 1 à 3 semaines.

Les symptômes sont :
- neurovégétatifs : excitabilité, hypertonie, hyperréactivité, trémulations, sursauts, cri aigu, sommeil agité, sueurs, hyperthermie ;
- respiratoires : rhinorrhée, éternuements, bâillements, troubles du rythme respiratoire ;
- digestifs : mauvaise succion, régurgitations, vomissements, diarrhées.

Leur évaluation se fait à l'aide du score de Finnegan (ou du score de Lipsitz) qui attribue une valeur numérique à la présence et à la sévérité de chaque symptôme (*cf.* tableau 25.11).

1. Pendant la grossesse

La démarche consiste à :
- organiser une consultation pédiatrique anténatale pour informer les parents ;
- les préparer à la possibilité d'un SSNN et à sa prise en charge : écouter (culpabilité, inquiétude), rassurer, informer, insister sur le rôle essentiel de la mère à travers les gestes simples du quotidien : allaitement, soins, etc.

2. À la naissance

La conduite à tenir est la suivante :
- favoriser et soutenir les liens mère-enfant : allaitement, soins de *nursing*, bercement, contacts « peau à peau », emmaillotage, maintien d'une atmosphère paisible, silencieuse, d'un éclairage doux ;
- détecter et évaluer le syndrome de sevrage par le score de Finnegan toutes les 4 heures dès la naissance (tableau 25.10) ;
- traiter si besoin : si le score dépasse 8 lors de 3 évaluations consécutives, instaurer un traitement par chlorhydrate ou sulfate de morphine (augmentation progressive de la posologie, maintien de la posologie pendant 48 heures à stabilisation puis diminution par paliers toutes les 48 heures).

Tableau 25.10 Score de Finnegan.

Toutes les 4 heures au début, puis toutes les 8 heures. Faire avec la participation de la mère ou les parents.

Symptômes[1,2]	Cote	Date et heure	Date et heure	Date et heure
Cri aigu Cri incessant	2 3			
Sommeil < 3 heures Sommeil < 2 heures Sommeil < 1 heure	1 2 3			
Moro marqué Moro +++	2 3			
Trémulations aux stimuli +++ aux stimuli Trémulations au repos +++ au repos	1 2 3 4			
Hypertonie	2			
Excoriations cutanées	1			
Myoclonies	3			
Convulsions	5			
Succion excessive	1			
Boit mal	2			
Régurgitations Vomissements	2 3			
Selles molles Selles liquides	2 3			
Sueurs	1			
T° 37,3–38,3 °C T° ≥ 38,4 °C	1 2			
Bâillements fréquents	1			
Marbrures	1			
Encombrement nasal	1			
Éternuements	1			
Battement des ailes du nez	2			
Polypnée > 60 mouvements respiratoires/min Polypnée > 60 mouvements respiratoires/min + tirage	1 2			
Total maximum	46			

1. Il existe de nombreuses références du score de Finnegan traduites en français ; elles ne sont pas toutes équivalentes : cette version comprend les excoriations, les bâillements qui manquent dans certaines versions, et le codage des trémulations spontanées va de 3 à 4 (1 à 2 dans certaines versions). Les limites des températures peuvent également varier. Les convulsions dans certaines versions sont cotées 3 au lieu de 5.
2. On ne peut cocher qu'un seul chiffre par ligne entre deux traits pleins.

> **Points clés**
> - Les opiacés entraînent une dépendance fœtale qui se traduit en post-natal pas un syndrome de sevrage à prévenir et identifier précocement et systématiquement.
> - Le score de Finnegan est utilisé dans toutes les maternités avec parfois de petites variantes.

B. Allaitement maternel

Une contre-indication formelle est l'infection à VIH.

Les bénéfices apportés par l'allaitement au sein, quand celui-ci est souhaité par la mère, prévalent sur ses inconvénients, même en cas de consommation de drogues. L'allaitement maternel est donc possible si la mère le souhaite. Toutefois, les drogues passent dans le lait maternel et l'organisme immature de l'enfant peut y être sensible. Les consommations peuvent perturber l'allaitement ou modifier le comportement du bébé (somnolence excessive ou au contraire agitation). La mère doit être informée et accompagnée.

Le cannabis et la cocaïne se concentrent dans le lait maternel et leur arrêt est vivement recommandé pendant l'allaitement.

Les traitements de substitution (méthadone et buprénorphine) sont présents en très faible quantité (1 %) dans le lait maternel et donc compatibles avec l'allaitement maternel. L'allaitement au sein participe à la prévention et à la prise en charge du SSNN et doit être favorisé.

En pratique

- Pendant la grossesse : parler de l'allaitement et informer :
  - évoquer la question de l'allaitement dès le début de la prise en charge : le désir d'allaiter est alors un élément motivationnel important ;
  - informer clairement des avantages et des risques liés à l'allaitement (cannabis – cocaïne – traitements de substitution) ;
  - respecter le choix de la future mère : encourager sans imposer, rassurer sans minimiser les risques, ne pas prendre de décision hâtive avant la naissance.
- À la naissance : accompagner et décider au cas par cas en fonction du désir de la mère et de la situation à ce moment-là :
  - mettre en place une « stratégie » en cas de consommation modérée : par exemple, ne pas fumer de tabac ou de cannabis avant d'allaiter et en présence du bébé, ne pas consommer d'alcool avant la tétée (en cas d'ingestion d'alcool, le pic sanguin est atteint en 15–20 minutes, le passage dans le lait est rapide et le pic lacté atteint au bout d'une heure ; le délai de sécurité est de 3 heures) ;
  - en cas de consommation intense et/ou de polyconsommation, discuter la poursuite de l'allaitement maternel avec la mère ; lorsqu'il est difficile à organiser, il peut représenter un facteur de stress dans la période de fragilité du post-partum.

Points clés

- L'accueil de l'enfant doit être préparé pendant la grossesse.
- Une consultation pédiatrique anténatale présente un intérêt majeur.
- La mère doit être informée sur le SSNN après exposition *in utero* aux opiacés et sur sa prise en charge.
- L'allaitement maternel doit être soutenu et préparé.

VI. Conséquences à long terme

Les conséquences à long terme des conduites addictives pendant la grossesse sont liées à :
- l'environnement : lien mère-enfant et parents-enfant, mode de vie familial, troubles psychiques maternels ;
- une exposition *in utero* à l'alcool : malformations, retard mental, difficultés d'apprentissage, troubles des conduites sociales ;

- d'éventuelles séquelles d'une prématurité, d'une souffrance fœtale *in utero*.

La conclusion de ce chapitre pourrait être synthétisée par le rappel de deux points essentiels :
- l'importance d'un environnement de **professionnels bienveillants** ;
- la nécessité d'un **travail multidisciplinaire**.

Ce sont des gages indispensables à l'accompagnement des futures mamans et de leur nouveau-né.

> **Points clés**
> - Les patientes présentant une addiction doivent être informées en antéconceptionnel des risques potentiels.
> - Parfois les addictions ne sont pas toujours identifiées et il faut savoir les rechercher.
> - Les addictions sont souvent multiples et donc associées.
> - Un traitement peut être instauré pour certaines d'entre elles.
> - Une prise en charge multidisciplinaire, éventuellement en lien avec les services sociaux, doit parfois être mise en place.
> - La surveillance post-natale de l'enfant, y compris à terme est parfois nécessaire (score de Finnegann) avec les opiacés et psychotropes.

Notions indispensables PCZ
- Toujours rechercher une polyconsommation.
- La prise en charge est multidisciplinaire.

Pour en savoir plus

Coscas S. Et si on parlait des addictions en maternité et de périnatalité en addictologie : comment améliorer la prévention ciblée et secondaire ? Journée troubles causés par l'alcoolisation fœtale, septembre 2017.
http://solidarites-sante.gouv.fr/IMG/pdf/170901-coscas-pre_vention_addiction_et_maternite_6dept2017.pdf

Drogues info service. Grossesse et addictions.
http://www.drogues-info-service.fr/A-lire-a-voir/Thematiques/Grossesse-et-addictions#.WxO_fGcUncs

Irradiation et grossesse

I. Pour comprendre

La connaissance des effets des rayonnements ionisants sur la grossesse a longtemps été théorique. Comme ces rayonnements créent des cassures sur l'ADN des cellules, la principale crainte des épidémiologistes a toujours été la possibilité d'un excès de mutations génétiques et de malformations chez le fœtus irradié. Les bombardements d'Hiroshima et Nagasaki qui sont survenus les 6 et 10 août 1945 ont – fort malheureusement – éclairé les connaissances médicales : les rayonnements ionisants ne semblent délétères que lorsqu'ils sont très élevés, avec une toxicité principalement neurologique (par effet direct des rayons sur les neurones : microcéphalie, retard de développement cognitif). En dehors d'irradiations majeures directement administrées sur le fœtus, heureusement exceptionnelles, les autres irradiations survenant pendant la grossesse s'accompagnent « seulement » d'une élévation modérée du risque de mutation cancérigène qu'il convient de connaître (leucémie).

Dans ces conditions :
- le « principe de précaution », qui fut trop longtemps celui d'inquiéter une femme enceinte irradiée – jusqu'à lui proposer une interruption de grossesse probabiliste –, doit être définitivement abandonné ;
- il reste légitime d'éviter à chaque fois que possible les examens radiologiques pendant la grossesse et de proposer des examens non irradiants (échographie, IRM) ;
- trop de femmes enceintes ont pâti ces dernières années de l'absence d'examens radiographiques pourtant essentiels à leur santé, et ce temps doit être révolu.

II. Notions générales

A. Unités utilisées

Différentes unités sont utilisées (gray, rad, sievert). L'unité officielle est le gray (Gy). Dans le domaine de l'irradiation fœtale, il est commode de parler en milligrays (mGy).

Si l'on rencontre d'autres unités, il faut retenir que :
- rads : 1 Gy = 100 rad (donc **1 rad = 10 mGy**) ;
- sievert : 1 Sv = 1 Gy (donc **1 mSv = 1 mGy**).

B. Mécanismes d'action des rayonnements ionisants

Ils sont au nombre de deux à connaître principalement, avec leurs conséquences (tableau 25.11) :
- la *mort cellulaire*, qui peut survenir à partir d'un seuil de 100–200 mGy :
  - au niveau du système nerveux central, les neurones sont sensibles à partir du seuil de 100–200 mGy (aucune répercussion en dessous de 100 mGy), avec une relation dose-effet à partir de 500 mGy. Ce sont de leur mort que viennent les principales conséquences d'une irradiation sévère, type Hiroshima ou irradiation abdominale

Tableau 25.11 Effets des radiations ionisantes en fonction de la dose.

Dose (mGy)	Effet cellulaire (système nerveux central)	Effet mutagène (leucémie – cancer)
< 50	0	0 ?
50–100	0	× 1,4
> 100	Risque faible	× 1,4
> 500	↓ du QI possible	× 2,8 ?
> 1 000	**Oui**, ↓ du QI	× 4 ?

directe et élevée : diminution du QI, microcéphalie, cataracte, RCIU. La période de sensibilité maximale est située entre 10 et 27 SA, avec une nuance selon que l'on se situe :
- entre 10 et 17 SA (multiplication neuronale) : diminution sévère du QI : –30 points, risque de 40 % d'arriération mentale profonde à partir de 1 000 mGy,
- entre 18 et 27 SA (migration neuronale) : diminution du QI moins importante ;

– les autres organes sont mieux préservés. À des doses très élevées cependant, une irradiation sévère provoque un RCIU ; à l'extrême, un décès *in utero* (p. ex. curiethérapie et/ou irradiation externe de l'utérus pour un cancer du col très évolué au 1er trimestre, alors que le fœtus est laissé en place : le fœtus irradié décède *in utero*) ;

- les *lésions de l'ADN*, qui peuvent entraîner une augmentation de 40 % du risque de leucémie ou de cancer (c'est-à-dire × 1,4), sans effet seuil réellement connu et avec une relation dose-effet (le risque commence dès les petites irradiations, et s'élève avec la dose). Dans la mesure où le risque de leucémie/cancer de l'enfant est spontanément compris entre 0,2 et 0,3 %, les irradiations fœtales élèvent ce risque brut à 0,3 à 0,4 %, ce qui reste faible pour un individu donné.

C. Dose délivrée à l'utérus (dose gonades)

C'est la dose de rayonnement précisément arrivée sur l'utérus qui compte pour déterminer le risque fœtal d'une irradiation (encore appelée « dose ovaires »). Quand l'utérus *n'est pas directement dans le champ de l'irradiation*, cette dose est souvent faible ou très faible, car l'intensité du rayonnement indirect chute en fonction du carré de la distance qui sépare la zone étudiée au faisceau, c'est-à-dire très vite. Autrement dit, les irradiations qui ne sont pas directes sur l'utérus sont *a priori* sans conséquences sur le fœtus (p. ex. scanner thoracique), sauf dans les cas où leur intensité est très importante (p. ex. radiothérapie d'un cancer du sein).

En cas de doute sur la dose délivrée à l'utérus, il est nécessaire de contacter le radiologue ou le radiothérapeute qui – grâce aux constantes systématiquement enregistrées lors de l'examen (radiographie, radioscopie, scintigraphie, radiothérapie) – pourra calculer cette dose. En cas de difficulté, celui-ci peut toujours obtenir une aide de l'Institut de radioprotection et de sûreté nucléaire (IRSN, 01 58 35 92 86 ou rpmed@irsn.fr).

D. Irradiation naturelle

Il est important de savoir que l'irradiation naturelle et artificielle externe est de l'ordre de 1 à 2 mGy/an, d'autant plus importante que l'on se trouve dans des contrées granitiques, et de garder à l'esprit que l'irradiation médicale est moindre. Calculée d'après une moyenne standard d'examen, elle est de 0,50 mGy/an, soit 2 fois inférieure à l'irradiation naturelle.

E. Les trois différents types d'irradiation médicale

Il s'agit :
- du *radiodiagnostic*, qu'il s'agisse d'un cliché unique (p. ex. radiographie de thorax), de clichés multiples (p. ex. lavement baryté) ou d'un examen tomodensitométrique (p. ex. scanner thoracique) ;

- de la *médecine nucléaire*, par injection d'un produit radioactif dans l'organisme. Il s'agit dans la majorité des cas d'un examen à visée diagnostique : scintigraphie au technétium 99 (os, poumon), à l'iode 123 (thyroïde), exceptionnellement à visée thérapeutique (iode 131 dans le cancer de la thyroïde) ;
- de la *radiothérapie*, dont le principe est d'irradier à de très hautes doses une lésion maligne.

III. Conséquences fœtales des irradiations

Sharp et al. ont publié en 1998 une correspondance entre « dose gonades » et type d'examen radiodiagnostique (tableau 25.12). Ce tableau est très utile et largement utilisé. Il indique, pour chacun des examens de radiodiagnostic les plus fréquemment réalisés en pratique, les « doses gonades » moyenne et maximale qui leur correspondent, ce qui permet d'éviter de recourir au calcul de cette dose par un radiologue en cas d'exposition.

On y constate par exemple que la réalisation d'une série de clichés centrés sur le rachis lombaire puis d'un scanner de la même région délivre 4,1 mGy en moyenne (1,7 + 2,4), avec un maximum de 18,6 mGy (10 + 8,6) délivrés. Dans tous les cas, on est loin de la limite des 100 mGy au-dessus de laquelle il pourrait exister un risque avéré pour le fœtus (*cf.* tableau 25.9).

Tableau 25.12 Doses fœtales reçues en radiodiagnostic.

	Moyenne (mGy)	Maximale (mGy)
Clichés standards		
Abdomen	1,4	4,2
Thorax	<0,01	<0,01
Urographie intraveineuse	1,7	10
Rachis lombaire	1,7	10
Rachis dorsal	<0,01	<0,01
Crâne	<0,01	<0,01
Transit œso-gastro-duodénal	1,1	5,3
Lavement baryté	6,8	24
Tomodensitométrie (scanner)		
Thorax	0,06	0,96
Tête	0,005	0,005
Rachis lombaire	2,4	8,6
Bassin	25	79
Abdomen	8,0	49

IV. Situations particulières

A. Scintigraphies, médecine nucléaire

La médecine nucléaire utilise de nombreux produits qui sont injectés dans l'organisme et dont la durée de toxicité est très courte. La plupart ont tendance à se concentrer dans la vessie (urines) avant d'être évacués de l'organisme. En cas de nécessité (rapport bénéfice/risques), une scintigraphie est le plus souvent possible, en calculant la dose gonades (p. ex. 1 mCi de technétium 99 délivre en moyenne 0,17 mGy aux gonades). En général, les doses délivrées pour les explorations courantes se situent autour de 0,1 mGy. La précaution est de n'injecter que les doses de radioactivité minimales et de choisir le radio-isotope qui délivre la dose la plus basse et la plus courte possible. Enfin, l'injection d'iode 131 radioactif est totalement proscrite car elle détruirait la thyroïde fœtale (utilisée dans les cancers de la thyroïde).

B. Radiothérapie

Elle est formellement contre-indiquée du fait des doses utilisées, qui sont très élevées. Son association avec la grossesse est une situation exceptionnelle (p. ex. traitement d'un cancer du sein chez une femme jeune qui ne se sait pas enceinte). En cas de radiothérapie alors que la patiente ne se savait pas enceinte, il convient alors de déterminer la « dose gonades » et d'aider la patiente à prendre la décision de poursuivre ou non la grossesse en fonction de celle-ci (cf. tableau 25.8). Le recours à l'IRSN (coordonnées indiquées supra) peut être utile pour calculer les doses reçues, et l'avis d'un CPDPN pratiquement nécessaire dans tous les cas.

V. En pratique, ce que l'on peut retenir

A. Découverte d'une grossesse après un examen de radiodiagnostic

- Si l'utérus est en dehors du faisceau de rayonnement (clichés de crâne, thorax, membres, etc.), on peut rassurer la patiente.
- Si l'utérus est dans le faisceau de rayonnement (urographie intraveineuse, hystérographie, scanner pelvien, etc.) :
  - pour un examen « standard » (nombre de clichés et/ou durée de scopie usuels) : on peut rassurer la patiente. La dose délivrée à l'utérus est exceptionnellement supérieure à 100 mGy, limite en dessous de laquelle les risques sont très faibles (si l'on excepte le risque mutagène, modéré) ;
  - pour un examen « inhabituel » (nombre de clichés et/ou durée de scopie très élevés) : il faut demander l'avis d'un service compétent pour le calcul de la dose-gonades (IRSN), cf. tableaux 25.8 et 25.9.

B. Examen de radiodiagnostic chez une femme enceinte (encadré 25.4)

> **Encadré 25.4**
>
> **Précautions à prendre lors d'un examen radiographique chez une femme en âge de procréer**
>
> - Éviter d'exposer une femme enceinte au risque de radiations ionisantes, par principe.
> - En radiologie, demander à toute femme en âge de procréer si elle a un risque d'être enceinte au moment de la réalisation de l'examen.
> - En cas de grossesse en cours, essayer de remplacer l'examen irradiant par un ou plusieurs examens non irradiants : échographie et/ou IRM par exemple.
> - Placer un tablier de plomb sur l'abdomen de la patiente pour limiter encore la dose délivrée à l'utérus lors de l'examen, par principe.
> - Limiter le nombre des clichés réalisés/le temps de scopie au strict nécessaire.
> - Si un examen radiographique/scopique est nécessaire, ne pas le contre-indiquer du seul fait de la grossesse : il y a souvent plus d'avantages que de risques à le réaliser (balance bénéfices/risques).

- Si l'utérus est en dehors du faisceau de rayonnement : on peut effectuer l'examen de radiodiagnostic prévu (sans oublier le tablier de plomb).
- Si l'utérus est dans le faisceau de rayonnement :
  - on préférera si possible un examen sans radiation ionisante : IRM ou échographie,
  - si l'examen de radiodiagnostic (avec ou sans produit de contraste) est nécessaire à la bonne prise en charge de la patiente, il pourra généralement être réalisé moyennant des mesures de protection ou de réduction de l'irradiation envisagées au cas par cas avec un service spécialisé.

C. Femme enceinte se tenant occasionnellement à proximité d'un patient bénéficiant d'un examen radiologique (enfant, etc.)

- Dans ces circonstances, l'utérus n'étant pas dans le faisceau de rayonnement, l'irradiation est négligeable.
- Il faut rassurer une femme enceinte exposée dans ces conditions par inadvertance.
- Une femme enceinte peut occasionnellement se tenir à côté d'un patient bénéficiant d'un examen radiologique en portant, par précaution, un tablier de plomb.

D. Circonstances inhabituelles (nombre de clichés, durée de scopie, etc.)

Il peut être utile de demander l'avis d'un service compétent pour le calcul de la dose gonades (IRSN).

Points clés

- Hormis les situations particulières (scopie prolongée, nombre de clichés inhabituellement élevés, radiothérapie, etc.), l'immense majorité des irradiations maternelles délivrent moins de 100 mGy cumulés et sont sans conséquence pour le nouveau-né à venir, en dehors cependant d'un risque mutagène qui élève le risque de cancer/leucémie de 40 % dans l'enfance ou l'âge adulte – le faisant passer de 0,2–0,3 à 0,3–0,4 %.
- Dans ces conditions, il convient à la fois d'éviter les examens irradiants pendant la grossesse, et de savoir réaliser ceux qui sont nécessaires en calculant la « dose gonades » et en protégeant l'utérus par un tablier de plomb.

Notions indispensables PCZ

- Systématiquement proposer un tablier de plomb lors de la réalisation d'examens irradiants.

Pour en savoir plus

IRSN. Grossesse et exposition aux rayonnements ionisants. Fiche d'information.
http://www.irsn.fr/FR/professionnels_sante/radiopro_patients/Documents/IRSN_F2-V3_Grossesse-rayonnements-ionisants.pdf

CHAPITRE 26

Item 27 – UE 2 – Infection urinaire et grossesse

I. Pour comprendre
II. Étiopathogénie
III. Colonisation urinaire gravidique
IV. Cystite aiguë gravidique
V. Pyélonéphrite aiguë gravidique

Objectifs pédagogiques

- Dépister les colonisations urinaires gravidiques.
- Diagnostiquer une infection urinaire basse et haute en cours de grossesse.
- Connaître les complications materno-fœtales.
- Organiser une prise en charge thérapeutique adaptée à chaque forme clinique.

I. Pour comprendre

L'infection du parenchyme rénal et des voies excrétrices, traduite par la présence de germes dans les urines, est l'infection la plus fréquente pendant la grossesse (10 % des femmes enceintes). Elle peut être à l'origine de complications materno-fœtales potentiellement graves.

Les formes latentes, asymptomatiques, correspondent à une colonisation pouvant conduire à une infection et justifient un dépistage systématique.

Le diagnostic des infections repose sur l'examen cytobactériologique des urines (ECBU), qui doit être pratiqué rigoureusement.

La prise en charge thérapeutique est urgente pour les formes graves et adaptée pour éviter les complications. Le traitement des infections urinaires est d'abord probabiliste et doit être adapté à l'antibiogramme. En cas de colonisation urinaire gravidique, on n'entreprend pas de traitement probabiliste.

II. Étiopathogénie

A. Facteurs favorisants

Ce sont :
- les facteurs mécaniques :
  - compression de la vessie par l'utérus gravide responsable d'une mauvaise vidange vésicale et d'un résidu post-mictionnel,
  - compression et étirement des uretères qui peut favoriser un reflux vésico-urétéral notamment à droite du fait de la dextroposition utérine en cours de grossesse ;

Gynécologie – Obstétrique
© 2018, Elsevier Masson SAS. Tous droits réservés

- les facteurs hormonaux :
  - la progestérone inhibe le péristaltisme des voies urinaires et diminue le tonus sphinctérien urétérovésical, ce qui favorise le reflux et la stagnation des urines,
  - les œstrogènes sont responsables d'une hyperhémie du trigone, favorisant l'adhérence des germes sur l'urothélium ;
- les facteurs chimiques :
  - alcalinisation des urines,
  - glycosurie physiologique (par diminution du seuil rénal de réabsorption du glucose),
  - augmentation de la pullulation microbienne vulvopérinéale et brièveté de l'urètre féminin ;
- d'autres facteurs favorisants selon le terrain :
  - uropathie sous-jacente organique,
  - diabète maternel,
  - antécédent d'infections urinaires.

B. Germes incriminés

Il peut s'agir :
- de bacilles à Gram négatif : *Escherichia coli* (75 %), *Proteus mirabilis*, *Klebsiella pneumoniae*, *Serratia* ou *Enterobacter* ;
- de cocci à Gram positif, plus rarement en cause : entérocoque, streptocoque B, staphylocoque doré.

Chez la femme jeune (enceinte ou non), *E. coli* est résistant dans 25 à 45 % des cas à l'amoxicilline (avec ou sans acide clavulanique) et au sulfaméthoxazole-triméthoprime (Bactrim®), et dans environ 5 % des cas aux C3G et aux fluoroquinolones.

III. Colonisation urinaire gravidique

Elle complique 2 à 10 % des grossesses et peut survenir dès le début de la grossesse. Elle peut évoluer vers une cystite aiguë et/ou une pyélonéphrite aiguë (PNA).

A. Définition

- Présence d'une bactériurie asymptomatique.
- **Seuil de bactériurie $\geq 10^5$ UFC/mL (quelle que soit la bactérie).**

Il n'y a pas d'influence du taux de leucocytes pour le diagnostic de colonisation urinaire.

B. Recherche de facteurs de risques d'infection urinaire

Ce sont :
- une uropathie sous-jacente organique ou fonctionnelle (malformation, troubles mictionnels) ;
- un diabète sucré (type 1, type 2 ou gestationnel) ;

- des antécédents de cystite aiguë récidivante ;
- une infection ou une colonisation urinaire.

C. Principe du dépistage

Il repose :
- chez toutes les femmes enceintes (sans risque spécifique d'infection urinaire) : sur une bandelette urinaire (BU), avec leucocytes et nitrites, tous les mois à partir du 4e mois et jusqu'à l'accouchement. En cas de positivité (leucocytes et/ou nitrites), il faut réaliser un ECBU,
- chez toutes les femmes « à risque » : sur un ECBU dès la 1re consultation et tous les mois jusqu'à l'accouchement.

D. Traitement

Les principes sont les suivants :
- on n'entreprend pas de traitement probabiliste (contrairement aux infections qui sont symptomatiques) : il faut attendre le résultat de l'ECBU et de l'antibiogramme ;
- le traitement ne doit pas être court sauf pour la fosfomycine (effet rémanent) ;
- le risque de PNA gravidique justifie à lui seul le traitement des colonisations urinaires chez toutes les femmes enceintes.

Le traitement recommandé est indiqué dans le tableau 26.1.

Tableau 26.1 Traitement recommandé pour une colonisation urinaire gravidique.
L'efficacité de ces traitements est similaire, avec un très faible risque d'effets indésirables notables. Les choix de priorités sont donc hiérarchisés sur la tolérance, notamment digestive, et sur le risque de résistance secondaire.

Ordre de choix	Molécule (DCI)	Posologie	Durée	Contre-indications (CI) et effets indésirables
1re intention	Amoxicilline	1 g × 3/j	7 jours	
2e intention	Pivmécillinam	400 mg × 2/j	7 jours	
3e intention	Fosfomycine trométamol	3 g	Prise Unique	
4e intention	Triméthoprime	300 mg/j	7 jours	À éviter pendant les 2 premiers mois de la grossesse
5e intention	Nitrofurantoïne	100 mg × 3/j	7 jours	– CI traitements itératifs – CI si insuffisance rénale avec clairance de la créatinine < 40 mL/min – Risques pulmonaires et hépatiques si durée > 10 jours
	Cotrimoxazole	1 cp × 2/j	7 jours	
	Amoxicilline + acide clavulanique	1 g × 3/j	7 jours	
	Céfixime	200 mg × 2/j	7 jours	
	Ciprofloxacine	500 mg × 2/j	7 jours	

Le suivi comporte :
- ECBU de contrôle 8 à 10 jours après la fin du traitement ;
- ECBU mensuel jusqu'à l'accouchement ;
- en cas de streptocoque du groupe B (SGB) dans les urines : prévention per-partum identique à celles des patientes porteuses d'un SGB vaginal ;
- règles hygiénodiététiques : boissons abondantes (2 L/j), mictions fréquentes et après les rapports sexuels, bonne hygiène périnéale (essuyage d'avant en arrière après la miction).

En l'absence de traitement, deux risques sont redoutés : l'évolution vers une cystite voire une pyélonéphrite aiguë, et la survenue d'une menace d'accouchement prématuré.

IV. Cystite aiguë gravidique

Elle est fréquente (1 à 2 % des grossesses) et peut se compliquer d'une PNA et d'une menace d'accouchement prématuré.

A. Clinique

Le diagnostic sera évoqué :
- en présence de signes fonctionnels urinaires :
  - pollakiurie variable, moins significative pendant la grossesse,
  - brûlure mictionnelle, surtout en fin de miction avec besoin impérieux,
  - pesanteur pelvienne,
  - urines troubles,
  - hématurie possible,
  - ± contractions utérines ;
- en l'absence de signes évocateurs de pyélonéphrite :
  - apyrexie,
  - absence de frissons,
  - absence de douleur lombaire spontanée (sauf en cas de contractions),
  - absence de douleur à la palpation des fosses lombaires,
  - et bilan biologique maternel normal (numération formule sanguine, CRP, fonction rénale).

B. Diagnostic biologique

Il repose sur l'ECBU qui doit s'accompagner d'un antibiogramme mais une BU doit déjà être effectuée dans l'urgence.

- Seuil de leucocyturie > 10^4/mL
- Et seuil de bactériurie :
  - ≥ 10^4 UFC/mL pour la plupart des bactéries sauf *E. coli*
  - ≥ 10^3 UFC/mL pour *E. coli* (et *Staphylococcus saprophyticus*)

C. Traitement

Il repose sur les principes suivants :

- **traitement probabiliste** à commencer immédiatement (tableau 26.2), dès la BU, pour diminuer le risque de complications ;
- secondairement adapté aux résultats de l'antibiogramme (48 heures en moyenne) ;
- mesures hygiénodiététiques (*cf.* III. Colonisation urinaire gravidique).

Le traitement de relais à 48 heures après réception de l'antibiogramme est identique à celui de la colonisation urinaire gravidique (sauf que l'on peut utiliser en 2ᵉ intention fosfomycine et pivmécillinam : tableau 26.3).

Le suivi est identique à celui d'une colonisation urinaire gravidique avec une attention particulière portée sur le risque de menace d'accouchement prématuré et de PNA.

Tableau 26.2 Traitement probabiliste recommandé à commencer immédiatement pour une cystite aiguë gravidique.

Ordre de choix	Molécule (DCI)	Posologie	Durée	Contre-indications (CI) et effets indésirables
1ʳᵉ intention	Fosfomycine	3 g	Prise unique	
2ᵉ intention	Pivmécillinam	400 mg × 2/j	7 jours	
3ᵉ intention	Nitrofurantoïne	100 mg × 3/j	7 jours	– CI « si » traitements itératifs ? – CI si clairance de la créatinine < 40 mL/min – Risques pulmonaires et hépatiques si durée > 10 jours

Tableau 26.3 Traitement recommandé pour une cystite aiguë gravidique après réception de l'antibiogramme.

L'efficacité de ces traitements est similaire, avec un très faible risque d'effets indésirables notables. Les choix de priorités sont donc hiérarchisés sur la tolérance, notamment digestive, et sur le risque de résistance secondaire.

Ordre de choix	Molécule (DCI)	Posologie	Durée	Contre-indications (CI) et effets indésirables
1ʳᵉ intention	Amoxicilline	1 g × 3/j	7 jours	
2ᵉ intention	Pivmécillinam	400 mg × 2/j	7 jours	
	Fosfomycine trométamol	3 g	Prise Unique	
3ᵉ intention	Triméthoprime	300 mg/j	7 jours	À éviter pendant les 2 premiers mois de la grossesse
4ᵉ intention	Nitrofurantoïne	100 mg × 3/j	7 jours	– CI traitements itératifs – CI si insuffisance rénale avec clairance de la créatinine < 40 mL/min – Risques pulmonaires et hépatiques si durée > 10 jours
	Cotrimoxazole	1 cp × 2/j	7 jours	
	Amoxicilline + acide clavulanique	1 g × 3/j	7 jours	
	Céfixime	200 mg × 2/j	7 jours	
	Ciprofloxacine	500 mg × 2/j	7 jours	

V. Pyélonéphrite aiguë gravidique

Elle traduit l'atteinte infectieuse du parenchyme rénal et complique 0,5 à 1 % des grossesses, constituant la première cause de fièvre chez la femme enceinte.

A. Clinique

La symptomatologie commence brutalement, le plus souvent bruyante, associant :
- fièvre ± frissons ;
- signes fonctionnels urinaires (pollakiurie, brûlures urinaires) ;
- douleur lombaire unilatérale, le plus souvent à droite, avec une douleur provoquée à la palpation de la fosse lombaire et sur le trajet urétéral.

Il existe néanmoins des formes cliniques différentes :
- à début progressif sur quelques jours ;
- dont les signes sont peu intenses : simple fébricule, endolorissement lombaire modéré, vagues brûlures mictionnelles ;
- avec fièvre est isolée, souvent intermittente ;
- avec hématurie fébrile ;
- d'aspects pseudo-appendiculaire, pseudo-cholécystique, pseudo-colitique, surtout lorsqu'existent des signes digestifs d'accompagnement ;
- nécessitant de rechercher des signes de gravité (PNA obstructive, sepsis grave, choc septique) dans tous les cas.

B. Diagnostic biologique

C'est le même que pour la cystite aiguë gravidique (cf. IV).
Le bilan doit comporter :
- NFS, plaquettes, CRP, fonction rénale, glycémie, qui montre une hyperleucocytose (taux ≥ 15 000 globules blancs/mm^3) et une augmentation de la CRP ;
- ionogramme sanguin avec créatininémie ;
- 3 hémocultures en cas de température > 38 °C ou de frissons, avec recherche de *Listeria monocytogenes* si la BU n'est que faiblement positive ;
- échographie rénale et des voies urinaires avec Doppler des jets urétéraux pour éliminer un obstacle sur les voies excrétrices urinaires ou un abcès rénal en cas d'hyperalgie ou de tableau septique important. Un scanner peut être envisagé de manière exceptionnelle en cas de complication.

C. Traitement

Il repose sur les principes suivants :
- hospitalisation initiale ;
- traitement probabiliste à instaurer en urgence (tableau 26.4), dès la BU ou l'ECBU (culture), secondairement adapté aux résultats de l'antibiogramme (48 heures en moyenne, *cf. infra*). En présence de signes de gravité : sepsis grave, choc septique, indication de drainage (chirurgical ou radio-interventionnel) ou de levée d'obstacle (risque d'aggravation du sepsis en peropératoire), le traitement probabiliste est différent (tableau 26.5) ;

Tableau 26.4 Traitement probabiliste recommandé à commencer en urgence pour une PNA gravidique en absence de signes de gravité.

Ordre de choix	Molécule (DCI)	Posologie	Commentaires
1re intention	C3G IV : – Céfotaxime – Ceftriaxone	– 1 à 2 g/8 h – 1 g/24 h	– Efficace sur la plupart des entérobactéries communautaires – Excellente tolérance
Si allergie aux C3G	Aztréonam	1 g/12 h	Uniquement en milieu hospitalier
	Ciprofloxacine	500 mg × 2/j	À éviter si traitement par quinolones datant de moins de 6 mois

Tableau 26.5 Traitement probabiliste recommandé à commencer en urgence pour une PNA gravidique en présence de signes de gravité.

Ordre de choix	Molécule (DCI)	Posologie	Commentaires
1re intention	C3G IV : – Céfotaxime – Ceftriaxone + amikacine	– 1 à 2 g/8 h – 1 g/24 h + 15 mg/kg/24 h	L'amikacine est rapidement bactéricide, très efficace sur les entérobactéries en particuliers sur les EBLSE (90 %), synergie avec les C3G Durée de l'amikacine : 3 jours
Si allergie aux C3G	Aztréonam + amikacine	2 g/8 h + 15 mg/kg/24 h	
Si risque d'EBLSE[1]	Imipénem + amikacine	500 mg/6 h + 15 mg/kg/24 h	– Antécédents ECBU positif à EBLSE < 6 mois ou – Choc septique et ≥ 1 FDR[2] d'EBLSE

1. EBLSE : entérobactérie à bêtalactamase de spectre étendu.
2. Traitement par acide clavulanique, C2G, C3G ou quinolones < 6 mois ; hospitalisation < 3 mois ; voyage récent en zone d'endémie d'EBLSE.

- surveillance obstétricale :
  - enregistrement tococardiographique fœtal à partir de 26 SA,
  - évaluation du col utérin,
  - élimination d'une rupture prématurée des membranes en cas de doute clinique ou biologique ;
- traitement tocolytique et corticothérapie anténatale éventuels en cas de risque d'accouchement prématuré ;
- autres mesures :
  - paracétamol 1 g toutes les 6 heures à visée antalgique et antipyrétique en cas de mauvaise tolérance uniquement,
  - hydratation maternelle : 2 L/24 h en l'absence d'obstacle,
  - prévention des complications thromboemboliques : bas de contention,
  - règles hygiénodiététiques,
  - ECBU de contrôle systématique.

La réévaluation de l'antibiothérapie à 48 heures après réception de l'antibiogramme est indispensable, afin de ne pas prolonger inutilement une antibiothérapie à large spectre si des alternatives à spectre plus étroit sont possibles. Le relais *per os* est envisagé au cas par cas en fonction de l'évolution clinique et biologique. En l'absence d'amélioration (douleurs, hyperthermie persistante) en dépit d'une antibiothérapie adaptée, il faudra envisager le drainage d'un obstacle, notamment en cas d'infection à *Proteus mirabilis* (rechercher une lithiase phospho-amoniaco-magnésienne).

Les antibiotiques recommandés sont :

- en 1re intention, en cas de souche sensible (le mieux toléré) : amoxicilline ;
- en 2e intention (équivalents si efficaces) : amoxicilline-acide clavulanique/céfixime/ciprofloxacine/sulfaméthoxazole-triméthoprime (à éviter les 2 premiers mois).

La durée totale de traitement est de 10 à 14 jours.

Un ECBU/mois est recommandé jusqu'à l'accouchement.

Points clés

- Les infections urinaires sont fréquentes : 10 % des femmes enceintes.
- Il peut s'agir de colonisations urinaires asymptomatiques, de cystites ou de pyélonéphrites.
- Le principal risque est celui d'accouchement prématuré (20 %), surtout en cas de PNA.
- Les principaux germes sont des germes : Gram-, *Escherichia coli* et, plus rarement, *Proteus mirabilis* (rechercher une lithiase phospho-amoniaco-magnésienne).
- Le traitement de la pyélonéphrite comporte une antibiothérapie par voie IV, puis après 48 heures d'apyrexie durable, un relais *per os* pendant 2 à 4 semaines.
- En l'absence d'amélioration (douleurs, hyperthermie persistante) en dépit d'une antibiothérapie adaptée, il faut envisager le drainage d'un obstacle.

Notions indispensables PCZ

- Un épisode d'infections urinaires pendant la grossesse impose un ECBU mensuel jusqu'à l'accouchement.

Pour en savoir plus

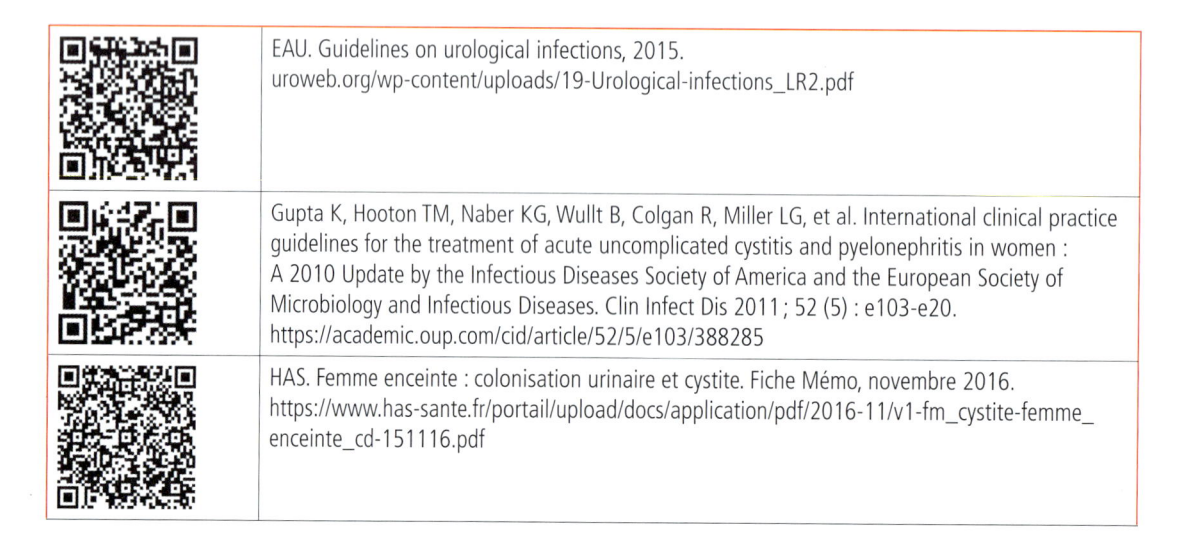

	EAU. Guidelines on urological infections, 2015. uroweb.org/wp-content/uploads/19-Urological-infections_LR2.pdf
	Gupta K, Hooton TM, Naber KG, Wullt B, Colgan R, Miller LG, et al. International clinical practice guidelines for the treatment of acute uncomplicated cystitis and pyelonephritis in women : A 2010 Update by the Infectious Diseases Society of America and the European Society of Microbiology and Infectious Diseases. Clin Infect Dis 2011 ; 52 (5) : e103-e20. https://academic.oup.com/cid/article/52/5/e103/388285
	HAS. Femme enceinte : colonisation urinaire et cystite. Fiche Mémo, novembre 2016. https://www.has-sante.fr/portail/upload/docs/application/pdf/2016-11/v1-fm_cystite-femme_enceinte_cd-151116.pdf

	SPILF. Diagnostic et antibiothérapie des infections urinaires bactériennes communautaires de l'adulte. Mise au point, 2015. www.infectiologie.com/UserFiles/File/spilf/recos/infections-urinaires-spilf.pdf
	SPILF. Infections urinaires au cours de la grossesse. Recommandations de bonne pratique, mai 2014, mise à jour décembre 2015. http://www.infectiologie.com/UserFiles/File/spilf/recos/infections-urinaires-grossesse-spilf-2015.pdf
	SPILF. Infections urinaires. Recommandations 2017. http://www.infectiologie.com/fr/actualites/infections-urinaires-recos-2017_-n.html

CHAPITRE 27

Item 29 – UE 2 – Prématurité et retard de croissance intra-utérin : facteurs de risque et prévention

I. Prématurité
II. Retard de croissance intra-utérin
III. Annexe – Vaginose bactérienne

Objectifs pédagogiques
■ Expliquer les principaux facteurs de risque et les éléments de prévention.
■ Décrire les principales complications et les principaux facteurs pronostiques.

I. Prématurité

A. Définition

La prématurité est définie par une naissance survenue avant 37 semaines d'aménorrhée (SA) et, à partir de 22 SA, d'un enfant de poids au moins égal à 500 g.

B. Épidémiologie

L'accouchement prématuré (AP) est la principale cause, avec le retard de croissance intra-utérin (RCIU), de morbidité et de mortalité périnatales. Soixante pour cent de la mortalité néonatale proviennent des enfants nés avant 30 SA et la moitié des séquelles neurologiques sont observées chez les nouveau-nés avant 32 SA.

En France, le taux de prématurité est de 7,4 % sur l'ensemble des naissances et de 6,6 % sur les naissances vivantes du fait d'une proportion élevée d'enfants prématurés chez les mort-nés. De nombreux facteurs identifiables en période périconceptionnelle sont associés au risque de prématurité, essentiellement des facteurs maternels (sociodémographiques, obstétricaux, psychologiques, génétiques), mais également des facteurs paternels et environnementaux. Parmi les naissances vivantes, le taux de prématurité passe de 6,6 % pour l'ensemble des femmes à 5,5 % pour les grossesses uniques car 19 % des AP sont issus de grossesses gémellaires.

Environ 10 % des accouchements prématurés surviennent avant 28 SA (extrême prématurité), 10 % de 28 à 31 SA + 6 jours (prématurité sévère) et 80 % de 32 à 36 SA + 6 jours (prématurité modérée).

C. Prématurité spontanée et induite

On distingue classiquement la prématurité spontanée (survenant spontanément, sans intervention médicale ou échappant au traitement tocolytique) de la prématurité induite (accouchement déclenché ou césarienne). En France, les naissances prématurées sont pour moitié liées à une prématurité spontanée (mise en travail spontanée ou rupture prématurée des membranes) et pour l'autre moitié à une prématurité induite.

La prématurité spontanée survient après travail spontané à membranes intactes ou après rupture prématurée des membranes. La prématurité induite est liée à une pathologie fœtale ou maternelle conduisant volontairement à la naissance par une intervention médicale.

Les causes de prématurité induite sont principalement la prééclampsie, le RCIU, les pathologies hypertensives au cours de la grossesse, l'hématome rétroplacentaire et les pathologies maternelles qui nécessitent la naissance de l'enfant (insuffisance respiratoire, cardiopathie décompensée, etc.).

Les patientes qui ont une rupture des membranes avant terme peuvent aussi avoir un accouchement induit si l'état du nouveau-né ou de la mère nécessite un déclenchement de l'accouchement ou une césarienne. Les facteurs de risque de prématurité spontanée sont multiples. Ils sont décrits dans le tableau 27.1.

Tableau 27.1 Facteurs de risque d'AP spontané et niveau de risque.

	Association avec l'AP	RR
Facteurs de risque individuels, socio-économiques et comportementaux		
Célibat	Oui	1–2
Très bas niveau socio-économique	Oui	1–2
Tabac	Oui	1–2
Mauvais suivi prénatal	Probable	1–3
Drogues	Probable	1–2
Âge > 35 ans	Discuté	
Prise de poids maternelle	Non	
Alcool	Oui	1–2
Caféine	Non	
Emploi pénible avec station debout prolongée	Oui	1–3
Faible poids maternel avant la grossesse	Discuté	
Petite taille	Discutée	
Stress, anxiété, dépression	Oui	1–2
Antécédents		
AP	Oui	2–4
Fausse couche tardive	Oui	2–6
Exposition *in utero* au diéthylstilbestrol (Distilbène®)	Oui	2–5
Malformation utérine et cervicale	Oui	2–4
Parité	Non	
Intervalle court entre deux dernières grossesses	Oui	1–2
Antécédents familiaux	Non	

Facteurs liés à la grossesse en cours		
FIV	Oui	1–2
Anomalies placentaires (placenta praevia)	Oui	4–6
Métrorragies	Oui	3–4
Grossesse multiple	Oui	4–10
Infections urogénitales	Oui	1–3
Rapports sexuels en cours de grossesse	Non	

D. Physiopathologie et causes de la prématurité spontanée

Les mécanismes physiopathologiques à l'origine d'un accouchement prématuré spontané sont l'inflammation/infection amniochoriale, la surdistension utérine et la béance cervico-isthmique.

Les métrorragies provoquées par des décollements placentaires marginaux sont aussi souvent associées à des contractions utérines et des modifications cervicales. Elles peuvent être responsables de prématurité.

1. Facteurs de risque de prématurité liés à l'environnement utérin

Infection amniochoriale

L'inflammation et l'infection amniochoriale sont parmi les principaux facteurs responsables d'AP. Plusieurs hypothèses physiopathologiques peuvent expliquer une infection amniochoriale :
- une ascension à partir de la flore vaginale ;
- une dissémination hématogène et un passage transplacentaire (exemple de la listériose) ;
- un passage rétrograde à partir de la cavité péritonéale par les trompes utérines (de Fallope) (en cas d'infection pelvienne comme une appendicite) ;
- une contamination iatrogène (lors d'une amniocentèse).

En cas de rupture prématurée des membranes précoce, le risque d'infection amniochoriale est augmenté de manière très importante. Les causes de la rupture prématurée des membranes sont multiples mais pas toujours bien identifiables :
- béance cervicale ;
- distension utérine (grossesse multiple, hydramnios, etc.) ;
- malformation utérine ;
- fibromes ;
- infections cervicovaginales ;
- contractions utérines ;
- métrorragies ;
- infection locale ou systémique, vaginose bactérienne.

> Le lien entre vaginose bactérienne (*cf.* III. Annexe) et accouchement prématuré spontané est faible, avec des *odds ratios* compris entre 1,5 et 2 dans les études les plus récentes. Le dépistage et le traitement systématique de la vaginose bactérienne en population n'ont pas montré de bénéfice dans la prévention du risque d'accouchement prématuré spontané, y compris en cas d'antécédent d'accouchement prématuré, sauf dans le cas précis des patientes ayant un antécédent d'accouchement prématuré survenu dans un contexte de chorioamniotite bactérienne.

Malformations utérines

Le risque excessif d'AP serait lié aux malformations utérocervicales, à une béance associée fréquente et à une diminution de la taille de la cavité utérine. Les causes classiques sont surtout les utérus hypoplasiques, unicornes, bicornes ou cloisonnés.

Par ailleurs, le risque d'AP serait multiplié par un facteur allant de 2 à 5 en cas d'exposition *in utero* au Distilbène® (diéthylstilbestrol).

Incompétence cervico-isthmique

L'incompétence (= béance) cervico-isthmique est classiquement définie par un trouble mécanique fonctionnel du col se traduisant par une fausse couche tardive (FCT = entre 14 et 23 SA + 6 jours) en l'absence de contractions utérines (CU) ressenties par la patiente. Sur le plan clinique, il est admis qu'il s'agit dans sa forme typique d'un événement de survenue brutale, imprévisible, peu ou pas précédé de modifications cervicales cliniques préalables. Cependant, il est possible que des accouchements très prématurés ou des ruptures prématurées des membranes avant 32 SA soient également liés à une béance cervico-isthmique.

Conisation

Un antécédent de conisation (chirurgie visant à réséquer une partie du col de l'utérus) augmente le risque d'accouchement prématuré.

2. Facteurs de risque de prématurité intrinsèques à la grossesse

Grossesses multiples

Le taux de prématurité est de 43 %, soit un risque multiplié par 7 par rapport aux grossesses avec singleton. L'excès de risque concerne aussi bien la prématurité modérée que la grande prématurité. Ainsi 8,4 % des jumeaux naissent avant 32 SA contre 1,3 % des enfants uniques. La distension utérine et les ruptures prématurées des membranes plus fréquentes que dans les grossesses uniques sont les principales causes de ces différences.

Hydramnios

Il peut être le témoin d'une pathologie maternelle ou fœtale sous-jacente (diabète, anémie fœtale par allo-immunisation rhésus ou infection à parvovirus B19, malformations fœtales ou pathologies placentaires), l'hydramnios idiopathique restant un diagnostic d'élimination. L'effet sur la contractilité utérine et les modifications cervicales de l'hydramnios est surtout mécanique (surdistension utérine).

Placenta praevia

Il est associé à un risque multiplié par 6 à 7 d'AP. Cette augmentation du risque est aussi liée à la prématurité provoquée en cas de métrorragies mettant en jeu le pronostic maternel ou fœtal. Les métrorragies du 1er et du 2e trimestre non associées à un placenta praevia augmentent aussi mais de façon moins importante le risque d'accouchement prématuré, notamment parce qu'elles favorisent le risque de rupture des membranes avant terme.

Pathologies vasculaires gravidiques

Ces pathologies (HTA gravidique, prééclampsie, RCIU d'origine vasculaire) sont responsables de 25 à 30 % de la prématurité globale et essentiellement de prématurité induite.

Il existe de nombreux autres facteurs de risques de prématurité spontanée. Ils sont décrits dans le tableau 27.1.

E. Prévention

1. Préconceptionelle

La prévention repose sur les mesures suivantes :
- limitation du nombre de grossesses multiples en cas de procréation médicalement assistée ;
- sevrage tabagique ;
- information des patientes sur les risques liés aux grossesses rapprochées (< 18 mois).

2. Pendant la grossesse

- Pour toutes les femmes, la prévention repose sur les mesures suivantes :
  - sevrage tabagique et sevrage alcoolique le cas échéant : parmi les facteurs de risque modifiables de prématurité spontanée, seul le sevrage tabagique est effectivement associé à une diminution de la prématurité,
  - limitation du travail pénible avec des positions debout prolongées (> 6 heures) ou du travail de nuit,
  - alimentation équilibrée,
  - tentatives pour diminuer le stress maternel (prise en charge psychologique si nécessaire),
  - optimisation de la prise en charge en cas d'affections préexistantes (diabète, asthme, hypertension, etc.),
  - diminution de la prématurité induite en évitant de provoquer un accouchement avant 37 SA sans indication médicale solide.

  L'intérêt de la mesure systématique du col utérin en échographie n'a pas été montré.

- En cas d'antécédent d'accouchement prématuré, la prévention consiste à :
  - rechercher et corriger les malformations utérines (résection de cloison utérine),
  - discuter l'indication du cerclage en cas de suspicion de béance cervicale. L'indication du cerclage cervical ou isthmique est formelle en cas d'antécédent de trois accouchements prématurés ou fausses couches tardives. En cas d'un ou deux antécédents, il est recommandé de réaliser une surveillance échographique de la longueur cervicale entre 16 et 22 SA, afin de proposer un cerclage si la longueur est < 25 mm. L'efficacité d'un cerclage systématique ou de la progestérone micronisée par voie vaginale chez les patientes ayant un ou deux antécédents de FCT ou d'AP n'est pas avérée mais ces traitements peuvent être envisagés (en revanche, la progestérone micronisée vaginale est formellement indiquée chez les patientes sans antécédent d'accouchement prématuré avec un col < 20 mm découvert en échographie entre 16 et 24 SA),
  - dépister et traiter systématiquement une vaginose bactérienne par prélèvement vaginal au 1er trimestre, uniquement chez les patientes ayant un antécédent d'accouchement prématuré dans un contexte d'infection maternofœtale bactérienne.

En cas d'antécédent d'AP ou de menace d'AP, l'hospitalisation prolongée et le repos au lit strict ne sont pas recommandés systématiquement.

La recherche systématique de fibronectine fœtale par voie vaginale n'est pas indiquée. Elle est réservée aux cas de suspicion de menace d'AP pour son excellente valeur prédictive négative mais n'a pas d'intérêt quand la menace d'AP est évidente.

> **Points clés**
>
> - La prématurité est la principale cause, avec le retard de croissance utérin, de morbidité et de mortalité périnatales.
> - Elle concerne 3 à 5 % des naissances.
> - On distingue classiquement la prématurité spontanée et la prématurité induite : un bilan étiologique est indispensable mais 40 % des accouchements prématurés sont idiopathiques.
> - Tout accouchement prématuré impose une préparation spécifique pour la grossesse à venir.

> **Notions indispensables PCZ**
>
> - Toujours proposer un sevrage tabagique et alcoolique le cas échéant.

Pour en savoir plus

> CNGOF. Prévention de la prématurité spontanée et de ses conséquences (hors rupture des membranes). Recommandations pour la pratique clinique, 2016.
> http://www.cngof.fr/pratiques-cliniques/recommandations-pour-la-pratique-clinique/apercu?path=RPC%2BCOLLEGE%252F2016%252FMAP.pdf&i=7777

II. Retard de croissance intra-utérin

Il est indispensable de définir le RCIU et d'expliquer la démarche diagnostique. En revanche, la prise en charge d'un RCIU n'est pas au programme du second cycle et n'est pas abordée ici.

A. Définitions

- Le petit poids pour l'âge gestationnel ou PAG (équivalent français de *Small for Gestational Age* ou SGA) est défini par un poids isolé (estimation pondérale *in utero* ou poids de naissance) inférieur au 10e percentile. Le PAG sévère correspond à un PAG inférieur au 3e percentile.
- Le RCIU (équivalent français de *Fetal Growth Restriction* – FGR – ou *Intra-Uterine Growth Retardation* IUGR) correspond le plus souvent à un PAG associé à des arguments en faveur d'un défaut de croissance pathologique : arrêt ou infléchissement de la croissance de manière longitudinale (au moins 2 mesures à 3 semaines d'intervalle). Plus rarement, un RCIU peut correspondre à un défaut de croissance, avec un poids proche du 10e percentile sans être PAG (p. ex. un enfant génétiquement programmé pour être macrosome peut ne pas atteindre son objectif de poids à un âge gestationnel donné et demeurer au-dessus du 10e percentile malgré une authentique restriction de croissance).

> ### Remarques
>
> - Dans les situations de PAG sur une mesure isolée, l'existence de signes d'altération du bien-être fœtal (diminution des mouvements fœtaux, anomalies du Doppler, oligoamnios) doit faire évoquer un RCIU.
> - Les enfants PAG sont soit des enfants constitutionnellement petits, soit d'authentiques RCIU.

Un enfant constitutionnellement petit a un poids de naissance inférieur au 10e percentile, mais sa croissance *in utero* est parallèle aux courbes de référence. Il s'agit habituellement de caractéristiques familiales : il n'est pas étonnant que des parents petits et menus aient un enfant qui leur ressemble ! Ces enfants sont tout à fait normaux et sains. À l'inverse, le RCIU vrai est une pathologie qui expose à des complications : mort fœtale *in utero*, encéphalopathie néonatale, anomalies du développement psychomoteur et complications liées à la prématurité induite. La plupart de ces enfants rattrapent le poids à 6 mois et la taille à 1 an. Chez les adultes nés PAG, les études n'ont pas mis en évidence de répercussion en termes de qualité de vie, d'insertion professionnelle, ni d'estime de soi. En revanche, il y a plus de risques de maladies cardiovasculaires (HTA), de diabète, de dyslipidémie et d'obésité même s'il est encore difficile d'identifier la part de l'hérédité dans ces complications.

B. Dépistage

Il nécessite que l'âge gestationnel soit connu avec précision. Or, dans 10 % des grossesses, la date des dernières règles n'est pas un bon reflet de l'âge gestationnel réel. L'échographie du 1er trimestre et en particulier la mesure de la longueur craniocaudale embryonnaire permettent de dépister ces erreurs de terme et de dater la grossesse avec une précision de ± 4 jours. Si cet examen n'a pas été réalisé, la constatation de valeurs inférieures aux normes aux 2e et 3e trimestres doit faire discuter l'hypothèse d'une erreur de terme. Dans ce cas, la croissance d'un examen à l'autre est parallèle aux courbes de référence.

1. Mesure de la hauteur utérine (HU)

Entre 20 et 32 SA, la hauteur utérine normale (en cm) est égale au nombre de semaines moins 4. On attend donc 24 cm à 28 SA et 28 cm à 32 SA. Après 32 SA, la hauteur utérine augmente de 1 cm toutes les 2 semaines : 29 cm à 34 SA, 30 cm à 36 SA, etc. Une HU inférieure à ces valeurs impose un contrôle échographique.

Une hauteur utérine inférieure aux normes peut donc correspondre à :
- une erreur de terme ;
- un oligoamnios isolé ou associé à un RCIU ;
- un enfant petit pour l'âge gestationnel ;
- un faux positif de l'examen clinique.

2. Échographie fœtale

- Les paramètres biométriques échographiques utilisés pour suivre la croissance fœtale sont le périmètre céphalique (PC), le périmètre abdominal (PA) et la longueur fémorale (LF). Ils permettent d'estimer le poids fœtal (EPF) à partir de la formule de Hadlock. (erreur maximale dans 95 % des cas de ± 20 %) et de préciser le percentile de l'EPF.
- Pour chacun des paramètres biométriques, des courbes de référence donnent les 3e, 10e, 90e et 97e percentiles (fig. 27.1). Le paramètre le plus important pour l'évaluation de la croissance fœtale est le périmètre abdominal. Les mesures comprises entre les 10e et 90e centiles sont considérées comme normales.
- Une mesure comprise entre les 3e et 10e centiles peut correspondre à trois éventualités : un faux positif de l'échographie (la suspicion de PAG est erronée au moins une fois sur trois), un enfant constitutionnellement petit, ou un RCIU vrai. Un RCIU est probable s'il y a un oligoamnios, une anomalie du Doppler utérin ou du Doppler ombilical ou un contexte étiologique évocateur comme une prééclampsie.
- En cas d'EPF inférieure au 3e percentile, le RCIU est considéré comme sévère et peut nécessiter de proposer à la mère des investigations complémentaires : surtout en présence d'anomalies morphologiques associées.
- Dans les RCIU, le PA et la LF sont les premiers paramètres biométriques affectés. La croissance du PC est maintenue plus longtemps grâce à des phénomènes de redistribution vasculaire en direction du cerveau (la croissance cérébrale contribue à la croissance des os du crâne par des phénomènes mécaniques).
- Pour contribuer au diagnostic de RCIU, la répétition de l'examen biométrique et des Doppler est parfois nécessaire pour évaluer la cinétique de croissance et l'évolution des

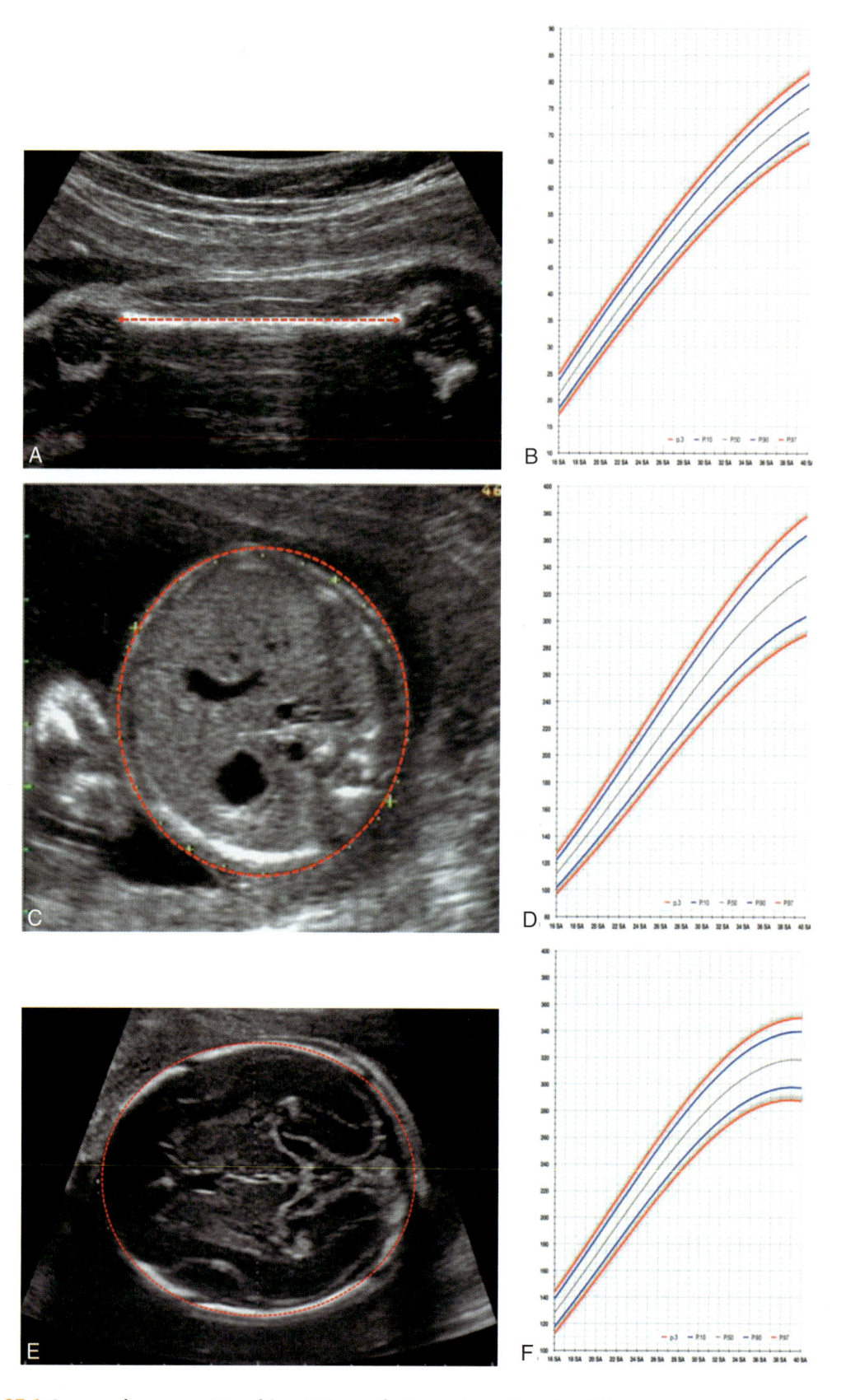

Fig. 27.1 Coupes des paramètres biométriques fœtaux et courbes de référence.
A, B. Longueur fémorale. C, D. Périmètre abdominal. E, F. Périmètre céphalique.

paramètres hémodynamiques du fœtus. Un intervalle de 3 semaines est recommandé entre les examens mais cet intervalle peut être réduit si le RCIU est important ou si une décision d'extraction fœtale doit être envisagée.
- Des paramètres biométriques inférieurs au 10e percentile peuvent correspondre à :
  - une erreur de terme ;
  - une erreur de mesure ;
  - un enfant constitutionnellement petit ;
  - un RCIU vrai ;
  - un faux positif de l'échographie ;
  - ou des anomalies fœtales constitutionnelles (p. ex. génétiques) ou acquises (p. ex. infections).

C. Causes et facteurs de risque

1. Pathologies fœtales

Dans 10 à 20 % des cas, le RCIU a une cause fœtale : anomalie chromosomique (trisomie 13 ou 18, etc.), syndrome malformatif, infection fœtale (surtout CMV). Ces RCIU sont volontiers précoces (apparition au 2e trimestre) et sévères (PA < 3e centile), et sont souvent associés à des anomalies morphologiques ou à un hydramnios (augmentation du liquide amniotique).

Un prélèvement ovulaire (amniocentèse, ponction de villosités choriales, plus rarement ponction de sang fœtal) et des prélèvements sanguins maternels (sérologies infectieuses : CMV +++) sont proposés systématiquement dans ce type de situations. Les analyses génétiques reposent au minimum sur le caryotype fœtal qui peut être complété par des recherches plus approfondies (mutations géniques et/ou recherche des microremaniements chromosomiques [*CGH array*]).

Dans tous les cas, un examen morphologique attentif s'impose.

2. Pathologies vasculaires

Elles expliquent 35 à 50 % des RCIU. Le RCIU est le plus souvent tardif (apparition au 3e trimestre), mais il peut être précoce dans les formes sévères. Ces RCIU tendent à récidiver aux grossesses ultérieures.

Devant un RCIU, les arguments en faveur d'une cause vasculaire sont :
- l'association à une prééclampsie (vérifier la pression artérielle et la protéinurie). Cette association est fréquente et très évocatrice, mais inconstante ;
- l'association à une pathologie maternelle chronique : HTA chronique, néphropathie, lupus, syndrome des antiphospholipides, diabète avec complications vasculaires ;
- un antécédent de RCIU vasculaire lors d'une grossesse précédente. La connaissance des résultats de l'examen anatomopathologique du placenta est essentielle dans ce contexte (*cf. infra*) ;
- l'association à un oligoamnios (diminution du liquide amniotique) ;
- un Doppler utérin ou ombilical anormal, témoignant des perturbations des échanges maternofœtaux. Ces anomalies Doppler se traduisent par une élévation quantifiable des résistances circulatoires dans les artères utérines et/ou ombilicales (index de résistance, index de pulsatilité) et des perturbations spectrales (fig. 27.2) :
- la présence de notchs (incisure en protodiastole) au niveau des artères utérines (habituellement absentes après 24 SA) ;
- un flux diastolique nul voire *reverse flow* au niveau des artères ombilicales.

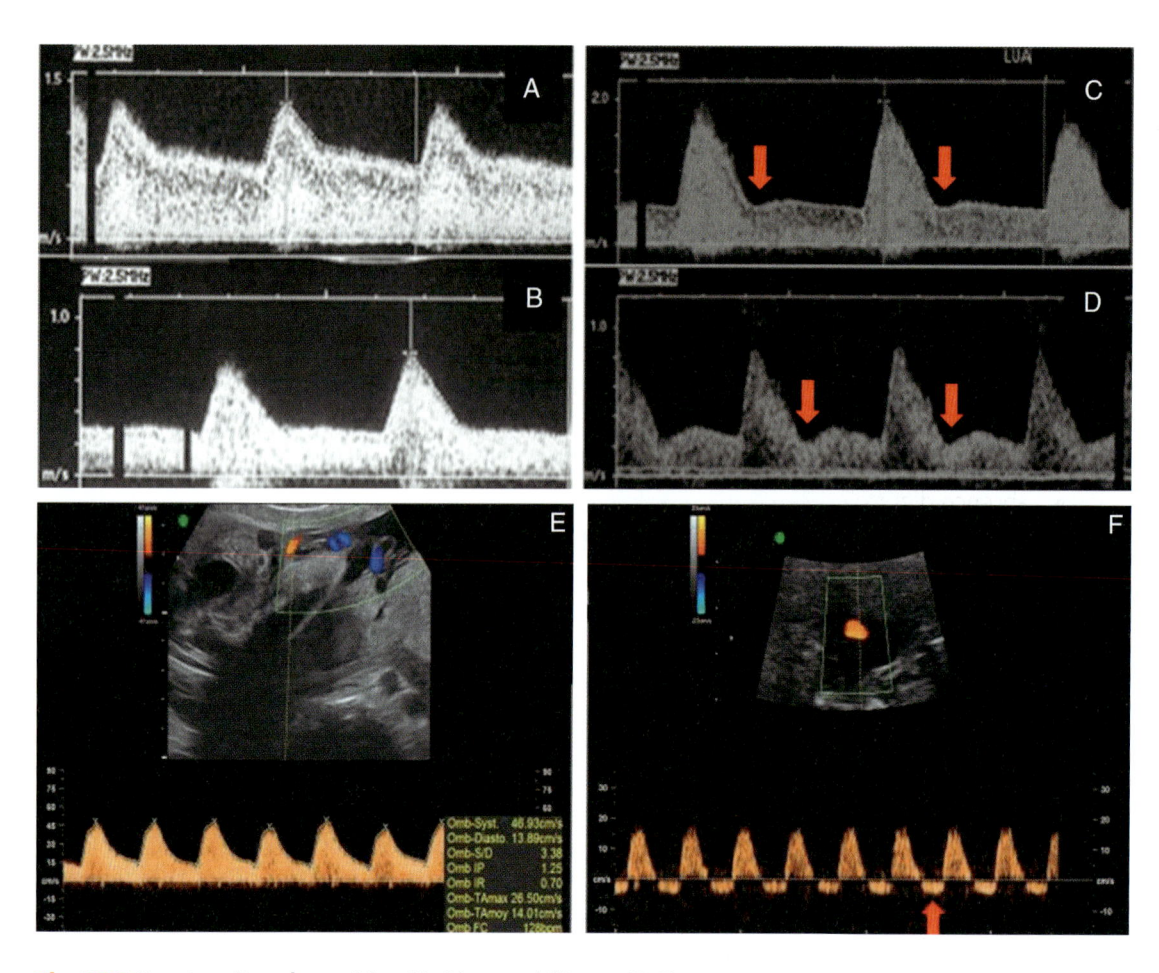

Fig. 27.2 Spectres Doppler utérins (A–D) et ombilicaux (E, F).

A, B. Spectres Doppler utérins normaux. C, D. Spectres Doppler utérins montrant des notchs (incisures protodiastoliques, flèches rouges). E. Spectre Doppler ombilical normal. F. Spectre Doppler ombilical anormal (*reverse flow*, flèche rouge).

L'examen échographique du placenta et du cordon ombilical en anténatal et leur analyse anatomopathologique en postnatal peuvent apporter des arguments rétrospectifs en montrant des signes d'ischémie placentaire, en particulier des infarctus. En cas de suspicion de PAG et, *a fortiori* de RCIU, l'examen anatomopathologique du délivre est indispensable.

3. Autres causes et facteurs de risque

Ce sont les facteurs suivants :
- âge maternel < 20 ans ou > 35 ans ;
- malnutrition, faible prise de poids pendant la grossesse ;
- faible niveau socio-économique ;
- tabagisme, alcoolisme, toxicomanie ;
- malformations utérines, fibromes multiples ou volumineux ;
- hémangiome placentaire ;
- insertion vélamenteuse du cordon.

Les grossesses gémellaires sont un cas à part. Si l'on se réfère aux courbes de croissance des singletons, 35 à 50 % des jumeaux ont un poids de naissance inférieur au 10e centile. Si elle est modérée et similaire chez les deux fœtus, cette hypotrophie est banale. Cependant, le

Item 29 – UE 2 – Prématurité et retard de croissance intra-utérin : facteurs de risque et prévention

RCIU vrai est également plus fréquent chez les jumeaux. Une discordance franche entre les croissances des deux fœtus est associée à un risque accru de mort fœtale *in utero*, en particulier en cas de syndrome anastomotique compliquant une grossesse gémellaire monochoriale (échanges vasculaires entre les deux fœtus partageant un même placenta). Les grossesses gémellaires nécessitent une surveillance échographique et obstétricale spécifique.

Enfin, un tiers des RCIU reste mal expliqué.

En pratique, un objectif essentiel de l'enquête étiologique est de reconnaître ou d'éliminer les causes fœtales, en particulier les anomalies chromosomiques et infectieuses. Certains éléments, même en l'absence d'anomalie morphologique fœtale, doivent faire discuter un prélèvement ovulaire pour étude du caryotype fœtal :
- RCIU précoce et/ou sévère ;
- association à un hydramnios ;
- Doppler utérin ou ombilical normal ;
- absence d'autre cause évidente.

D. Évaluation du bien-être fœtal devant un RCIU

Ce paragraphe ne fait pas partie des objectifs pédagogiques du second cycle, mais certains éléments doivent être connus car ils sont souvent évoqués en obstétrique, notamment dans le chapitre sur la prééclampsie.

Le Doppler ombilical a une place centrale en cas de RCIU. Tant que la diastole au niveau de l'artère ombilicale est normale, le risque de complication à court terme est faible. En revanche, une diastole nulle et surtout la présence d'un *reverse flow* au niveau de l'artère ombilicale imposent l'hospitalisation et une surveillance rapprochée, voire une extraction fœtale en fonction du terme et de la situation clinique. Le Doppler de l'artère cérébrale moyenne permet d'évaluer l'adaptation fœtale dans une situation de RCIU mais il ne constitue pas, à lui seul, un bon marqueur du bien-être fœtal.

Dans tous les cas de figure, trois examens sont essentiels pour surveiller les RCIU sévères :
- la surveillance quotidienne du rythme cardiaque fœtal (RCF) ;
- la mesure de la variabilité à court terme (VCT) du RCF ;
- le Doppler du canal d'Arantius (ductus veineux).

Les éléments qui annoncent un haut risque d'accident aigu pouvant imposer l'extraction fœtale sont :
- une VCT < 3 ms ;
- une onde α négative ou nulle au Doppler du canal d'Arantius (ductus veineux) ;
- des anomalies du RCF (mais cet élément est le plus tardif et peut déjà traduire un risque significatif de complications neurologiques).

L'existence d'un RCIU est associée à une augmentation du risque de prééclampsie chez la mère même si elle ne présente pas de facteur de risque par ailleurs. En cas de RCIU avant 34 SA, une corticothérapie à visée fœtale doit être envisagée.

E. Prévention

1. Chez toutes les femmes

La prévention repose sur les mesures suivantes :
- sevrage d'un tabagisme, d'un alcoolisme, d'une toxicomanie. Le tabac augmente le risque de RCIU, mais aussi celui de fausse couche, grossesse extra-utérine, rupture prématurée des membranes, accouchement prématuré, hématome rétroplacentaire. L'arrêt du tabac avant ou au début de la grossesse réduit ces risques. Les traitements nicotiniques

substitutifs sont autorisés en cas de besoin car moins nocifs que le tabac. L'utilisation de la mesure du CO expiré en consultation peut aider à l'adhésion et la prise en charge des femmes ;
- pendant la grossesse : alimentation équilibrée, respect des objectifs de prise de poids recommandés par l'IOM (*Institute of Medicine*) en fonction de l'IMC préconceptionnel.

2. Chez les femmes ayant une pathologie chronique prédisposant au RCIU : HTA chronique, néphropathie, lupus, syndrome des antiphospholipides, diabète

- Dans tous les cas, on procède au bilan et à l'adaptation du traitement avant l'arrêt de la contraception.
- En cas d'HTA chronique, les diurétiques et les IEC sont contre-indiqués, ainsi que le régime sans sel. Pendant la grossesse, un traitement antihypertenseur trop puissant diminue la perfusion utéroplacentaire et augmente le risque de RCIU. Il faut maintenir la pression systolique en dessous de 160 mmHg, et la pression diastolique en dessous de 110 mmHg. En revanche, des chiffres modérément élevés, entre 150/100 et 140/90 mmHg, doivent être respectés, ce qui justifie parfois l'arrêt du traitement antihypertenseur.
- Le syndrome des antiphospholipides justifie un traitement associant une héparine de bas poids moléculaire et de l'aspirine à faible dose (100 à 160 mg/j) prescrit dès le début de la grossesse. En fonction du tableau clinicobiologique, un traitement par corticoïdes à visée maternelle peut être instauré.
- En revanche, il n'y a pas d'arguments dans la littérature pour justifier un traitement par aspirine dans les autres pathologies chroniques.

3. Chez les femmes ayant un antécédent de RCIU

- Un RCIU sévère (< 3e centile) ayant entraîné une naissance avant 34 SA justifie la recherche systématique d'un syndrome des antiphospholipides clinique et biologique :
  - anticorps anticardiolipines ;
  - anticoagulant circulant ;
  - anti-bêta2-GP1.
- La recherche d'une thrombophilie héréditaire n'est pas recommandée systématiquement en dehors d'antécédents personnels ou familiaux évocateurs.
- Un traitement par aspirine à faible dose (100 à 160 mg/j à prendre le soir), commencé au 1er trimestre, est recommandé chez les femmes ayant des antécédents de prééclampsie avant 34 SA et/ou de RCIU < 5e centile présumé d'origine vasculaire ou confirmé par l'examen anatomopathologique du placenta. Les lésions placentaires les plus fréquemment associées au RCIU sont non spécifiques et peuvent manquer. Elles sont en revanche d'autant plus évocatrices qu'elles sont associées :
  - infarctus,
  - artériopathie déciduale,
  - amas syncytiaux,
  - chorangiose villositaire,
  - vasculopathie thrombosante fœtale,
  - villite chronique et de l'intervillite chronique histiocytaire.
- Ces dernières sont plus susceptibles de récidiver et d'avoir des implications cliniques notables pédiatriques et maternelles notamment car elles peuvent révéler un terrain dysimmunitaire.
- Le traitement préventif par aspirine diminue le risque de RCIU sévère et de prééclampsie dans des proportions qui restent discutées et qui dépendent des lésions observées au niveau du placenta.

> **Points clés**
> - Le RCIU est une des causes principales de morbidité et de mortalité périnatales.
> - Il concerne 5 % des naissances.
> - On distingue un nouveau-né PAG si son poids de naissance est < 10e centile (10 % des cas).
> - Le RCIU correspond à un PAG associé à des éléments en faveur d'une croissance pathologique (cassure de la courbe de croissance).
> - On distingue les RCIU précoces (apparition au 2e trimestre) des RCIU tardifs (au 3e trimestre).
> - Le RCIU est modéré si le poids est compris entre le 3e et le 10e centile, sévère s'il est inférieur au 3e centile.
> - Chez les femmes ayant un antécédent de RCIU, un bilan doit être réalisé à la recherche d'un syndrome des antiphospholipides après avoir étudié tous les risques de maladies chroniques (hypertension, néphropathies, lupus) et les risques liés à des toxiques (tabac, alcool, toxicomanie).

Notions indispensables PCZ
- Toujours vérifier qu'il ne s'agit pas d'une erreur de terme.

Pour en savoir plus

CNGOF. Le retard de croissance intra-utérin. Recommandations pour la pratique clinique, 2013. http://www.cngof.fr/pratiques-cliniques/recommandations-pour-la-pratique-clinique/apercu?path=RPC%2BCOLLEGE%252FCNGOF_2013_FINAL_RPC_rciu.pdf&i=449

III. Annexe – Vaginose bactérienne

La vaginose bactérienne correspond à un déséquilibre de la flore vaginale dont la prévalence en France est estimée aux alentours de 7 % au 1er trimestre de la grossesse. Ce déséquilibre de la flore vaginale survient à la faveur d'une multiplication des bactéries anaérobies (*Gardnerella vaginalis*, *Mobilincus*, *Bactéroïdes*, *Peptostreptococcus*, *Prevotella*, *Porphyromonas*) ou des bactéries à développement cellulaire (*Ureaplasma urealyticum*, *Mycoplasma hominis*) aux détriments des lactobacilles vaginaux réputés protecteurs. Son diagnostic repose sur les critères cliniques d'Amsel (encadré 27.1) et/ou une coloration de Gram avec établissement du score de Nugent.

Le métronidazole (cp 500 mg × 2/j pendant 7 jours ou un ovule/j pendant 7 jours) ou la clindamycine (cp 300 mg × 2/j pendant 7 jours) sont efficaces pour traiter la vaginose bactérienne.

> **Encadré 27.1**
> **Critères cliniques d'Amsel**
>
> Trois critères sur quatre sont nécessaires :
> - pH vaginal > 4,5
> - Sécrétions vaginales grisâtres, homogènes et adhérentes à la paroi vaginale
> - Odeur vaginale caractérisée de poisson avarié après mise en contact des pertes vaginales avec quelques gouttes d'hydroxyde de potasse à 10 % (*sniff test*)
> - Présence de *clue cells* (au moins 20 %) à l'examen microscopique à l'état frais des sécrétions vaginales

La méthode de Nugent (tableau 27.2) repose sur une évaluation semi-quantitative des 3 principaux morphotypes bactériens en se fondant sur l'examen au microscope des sécrétions vaginales après coloration de Gram. L'établissement du score tient compte pour l'essentiel de la corrélation inverse entre la concentration en lactobacilles et celles de deux autres morphotypes bactériens.

Tableau 27.2 Score de Nugent (coloration de Gram, objectif à immersion à huile × 1 000).

Étape 1 : attribuer un sous-score en fonction d la quantification de 3 morphotypes bactériens			
Sous-score	*Lactobacillus* spp	*Gardnerella vaginalis*	*Mobiluncus* spp
	Nombre de gros bacilles à Gram +/champ	Nombre de petits bacilles à Gram- ou Gram variable/champ	Nombre de bacilles à Gram- incurvé/champ
0	> 30	0	0
1	5–30	< 1	1–5
2	1–4	1–4	> 5
3	< 1	5–30	
4	0	> 30	
Étape 2 : classer la flore étudiée selon la valeur du score de Nugent définie par l'addition des 3 sous-scores précédents			

Un score ≥ 7 définit une vaginose bactérienne.

CHAPITRE 28

Item 30 – UE 2 – Accouchement normal en présentation du sommet. Suites de couches normales

I. Rappels
II. Accouchement normal
III. Suites de couches normales

Objectifs pédagogiques

Objectifs ECN

- Expliquer les différentes phases du travail et de l'accouchement.
- Argumenter la conduite à tenir devant un accouchement inopiné à domicile.
- Argumenter la prise en charge d'une accouchée durant la période du post-partum.

Objectifs collégiaux

- Connaître les dimensions du bassin osseux et certaines dimensions de la tête fœtale.
- Les 4 étapes du travail : dilatation cervicale, descente de la présentation dans le canal pelvien, délivrance, retour à la normale.
- La confection du partogramme.
- L'engagement conditionne l'accouchement par voie basse.
- Les variétés de présentations d'engagement (OIGA, OIDA, OIGP, OIDP) et de dégagement (OP et OS).
- Le respect du mécanisme physiologique de la délivrance.
- L'importance de la surveillance clinique pendant et après l'accouchement.
- La gestion de l'allaitement et des risques thromboemboliques pendant le post-partum.
- La contraception doit être discutée et proposée lors du séjour à la maternité.

I. Rappels

L'accouchement nécessite le passage de trois obstacles :
- le col utérin : fermé pendant la grossesse, il se dilate sous l'influence des contractions utérines ;
- le bassin : la traversée de ce défilé rigide nécessite une adaptation constante des différentes parties du fœtus au contenant ;
- le périnée : sa traversée constitue l'expulsion.

Les passages du col et du bassin se font sous l'influence des contractions utérines et peuvent être simultanés.

L'expulsion se fait sous l'influence des contractions utérines renforcées par la poussée abdominale maternelle.

A. Bassin maternel

1. Bassin osseux

La ceinture pelvienne est un anneau ostéoarticulaire symétrique constitué de :
- 4 pièces osseuses :
  - les 2 os coxaux,
  - le sacrum,
  - le coccyx ;
- 4 articulations, très peu mobiles :
  - les 2 articulations sacro-iliaques,
  - la symphyse pubienne,
  - l'articulation sacrococcygienne.

La ceinture pelvienne a la forme d'un entonnoir à grande base supérieure faisant communiquer la grande cavité abdominale avec le pelvis à travers le détroit supérieur (DS).

La filière pelvienne obstétricale doit être décrite selon trois étages :
- un orifice d'entrée ou DS qui doit être considéré comme un cylindre ;
- une excavation dont les dimensions sont habituellement très supérieures à celles de la tête fœtale ;
- un orifice inférieur à grand axe sagittal, constitué par l'ensemble des détroits moyen et inférieur.

Détroit supérieur

C'est le « cylindre d'engagement » de Demelin.

Ce cylindre est limité :
- en haut par le détroit supérieur anatomique défini par le plan passant par le bord supérieur de la symphyse pubienne et par le promontoire qui est le disque vertébral réunissant la dernière vertèbre lombaire et le sacrum ;
- en bas par le détroit supérieur obstétrical défini par le plan passant par les lignes innominées, le point rétropubien de la symphyse pubienne (margelle) et la face antérieure de la 1re pièce sacrée (S1).

Le promontoire surplombe la symphyse pubienne de 8 à 9,5 cm.

Le DS est rétréci dans le plan sagittal par la saillie du promontoire, il a la forme d'un cœur de carte à jouer. On retiendra que l'axe du DS est oblique en arrière et en bas : il vise l'interligne sacrococcygien.

Excavation pelvienne (fig. 28.1)

Entre le cylindre d'engagement et l'orifice inférieur du bassin, l'excavation ou canal pelvien est formée par la face antérieure du sacrum et du coccyx et par la face postérieure du pubis. Sa section circulaire est de diamètre constant au niveau de tous les plans (environ 12 cm).

On distingue, à l'union du tiers inférieur et des deux tiers supérieurs, un plan oblique en bas et en avant passant par les deux épines sciatiques : c'est le détroit moyen (DM). Ainsi, l'excavation pelvienne correspond à un cylindre très coudé (segment de tore) comprenant 2 rétrécissements : antéropostérieur (la saillie du promontoire) et transversal (les épines sciatiques).

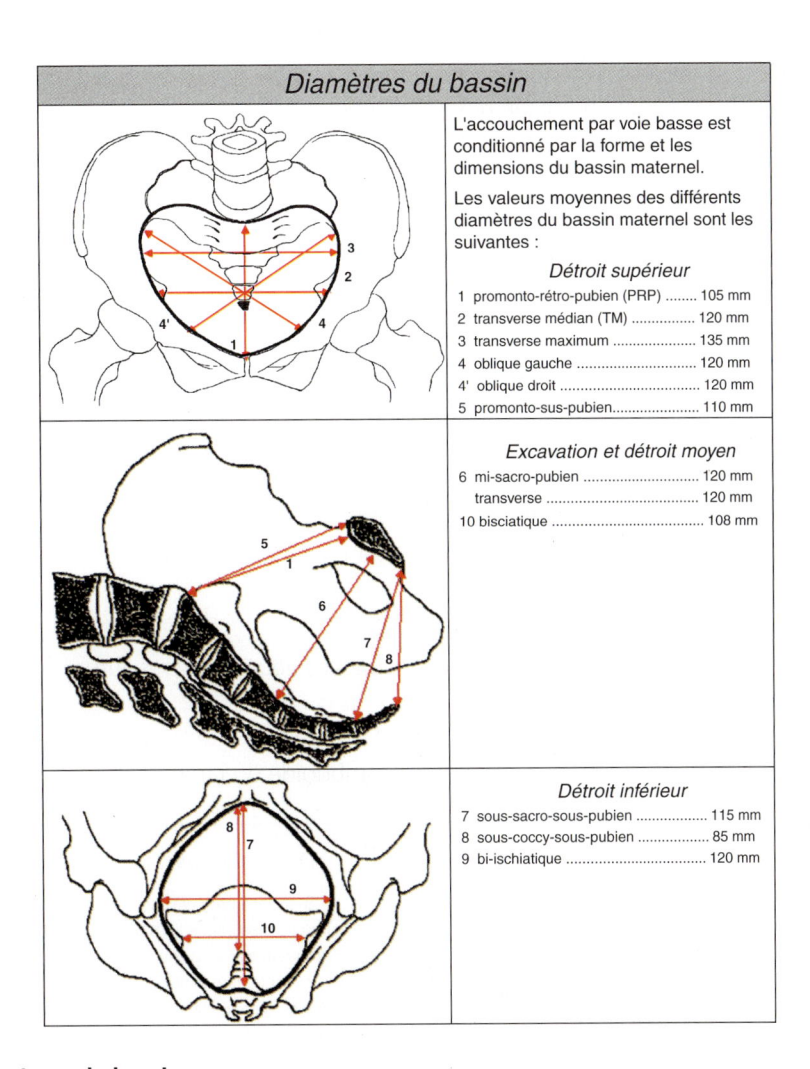

Fig. 28.1 Diamètres du bassin.
Source : Jean-Patrick Schaal, Robert Maillet, Didier Riethmuller, Michèle Uzan, Mécanique et techniques obstétricales - MTO, 4ᵉ éd., Sauramps Médical, 2012, 922 p.

Diamètres du bassin

L'accouchement par voie basse est conditionné par la forme et les dimensions du bassin maternel.

Les valeurs moyennes des différents diamètres du bassin maternel sont les suivantes :

Détroit supérieur
1. promonto-rétro-pubien (PRP) .... 105 mm
2. transverse médian (TM) .... 120 mm
3. transverse maximum .... 135 mm
4. oblique gauche .... 120 mm
4'. oblique droit .... 120 mm
5. promonto-sus-pubien .... 110 mm

Excavation et détroit moyen
6. mi-sacro-pubien .... 120 mm
   transverse .... 120 mm
10. bisciatique .... 108 mm

Détroit inférieur
7. sous-sacro-sous-pubien .... 115 mm
8. sous-coccy-sous-pubien .... 85 mm
9. bi-ischiatique .... 120 mm

Détroit inférieur (DI)

C'est l'orifice inférieur du canal pelvien, défini comme l'espace compris entre le plan du DM et les plans du DI.

Cet espace est un prisme triangulaire :
- la face supérieure est représentée par le plan du DM ;
- la face antérieure, oblique en bas et en arrière, joint le bord inférieur du pubis aux ischions en suivant les branches ischiopubiennes ;
- la face postérieure oblique en haut et en arrière est déterminée par les 2 ischions et la pointe du coccyx.

2. Bassin mou

Il est constitué par :
- le vagin ;
- le diaphragme pelvipérinéal : hamac musculotendineux qui comprend :
  – un plan profond : faisceaux du muscle élévateur de l'anus et ligament sacrotubéral,
  – un plan superficiel : muscles du périnée superficiel.

Ces éléments se laissent distendre et constituent un tube ouvert en avant et en haut, ayant la forme d'une boutonnière médiane antéropostérieure.

B. Mobile fœtal

Le fœtus, pelotonné sur lui-même, constitue un ovoïde à 2 pôles : l'un pelvien, l'autre céphalique.

1. Tête fœtale

La tête fœtale a une forme ovoïde dont la petite extrémité correspond au menton et la grosse à l'occiput (fig. 28.2).

On décrit :
- sur la ligne médiane : la suture longitudinale ;
- sur cette suture longitudinale, se branchent deux autres sutures transversales :
  - l'une antérieure,
  - l'autre postérieure ;
- aux croisements de la suture longitudinale par ces deux dernières sutures, se trouvent deux fontanelles :
  - la fontanelle antérieure ou bregmatique ou bregma,
  - la fontanelle postérieure ou fontanelle lambdoïde ou lambda.

Dimensions de la tête fœtale

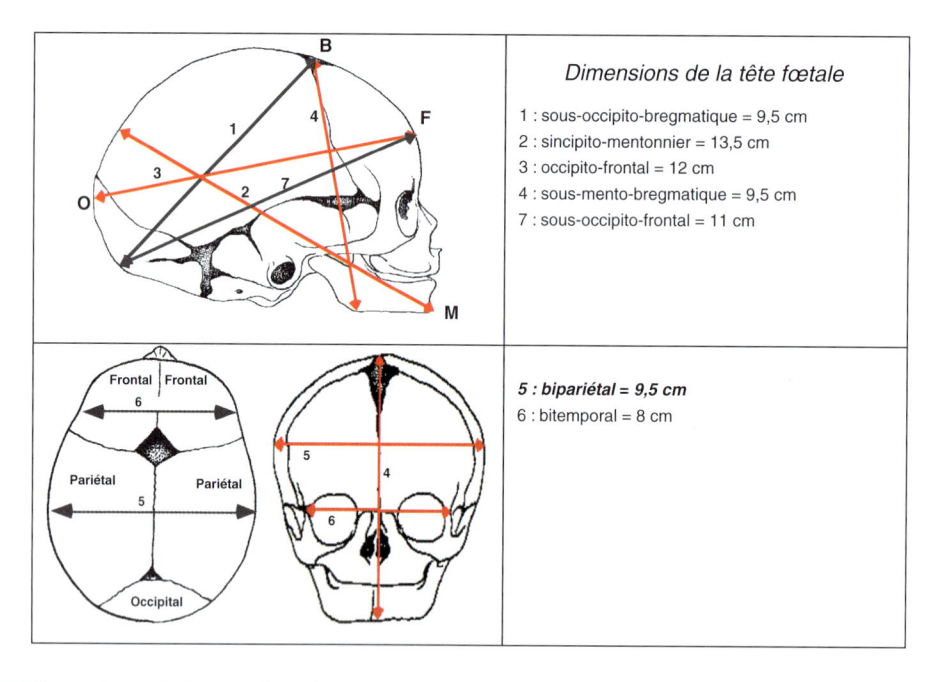

1 : sous-occipito-bregmatique = 9,5 cm
2 : sincipito-mentonnier = 13,5 cm
3 : occipito-frontal = 12 cm
4 : sous-mento-bregmatique = 9,5 cm
7 : sous-occipito-frontal = 11 cm

5 : bipariétal = 9,5 cm
6 : bitemporal = 8 cm

Fig. 28.2 Dimensions de la tête fœtale.
Source : Jean-Patrick Schaal, Robert Maillet, Didier Riethmuller, Michèle Uzan, Mécanique et techniques obstétricales - MTO, 4ᵉ éd., Sauramps Médical, 2012, 922 p.

2. Corps fœtal

Les autres dimensions fœtales à connaître sont les suivantes :
- biacromial : 12 cm réduit à 9,5 cm par tassement ;
- bitrochantérien : 9 cm ;
- bi-iliaque : 8 cm ;

- sacropubien : 7,5 cm ;
- sternodorsal : 9,5 cm ;
- sacro-pré-tibial : 12 cm réduit à 9 cm par tassement.

C. Utérus

L'utérus gravide comprend 3 parties : le corps, le segment inférieur (portion propre à la gravidité) et le col (qui contient lui-même 2 orifices : un externe et l'autre interne).

Le corps, en fin de grossesse, a la forme d'un ovoïde à grosse extrémité supérieure. Son axe dépend de la tonicité de la paroi abdominale antérieure. Chez la femme en décubitus, l'axe de la poussée utérine est un peu incliné vers l'avant par rapport à l'axe du détroit supérieur. Dans le plan frontal, l'utérus est fréquemment incliné du côté droit, subissant un mouvement de rotation sur son axe vertical, sa face antérieure étant dirigée en avant et à droite (dextrorotation).

L'utérus est constitué de trois tuniques :
- la séreuse : c'est le péritoine dont la particularité est de se cliver facilement au niveau du segment inférieur ;
- la muqueuse transformée en caduques lors de la grossesse ;
- la musculeuse ou myomètre : les faisceaux de fibres musculaires lisses sont disposés en deux assises circulaires externe et interne de part et d'autre de la couche plexiforme dont les faisceaux enserrent de nombreux vaisseaux. La couche circulaire externe est renforcée de faisceaux longitudinaux minces et discontinus. Sur l'utérus rétracté, les couches musculaires se plissent en accordéon. Au niveau de la couche plexiforme, la rétraction des fibres efface la lumière des vaisseaux, ce qui a pour effet de réduire l'hémorragie de la délivrance normale : c'est le phénomène des ligatures vivantes.

D. Contraction utérine

La contraction utérine (CU) est la force motrice de l'accouchement ; elle entraîne la dilatation du col utérin et la traversée de la filière pelvienne par le fœtus.

1. Moyens d'étude

L'étude mécanique de la CU est d'usage courant en obstétrique grâce aux moniteurs qui permettent les enregistrements simultanés du rythme cardiaque fœtal et des contractions utérines :
- la tocographie externe permet, grâce à un capteur externe, de noter la durée et la fréquence des CU ;
- la tocographie interne permet d'obtenir le tonus de base et la pression intra-utérine grâce à l'introduction dans la cavité utérine par voie transcervicale d'un cathéter fin et souple ouvert à son extrémité (elle peut être intra ou extra-amniotique selon que les membranes sont ou non rompues).

2. Rôle et effets

Formation et ampliation du segment inférieur

Formation temporaire n'apparaissant qu'au 3e trimestre de la grossesse, le segment inférieur est développé entre le corps et le col aux dépens de l'isthme utérin.

En fin de travail, il mesure 10 cm et son épaisseur n'est que de quelques millimètres.

Son rôle fondamental est de recueillir la force de la contraction utérine et de la diriger sur le col. Peu vascularisé et limité en haut par la zone de décollement du péritoine vésico-utérin, il présente également un intérêt chirurgical fondamental : c'est la zone d'incision des césariennes segmentaires transversales.

Effacement et dilatation du col utérin (fig. 28.3)

Les CU du travail entraînent :
- la disparition progressive de l'épaisseur du col et de sa longueur : c'est l'effacement ;
- la dilatation s'effectue ensuite, l'orifice cervical s'élargit progressivement jusqu'à dilatation complète (10 cm).

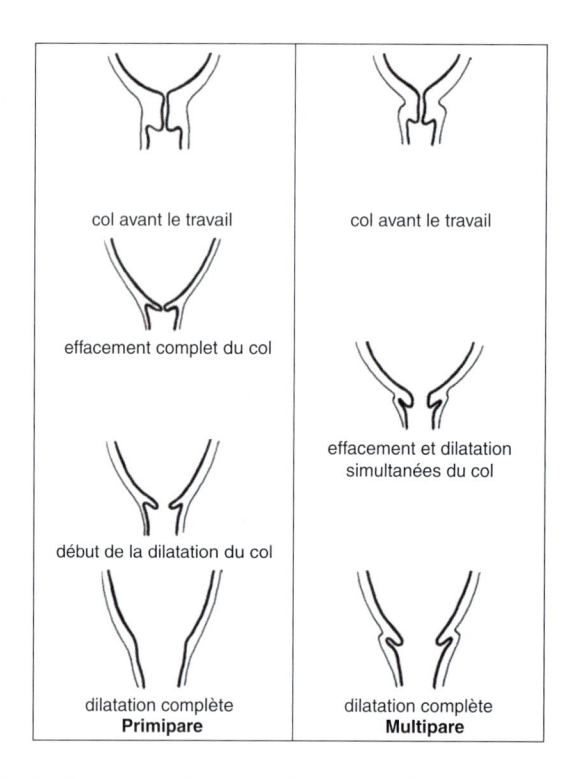

Fig. 28.3 Dilatation cervicale chez la primipare et chez la multipare.
Chez la multipare, l'effacement et la dilatation s'effectuent en même temps.
Source : Jean-Patrick Schaal, Robert Maillet, Didier Riethmuller, Michèle Uzan, Mécanique et techniques obstétricales - MTO, 4ᵉ éd., Sauramps Médical, 2012, 922 p.

Formation de la poche des eaux

Au cours du travail, les membranes se décollent. La poche des eaux ainsi constituée est la portion des membranes découverte par la dilatation du col.

Son rôle est double :
- protecteur :
  - de l'œuf contre l'infection,
  - du fœtus contre le traumatisme ;
- mécanique d'aide à la dilatation cervicale.

Effets des CU sur le mobile fœtal

Sous l'effet des contractions utérines, le mobile fœtal va franchir les étages de la filière pelvigénitale :
- détroit supérieur ;
- excavation pelvienne ;
- détroit inférieur ;
- périnée.

II. Accouchement normal

A. Définitions (tableau 28.1)

Les 4 étapes du travail sont définies dans le tableau 28.2.

Tableau 28.1 Définitions des accouchements.

Accouchement	Ensemble des phénomènes qui conduisent à l'expulsion du fœtus et des annexes (placenta, liquide amniotique et membranes) après 30 SA
Accouchement eutocique ou normal	Accouchement qui aboutit par la seule influence des phénomènes naturels à l'expulsion de l'enfant par voie basse
Accouchement dystocique	C'est celui qui entraîne des difficultés ou des impossibilités d'accouchement par voie basse
Accouchement prématuré	Accouchement qui survient avant 37 SA
Date du terme	Date de premier jour des dernières règles + 10 jours + 9 mois = 40,5 SA = date présumée de l'accouchement (intérêt de l'échographie avant 20 SA)

Tableau 28.2 Les 4 étapes du travail.

1re étape du travail	Depuis le début du vrai travail jusqu'à la fin de la dilatation du col de l'utérus (dilatation cervicale) Durée : 6 à 18 heures chez la primipare et 2 à 10 heures chez la multipare
2e étape du travail	Depuis la fin de la dilatation du col de l'utérus à la naissance de l'enfant (descente de la présentation et expulsion) Durée : 6 à 18 heures chez la primipare et 2 à 10 heures chez la multipare
3e étape du travail	De la naissance de l'enfant jusqu'à l'expulsion du placenta (délivrance) Durée : 5 à 30 minutes
4e étape du travail	De la délivrance jusqu'à la stabilisation des constantes maternelles Durée : environ 2 heures

B. Première étape du travail

1. Définition

La première étape du travail correspond à la période de dilatation du col utérin.

Le début du travail est souvent précédé par la perte du « bouchon muqueux » (écoulement de glaires épaisses et brunâtres par la vulve).

Il est marqué par l'apparition de contractions utérines régulières, rythmées et douloureuses dont l'intensité et la fréquence vont en augmentant et qui s'accompagnent de modifications du col utérin.

Le diagnostic de début de travail repose sur :
- la notion de contractions utérines (interrogatoire, palpation, tocographie qui mesure l'intensité, l'amplitude et la fréquence des contractions utérines) ;
- les modifications du col : il se raccourcit (effacement) et s'ouvre (dilatation).

La surveillance clinique et paraclinique, au minimum toutes les heures, se fonde sur plusieurs paramètres dont les caractères sont reportés sur un graphique appelé partogramme.

2. Physiologie

Contractions utérines du travail

Les CU du travail sont cliniquement :
- involontaires ;
- intermittentes et rythmées (chaque contraction étant précédée et suivie d'une période de repos) ;
- progressives dans leur durée et leur intensité ;
- totales et douloureuses.

La palpation abdominale permet d'apprécier la qualité des contractions utérines : le corps utérin se durcit, son grand axe se redresse et se rapproche de la paroi abdominale antérieure. L'analgésie péridurale est le moyen le plus efficace pour supprimer les douleurs des CU du travail.

État de la poche des eaux

La poche des eaux lisse au toucher, se découvre avec les progrès de la dilatation.
- Si la rupture se produit avant tout travail, elle est dite *prématurée*.
- Si elle se produit sans intervention extérieure pendant le travail, elle est dite *spontanée*.
- Si elle est provoquée volontairement pendant le travail, elle est dite *artificielle*.

La rupture des membranes laisse s'écouler le liquide amniotique, dont il faut noter la couleur.
La rupture est *tempestive* lorsqu'elle se produit à dilatation complète, et *intempestive* si elle se produit avant.
La rupture artificielle des membranes peut aider, dans certains cas, la marche du travail.

Description de la 1re étape du travail

La première étape du travail est divisée en deux phases :
- une première phase dite de latence jusqu'à 5 à 6 cm ;
- une deuxième phase dite active jusqu'à 10 cm.

Phase de latence

Elle succède à l'effacement et peut lui être parallèle, en particulier chez la multipare.

Cette première phase est la plus longue. Elle correspond au début du travail (plus de 2 CU pour 10 minutes). Elle est de durée variable, en moyenne 8,6 heures chez la primipare et 5,3 heures chez la multipare, avec un maximum de 20 heures chez la primipare et de 14 heures chez la multipare.

Phase active

Après 5–6 cm de dilatation (phase de latence), il est une vitesse de dilatation est considérée comme anormale si :
- elle est < 1 cm/4 h de 5 à 7 cm ;
- elle est < 1 cm/2 h de 7 cm à dilatation complète.

3. Clinique

Interrogatoire

Il recueille les éléments suivants : gestité, parité, âge, aménorrhée, antécédents médicaux et chirurgicaux, antécédents gynécologiques et obstétricaux, déroulement et surveillance de la grossesse, maladies associées à la grossesse, résultats des examens prénatals.

Examen clinique général

Il mesure PA, pouls, température, poids, et recherche la présence de sucre et de protéines dans les urines.

Examen obstétrical

Palpation de l'abdomen
Elle apprécie la présentation fœtale longitudinale ou transversale par la recherche du pôle céphalique et du plan du dos.

Mesure de la hauteur utérine
La HU est mesurée en dehors d'une CU (en moyenne : 33 cm).

Examen du périnée
Il recherche la présence d'herpès, de cicatrices, d'anomalie congénitale, etc.

Toucher vaginal (TV)
Le TV, qui est réalisé toutes les 30 minutes ou toutes les heures avec asepsie, renseigne sur :
- le diagnostic de présentation et la variété de présentation ;
- la valeur obstétricale du bassin osseux et des parties molles ;
- la présence ou non de membranes (état de la poche des eaux) ;
- l'état du col (le score de Bishop permet d'évaluer la maturation du col selon 5 critères : la dilatation du col utérin, l'effacement du col utérin, la consistance du col utérin, la position du col utérin et le positionnement de la présentation fœtale).

Le TV permet de faire un partogramme pour surveiller l'évolution de la dilatation cervicale :
- phase de latence (dilatation lente) ;
- phase active (dilatation rapide) ;

État de la poche des eaux et du liquide amniotique
Elle se constitue en début de travail.

En cas de rupture prématurée des membranes, il n'existe pas de poche des eaux. Cette rupture précoce des membranes nécessite une hospitalisation immédiate en raison des risques d'infection et surtout de procidence du cordon (passage du cordon ombilical devant la présentation).

Si les membranes sont intactes, selon les écoles, on préconise :
- la conservation de l'intégrité de la poche des eaux ;
- la rupture artificielle des membranes ; la rupture des membranes est recommandée quand la dilatation dépasse 6 cm si la présentation est engagée. Après la rupture de la poche des eaux, il faut réexaminer la parturiente afin de vérifier l'absence de procidence du cordon.

Si les membranes sont rompues, il faut surveiller la couleur du liquide amniotique :
- normalement clair, transparent et lactescent ;
- dont la coloration en vert plus ou moins sombre par le méconium peut être un signe d'état fœtal non rassurant.

Échographie
Pour confirmer les résultats de l'examen obstétrical, estimer la quantité de liquide amniotique, localiser l'insertion placentaire, confirmer la présentation et la variété de la présentation, on peut réaliser une échographie en salle de travail.

Tocographie
On apprécie les caractères des contractions utérines par la tocographie (durée, tonus de base, intensité, fréquence).

Les anomalies de ces caractères sont recherchées (hypocinésie, hypercinésie, hypotonie, hypertonie).

Surveillance du fœtus
Elle se fait principalement par la mise en place d'un cardiotocographe. La surveillance du fœtus est continue pendant les 2 premières étapes du travail.

Il s'agit d'un enregistrement simultané du rythme cardiaque fœtal (RCF) et des contractions utérines. Un tracé cardiotocographique normal pendant le travail se définit par :
- un RCF de base : 120 à 150 battements/min ;
- des oscillations :
  - amplitude = 5 à 25 battements/min,
  - fréquence ≥ 4 cycles/min ;
- aucun ralentissement.

D'autres moyens de surveillance peuvent être utilisés comme l'ECG fœtal ou le pH au scalp.

Quelle que soit la technique utilisée, il faut toujours tenir compte du contexte clinique.

C. Deuxième étape du travail

1. Engagement

Définition

C'est le premier temps de la traversée de la filière pelvienne.

C'est le franchissement du DS par le plus grand diamètre de la présentation.

Une présentation est dite engagée lorsque sa plus grande circonférence a franchi le DS.

Pour la présentation céphalique, il s'agit du plan passant par les deux bosses pariétales (diamètre bipariétal).

La notion d'engagement est importante car de son existence dépend le plus souvent la possibilité ou non d'un accouchement par voie basse (fig. 28.4).

Physiologie

L'engagement résulte du mouvement imprimé à la présentation, appuyée sur l'arc pubien, par une force de glissement, composante efficace de la poussée utérine (fig. 28.5).

La non-concordance des axes de la poussée utérine et du détroit supérieur explique que l'engagement exige du mobile fœtal des mouvements compliqués.

La force de poussée de la contraction utérine fait avec l'axe du DS un angle de 30 à 50°. La tête fœtale va être appliquée contre la margelle pubienne. La force de poussée (P) va être décomposée en 2 forces élémentaires :
- une force de résistance (R) perpendiculaire à l'axe du DS qui participe à la flexion et à l'orientation en oblique du mobile céphalique fœtal ;
- une force de progression (G) parallèle à l'axe du DS.

Engagement de la tête fœtale : tête non engagée | *Engagement de la tête fœtale : tête engagée*

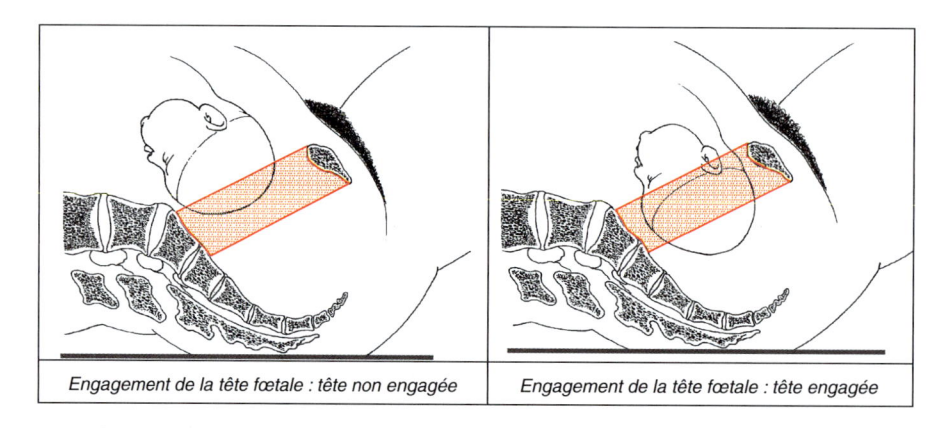

Fig. 28.4 Engagement de la tête fœtale.

Source : Jean-Patrick Schaal, Robert Maillet, Didier Riethmuller, Michèle Uzan, Mécanique et techniques obstétricales - MTO, 4ᵉ éd., Sauramps Médical, 2012, 922 p.

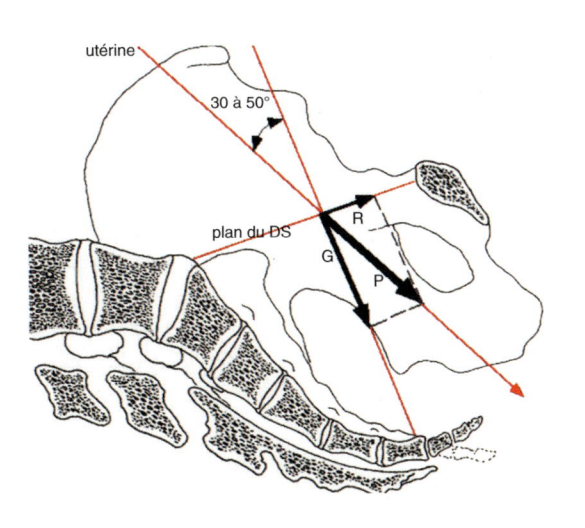

Item 30 – UE 2 – Accouchement normal en présentation du sommet. Suites de couches normales

Fig. 28.5 Forces en jeu lors de l'engagement.
G : force de progression ; P : force de poussée ; R : force de résistance.
Source : Jean-Patrick Schaal, Robert Maillet, Didier Riethmuller, Michèle Uzan, Mécanique et techniques obstétricales - MTO, 4ᵉ éd., Sauramps Médical, 2012, 922 p.

Variétés de présentation d'engagement et leur fréquence :

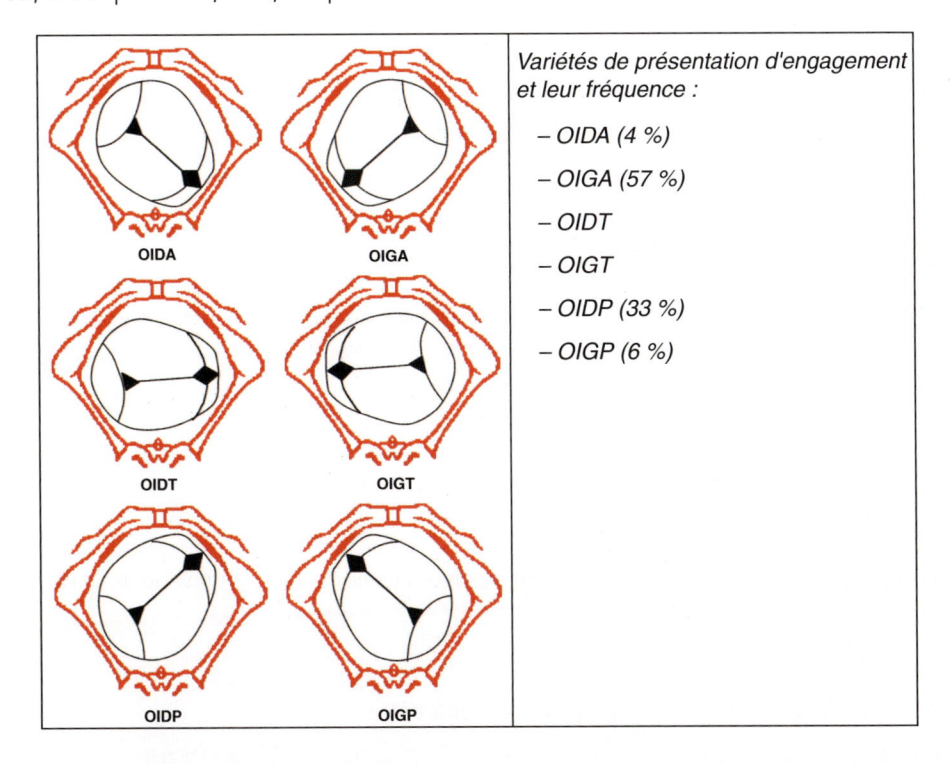

– *OIDA (4 %)*
– *OIGA (57 %)*
– *OIDT*
– *OIGT*
– *OIDP (33 %)*
– *OIGP (6 %)*

Fig. 28.6 Variétés de présentation d'engagement et leur fréquence.
Source : Jean-Patrick Schaal, Robert Maillet, Didier Riethmuller, Michèle Uzan, Mécanique et techniques obstétricales - MTO, 4ᵉ éd., Sauramps Médical, 2012, 922 p.

Les dimensions du DS les plus utilisables sont les diamètres obliques. Le sommet fœtal doit orienter en oblique ses diamètres prédominants. On observera 4 variétés principales de position d'engagement (OIGA, OIDP, OIGP, OIDA) et 2 variétés accessoires (OIGT, OIDT) (fig. 28.6).

Les dimensions de la tête fœtale les plus favorables à l'engagement étant le sous-occipito-bregmatique et le bipariétal, le sommet doit se fléchir (tableau 28.3).

L'axe du DS étant oblique en arrière et en bas (ligne ombilico-coccygienne), le sommet doit cheminer dans cette direction pour pénétrer dans la filière pelvienne.

Tableau 28.3 Définition des présentations.

La *présentation* est la partie du fœtus qui prend contact avec le DS, s'y engage (ou tend à s'y engager) et évolue dans l'excavation pelvienne selon un mécanisme qui lui est propre jusqu'à l'expulsion du fœtus.

On appelle *position* l'orientation à gauche ou à droite (/mère) du dos du fœtus.

Les *variétés de position* sont déterminées par la situation du repère de la présentation par rapport au bassin maternel. Pour le sommet dont le repère est l'occiput : OP (occipito-pubienne), OIGA (occipito-iliaque gauche antérieure), OIGT (occipito-iliaque gauche transverse), OIGP (occipito-iliaque gauche postérieure), OS (occipito-sacrée), OIDP (occipito-iliaque droite postérieure), OIDT (occipito-iliaque droite transverse) et OIDA (occipito-iliaque droite antérieure).

Présentations	Repères	Diamètre fœtal au DS
Longitudinales		
Tête : – sommet – face – front – bregma	Occiput Menton Nez Bregma	Bipariétal Sous-mento-bregmatique Syncipito-mentionnier Occipito-frontal
Siège : – complet – décomplété – semi-décomplété	Sacrum Sacrum Sacrum	Sacro-prétibial Bi-trochantérien Sacro-prétibial
Transversales		
– épaule	Acromion	

L'accommodation de la tête fœtale au DS comprend au total 4 opérations :
- la flexion ;
- l'orientation en oblique ;
- l'asynclitisme (ou inclinaison latérale) ;
- les déformations plastiques.

Ces 4 opérations sont réalisées simultanément. Elles ne sont pas toutes obligatoires : l'asynclitisme et les déformations plastiques sont facultatifs (fig. 28.7).

Clinique

L'engagement est diagnostiqué grâce à l'interrogatoire, à l'inspection, à la palpation abdominale et au toucher vaginal.

Interrogatoire

Le mobile fœtal est descendu. La femme respire plus librement ; en revanche, la gêne s'accentue du côté des organes pelviens.

Inspection

La hauteur utérine a diminué de quelques centimètres.

Palpation abdominale

Elle recherche :
- le signe de Le Lorier : la tête fœtale est engagée si l'on ne peut pas placer 2 doigts entre l'épaule antérieure du fœtus et le bord supérieur du pubis ;
- le signe de Favre : la tête fœtale est engagée quand la distance entre l'épaule antérieure du fœtus et le bord supérieur du pubis est inférieure à 7 cm.

Toucher vaginal (fig. 28.8)

Il recherche :
- le signe de Farabeuf : la tête fœtale est engagée quand seulement 2 doigts trouvent place entre le pôle céphalique fœtal et le plan sacrococcygien ;

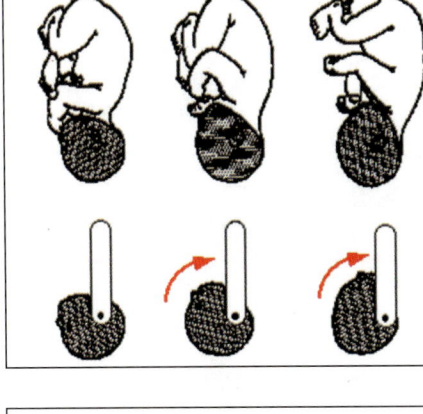

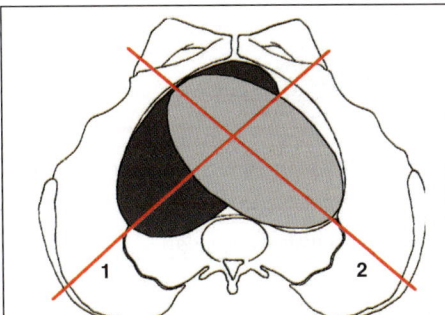

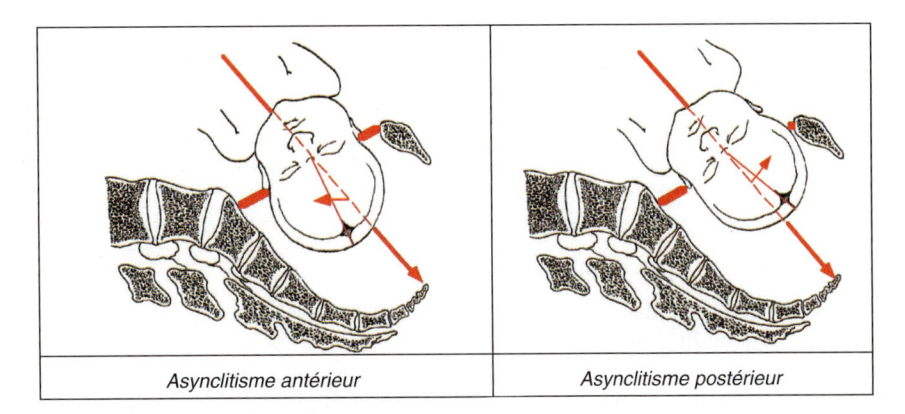

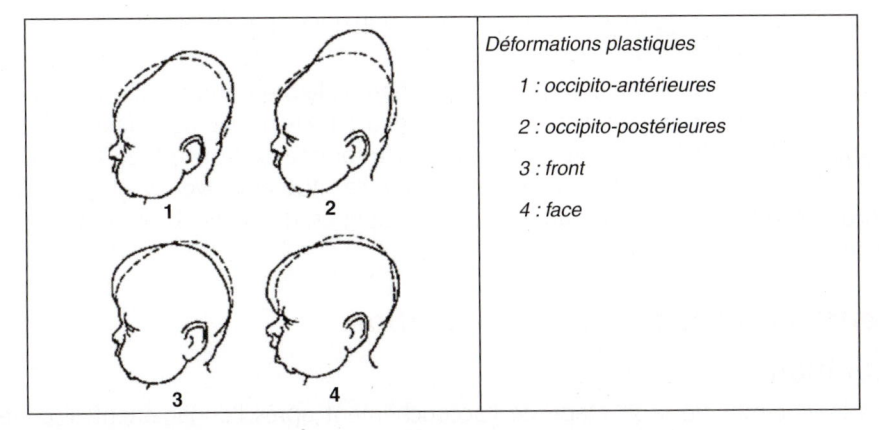

Fig. 28.7 Les 4 opérations de l'accommodation de la tête fœtale.
Source : Jean-Patrick Schaal, Robert Maillet, Didier Riethmuller, Michèle Uzan, Mécanique et techniques obstétricales - MTO, 4ᵉ éd., Sauramps Médical, 2012, 922 p.

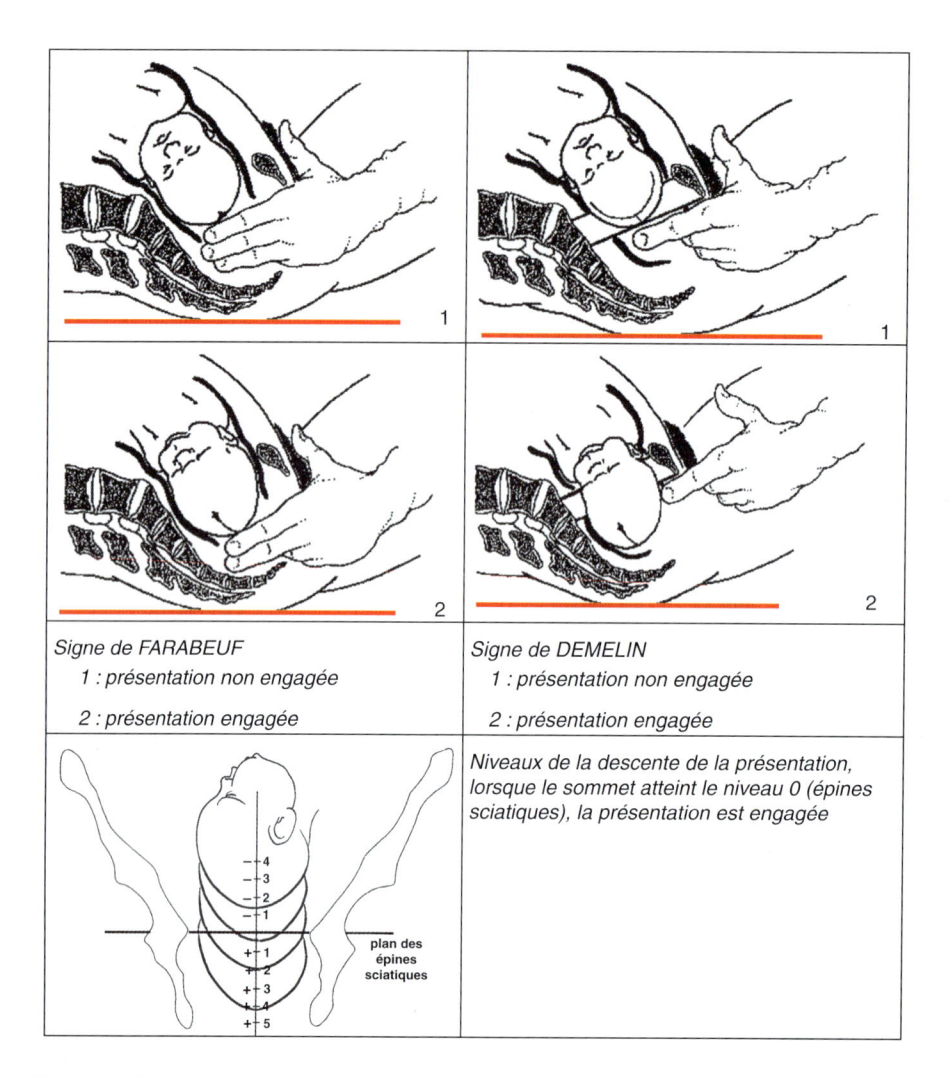

Fig. 28.8 Signes de Farabeuf et de Demelin.
Source : Jean-Patrick Schaal, Robert Maillet, Didier Riethmuller, Michèle Uzan, Mécanique et techniques obstétricales - MTO, 4ᵉ éd., Sauramps Médical, 2012, 922 p.

- le signe de Demelin : la tête fœtale est engagée quand l'index introduit perpendiculairement à la face antérieure de la symphyse pubienne (parallèlement au bord inférieur de celle-ci) vient buter contre la présentation.

Il est également possible de déterminer la position de la présentation par rapport au plan passant par les épines sciatiques. Lorsque le sommet atteint le niveau des épines, la tête fœtale est engagée, on dit qu'elle se trouve au niveau 0. Si le sommet se trouve 1, 2, 3, 4, 5 cm au-dessus du niveau des épines, on dit que la présentation se situe aux niveaux −1, −2, −3, −4 ou −5. Lorsqu'il est descendu sous le plan des épines sciatiques, on dit que la présentation se situe aux niveaux + 1, + 2, + 3, + 4 ou + 5.

2. Descente et rotation dans l'excavation

Définition

C'est le 2ᵉ temps de la 2ᵉ étape de l'accouchement après l'engagement. Il correspond au parcours de la tête fœtale dans l'excavation pelvienne.

Physiologie

La descente dans l'excavation pelvienne s'accompagne d'une véritable libération de la tête qui peut se mobiliser spontanément dans un espace plus vaste que celui du cylindre d'engagement.

Le jeu de la puissance propulsive (CU) et la forme torique du canal pelvien imposent pendant la descente un contact permanent entre la présentation et l'arc antérieur du bassin. En arrière, au contraire, la tête dispose d'un espace qui est d'autant plus vaste qu'elle est mieux fléchie lors de son entrée dans l'excavation.

La rotation de la tête est la conséquence de son état de flexion (fig. 28.9). Dans ces conditions, l'axe vertébral fœtal se trouve reporté en arrière et toutes les réactions de l'arc antérieur sur le crâne tendent à ramener l'occiput en avant et ceci aussi bien pour les variétés de position antérieures que postérieures :

- toutes les antérieures tournent en avant (OP) après une rotation de 45° :
  - dans le sens des aiguilles d'une montre pour l'OIDA,
  - dans le sens inverse pour l'OIGA ;
- 97 % des variétés postérieures tournent aussi en avant mais après une grande rotation de 135° :
  - dans le sens des aiguilles d'une montre pour l'OIDP,
  - dans le sens inverse pour l'OIGP ;
- 3 % seulement environ des variétés postérieures tournent au plus court vers l'arrière en occipito-sacré (OS) après une rotation de 45° :
  - dans le sens des aiguilles d'une montre pour l'OIGP,
  - dans le sens inverse pour l'OIDP.

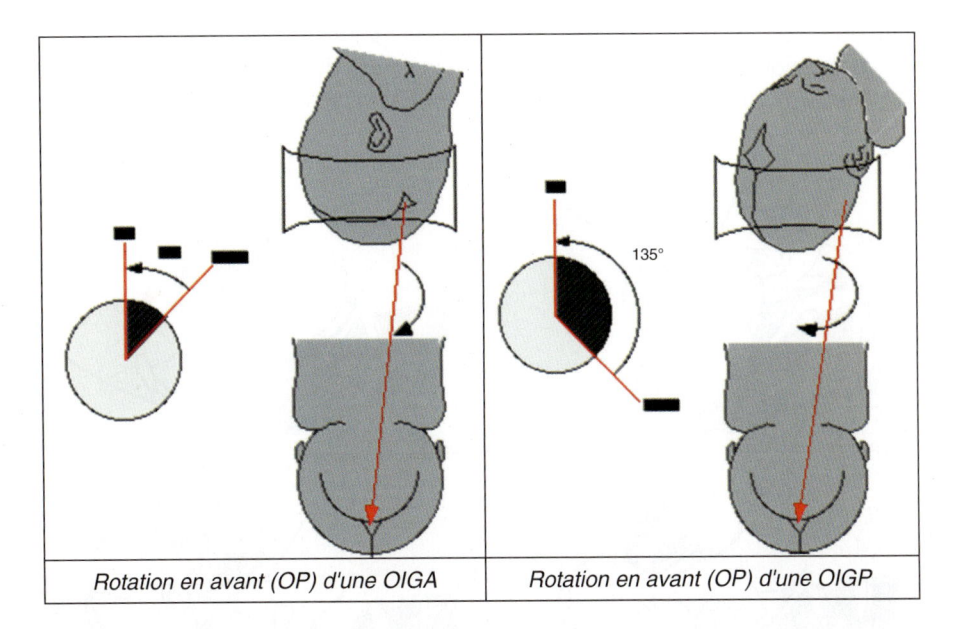

Fig. 28.9 Rotation de la tête.
Source : Jean-Patrick Schaal, Robert Maillet, Didier Riethmuller, Michèle Uzan, Mécanique et techniques obstétricales - MTO, 4ᵉ éd., Sauramps Médical, 2012, 922 p.

Clinique

Le palper abdominal et le TV permettent d'apprécier :
- le type de présentation (céphalique, siège, etc.) ;
- sa variété de position ;
- son degré de flexion et d'inclinaison latérale.

La descente dans l'excavation et la rotation intrapelvienne sont appréciées par :
- la distance qui sépare la présentation du niveau des épines sciatiques et du niveau du plancher pelvien ;
- l'orientation du repère de la présentation.

3. Expulsion

Définition

C'est le 3e temps de la 2e étape de l'accouchement. Il commence quand la tête du fœtus est à la partie basse de l'excavation et se termine avec la naissance de l'enfant.

Physiologie

Dégagement céphalique (fig. 28.10)

Sur le plan dynamique, la poussée abdominale maternelle renforce la contraction utérine et l'envie de pousser est déterminée par le contact de la présentation avec le plancher pelvipérinéal.

On distingue 3 étapes au dégagement de la tête fœtale :
- *distension du périnée postérieur* : l'hyperflexion de la tête accentue la descente, la région anococcygienne se distend, le coccyx est rétropulsé ;
- *distension du périnée antérieur* : le noyau fibreux du périnée, abordé de front, est refoulé par la présentation qui s'en coiffe, le laminant et le distendant en tous sens. La distance anovulvaire triple ou quadruple, la vulve s'oriente directement « en avant » ;
- *dégagement de la présentation* : elle s'effectue autour d'un point fixe sous-symphysaire, la vulve se laissant distendre progressivement. La partie sous-occipitale de la tête fœtale se fixe sous la symphyse, ce qui constitue un point de rotation pour la déflexion. Lorsque la résistance périnéale est dominée, l'anus reste béant et le périnée postérieur bombe en permanence. La tête est fixée par la racine du nez au niveau de la pointe du coccyx et ne peut remonter entre les contractions utérines. La rétropulsion de la pointe du coccyx permet l'agrandissement du diamètre antéropostérieur du détroit inférieur qui passe de 9,5 à 11 cm.

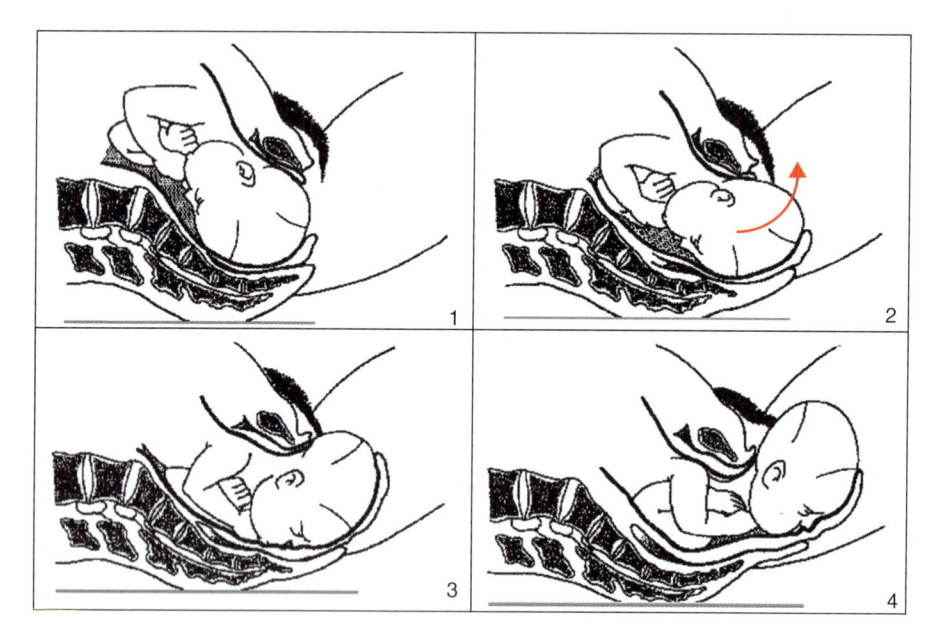

Fig. 28.10 Dégagement du mobile céphalique fœtal.
Source : Jean-Patrick Schaal, Robert Maillet, Didier Riethmuller, Michèle Uzan, Mécanique et techniques obstétricales - MTO, 4e éd., Sauramps Médical, 2012, 922 p.

Accouchement des épaules et du tronc

Les temps sont les mêmes que pour l'accouchement de la tête. L'engagement des épaules commence lors de l'expulsion de la tête. Le diamètre biacromial s'accommode au détroit supérieur par orientation suivant le diamètre oblique perpendiculaire à celui d'engagement du sous-occipito-bregmatique. Le tassement des épaules butant au détroit supérieur sous l'influence des contractions utérines réduit les dimensions du diamètre biacromial qui passe de 12 à 9,5 cm. Une rotation de 45° vers l'avant amène l'épaule antérieure sous la symphyse et oriente le biacromial suivant le diamètre antéropostérieur du détroit inférieur.

L'expulsion a lieu par rotation du biacromial autour du point fixe de la symphyse, faisant apparaître l'épaule postérieure au niveau de la fourchette vulvaire ; l'épaule antérieure se dégage ensuite facilement.

Accouchement du siège et des membres inférieurs

Les différents temps sont encore théoriquement les mêmes. Les faibles dimensions du diamètre bitrochantérien font qu'ils se succèdent très rapidement et sans difficulté.

Clinique

La femme doit pousser à chaque contraction et se détendre entre celles-ci.

Au fur et à mesure des efforts expulsifs, la tête se fixe sous la symphyse puis elle se défléchit, laissant apparaître successivement les bosses frontales, les yeux, le nez, la bouche et le menton.

Une fois la tête dégagée, l'occiput effectue une rotation de restitution spontanée qui le ramène dans le prolongement du dos. Une traction vers le bas permet de dégager l'épaule antérieure. Puis une traction vers le haut permet de dégager l'épaule postérieure. Le dégagement du siège suit immédiatement et ne pose aucun problème.

Installation de la patiente

La surveillance des bruits du cœur fœtal et des contractions est maintenue au moment de l'expulsion.

Une salle d'accouchement doit être équipée d'une arrivée d'O_2, d'une prise de vide, d'une table de réanimation avec à portée de main les médications courantes et le nécessaire pour perfuser.

La vessie doit être vidée préalablement.

Lorsque l'expulsion est imminente, on modifie l'inclinaison de la table d'accouchement pour installer la patiente en position demi-assise.

Technique de poussée

Les efforts expulsifs volontaires doivent être concomitants des CU pour assurer une bonne descente du mobile fœtal. La patiente doit inspirer, souffler, puis inspirer, bloquer sa respiration, menton en avant et pousser efficacement vers le bas pendant toute la durée de la contraction. Le bassin est basculé afin d'obtenir une bonne pression latérale par les muscles abdominaux. L'utérus se trouve ainsi pris dans un étau entre les abdominaux latéralement, le diaphragme en haut et le sacrum en arrière, tout le plancher périnéal étant complètement relâché. On peut également utiliser la technique de la poussée en expiration.

La patiente doit se reposer et se détendre entre chaque CU en effectuant une respiration ample et profonde.

Lorsque l'opérateur peut intervenir, la patiente ne pousse plus afin d'éviter une expulsion trop brusque qui risquerait d'entraîner des déchirures. Elle doit alors respirer lentement et profondément.

Les efforts expulsifs ne doivent pas excéder 20 minutes.

Technique du dégagement

Lorsque le sous-occiput est bien fixé sous la symphyse, la tête commence son mouvement de déflexion. Le périnée bombe, l'opérateur va alors pouvoir contrôler l'expulsion.

Une main (la gauche pour les droitiers) est posée à plat sur le sommet de la tête fœtale pour éviter une sortie brutale de celle-ci. Puis on dégage doucement les bosses pariétales et frontales. La déflexion progressive de la tête fœtale permet à l'autre main de l'opérateur de rechercher le menton, en arrière de l'anus maternel que l'on isole par une compresse. Une épisiotomie est parfois nécessaire.

Le dégagement continue, millimètre par millimètre, en faisant glisser l'anneau vulvaire sur chaque bosse pariétale pour faire apparaître les yeux, le nez, la bouche et le menton.

Quand la tête est sortie, il faut vérifier qu'il n'existe pas de circulaire du cordon (anomalie de position : enroulement du cordon autour du cou du fœtus), soit lâche, que l'on peut faire glisser autour du thorax fœtal, soit serré, que l'on coupe entre 2 pinces Kocher.

Une fois la tête dégagée, il y a désolidarisation entre celle-ci et le tronc fœtal. L'occiput effectue une rotation de restitution spontanée l'amenant dans le prolongement du dos qui correspond à la rotation des épaules dans le diamètre antéropostérieur du détroit inférieur. L'opérateur doit accentuer cette restitution en amenant l'occiput fœtal à proximité de l'anus maternel (en OS). Ce mouvement permet aux épaules, après un engagement dans un diamètre oblique du DS puis une descente dans l'axe ombilico-coccygien, de se retrouver dans un diamètre antéropostérieur du détroit inférieur.

L'opérateur tire ensuite doucement vers le bas dans l'axe ombilico-coccygien, et lorsque l'épaule antérieure est fixée sous la symphyse, l'axe devient horizontal, l'épaule postérieure arrive à la fourchette vulvaire et l'épaule antérieure se dégage. On remonte alors l'enfant verticalement et antérieurement en surveillant le périnée pour dégager l'épaule postérieure. Le temps d'extraction des épaules ne doit pas dépasser 40 secondes.

L'expulsion du siège et des membres inférieurs suit sans difficulté.

L'enfant est posé sur le ventre de sa mère, tête en position déclive.

S'il n'y avait pas de circulaire, c'est à ce moment que l'on coupe le cordon ombilical.

Il reste à effectuer la désobstruction et les premiers soins du nouveau-né, la délivrance et la surveillance de la mère.

D. Troisième étape du travail

1. Définition

La délivrance est l'ensemble des phénomènes physiologiques qui aboutissent à l'expulsion du placenta et des membranes. Elle termine l'accouchement. La délivrance est le 3e temps de l'accouchement.

2. Physiologie

La délivrance évolue en trois temps.

Décollement

La cause essentielle du décollement placentaire est la contraction utérine.

Dès la sortie de l'enfant, la rétraction utérine entraîne une réduction de la surface d'insertion placentaire. Les villosités crampons tirent sur la muqueuse amorçant le clivage au sein de la caduque utérine et déchirent les sinus veineux.

Le clivage se fait franchement lorsque, ensuite, les contractions utérines s'intensifient ; la constitution d'un hématome rétroplacentaire physiologique complète la séparation du placenta.

Expulsion

Le placenta descend sous l'influence des CU et plus accessoirement grâce aux efforts expulsifs, à son propre poids, et à l'hématome inter-utéro-placentaire.

Le placenta décollé se retourne en doigts de gant. Il déplisse le segment inférieur, surélevant le fond utérin.

La migration se poursuit vers le vagin :
- le placenta se présente habituellement à l'orifice vulvaire par sa face fœtale (mode Baudelocque) ;
- parfois, la face maternelle ou l'un des bords apparaissent en premier (mode Duncan).

Hémostase

Elle est assurée :
- par la rétraction utérine : les faisceaux musculaires de la couche plexiforme enserrent et obturent les vaisseaux, réalisant le phénomène des ligatures vivantes. Ce mécanisme n'est efficace qu'après évacuation totale de la cavité utérine ;
- par la thrombose des vaisseaux, mettant en jeu les facteurs de la coagulation.

En conclusion, la délivrance est normale lorsque :
- la dynamique utérine est correcte ;
- la vacuité utérine est totale ;
- le placenta est normalement inséré ;
- la coagulation sanguine est normale.

Prévention de l'hémorragie du post-partum systématique

Par l'administration prophylactique d'oxytocine 5 ou 10 UI ou APO en IVL voire IM → réduit de moitié les hémorragies du post-partum.

---

3. Clinique

On distingue trois périodes :
- rémission clinique :
  - après l'expulsion du fœtus, la femme est soulagée, détendue,
  - pouls et pression artérielle sont normaux,
  - l'utérus est de consistance ferme, rétracté sous l'ombilic,
  - cette période dure environ 5 à 15 minutes ;
- réapparition des contractions utérines :
  - elles sont parfois simplement perçues au palper,
  - le fond utérin remonte au-dessus de l'ombilic,
  - le cordon ombilical se déroule à la vulve, un peu de sang s'écoule,
  - puis le fond utérin est de nouveau en sous-ombilical, le placenta a migré dans le vagin ;
- expulsion du placenta :
  - elle peut être spontanée, au cours d'un effort expulsif. Elle sera le plus souvent guidée en empaumant le fond utérin qui est poussé vers le bas,
  - après la délivrance, l'utérus constitue, dans la région sus-pubienne, une masse dure et arrondie : c'est le globe de sécurité.

4. Conduite à tenir

Respect du mécanisme physiologique

Il ne faut pas tirer sur le cordon, ou exécuter des manœuvres trop hâtives.

Surveillance

La surveillance de toute accouchée doit être stricte et porter sur :
- les pertes sanguines qu'il faut évaluer avec précision en les recueillant ;
- les signes généraux maternels (pouls, PA, etc.) ;
- l'utérus (hauteur utérine et consistance).

Décollement placentaire

Le décollement placentaire est reconnu en se fondant sur plusieurs signes :
- redescente du fond utérin après une ascension momentanée ;
- déroulement du cordon hors de la vulve (le niveau d'une pince placée sur le cordon objective la descente) ;
- mobilisation utérine vers le haut (en redressant le fond utérin à travers la paroi abdominale) n'entraînant plus le cordon lorsque le placenta est décollé ;
- enfin, toucher vaginal susceptible d'affirmer la présence du placenta dans le vagin.

Extraction du placenta

Elle s'effectue par une manœuvre douce :
- une main empaume le fond utérin pour l'abaisser fermement vers le bas ;
- l'autre main maintient tendu le cordon sans traction.

Le placenta s'extériorise et par son poids entraîne le sac membraneux.

En cas d'adhérence, pour éviter la déchirure des membranes, on peut :
- déplisser le segment inférieur par une pression sus-pubienne ;
- saisir les membranes avec une pince au ras de la vulve ;
- les enrouler en tournant le placenta sur lui-même.

Examen du placenta

- Le sac membraneux est inspecté par transparence à la recherche d'une zone dépolie, granuleuse, où arrivent des vaisseaux, témoignant d'un cotylédon aberrant (insertion sur les membranes à distance de la masse placentaire).
- Sur la face fœtale est noté le lieu d'insertion du cordon ; la présence de deux artères et d'une veine funiculaires est contrôlée.
- La face maternelle est débarrassée des caillots, les cotylédons doivent se juxtaposer sans solution de continuité.

Si le placenta apparaît incomplet (cotylédon manquant, absence du sac membraneux) ou si l'on observe une hémorragie du post-partum immédiat (volume de sang perdu $\geq$ 500 cm^3), on fait une révision utérine. Lorsque la patiente n'est pas délivrée après 30 minutes, on fait une délivrance artificielle.

E. Quatrième étape du travail

Pendant cette phase qualifiée de retour à la normale, la surveillance de l'accouchée doit être constante en salle de travail pendant 2 heures.

La surveillance porte sur le pouls, la PA, la rétraction utérine et un éventuel saignement.

Une expression utérine (empaumer l'utérus à pleine main et appuyer vers bas) sera effectuée 2 à 3 fois pendant cette période pour évacuer les caillots situés dans l'utérus et le vagin.

La perte sanguine moyenne est de 330 g. Ce sont les saignements physiologiques. L'hémorragie du post-partum immédiat, définie par un volume de sang perdu supérieur ou égal à 500 cm^3, est la première cause de mortalité maternelle en France.

III. Suites de couches normales

Le post-partum est la période allant de l'accouchement au retour de couches (1re menstruation normale). C'est une phase de nombreuses modifications physiologiques, parfois grevée de complications qu'il faut savoir dépister et traiter.

A. Définition

Les *suites de couches* occupent toute la période qui s'étend de l'accouchement jusqu'à la réapparition des règles (*retour de couches*).

Une hospitalisation possible jusqu'au 12e jour pour la sécurité sociale.

B. Physiologie

1. Involution utérine

Sous l'influence de CU infracliniques, l'utérus diminue de volume et réintègre la cavité pelvienne. Ces CU sont douloureuses chez la multipare (« tranchées »).

L'utérus, gros et globuleux les 15 premiers jours, retrouve sa taille normale en 2 à 3 mois. Le col utérin se reconstitue, prend de la longueur et acquiert de la consistance.

L'orifice interne du col se ferme vers le 10e jour. L'orifice externe se ferme vers le 15–20e jour. Le segment inférieur disparaît en quelques jours.

On observe un écoulement sérosanguinolent physiologique (les « lochies »), sanglant les 4 premiers jours, il s'éclaircit progressivement et se termine vers le 10e jour.

L'involution utérine varie en fonction de la prescription d'ocytociques et de l'existence ou non d'un allaitement maternel.

2. Retour de couches

En l'absence d'allaitement et de traitement œstroprogestatif, le retour de couches survient vers le 45e jour du post-partum (de 6 à 12 semaines).

On observe parfois une hémorragie de faible abondance vers le 20e jour pendant 2 à 3 jours, c'est le « petit retour de couches ».

La reconstitution de l'endomètre se déroule en 3 phases :
- phase de régression : 4 à 5 jours, dégénérescence de la caduque utérine ;
- phase de cicatrisation : jusqu'au 25e jour ;
- phase de prolifération : 25–45e jour.

En cas d'allaitement maternel, l'endomètre garde un aspect régressif de repos et le retour de couches survient en 4 à 6 mois.

Le 1er cycle peut être ovulatoire dans 5 à 10 % des cas (l'allaitement maternel n'est pas une contraception garantie).

On retiendra que le retour de couches survient environ 40 jours (6 semaines) après la fin de l'allaitement.

3. Sécrétion lactée (cf. chapitre 30)

Après l'accouchement, la chute brutale des taux de progestérone stimule la sécrétion basale de prolactine. La lactation s'installe en 24 à 48 heures : c'est la montée laiteuse. Les seins gonflent, deviennent tendus et sensibles. La femme peut présenter un fébricule passager à 38 °C.

La sécrétion lactée est variable selon les femmes.

C. Conduite à tenir

Le séjour de la femme à la maternité permet de :
- favoriser et contrôler la bonne involution de l'utérus tout en s'assurant de l'absence d'hémorragie ;

- contrôler l'allaitement ;
- prévenir, dépister les infections locales et générales, ainsi que les accidents thromboemboliques ;
- faire les soins du périnée ;
- assurer une bonne information médicale et effectuer certaines actions de prévention.

1. Involution utérine

L'utérus doit être rétracté, tonique et conserver le classique « globe de sécurité ». Un contrôle journalier de l'involution utérine doit être pratiqué et celle-ci peut être favorisée par les ocytociques. Il faut traiter les « tranchées » par les antispasmodiques.

2. Allaitement maternel (fig. 28.11)

Il s'agit pour la plupart des mesures de simple bon sens :
- mettre au sein en salle de travail (sans précipitation). La tétée favorise la montée laiteuse et permet au nouveau-né de recevoir le colostrum très riche en immunoglobulines ;
- promouvoir l'allaitement à la demande avec des horaires libres et juger de l'efficacité sur l'aspect de l'enfant et son comportement plutôt que sur sa courbe de poids. En général, il faut compter une tétée toutes les 2 ou 3 heures au début et l'espacement progressif des tétées est guidé par le nouveau-né ;
- pendant les tétées, veiller à ce que la patiente soit installée de façon confortable. La bouche du nouveau-né doit prendre largement l'aréole et non le seul mamelon. Enfin, il faut donner les deux seins à chaque tétée (encadré 28.1).

Concernant l'hygiène de vie, on recommande :
- des boissons abondantes ;
- une alimentation variée riche en protéines et en calcium ;
- la suppression du tabac, de l'alcool, des excitants (café, thé) ;
- un lavage quotidien des seins à l'eau et au savon (éviter les crèmes cosmétiques) ;
- la protection des mamelons avec une compresse sèche pour éviter la macération.

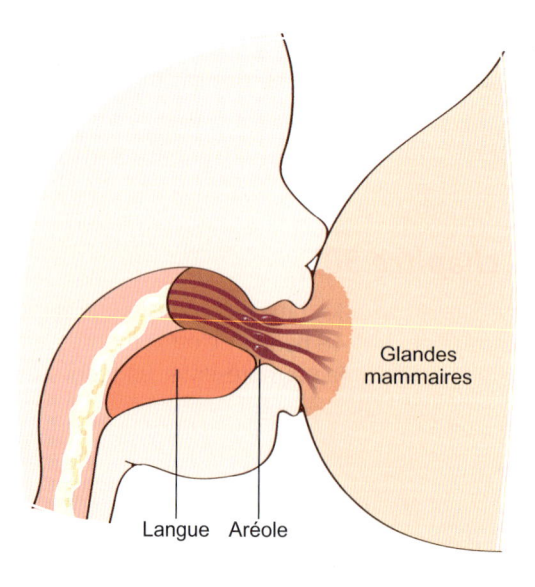

Fig. 28.11 Position du nourrisson et prise du sein.

> **Encadré 28.1**
>
> **Dix conditions ont été décrites pour le succès de l'allaitement maternel d'après OMS/Unicef, 1999**
>
> - Adopter une politique d'allaitement maternel formulée par écrit et systématiquement portée à la connaissance de tous les personnels soignants.
> - Donner à tous les personnels soignants les compétences nécessaires pour mettre en œuvre cette politique.
> - Informer toutes les femmes enceintes des avantages de la pratique de cet allaitement.
> - Aider les mères à commencer à allaiter leur enfant dans la demi-heure suivant la naissance.
> - Indiquer aux mères comment pratiquer l'allaitement au sein et comment entretenir la lactation même si elles se trouvent séparées de leur nourrisson.
> - Ne donner aux nouveau-nés aucun aliment ni aucune boisson autre que le lait maternel sauf indication médicale.
> - Laisser l'enfant avec sa mère 24 heures/j.
> - Encourager l'allaitement au sein à la demande de l'enfant.
> - Ne donner aux enfants nourris au sein aucune tétine artificielle ou sucette.
> - Encourager la constitution d'associations de soutien à l'allaitement maternel et leur adresser les mères dès leur sortie de l'hôpital ou de la clinique.

3. Prévention des infections et des accidents thromboemboliques

Leur surveillance et leur prophylaxie reposent sur :
- les courbes de température et du pouls ;
- l'examen des écoulements vaginaux ;
- la détection précoce des signes cliniques d'infection urinaire ou autres ;
- le lever précoce (+++) ;
- la correction d'une éventuelle anémie (intérêt de la NFS à J2 du post-partum).

Les risques thromboemboliques vont indiquer le type de prophylaxie :
- risque majeur :
  - antécédent de MTEV multiples,
  - malades traitées au long cours par anticoagulants avant la grossesse pour un épisode de MTEV en rapport avec une thrombophilie ;
- risque élevé :
  - antécédent de MTEV, sans facteur de risque retrouvé,
  - antécédent de MTEV associé à l'un des facteurs biologiques de risque suivants :
    - déficit en AT, SAPL,
    - mutation homozygote isolée 20210A ou FV Leiden,
    - anomalies hétérozygotes combinées (surtout mutation 20210A + Leiden hétérozygote) ;
  - antécédent survenu lors d'une grossesse antérieure ou au cours d'un traitement œstrogénique ;
- risque modéré :
  - antécédent de MTEV, avec facteur déclenchant temporaire lors de l'épisode antérieur,
  - antécédent de MTEV avec facteur biologique de risque (autre que ceux cités ci-dessus),
  - présence d'un des facteurs biologiques de risque, asymptomatique et dépisté dans le cadre d'une MTEV familiale, surtout si :
    - déficit en AT, SAPL,
    - mutation homozygote isolée 20210A ou FV Leiden,
    - anomalies hétérozygotes combinées (surtout mutation 20210A + Leiden hétérozygote),
  - césarienne en urgence,
  - césarienne et chirurgie pelvienne majeure associée,
  - présence de ≥ 3 facteurs de risque faible ;

- risque faible :
  - aucun facteur de risque,
  - ou présence de < 3 facteurs suivants :
    - âge > 35 ans, obésité (IMC > 30 kg/m² ou poids > 80 kg), varices, HTA,
    - facteurs obstétricaux : césarienne, multiparité > 4, prééclampsie, alitement strict prolongé, hémorragie du post-partum, etc.,
    - maladie thrombogène sous-jacente (syndrome néphrotique, maladie inflammatoire chronique de l'intestin en poussée, infection intercurrente systémique, etc.).

La conduite à tenir pour le post-partum ou en post-césarienne est la suivante :
- *en cas de risque faible :* pas de traitement anticoagulant, bas de contention ;
- *en cas de risque modéré :* HBPM à dose prophylactique forte (énoxaparine 4 000 UI/j ou daltéparine 5 000 UI/j) pendant 6 à 8 semaines. La dose peut être réduite et la durée peut être plus courte lorsque le risque est moins important (p. ex. césarienne en urgence sans autre facteur de risque associé : énoxaparine 2 000 UI/j ou daltéparine 2 500 UI/j pendant 7–14 jours) + bas de contention ;
- *en cas de risque élevé :* HBPM à dose prophylactique forte (énoxaparine 4 000 UI/j ou daltéparine 5 000 UI/j) pendant 6 à 8 semaines + bas de contention ;
- *en cas de risque majeur :* AVK pendant 3 mois minimum + bas de contention.

4. Soins du périnée

Ils consistent à pratiquer des toilettes fréquentes et à éviter la macération. La patiente est informée sur la rééducation pelvipérinéale.

5. Contraception du post-partum

Le post-partum immédiat est une période propice pour aborder le problème du contrôle des naissances. En moyenne, la reprise des rapports sexuels semble survenir dans les 5 semaines suivant l'accouchement et on considère qu'à un mois de l'accouchement, environ 60 % des couples ont eu au moins un rapport sexuel.

Il est à noter que 5,5 % du total des IVG en France surviennent dans les 6 mois qui suivent un accouchement. Cela concernerait 11 000 femmes chaque année.

Quand commencer la contraception ?

La reprise de la fertilité est précoce (mais pas avant 25 jours) après un accouchement et il semble logique de débuter la contraception vers le 21ᵉ jour.

La contraception du post-partum est provisoire et devra être rediscutée au moment de la visite postnatale. Lors de cette visite, 30 % des femmes n'ont pas repris ou ont abandonné leur contraception. Ceci montre que la méthode prescrite n'était pas adaptée pour toutes. La question se pose alors de la qualité de l'information sur la contraception du post-partum faite lors de l'hospitalisation à la maternité et de savoir si cette période se prête à cette information ou si le couple serait plus réceptif à cette information en anténatal.

Choix d'une méthode contraceptive
Méthodes non médicalisées : Ogino et Knaus, Billing

D'une efficacité largement controversée en temps normal, leur utilisation dans le post-partum est à déconseiller fortement. Leur efficacité n'est que très relative au cours du post-partum, compte tenu de la présence des lochies et des modifications cervicales qui rendent l'interprétation de ces méthodes plus qu'aléatoire.

Barrières

L'activité sexuelle peut reprendre dès que le périnée est confortable et guéri et que le sang rouge clair a disparu, c'est-à-dire 2 à 3 semaines après l'accouchement.

L'utilisation des méthodes suivantes est possible :
- spermicides sous forme de crèmes, ovules, éponges ;
- préservatifs.

Le diaphragme est beaucoup plus difficilement utilisable.

Dispositif intra-utérin

L'insertion d'un DIU dans les jours qui suivent est sans danger et n'augmente pas les risques d'infection ou de perforation. Le principal inconvénient est un taux élevé d'expulsion à cause des contractions utérines et de la dilatation cervicale (12 à 40 % des DIU auront été expulsés à 6 mois).

La pose est très souhaitable après le retour de couches ou en fin d'involution utérine. La pose devrait idéalement se faire après 3 mois.

Il s'agit de la méthode idéale de contraception chez la femme qui allaite (aucun effet sur la qualité et la composition du lait maternel).

Contraceptifs hormonaux

Œstroprogestatifs (OP)

Il est classique de dire qu'il ne faut pas prescrire d'OP avant 21 jours chez la femme non allaitante et pas avant 6 semaines chez la femme allaitante en raison du risque d'ablactation.

Toutefois, le risque thrombotique est très majoré par la grossesse et augmente encore dans le post-partum. Ce risque majoré persiste pendant au moins 6 voire 9 semaines après un accouchement. Dans ces conditions, il n'apparaît pas raisonnable de prescrire un OP avant le 3e mois après un accouchement et ce, que la femme allaite ou non.

Microgestatifs

Ils sont prescrits en continu à partir du 21e jour, sans répercussions métaboliques ou systémiques.

Leurs inconvénients sont principalement des métrorragies et des spottings.

Les effets sur l'allaitement et sur l'enfant semblent négligeables en raison de leur faible dosage. Ils représentent une bonne indication dans le post-partum.

Implants progestatifs

L'implant peut être prescrit dans le post-partum immédiat, il n'interfère pas avec la lactation ; comme les microprogestatifs oraux, il n'occasionne pas de surrisque thromboembolique. Il peut être posé très précocement mais risque d'entraîner des spottings. Mieux vaut l'insérer à J21.

Stérilisation

Elle peut constituer une alternative à la contraception lorsque la femme, bien informée en amont, la souhaite. Le post-partum est propice et n'allonge pas le temps d'hospitalisation.

Elle peut se faire :
- au moment d'une césarienne ;
- dans les 24–48 heures après un accouchement non compliqué.

Le taux d'échec est de 0,5 à 1 %.

Toutefois, la stérilisation s'accompagne plus souvent de regrets lorsqu'elle est faite dans le post-partum immédiat que lorsqu'elle est faite après la 8e semaine du post-partum. De plus, les nouvelles techniques par voie hystéroscopique peuvent être réalisées avec très peu de risque à distance (3 mois).

Contraception et allaitement (tableau 28.4)

La MAMA (méthode d'allaitement maternel et d'aménorrhée) a été décrite. C'est une méthode naturelle pendant les 6 premiers mois. Elle consiste en un allaitement exclusif à la demande,

Tableau 28.4 Risque d'ovulation (%) au cours de l'allaitement et au-delà.

	6 semaines	9 semaines	12 semaines	18 semaines
Allaitement en cours	0	1	17	36
Allaitement durant moins de 6 semaines	12	79	99	
Allaitement durant moins de 4 semaines	14	89	99,5	

jour et nuit, et la persistance d'une aménorrhée. Le taux de grossesse observé pour un allaitement de 6 mois est de l'ordre de 2 % et de 7 % à 1 an. Si cette méthode est choisie par la patiente, il est important de l'encourager à associer une contraception locale (préservatifs, spermicides) pour potentialiser l'efficacité. Enfin, il est fondamental d'expliquer aux patientes qu'un allaitement non exclusif n'est pas contraceptif et qu'il convient donc, dès la décision d'espacement de la fréquence des tétées, d'avoir recours à une méthode fiable de contraception. Il en est de même pour les femmes pratiquant d'emblée un allaitement mixte (maternel et artificiel).

Après information, la femme peut opter pour un autre moyen contraceptif.

Les œstroprogestatifs ne sont pas recommandés en raison du risque thromboembolique et de diminution de la production lactée.

Les microprogestatifs et les implants progestatifs peuvent être utilisés sans inconvénient pendant l'allaitement.

L'utilisation d'un dispositif intra-utérin est sans danger pendant l'allaitement.

Les préservatifs et spermicides peuvent également être utilisés mais ils sont contraignants et leur efficacité est limitée.

Points clés

- L'accouchement dans l'espèce humaine est un mécanisme complexe du fait de la bipédie.
- L'engagement dans un diamètre oblique et la rotation intrapelvienne sont des contraintes dues au fait que le bassin féminin obstétrical est un segment de tore.
- Ce sont les contractions utérines qui permettent la dilation du col et la descente du mobile dans l'excavation pelvienne.
- La confrontation céphalo-pelvienne n'est pas seulement une comparaison de diamètres mais est dictée par les possibilités d'accommodation du mobile fœtal.
- La surveillance du travail est indispensable tant sur le versant maternel que fœtal.
- Durant la phase d'expulsion, les efforts de poussée irrépressibles participent à la naissance.
- L'allaitement maternel a beaucoup d'avantages et doit être favorisé et commencé dès la salle de naissance.
- Le post-partum est un moment privilégié pour aborder la question de la contraception.

Notions indispensables PCZ

- Les pertes sanguines en post partum immédiat ne doivent pas dépasser 500 mL.
- Systématiquement proposer une contraception en suites de couches.

Pour en savoir plus

HAS. Accouchement normal : accompagnement de la physiologie et interventions médicales. Recommandations pour la pratique clinique, décembre 2017.
https://www.has-sante.fr/portail/upload/docs/application/pdf/2018-01/accouchement_normal_-_recommandations.pdf

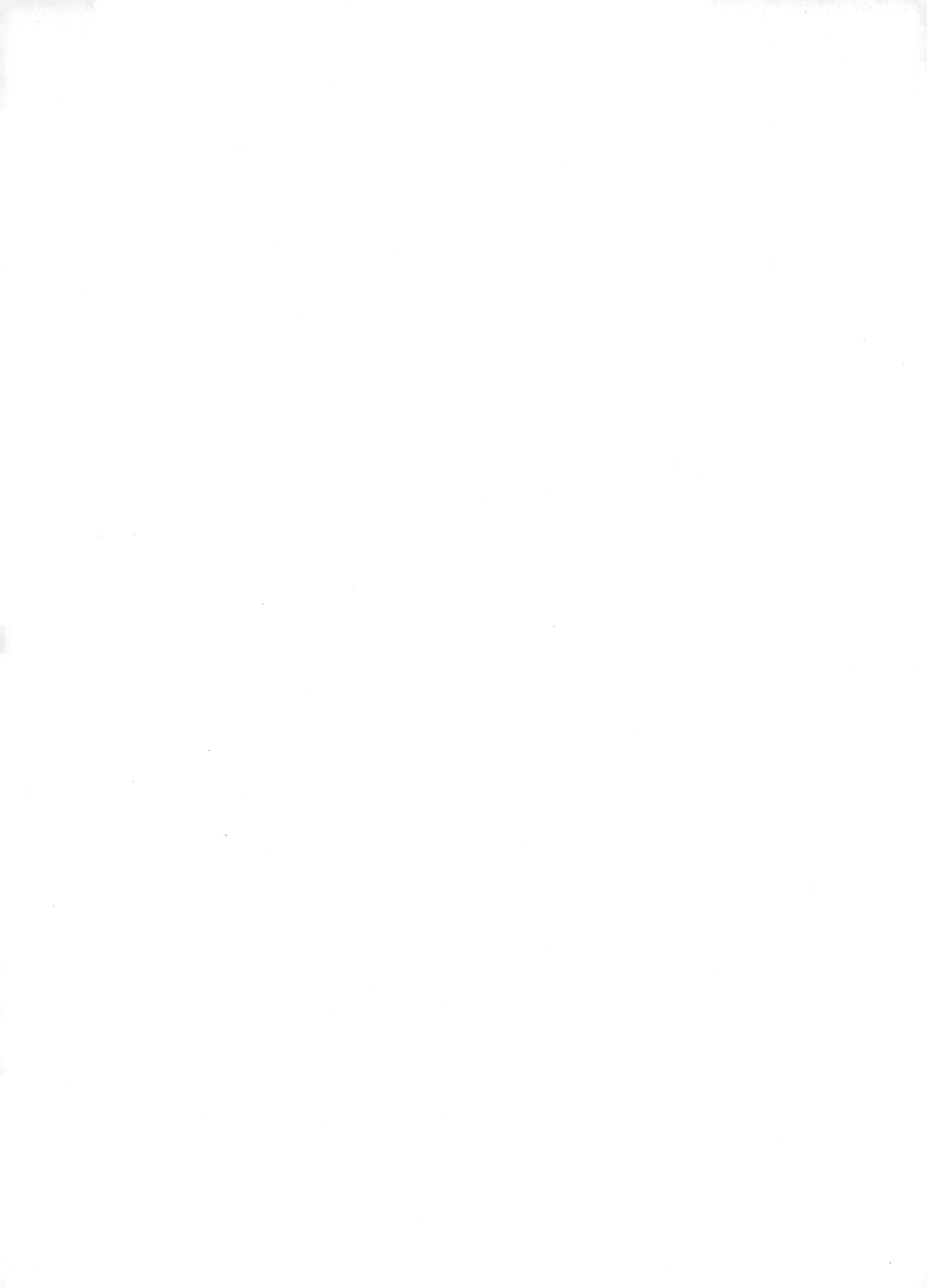

CHAPITRE 29

Item 32 – UE 2 – Allaitement maternel

I. Physiologie de la lactation humaine
II. Bénéfices de l'allaitement maternel
III. Prévalence et facteurs influençant l'allaitement
IV. Conseils pour l'allaitement
V. Inhibition de la lactation
VI. Complications de l'allaitement
VII. Médicaments, toxiques et infections

Objectifs pédagogiques

■ Expliquer les modalités et argumenter les bénéfices de l'allaitement maternel.
■ Préciser les complications éventuelles et leur prévention.

I. Physiologie de la lactation humaine

La glande mammaire est anatomiquement constituée de :
- l'aréole : stimulée, elle déclenche la sécrétion hormonale de la lactation (prolactine et ocytocine). Son aspect est pigmenté, se renforçant lors de la grossesse, sensible aux stimulations tactiles, thermiques, émotionnelles, et riche en glandes sébacées et glandes de Montgomery sécrétant un liquide odorant, repère olfactif puissant pour le nouveau-né et lubrifiant, protecteur mécanique de la succion ;
- le mamelon : petit cône au centre de l'aréole contenant des fibres musculaires lisses permettant son érection avec, à son sommet, de nombreux pores des canaux lactifères (4 à 18, 9 en moyenne) ;
- la glande mammaire : constituée d'une quinzaine de lobes, subdivisés en lobules, puis acini. Chaque lobe se comporte comme une glande indépendante avec son propre canal excréteur, galactophore principal s'ouvrant au mamelon par un pore. Le galactophore principal se dilate en sinus lactifère puis se ramifie en branches plus étroites pour aboutir à des unités terminales ductolobulaires (UTDL) (fig. 29.1). L'UTDL est composée de canalicules extralobulaires, intralobulaires et terminaux ou acini (fig. 29.2). Les canaux galactophores ont un trajet très sinueux et s'ouvrent au sommet du mamelon par les pores. Les canaux ont deux couches cellulaires, entourées par une membrane basale :
  – une couche interne constituée de cellules épithéliales sécrétrices,
  – une couche externe contenant des cellules myoépithéliales.

Les lobes sont séparés par du tissu conjonctif dense. L'acinus est constitué d'une seule couche de cellules sécrétantes ou lactocytes reposant sur les cellules myoépithéliales, entourée d'un maillage vasculaire. Cette structure permet des échanges très faciles entre le secteur vasculaire et lacté. Le tissu graisseux est situé sous la peau, en rétroaréolaire et intimement lié à la glande mammaire. Le ratio glandulaire/tissu graisseux est de 2/1 en moyenne ; 65 % de la glande mammaire se trouvent à 30 mm de la base du mamelon ; il n'y a qu'une dizaine de canaux s'abouchant à l'extrémité du mamelon avec un trajet très complexe comportant de nombreux croisements parfois très proches du mamelon. Leur diamètre au repos est fin, d'environ 2 mm.

Gynécologie – Obstétrique
© 2018, Elsevier Masson SAS. Tous droits réservés

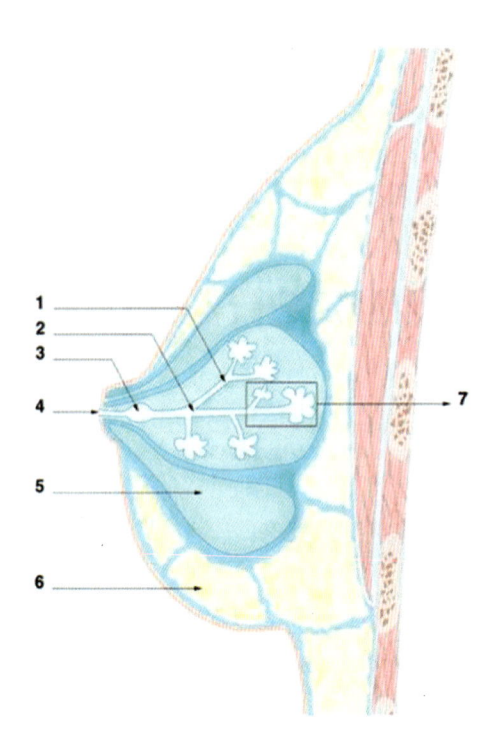

Fig. 29.1 Architecture mammaire.
1. Galactophore secondaire ; 2. galactophore principal ; 3. sinus lactifère ; 4. pore ; 5. lobe ; 6. tissu graisseux ; 7. unité terminale ductolobulaire.
Trojani M, Mac Grogan G. Anatomie Pathologique du Sein. EMC – Gynécologie. 1998 : 810-B-10. Copyright © 1998 Elsevier Masson SAS. Tous droits réservés.

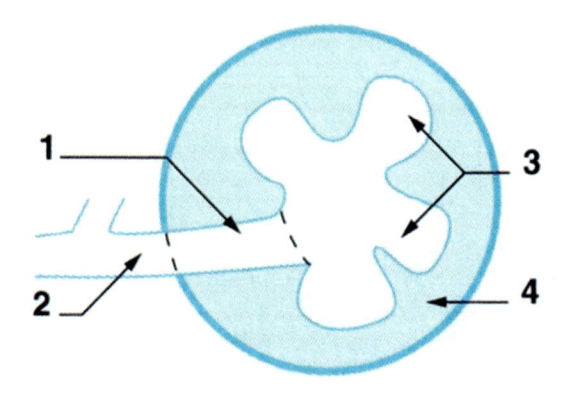

Fig. 29.2 Unité terminale ductolobulaire.
1. Canalicule intralobulaire ; 2. canalicule extralobulaire ; 3. canalicules terminaux ou acini ; 4. conjonctif palléal.
Trojani M, Mac Grogan G. Anatomie Pathologique du Sein. EMC – Gynécologie. 1998 : 810-B-10. Copyright © 1998 Elsevier Masson SAS. Tous droits réservés.

Les canaux situés à la base du mamelon sont très proches de la peau et facilement compressibles, pouvant entraîner une stase lactée.

La glande mammaire a pour particularité de se modifier tout au long de la vie depuis la vie fœtale jusqu'à l'installation de la lactation en post-partum. Elle débute chez l'embryon avec localisation sur la ligne lactée pour aboutir à une arborisation minime chez l'enfant avec quelques canaux lactifères et alvéoles. Au moment de la puberté, grâce à l'influence hormonale (PRL, FSH, LH, GH), elle va se développer avec augmentation du réseau canalaire essentiellement. Le développement alvéolaire redémarre avec stimulation en seconde partie du cycle et régresse ensuite.

A. Transformation mammaire pendant la grossesse

Le développement du parenchyme glandulaire (multiplication cellulaire et mise en place de l'organisation lobulo-acineuse) est appelé mammogenèse.

Pendant la grossesse, la mammogenèse est influencée par les hormones placentaires :
- les œstrogènes ont une action sur le développement des canaux galactophores ;
- la progestérone permet l'accroissement des acini et l'hypertrophie des cellules sécrétoires et myoépithéliales.

Ainsi, deux phénomènes se produisent pendant la gestation :
- la mammogenèse, qui correspond à la croissance du tissu, en principe aux 1er et 2e trimestres ;
- la lactogenèse, correspondant à la différenciation cellulaire en fin de grossesse.

La lactogenèse est composée de plusieurs stades :
- le stade I (phase colostrale) débute pendant la grossesse et se termine 2 ou 3 jours après la naissance lors de la montée laiteuse. Pendant la grossesse, la progestérone et l'œstrogène freinent la sécrétion de lait par leur double rôle inhibiteur. La progestérone limite la sécrétion de la prolactine à l'étage hypophysaire, empêchant ainsi la production de certaines protéines composantes du lactose au niveau mammaire. La progestérone influence aussi la perméabilité des jonctions serrées. Pendant la gestation, elle permet de maintenir ces jonctions ouvertes. Le colostrum produit est alors réabsorbé dans la circulation maternelle. On retrouve ainsi du lactose dans le sang et les urines maternels. Un faible volume de colostrum est sécrété dans les jours suivant la naissance. Les jonctions intercellulaires étant toujours ouvertes, le colostrum est riche en éléments provenant du sang maternel (eau, sels minéraux et immunoglobulines). La fermeture de ces jonctions signe la fin de la lactogenèse de stade I ;
- le stade II (phase lactée) débute après l'accouchement suite à la chute du taux des hormones placentaires, et notamment de la progestérone. Cela permet une fermeture des jonctions intercellulaires, une modification de la sécrétion lactée et une augmentation du volume de lait produit. Ce phénomène est amplifié si l'extraction de lait est réalisée précocement.

B. Lactation

Les cellules sécrétrices de l'épithélium mammaire permettent la fabrication du lait. Celui-ci est produit dans les acini, puis stocké dans la lumière alvéolaire avant son éjection. Le complexe aréolomammaire est stimulé par la succion, entraînant ainsi l'action du complexe hypothalamo-hypophysaire.

La prolactine et l'ocytocine assurent le contrôle endocrine de la lactation. La synthèse et le stockage du lait par les lactocytes sont conditionnés par la prolactine. L'ocytocine permet la contraction des cellules myoépithéliales présentes autour des lactocytes et permet l'éjection de lait par les canaux galactophores.

L'induction de la montée laiteuse après l'accouchement a lieu grâce à la chute brutale des concentrations d'œstradiol et de progestérone.

La lactation s'installe en 24–48 heures environ. L'entretien de la lactation assuré par les tétées avec un double réflexe neurohormonal partant du mamelon, et une stimulation mamelonnaire à chaque tétée, provoquant une élévation de la prolactine et d'ocytocine favorisant l'excrétion du lait.

II. Bénéfices de l'allaitement maternel

Le lait maternel a deux grandes fonctions pour l'enfant, nutritive et immunologique. Sa composition et sa quantité sont variables : eau et oligoéléments, teneur élevée en lactose, basse en caséine mais riche en protéines solubles (α-lactoglobulines) ou essentielles (lysozyme, Ig, lactoferrine), acides gras essentiels (acide linoléique et α-linolénique), triglycérides à chaîne longue. Les premiers allaitements sont composés de collostrum, une substance riche en IgA, glycoprotéines, oligosaccharides, cellules immunitaires, et pauvre en graisses. Il y a une modification à partir du 15e jour en lait de transition de plus en plus riche en graisses.

Il y a aussi des éléments non nutritifs ayant un rôle immunologique comme des immunoglobulines, le lyzozyme et des éléments cellulaires (lymphocytes, polynucléaires, macrophages). Tous ces éléments confèrent au nouveau-né une immunité passive contre certaines infections.

Le lait est une substance spécifique d'espèce. Le lait maternel diffère notamment du lait de vache par sa teneur et sa composition en protéines :

- plus pauvre en caséines, d'où sa couleur translucide ;
- plus riche en protéines non nutritives, et notamment en lactoferrine, Ig et lyzozyme ;
- plus adapté à la protection d'un nouveau-né dont le système immunitaire est plus immature que celui des autres mammifères ;
- moins riche en vitamine D, source de rachitisme, d'où l'intérêt d'une supplémentation systématique.

Les laits maternisés sont obtenus par transformation du lait de vache. En effet, la composition de ce dernier ne le rend pas directement assimilable par le nouveau-né humain. Mais la plupart des éléments immunologiques sont spécifiques d'espèce, l'allaitement artificiel n'ayant pas la fonction immunoprotectrice de l'allaitement maternel.

Il existe de très rares contre-indications médicales à l'allaitement maternel : galactosémie congénitale, séropositivité VIH (dans les pays industrialisés), tuberculose évolutive, psychose, et prise de médicaments toxiques (antithyroïdiens de synthèse, etc., cf. le site du CRAT).

L'allaitement maternel présente de nombreux bénéfices. En dehors de l'avantage financier, on peut citer sur le plan maternel :

- la diminution de la fréquence de la dépression du post-partum ;
- la diminution du cancer du sein. Une méta-analyse a retrouvé une réduction de 4,3 % du risque de cancer du sein pour chaque année d'allaitement. Ce phénomène est encore plus marqué chez les patientes mutées *BRCA1*. Dans une autre méta-analyse, les patientes mutées qui allaitaient au moins 1 an avaient un risque diminué de 37 % ;
- la diminution du cancer de l'ovaire. Des auteurs ont décrit une diminution de 8 % du risque de cancer épithélial ovarien dès 5 mois d'allaitement ;
- la diminution de l'obésité. La *Million Women Study* a montré que les femmes ayant allaité avaient un IMC significativement inférieur à celles qui n'avaient pas allaité ;
- la diminution du diabète de type 2 ;
- la diminution du risque de dyslipidémies, d'hypertension artérielle et des maladies cardiovasculaires. Ce bénéfice persisterait après la ménopause ;

Les modifications de l'aspect esthétique des seins sont plus liées à la grossesse elle-même qu'à l'allaitement.

De nombreux effets positifs sont aussi retrouvés chez l'enfant :

- la diminution des allergies et de l'asthme. Il a été montré que l'allaitement maternel entraîne une baisse de l'eczéma chez l'enfant de moins de 2 ans, de la rhinite allergique chez l'enfant de moins de 5 ans et de l'asthme entre 5 et 18 ans ;
- la diminution des infections pédiatriques, notamment oto-rhino-laryngologiques ;
- la diminution des leucémies pédiatriques. L'effet a été retrouvé dès 6 mois d'allaitement et entraîne une baisse du risque de 19 % ;
- l'amélioration de l'intelligence, la diminution du risque de malocclusion dentaire et la probable réduction du risque d'obésité et de diabète ;
- la diminution de la mort subite du nourrisson.

Enfin, l'allaitement maternel favorise le lien mère/enfant.

III. Prévalence et facteurs influençant l'allaitement

L'étude EPIFANE réalisée en 2012 s'est intéressée à la prévalence de l'allaitement maternel en France. À la maternité, l'allaitement maternel était entrepris dans 69,1 % des cas, avec 59,7 % d'allaitement exclusif au sein et 9,3 % d'allaitement partiel. À 3 mois, 39 % des enfants étaient encore allaités contre 9 % à 12 mois. La durée médiane d'allaitement maternel était de 15 semaines dont 24 jours de façon exclusive.

La prévalence de l'allaitement maternel en France est un des plus bas dans le groupe des pays industrialisés. En Norvège par exemple, il est initié dans 99 % des cas et au Canada 81 % des enfants sont encore allaités à 3 mois. Cependant, la fréquence d'initiation comme sa durée ont doublé dans notre pays en une vingtaine d'années. Dans l'idéal, une durée d'allaitement de 4 à 6 mois est recommandée.

Les facteurs qui favorisent un arrêt prématuré de l'allaitement peuvent être classés en 5 catégories :
- facteurs liés à la mère : mère jeune, célibataire, faible statut socio-économique, mère récemment immigrée, déménagement proche de l'accouchement, primiparité, première expérience d'allaitement, expérience passée négative de l'allaitement, ambivalence ou non-désir d'allaiter, décision tardive d'allaiter, manque de connaissance sur l'allaitement, perception d'une insuffisance de lait, incertitude concernant la quantité de lait prise, manque de confiance en soi, manque de confiance quant à sa capacité à allaiter, gêne lors de l'allaitement en public, dépression postnatale, difficultés d'allaitement, utilisation précoce d'une tétine, tabagisme, obésité et exercice d'une profession ;
- facteurs liés au bébé et à son état de santé : perte de poids > 10 %, faible prise de poids, problèmes de succion ;
- facteurs liés à l'entourage : absence de soutien de la part du partenaire, perception négative de la part du père ;
- facteurs liés à l'organisation des soins en maternité : mise au sein différée, premier peau à peau retardé, allaitement à horaires fixes, recours aux compléments de lait artificiel en maternité, méconnaissance et manque de soutien des professionnels ;
- facteurs liés aux politiques de santé : congé de maternité court et peu rémunéré.

IV. Conseils pour l'allaitement

Les premiers conseils pour l'allaitement sont :
- une mise au sein immédiate, si possible en salle de travail, le colostrum étant très riche en Ig et cette première tétée favorisant la montée laiteuse ;
- un allaitement souple (avec horaires libres) qui se juge plus sur le regard et le comportement de l'enfant que sur la courbe de poids. Il faut en général une tétée toutes les 2 à 3 heures au début. Leur espacement progressif sera guidé par le nouveau-né. Il est recommandé que les femmes allaitent leurs enfants à l'éveil, c'est-à-dire « à la demande », sans imposer d'intervalle fixe entre les tétées ;
- l'installation confortable pendant les tétées : la bouche du nouveau-né doit prendre largement l'aréole et non le seul mamelon, il faut donner les deux seins à chaque tétée ;
- l'hygiène de vie qui comprend : boissons abondantes, alimentation variée et riche en protéines et en calcium, la proscription du tabac, de l'alcool et des excitants (café, thé), le lavage quotidien des seins à l'eau et au savon, la protection des mamelons avec une compresse sèche pour éviter la macération.

V. Inhibition de la lactation

Les femmes qui ne souhaitent pas allaiter sont très souvent demandeuses d'une inhibition de la lactation. Celle-ci peut être également indiquée pour des raisons médicales comme dans les cas de fausses couches tardives, les interruptions médicales de grossesse, les MFIU, le décès néonatal du nouveau-né, un accouchement sous X ou en cas de contre-indication médicale à l'allaitement, en particulier en cas séropositivité maternelle pour le VIH de type 1, HTLV-1 et 2, de tuberculose active non traitée, au cours de chimiothérapie anticancéreuse ou de traitement radioactifs thérapeutiques.

Il n'existe pas d'argument scientifique pour recommander des mesures non pharmacologiques pour l'inhibition de la lactation (acupuncture, homéopathie, physiothérapie, mesures physiques). En raison de leurs effets vasoconstricteurs, les traitements pharmacologiques de l'inhibition de la lactation ne doivent pas être prescrits de façon systématique aux femmes qui ne souhaitent pas allaiter. Pour les femmes informées des risques qui souhaitent cependant un traitement pharmacologique de l'inhibition de la lactation, le lisuride (pour améliorer la tolérance digestive, l'administration du médicament doit se faire au cours des repas, aussitôt après l'accouchement, en tout cas dans les premières 24 heures, à raison de 2 cp/j [0,2 mg], pendant 14 jours) et la cabergoline (dans les premières 24 heures du post-partum, 1 mg en une seule prise) sont les médicaments à privilégier.

VI. Complications de l'allaitement

A. Engorgement

Il faut savoir différencier la congestion mammaire appelée communément « montée de lait », de l'engorgement mammaire. Elle correspond à la seconde phase de la lactogenèse avec élévation du débit sanguin essentiellement couplée à une forte augmentation du volume produit. À ce stade, la situation se normalisera à condition d'avoir des tétées fréquentes et efficaces. *L'engorgement pathologique* est une stase de lait entraînant une augmentation de la pression intra-alvéolaire avec œdème et inflammation, le tout empêchant l'écoulement du lait et une tétée de qualité.

La cause principale résulte le plus souvent d'une mauvaise technique d'allaitement : initiation retardée de l'allaitement à la naissance, mauvaise prise du sein entraînant une mauvaise extraction du lait par tétée inefficace, limitation arbitraire de la fréquence ou durée des tétées, complément, canal lactifère bouché. Il peut faire suite à l'engorgement physiologique du post-partum. L'incidence de l'engorgement diminue de moitié lorsque les tétées se font à la demande de l'enfant.

L'obstruction d'un canal lactifère peut aussi être une cause favorisante d'engorgement. On observe un petit bouton blanc, voire marron ou verdâtre sur le mamelon qui peut être douloureux et associé à un engorgement correspondant au secteur du canal bouché. Il est composé de caséine, lipides et substances solidifiées par des sels calciques. Pour améliorer le drainage de ce secteur, il faut positionner le menton du bébé sur la zone indurée pendant la tétée, éviter tout obstacle à l'écoulement du lait (vêtements trop serrés par exemple), appliquer des compresses chaudes et humides et si ces mesures restent insuffisantes, faire des massages doux et enlever le bouchon.

Cliniquement, le sein est gonflé, tendu, douloureux, brillant avec œdème voire rougeur diffuse. La mère n'a pas ou peu de fièvre. Le diagnostic est uniquement clinique. Aucun examen paraclinique n'est indiqué dans cette situation.

La meilleure prévention repose des tétées fréquentes et efficaces sans limitation de leur nombre ou de leur durée. L'accompagnement de la femme qui allaite a un impact positif dans la prise en charge de l'engorgement mammaire. Le seul traitement d'extraction du lait se fait soit par les tétées fréquentes et efficaces, soit par massage ou tire-lait. Ensuite, il faudra reprendre les tétées efficaces pour éviter la récidive ou la complication vers une mastite. Les AINS ou antalgiques pourront aider à diminuer l'œdème et la douleur.

B. Crevasses

La crevasse est une rupture de la barrière cutanée. Au départ, le mamelon est douloureux sans signes cutanés puis devient rouge, irrité et enfin apparaissent les fissures et érosions cutanées. Cela entraîne une douleur qui peut être très intense et surtout à prendre en compte si elle se prolonge après la 1re semaine d'allaitement. Il y a, dans certains cas, des saignements ; sans être graves, ils peuvent inquiéter la mère. Les crevasses peuvent être une porte d'entrée infectieuse (staphylocoque ou candidose) avec risque de mastite. Enfin, elles sont responsables d'une baisse de la lactation par mauvaise stimulation du sein par l'enfant.

La cause principale des mamelons douloureux est une friction anormale entre le mamelon et la bouche du bébé. Ceci est favorisé par des mauvaises prises du sein par l'enfant, plus rarement par des troubles de succion ou un frein de langue trop court. Le mamelon est douloureux, déformé en fin de tétée, puis se formeront des crevasses sur l'extrémité du mamelon.

La meilleure prévention des mamelons douloureux est un positionnement correct au sein associé à un soutien adapté. La première étape du traitement, indispensable et la plupart du temps suffisante, consiste à évaluer la technique de succion et de la corriger si besoin. Certains topiques cutanés peuvent aider à la cicatrisation. En cas d'infection par staphylocoque doré, une antibiothérapie par voie orale est utile pour éviter la survenue de mastite.

C. Mastite

La mastite (lymphangite ou galactophorite) est une inflammation du sein avec infection ou non. La lymphangite est assimilable à la mastite inflammatoire, la galactophorite est considérée comme une mastite infectieuse. La présence de pus dans le lait (signe de Budin) est en faveur d'une galactophorite.

La mastite apparaît le plus souvent autour de la 2e semaine du post-partum avec 95 % des cas dans les 12 semaines qui suivent la naissance. La femme décrit un syndrome grippal avec fièvre supérieure à 38,5 °C, frissons, d'apparition brutale, associé à une douleur dans un sein. À l'examen clinique, le sein présente une zone inflammatoire rouge et indurée, avec parfois un nœud lymphatique associé. Les signes cliniques ne permettent pas de différencier une mastite infectieuse ou non.

L'étiologie est une stase du lait. En cas de mastites récurrentes, il faut rechercher une mastite mal traitée initialement, une persistance d'une mauvaise technique d'allaitement, une possible association avec une infection cutanée ou, plus rarement, une cause entraînant un faible drainage d'une partie du sein comme une anomalie d'un canal ou une tumeur. Plusieurs études ont monté l'intérêt de traiter par antibiotique par voie orale toute crevasse surinfectée par *Staphylococcus aureus* pour prévenir une mastite infectieuse.

Le diagnostic est essentiellement clinique. Les examens biologiques seront inutiles et non spécifiques car toute femme ayant des germes pathogènes dans le lait ou sur la peau ne développera pas forcément de mastite mais toute femme qui développe une mastite n'a pas forcément de germe pathogène dans le lait. La NFS/CRP montre un syndrome inflammatoire avec hyperleucocytose sans orienter forcément sur une mastite infectieuse.

Le prélèvement bactériologique de lait est recommandé. Ce prélèvement se fera après une toilette minutieuse du sein sans prendre les premiers millilitres de lait extraits pour éviter les germes cutanés. L'interprétation des résultats doit être prudente : une numération d'un germe supérieure à 10^6/mL est en faveur d'une mastite infectieuse due au micro-organisme isolé ; la présence de plusieurs germes est en faveur d'une souillure lors du prélèvement. Chez les femmes en bonne santé, une analyse décèle de 10^2 à 10^5 germes, dont 70 % de staphylocoques à coagulase négative. Le staphylocoque doré est retrouvé dans la plupart des cas, *E. coli* est également possible mais moins fréquent. Le streptocoque B l'est plus rarement mais est à envisager sérieusement lorsque la femme présente une mastite bilatérale.

L'échographie mammaire sera parfois nécessaire pour éliminer le diagnostic d'abcès du sein en cas de situation atypique ou traînante.

La prévention passe par une bonne acquisition de la pratique de l'allaitement afin d'éviter toute situation favorisant la stase de lait, le lavage des mains, et le traitement des crevasses surinfectées.

L'objectif du traitement est la restauration du drainage mammaire : tétées fréquentes et efficaces, tire-lait. L'application de froid sur la partie engorgée et inflammatoire à visée antalgique, ou des antalgiques comme le paracétamol peuvent soulager la femme. Si le syndrome est très inflammatoire, les AINS sont envisageables mais rarement utiles. Il faut avoir recours à une antibiothérapie à visée antistaphylococcique. Une surveillance rigoureuse est indispensable, pour s'assurer qu'il n'y a pas de complications comme une évolution en abcès, ou pour éliminer un diagnostic différentiel comme une tumeur du sein. En effet, la découverte d'une pathologie cancéreuse est à envisager devant un tableau atypique ou une mastite récidivante toujours localisée au même endroit. Maintenir le drainage du sein est primordial pour éviter l'aggravation vers l'abcès. En cas d'infection avérée, l'interruption de l'allaitement est recommandée, tout en poursuivant le drainage par un tire-lait.

D. Abcès du sein lactant

L'abcès est une collection de pus, bien délimitée dans le sein. Il peut être chaud avec signe d'inflammation ou plus rarement froid sans signe d'inflammation. C'est une complication de la mastite qui touche environ 1 % des femmes allaitant. Il apparaît autour de la 6e semaine, mais peut survenir à tout moment de la lactation et au cours du sevrage.

Le tableau clinique est souvent sévère, avec rougeur, douleur, chaleur et œdème. Ce qui le différencie de la mastite est la perception d'une masse fluctuante avec changement de coloration de la peau qui est d'un rouge violacé. Il peut y avoir une nécrose cutanée. La fièvre est plutôt plus modérée que dans la mastite, voire absente. Le début est souvent insidieux avec douleurs chroniques et tableau évoluant à bas bruit. Dans certains cas, le tableau est celui d'un engorgement avec une induration localisée plus ou moins douloureuse sous une peau saine.

En cas de doute, l'échographie pratiquée par un radiologue compétent en sénologie sera l'examen le plus spécifique. La NFS, peu utile, pourra montrer un état infectieux avec hyperleucocytose. La CRP sera classiquement augmentée. Ce bilan n'est pas pathognomonique puisque l'on aura les mêmes résultats dans les mastites et de nombreuses autres pathologies.

Il faut éviter préventivement toutes les situations favorisant la stase de lait et agir vite en cas d'engorgement, de canal bouché ou de mamelon douloureux.

Le traitement repose sur la mise à plat de l'abcès. Jusqu'à présent, le traitement est chirurgical avec incision et drainage de l'abcès, sous anesthésie générale. Les inconvénients sont la séparation mère/enfant, le risque opératoire, le résultat esthétique pas toujours satisfaisant et, souvent, l'arrêt de l'allaitement. Dans les formes simples (abcès < 3 cm et homogènes), un traitement par ponctions itératives à l'aiguille peut être proposé comme alternative au drainage chirurgical. Des prélèvements bactériologiques pour identification et antibiogramme seront faits. Il n'y a pas de données permettant de recommander un traitement antibiotique associé mais celui-ci est possible. Les germes retrouvés les plus fréquemment sont : staphylocoque doré, streptocoque A, entérocoque.

L'allaitement sera interrompu pour le sein affecté. En revanche, la poursuite de l'allaitement du sein controlatéral est recommandée, associée à un drainage du sein affecté par un tire-lait.

E. Insuffisance de lait

C'est la principale cause d'interruption précoce de l'allaitement. Elle est favorisée par la séparation mère/enfant ou des antécédents de chirurgie esthétique des seins.

Les méthodes de stimulation de la lactation telles que l'utilisation d'un tire-lait, de dompéridone ou de métoclopramide, d'oxytocine ou de galactologues à base de plantes n'ont pas fait la preuve de leur efficacité.

L'allaitement à l'éveil et l'accompagnement (cf. IV. Conseils pour l'allaitement) peuvent aider la mère dans son allaitement.

VII. Médicaments, toxiques et infections

A. Médicaments

Les femmes qui allaitent peuvent avoir besoin de prendre un traitement médicamenteux soit de façon transitoire, soit de façon chronique. Environ 90 % des femmes prennent au moins un médicament durant la 1re semaine du post-partum. Les femmes qui ont besoin d'un traitement médicamenteux dans la période du post-partum sont plus sujettes à une mauvaise observance de leur traitement ou à un arrêt précoce de l'allaitement en raison des craintes d'effets néfastes du traitement sur leurs enfants. L'interruption de l'allaitement en cas de prise médicamenteuse maternelle n'est généralement pas fondée sur des preuves scientifiques formelles, soit parce que les données de l'excrétion du médicament dans le lait ne sont pas disponibles, soit parce qu'elles ne relèvent que des données issues de l'expérimentation animale. L'analyse du risque de l'exposition d'un enfant à un médicament excrété dans le lait maternel doit prendre en compte deux notions essentielles : la quantité du médicament excrété dans le lait et le risque de survenue d'effets indésirables. La précaution d'interrompre l'allaitement maternel en cas de prise médicamenteuse n'est pas justifiée dans de nombreuses situations.

Il est impossible de rapporter les données de l'ensemble des médicaments pouvant être prescrits au cours de l'allaitement. Le tableau 29.1 présente les situations les plus fréquemment rencontrées. Les Centres régionaux de pharmacovigilance ou le site du Centre de renseignements sur les agents tératogènes permettent d'obtenir les informations les plus récentes mises à jour.

Aucun examen d'imagerie (hors médecine nucléaire) ne justifie d'interrompre l'allaitement (accord professionnel).

B. Toxiques

1. Tabac

Comme la nicotine et la cotinine passent dans le lait maternel dans des quantités significatives, la consommation de tabac est déconseillée aux femmes qui allaitent mais celle-ci ne constitue pas une contre-indication à l'allaitement maternel. Il est recommandé d'encourager les femmes à utiliser des substituts nicotiniques, en plus du soutien de professionnels de santé spécialisés. Si le sevrage tabagique complet n'est pas possible pendant l'allaitement, il est recommandé de respecter un délai d'au moins 2 heures avant la mise au sein suivante.

2. Alcool

La consommation d'alcool est associée à une moindre production de lait et à une augmentation d'arrêt précoce de l'allaitement maternel. Pour ses effets néfastes sur l'enfant et dans l'objectif

Tableau 29.1 Médicaments et allaitement maternel.

DCI	Nom commercial	Ratio lait/plasma	Passage lait maternel	% dose maternelle ingérée	Quantité ingérée via le lait (% dose pédiatrique)	Utilisation	Précautions d'emploi	Effets secondaires rapportés
Antalgiques								
Paracétamol	Doliprane®, Dafalgan®, Efferalgan®	0,7–1,3	Faible		4 %	Possible	Aucune	1 cas de nourrisson de 2 mois qui a développé une éruption cutanée
Acide acétylsalicylique	Aspégic®		Variable		Varie en fonction de la dose maternelle (<1 500 mg/j) 2–14 %	CI aux doses antalgiques et anti-inflammatoires. Aucune réserve de l'utilisation à dose antiagrégante		Thrombocytopénie, Syndrome de Reye, Acidose métabolique
Ibuprofène			Très faible. Demi-vie courte, sans métabolites actifs, concentration <1 µg/L dans le lait		<1 %	Possible	Prise maternelle au moment de la tétée (demi-vie du médicament = intervalle entre 2 tétées)	Aucun événement particulier rapporté
Néfopam	Acupan®		Faible	<1 %		Possible	Dans les 24–48 heures qui suivent l'accouchement	Aucun événement particulier rapporté (faible effectif)
Codéine			Faible	7 %	Jusqu'à 20 % (pour 60 mg × 4/j)	Non recommandée		Décès d'un nouveau-né à 13 jours de vie
Oxycodone						Non recommandée		Somnolence ou léthargie
Tramadol	Contramal®, Topalgic®			3 %	2,24 %	Possible	Dans les 48–96 heures qui suivent l'accouchement	Aucun événement particulier rapporté

Morphine			2 %	Possible	Dans les 24–72 heures qui suivent l'accouchement	
Médicaments pour l'hémorragie du post-partum					
Sulprostone	Nalador®			Possible	Attendre 2 heures après la fin de la perfusion avant de débuter l'allaitement	Pas de données sur les enfants allaités mais aucun événement particulier rapporté
Acide tranexamique	Exacyl®	Faible	0,1 %	Possible	Suspendre l'allaitement pendant 4 heures après une administration IV	Aucun événement particulier rapporté (faible effectif) Demi-vie courte et faible biodisponibilité orale
Antibiotiques					
Pénicilline ± acide clavulanique	Augmentin®			Possible	Aucune	Rares cas d'éruption ou diarrhée transitoire
Ceftriaxone		Très faible	0,03–0,06	Possible	Aucune	
Érythromycine		Très faible	> 0,5	Possible	Aucune	Éruptions cutanées, diarrhées, perte d'appétit, somnolence
Clarithromycine		Très faible	2 %	Possible	Aucune	
Azithromycine		Très faible	1 à 2 %	Possible	Aucune	
Ciprofloxacine	Ciflox®	Très faible	3 %	Possible	Aucune	Aucun événement particulier rapporté
Ofloxacine	Oflocet®	Très faible	3 %	Possible	Aucune	Aucun événement particulier rapporté

(Suite)

Tableau 29.1 Suite.

DCI	Nom commercial	Ratio lait/plasma	Passage lait maternel	% dose maternelle ingérée	Quantité ingérée *via* le lait (% dose pédiatrique)	Utilisation	Précautions d'emploi	Effets secondaires rapportés
Péfloxacine			Faible mais demi-vie d'élimination plasmatique longue (14–15 heures), risque d'accumulation		4 %	Non recommandée		Aucun événement particulier rapporté
Clindamycine			Faible		6 %	Non recommandée	Possible en cas de dose unique peropératoire	1 cas de colite pseudo-membraneuse intestinale à *Clostrium difficile*
Cotrimoxazole	Bactrim®				2 % sulfaméthoxazole 6 % triméthoprime	Possible avec précaution	À éviter en cas d'ictère néonatal, de prématurité ou risque de déficit en G6PD	1 cas d'anémie hémolytique sévère chez un enfant ayant un déficit en G6PD
Nitrofurantoïne	Furadantine®		Faible		7 %	Possible avec précaution	Enfant à risque de déficit en G6PD	Aucun événement particulier rapporté
Aminosides (gentamicine)		0,11–0,44			2 %	Possible	Sauf en cas de prématurité ou d'insuffisance rénale du nourrisson	Aucun événement particulier rapporté
Métronidazole	Flagyl®	0,9	Important (passage systémique faible par voie vaginale)	32 %	34 %	Possible avec précaution	Traitement court *per os* ou IV (7–10 jours) Sans restriction par voie vaginale	

Antiémétiques					
Dompéridone	Motilium®		Faible	Possible	Aucune	Aucun événement particulier rapporté
Métoclopramide	Primpéran®		Faible	<0,1 %	Possible	Aucune	Aucun événement particulier rapporté
Ondansétron	Zophren®		Faible		Non recommandée	Risque cardiaque	
Antihypertenseurs					
Propranolol		0,33 et 1,65	Faible	<1 %	Possible	Aucune	Aucun événement particulier rapporté
Labétalol	Trandate®	0,8 et 2,6	Faible	<1 %	Possible	Aucune	Aucun événement particulier rapporté
Nifédipine	Adalate®		Faible	<0,001 %	Possible	Aucune	Aucun événement particulier rapporté
Nicardipine	Loxen®		Faible	<5 %	Possible	Aucune	
Alphaméthyldopa	Aldomet®	0,19–0,34	Faible	0,015–0,004 %	Possible	Aucune	
Captopril	Lopril®		Faible	0,02 %	Possible	Sauf en cas de prématurité ou d'insuffisance rénale du nourrisson	Aucun événement particulier rapporté
Énalapril		0–0,043	Faible	0,14 %	Possible	Sauf en cas de prématurité ou d'insuffisance rénale du nourrisson	Aucun événement particulier rapporté
				0,16 %			
Anticoagulants					
Héparine non fractionnée			Nulle		Possible à dose préventive et curative	Aucune	Aucun événement particulier rapporté

(Suite)

Tableau 29.1 Suite.

DCI	Nom commercial	Ratio lait/plasma	Passage lait maternel	% dose maternelle ingérée	Quantité ingérée *via* le lait (% dose pédiatrique)	Utilisation	Précautions d'emploi	Effets secondaires rapportés
Héparine de bas poids moléculaire	Lovenox® Innohep®	0,025–0,224	Faible			Possible	Aucune	Aucun événement particulier rapporté
Fluindione	Préviscan®		Élevé			Non recommandée		
Warfarine	Coumadine®		Très faible			Possible	Aucune	Aucun événement particulier rapporté Test de coagulation normal chez les enfants allaités
Acénocoumarol	Sintrom®					Possible	Aucune	Aucun événement particulier rapporté
Psychotropes								
Zolpidem	Stilnox®	0,13	Très faible	< 1 %		Possible	Prendre le traitement juste après la dernière tétée du soir	Aucun événement
Zopiclone	Imovane®	0,51		1,2 %		Possible		Aucun événement
Diazépam	Valium®	0,2				Non recommandée	Demi-vie plasmatique plus courte avec une liposolubilité plus faible que les autres molécules	
Oxazépam	Séresta®	0,10	Faible	1 %		Possible	Aucune	Aucun événement particulier rapporté

						Médicament le plus fréquemment impliqué dans des réactions indésirables au cours de l'allaitement
Hydroxyzine	Atarax®			Non recommandée	Avec effets neurologiques (sédation, excitation), cardiovasculaires (malaise, bradycardie, cyanose), et gastro-intestinaux	
Paroxétine	Deroxat®	0,056–1,3	Faible	± 1 %	Possible	Aucune	1 cas de léthargie et 1 cas d'irritabilité du nouveau-né
Sertraline	Zoloft®	0,42–4,81	Faible	0,5–2 %	Possible	Aucune	1 cas de myoclonie bénigne du sommeil
Antiépileptiques							
Gabapentine	Neurontin®		Faible	1–4 %	Possible	Aucune	Aucun événement
Phénytoïne	Di-Hydan® Dilantin®			1–10 %	Possible	Aucune	Aucun événement particulier rapporté (sauf en association avec phénobarbital)
Acide valproïque	Dépakine®			1–2 %	Possible	Aucune	Aucun événement
Lamotrigine	Lamictal®		Élevé	100 %	Non recommandée		Somnolence, une hépatotoxicité et une toxicité cutanée

(Suite)

Tableau 29.1 Suite.

DCI	Nom commercial	Ratio lait/plasma	Passage lait maternel	% dose maternelle ingérée	Quantité ingérée via le lait (% dose pédiatrique)	Utilisation	Précautions d'emploi	Effets secondaires rapportés
Lévétiracétam	Keppra®		Élevé	7–22 %		Non recommandée		Une hypotonie et des difficultés d'alimentation
Topiramate	Topimax®		Élevé		10–20 %	Non recommandée		Un épisode de diarrhée, spontanément réversible
Oxcarbazépine	Trileptal®		Élevé	19 %		Non recommandée		
Carbamazépine	Tégrétol®				20–60 %	Non recommandée		Atteinte hépatique transitoire (augmentation des γ-GT et transaminases)
Vigabatrine	Sabril®					Non recommandée		Absence de donnée publiée

Marcellin L, Chantry AA. Allaitement maternel (partie IV) : usage des médicaments, diététiques et addictions – recommandations pour la pratique clinique. Breast-feeding (part IV) : Therapeutic uses, dietetic and addictions – guidelines for clinical practice. La Revue Sage-Femme, volume 15, issue 3, june 2016, pages 156–165 © 2016.

d'allonger la durée de l'allaitement maternel, il est recommandé d'éviter la consommation de boissons alcoolisées pendant l'allaitement maternel. En cas de consommation modérée et ponctuelle d'alcool, il faut respecter un délai minimum de 2 heures avant la mise au sein.

3. Drogues

L'arrêt de la consommation de cocaïne, d'héroïne ou de cannabis est indispensable pour autoriser l'allaitement maternel. Les bénéfices apportés par l'allaitement au sein quand celui-ci est souhaité par la mère prévalent sur ses inconvénients, même en cas de consommation de drogues. L'allaitement maternel est donc possible si la mère le souhaite. Toutefois, les drogues passent dans le lait maternel et l'organisme immature de l'enfant peut y être sensible. Les consommations peuvent perturber l'allaitement ou modifier le comportement du bébé (somnolence excessive ou, au contraire, agitation). La mère doit être informée et accompagnée. L'allaitement peut dans certains cas aider les mères à diminuer voire arrêter leur consommation. Il a été montré que le cocooning associé à l'allaitement maternel réduit les symptômes de sevrage chez l'enfant.

C. Infections

Lors d'une infection maternelle, les agents infectieux peuvent passer dans le lait avec possibilité d'infecter l'enfant. Il sera donc utile d'évaluer le bénéfice/risque de la poursuite de l'allaitement. En effet, il ne faut pas oublier que si le lait maternel contient parfois des germes, il contient aussi toujours des agents anti-infectieux.

1. Maladies contre-indiquant l'allaitement maternel

VIH

Le risque de transmission par le lait maternel étant prouvé, il est contre-indiqué dans les pays où l'alimentation avec les préparations pour nourrissons est faite dans de bonnes conditions.

HTLV-1 et 2

Le passage du virus dans le lait et sa transmission ont été prouvés. Le risque de transmission est variable selon la durée de l'allaitement et selon la réponse immunitaire de la mère infectée. La congélation détruit le virus.

2. Maladies nécessitant une suspension temporaire de l'allaitement maternel

Varicelle-zona

La varicelle est potentiellement dangereuse pour le nouveau-né si la mère contracte la maladie 5 jours avant la naissance ou 2 jours après. Il faudra alors isoler la mère de l'enfant le temps de la contagion, c'est-à-dire 7 à 10 jours. La mère étant contagieuse avant l'apparition de l'éruption, la surveillance de l'enfant doit être étroite. Pendant la séparation, le lait sera extrait et donné à l'enfant, la transmission virale se faisant par contact direct et non pas par passage de virus dans le lait. En cas de zona, la mère devra respecter des règles d'hygiène strictes avec lavage des mains et éviter tout contact direct puisque, là encore, la contamination ne se fait pas par le lait mais par contact direct. En cas de lésions sur les seins, le lait sera extrait et donné à l'enfant.

Tuberculose

Le nouveau-né de mère atteinte de tuberculose pulmonaire active doit en être isolé jusqu'à ce que l'infection ne soit plus contagieuse, soit après au moins 2 semaines de traitement. Dans les allaitements prolongés, il sera nécessaire de doser le médicament dans le lait, le plasma et les urines de l'enfant.

3. Maladies ne contre-indiquant pas l'allaitement maternel

Infections courantes

Pour la plupart des infections courantes bactériennes ou virales ORL, pulmonaires, digestives ou autres (angines, bronchites, grippe, gastroentérites, infections urinaires, etc.), la contamination n'est pas lactée mais manu ou aéroportée. Suspendre l'allaitement n'a donc aucun sens, d'autant que cela privera l'enfant des bienfaits immunitaires du lait maternel. En revanche, il sera nécessaire d'expliquer à la mère les mesures d'hygiène à respecter pour éviter la transmission des maladies.

Herpès

L'HSV est transmis par contact direct et l'allaitement maternel n'est pas contre-indiqué, même en cas de primo-infection. Néanmoins, des précautions drastiques seront à prendre pour éviter le contact direct : lavage des mains, port de masque en cas d'herpès labial. En cas de lésions sur un sein, extraire le lait et le donner à l'enfant sont en principe possibles. Sur l'autre sein indemne, l'allaitement direct est autorisé.

Cytomégalovirus

Le passage dans le lait du virus est prouvé et l'enfant peut donc être contaminé. Ceci est sans risque pour un enfant né à terme. En revanche, des précautions seront à prendre en cas de grande prématurité. La congélation diminue la charge virale, la pasteurisation la supprime.

Hépatite B

La contamination materno-fœtale se fait essentiellement par voie vaginale. Du virus a été retrouvé dans le lait, la contamination lactée reste donc possible. Les enfants allaités bénéficieront du même protocole de sérovaccination que les enfants non allaités avec injection précoce dans les 12 heures qui suivent la naissance d'immunoglobulines et vaccination à 3 injections (0, 1, 6 mois de l'enfant). La vaccination est efficace à 95 % et l'allaitement maternel n'augmente pas le risque de contamination. Elle est donc recommandée dès la naissance sans restriction, surtout en cas de forte contagiosité (Ag HBS, Ag HBe et ADN viral positif).

Hépatite C

Le risque de transmission materno-fœtale est estimé à 2 à 5 %. Il est majoré en cas d'infection associée par le VIH et en cas de charge virale VHC très élevée. Du virus a été retrouvé dans le lait avec des concentrations beaucoup plus faibles que dans le plasma. Les études menées depuis de nombreuses années ont montré que l'allaitement maternel n'augmentait pas le risque de contamination et par conséquent, la transmission de virus de l'hépatite C *via* le lait maternel n'est pas prouvée. Il n'y a donc pas de contre-indication à l'allaitement maternel.

> **Points clés**
>
> - Le lait maternel est plus pauvre en vitamine D mais plus riche en éléments immunitaires non nutritifs que les laits artificiels et sa composition est variable dans le temps.
> - La principale contre-indication à l'allaitement maternel est la séropositivité VIH, dans les pays développés.
> - Les principales complications sont l'engorgement, les crevasses, les mastites et l'abcès mammaire est le drainage et l'antibiothérapie.
> - Les inhibiteurs de la lactation sont des agonistes dopaminergiques (lisuride, quinagolide). La bromocriptine (Parlodel®) n'est plus indiquée comme inhibiteur de la lactation du fait de ses risques cardiovasculaires.

Notions indispensables PCZ

- La principale contre-indication à l'allaitement maternel est la séropositivité VIH, dans les pays développés.

Pour en savoir plus

	Anaes. Allaitement maternel – Mise en œuvre et poursuite dans les 6 premiers mois de vie de l'enfant. Recommandation de bonne pratique, mai 2002. http://www.has-sante.fr/portail/jcms/c_272220/ breastfeeding-initiation-and-continuation-during-the-first-6-months-of-life
	CNGOF. Post-partum. Recommandations pour la pratique clinique, 2015. http://www.cngof.fr/pratiques-cliniques/recommandations-pour-la-pratique-clinique/apercu?path=RPC%2BCOLLEGE%252F2015-RPC-POSTPARTUM.pdf&i=2176

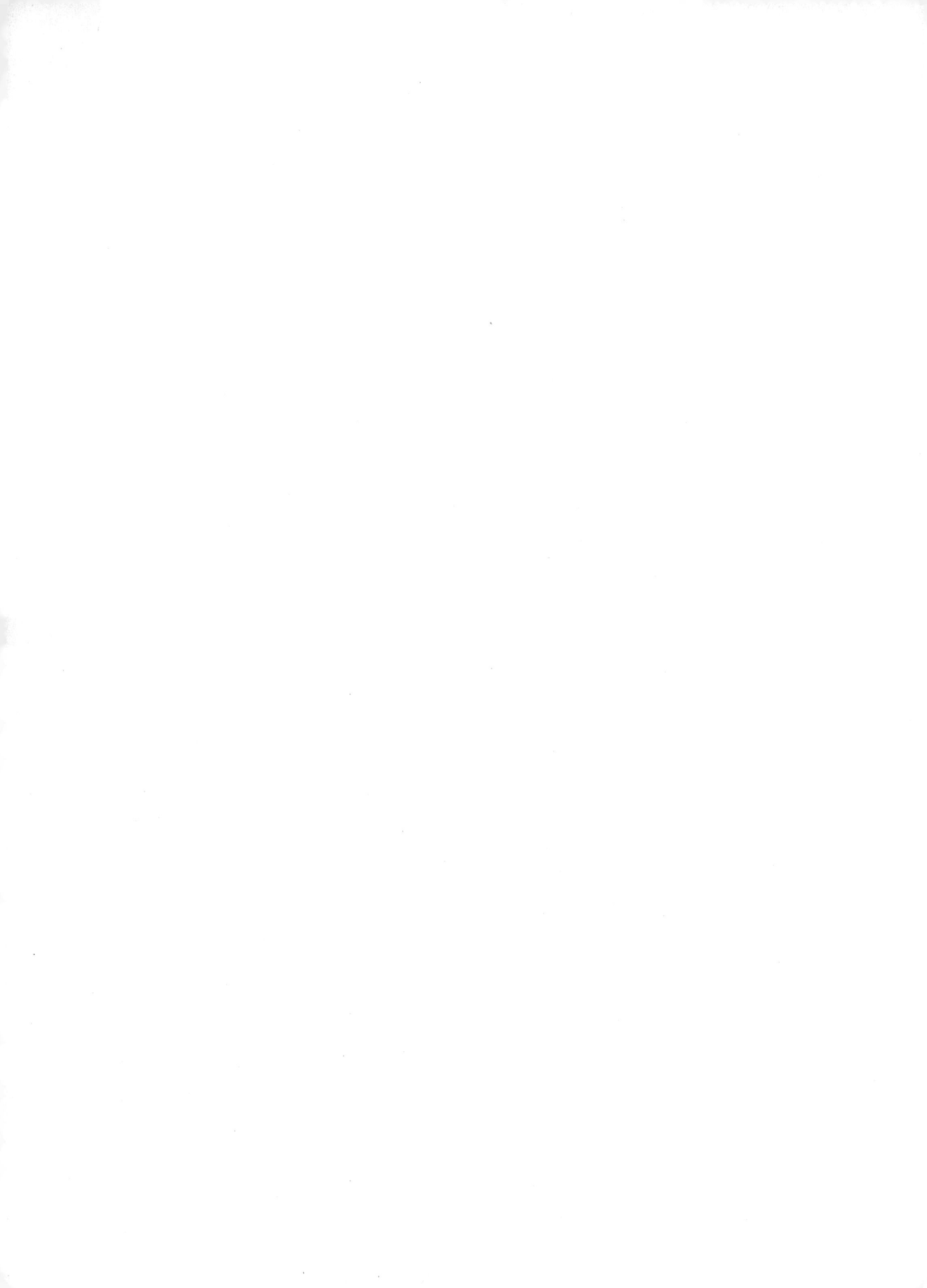

CHAPITRE 30

Item 33 – UE 2 – Suites de couches pathologiques : pathologie maternelle dans les 40 jours

I. Avertissement
II. Pour comprendre
III. Éléments cliniques de surveillance pendant les suites de couches
IV. Hyperthermie pendant les suites de couches et signes cliniques d'orientation
V. Hémorragie génitale pendant les suites de couches et signes cliniques d'orientation
VI. Thrombose veineuse dans le post-partum et signes cliniques d'orientation

Objectif pédagogique
Diagnostiquer les principales complications maternelles des suites de couches : complications hémorragiques, infectieuses, thromboemboliques.

I. Avertissement

Conformément au programme officiel du second cycle des études médicales, ce cours n'envisage que les complications infectieuses, hémorragiques et thromboemboliques survenant au cours des 40 premiers jours du post-partum.

Il complète les items 30 (Accouchement, délivrance et suites de couches normales), 32 (Allaitement et complications) et 67 (Troubles psychiques de la grossesse et du post-partum). Les complications de l'allaitement maternel ne sont évoquées que dans le cadre du diagnostic étiologique d'une fièvre du post-partum.

II. Pour comprendre

La période des suites de couches débute 2 heures après l'accouchement et se termine par le retour de couches (retour des menstruations), environ 6 semaines (40 jours) plus tard.

Les pathologies les plus fréquentes sont utérines (endométrite, hémorragies), mammaires (engorgement, lymphangite, galactophorite, abcès), urinaires (infections), veineuses (thrombophlébite des membres inférieurs ou pelvienne) et cicatricielles (surinfection et désunion de la cicatrice d'épisiotomie ou de césarienne). Seules seront abordées les complications infectieuses, hémorragiques et thromboemboliques.

III. Éléments cliniques de surveillance pendant les suites de couches

Les principaux éléments cliniques qu'il convient de surveiller sont :
- les signes généraux : pouls, PA, température, état général et douleur ;
- les seins : tension, douleur, crevasses ;
- l'involution du globe utérin : hauteur et consistance de l'utérus ;
- la cicatrisation périnéale ;
- les lochies (écoulement vaginal sanglant du post-partum) : abondance, aspect, odeur ;
- les membres inférieurs : recherche de signes de phlébite ;
- l'appareil urinaire : signes fonctionnels, aspect des urines ;
- après une césarienne : cicatrice, douleur, reprise du transit, mictions et couleur des urines.

IV. Hyperthermie pendant les suites de couches et signes cliniques d'orientation

La cause la plus fréquente de fièvre en post-partum est la montée laiteuse, mais c'est un diagnostic d'élimination.

Si l'allaitement est artificiel, les principales causes de fièvre sont l'endométrite, l'infection urinaire et la maladie thromboembolique. Il peut toutefois y avoir une montée laiteuse malgré les mesures entreprises.

Si l'allaitement est maternel, il faut évoquer, de plus, les complications spécifiques de l'allaitement.

A. Endométrite aiguë du post-partum

C'est la première cause d'hyperthermie du post-partum. Le diagnostic est avant tout clinique.
- Elle est favorisée par les facteurs suivants : rupture prématurée des membranes, accouchement dystocique, manœuvres endo-utérines (délivrance artificielle, révision utérine), chorioamniotite, rétention placentaire.
- Son début est souvent précoce, 3 à 5 jours après l'accouchement mais rarement avant.
- Les signes d'appels sont les suivants : fièvre modérée à 38 °C, douleurs pelviennes peu intenses, lochies abondantes et malodorantes (fétides), parfois hémorragiques.
- L'examen clinique retrouve un utérus mal involué avec stagnation de la hauteur utérine, col béant, lochies abondantes et malodorantes. Le signe principal est la douleur à la mobilisation utérine.
- Les examens complémentaires comportent :
  - NFS, CRP, hémocultures si T° > 38,5 °C, ECBU ;
  - échographie à la recherche d'une rétention placentaire (facteur favorisant), en particulier lorsque le traitement n'est pas rapidement efficace ;
  - examen bactériologique vaginal dont le but est surtout d'identifier le ou les germes en cause pour adapter si besoin le traitement antibiotique. L'infection est volontiers plurimicrobienne et le germe le plus redouté est le streptocoque A qui peut être recherché par des tests rapides. Les germes les plus fréquemment impliqués sont :
    - les entérobactéries (bacilles Gram-),
    - les streptocoques A, B et entérocoques (cocci Gram +),
    - plus rarement, des germes anaérobies ou des germes à développement intracellulaire ou apparentés (mycoplasmes, *Chlamydiae*, etc.).

- La prise en charge repose sur :
  - une hospitalisation habituelle ;
  - une antibiothérapie à large spectre de 1re intention sans attendre les résultats bactériologiques. Elle est intraveineuse au début avec un relais *per os* après normalisation de la température, adaptée secondairement aux résultats du prélèvement vaginal. La durée optimale du traitement est de 5 à 10 jours en l'absence de septicémie :
    - en l'absence d'allaitement maternel : une association clindamycine (900 mg × 3/j) et gentamycine (1,5 mg/kg × 3/j) par voie intraveineuse,
    - en cas d'allaitement maternel, un antibiotique compatible (absence de risque chez l'enfant) et comportant : soit une céphalosporine de 3e génération (type ceftriaxone, 1 g/j par voie IM ou IV, associé ou non à du métronidazole 500 mg × 2/j), soit une pénicilline combinée à un inhibiteur des β-lactamases (type amoxicilline + acide clavulanique, 3 à 4 g/j),
  - un traitement anticoagulant préventif à discuter, surtout en cas de mauvais terrain veineux ;
  - la surveillance : température, hauteur, tonicité et sensibilité de l'utérus, aspect des lochies, signes de complication thromboembolique.

Il n'y a pas d'argument pour prescrire systématiquement des utérotoniques dans le but de favoriser la rétraction utérine (oxytocine, misoprostol).

- L'évolution est en général rapidement favorable sous traitement adapté. Dans le cas contraire, deux diagnostics doivent être évoqués en priorité surtout en cas de fièvre persistante :
  - une rétention de fragments placentaires (diagnostic par échographie pelvienne) (*cf. infra*) ;
  - une thrombophlébite pelvienne associée (diagnostic par tomodensitométrie ou IRM, avec injection de produit de contraste) (*cf. infra*).

B. Pyélonéphrite aiguë

Le tableau clinique et les principes du traitement sont identiques à ceux des pyélonéphrites en dehors de la grossesse.

Les signes d'appels sont les suivants : pollakiurie, brûlures mictionnelles, douleurs lombaires le plus souvent à droite irradiant vers le bas, fièvre élevée (38,5 °C).

L'examen retrouve des urines troubles, des douleurs lombaires provoquées, une bandelette urinaire positive (leucocytes, nitrites). L'ECBU confirme le diagnostic. L'échographie rénale élimine un obstacle.

Le traitement antibiotique doit être compatible avec un allaitement maternel éventuel (céphalosporines de 3e génération ± aminoside) et poursuivi pour une durée totale de 21 jours.

C. Thrombophlébite des membres inférieurs ou pelvienne

Cf. infra.

D. Complications de l'allaitement

La montée laiteuse est un phénomène naturel survenant au 2e–3e jour du post-partum, pouvant s'accompagner d'une fièvre maternelle et de douleurs (inconfort) mammaires. Elle est spontanément résolutive en quelques jours, en l'absence de stimulation mamelonnaire.

Des douleurs mammaires chez une femme qui allaite orientent vers une complication de l'allaitement (la prise en charge est développée dans le chapitre 29). Quatre situations peuvent être individualisées. Leurs caractéristiques sont résumées dans le tableau 30.1.

Tableau 30.1 Comparaison des principales complications mammaires liées à l'allaitement.

Caractéristiques	Engorgement	Lymphangite	Galactophorite	Abcès
Début	Avec la montée laiteuse	Brutal	Progressif (2–3 jours)	Évolution d'une galactophorite
Délai	2–3 jours	5–10 jours	10–15 jours	> 10 jours
Fièvre	± fébricule à 38 °C	39–40 °C avec frissons	Modérée (38–38,5 °C)	Importante 40 °C avec AEG
Douleur	Douleur mammaire souvent bilatérale	Localisée (trajet)	Ensemble du sein	Lancinante
Examen clinique	Durs, tendus, très douloureux	Placard inflammatoire latéral avec traînée rosâtre Adénopathie axillaire douloureuse	Douleur ensemble du sein inflammatoire (non collecté)	Inflammation locale Collection fluctuante
Infection du lait	Non	Non	Oui (Budin +)	Oui
Traitement	Douches, massage expression manuelle ou par tire-lait	Antiphlogistiques ± antibiotiques	Antibiotiques anti-S. aureus (pénicilline M, 10 jours)	Chirurgie drainage ou ponction échoguidée + antibiothérapie PO ou IV
Allaitement	Continuer	Continuer	Arrêt jusqu'à guérison (tirer et jeter le lait)	Arrêt

1. Engorgement mammaire

Il s'agit d'un événement précoce, contemporain de la montée laiteuse (2e–3e jour).

Les signes d'appels sont un fébricule à 38 °C associé à des douleurs mammaires bilatérales.

À l'examen, les seins sont durs, tendus, très douloureux.

2. Lymphangite

Elle est caractérisée par un début brutal, d'un jour à l'autre, souvent 5 à 10 jours après l'accouchement, parfois plus tardif.

Les signes d'appel sont une fièvre élevée à 39–40 °C avec frissons et douleurs mammaires unilatérales.

À l'examen, on observe un placard rouge, chaud, douloureux de la face externe du sein (inflammation) avec traînée rosâtre vers l'aisselle et adénopathie axillaire douloureuse. Le lait recueilli sur un coton est propre, sans trace de pus (signe de Budin négatif).

3. Galactophorite

Il s'agit d'un accident plus tardif, survenant au moins 10–15 jours après l'accouchement, parfois après une lymphangite incomplètement guérie. Le début est progressif, sur plusieurs jours.

Les signes d'appel sont une fièvre modérée à 38–38,5 °C et douleurs mammaires unilatérales.

À l'examen, on observe des douleurs de l'ensemble du sein, qui est plus ferme que l'autre. Le lait recueilli sur un coton est mélangé à du pus (signe de Budin).

En l'absence de traitement, la galactophorite peut évoluer vers un abcès du sein. L'allaitement doit être suspendu. Un traitement antibiotique actif sur le staphylocoque doré (type pénicilline M ou pristinamycine) doit être administré pendant 10 jours, en complément du traitement symptomatique.

4. Abcès du sein

Il complique une galactophorite non ou insuffisamment traitée.

Les signes d'appel sont une douleur mammaire localisée, lancinante et fièvre à 40 °C avec altération de l'état général.

À l'examen, on observe un placard inflammatoire localisé, une collection mammaire fluctuante hyperalgique. Une échographie mammaire doit compléter l'examen.

Le traitement consiste en une ponction évacuatrice échoguidée ou une mise à plat chirurgicale de l'abcès, en fonction des signes de gravité généraux et locaux. L'allaitement doit être interrompu. Un traitement antibiotique à visée antistaphylococcique PO ou IV doit être associé.

E. Anomalie de la cicatrisation (infection du site opératoire)

L'infection d'une cicatrice d'épisiotomie donne plutôt une désunion de la plaie que de la fièvre. Il peut exister un hématome périnéal (hématome périgénital) favorisant la désunion.

Après une césarienne, il faut rechercher un abcès ou un hématome de paroi. Toute infection rapidement évolutive associée à un purpura ou un décollement cutané doit faire rechercher et traiter immédiatement un streptocoque A ou un staphylocoque doré.

V. Hémorragie génitale pendant les suites de couches et signes cliniques d'orientation

Parmi les hémorragies du post-partum, on distingue :
- les hémorragies précoces (5 % des accouchements), survenant dans les 24 heures suivant la naissance et définies par une déperdition sanguine d'au moins 500 mL. Les principales causes sont l'atonie utérine, la rétention placentaire ou une plaie de la filière génitale ;
- les hémorragies tardives (ou secondaires), définies comme une hémorragie survenant après les premières 24 heures et dans les 12 semaines qui suivent l'accouchement (0,5 à 2 % des accouchements).

Devant une hémorragie génitale en suites de couches (au-delà des 2 premières heures du post-partum), il est nécessaire de pratiquer le bilan suivant : bilan sanguin (NFS-plaquettes, CRP, coagulation) et échographie pelvienne. Dans le cas particulier d'une hémorragie secondaire inexpliquée, on demandera un dosage d'hCG (choriocarcinome).

A. Atonie utérine isolée

C'est la cause la plus fréquente d'hémorragie du post-partum (> 50 % des cas). Elle survient habituellement au moment de la délivrance mais peut apparaître de façon différée ou succéder à une hémorragie de la délivrance en apparence maîtrisée.

Elle est favorisée par les facteurs suivants : multiparité, accouchement dystocique, surdistension utérine (grossesse multiple, macrosomie, hydramnios), rupture prématurée des membranes, travail long ou au contraire très rapide, malformation utérine, utilisation récente de tocolytiques, âge maternel élevé. Le début est souvent très précoce, pendant les 3 premiers jours du post-partum.

L'examen retrouve : métrorragies supérieures à la normale, absence de globe utérin de sécurité (utérus non rétracté, mou, dépassant l'ombilic), mais sans signe d'endométrite, température normale, lochies non malodorantes, absence de douleurs pelviennes spontanées ou provoquées à la mobilisation utérine.

Il faut faire une échographie pelvienne pour éliminer une rétention placentaire (membranes, cotylédon).

Le principe du traitement consiste à obtenir une bonne rétraction utérine par l'utilisation d'utérotoniques (oxytocine ou analogues des prostaglandines en l'absence de contre-indication), après s'être assuré de la vacuité utérine. En cas de rétention, un curetage associé ou non à une hystéroscopie doit être envisagé.

B. Endométrite hémorragique (*cf. supra*)

Les principes du traitement ont déjà été envisagés. Ils sont les mêmes que précédemment, mais le traitement utérotonique (oxytocine, prostaglandines) doit être entrepris pour favoriser la rétraction utérine.

C. Rétention placentaire

Une rétention intra-utérine partielle de placenta se définit comme la persistance de fragments cotylédonaires ou membranaires. Elle favorise l'atonie utérine et/ou l'endométrite.

Il n'y a pas de signes cliniques spécifiques. Le diagnostic repose sur l'échographie pelvienne qui doit être systématique en cas d'hyperthermie ou d'hémorragie génitale du post-partum.

Le traitement repose sur une révision utérine prudente (utérus très fragile) au doigt ou à la curette mousse sous contrôle échographique. Parfois, une résection hystéroscopique est réalisée.

Le risque principal des rétentions est la synéchie utérine dont le diagnostic est porté par une échographie de contraste liquidien, voire une hystérosalpingographie ou une hystéroscopie.

En cas d'hémorragie persistante et importante, un tamponnement intra-utérin ou une embolisation des artères utérines peuvent être envisagés.

Une antibioprophylaxie est généralement prescrite en cas de rétention placentaire.

D. « Retour de couches hémorragique »

Il est caractérisé par une hémorragie secondaire (ou tardive) du post-partum, survenant brutalement plusieurs semaines après l'accouchement, en rapport avec une anomalie transitoire de la réceptivité aux œstrogènes (atrophie de l'endomètre par carence en œstrogènes ou secondaire à une prescription d'une contraception précoce microprogestative).

L'examen clinique est pauvre : absence de fièvre et de douleurs pelviennes, utérus involué, col utérin fermé, pertes non malodorantes. À l'échographie, l'utérus est involué et vide avec un endomètre fin. L'objectif de l'examen est surtout d'éliminer une endométrite ou une rétention placentaire, rares à ce stade mais encore possibles.

Le traitement repose sur l'administration d'œstrogènes en l'absence de contre-indication par pilule œstrogénique.

E. Autres causes

Parmi les autres causes plus rares, nous ne ferons que citer :
- les faux anévrismes de l'artère utérine et fistules artérioveineuses ;
- le choriocarcinome ;
- les coagulopathies.

VI. Thrombose veineuse dans le post-partum et signes cliniques d'orientation

La période des suites de couches est à haut risque de thrombose veineuse, notamment dans les 8 premières semaines du post-partum. On distingue les thromboses veineuses superficielles et profondes. Les thromboses veineuses pelviennes et les thrombophlébites cérébrales seront abordées spécifiquement.

Les facteurs favorisants sont les suivants : âge > 35 ans, multiparité, obésité, varices, accouchement dystocique ou par césarienne (en particulier césarienne faite en urgence), affections cardiaques, antécédents thromboemboliques, immobilisation en ante-partum, état thrombophilique, hémorragie du post-partum, procréation médicalement assistée, tabagisme.

La prévention est essentielle et repose sur les mesures suivantes : lever précoce de toutes les accouchées, contention veineuse d'indication large (notamment si mauvais état veineux), éventuellement traitement préventif par héparine en fonction de l'importance des facteurs de risque.

Les thromboses veineuses profondes exposent au risque d'embolie pulmonaire, engageant le pronostic vital.

A. Thrombose veineuse superficielle

Elle se traduit par un cordon induré et douloureux sur le trajet d'une veine superficielle.

Elle est par elle-même sans danger (sauf en cas de thrombose saphène interne s'étendant jusqu'à la crosse) mais peut être associée à une thrombose veineuse profonde, en particulier au niveau des membres inférieurs. Dans ce cas, une exploration écho-Doppler des membres inférieurs doit de ce fait être systématique.

Les principes thérapeutiques reposent sur les anti-inflammatoires locaux et la contention veineuse. Les anticoagulants ne sont pas systématiques.

B. Thrombose veineuse profonde

Elle expose au risque d'embolie pulmonaire et engage le pronostic vital.
- L'installation des symptômes se fait progressivement, souvent au cours de la 2e semaine du post-partum.
- Les signes d'appel sont non spécifiques dans le post-partum : fièvre modérée (37,5–38 °C) et inconstante, douleur unilatérale du mollet, du pli de l'aine ou sensation de jambe lourde.
- À l'examen bilatéral et comparatif, on observe : discret œdème (mesure du périmètre de la jambe), chaleur du mollet, douleur provoquée au niveau du mollet à la palpation profonde et à la dorsiflexion du pied (signe de Homans).
- L'examen écho-Doppler des membres inférieurs doit être effectué systématiquement mais l'attente de sa réalisation ne doit pas retarder le traitement en cas de forte suspicion.

- Les principes thérapeutiques reposent sur l'héparine (de bas poids moléculaire) et la contention veineuse (force III), avec un relais précoce par antivitamines K, une surveillance régulière du bilan de coagulation. La durée minimale du traitement par AVK est de 3 mois en cas de thrombophlébite profonde.

La warfarine (Coumadine®) et l'acénocoumarol (Sintrom®) ne diffusent pas dans le lait maternel et peuvent donc être utilisés pendant l'allaitement, contrairement à la fluindione (Préviscan®).

C. Thrombose veineuse pelvienne

Son diagnostic est difficile. Elle complique souvent une endométrite. Il faut y penser devant un tableau d'endométrite ne répondant pas au traitement antibiotique.

Les éléments du diagnostic clinique ne sont pas spécifiques : douleur pelvienne importante, signes urinaires (dysurie, pollakiurie, rétention d'urine), signes intestinaux (ballonnement, ténesme), douleur d'un paramètre au toucher vaginal (très inconstant). C'est leur association à l'endométrite qui est évocatrice.

Un examen tomodensitométrique pelvien (ou une IRM) avec injection de produit de contraste devra être réalisé en cas de doute ou devant une fièvre persistante (≥ 5 jours) malgré une antibiothérapie appropriée prescrite dans le cadre d'une infection du post-partum. Il permet de confirmer le diagnostic, d'identifier éventuellement le caractère flottant du caillot dans la veine cave inférieure et d'éliminer un abcès profond compliquant l'endométrite.

Il s'agit d'une urgence thérapeutique afin d'éviter les complications graves : extension à la veine cave, aux veines rénales et aux veines iliofémorales, infarctus ovarien, embolie pulmonaire et choc toxi-infectieux avec défaillance multiviscérale.

Le traitement associe une antibiothérapie adaptée (intraveineuse, à large spectre intégrant le staphylocoque) et une héparinothérapie à dose hypocoagulante (efficace) pendant la durée de l'antibiothérapie, sur une durée minimale de 7 à 14 jours. Le recours à un relais par AVK sera évalué en fonction de la localisation du thrombus et de son extension.

D. Thrombophlébite cérébrale

Il s'agit d'une complication rare mais sévère qui doit être suspectée devant des symptômes d'hypertension intracrânienne (céphalées, vomissements, troubles de la conscience) et/ou un déficit neurologique focal voire une crise convulsive. Les céphalées constituent le symptôme le plus fréquent, et souvent révélateur de la thrombophlébite cérébrale. Elles n'ont pas de caractéristiques ou un profil évolutif spécifiques.

L'atteinte du sinus longitudinal supérieur est la plus fréquente mais toutes les veines sinusales peuvent être concernées.

Le diagnostic repose sur l'imagerie cérébrale, IRM en particulier, qui permet de visualiser le thrombus et sa localisation.

Le traitement repose sur l'anticoagulation et la prise en charge symptomatique de l'œdème cérébral (mannitol, corticothérapie).

> **Points clés**
> - Trois grands types de complications sont à rechercher : hémorragiques, infectieuses et thromboemboliques.

Notions indispensables PCZ

- Toujours évoquer un épisode thrombotique devant une fièvre du post-partum.

Pour en savoir plus

[QR]	CNGOF. Les hémorragies du post-partum. Recommandations pour la pratique clinique, 2014. http://www.cngof.fr/pratiques-cliniques/recommandations-pour-la-pratique-clinique/apercu?path=RPC%2BCOLLEGE%252FCNGOF_2014_HPP.pdf&i=487
[QR]	CNGOF. Les infections génitales hautes. Recommandations pour la pratique clinique, 2012. http://www.cngof.asso.fr/D_TELE/RPC_infections_2012.pdf
[QR]	CNGOF. Post-partum. Recommandations pour la pratique clinique, 2015. http://www.cngof.fr/pratiques-cliniques/recommandations-pour-la-pratique-clinique/apercu?path=RPC%2BCOLLEGE%252F2015-RPC-POSTPARTUM.pdf&i=2176
[QR]	SFAR. Maladie thromboembolique veineuse en post-partum. Août 2010. http://sfar.org/maladie-thromboembolique-veineuse-en-post-partum/

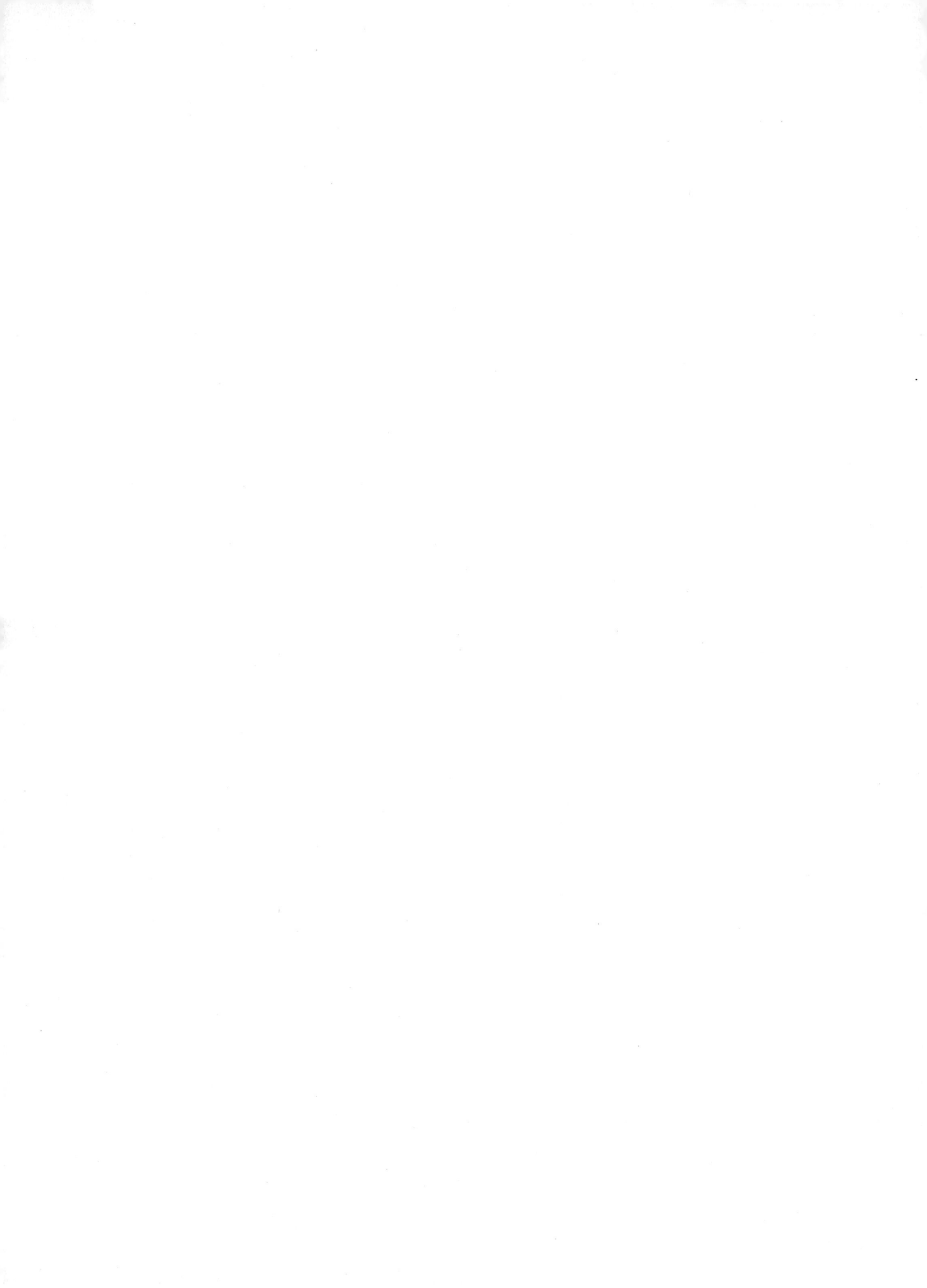

CHAPITRE 31

Item 43 – UE 2 – Problèmes posés par les maladies génétiques
Item 54 – UE 3 – L'enfant handicapé : orientation et prise en charge

Trisomie 21
  I. Pour comprendre
  II. Diagnostiquer une trisomie 21, en connaître l'évolution naturelle et les principales complications
  III. Prise en charge d'un enfant atteint de trisomie 21
Mucoviscidose
  I. Pour comprendre
  II. Diagnostiquer une mucoviscidose
  III. Argumenter l'attitude thérapeutique et planifier le suivi de l'enfant
Syndrome de l'X fragile
  I. Pour comprendre
  II. Diagnostiquer un syndrome de l'X fragile et assurer la prise en charge de l'enfant
  III. Conseil génétique et diagnostic prénatal

Objectifs pédagogiques

Item 43 – Problèmes posés par les maladies génétiques
- Diagnostiquer la trisomie 21, la mucoviscidose, le syndrome de l'X fragile, en connaître l'évolution naturelle et les principales complications.
- Expliquer les bases du conseil génétique et les possibilités de diagnostic anténatal.
- Expliquer les problèmes liés à la maladie et les retentissements de l'arrivée d'un enfant souffrant de maladie génétique sur le couple et la famille.

Item 54 – L'enfant handicapé : orientation et prise en charge
- Argumenter les principes d'orientation et de prise en charge d'un enfant handicapé.

Trisomie 21

I. Pour comprendre

La trisomie 21 (T21), ou syndrome de Down, est une aneuploïdie (anomalie chromosomique de nombre des chromosomes). Elle est due à la présence d'un chromosome 21 surnuméraire (3 chromosomes au lieu de 2).

La confirmation diagnostique repose donc sur un caryotype sanguin (sur lymphocytes).

C'est l'anomalie chromosomique la plus fréquente. Elle concerne 1 fœtus sur 700 (fœtus avec un diagnostic anténatal et naissances).

Le seul facteur de risque connu est l'âge maternel, avec schématiquement un risque de 1/1 500 à l'âge de 20 ans, 1/1 000 à 30 ans, 1/250 à 38 ans, 1/100 à 40 ans, 1/30 à 45 ans.

La prise en charge d'un enfant porteur de trisomie 21 doit être multidisciplinaire, précoce et adaptée.

La triade clinique classique associe des anomalies morphologiques, malformatives, et une hypotonie avec déficience intellectuelle plus ou moins sévère.

Un enfant handicapé a besoin d'un suivi médical attentif et de mesures psychosociales.

II. Diagnostiquer une trisomie 21, en connaître l'évolution naturelle et les principales complications

A. Diagnostiquer une trisomie 21

1. Diagnostic anténatal

Généralités

Seul un caryotype fœtal permet de poser un diagnostic anténatal de certitude de T21. Ce « diagnostic » anténatal n'est pas généralisé compte tenu des risques et des coûts liés aux techniques de prélèvement des cellules fœtales nécessaires à la réalisation du caryotype fœtal.

Le « dépistage » anténatal doit en revanche être systématiquement proposé au cours de la grossesse. Il a pour objectif de fournir aux couples qui le souhaitent les éléments d'information les plus objectifs sur le niveau de risque de T21 pour le fœtus. Il permet ainsi de distinguer les grossesses considérées comme à risque (pour lesquelles un geste à visée diagnostique sera proposé) de celles à bas risque (risque faible mais pas nul).

Ces mesures de dépistage anténatal permettent de dépister environ 85 % des T21.

Politique de dépistage de la trisomie 21 en France

Depuis 2009, l'âge maternel supérieur à 38 ans n'est plus une indication en soi.

Le dépistage de la trisomie 21 repose depuis 2009 sur le **test de dépistage combiné** prenant en compte dès le 1er trimestre :
- l'âge maternel ;
- la mesure échographique de la clarté de la nuque : La *« mesure doit être effectuée dans une fenêtre temporelle précise : 11 SA + 0 jour et 13 SA + 6 jours (LCC ou longueur craniocaudale comprise en 45 et 84 mm), par un échographiste identifié au sein d'un réseau de périnatalité »* ;
- le dosage des marqueurs sériques maternels du 1er trimestre : le dosage des marqueurs sériques maternels doit suivre cette mesure échographique (réalisation à un même terme). Les marqueurs dosés au 1er trimestre sont la protéine plasmatique placentaire de type A (PAPP-A = *Pregnancy-Associated Plasma Protein A*) et la fraction libre de la chaîne β de l'hormone chorionique gonadotrope (β-hCG).

Cet examen n'est pas obligatoire mais l'information doit être donnée à toute femme enceinte, quel que soit son âge. Sa prescription doit s'accompagner d'une information sur son objectif et ses limites (30 % de faux négatifs). La femme est libre d'accepter ou de refuser de faire ce dépistage.

Un logiciel permet d'estimer avec ces paramètres, et en tenant compte également de l'âge maternel, le « risque fœtal de T21 » (calcul du risque combiné), dont le seuil a été fixé à 1/250. Pour que cette estimation du risque soit fiable, le score de Herman (permettant d'évaluer la qualité de la mesure échographique de la clarté nucale) doit être supérieur ou égal à 4/9 (fig. 31.1 et 31.2 ; tableau 31.1).

Un diagnostic anténatal (et non plus un dépistage) avec étude du caryotype fœtal est proposé aux femmes enceintes ayant un risque supérieur ou égal à 1/250 d'avoir un fœtus porteur de T21.

Si une patiente n'a pas pu bénéficier de ce dépistage au 1er trimestre de grossesse, le risque fœtal de T21 peut être estimé par un **dépistage séquentiel intégré du 2e trimestre** (prise en compte de la clarté de la nuque du 1er trimestre et des dosages des marqueurs du 2e trimestre) ou seulement par le dosage de ces marqueurs (pas de mesure disponible de clarté de la nuque). Les marqueurs dosés au 2e trimestre sont la β-hCG, l'α-fœtoprotéine (AFP) ± l'œstriol non conjugué.

Par ailleurs, la surveillance échographique réalisée en général vers 12, 22 et 32 SA peut révéler des anomalies pouvant évoquer une trisomie 21 :

- l'échographie de 12 SA permet la mesure de la clarté de la nuque. La découverte d'un hygroma colli (ou kystique) ou d'une clarté nucale ≥ 3,5 mm est fréquemment associée à une anomalie chromosomique fœtale (trisomie 21, monosomie X, etc.). Dans ce cas, un prélèvement fœtal peut d'emblée être proposé à la patiente pour établir le caryotype fœtal sans recourir à un examen sanguin ;
- l'échographie morphologique vers 22 SA permet parfois de dépister des malformations à haut risque (canal atrioventriculaire, atrésie duodénale) ou des anomalies moins spécifiques (profil plat, hypoplasie des os propres du nez, extrémités trapues, humérus court, RCIU, etc.) pouvant conduire aussi à proposer un caryotype fœtal.

Le développement des tests d'ADN libre circulant (ADNlc) dans le sang maternel (appelés aussi dépistage prénatal non invasif dans le sang maternel ou DPNI) permet de proposer un dépistage plus performant avec une spécificité et une sensibilité de l'ordre de 99 %. Ce test repose sur la quantification des séquences de chromosomes 21 circulant dans le sang maternel et provenant du trophoblaste. La Haute autorité de santé (HAS) a rendu en 2017 un avis sur l'utilisation de ce test dans le cadre du dépistage prénatal de la trisomie 21. Elle recommande la réalisation du test après le dépistage combiné de la trisomie 21 si le risque est compris entre 1/51 et 1/1 000. Si le risque est supérieur à 1/50, un caryotype fœtal doit être proposé en 1re intention mais la patiente peut demander un test ADNlc :

- si le DPNI revient négatif, le risque de trisomie 21 est très faible. Une surveillance « simple » de la grossesse est alors proposée ;
- si le DPNI revient positif, un caryotype fœtal doit être proposé au couple. Si les parents demandent une interruption de la grossesse pour motif médical, celle-ci ne pourra pas être acceptée si le diagnostic n'est pas confirmé sur un caryotype fœtal. Si les parents souhaitent poursuivre la grossesse, il n'est pas obligatoire de réaliser un caryotype fœtal.

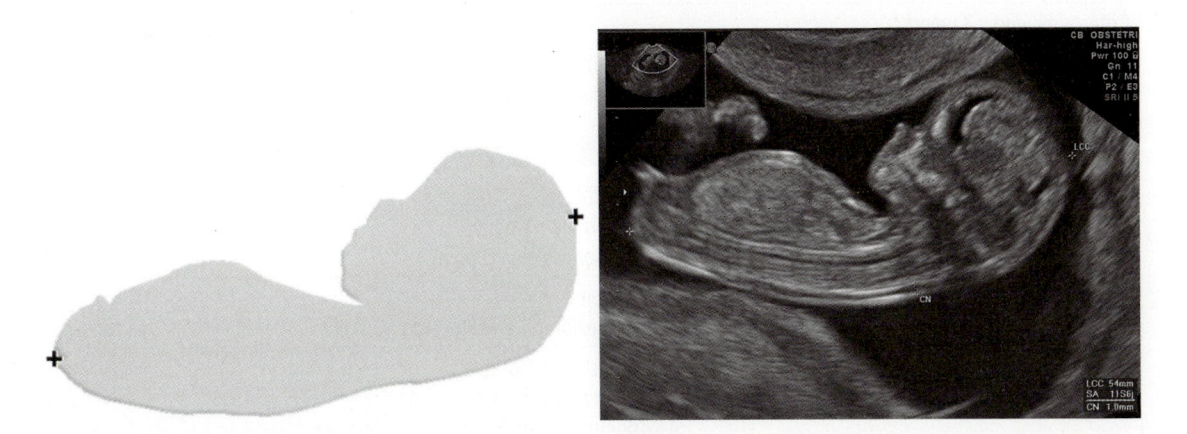

Fig. 31.1 Mesure de la longueur craniocaudale (LCC).

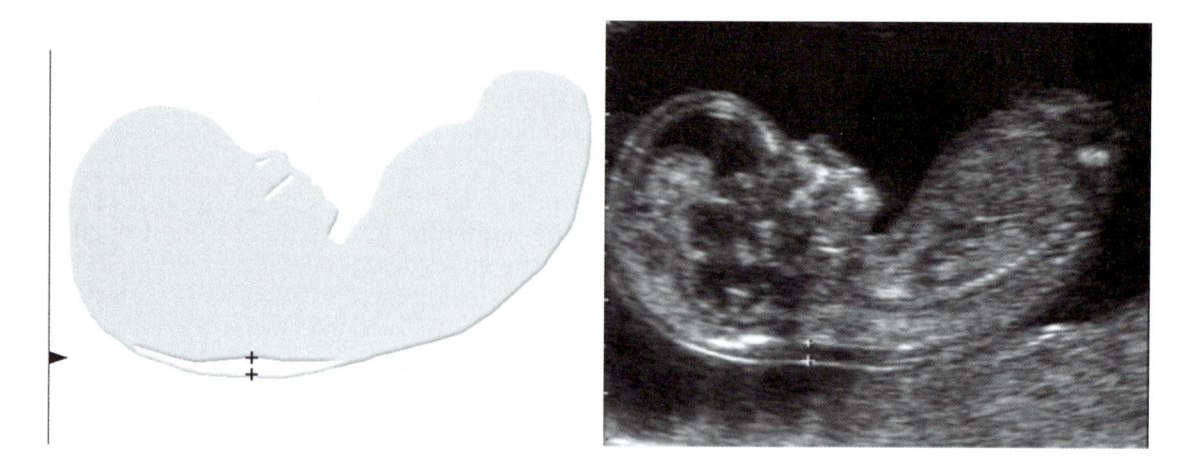

Fig. 31.2 Mesure de la clarté nucale.

Tableau 31.1 Score de Herman.

Critères majeurs : 6 points	
Coupe strictement sagittale de l'embryon passant par : – l'os frontal – les os propres du nez – le palais osseux – la partie centrale de la mandibule – le rachis cervicodorsal – le tubercule génital La longueur craniocaudale doit être comprise entre 45 et 84 mm Les membres ne sont pas visibles Le fœtus doit être en position horizontale	Coupe sagittale : 2 points Coupe oblique : 0 point
Position des calipers : – calipers positionnés à l'endroit où la clarté est la plus épaisse – calipers mesurant juste la partie liquidienne (limite interne du plan cutané, limite externe du plan sous-cutané)	Bonne position : 2 points Mauvaise position : 0 point
Le plan cutané du dos doit être visible	Plan cutané de la nuque et du dos visible : 2 points Plan cutané de la nuque seul visible : 0 point
Critères mineurs : 3 points	
Taille de l'image optimale – image agrandie comprenant la tête et tout le thorax du fœtus (de la moitié aux ⅔ de la totalité du fœtus) – taille ≥ 75 % de l'écran	Taille optimale : 1 point Taille non satisfaisante : 0 point
Amnios et plan cutané clairement différenciables	Amnios visible : 1 point Amnios non visible : 0 point
Tête est placée en position intermédiaire	Oui : 1 point Tête en flexion ou en extension : 0 point
Total	0–1 point : inacceptable 2–3 points : insuffisant 4–7 points : correct 8–9 points : excellent

Réalisation d'un caryotype fœtal

Le caryotype fœtal permet le diagnostic anténatal de T21.

Ses indications répondent au terrain maternel et familial, ainsi qu'aux arguments de suspicion diagnostique anténatals (encadré 31.1).

Les recommandations HAS modifient ces indications en introduisant la possibilité de recourir au test d'ADNlc T21. La mise en œuvre actuelle est limitée par l'absence de remboursement de ce test génétique sur sang maternel dont le prix est élevé (examen hors nomenclature des actes de biologie).

L'application stricte des recommandations de la HAS conduit donc aux indications suivantes pour la réalisation d'un caryotype fœtal :
- remaniement chromosomique parental ;
- antécédent d'un fœtus ou d'un enfant porteur d'une anomalie chromosomique ;
- signe d'appel échographique ;
- dépistage séquentiel ou marqueurs sériques du 2e trimestre évaluant le risque ≥ 1/50 ;
- test d'ADNlc positif.

Trois méthodes de prélèvement sont possibles pour établir le caryotype fœtal :
- la biopsie de trophoblaste (à partir de 11-12 SA) ;
- l'amniocentèse (à partir de 15-16 SA) ;
- la ponction de sang fœtal (à partir de 18 SA, rarement réalisée dans cette indication).

Le choix de la méthode dépend du terme de grossesse, de l'estimation de l'importance du risque (un risque élevé implique un diagnostic plus précoce), et du rapport bénéfices/risques de l'examen.

Le recueil du consentement éclairé écrit de la mère est indispensable.

Il convient d'informer la patiente de l'objectif de l'examen (dépistage de certaines anomalies chromosomiques, dont la T21), de ses conditions de réalisation, ainsi que de ses risques (risque de fausse couche iatrogène d'environ 1 % pour la biopsie de trophoblaste et 0,5 % pour l'amniocentèse). Ce risque de fausses couches serait moins important selon les dernières études publiées. Il faut préciser que la réalisation d'un caryotype fœtal nécessite toujours la mise en culture du prélèvement avec un délai de résultat variable (2–3 semaines en moyenne).

En cas de biopsie de trophoblaste, un résultat d'examen direct (cellules du cytotrophoblaste se divisant spontanément) parviendra au prescripteur dans les jours suivant le prélèvement mais devra toujours être confirmé par le caryotype fœtal sur culture (cellules de l'axe mésenchymateux de la villosité) afin d'éliminer une mosaïque confinée au placenta ou un faux négatif.

Pour l'amniocentèse, le délai de résultat varie en fonction du terme de la grossesse (culture plus difficile à obtenir en fin de grossesse), généralement de 2 à 3 semaines. En cas « d'urgence diagnostique » (grossesse très avancée par exemple) ou en cas de signes d'appels échographiques, on pourra proposer la réalisation d'une hybridation *in situ* en fluorescence (FISH) sur noyaux avec un résultat en quelques jours mais ne précisant pas le type de trisomie 21 (libre ou par translocation) et ne permettant pas l'analyse de l'ensemble des chromosomes.

L'anxiété générée pour les parents par ce dépistage ne doit pas être négligée. La réflexion difficile autour d'une interruption médicale de grossesse (IMG) en cas de résultat anormal du caryotype fœtal doit être abordée avant tout prélèvement. Un texte de loi (2001) encadre la

---

Encadré 31.1

Indications de caryotype fœtal

- Remaniement chromosomique parental
- Antécédent d'un fœtus ou d'un enfant porteur d'une anomalie chromosomique
- Signe d'appel échographique
- Risque combiné du 1er trimestre ≥ 1/250
- Dépistage séquentiel ou marqueurs sériques du 2e trimestre évaluant le risque ≥ 1/250

réalisation d'une IMG qui ne peut être pratiquée que « *s'il existe une forte probabilité que l'enfant à naître soit atteint d'une affection d'une particulière gravité reconnue comme incurable au moment du diagnostic, sans limite de terme* ». La demande d'IMG formulée par le couple est alors examinée par un centre pluridisciplinaire de diagnostic prénatal agréé (CPDPN). Pour que cette demande soit acceptée, il faut que deux médecins appartenant au CPDPN signent une attestation d'autorisation d'IMG.

2. Diagnostic néonatal

Généralités

Aucun signe clinique n'est spécifique. Seule une hypotonie marquée est quasi constante.

Le diagnostic clinique associe à des degrés divers les éléments de la triade de toute aberration chromosomique, à savoir : dysmorphie, malformations et hypotonie/retard psychomoteur.

Les malformations associées sont potentiellement sévères et conditionnent le pronostic vital.

Certaines d'entre elles sont dépistables en anténatal, notamment les cardiopathies congénitales.

La confirmation diagnostique repose sur la réalisation d'un caryotype sanguin.

Tableau clinique

La dysmorphie craniofaciale associe :
- un faciès lunaire (visage rond et aplati);
- un occiput plat, une nuque courte large et plate avec excès de peau;
- des petites oreilles rondes mal ourlées et basses implantées;
- une obliquité des fentes palpébrales en haut et en dehors (aspect mongoloïde), avec épicanthus (repli de peau au niveau de l'angle interne de l'œil) et taches de Brushfield au niveau de l'iris;
- une hypoplasie des os propres du nez (nez court) avec une racine plate;
- une petite bouche (souvent ouverte), des lèvres épaisses, une macroglossie (en fait protrusion de la langue).

Au niveau du reste du corps, il peut être constaté :
- des mains larges et trapues, des doigts courts avec clinodactylie (déviation latérale) du 5e doigt liée à une brachymésophalangie (phalange P2 courte), et pli palmaire transverse unique (signe ni constant ni spécifique);
- des pieds larges et petits, avec espacement exagéré des deux premiers orteils (signe de la sandale);
- une peau sèche et marbrée, des anomalies de la pigmentation.

Certaines malformations peuvent être associées à cette dysmorphie :
- des malformations cardiaques : canal atrioventriculaire (CAV), communication interventriculaire (CIV), communication interauriculaire (CIA), persistance du canal artériel, tétralogie de Fallot;
- des malformations digestives : atrésie duodénale, imperforation anale, atrésie de l'œsophage, maladie de Hirschsprung (mégacôlon aganglionnaire);
- des malformations oculaires : cataracte congénitale;
- des malformations ostéoarticulaires : anomalies du bassin, pied-bot, scoliose;
- des malformations néphro-urinaires : hydronéphrose, reflux vésico-urétéral, etc.

À l'hypotonie néonatale, succède un décalage des acquisitions psychomotrices (tenues de tête marche, etc.). À titre d'exemple, un enfant porteur de trisomie 21 marche entre 2 et 3 ans.

La déficience intellectuelle est constante mais très variable selon les personnes. Certaines capacités sont conservées comme la compréhension, la socialisation, etc. On estime actuellement qu'environ la moitié des personnes porteuses de trisomie 21 sont capables d'accéder à la lecture et l'écriture et à une assez bonne autonomie. Les progrès effectués dans la prise en charge permettent même à certaines personnes porteuses de trisomie 21 d'accéder à un travail en milieu ordinaire.

Il y a un peu plus de troubles du comportement que dans la population générale, mais moins que chez d'autres personnes ayant une déficience intellectuelle. Des traits autistiques ou un autisme sont possibles.

Réalisation d'un caryotype sanguin

Même en cas de diagnostic cliniquement évident, un caryotype sanguin doit être réalisé. Il permet d'identifier les différentes formes cytogénétiques :
- trisomie 21 libre, complète et homogène = 95 % des cas :
  - libre : les 3 chromosomes 21 sont séparés,
  - complète : le chromosome 21 surnuméraire est entier,
  - homogène : toutes les cellules sont concernées ;
- trisomie 21 par translocation robertsonienne ou réciproque = 2 % des cas :
  - translocation : le chromosome 21 surnuméraire est transloqué sur un autre chromosome,
  - robertsonienne : en cas de translocation totale sur un chromosome acrocentrique (bras court très court constitué d'hétérochromatine),
  - réciproque : en cas de translocation partielle sur un chromosome non acrocentrique,
  - chacune de ces formes peut être héritée (d'un des deux parents) ou survenir *de novo* ;
- trisomie 21 en mosaïque = 2 % des cas :
  - mosaïque : proportion variable de cellules normales et de cellules trisomiques 21,
  - trisomie 21 associée à une autre aneuploïdie ≤ 1 % des cas (très rare).

La réalisation du caryotype sanguin nécessite le recueil du consentement écrit des parents.

B. Évolution naturelle et complications

1. Évolution naturelle

L'espérance de vie est supérieure est en 2018 d'environ 60 ans et continue de progresser. Les malformations viscérales (notamment cardiaques) conditionnent le pronostic vital. Le niveau du handicap intellectuel conditionne quant à lui le pronostic social. Avec l'âge, la dysmorphie faciale se modifie et la déficience intellectuelle s'accentue. Le retard statural est constant. L'homme trisomique 21 est stérile (exceptionnelle paternité démontrée néanmoins). La femme trisomique peut avoir des enfants avec un risque de 33 % d'avoir un enfant porteur de trisomie 21. Le vieillissement est plus précoce. D'autres manifestations, en particulier neurologiques et psychiatriques, apparaissent alors, comme des démences de type Alzheimer.

2. Complications

Les malformations viscérales déjà évoquées peuvent se compliquer au cours de la vie. Les enfants T21 sont plus souvent sujets à d'autres complications organiques :
- retard statural et surcharge pondérale ;
- apnées du sommeil ;
- infections, en particulier ORL (déficit de l'immunité humorale et cellulaire) ;
- instabilité atlanto-axoïdienne (hyperlaxité ligamentaire) ;
- maladies auto-immunes : hypo/hyperthyroïdie, maladie cœliaque, diabète ;
- atteintes neurosensorielles : otite séreuse, cataracte, strabisme ;
- caries, maladie parodontale ;
- cancers : leucémie aiguë (risque × 20 par rapport à la population générale) ;

- troubles neurologiques et psychiatriques : épilepsie (syndrome de West), autisme, maladie d'Alzheimer.

Enfin, il ne faut pas oublier que tout enfant handicapé est à risque de maltraitance.

III. Prise en charge d'un enfant atteint de trisomie 21

A. Problèmes liés à la maladie, retentissement familial

L'annonce d'un diagnostic de T21 est toujours une situation délicate.

En anténatal, elle conduit à la difficile question de l'interruption médicale de grossesse, reliée à l'histoire de chaque famille, à ses convictions et ses croyances. En néonatal, l'annonce est toute aussi difficile.

Toute annonce d'une pathologie grave doit se faire dans un endroit calme pour une écoute et une disponibilité optimale en présence des deux parents et de l'enfant. Une information adaptée et loyale doit être délivrée aux deux parents sur la maladie, son évolution naturelle et ses complications, sa prise en charge médicale et sociale.

Elle est source dans tous les cas d'un bouleversement au sein des familles.

Elle peut conduire à un rejet affectif de l'enfant atteint de T21 (parfois à un abandon mais exceptionnel), à une surprotection (au détriment de l'accompagnement affectif de la fratrie), à des tensions parentales (dépression, divorce), à un déni du handicap à venir. La grande majorité d'enfants atteints de T21 sont néanmoins bien insérés dans leur famille, qui a su trouver le juste équilibre et rendre heureux cet enfant « pas comme les autres ».

L'aide des associations de parents peut être utile pour ces familles.

B. Principes de prise en charge

1. Prise en charge médicale liée à la T21

Un diagnostic précoce des malformations et complications améliore le pronostic vital.

Lors du diagnostic (en postnatal), une enquête paraclinique est systématiquement réalisée, avec au minimum : un bilan hématologique (NFS), un bilan thyroïdien (TSHus, T3l, T4l), une échographie cardiaque et rénale, un examen ophtalmologique et un test de l'audition avec PEA en cas de doute lors du dépistage en période néonatale.

La prise en charge médicale doit être pluridisciplinaire.

Une surveillance clinique et biologique doit être poursuivie toute la vie.

2. Prise en charge psychosociale d'un enfant handicapé

Généralités sur le handicap

L'OMS définit le handicap comme *« le terme générique qui désigne les déficiences, les limitations d'activité et les restrictions de participation »*.

Pour la trisomie 21, on considère donc :
- les déficiences : dysmorphie, malformations, retard psychomoteur ;
- les limitations d'activité : troubles des apprentissages, difficultés de communication ;
- les restrictions de participation : difficultés d'insertion et d'autonomie.

L'assistante sociale aide les parents dans leurs démarches administratives.

Les organismes administratifs, les droits et prestations, ainsi que les structures d'accueil concernant les sujets atteints de handicap ont été modifiés par la loi du 11 février 2005 pour *« l'égalité des droits et des chances, la participation et la citoyenneté des personnes handicapées »*.

Les paragraphes suivants constituent un modèle de la prise en charge psychosociale de tout enfant handicapé.

Organismes administratifs

La Maison départementale des personnes handicapées (MDPH) est l'organisme départemental permettant un accès unique aux droits et prestations prévues pour les personnes handicapées.

Elle exerce une mission d'accueil, d'information, d'accompagnement et de conseil des personnes handicapées et de leur famille, ainsi que de sensibilisation de tous les citoyens au handicap.

Elle met en place l'équipe pluridisciplinaire chargée de proposer un plan personnalisé de compensation du handicap.

La Commission des droits et de l'autonomie des personnes handicapées (CDAPH) résulte de la fusion de la Commission technique d'orientation et de reclassement professionnel (COTOREP) et de la Commission départementale d'éducation spéciale (CDES) abandonnées depuis la loi de 2005.

Sa mission est de prendre les décisions relatives à l'ensemble des droits de la personne handicapée en termes de prestations et de structures d'accueil, constituant le plan personnalisé de compensation du handicap.

C'est l'instance décisionnelle au sein de la MDPH.

Prestations et droits

Le handicap relié à la T21 entre dans le cadre des affections permettant de bénéficier d'une prise en charge à 100 % des frais de santé (exonération du ticket modérateur). Il existe cependant des exceptions comme le remboursement de la psychomotricité ou certains soins dentaires.

L'Allocation d'éducation de l'enfant handicapé (AEEH) est une prestation versée par la Caisse d'allocation familiale (CAF), destinée à compenser les frais d'éducation et de soins apportés à un enfant handicapé. Elle remplace l'Allocation d'éducation spéciale (AES) depuis la loi de 2005. En cas de comorbidité nécessitant des frais médicaux supplémentaires, des compléments peuvent être demandés avec l'aide de l'assistance sociale.

Pour en bénéficier, l'enfant doit présenter un taux d'invalidité d'au moins 80 %, ou un taux compris entre 59 et 79 % s'il fréquente un établissement d'enseignement adapté ou si son état nécessite un dispositif ou des soins particuliers. En cas de trisomie 21, le taux d'incapacité est généralement de 80 %.

D'autres aides financières existent comme l'Allocation journalière de présence parentale (AJPP), le congé parental « enfant handicapé », le remboursement des frais de transport scolaire.

La carte d'invalidité civile est délivrée sur demande à tout enfant ayant un taux d'incapacité permanente supérieur ou égal à 80 % ou bénéficiaire d'une pension d'invalidité classée en 3e catégorie. La carte de stationnement est de moins en moins acceptée car il n'y a pas de déficit moteur gênant la mobilité.

Structures d'accueil et orientation scolaire

La famille est la meilleure « structure » d'épanouissement du jeune enfant.

Les associations de parents d'enfants T21 peuvent être d'une grande aide pour conseiller et accompagner parents et fratrie au quotidien.

Une prise en charge est préconisée pour aider l'enfant dans son développement psychomoteur.

Le Centre d'action médicosociale précoce (CAMSP) fait intervenir une équipe pluridisciplinaire avec pour objectifs de dépister, diagnostiquer, traiter et rééduquer les enfants handicapés âgés de moins de 6 ans. Il a également pour but de fournir des conseils de personnels spécialisés aux familles, et de faciliter l'intégration scolaire. Les CAMSP ont très souvent des problèmes

de place et il est possible de commencer la prise en charge paramédicale en libéral. Cette prise en charge se décompose le plus souvent en :
- kinésithérapie commencée entre 3 et 6 mois ;
- bilan orthophonique en cas de trouble de la sphère orobuccale dans les premiers mois de vie, sinon vers l'âge de 1 an ;
- psychomotricité en fonction du développement de l'enfant ;
- suivi psychologique si nécessaire (pour les parents ou la fratrie, puis pour l'enfant T21 plus tard si nécessaire) ;
- ergothérapie à discuter au cas par cas.

Tout enfant handicapé doit être scolarisé en milieu scolaire ordinaire en priorité.

Un Projet d'accueil individualisé (PAI, appelé aussi PPS : Projet personnalisé de scolarisation) est alors élaboré pour aménager certaines mesures particulières du fait du handicap. L'aide d'une Auxiliaire de vie scolaire (AVS) peut s'avérer intéressante et est très souvent demandé par la direction de l'école mais n'est pas obligatoire.

Après la maternelle, la scolarisation nécessite souvent une adaptation, généralement, une scolarisation en Unités localisées pour l'inclusion scolaire (ULIS) : ULIS primaire, ULIS collège, puis ULIS lycée. Chaque année, une équipe de suivi de scolarité (ESS) est constituée avec l'enseignant référent, les enseignants, les parents, le médecin scolaire, le psychologue scolaire, des personnels paramédicaux, etc.. pour remplir le GEVA-Sco qui permet d'orienter au mieux l'enfant pour l'année suivante.

En cas de difficulté ne permettant pas de laisser l'enfant en milieu ordinaire, la MDPH peut notifier une orientation en Institut médico-éducatif (IME), Institut médicoprofessionnel (IMPro), etc.

Bases du conseil génétique

Le conseil génétique s'adresse aux couples ayant un risque accru d'avoir un autre enfant porteur de T21.

Il concerne les couples ayant (eu) un fœtus ou un enfant atteint de T21, ainsi que ceux ayant un antécédent familial de T21. Il a pour but d'évaluer le risque de récurrence pour un futur enfant de ce couple.

Le risque de récurrence dépend de la forme cytogénétique du cas atteint de T21 :
- la survenue d'une T21 libre et homogène est due à une non-disjonction méiotique accidentelle. Dans ce cas, le risque de récurrence est estimé à 1 %, en raison du risque de mosaïque germinale (présence de l'anomalie chromosomique dans une certaine proportion de gamètes). Ce couple a donc 99 % de chance de ne pas avoir un autre enfant porteur de T21 ;
- la survenue d'une T21 libre en mosaïque est due à une non-disjonction post-zygotique. Dans ce cas, le risque de récurrence est estimé à moins de 1 % ;
- dans le cas d'une trisomie 21 par translocation, le caryotype des parents est indispensable. Si les caryotypes des parents sont tous les deux normaux, la translocation est dite *de novo* ; le risque de récurrence est de l'ordre de 1 %. Si l'un est porteur de la translocation, celle-ci est dite héritée ; le risque de récurrence est alors augmenté (d'autant plus si c'est la mère qui porte la translocation). Pour les apparentés, l'étude du caryotype est indiquée afin de savoir s'ils sont ou non porteurs de la translocation sous forme équilibrée, et s'ils ont eux-mêmes un risque de transmettre cette translocation sous forme déséquilibrée à leur descendance.

Dans les deux premiers cas, il n'est pas nécessaire de faire le caryotype des parents. Le risque pour les apparentés n'est pas augmenté par rapport à celui de la population générale.

Pour les couples à risque augmenté de récurrence, un diagnostic anténatal précoce (caryotype fœtal), pris en charge à 100 % par la sécurité sociale, est proposé.

Un soutien psychologique de ces couples doit être proposé.

Item 43 – UE 2 – Problèmes posés par les maladies génétiques...

Points clés

- La trisomie 21 correspond à un chromosome 21 surnuméraire, le facteur de risque est l'âge maternel.
- Son dépistage anténatal consiste à demander systématiquement à la patiente/au couple si elle/il souhaite être informé sur le dépistage.
- Le dépistage combiné associe clarté de nuque + âge + marqueurs sériques maternels.
- Il est possible de proposer un DPNI si le risque est compris entre 1/51 et 1/1 000.
- Le diagnostic est confirmé par le caryotype fœtal (avec accord écrit maternel) nécessitant un geste invasif.
- La triade d'une aberration chromosomique comporte dysmorphie, malformations et retard psychomoteur.
- La confirmation est obtenue par caryotype sanguin ; il s'agit d'une T21 libre, complète et homogène dans 95 % cas.
- Les complications prédominantes comprennent atteintes ORL, dysthyroïdies, leucémie aiguë, épilepsie.
- Les malformations viscérales fréquemment associées nécessitent une échographie cardiaque systématique.
- La déficience intellectuelle est constante mais très variable.
- La prise en charge est :
  - psychologique pour la famille ;
  - médicale multidisciplinaire à vie ;
  - paramédicale même à l'âge adulte.
- Le rôle de l'assistance sociale est important pour les démarches administratives sociales.
- La MDPH permet d'établir un plan personnalisé de compensation du handicap.
- Les aides financières et sociales comportent ALD 100 %, AEEH, carte d'invalidité.
- Les structures d'accueil sont le CAMSP avant l'âge de 6 ans, puis le milieu scolaire ordinaire avec PAI/PPS et AVS, ULIS.
- Il existe un risque de récurrence lié à la forme cytogénétique.

Notions indispensables PCZ

- Le dépistage n'est pas obligatoire mais il doit être systématiquement proposé.
- Il est possible de proposer un DPNI si le risque est compris entre 1/51 et 1/1 000.

Pour en savoir plus

	Centre neuropédiatrique de l'hôpital Robert Debré. Handicap de l'enfant, sigles et aides légales.
	HAS. Évaluation des stratégies de dépistage de la trisomie 21. Recommandation en santé publique, juin 2007. http://www.has-sante.fr/portail/upload/docs/application/pdf/synthese_evaluation_des_strategies_de_depistage_de_la_trisomie_21.pdf
	HAS. Place des tests ADN libre circulant dans le sang maternel dans le dépistage de la trisomie 21 fœtale. Synthèse de l'argumentaire et recommandations, avril 2017. https://www.has-sante.fr/portail/upload/docs/application/pdf/2017-05/dir42/synthese_et_recommandations__place_des_tests_adn_libre_circulant_dans_le_sang_maternel_dans_le_depistage_de_la_trisomie_21_f.pdf

Mucoviscidose

I. Pour comprendre

La mucoviscidose concerne 1/4 500 naissances en France.

Il s'agit de la plus fréquente des maladies génétiques autosomiques récessives dans la population caucasienne. La fréquence des sujets hétérozygotes est estimée à 1/30.

Cette affection est due à des mutations du gène *CFTR* (*Cystic Fibrosis Transmembrane conductance Regulator*), situé sur le bras long du chromosome 7, codant une protéine transmembranaire intervenant dans la régulation du transport des ions chlore.

Environ 2 000 mutations ont été identifiées à ce jour. La plus fréquente en France (environ 70 % des cas) est la délétion du 508e acide aminé (phénylalanine), appelée F508del.

La dysfonction de la protéine CFTR entraîne alors un défaut du transport du chlore, donc une augmentation de la réabsorption de sel et d'eau, et ainsi une réduction du liquide de surface bronchique, augmentant la viscosité des sécrétions.

L'expression de la maladie est donc une exocrinopathie généralisée, touchant les glandes séreuses et les glandes à sécrétion muqueuse, entraînant une accumulation de sécrétions visqueuses et collantes.

Ce « mucus visqueux » (d'où le nom de mucoviscidose) obstrue différents sites de l'organisme, notamment l'appareil respiratoire, le tube digestif et ses annexes (pancréas, voies biliaires et foie), les glandes sudoripares et le tractus génital, rendant compte du tableau clinique avec des degrés variables.

La mucoviscidose est une maladie chronique demeurant particulièrement sévère.

Un suivi multidisciplinaire dans des centres spécialisés appelés Centres de ressources et de compétences de la mucoviscidose (CRCM) est de règle, afin de prendre en charge au mieux ces patients et d'améliorer leur pronostic et leur qualité de vie.

Des conférences de consensus récentes ont permis d'harmoniser la conduite thérapeutique. Leurs principaux messages sont repris dans ce chapitre.

II. Diagnostiquer une mucoviscidose

A. Situations diagnostiques

1. Dépistage anténatal ciblé

Généralités

Un dépistage anténatal « généralisé » n'est pas recommandé à ce jour par le Comité consultatif national d'éthique (CCNE).

> Il ne faut pas confondre cette notion avec le dépistage « néonatal » généralisé.

Le diagnostic de la mucoviscidose peut ainsi être suspecté :
- soit dans le cadre d'une surveillance systématique échographique anténatale ;
- soit à l'occasion d'un conseil génétique (contexte familial ou hétérozygotie connue).

Un diagnostic anténatal de mucoviscidose peut motiver une demande d'interruption médicale de grossesse, au titre de « *maladie d'une particulière gravité et incurable au moment du diagnostic* ».

Comme dans toute démarche de diagnostic anténatal, les parents doivent avoir reçu une information claire, objective, complète et adaptée, en s'assurant de leur compréhension.

On doit évaluer avec eux le rapport bénéfices/risques du diagnostic anténatal (risque d'avortement iatrogène de 0,5 % en cas de ponction amniotique, de 1–3 % en cas de biopsie de trophoblaste).

Suspicion échographique en l'absence d'histoire familiale

Des anomalies échographiques peuvent conduire à évoquer le diagnostic en anténatal : intestin hyperéchogène, calcifications intestinales, images évoquant une atrésie du grêle ou une péritonite méconiale.

La conduite diagnostique consiste alors à réaliser dans un premier temps une étude génétique chez les deux parents, avec tracé de l'arbre généalogique et recherche de la mutation F508del (la plus fréquente en France) ainsi que des autres mutations les plus fréquentes (sur une trousse de 30 mutations) après information écrite et accord signé de chacun des deux parents.

- Si les deux parents sont hétérozygotes, il y a un risque élevé (1/4) d'atteinte fœtale. Le recours à une étude de génétique moléculaire peut être alors proposé chez le fœtus.
- Si aucun des deux parents n'est porteur de mutation, le diagnostic est quasiment éliminé.
- En revanche, si l'un des deux parents est hétérozygote pour une mutation courante, l'incertitude demeure quant à l'éventualité que l'autre soit porteur d'une mutation rare. Le recours à une étude par biologie moléculaire chez le fœtus est discuté avec les parents :
  - si le fœtus n'est pas porteur de la mutation décelée chez l'un des deux parents, il est alors indemne ;
  - si le fœtus est en revanche porteur de cette mutation décelée, la crainte est qu'il soit également porteur d'une mutation rare hypothétiquement présente chez l'autre parent, et donc qu'il soit homozygote et malade. Une étude exhaustive du gène à la recherche d'autres mutations moins courantes est alors entreprise ; mais sa réalisation est souvent difficile et longue, ne résolvant que de façon inconstante ce douloureux dilemme diagnostique.

Histoire familiale (situation de conseil génétique)

Le recours au conseil génétique se justifie :

- si le risque d'avoir un enfant atteint est de 1/4 : en cas d'antécédent de mucoviscidose chez un enfant du couple ;
- en cas de situation d'hétérozygotie connue chez l'un des deux parents ;
- aux couples ayant des apparentés proches avec enfant atteint.

Dans la situation où il existe un antécédent de mucoviscidose chez un enfant du couple, les deux parents (sains) sont donc obligatoirement hétérozygotes :

- si les mutations sont identifiées, la recherche de celles-ci chez le fœtus peut être réalisée sur une biopsie de trophoblaste dès 11 SA ;
- si les mutations ne sont pas identifiées, ce qui devient rare, des dosages biologiques (immunoenzymes intestinales, PAL et γ-GT, leucine-aminopeptidase) par amniocentèse au terme de 18 SA apportent des arguments diagnostiques.

Dans la situation où il existe une situation d'hétérozygotie chez l'un des deux parents, la recherche d'une mutation fréquente peut être réalisée chez l'autre parent.

La conduite à tenir en fonction des résultats de l'autre parent est décrite précédemment.

2. Dépistage néonatal généralisé

Le dépistage néonatal est généralisé en France depuis 2002.

Il repose sur le dosage de la trypsine immunoréactive (TIR), enzyme pancréatique dont un taux élevé peut refléter l'obstruction des acini pancréatiques.

Il est pratiqué avec le test dit de Guthrie idéalement à 72 heures de vie, après recueil du consentement signé des parents (pour la recherche génétique éventuelle).

Un dosage de TIR à 72 heures de vie supérieur à 65 µg/L conduit à la pratique d'un diagnostic moléculaire. Cette recherche génétique est fondée sur la détection d'une mutation d'allèles sur une trousse de 30 mutations les plus fréquentes en France.

En cas de mutation identifiée des deux allèles (homozygote malade) ou d'un des deux allèles (hétérozygote sain ou homozygote porteur d'une mutation rare), un test de la sueur est réalisé pour confirmation diagnostique.

En l'absence de mutation retrouvée, l'enfant est reconvoqué à J21 pour un nouveau dosage de TIR. Si ce dosage de TIR à J21 est supérieur à un certain seuil, un test de la sueur est réalisé.

Avec la biologie moléculaire, ce mode de dépistage est sensible et spécifique, avec néanmoins 7 % de faux négatifs qui sont le plus souvent des formes dites modérées. Le diagnostic postnatal est souvent retardé car les manifestations cliniques (principalement pulmonaires et digestives) sont variées et peu spécifiques.

L'intérêt de ce dépistage conduit à la possibilité, en cas de diagnostic, d'une prise en charge précoce des manifestations pulmonaires et digestives de la maladie. Il semble en effet, selon des études récentes, que cette prise en charge précoce ralentisse l'évolution de la mucoviscidose, et améliore son pronostic en termes de survie et de morbidité. Néanmoins, cette prise en charge reste uniquement symptomatique, à l'inverse des autres pathologies dépistées à la naissance (phénylcétonurie, hypothyroïdie, hyperplasie congénitale des surrénales).

3. Manifestations cliniques

Manifestations respiratoires et infectieuses

L'atteinte respiratoire résulte de l'absence ou de la dysfonction de la protéine CFTR au niveau des cellules épithéliales respiratoires, induisant une bronchopathie chronique obstructive à l'origine de dilatations des bronches, d'un emphysème avec destruction du parenchyme, et enfin d'une insuffisance respiratoire chronique.

Les signes respiratoires et l'infection des voies aériennes dominent le tableau clinique. Ils sont responsables de 90 % de la morbidité et de la mortalité et conditionnent donc le pronostic et la qualité de vie.

Près de 75 % des nourrissons sont symptomatiques dans la 1re année de vie :
- toux chronique souvent productive ;
- bronchites ou bronchiolites récidivantes ;
- encombrement bronchique persistant.

L'évolution est marquée par des signes de bronchopathie chronique avec poussées :
- toux chronique avec bronchorrhée permanente ;
- exacerbations avec expectorations mucopurulentes ;
- colonisations ± infections pulmonaires récidivantes à germes spécifiques ;
- hippocratisme digital, dystrophie thoracique ;
- pneumothorax, hémoptysie.

La colonisation bactérienne survient très tôt dans l'histoire naturelle de la maladie.

Les premiers germes en cause sont *Haemophilus influenzae* (HI) et *Staphylococcus aureus* (SA). La colonisation à *Pseudomonas aeruginosa* (PA) peut représenter un tournant évolutif péjoratif de la maladie en l'absence d'une détection et d'une prise en charge spécifique précoces. La primocolonisation correspond à la présence de PA dans l'arbre bronchique, sans signe direct (signes cliniques) ou indirect (anticorps spécifiques) d'infection. La colonisation chronique correspond à la présence de PA dans l'arbre bronchique pendant au moins 6 mois, attestée par au moins trois cultures positives à au moins 1 mois d'intervalle, sans signe direct ou indirect d'infection.

Des infections mycobactériennes, aspergillaires (*Aspergillus fumigatus*) et virales peuvent également survenir.

Manifestations digestives

L'obstruction des canaux pancréatiques aboutit à un déficit sécrétoire pancréatique exocrine responsable d'une malabsorption des graisses et d'une stéatose, puis d'une fibrose du parenchyme.

L'obstruction des ductules et canaux biliaires peut entraîner une stéatose hépatique pouvant évoluer vers la cirrhose biliaire focale.

Les manifestations digestives en périodes anténatale et néonatale peuvent être les suivantes :
- iléus méconial : syndrome occlusif, retard d'élimination du méconium ;
- ictère cholestatique rétentionnel.

Les manifestations digestives présentes chez le nourrisson et l'enfant sont les suivantes :
- insuffisance pancréatique exocrine (95 % des nourrissons) :
  - stéatorrhée : diarrhée chronique avec selles graisseuses et nauséabondes,
  - retard pondéral puis statural et dénutrition, avec appétit souvent conservé,
  - carence en vitamines liposolubles A, D, E, K et en oligoéléments ;
- atteinte hépatobiliaire :
  - stéatose hépatique (asymptomatique), cirrhose biliaire focale,
  - lithiases biliaires ;
- autres atteintes :
  - reflux gastro-œsophagien, invagination intestinale aiguë,
  - constipation, prolapsus rectal,
  - fibrose pancréatique.

La dénutrition est fréquente chez le grand enfant et résulte de l'inadéquation entre les besoins importants liés à l'hypercatabolisme en rapport avec l'infection, les pertes digestives liées à la maldigestion mal compensée, et des ingesta insuffisants.

Autres manifestations

D'autres manifestations cliniques sont évocatrices mais plus rares :
- ORL : sinusite maxillaire, polypose nasale ;
- endocriniennes : intolérance au sucre et diabète insulinodépendant ;
- métaboliques : déshydratation aiguë hyponatrémique avec coups de chaleur ;
- ostéoarticulaires : ostéopénie, arthropathies ;
- génitales : retard pubertaire, infertilité masculine par agénésie des canaux déférents, hypofertilité féminine ;
- cardiaques : myocardiopathie non obstructive.

B. Confirmation diagnostique et évaluation du retentissement

1. Confirmation diagnostique

Test de la sueur

Il constitue l'examen de confirmation diagnostique de référence.

Les progrès de la génétique ne l'ont pas remis en question ; il est à réaliser quel que soit le résultat des examens de biologie moléculaire si ceux-ci ont été pratiqués (notamment dans le cadre d'un dépistage néonatal), et qu'une (ou deux) mutation(s) ai(en)t été mise(s) en évidence ou non (trousse de 30 mutations).

L'anomalie fonctionnelle de la protéine CFTR se traduit au niveau de la glande sudoripare par un syndrome de perte de sel. On dose les chlorures sudoraux dans la sueur recueillie après stimulation indolore par une électrode au niveau de l'avant-bras.

La sueur contient normalement moins de 30 mmol/L de chlore chez le nourrisson, et moins de 40 mmol/L chez l'enfant.

Le test est pathologique si la valeur mesurée est supérieure à 60 mmol/L. Le diagnostic de mucoviscidose est affirmé après deux examens positifs.

En cas de valeurs intermédiaires (30 ou 40–59 mmol/L), il faut répéter ultérieurement le test, s'aider des examens de biologie moléculaire, voire réaliser des mesures électrophysiologiques du transport des ions chlorures (mesure de différence de potentiel nasal, courant de court-circuit sur biopsie rectale).

Annonce diagnostique et biologie moléculaire

La mucoviscidose est une maladie grave et invalidante, de plus en plus médiatisée.

L'annonce diagnostique de mucoviscidose requiert du temps, de la disponibilité et de l'expérience.

L'information doit être claire et complète, adaptée au niveau de compréhension de l'enfant.

L'étude génétique en biologie moléculaire est le complément nécessaire du test de la sueur.

Elle a pour objectif de déterminer le génotype chez le patient, en recherchant les mutations parmi les très nombreuses répertoriées. Le sujet malade est soit homozygote pour la même mutation, soit hétérozygote composite (porteur de deux mutations différentes). Les mutations sont réparties en 6 classes selon leurs conséquences moléculaires avec une certaine corrélation génotype-phénotype. Par exemple, les mutations des classes V et VI donnent des formes modérées de la maladie, même lorsqu'elles n'existent qu'en un seul exemplaire chez les hétérozygotes composites. La mutation R117H est la plus fréquente de ces mutations dites modérées, ne donnant par exemple « qu'une » infertilité masculine.

Si cette recherche s'avère négative, une exploration exhaustive du gène *CFTR* doit être entreprise.

2. *Évaluation du retentissement*

Enquête clinique

L'interrogatoire analyse essentiellement :
- les antécédents personnels et familiaux, le calendrier vaccinal ;
- les signes fonctionnels reliés à la maladie (toux, dyspnée, diarrhée chronique, etc.) ;
- la qualité de vie et le vécu de la maladie (pour l'enfant et sa famille).

L'examen physique doit apprécier avant tout :
- l'état général ;
- l'état nutritionnel :

- courbes de croissance staturopondérale,
- périmètre brachial, rapport périmètre brachial/périmètre crânien (âge < 4 ans) ;
• l'état respiratoire et digestif :
  - FR, sat(O_2), auscultation pulmonaire, hippocratisme digital,
  - hépatomégalie, prolapsus rectal.

Enquête paraclinique

Elle doit être adaptée à l'âge et aux circonstances diagnostiques.

Ces examens complémentaires ont pour objectifs d'évaluer :
- le retentissement pulmonaire et ORL :
  - gaz du sang, saturation nocturne en O_2,
  - radiographie de thorax (face et profil), scanner pulmonaire,
  - EFR avec test de réversibilité aux bronchodilatateurs ;
- la colonisation infectieuse :
  - ECBC ± sérologie antipyocyanique,
  - examen mycologique de l'expectoration, recherche de mycobactéries,
  - sérologie aspergillaire, IgE totales et spécifiques aspergillaires ;
- le retentissement digestif et nutritionnel :
  - NFS, électrophorèse des protéines plasmatiques, albuminémie,
  - TP, transaminases, échographie hépatopancréatique, glycémie ± hyperglycémie provoquée par voie orale (HGPO),
  - élastase pancréatique fécale, stéatorrhée, vitamines A/D/E ;
- le reste des atteintes spécifiques :
  - âge osseux,
  - ECG, échographie cardiaque.

L'imagerie pulmonaire peut montrer un syndrome bronchique (images en rail et en canon de fusil), des dilatations des bronches (avec parfois un aspect kystique), des atélectasies, des opacités micro- et macronodulaires, des impactions mucoïdes, des adénopathies médiastinales.

Les EFR mettent en évidence un syndrome obstructif (diminution du VEMS et du débit expiratoire maximal 25–75 %, augmentation des résistances des voies aériennes), associé ensuite à un syndrome restrictif (diminution de la capacité vitale fonctionnelle, augmentation du volume résiduel).

L'ECBC est réalisé au mieux tous les 3 mois, et avant toute antibiothérapie pour exacerbation (épisode aigu de détérioration clinique sur un état stable : modification de la toux ou de l'expectoration, baisse de la tolérance à l'effort ou du niveau d'activité physique, perte de poids ou diminution de l'appétit). Il doit être recueilli au cours d'une expectoration profonde. L'infection est affirmée par la présence de plus de 10^5 germes/mL.

III. Argumenter l'attitude thérapeutique et planifier le suivi de l'enfant

A. Prise en charge thérapeutique

1. Généralités

La prise en charge de l'enfant atteint de mucoviscidose a pour objectifs essentiels :
- d'améliorer la fonction respiratoire ou de ralentir sa dégradation ;
- d'identifier et de traiter les colonisations bactériennes et les infections bronchopulmonaires ;
- de maintenir un état nutritionnel optimal ;

- de dépister et traiter les autres complications (pancréatiques, hépatiques, ORL, etc.) ;
- d'assurer la prise en charge psychologique et d'améliorer la qualité de vie.

Cette prise en charge thérapeutique doit être multidisciplinaire.

Des centres hospitaliers comme les CRCM assurent ce suivi spécialisé. L'organisation des soins doit se faire au maximum au domicile.

La qualité et l'acceptation d'un suivi prolongé reposent sur une collaboration étroite entre le médecin hospitalier référent, le médecin traitant, l'infirmière à domicile, le kinésithérapeute, la diététicienne et le psychologue.

2. Prise en charge respiratoire et infectieuse

Prise en charge respiratoire

La prise en charge respiratoire fait intervenir :
- essentiellement : la kinésithérapie respiratoire et le respect de règles d'hygiène ;
- parfois : les β2-mimétiques inhalés, les aérosols de rhDNase ;
- rarement : l'oxygénothérapie de longue durée, la transplantation pulmonaire.

La kinésithérapie respiratoire est le pilier fondamental de cette prise en charge.

Elle doit être quotidienne dès le début de l'atteinte respiratoire (même si l'enfant est asymptomatique), biquotidienne en cas d'exacerbation. Elle permet de lever l'encombrement des voies aériennes.

Elle fait appel notamment à la technique d'augmentation du flux expiratoire (AFE), mais aussi à d'autres techniques manuelles et instrumentales adaptées à l'enfant (travail des flux expiratoire et inspiratoire, apprentissage de la toux contrôlée).

Le respect de certaines règles d'hygiène de vie est également essentiel.

Des recommandations pour une bonne qualité de l'environnement respiratoire doivent être données : hygiène domestique, éviction du tabac, réduction de la pression allergénique (literie synthétique, peluches lavables, absence d'animaux domestiques), mode de garde individuel plutôt que collectif.

La poursuite d'une activité physique, adaptée aux performances respiratoires, est vivement recommandée.

Les β2-mimétiques inhalés comme le salbutamol (Ventoline®) peuvent être utilisés lors des exacerbations (avant le début d'une séance de kinésithérapie respiratoire), parfois au long cours.

Les aérosols de mucolytiques comme la rhDNase (Pulmozyme®) sont recommandés chez les enfants d'âge supérieur à 5 ans ayant une capacité vitale forcée (CVF) supérieure ou égale à 40 % (1 heure avant une séance de kinésithérapie respiratoire). Des thérapeutiques à visée anti-inflammatoire peuvent être proposées telle que l'azithromycine à faibles doses par exemple.

Une oxygénothérapie de longue durée (nocturne ou continue) est indiquée au stade de l'insuffisance respiratoire chronique, en cas de : PaO_2 inférieure ou égale à 55 mmHg ou $sat(O_2)$ inférieure ou égale à 90 % en air ambiant, ou désaturation artérielle nocturne ($sat[O_2] \leq 90\%$ durant plus de 10 % du temps), ou de PaO_2 inférieure ou égale à 60 mmHg avec HTAP. On peut y associer éventuellement une ventilation non invasive (VNI).

La transplantation pulmonaire est discutée en cas d'insuffisance respiratoire chronique sévère.

Récemment, des thérapeutiques agissant directement sur la protéine CFTR défaillante (potentiateurs ou correcteurs) commencent à apparaître. Par exemple, l'ivacaftor normalise le test de la sueur et surtout améliore durablement le VEMS pour les 5 % de patients porteurs de la mutation G551D. De grands espoirs existent donc pour tous les autres patients mais on est encore dans le domaine de la recherche.

Prise en charge infectieuse

Elle fait intervenir :
- une antibiothérapie adaptée aux colonisations bactériennes et aux infections pulmonaires ;
- le respect du calendrier vaccinal et des vaccinations ciblées.

Le choix de l'antibiothérapie est adapté aux germes isolés sur l'ECBC et à l'antibiogramme.

La posologie des antibiotiques et la durée du traitement sont adaptées aux caractéristiques pharmacocinétiques des enfants atteints de mucoviscidose (volume de distribution par kilogramme de poids corporel augmenté, demi-vie d'élimination raccourcie, augmentation de l'élimination rénale et non rénale). Les cures d'antibiothérapie nécessitent ainsi de fortes doses et une durée de 2 à 3 semaines. Un contrôle de l'ECBC est de règle en milieu et fin de cure d'antibiotiques.

La mise à disposition de diffuseurs portables et de « sets » de perfusion prêts à l'emploi facilite la pratique ambulatoire de l'antibiothérapie intraveineuse. L'utilisation d'une antibiothérapie par voie inhalée (aérosols quotidiens) permet l'obtention sélective et rapide de concentrations élevées.

Avant le début de la colonisation chronique à PA, une antibiothérapie n'est indiquée qu'en cas d'exacerbation et vise SA et HI. On pourra proposer ainsi une monothérapie par amoxicilline + acide clavulanique (Augmentin®) *per os* en cas de SASM (SA sensible à la méticilline), et une bithérapie par pristinamycine (Pyostacine®) + rifampicine (Rifadine®) *per os* en cas de SARM (SA résistant à la méthicilline).

La primocolonisation à PA est traitée par une bithérapie associant : ceftazidime (Fortum®) + tobramycine (Nebcine®) IV, suivie ou non d'aérosols de colistine (Colimycine®) ou tobramycine (Tobi®). Toute exacerbation ultérieure doit être traitée par cette même bithérapie IV (ou une autre bêtalactamine en fonction de l'antibiogramme), associée à la ciprofloxacine (Ciflox®) en cas de souches multirésistantes.

Le traitement d'entretien de l'infection chronique à PA repose sur l'utilisation des antibiotiques inhalés : aérosols de colistine (Colimycine®) ou tobramycine (Tobi®). Des cures d'antibiothérapie IV trimestrielles gardent une place en cas de difficultés d'observance du traitement inhalé, ou chez certains enfants mieux stabilisés par ce mode d'administration.

Toutes les vaccinations recommandées par le BEH doivent être effectuées.

Les enfants atteints de mucoviscidose doivent également être vaccinés contre la grippe (tous les ans), le pneumocoque, l'hépatite A et la varicelle (en l'absence d'antécédent clinique).

3. Prise en charge digestive et nutritionnelle

Prise en charge digestive

L'opothérapie pancréatique est la compensation de l'insuffisance pancréatique exocrine par des extraits pancréatiques gastroprotégés. Les gélules de pancréatine (Créon®) doivent être prises en début de repas.

Le traitement de l'atteinte hépatobiliaire fait appel à l'acide ursodésoxycholique (Ursolvan®), composant de la bile.

Prise en charge nutritionnelle

Le régime alimentaire recommandé est hypercalorique et normolipidique.

Les apports énergétiques totaux doivent être supérieurs aux apports journaliers recommandés pour un enfant sain (120–150 %). L'aide d'une diététicienne est précieuse.

La surveillance de la croissance staturopondérale et de l'état nutritionnel de l'enfant est très importante. En cas de défaillance nutritionnelle, il convient de débuter une nutrition entérale par gastrotomie. Le recours à une nutrition parentérale est très rare.

Une supplémentation en vitamines liposolubles, minéraux et oligoéléments est indispensable.

Il convient donc de prescrire des vitamines (A, E, D et K), des compléments en sodium (notamment en cas de forte chaleur où la déperdition sudorale est maximale), mais aussi des oligoéléments (fer, sélénium, magnésium).

L'allaitement maternel a un apport protidique et sodé insuffisant. Il est nécessaire d'apporter également du sel à la seringue de manière systématique en cas d'allaitement artificiel chez le nourrisson, avant la diversification.

4. Autres points de prise en charge

Éducation thérapeutique

On retient comme objectifs :
- la compréhension de la maladie et de son évolution (complications);
- la connaissance et la bonne observance du traitement de fond;
- la planification des consultations de suivi et des dépistages.

L'autonomisation de l'enfant doit être privilégiée.

La remise d'une carte de soins et d'informations sur la mucoviscidose est utile pour l'enfant et sa famille.

Soutien psychologique et mesures sociales

Il est nécessaire de se montrer attentif au vécu de la maladie par l'enfant et sa famille.

Un soutien psychologique est très utile. En effet, la mucoviscidose est une maladie chronique, évolutive, à transmission héréditaire, débutant dans l'enfance, et à potentialité létale.

L'aide d'associations est non négligeable (p. ex. « Vaincre la mucoviscidose »).

La mucoviscidose est une maladie prise en charge à 100 %, au titre d'ALD 18.

La mise en place éventuelle d'un PAI permet la gestion optimale du traitement et d'une éventuelle complication aiguë en milieu scolaire.

B. Planification du suivi

1. Généralités

Les objectifs du suivi régulier de l'enfant malade sont :
- la surveillance et la détection précoce d'une aggravation;
- la surveillance de l'efficacité, de la tolérance et de l'observance des traitements;
- la poursuite de l'éducation thérapeutique de l'enfant et de sa famille.

L'évolution de la maladie est variable d'un sujet à l'autre.

La médiane de survie (âge atteint par 50 % d'une même cohorte) est actuellement de 40 ans environ pour les nouveau-nés dépistés. Le pronostic a été amélioré depuis le progrès des traitements symptomatiques et la mise en place d'un suivi régulier dans les CRCM.

2. Modalités pratiques

L'enfant doit bénéficier d'un suivi régulier, à vie, multidisciplinaire (CRCM).

Le rythme est adapté à l'âge de l'enfant et à la sévérité de la maladie (au moins 1 fois tous les 3 mois). Il doit bénéficier d'un examen clinique complet, d'une évaluation paraclinique ciblée (radiographie du thorax, ECBC, EFR) ou élargie dans le cadre d'un bilan annuel.

L'ensemble des signes fonctionnels mais également la qualité de vie doivent être appréciés.

Item 43 – UE 2 – Problèmes posés par les maladies génétiques...

Points clés

- La mucoviscidose atteint 1/4 500 naissances, elle est de transmission autosomique récessive, liée à des mutations du gène *CFTR*, dont la plus fréquente est F508del.
- Le diagnostic anténatal est ciblé sur des signes évocateurs échographiques, le conseil génétique.
- La recherche de mutations génétiques est effectuée après information écrite et consentement signé.
- Le dépistage néonatal est généralisé et repose sur le dosage de TIR à 72 heures de vie ± la biologie moléculaire.
- La mucoviscidose est évoquée en cas de bronchiolites récidivantes avec cassure pondérale.
- La colonisation à *Pseudomonas aeruginosa* constitue le tournant évolutif péjoratif en l'absence de détection et de prise en charge précoces.
- La confirmation diagnostique repose sur le test de la sueur (et non la génétique).
- La clinique évalue l'auscultation pulmonaire, l'état nutritionnel, l'hépatomégalie.
- L'évaluation paraclinique repose sur la radiographie du thorax, les EFR, l'ECBC.
- La prise en charge thérapeutique est multidisciplinaire dans les CRCM et associe :
  - kinésithérapie respiratoire quotidienne, hygiène domestique, éviction du tabac ;
  - cures d'antibiothérapie adaptée visant les germes de l'ECBC, vaccinations ;
  - régime hypercalorique et normolipidique, extraits pancréatiques gastroprotégés, aide d'une diététicienne ;
  - éducation thérapeutique, soutien psychologique, prise en charge à 100 % ;
  - suivi multidisciplinaire régulier, à vie.

Notions indispensables PCZ

- La confirmation diagnostique repose sur le test de la sueur (et non la génétique).

Pour en savoir plus

	Anaes. Prise en charge du patient atteint de mucoviscidose. Conférence de consensus, novembre 2002. http://www.has-sante.fr/portail/upload/docs/application/pdf/Mucovisc_pneumo_infectio_court.pdf
	CCNE. Dépistage prénatal généralisé de la mucoviscidose. Avis n° 83, 2004. http://www.ccne-ethique.fr/sites/default/files/publications/avis083.pdf
	HAS. Mucoviscidose. Protocole national de diagnostic et de soins, septembre 2017. https://www.has-sante.fr/portail/upload/docs/application/pdf/2017-09/pnds_2017_vf1.pdf

Syndrome de l'X fragile

I. Pour comprendre

A. Données épidémiologiques

Les déficiences intellectuelles liées au sexe concernent 1/700 garçons environ.

La prévalence du syndrome de l'X fragile est de ¼ 000 chez les garçons. Il représente 2 à 3 % des déficiences intellectuelles et environ 20 % des formes de déficience intellectuelle liées au sexe. On estime que 1,3 % des femmes sont conductrices (porteuses de la prémutation ou de la mutation complète).

Ce syndrome doit son nom au fait que la portion terminale du bras long du chromosome X des sujets atteints peut se casser au niveau du site fragile FRAXA (situé en Xq27) lors de l'étude du caryotype.

B. Données génétiques

Il s'agit d'une maladie monogénique liée à l'X, due à une mutation instable dans le gène *FMR1*.

Le mode de transmission est inhabituel pour une pathologie liée à l'X. En effet, les hommes sains peuvent être porteurs et transmetteurs ; les femmes ayant une mutation complète peuvent exprimer la maladie.

D'autres pathologies génétiques sont liées à des mutations instables, comme la chorée de Huntington.

Le gène *FMR1* (*Fragile X Mental Retardation 1*) est situé sur le chromosome X en Xq27.3.

Il est transcrit en un ARN messager (ARNm) codant la protéine FMRP. Cette protéine FMRP jouerait un rôle de chaperon d'ARNm, de modulateur de traduction et de transporteur ; elle exercerait un contrôle de la synthèse protéique synaptique au sein des épines dendritiques des cellules neuronales.

Le premier exon de ce gène contient des répétitions de triplets CGG, dont le nombre normal moyen dans la population générale est de 30, avec des variations entre 6 et 46 répétitions.

L'analyse de l'arbre généalogique de la famille est essentielle.

Cette maladie génétique dite d'instabilité se caractérise par une expansion instable de la répétition de triplets CGG, pouvant augmenter au fil des générations. Ce phénomène a pour conséquence l'apparition d'une « prémutation » (entre 55 et 200 triplets CGG), puis d'une « mutation complète » lors d'une méiose féminine (pas de modification notable de l'expansion lorsqu'un père transmet une prémutation) par expansion de cette prémutation ($\geq$ 200 CGG), dont le risque de survenue dépend du nombre de triplets de la prémutation.

Une prémutation peut être transmise sur plusieurs générations sans signe clinique patent jusqu'à l'expansion de la prémutation en mutation complète.

Le syndrome de l'X fragile est lié à l'absence d'expression de la protéine FMRP.

La mutation complète correspond à l'émergence de la maladie au sein d'une famille. Celle-ci entraîne en effet une hyperméthylation du promoteur du gène *FMR1* et donc une abolition de son expression ; le gène *FMR1* ne sera pas transcrit en ARNm, et il n'y aura pas de production de protéine FMRP.

La prémutation ne prédispose pas à un syndrome de l'X fragile, mais à d'autres atteintes (tableau 31.2).

Tableau 31.2 Prémutation et mutation complète dans le gène *FMR1*.

Type de mutation	Nombre de répétitions CGG	Risque d'expansion en mutation complète si transmission maternelle (%)	Signes cliniques	
			Hommes	Femmes
Prémutation	55 ≤ X 69	< 6	Risque de FXTAS	Risque de POF et FXTAS
	70 ≤ X ≤ 89	30–60		
	90 ≤ X ≤ 99	80		
	100 ≤ X ≤ 200	> 90		
Mutation complète	> 200	100	Déficience intellectuelle = 100 %	Déficience intellectuelle = 50 % Intelligence normale = 50 %

II. Diagnostiquer un syndrome de l'X fragile et assurer la prise en charge de l'enfant

A. Diagnostic clinique

1. Généralités

Le syndrome de l'X fragile est sous-diagnostiqué.

Le diagnostic peut être porté tardivement en raison de la méconnaissance du syndrome et de la variabilité des formes cliniques.

Seuls les sujets ayant une mutation complète ont un tableau clinique de syndrome de l'X fragile, à des degrés divers. Ces signes cliniques sont toutefois inconstants et non pathognomoniques.

2. X fragile chez les garçons porteurs d'une mutation complète

Il se traduit par :
- avant la puberté :
  - un retard de développement psychomoteur,
  - une déficience intellectuelle avec troubles des apprentissages (notamment langage),
  - des troubles du comportement (colère, hyperactivité, troubles autistiques),
  - une dysmorphie faciale :
    - visage allongé avec de grandes oreilles décollées,
    - macrocéphalie, front allongé, menton long et marqué ;
- après la puberté :
  - une macro-orchidie,
  - une dysmorphie faciale plus marquée,
  - des troubles de la relation (timidité, éviction du regard),
  - un strabisme, une hyperlaxité ligamentaire, un prolapsus de la valve mitrale, etc.

3. X fragile chez les filles porteuses d'une mutation complète

Les signes observés chez les garçons ont également été décrits chez les filles. Ils sont en revanche moins fréquents et plus modérés.

Une déficience intellectuelle est rapportée chez les filles dans 50 % des cas, avec une expression plus modérée que chez les garçons. Cette variation interindividuelle chez les filles s'explique par le phénomène d'inactivation de l'X.

B. Diagnostic clinique d'une prémutation dans le gène *FMR1*

1. Généralités

La prémutation ne donne pas de syndrome de l'X fragile.

Les personnes porteuses d'une prémutation sont à risque de développer : des troubles neurologiques tardifs (*Fragile X Tremor Ataxia Syndrome* [FXTAS]) pour les hommes (mais également rarement les femmes) et un syndrome d'insuffisance ovarienne (*Premature Ovarian Failure* [POF]) pour les femmes.

Ces troubles n'apparaissent qu'à l'âge adulte.

2. Prémutation chez les garçons

La prévalence du FXTAS est de l'ordre de 40 % après l'âge de 50 ans.

Il est caractérisé par un tremblement d'intention et une ataxie cérébelleuse de début tardif et progressif.

D'autres atteintes neurologiques peuvent s'associer : troubles de la mémoire à court terme, altération des fonctions exécutives et cognitives, démence, syndrome de Parkinson, neuropathie périphérique, déficit moteur proximal des membres inférieurs et dysfonction du système autonome.

3. Prémutation chez les filles

La prévalence de la POF est de l'ordre de 21 % (*versus* 1 % dans la population générale).

Il est défini par l'arrêt des menstruations avant l'âge de 40 ans.

La prévalence du risque de FXTAS chez ces femmes n'est pas déterminée.

C. Diagnostic paraclinique

1. Généralités

La suspicion clinique doit être confirmée par des examens de génétique moléculaire.

La biologie moléculaire est actuellement la méthode de confirmation diagnostique de référence.

L'étude cytogénétique a permis l'individualisation de ce syndrome ; mais ses résultats sont peu fiables.

2. Génétique moléculaire

On distingue deux techniques complémentaires :
- la PCR, qui permet d'amplifier l'ADN et d'évaluer le nombre de triplets CGG au sein du gène *FMR1* ;
- le *Southern Blot*, qui étudie l'ADN sans amplification et permet de déterminer le statut de méthylation ainsi que de caractériser les grandes expansions de triplets ne pouvant pas être étudiées par PCR pour des questions de limite technique.

3. Étude cytogénétique

Initialement, le diagnostic était fait par étude cytogénétique (caryotype).

La mise en évidence d'une cassure de l'extrémité distale des bras longs du chromosome X au niveau du site fragile FRAXA permet un diagnostic positif. Toutefois, il existe des faux négatifs et des faux positifs.

Le caryotype peut néanmoins mettre en évidence une autre cause de déficience intellectuelle.

D. Prise en charge

Aucun traitement étiologique n'existe pour le syndrome de l'X fragile.

Une prise en charge médicale, socio-éducative permet d'améliorer le pronostic et l'insertion sociale.

III. Conseil génétique et diagnostic prénatal

A. Conseil génétique

1. Généralités

Le conseil génétique est donné et expliqué aux parents lors d'une consultation de génétique.

L'étude de l'arbre généalogique familial et des résultats de la génétique moléculaire permet de déterminer le risque auquel est exposée la descendance de ces personnes.

La mère d'un enfant porteur d'un syndrome de l'X fragile est obligatoirement conductrice (pas de néomutation), c'est-à-dire qu'elle est porteuse d'une expansion anormale de triplets de nucléotides CGG, soit d'une prémutation, soit d'une mutation complète.

2. Risque de transmission

Le risque de transmission dépend du statut moléculaire de la mère conductrice.

Le risque de transmettre une mutation complète pour une femme porteuse de la prémutation dépend du nombre de répétitions de triplets CGG (*cf.* tableau 31.2).

Une prémutation transmise sous forme de mutation complète lors d'une première conception a quasiment un risque de 100 % d'être à nouveau transmise sous forme de mutation complète lors d'une nouvelle conception.

Une femme porteuse d'une mutation complète ou mère d'un enfant porteur d'une mutation complète a un risque de 50 % de transmettre une mutation complète à sa descendance.

Un garçon a en effet 50 % de risque d'hériter du chromosome X porteur de la mutation complète et 50 % de chance d'hériter du chromosome X non porteur de la mutation. Une fille a 50 % de risque d'hériter du chromosome X porteur de la mutation complète (soit 25 % de risque au total d'avoir une déficience intellectuelle, en raison du phénomène d'inactivation de l'X) et une probabilité de 50 % d'hériter du chromosome X sans la mutation.

À noter qu'un homme porteur d'une prémutation transmettra cette prémutation à toutes ses filles, et non à ses fils puisqu'il leur transmet le chromosome Y.

B. Diagnostic prénatal

1. Généralités

Le diagnostic prénatal (DPN) tient une place importante en raison d'un risque élevé de récurrence.

Il est proposé à une mère conductrice ayant une prémutation ou mutation complète identifiée.

Le couple peut alors faire une demande d'interruption médicale de grossesse si leur fœtus s'avère atteint du syndrome de l'X fragile. Le conseil génétique est très délicat en cas d'identification d'une mutation complète chez un fœtus de sexe féminin puisqu'il n'y a pas de moyen de préciser au couple si l'enfant sera symptomatique ou non (50 %/50 %) et, le cas échéant, quel sera le degré de l'atteinte.

L'alternative au diagnostic prénatal est le diagnostic préimplantatoire.

Cette technique a pour but d'identifier la présence de la mutation complète sur des embryons obtenus après ICSI (*Intracytoplasmic Sperm Injection*), et alors de transférer dans l'utérus des embryons indemnes du syndrome de l'X fragile.

2. Modalités

Une consultation de génétique préalable est indispensable.

Elle permet de donner une information claire et loyale aux parents, de recueillir leur consentement écrit pour la réalisation de l'acte de diagnostic prénatal, et de leur exposer les résultats possibles.

L'étude consiste à analyser l'ADN en biologie moléculaire.

La recherche de la mutation est réalisée soit à partir de prélèvement de villosités choriales ou biopsie de trophoblaste (vers 11–12 SA), soit à partir d'un prélèvement de liquide amniotique (vers 15–16 SA).

Un diagnostic de sexe fœtal peut être proposé à 10 SA (étude de l'ADN fœtal sur sang maternel) si le couple est demandeur d'un DPN uniquement chez un fœtus de sexe masculin.

Points clés

- Un diagnostic prénatal est proposé aux couples à risque.
- Le syndrome de l'X fragile est la 1re cause de déficience mentale héréditaire.
- Il est dû à une mutation complète dans le gène *FMR1* (expansion de triplets ≥ 200 CGG).
- Il est caractérisé par une triade inconstante : déficience intellectuelle, dysmorphie faciale, macro-orchidie.
- Il y a déficience intellectuelle si la mutation est complète, c'est-à-dire pour 100 % des garçons et 50 % des filles.
- La prémutation entraîne une prédisposition au FXTAS et à la POF, mais pas de tableau d'X fragile.
- La biologie moléculaire (PCR puis *Southern Blot*) permet la confirmation diagnostique.
- Le caryotype présente un intérêt pour mettre en évidence une autre cause de déficience intellectuelle.
- La prise en charge multidisciplinaire : médicale et socio-éducative.
- Il est nécessaire d'analyser l'arbre généalogique familial, le statut génétique moléculaire de la mère conductrice.
- Ce syndrome impose une information claire et loyale, un consentement écrit.

Notions indispensables PCZ

- La biologie moléculaire (PCR puis *Southern Blot*) permet la confirmation diagnostique.

Pour en savoir plus

Orphanet. Le syndrome de l'X fragile. Juin 2012.
https://www.orpha.net/data/patho/Pub/fr/XFragile-FRfrPub120.pdf

CHAPITRE 32

Item 67 – UE 3 – Troubles psychiques de la grossesse et du post-partum

I. Principaux troubles psychiques de la grossesse et du post-partum
II. Facteurs de risque
III. Conduite à tenir

Objectifs pédagogiques

- Dépister les facteurs de risque prédisposant à un trouble psychique de la grossesse ou du post-partum.
- Reconnaître les signes précoces d'un trouble psychique en période anténatale et postnatale.

I. Principaux troubles psychiques de la grossesse et du post-partum

A. Pendant la grossesse

Ces troubles sont généralement moins fréquents que dans le post-partum, mais la grossesse ne protège pas de la décompensation de pathologies psychiatriques chroniques.

1. Troubles psychiques en fonction des périodes de la grossesse

On peut cependant observer différents troubles en fonction des périodes de la grossesse :
- au cours du 1er trimestre :
  - des troubles du caractère avec irritabilité, labilité émotionnelle,
  - des symptômes dépressifs fréquents (10–20 % des grossesses),
  - des manifestations mineures d'angoisse (angoisse d'enfant malformé, angoisse d'enfant mort-né, angoisse du déroulement de l'accouchement, etc.),
  - des troubles du comportement alimentaire à type de boulimie ou d'envies,
  - des nausées, vomissements ou hypersialorrhée ;
- au cours du dernier trimestre :
  - une anxiété concernant l'état de l'enfant, l'accouchement,
  - des symptômes dépressifs,
  - une insomnie.

Gynécologie – Obstétrique
© 2018, Elsevier Masson SAS. Tous droits réservés

2. Nature des troubles psychiques

Les *pathologies* qui surviennent au cours de la grossesse sont :
- les dépressions anténatales, assez fréquentes (7–13 % des grossesses). Leur intensité est modérée ; elles surviennent préférentiellement au 1er trimestre de la grossesse et sont plus fréquentes en cas de grossesse non désirée ou de conflit conjugal ;
- les épisodes délirants dans le cadre d'un trouble schizophrénique (5 000 enfants en France naissent chaque année d'un parent psychotique).

B. Après l'accouchement

1. Post-partum blues

Le *post-partum blues* (ou *baby blues*, ou *maternity blues*) concerne, selon les auteurs, 50 à 80 % des accouchées.

Il associe, dans les tout premiers jours après l'accouchement : pleurs, irritabilité, labilité émotionnelle, dysphorie, troubles du sommeil, fatigue et anxiété.

Les crises de larmes, la susceptibilité, la crainte d'être délaissée surprennent et déroutent l'entourage, surtout lorsque l'accouchement s'est bien déroulé. Les préoccupations anxieuses du début de la grossesse réapparaissent, souvent associées à l'idée obsédante de ne pas savoir s'occuper du bébé. Ce tableau, très fréquent, n'est pas pathologique. Il s'explique probablement par les réaménagements affectifs et cognitifs liés à l'accouchement, par le deuil de la grossesse, et par la confrontation avec l'enfant réel.

Ce trouble est transitoire, il survient dans les jours qui suivent l'accouchement. Réduit parfois à quelques heures, il dure habituellement 4 à 5 jours. Seule la sévérité du *post-partum blues* ou la persistance des symptômes après la 1re semaine peuvent amener à proposer une consultation à distance pour dépister une éventuelle dépression du post-partum. Il est donc important de dépister le *baby blues* et de le surveiller.

Traitement du post-partum blues

Le *post-partum blues* ne nécessite pas de traitement médicamenteux. La relation avec les soignants, la revalorisation des fonctions maternelles de la mère, la mobilisation de l'entourage, l'information, une attitude chaleureuse et compréhensive suffisent le plus souvent pour passer sans encombre une phase considérée comme non pathologique voire physiologique.

---

2. Dépressions du post-partum (ou dépressions postnatales précoces)

La dépression du post-partum touche près de 13 % des femmes accouchées, le post-partum ayant la particularité d'être la période à risque maximale de dépression chez la femme. Cette période est une période de stress environnemental liée aux modifications biologiques brutales survenant en post-partum chez la femme. C'est le plus souvent leur premier épisode dépressif ou la décompensation d'un trouble dépressif récurrent ou d'un trouble bipolaire connu. Ces épisodes dépressifs sont de sévérité variable de la dépression modérée à un tableau de mélancolie délirante.

La dépression postnatale a la particularité de débuter avant la 6e semaine (selon la CIM-10) après l'accouchement. Elle se manifeste par un tableau classique de syndrome dépressif auquel s'ajoutent quelques particularités cliniques telles qu'une aggravation vespérale, une labilité émotionnelle, une irritabilité voire une agressivité plus qu'une tristesse, des difficultés marquées d'endormissement entraînant un épuisement, une perte d'estime du maternage, et une anxiété centrée sur le bébé. Le diagnostic est souvent difficile à porter car la forte culpabilité

(« J'ai tout pour être heureuse ») et l'aspect quelque peu atypique du tableau dépressif rendent le diagnostic et l'acceptation de la prise en charge parfois difficiles. Ainsi, seulement la moitié des patientes présentant cette dépression seraient reconnues par le médecin généraliste ou par les autres personnels de santé.

La perte d'estime du maternage et l'impression d'être incapable de répondre aux besoins de l'enfant sont des signes d'alerte et de sévérité de l'épisode. Un tableau de dépression mélancolique délirante peut plus rarement survenir dans les semaines qui suivent l'accouchement avec la conviction délirante d'« être indigne ou d'être responsable de la mort présumée de l'enfant » qui atteste la gravité de l'état. Le risque suicidaire ou le risque d'infanticide doit être rigoureusement évalué : une hospitalisation en milieu spécialisé doit éventuellement être imposée.

Dans la moitié des cas, la dépression postnatale guérit spontanément la 1re année, mais le risque de rechute dépressive après une grossesse ultérieure est supérieur à 25 %. Certaines de ces patientes referont ultérieurement des accès thymiques, cette dépression du post-partum étant la première manifestation d'un trouble bipolaire ou d'un trouble dépressif récurrent qui évoluera ultérieurement pour son propre compte et justifiera donc une prophylaxie spécifique.

Il est à noter que dans les cas de troubles dépressifs sévères du post-partum, le recours à une unité d'hospitalisation conjointe mère-enfant est actuellement recommandé.

Le *post-partum blues* se termine au maximum vers le 7e jour après l'accouchement. Le diagnostic de dépression doit être envisagé en cas de prolongation des symptômes au-delà ou d'intensification, notamment avec l'apparition d'une humeur labile, d'un sentiment de découragement, de plaintes somatiques insistantes (céphalées, douleurs abdominales), mais surtout de phobies d'impulsion, de crainte de faire du mal au bébé, d'évitement du contact.

Initialement, ces patientes consultent peu et ont tendance à s'isoler.

Dans leurs antécédents, on retrouve souvent des dépressions avant la grossesse ou durant la grossesse. En dehors de cette vulnérabilité biologique, on retrouve fréquemment une enfance empreinte de carences affectives, de séparations précoces et une grossesse émaillée d'évènements douloureux (deuils, séparations) ou de conditions psychologiques difficiles (solitude, conflits conjugaux, soutien conjugal insuffisant ou inadéquat). Il est donc important, lorsque de tels éléments ont été repérés au cours de la grossesse, de prévoir un suivi rapproché.

Traitement des dépressions du post-partum

La dépression du post-partum est peu diagnostiquée et prise en charge, malgré les conséquences délétères pour la mère, et surtout sur le développement cognitif, émotionnel et social des enfants. Une prise en charge précoce et ambulatoire est le plus souvent suffisante. Les patientes doivent pouvoir bénéficier d'une psychothérapie (de soutien ou thérapie cognitive et comportementale) associée le plus souvent à un traitement médicamenteux antidépresseur (inhibiteur de la recapture de la sérotonine).
On doit prendre en compte leur souhait d'allaiter et les soutenir dans leur choix (adaptation du traitement médicamenteux).
On doit également surveiller l'apparition d'idées noires et suicidaires et envisager si nécessaire une hospitalisation, si possible en unité spécialisée mère-enfant.
L'entourage doit être reçu en consultation pour être informé et lui permettre ainsi de soutenir au mieux la patiente et de pallier d'éventuelles difficultés de maternage.

3. Psychose puerpérale confuso-délirante

Elle survient le plus souvent dans la semaine qui suit la naissance chez des femmes sans aucun antécédent psychiatrique. Les accès survenant plus tardivement (1–2 mois) sont cliniquement moins typiques de plus mauvais pronostic et révèlent plus fréquemment un trouble schizophrénique.

Son incidence est de 1 à 2 femmes parturientes sur 1 000. C'est une urgence psychiatrique.

Le tableau clinique comporte :
- une obnubilation, voire une réelle confusion mentale avec désorientation temporospatiale, et un onirisme ;
- une activité délirante polymorphe mais essentiellement centrée sur la grossesse (déni) ou sur l'enfant (thème d'enfantement, négation de l'enfant, filiation extraordinaire, etc.) ;
- une grande fluctuation de l'humeur ;
- un risque suicidaire ou d'infanticide (+++) ;
- une variabilité dans le temps.

Les psychoses puerpérales réagissent bien à un traitement antipsychotique qui doit être instauré précocement en milieu hospitalier.

L'évolution à long terme est variable :
- accès resté isolé ;
- récidives lors de grossesses ultérieures (20–30 %) ;
- évolution vers une maladie maniaco-dépressive (70 %) ;
- évolution vers une schizophrénie (10 %).

La pathogénie est plurifactorielle :
- antécédents psychiatriques personnels ou familiaux de trouble bipolaire ou de psychose puerpérale ;
- modifications hormonales (chute des œstrogènes potentiellement impliquée).

4. État de stress post-traumatique

Il concerne 1,5 à 3 % des parturientes à 6 mois de l'accouchement. Les femmes peuvent subjectivement vivre leur accouchement comme une menace vitale pour elles-mêmes ou pour leur enfant, associé à des émotions négatives de peur intense et de perte de contrôle. Le trouble associe flash-backs (souvenirs intrusifs), évitement des situations ayant un rapport avec l'accouchement traumatique et hypervigilance émotionnelle. Une comorbidité dépressive est fréquente en post-partum (44,5 et 43 % à 1 et 4 mois respectivement).

II. Facteurs de risque

Il faut les identifier en début de grossesse, en cas d'événements pathologiques gravidiques et au moment de l'accouchement. L'entretien précoce désormais obligatoire (plan périnatalité), dit « entretien du 4e mois », doit permettre de repérer ces facteurs de risque.

Les facteurs de risque impliqués dans la survenue de troubles psychiatriques en post-partum sont multiples. La période périnatale est en effet une période de stress marquée par des changements psychosociaux et psychodynamiques, des facteurs de stress gynécologiques ou obstétricaux et des changements biologiques (endocriniens et sérotoninergiques) auxquels la femme doit s'adapter rapidement. Les facteurs de risque le plus souvent rapportés sont la dépression durant la grossesse, les antécédents personnels ou familiaux de dépression, et les évènements de vie stressants récents survenant durant la grossesse, qu'ils soient d'ordre traumatique ou sociodémographique (problèmes professionnels ou financiers, relationnels), non spécifiques au péripartum ou en lien avec des difficultés obstétriques durant la grossesse ou l'accouchement.

On recherchera :
- en début de grossesse :
  - antécédents psychiatriques personnels ou familiaux,
  - antécédents à risque pour le fœtus ou la grossesse (maladie héréditaire, diabète, HTA, etc.),

- antécédents obstétricaux pathologiques : mort *in utero*, malformations fœtales, IMG, enfant de petits poids, enfants hospitalisés longtemps, enfants porteurs d'un handicap sévère,
- troubles psychiatriques au cours de la grossesse ou du post-partum,
- séparation de la famille, parent isolé,
- situation de conflit conjugal,
- grossesse non désirée, non suivie ;
• au cours de la grossesse :
- dépression anténatale ou manifestations anxieuses marquées,
- découverte de malformations ou d'anomalies faisant craindre une malformation,
- grossesse pathologique,
- éloignement familial, évènement de vie difficile (deuil, séparation, etc.) ;
• après la naissance :
- difficultés d'accouchement, morbidité maternelle sévère,
- morbidité néonatale,
- séparation mère-enfant (enfant transféré, etc.).

III. Conduite à tenir

La prise en charge est pluridisciplinaire (obstétriciens, psychiatres, pédopsychiatres, pédiatres, etc.).
En post-partum, on peut avoir recours à plusieurs systèmes de prise en charge :
- hospitalisation dans des unités mère-bébé ou en psychiatrie ;
- accueil de jour qui permet un travail avec des psychiatres, psychologues et infirmières psychiatriques sur la relation mère-enfant ;
- suivi en consultation externe psychiatrique régulier.

Dans certaines situations, la sévérité de la symptomatologie pourra justifier la séparation de l'enfant, surtout lorsqu'il existe un risque suicidaire ou d'infanticide.

Points clés

- Le *post-partum blues* n'est pas pathologique et concerne plus de 50 % des accouchées, entre le 3e et le 6e jour après l'accouchement.
- Les syndromes dépressifs sont fréquents pendant la grossesse (10 % des grossesses).
- Les dépressions du post-partum sont plus fréquentes (11 à 15 %). L'impact des troubles dépressifs du post-partum sur le développement psychique, cognitif et moteur de l'enfant n'est pas négligeable. Il est nécessaire de faire le diagnostic précocement et de prendre en charge correctement ces patientes.
- La psychose puerpérale confuso-délirante survient le plus souvent dans la semaine qui suit la naissance avec 20 % de récidives lors de grossesses ultérieures. C'est le plus souvent le premier épisode d'un trouble bipolaire.
- Les principaux facteurs de risque des troubles psychiques de la grossesse à rechercher sont les antécédents psychiatriques personnels ou familiaux, les antécédents obstétricaux pathologiques, toute pathologie sévère de la grossesse, et un contexte social ou familial difficile ou conflictuel.
- Il existe plusieurs alternatives pour la prise en charge pluridisciplinaire : consultation psychiatrique spécialisée, hospitalisation dans des unités mère-bébé, hospitalisation en psychiatrie.

Notions indispensables PCZ

- Le *post-partum blues* n'est pas pathologique.
- L'entretien prénatal précoce fait partie intégrante du suivi prénatal et permet de dépister les facteurs de risques des troubles psychiques liés à la grossesse.

Réflexes transversalité

- Item 64 – Diagnostiquer un trouble dépressif
- Item 326 – Prescription et surveillances des psychotropes

Pour en savoir plus

INPES. Troubles émotionnels et psychiques des mères en post-partum. Outils d'intervention en éducation pour la santé des femmes enceintes, septembre 2010.
http://inpes.santepubliquefrance.fr/CFESBases/catalogue/pdf/1310-3p.pdf

CHAPITRE 33

Item 245 – EU 8 – Diabète sucré de types 1 et 2 préexistants et grossesse

I. Pour comprendre
II. Diabète de type 1
III. Diabète de type 2

Objectifs pédagogiques

- Connaître les diabètes préexistants à la grossesse.
- Connaître les principales complications périnatales associées.
- Identifier les situations d'urgence et planifier leur prise en charge.
- Planifier le suivi de la grossesse.
- Décrire les principes de la prise en charge pour l'accouchement et le post-partum.

I. Pour comprendre

La prévalence d'un diabète préalable associé à la grossesse est de 0,5 à 1 %. Un tiers est représenté par des diabètes de type 1, deux tiers sont des diabètes de type 2, dont la prévalence augmente du fait de la progression de l'obésité. Il s'agit d'une pathologie maternelle qui peut entraîner des complications graves chez la mère et l'enfant, bien plus que le diabète gestationnel. L'amélioration du pronostic des grossesses chez des femmes diabétiques passe avant tout par une programmation préconceptionnelle, une collaboration multidisciplinaire et une adhésion de la femme elle-même.

II. Diabète de type 1

A. Complications

1. Complications métaboliques maternelles

Hypoglycémies

Elles sont plus fréquentes au cours du 1er trimestre (12–20 % des patientes) et sévères chez 40–45 % des patientes. La mortalité maternelle rapportée est exceptionnelle. Il n'y a pas de retentissement embryonnaire ou fœtal rapporté.

Les circonstances favorisantes sont les suivantes :
- antécédents d'hypoglycémie avant la grossesse ;
- vomissements ;
- baisse initiale des besoins en insuline ;
- recherche de la normoglycémie.

Leur prévention passe par une optimisation thérapeutique préconceptionnelle.

Acidocétose diabétique

La fréquence est de 2 à 3 % à partir du 2e trimestre. Le risque de mort fœtale est élevé, de 10–20 %.

Certaines circonstances sont favorisantes :
- vomissements ;
- prise de β-mimétiques ;
- prise de glucocorticoïdes (attention en cas de maturation pulmonaire fœtale) ;
- mauvais équilibre glycémique ;
- infection ;
- diabète méconnu ;
- grossesse méconnue ;
- pompe à insuline défectueuse.

La prévention repose sur :
- la recherche d'une cétonurie/cétonémie si la glycémie est > 2 g/L (11 mmol/L) ;
- l'augmentation des doses d'insuline ;
- le contact du diabétologue ;
- la prise en charge urgente en milieu spécialisé.

2. Complications dégénératives

Rétinopathie

Elle touche 60 % des patientes après 5 à 15 ans d'évolution du diabète. Une flambée peut survenir, surtout lorsqu'il existe déjà des lésions en début de grossesse. Une photocoagulation urgente au laser est parfois indiquée. Elle est aggravée par l'hyperglycémie et l'hypertension artérielle (HTA). La régression est habituelle au décours de la grossesse.

Néphropathie

Vingt à 30 % des patientes après 15 ans d'évolution du diabète ont une forme débutante. L'excrétion urinaire d'albumine augmente dans la seconde moitié de la grossesse. Une HTA apparaît dans 60 % des grossesses, ou s'aggrave si elle était présente avant la grossesse. Une prééclampsie surajoutée est rapportée dans 40 % des grossesses. L'insuffisance rénale préexistante ne s'aggrave que rarement. Le risque de prématurité induite et de retard de croissance intra-utérin est augmenté. À distance et dans la majorité des cas, l'état rénal reviendra à l'état antérieur, sauf en cas d'insuffisance rénale sévère préexistante.

Gastroparésie, vomissements gravidiques

La survenue de vomissements augmente le risque d'hypoglycémies et d'acidocétose. Les antiémétiques classiques peuvent être utilisés.

Insuffisance coronarienne

C'est une contre-indication à la grossesse.

3. Complications de la grossesse

Certaines complications sont plus fréquentes.
- La prévalence de la prééclampsie est de 12 à 20 % et augmente en cas de rétinopathie ou de néphropathie préexistantes et selon le stade de l'atteinte rénale : 30–40 % en cas de microalbuminurie, 40–50 % en cas de protéinurie, plus de 50 % en cas d'insuffisance rénale. Dans ces situations, un retard de croissance intra-utérin est plus fréquent.

- Les infections urinaires prédisposent à la pyélonéphrite aiguë ou à l'acidocétose diabétique. Les bactériuries asymptomatiques doivent être recherchées tous les mois et traitées.
- L'hydramnios est plus fréquent, lié à l'hyperinsulinisme.

4. Complications embryonnaires et fœtales

La glycémie fœtale est corrélée à la glycémie maternelle. L'insuline maternelle ne traverse pas le placenta. Le pancréas fœtal sécrète de l'insuline à partir de la 12e SA. Une hyperglycémie au long cours entraîne un hyperinsulinisme fœtal. Ces modifications rendent compte de la plupart des complications fœtales et néonatales :

- fausses couches du 1er trimestre : plus fréquentes en cas de diabète très déséquilibré ;
- malformations congénitales sévères :
  - leur fréquence est 2 à 3 fois plus élevée que dans la population générale,
  - le risque est accru lorsque le diabète est mal contrôlé dans les premières semaines de la vie embryonnaire (5–8 SA), mais rejoint celui de la population générale si l'équilibre est optimal. En valeur absolue, ce risque passe de 2 % pour une HbA1c de 5,5 %, à 6 % pour une HbA1c de 9 %,
  - une atteinte multiviscérale est fréquente : appareil cardiovasculaire, système nerveux central (*défaut de fermeture du tube neural*), squelette et appareil urogénital,
  - c'est la principale cause de morbidité et mortalité néonatales,
  - le risque d'anomalies chromosomiques n'est pas augmenté ;
- macrosomie :
  - elle est définie par un poids de naissance supérieur au 90e percentile pour l'âge gestationnel,
  - le bon contrôle du diabète diminue mais ne supprime pas la macrosomie qui persiste chez la moitié des nouveau-nés de mère diabétique de type 1,
  - elle est à l'origine de difficultés obstétricales dont la plus grave est la dystocie des épaules qui peut entraîner une paralysie du plexus brachial, transitoire ou définitive, une asphyxie, à l'origine d'une encéphalopathie néonatale, de décès ou de séquelles neurologiques ;
- prématurité :
  - la prématurité modérée (32–37 SA) est 5 à 10 fois plus fréquente que dans la population générale,
  - la prématurité spontanée (menace d'accouchement prématuré et rupture prématurée des membranes) et la prématurité induite (pour une pathologie maternelle ou fœtale) sont toutes deux augmentées. Les causes sont imprécises : un mauvais contrôle glycémique est associé à une augmentation de fréquence des deux types de prématurité, la nulliparité et la prééclampsie étant de plus associées à un risque accru de prématurité induite,
  - chez les femmes qui ont une néphropathie, le risque de prématurité, incluant la grande prématurité (avant 32 SA), est augmenté et pourrait être réduit par un meilleur contrôle de la pression artérielle ;
- retard de croissance intra-utérin : risque accru en cas de néphropathie ou de prééclampsie ;
- mort fœtale *in utero* (MFIU) :
  - sa fréquence est de 1 à 2 % dans les centres spécialisés,
  - elle est favorisée par les circonstances suivantes : diabète mal contrôlé, acidocétose, macrosomie, hydramnios, dans les dernières semaines de la grossesse,
  - son étiologie n'a jamais pu être précisée mais sa relation avec le contrôle du diabète a permis de prendre des mesures préventives,
  - les autres causes de MFIU sont liées aux malformations et à la restriction de croissance fœtale.

5. Complications néonatales

Certaines complications sont secondaires aux malformations congénitales, à la macrosomie ou à la prématurité.

La prématurité est la source la plus importante de morbidité néonatale et à long terme.

Les autres complications sont :
- les troubles métaboliques : l'hypoglycémie est très fréquente (20–25 %). D'autres troubles métaboliques peuvent être constatés : hypocalcémie, polyglobulie avec hyperviscosité sanguine, hyperbilirubinémie ;
- les détresses respiratoires : l'hyperinsulinisme fœtal est responsable d'un retard de maturation pulmonaire ;
- la myocardiopathie hypertrophique transitoire (avec élargissement du septum interventriculaire), le plus souvent asymptomatique, pouvant parfois entraîner une insuffisance cardiaque régressive.

6. Devenir à long terme des enfants de mère diabétique de type 1

Le risque de développer un diabète dans les 30 premières années de la vie est de l'ordre de 4 % (risque multiplié par 5 à 10 par rapport à un enfant de mère non diabétique). Si le père a un diabète de type 1, le risque passe à 6 %, et à 20 % si les deux parents ont un diabète de type 1.

B. Principes du traitement

1. Traitement médical

Programmation préconceptionnelle

Une programmation efficace de la grossesse commence par une maîtrise de la conception, afin que celle-ci survienne dans un contexte optimisé. La contraception doit donc être systématiquement abordée en consultation avec les patientes diabétiques.

Le traitement a pour objectif de diminuer le risque de malformations.

Bilan maternel

Il comporte :
- rétinographie, fond d'œil ;
- mesure de la pression artérielle ;
- dosage de créatinine plasmatique, clairance de la créatinine, microalbuminurie, protéinurie. La présence d'une protéinurie doit faire craindre l'existence d'une néphropathie diabétique, qui aggrave considérablement le pronostic fœtal. Les facteurs de mauvais pronostic sont une protéinurie > 1 g/24 h et une clairance de la créatinine < 60 mL/min.

> Une coronaropathie non revascularisée contre-indique une grossesse.

Méthodes

Ce sont :
- le contrôle du diabète. L'objectif à atteindre (ce n'est pas toujours possible) est d'obtenir des glycémies < 0,95 g/L avant le repas et 1,20 g/L 2 heures après les repas. L'atteinte des objectifs est appréciée sur l'autocontrôle (6 glycémies capillaires/j : 3 fois avant chaque repas, 3 fois en postprandial). Les méthodes qui permettent d'approcher le bon contrôle du

diabète sont l'équilibre diététique et la multiplication des injections d'insuline dans le nycthémère (3 à 4/j) ou la pompe à insuline sous-cutanée. Deux éléments sont fondamentaux pour la bonne application de ces méthodes : un enseignement de haute qualité dispensé par diabétologues, infirmières, diététiciennes, de préférence dans un centre habitué à la grossesse diabétique, et la motivation de la patiente ;
- la supplémentation en acide folique ;
- selon le bilan préconceptionnel :
  - un traitement antihypertenseur : arrêt des inhibiteurs de l'enzyme de conversion et sartans qui seront relayés au cas par cas par d'autres agents hypotenseurs : inhibiteurs calciques (nifédipine, nicardipine), alphaméthyldopa, labétalol,
  - un avis néphrologique si besoin,
  - l'arrêt des statines,
  - la photocoagulation d'une rétinopathie proliférative.

Prise en charge diabétologique pendant la grossesse

La surveillance diabétologique doit être fréquente : une consultation tous les 15 jours en moyenne, qui peut être espacée s'il existe des consultations téléphoniques et/ou un système de transmission des données.

La surveillance métabolique repose sur les glycémies capillaires qui doivent être réalisées avant les repas, 1 ou 2 heures après les repas ainsi qu'au coucher. Les besoins en insuline diminuent habituellement au 1er trimestre et augmentent fortement, bien que progressivement, à partir de 17–20 SA du fait de l'insulinorésistance. Ils reviennent aux besoins préconceptionnels après l'accouchement.

2. Prise en charge obstétricale prénatale

Le suivi obstétrical mensuel sera assuré par un médecin qui pourra s'adjoindre le concours de sages-femmes pour la réalisation de certains actes de surveillance.

La prise en charge repose sur :
- le dépistage des complications obstétricales : hydramnios, HTA, prééclampsie, infection urinaire ;
- l'hospitalisation en cas d'apparition d'une prééclampsie ;
- une surveillance échographique trimestrielle ;
- une surveillance renforcée de la vitalité fœtale à partir de 32 SA par les enregistrements répétés du rythme cardiaque fœtal ;
- l'estimation pondérale fœtale en fin de grossesse pour choisir la voie d'accouchement. L'estimation pondérale fœtale est imprécise (marge d'erreur de ± 15 %).

3. Accouchement

Choix du lieu d'accouchement

Il est conseillé de prévoir l'accouchement dans un centre périnatal adapté et travaillant en étroite collaboration avec les diabétologues. Il faut privilégier la proximité et tenir compte des contraintes de l'implantation régionale des structures de soin.

Il existe des procédures spécifiques à la prise en charge des femmes diabétiques avant, pendant et après l'accouchement.

Modalités

L'accouchement est programmé vers 38–39 SA.

Le mode d'accouchement (déclenchement ou césarienne) est choisi en fonction de la suspicion d'une macrosomie et de critères obstétricaux (présentation, col, bassin, localisation placentaire).

Il doit être encadré par une perfusion intraveineuse d'insuline couplée à une perfusion de sérum glucosé à 10 %. Des contrôles glycémiques horaires seront effectués pour maintenir l'euglycémie.

4. Post-partum

L'enfant doit être surveillé pour dépister et traiter les complications néonatales, en particulier par la réalisation d'une glycémie capillaire en prélevant du sang au talon.

Les doses d'insuline maternelles sont réduites aux doses préconceptionnelles.

L'allaitement maternel peut être envisagé sans restriction.

La contraception avant le retour de couches peut être locale ou orale par microprogestatifs ; une contraception adaptée doit être envisagée dès le retour de couches ou après 2 mois : DIU au mieux, contraception orale œstroprogestative faiblement dosée ou progestative selon l'ancienneté du diabète, l'existence de complications dégénératives, d'une obésité, d'une HTA, d'une dyslipidémie ou d'un tabagisme associés.

III. Diabète de type 2

Le diabète de type 2 est trop banalisé, d'où un risque périnatal particulièrement élevé. Il s'agit souvent de femmes plus âgées, multipares, généralement obèses. La prévalence du diabète de type 2 augmente, notamment chez les jeunes. Trente à 40 % des diabètes de type 2 sont méconnus. Le suivi est souvent insuffisant et l'adhésion des patientes médiocre.

En dehors des complications dégénératives qui sont rares, les autres complications maternelles et fœtales sont identiques à celles du diabète de type 1.

La fréquence de l'HTA est plus élevée.

Les principes de traitement sont calqués sur ceux du diabète de type 1. La prise en charge préconceptionnelle est ici encore très importante, bien que souvent impossible. L'autosurveillance glycémique est fondamentale. Il faudra arrêter les antidiabétiques oraux (ADO) et débuter une insulinothérapie. Un début de grossesse sous ADO ne justifie pas à lui seul une interruption médicale de grossesse. Des doses élevées d'insuline sont souvent nécessaires du fait de l'insulinorésistance importante. Elle pourra être arrêtée à l'accouchement.

> **Points clés**
>
> - Les femmes diabétiques ont besoin d'une contraception efficace et adaptée.
> - L'objectif principal est d'obtenir une normoglycémie de la conception à l'accouchement.
> - La programmation préconceptionnelle permet de dresser le bilan des complications dégénératives, d'optimiser l'insulinothérapie pour viser la normoglycémie, de supplémenter en acide folique.
> - Les principales complications périnatales (malformations congénitales, prématurité, macrosomie, hypoglycémies néonatales) sont corrélées à l'hyperglycémie maternelle.
> - Un diabète préexistant à la grossesse requiert un suivi multidisciplinaire et interactif.
> - L'accouchement doit avoir lieu dans un environnement périnatal adapté.

Notions indispensables PCZ

- Modalités contraceptives en cas de diabète de type 1 ou de type 2.
- Programmation préconceptionnelle de la grossesse en cas de diabète préexistant.

Réflexes transversalité

- Item 233 – Diabète sucré de type 1 et 2 de l'enfant et de l'adulte. Complications.
- Item 321 – Éducation thérapeutique, observance et médication.

Pour en savoir plus

QR	Guideline Development Group. Management of diabetes from preconception to the postnatal period : summary of NICE guidance. BMJ. 2008 ; 336 : 714-7. https://www.ncbi.nlm.nih.gov/pmc/articles/PMC2276266/
QR	SFD. Prise en charge de la grossesse au cours du diabète de type 1. Médecine des maladies métaboliques. 2011 ; 5 (1) : 7-19. https://www.sfdiabete.org/sites/www.sfdiabete.org/files/files/ressources/mmm_2011_grossesse_et_dt1.pdf

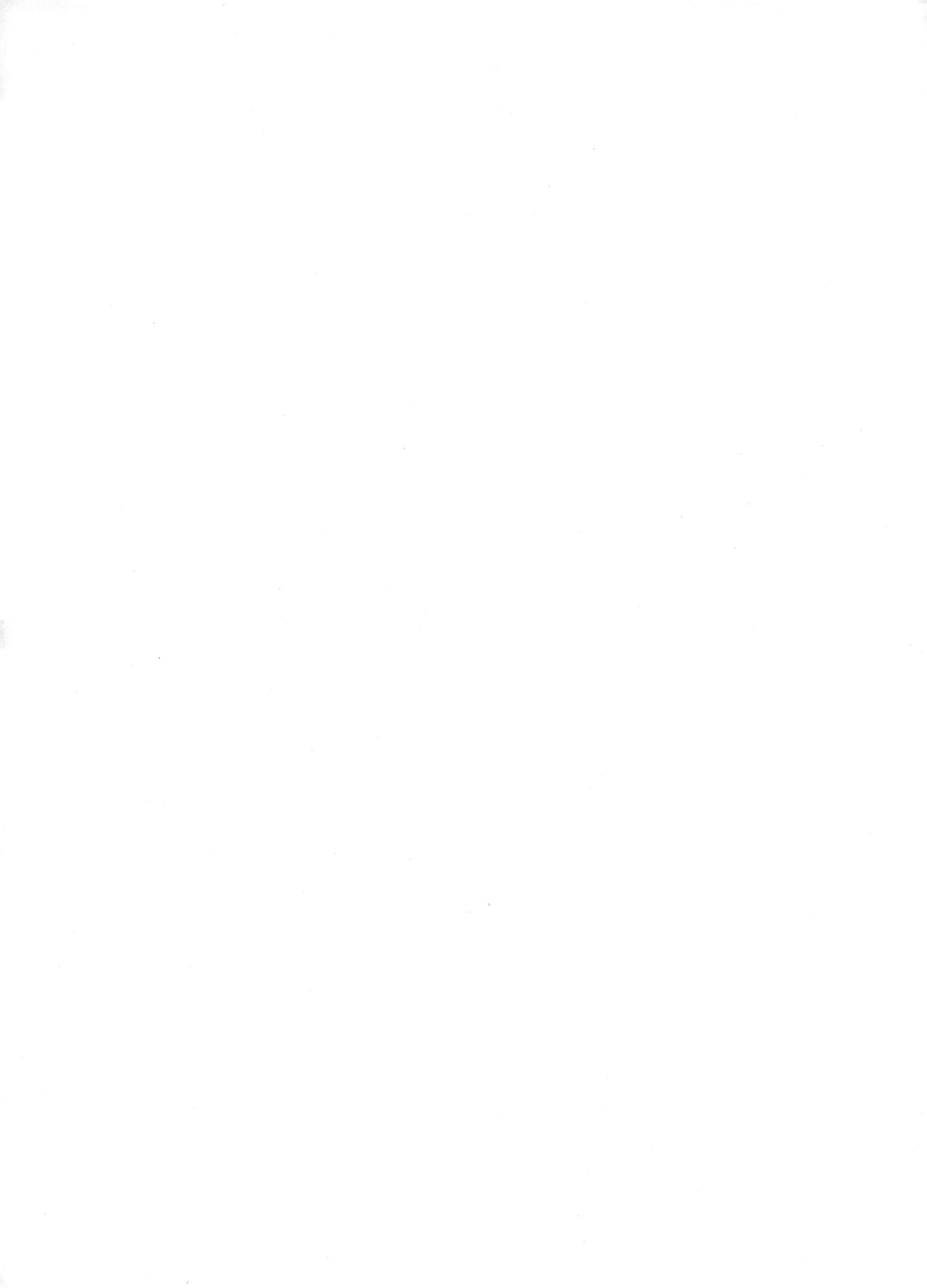

CHAPITRE 34

Item 252 – UE 8 – Nutrition et grossesse

Diabète gestationnel
  I. Pour comprendre
  II. Définition et épidémiologie
  III. Complications
  IV. Dépistage et diagnostic
  V. Principes du traitement
  VI. Post-partum
Grossesse normale. Besoins nutritionnels d'une femme enceinte
  I. Pour comprendre
  II. Recommandations alimentaires
  III. Vitamines et sels minéraux

Objectifs pédagogiques

- Dépister et prendre en charge le diabète gestationnel.
- Connaître les besoins nutritionnels de la femme enceinte.
- Savoir prévenir les carences nutritionnelles pendant la grossesse.

Diabète gestationnel

I. Pour comprendre

Le diabète gestationnel (DG) est une des pathologies les plus fréquentes de la grossesse. Les facteurs de risque du DG sont superposables à ceux du DT2 (diabète de type 2). Le DG augmente le risque de complications : césarienne, hypertension artérielle gravidique, prééclampsie et macrosomie. Il existe une efficacité démontrée de la prise en charge médicale pour réduire ces complications. Il y a un risque ultérieur de DT2 pour la mère.

II. Définition et épidémiologie (encadré 34.1)

> **Encadré 34.1**
> **Physiopathologie du diabète gestationnel**
>
> La grossesse est marquée par l'apparition d'une insulinorésistance progressive et réversible. Cette insulinorésistance hépatique et musculaire est un phénomène physiologique au cours de la grossesse qui permet de rendre le glucose plus disponible pour le fœtus. Elle résulte de l'action des hormones placentaires (hormone lactogène placentaire, GH placentaire, progestérone). Le pancréas augmente donc sa production d'insuline pour maintenir une glycémie normale. Dans le DG, le pancréas n'est plus capable de compenser l'insulinorésistance périphérique par une augmentation suffisante de l'insuline.

A. Définition

Le diabète gestationnel est défini comme un trouble de la tolérance glucidique conduisant à une hyperglycémie de sévérité variable, débutant ou diagnostiqué pour la première fois pendant la grossesse, quels que soient le traitement nécessaire et l'évolution dans le post-partum.

Cette définition englobe en fait trois entités différentes qu'il convient de distinguer (fig. 34.1) :
- un diabète méconnu, le plus souvent de type 2, préexistant à la grossesse et découvert seulement à l'occasion de celle-ci, et qui persistera après l'accouchement. La fréquence des DT2 antérieurement méconnus découverts en début de grossesse est estimée à 0,5 à 3 % des grossesses ;
- un DG découvert entre 24 et 28 SA avec une anomalie de la tolérance glucidique induite par la grossesse, réellement apparue au 2e trimestre de la grossesse et due à l'insulinorésistance de la femme enceinte, et disparaissant, au moins temporairement, en post-partum ;
- un DG découvert dès le 1er trimestre qui correspond à une hyperglycémie modérée probablement préexistante à la grossesse, pour laquelle le pronostic et l'impact du traitement sont moins connus.

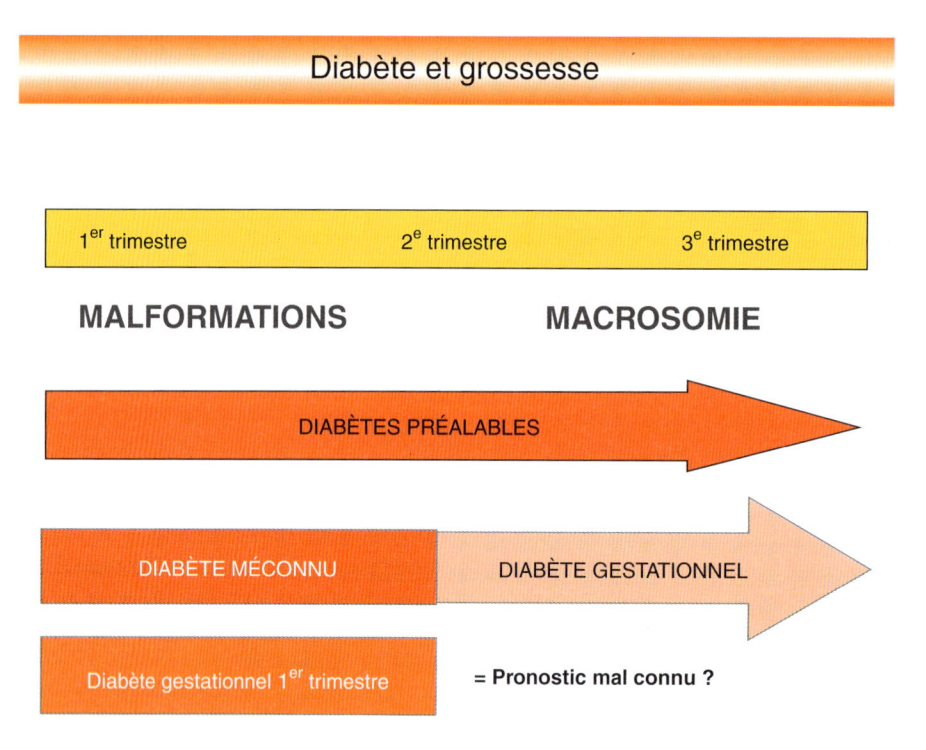

Fig. 34.1 Les 3 formes de diabète gestationnel.

B. Facteurs de risque

Plusieurs facteurs de risque ont été identifiés : indice de masse corporelle (IMC) supérieur ou égal à 25 kg/m², âge supérieur ou égal à 35 ans, antécédents familiaux du 1er degré de diabète, antécédents obstétricaux de DG ou de macrosomie, syndrome des ovaires polykystiques.

Les facteurs de risque les plus importants et qui ont le plus fort impact sont les antécédents personnels de DG, l'âge maternel et l'obésité.

Inversement, les facteurs suivants ne sont pas associés à un risque accru de DG : niveau socio-économique, tabagisme, multiparité, grossesse multiple, prise de poids gestationnelle.

C. Prévalence

Il existe une augmentation de la prévalence du DG liée à l'augmentation de l'âge maternel et l'épidémie d'obésité favorisée par la nutrition trop riche et la sédentarité. La prévalence du DG peut être variable en fonction des populations. L'utilisation des nouveaux critères de dépistage (*cf. infra*) a augmenté de façon importante la prévalence qui serait alors estimée en France entre 10 et 15 % des grossesses.

III. Complications

A. Conséquences maternelles

1. Pendant la grossesse

Deux complications sont particulièrement associées au DG et corrélées de façon positive et linéaire au degré de l'hyperglycémie initiale :
- l'hypertension artérielle gravidique et la prééclampsie, ainsi que les complications qui leur sont associées (*cf.* chapitres 23 et 35) ;
- la césarienne.

Il est important de noter que le surpoids (IMC > 25 kg/m^2) et l'obésité (IMC > 30 kg/m^2) sont également des facteurs de risque indépendants de prééclampsie et de césarienne qui se surajoutent alors aux risques liés au DG.

2. À long terme

Le DG expose à un risque ultérieur accru de :
- DT2 (× 7). Le risque augmente avec le temps et persiste au moins 25 ans. Certains facteurs sont associés à un risque plus élevé de DT2 après un DG : surpoids ou obésité, diagnostic du DG avant 24 SA, glycémies de l'HGPO diagnostique élevées, nécessité d'une insulinothérapie ;
- syndrome métabolique (× 2 à 5) ;
- pathologies cardiovasculaires, (× 2).

Le risque de survenue d'un diabète de type 1 ne semble pas plus fréquent après un DG, mais le DG peut en être le révélateur.

Lors d'une grossesse ultérieure, il existe un risque de récidive du DG (estimé entre 30 et 84 %).

B. Conséquences pour l'enfant

1. Fœtales et néonatales (encadré 34.2)

Les complications périnatales liées spécifiquement au DG sont rares.
- La macrosomie est la principale conséquence néonatale démontrée d'un DG. Elle est le facteur essentiel lié aux complications rapportées en cas de DG. La macrosomie augmente le risque de dystocie des épaules et de paralysie du plexus brachial. Pour la macrosomie, l'obésité maternelle est également un facteur risque surajouté et indépendant du diabète. La macrosomie est actuellement définie par un poids de naissance au-delà du 90e percentile pour l'âge gestationnel. Elle est suspectée à l'échographie lorsque l'estimation échographique du poids fœtal à partir des données biométriques est supérieure au 90e percentile. De même, une vigilance particulière sera apportée lorsque la mesure de la circonférence abdominale est au-delà du 90e percentile.

- Le risque d'hypoglycémie néonatale est rare mais doit être recherché par la réalisation de glycémies capillaires au talon des nouveau-nés de mères ayant eu un DG. Seuls les nouveau-nés macrosomes semblent réellement à risque d'hypoglycémie.
- La fréquence des malformations, modérément augmentée en cas de DG par rapport à la population générale, est liée à l'existence de cas de DT2 méconnu parmi les patientes ayant un DG.
- Le risque d'asphyxie néonatale et de décès périnatal n'est pas augmenté dans le cadre du DG. Le risque d'hypocalcémie et d'hyperbilirubinémie est analogue à celui de la population générale.

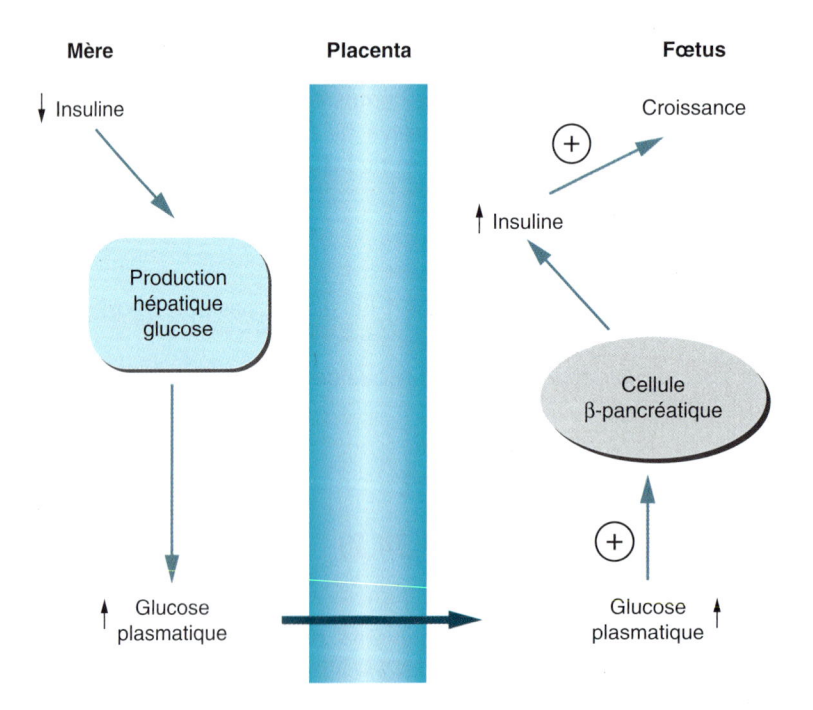

> **Encadré 34.2**
>
> ### Mécanismes de la macrosomie et des hypoglycémies (fig. 34.2)
>
> Selon l'hypothèse de Pedersen, la macrosomie observée dans le cadre d'un diabète maternel est une conséquence de l'hyperinsulinisme fœtal secondaire à l'hyperglycémie maternelle. Le glucose traverse le placenta de façon facilitée mais pas l'insuline. Ainsi, les hyperglycémies maternelles se traduisent par des hyperglycémies fœtales de même degré et entraînent une sécrétion accrue d'insuline fœtale (hyperinsulinisme). L'insuline est un facteur de croissance essentiel pour le fœtus. Elle favorise la croissance des tissus avec en particulier une accumulation de tissu adipeux, notamment au niveau tronculaire, d'où un effet plus marqué sur la circonférence abdominale avec un risque accru de dystocie des épaules. L'effet trophique de l'insuline résulte de plusieurs mécanismes : l'insuline stimule l'entrée et l'utilisation des nutriments par les tissus insulinosensibles (dont le tissu adipeux), elle a un effet mitogène direct et, enfin, elle interagit avec le système des IGF (*Insulin-like Growth Factors*) en stimulant la production d'IGF-1.
>
> Les hypoglycémies néonatales sont dues à la persistance après la naissance de l'hyperinsulinisme apparu chez le fœtus, en particulier lorsque le DG est mal équilibré.

Fig. 34.2 Mécanismes de la macrosomie et des hypoglycémies.

2. À long terme

Les enfants nés de mères ayant eu un DG constituent une population à risque modéré de complications métaboliques à long terme (hypertension artérielle, DT2 et obésité).

IV. Dépistage et diagnostic

A. Justification du dépistage

L'augmentation de la morbidité maternelle et néonatale associée à l'hyperglycémie maternelle, l'existence d'un test de dépistage valide et fiable, l'efficacité démontrée de la prise en charge thérapeutique sur l'incidence des complications et le caractère acceptable des effets « négatifs » du dépistage et de la prise en charge sont en faveur de la réalisation d'un dépistage du DG.

B. Qui dépister ?

Le dépistage se fait en présence d'au moins un des 5 facteurs de risque (fig. 34.3) :
- surpoids (IMC > 25 kg/m²) et, *a fortiori*, obésité ;
- âge > 35 ans ;
- antécédent de diabète gestationnel ;
- antécédent de macrosomie ;
- antécédent du 1er degré (père, mère, fratrie) de diabète.

Le syndrome des ovaires polykystiques n'a pas été conservé dans les critères justifiant d'un dépistage du DG en raison de l'hétérogénéité de ce syndrome et de la difficulté à le repérer à l'interrogatoire.

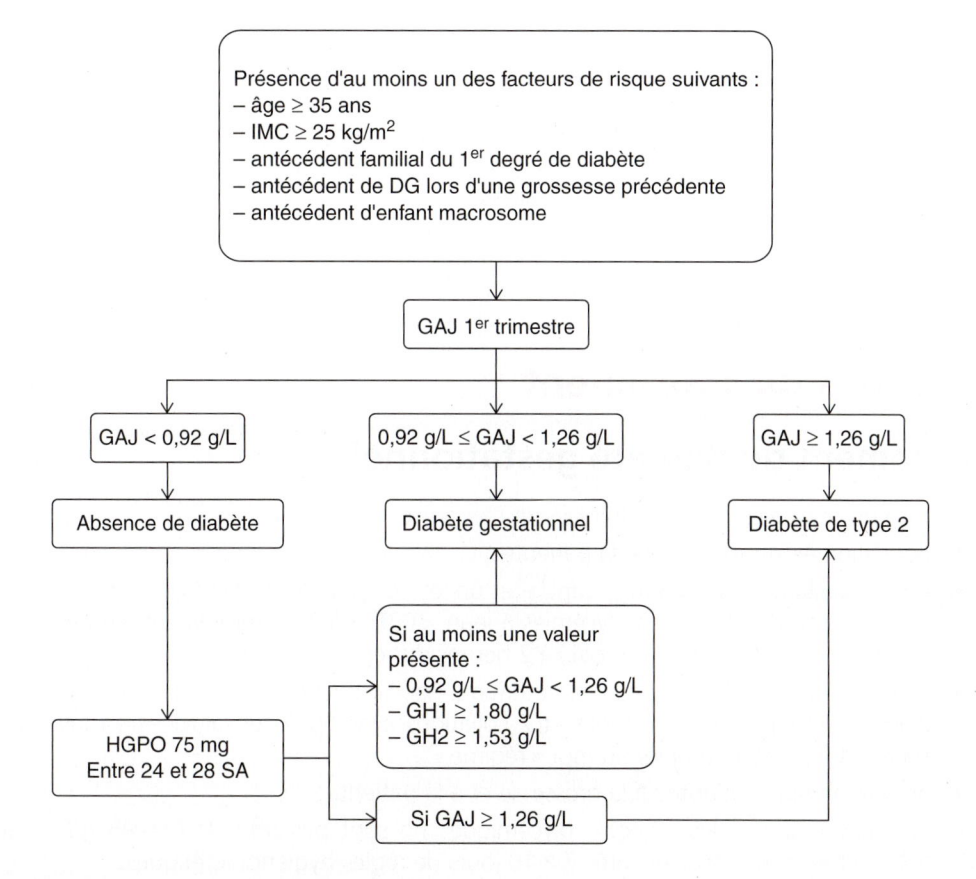

Fig. 34.3 Dépistage du diabète gestationnel.
GAJ : glycémie à jeun. GH1 et GH2 : glycémies à 1 et 2 heures.

C. Quand et comment dépister ?

Le dépistage est recommandé en présence d'un facteur de risque (cf. fig. 34.3) :
- au 1er trimestre (idéalement en préconceptionnel), par une glycémie à jeun à la recherche d'un DT2 méconnu ;
- entre 24 et 28 SA, par une hyperglycémie provoquée par voie orale avec 75 g de glucose avec mesure des glycémies à 0, 1 et 2 heures.

Aucune autre méthode (glycémie à jeun, HbA1c, glycosurie, glycémie postprandiale, glycémie au hasard) n'est recommandée pour le dépistage ni pour le diagnostic du DG entre 24 et 28 SA. La recherche d'une glycosurie reste obligatoire à chaque consultation prénatale. Pourtant, au cours de la grossesse et du fait de l'abaissement du seuil rénal du glucose, la glycosurie n'est pas un reflet fiable de la glycémie et ne doit donc pas être utilisé comme test de dépistage. Une glycosurie élevée n'est pas le signe d'un DG.

En cas de découverte d'une macrosomie lors de l'échographie du 3e trimestre chez une femme n'ayant pas de facteurs de risque, il faut chercher un DG.

D. Critères diagnostiques (tableau 34.1)

Les critères sont les suivants :
- au 1er trimestre :
  - si la glycémie à jeun est ≥ 1,26 g/L, on diagnostique un DT2,
  - si la glycémie à jeun est ≥ 0,92 g/L et < 1,26 g/L, on parle de DG ;
- entre 24 et 28 SA, si la glycémie est < 0,92 g/L au 1er trimestre, on réalise une charge orale avec 75 g de glucose. Une valeur atteinte ou dépassée dans le tableau 34.1 témoigne d'un DG.

Tableau 34.1 Critères diagnostiques du diabète gestationnel.

Glycémie	1er trimestre	24–28 SA
À jeun	≥ 0,92 g/L (5,1 mmol/L) < 1,26 g/L (7 mmol/L)	≥ 0,92 g/L (5,1 mmol/L)
À 1 heure	N'est pas fait au 1er trimestre	≥ 1,80 g/L (10,0 mmol/L)
À 2 heures	N'est pas fait au 1er trimestre	≥ 1,53 (8,5 mmol/L)

V. Principes du traitement

A. Traitement du diabète gestationnel

La prise en charge est multidisciplinaire et comporte :
- éducation et information de la patiente ;
- autosurveillance par glycémies capillaires pré et postprandiales à chaque repas (4 à 6 fois/j). L'objectif est d'obtenir des glycémies à jeun < 0,95 g/L (5,3 mmol/L) et, en période postprandiale, < 1,20 g/L (6,7 mmol/L) à 2 heures du repas ;
- prise en charge diététique : alimentation équilibrée normocalorique, environ 1 600 à 2 000 kcal/j réparties en 3 repas et 2 collations avec 50 % de glucides en favorisant les sucres lents (éviter l'emploi du mot « régime ») ;
- activité physique adaptée à la grossesse et à la patiente ;
- insulinothérapie si les objectifs glycémiques ne sont pas atteints (< 0,95 g/L à jeun et < 1,2 g/L en postprandial) après 7 à 10 jours de règles hygiénodiététiques.

Les antidiabétiques oraux n'ont pas l'AMM pendant la grossesse et ne sont pas utilisés pour la prise en charge du DG en France.

B. Surveillance obstétricale

En cas de DG équilibré par le régime et en l'absence d'autre pathologie ou facteur de risque associés, les modalités de surveillance seront celles d'une grossesse normale. La présence de facteurs de risque surajoutés (âge maternel élevé, obésité, mauvais équilibre glycémique, antécédents d'HTA chronique) peut justifier d'un rythme de surveillance (pression artérielle, recherche d'une protéinurie) plus rapproché que le suivi prénatal mensuel, en raison du risque accru de prééclampsie. Un suivi échographique mensuel peut être proposé pour les diabètes mal équilibrés ou sous insuline.

En cas de menace d'accouchement prématuré, les inhibiteurs calciques et les antagonistes de l'oxytocine peuvent être utilisés sans précaution spécifique ; les bêtamimétiques seront évités. Une cure anténatale de glucocorticoïdes peut être réalisée sous couvert d'un contrôle glycémique avec insulinothérapie si nécessaire. Si un dépistage du DG est indiqué, le test est à réaliser plusieurs jours après la dernière injection de glucocorticoïde.

C. Accouchement

L'objectif principal est d'éviter la dystocie des épaules sans pour autant entraîner d'interventions inutiles et iatrogènes. Les indications éventuelles d'une césarienne ou d'un déclenchement artificiel du travail seront discutées au cas par cas en fonction des antécédents obstétricaux, de l'équilibre glycémique, de l'estimation du poids fœtal et des procédures de l'équipe obstétricale.

En cas de DG bien équilibré par le régime seul et sans retentissement fœtal, il n'y a pas d'argument qui justifie une prise en charge différente de celle d'une grossesse normale. En cas de DG mal équilibré par l'insuline ou avec retentissement fœtal (macrosomie principalement), il est recommandé de ne pas dépasser 39 SA.

Devant le risque accru de dystocie des épaules et de paralysie du plexus brachial, il paraît raisonnable de proposer une césarienne en cas de DG, lorsque le poids fœtal estimé est supérieur à une valeur seuil comprise entre 4 250 et 4 500 g en tenant compte des antécédents et des caractéristiques cliniques de la patiente.

En cas d'acceptation de la voie basse, le travail ne nécessite pas de surveillance spécifique. Une surveillance par glycémie capillaire horaire et bandelette urinaire à la recherche de cétonurie sera réalisée et une insulinothérapie associée à une perfusion de sérum glucosé sera instaurée en cas de glycémie supérieure ou égale à 1,44 g/L (8 mmol/L). Une insulinothérapie systématique peut être responsable d'hypoglycémie maternelle et n'est pas justifiée.

D. Surveillance néonatale

Le DG n'est pas une indication à une naissance dans une structure spécialisée (c'est-à-dire maternité d'un niveau de soin élevé – niveau II ou III) sauf en cas de prématurité, de malformations graves ou d'anomalie sévère de la croissance fœtale.

La prise en charge néonatale vise à limiter les hypoglycémies sévères. L'hypoglycémie néonatale est définie par une valeur inférieure à 0,36 g/L (2 mmol/L), elle est sévère lorsque la glycémie est inférieure 0,25 g/L (1,4 mmol/L). Les nouveau-nés doivent être alimentés le plus tôt possible après la naissance (dans les 30 minutes) et à intervalles fréquents (toutes les 2-3 heures). Le « peau à peau » doit être favorisé. La surveillance systématique de la glycémie n'est pas indiquée chez les enfants de mère avec DG traité par régime seul et dont le poids de naissance est entre le 10e et le 90e percentile. La surveillance de la glycémie est recommandée pour les nouveau-nés de mère avec DG traité par insuline ou dont le poids de naissance est inférieur au 10e percentile ou supérieur au 90e percentile. Elle ne doit débuter, en l'absence de signes cliniques, qu'après le 1er repas et juste avant le 2e. La présence de signes cliniques (apnées, hypotonie, surexcitabilité, apathie, hypothermie, trémulations ou convulsions) indique une surveillance plus précoce de la glycémie.

VI. Post-partum

Immédiatement après la naissance, il convient d'arrêter l'insuline et de poursuivre la surveillance des glycémies capillaires. L'allaitement doit être favorisé. Le DG n'est pas une contre-indication à l'allaitement.

La contraception sera adaptée au risque vasculaire et métabolique. Le DG n'est pas une contre-indication aux œstroprogestatifs.

À plus long terme, il faut maintenir l'activité physique et les règles hygiénodiététiques afin de favoriser une éventuelle perte de poids et retarder la survenue d'un DT2.

Afin de détecter précocement un DT2, il faudra effectuer au mieux une HGPO avec 75 g de glucose 3 à 6 mois après l'accouchement (mais moins bien acceptée) ou, à défaut, une glycémie à jeun (mieux acceptée mais moins sensible). Une glycémie à jeun sera ensuite réalisée tous les 1 à 3 ans en fonction des facteurs de risque (obésité, prise de poids ultérieure).

> **Points clés**
> - Le diabète gestationnel correspond à une hyperglycémie découverte pendant la grossesse mais pouvant être antérieure à la grossesse (diabète de type 2 méconnu).
> - Il existe 5 facteurs de risque principaux : surpoids, âge > 35 ans, antécédent de DG ou de macrosomie, antécédent familial (1er degré) de diabète.
> - Le dépistage se fait en présence d'au moins un de ces facteurs de risque.
> - La principale complication périnatale est la macrosomie associée à la dystocie des épaules.
> - Les règles hygiénodiététiques sont suffisantes pour contrôler le DG dans la moitié des cas.
> - À long terme, un diabète de type 2 doit être recherché.

Notions indispensables PCZ

- Proposer systématiquement le dépistage entre 24 et 28 SA en présence d'un facteur de risque.
- Le dépistage se réalise grâce à l'hyperglycémie provoquée orale à 75 g de glucose.

Réflexe transversalité

- Item 321 – Éducation thérapeutique, observance et médication.

Pour en savoir plus

CNGOF et SFD. Le diabète gestationnel. Recommandations pour la pratique clinique, décembre 2010.
http://www.cngof.asso.fr/D_TELE/RPC_DIABETE_2010.pdf

Grossesse normale. Besoins nutritionnels d'une femme enceinte

I. Pour comprendre

Le « coût » énergétique de la grossesse est en moyenne de 150 kcal/j au 1er trimestre, puis de 350 kcal/j aux 2e et 3e trimestres ; il n'y a donc pas, dans la majorité des cas, de nécessité d'augmenter volontairement les apports nutritionnels chez la femme enceinte.

En pratique, il faut respecter les proportions de :
- 50–55 % de glucides en favorisant les sucres lents ;
- 15–20 % de protides (idéalement maigre, viande blanche, poissons, etc.) ;
- moins de 30 % de lipides en favorisant les acides gras essentiels.

L'alimentation habituelle des pays occidentaux couvre largement l'augmentation des besoins induite par la grossesse.

Dans nos pays, les principaux risques liés à l'alimentation sont :
- une prise de poids excessive, facteur de risque de diabète gestationnel et de surcharge pondérale persistante à distance ;
- les effets de l'alcool ;
- l'ingestion d'aliments contaminés par *Listeria monocytogenes* ou le toxoplasme ;
- une anémie ferriprive, plus fréquente en cas de milieu social défavorisé, de régime végétarien, de grossesses rapprochées. Il faut surveiller la NFS en début de grossesse et au besoin supplémenter en fer). Suivant l'origine géographique, il ne faut pas hésiter à demander une électrophorèse de l'hémoglobine en complément ;
- des carences vitaminiques ciblées dans certains groupes à risque :
  - carence en acide folique (risque de spina-bifida) chez les femmes épileptiques traitées par anticonvulsivants, chez celles qui ont eu précédemment une grossesse avec fœtus présentant une anomalie de fermeture du tube neural (spina-bifida, anencéphalie, etc.), mais aussi chez les patientes présentant un IMC élevé (> 28 kg/m^2),
  - carence en iode d'autant plus dans les régions éloignées de la mer,
  - carence en vitamine K (risque d'hémorragie intracrânienne néonatale) en cas de prise de médicaments qui modifient le métabolisme de la vitamine K (anticonvulsivants, antituberculeux, colestyramine).

II. Recommandations alimentaires

A. Apports hydriques

Les conseils suivants doivent être donnés à la patiente :
- boire au moins 1,5 L d'eau/j ;
- ne pas consommer de boisson gazeuse ni de soda ;
- éviter les boissons riches en sels ;
- supprimer complètement la prise d'alcool (contre-indication absolue) et limiter les excitants (café, thé).

B. Alimentation

- Elle doit être variée, riche en produits laitiers (calcium) et en fruits et légumes frais (vitamines), fractionnée, répartie en 3 vrais repas et 2 collations.
- Il est conseillé de consommer du poisson 3 fois/semaine en évitant les poissons prédateurs (espadon, maquereau), en raison du risque lié aux métaux lourds stockés dans leur chair, et le saumon d'élevage.

C. Hygiène

Les mesures suivantes sont recommandées :
- se laver les mains avant chaque repas ;
- en prévention de la listériose, éviter les fromages non pasteurisés et supprimer les produits lactés crus, les charcuteries artisanales, la viande et les poissons crus ou fumés ;
- en l'absence d'immunité contre la toxoplasmose :
  - consommer la viande bien cuite ou après plusieurs jours au congélateur,
  - laver soigneusement les fruits et légumes souillés de terre,
  - éviter les contacts avec les chats et leurs excréments ;
- dans tous les cas :
  - laver régulièrement le réfrigérateur et ne pas mélanger les aliments,
  - idéalement, suivre un régime type « nourrisson ».

III. Vitamines et sels minéraux

Quatre supplémentations sont recommandées :
- l'acide folique en période périconceptionnelle, à la dose de 0,4 mg/j chez toutes les femmes, et une posologie plus élevée surtout chez les femmes épileptiques, en surpoids ou avec des antécédents de dysraphie (la dose est alors de 4 à 5 mg/j et l'adjonction de vitamines B6 et B12 est souhaitable) ;
- la vitamine D au 3e trimestre (une dose unique de 100 000 UI en ampoule à boire) en toute saison ;
- la vitamine K en fin de grossesse chez les femmes prenant des médicaments qui modifient le métabolisme de la vitamine K ;
- l'iode à la dose de 150 µg/j en cas de carence iodée (Île-de-France, région de Toulouse, etc.). En l'absence de dysthyroïdie maternelle, en raison de la fréquence élevée de la carence en iode dans la population générale, la supplémentation iodée systématique est discutée, si possible dès la période préconceptionnelle et à la dose de 150 µg/j.

Aucune autre supplémentation n'est systématiquement légitime, y compris pour le fer, le calcium, le fluor et les préparations polyvitaminées. Certaines de ces préparations n'ont pas de bénéfice démontré et pourraient avoir des effets indésirables sérieux. En particulier, la supplémentation en fer n'est légitime qu'en cas de facteurs de risque significatifs ou d'anémie documentée avec une hémoglobine inférieure à 11 g/dL.

Item 252 – UE 8 – Nutrition et grossesse

> **Points clés**
>
> En France, au cours de la grossesse, aucune supplémentation n'est conseillée systématiquement en dehors de :
> - l'acide folique du préconceptionnel à au moins 10 SA ;
> - la vitamine D au 7e mois ;
> - l'iode en dehors de toute dysthyroïdie maternelle.

Notions indispensables PCZ

- Proposer systématiquement la supplémentation en folates aux patientes en désir de grossesse.

Pour en savoir plus

QR	CNGOF. Supplémentation au cours de la grossesse. Recommandations pour la pratique clinique, décembre 1997. http://www.cngof.asso.fr/D_PAGES/PURPC_03.HTM
QR	HAS. Comment mieux informer les femmes enceintes ? Recommandations pour la pratique clinique, avril 2005. http://www.has-sante.fr/portail/upload/docs/application/pdf/infos_femmes_enceintes_rap.pdf
QR	HAS. Préparation à la naissance et à la parentalité. Recommandations professionnelles, novembre 2005. http://www.has-sante.fr/portail/upload/docs/application/pdf/preparation_naissance_fiche.pdf
QR	HAS. Suivi et orientation des femmes enceintes en fonction des situations à risque identifiées. Recommandations professionnelles, 2016. https://www.has-sante.fr/portail/upload/docs/application/pdf/suivi_des_femmes_enceintes_-_recommandations_23-04-2008.pdf
QR	INPES. Le guide nutrition pendant et après la grossesse, septembre 2007. http://www.sante.gouv.fr/IMG/pdf/guide_grossesse.pdf

CHAPITRE 35

Item 339 – UE 11 – Prise en charge d'une patiente atteinte de prééclampsie

I. Pour comprendre
II. Facteurs de risque
III. Diagnostic
IV. Évolution naturelle de la prééclampsie
V. Bilan d'une patiente prééclamptique
VI. Principes de la prise en charge thérapeutique
VII. Après l'accouchement

> *Objectifs pédagogiques*
> ■ Diagnostiquer un syndrome prééclamptique.
> ■ Identifier les situations d'urgence et planifier leur prise en charge.

I. Pour comprendre

La prééclampsie, comme l'hypertension artérielle gravidique, est liée à trouble précoce de la placentation qui entraîne une insuffisance placentaire.

Dès le 1er trimestre, il existe un défaut d'implantation du placenta : les cellules trophoblastiques n'envahissent pas les artères spiralées (branches des artères utérines), entraînant une dysfonction endothéliale ne leur permettant pas de s'adapter progressivement aux besoins de la grossesse.

Ce défaut d'invasion trophoblastique entraînera, au 2e ou au 3e trimestre, un défaut de vascularisation placentaire et une diminution du débit sanguin utéroplacentaire responsable d'une ischémie placentaire. Ce dysfonctionnement placentaire induit la sécrétion de substances vasoactives à l'origine de la pathologie vasculaire.

C'est une pathologie à risque élevé de complications graves, parfois à l'origine de décès maternels ou fœtaux. C'est la première cause de mortalité maternelle dans les pays développés.

La prééclampsie impose l'hospitalisation dans un milieu adapté au niveau de soins exigé par le risque maternel et néonatal. Il faut donc évaluer la gravité de la pathologie sur ces deux niveaux.

La délivrance du placenta est le seul traitement étiologique, bien que la pathologie puisse encore évoluer dans le post-partum immédiat. La décision d'accouchement dépend de l'âge gestationnel et du degré de sévérité de la pathologie.

II. Facteurs de risque (tableau 35.1)

Tableau 35.1 Facteurs de risque de prééclampsie (PE).

Facteurs génétiques	Antécédents familiaux de PE Ethnie : peau noire
Facteurs immunologiques par temps d'exposition au sperme court	Nulliparité, primipaternité Changement de partenaire Insémination avec donneur
Facteurs physiologiques	Âge < 20 ou > 35 ans
Pathologies maternelles	Obésité Insulinorésistance, diabète HTA chronique Pathologie rénale chronique Thrombophilie acquise (SAPL)
Facteurs environnementaux	Hypoxie liée à l'altitude Stress, travail
Facteurs associés à la grossesse	Antécédent de grossesse compliquée de PE ou d'HTAg Grossesse multiple Môle hydatiforme

III. Diagnostic

D'un point de vue maternel, la prééclampsie (PE) se définit par l'association à partir de 20 SA d'une hypertension artérielle (PA > 140/90 mmHg à 2 reprises) et d'une protéinurie > 0,3 g/24 h. Elle est dépistée à chaque consultation prénatale de la grossesse par la prise de la PA et la réalisation d'une BU. La prééclampsie est dite précoce si elle survient avant 32 SA.

Le diagnostic peut être plus délicat à affirmer, notamment lorsque la patiente a une pathologie hypertensive ou néphrologique antérieure. On évoquera alors le diagnostic devant :
- l'apparition d'une protéinurie après 20 SA, s'ajoutant à l'HTA chronique ;
- l'aggravation d'une protéinurie préexistante ;
- la détérioration des chiffres de pression artérielle ;
- l'apparition d'une thrombopénie ou d'une cytolyse hépatique, évocatrices d'une complication vasculorénale.

D'un point de vue obstétrical, le fœtus peut aussi être un point d'entrée dans la pathologie : la découverte d'un RCIU d'allure vasculaire doit faire recherche une prééclampsie.

IV. Évolution naturelle de la prééclampsie

Elle évolue tant que la grossesse est en place. L'atteinte vasculaire explique les complications maternelles et fœtales, parfois graves et pouvant mettre en jeu le pronostic vital.
- Les complications maternelles sont :
  - l'HTA sévère non contrôlée ;
  - l'OAP (œdème aigu pulmonaire) ;
  - l'IRA (parfois sévère avec dialyse, et certains cas de nécrose corticale) ;
  - les lésions rétiniennes ;
  - le HELLP syndrome (Sd) : il complique 4 à 10 % des prééclampsies et 25 à 30 % des HELLP surviennent dans le post-partum. Ce syndrome témoigne de la microangiopathie

thrombotique qui complique la prééclampsie. La présence d'un HELLP Sd est fortement associée aux autres complications graves pouvant mettre en jeu le pronostic vital. C'est un acronyme pour :
- *Hemolysis* = anémie hémolytique (haptoglobine effondrée, LDH > 600 UI/L, présence de schizocytes, élévation de la bilirubine),
- *Elevated Liver enzymes* = cytolyse (ASAT ou ALAT > 70 UI/L),
- *Low Platelet count* = thrombopénie < 100 G/L ;
- l'hématome sous-capsulaire du foie ;
- la CIVD ;
- la crise d'éclampsie : il s'agit d'une crise convulsive généralisée tonicoclonique de début brutal. Elle complique 1 à 3 % des prééclampsies et toute crise convulsive chez une femme enceinte doit faire rechercher une prééclampsie. La crise est souvent de début brutal mais elle peut être précédée de prodromes neurosensoriels : céphalées, phosphènes, acouphènes. Elle est induite par la vasoconstriction et l'œdème cérébral consécutifs à l'HTA. Des phénomènes ischémo-hémorragiques cérébraux induisent une hyperexcitabilité des membranes neuronales favorisant la convulsion ;
- des accidents vasculaires cérébraux, pouvant compliquer la crise convulsive et l'HTA. Ils peuvent être de nature hémorragique en rapport avec les lésions endothéliales de la prééclampsie. Ils peuvent aussi être en rapport avec un œdème cérébral atteignant le plus souvent le cerveau postérieur et notamment les lobes occipitaux impliqués dans la vision et ils constituent le syndrome d'encéphalopathie postérieure réversible (PRES), avec des lésions caractéristiques en IRM, cliniquement bruyantes mais réversibles.
- Les complications obstétricales et fœtales sont :
  - le RCIU ;
  - l'hématome rétroplacentaire ;
  - la mort *in utero* ;
  - la prématurité induite.

V. Bilan d'une patiente prééclamptique

L'évaluation est anesthésique, obstétricale et pédiatrique. À chaque moment de la prise en charge, ces 3 points devront être examinés. L'examen permet de classer le niveau de sévérité de la prééclampsie afin de pouvoir hospitaliser la patiente dans un milieu adapté au niveau de soins exigé par le risque maternel (soins intensifs, réanimation) et dans une maternité de niveau adapté à l'âge gestationnel.

A. Bilan clinique

L'examen clinique permet :
- d'évaluer la gravité maternelle :
  - scope PA, FC, FR,
  - état de conscience,
  - œdème (face, membres supérieurs et inférieurs, ascite), prise de poids,
  - bilan entrée-sortie, quantification de la diurèse (interrogatoire, SV),
  - signes fonctionnels neurosensoriels : céphalées, troubles visuels, acouphènes, phosphènes,
  - douleur épigastrique, nausées, vomissements,
  - ROT (réflexes ostéotendineux) vifs et polycinétiques traduisant une irritation pyramidale neurologique, signe précurseur d'éclampsie ;

- d'évaluer le retentissement fœtal :
  - appréciation des mouvements actifs fœtaux,
  - enregistrement du rythme cardiaque fœtal,
  - mesure de la hauteur utérine à la recherche d'un RCIU ;
- d'analyser les conditions obstétricales (parité, utérus cicatriciel, contractions utérines et modifications cervicales) si une indication de naissance est posée.

B. Bilan biologique complet à la recherche des complications

Il comporte :
- un bilan hématologique :
  - hémogramme : anémie, thrombopénie en faveur d'un HELLP Sd,
  - diminution de l'haptoglobine, augmentation des LDH, présence de schizocytes au frottis sanguin : en faveur d'une hémolyse,
  - TP, TCA, fibrinogène : troubles de la coagulation en faveur d'une CIVD ;
- un bilan rénal :
  - uricémie, créatininémie, ionogramme sanguin, à la recherche d'une insuffisance rénale,
  - protéinurie quantitative sur échantillon puis sur 24 heures ;
- un bilan hépatique (ASAT, ALAT, bilirubine) à la recherche d'un HELLP Sd.

C. Bilan d'imagerie

Il repose sur :
- une échographie obstétricale : estimation du poids et de la croissance fœtale avec étude des Doppler fœtaux (à la recherche d'un RCIU), évaluation de la vitalité fœtale et de la quantité de liquide amniotique. L'échographie peut également étudier les Doppler maternels utérins, reflet de la dysfonction placentaire,
- une échographie hépatique à la recherche d'un hématome sous-capsulaire du foie en cas de HELLP Sd ou de barre épigastrique ;
- une imagerie cérébrale (TDM/IRM) en cas de crise convulsive à la recherche d'un diagnostic différentiel (hémorragie méningée, hématome intracérébral) à l'éclampsie ou à la recherche des complications (PRES).

D. Au terme du bilan : recherche de critères de sévérité

Les critères suivants définissant la prééclampsie comme sévère sont recherchés, un seul suffit pour imposer l'hospitalisation en milieu spécialisé et une surveillance étroite :
- critères maternels :
  - HTA sévère : PAS > 160 mmHg ou PAD > 110 mmHg,
  - éclampsie,
  - OAP,
  - céphalées persistantes ou troubles visuels,
  - barre épigastrique,
  - oligurie (< 500 mL/24 h) ou élévation de la créatininémie,
  - protéinurie > 5 g/24 h,
  - critères de HELLP : ASAT > 2 N, hémolyse, thrombopénie ;

- critères fœtaux :
    - RCIU sévère,
    - quantité de liquide amniotique diminuée (oligoamnios).

E. Quand décider de provoquer l'accouchement ?

Le seul traitement curatif de la prééclampsie demeure l'arrêt de la grossesse et la délivrance du placenta. À chaque moment de la prise en charge, il faut mettre en balance les bénéfices à poursuivre la grossesse (sur le poids de naissance et la prématurité) avec les risques maternels et fœtaux à laisser la prééclampsie évoluer avec la grossesse.

- Quand la grossesse est proche du terme, la décision de provoquer l'accouchement est plus facile car la prématurité est modérée et les risques liés à l'évolution de la prééclampsie sont importants. Il n'y a donc pas lieu de poursuivre la grossesse au-delà de 37-38 SA en cas de prééclampsie modérée, et au-delà de 34 SA en cas de prééclampsie sévère.
- Quand la prématurité est importante, il existe un bénéfice à poursuivre la grossesse pour limiter la morbimortalité importante des enfants grands prématurés.
- Quand la prééclampsie est sévère et très précoce (< 24 SA), une interruption médicale de grossesse pour sauvetage maternel peut être discutée.

Les modalités de l'accouchement (césarienne en urgence ou déclenchement d'un accouchement par voie basse) dépendent de l'urgence de la situation, du terme et des conditions locales obstétricales.

Le terme d'accouchement se discute au cas par cas en équipe multidisciplinaire (anesthésistes, obstétriciens, pédiatres) en fonction du terme et des complications de la pathologie.

Il existe néanmoins des critères objectifs imposant l'extraction fœtale en urgence et sans délais.

- critères maternels :
    - crise d'éclampsie,
    - HTA sévère et non contrôlée par une bithérapie antihypertensive,
    - céphalées ou troubles visuels,
    - HRP (clinique ou échographique),
    - CIVD,
    - HELLP Sd ;
- critères fœtaux :
    - rythme cardiaque fœtal pathologique,
    - RCIU important, arrêt de croissance, Doppler fœtal ombilical pathologique,
    - oligoamnios sévère.

VI. Principes de la prise en charge thérapeutique

A. En cas de prééclampsie sévère, sans critère d'urgence vitale

1. Prise en charge maternelle

Elle repose sur les mesures suivantes :
- hospitalisation dans une structure adaptée à la pathologie maternelle et fœtale ;
- bilan préopératoire, consultation d'anesthésie ;

- VVP de gros calibre. On ne prévoit pas de remplissage vasculaire systématique (susceptible de majorer le risque d'OAP), mais il est possible pour éviter les à-coups tensionnels lors de l'instauration du traitement antihypertenseur ;
- scope PA, SV à demeure ;
- antihypertenseur IV à l'aide d'une seringue autopulse. On choisit un traitement à action rapide mais diminuant de manière progressive la PA (nicardipine IV). On peut également utiliser un alpha/bêtabloquant (labétalol) ou un antihypertenseur central (clonidine). Les objectifs du traitement sont l'obtention d'une PAS entre 140 et 160 mmHg (protection maternelle cérébrale), d'une PAD entre 90 et 105 mmHg (protection fœtoplacentaire) ou d'une PAM entre 105 et 120 mmHg ;
- sulfate de magnésium ($MgSO_4$) à discuter en prophylaxie de la crise d'éclampsie.

2. Prise en charge fœtale

- Les parents sont informés sur le pronostic maternel et pédiatrique.
- On tente d'adopter une attitude conservatrice de la grossesse le temps de la prise en charge maternelle et de mise en place des mesures préventives de la prématurité.
- Une corticothérapie anténatale est instaurée par 2 injections IM de 12 mg de bétaméthasone à 24 heures d'intervalle si le terme est inférieur à 34 SA.
- Le sulfate de magnésium ($MgSO_4$) est administré en cas de terme inférieur à 32 SA et de naissance imminente.

3. Principes de la surveillance

- La surveillance maternelle est :
  - clinique : conscience, signes neurosensoriels, ROT, contrôle de la PA, poids, diurèse ;
  - biologique : bilans sanguins répétés à la recherche d'un HELLP Sd ou d'une CIVD.
- La surveillance fœtale comporte l'appréciation des mouvements actifs fœtaux, ERCF, une échographie de croissance fœtale et de quantité de liquide.

B. En cas d'éclampsie

Présente dans 1 % des prééclampsies mais pour 6 à 12 % des patientes présentant un HELLP Sd, il faut donc la rechercher dans cette population. La survenue de la crise convulsive est imprévisible dans 60 % des cas, mais la surveillance clinique des patientes prééclamptiques est primordiale car toute majoration importante des signes neurosensoriels (céphalées, troubles visuels, barre épigastrique) ou modification des ROT doit alerter les praticiens et faire renforcer la surveillance.

La prise en charge est réanimatoire. Le sulfate de magnésium ($MgSO_4$) comme les benzodiazépines, peut être utilisé pour traiter une crise convulsive. Une intubation et une ventilation peuvent s'imposer. Une fois la crise convulsive survenue, il existe une indication de naissance urgente.

En prévention de la récidive de la crise convulsive, le traitement par $MgSO_4$ IV est systématique. Il est neuroprotecteur en agissant sur la lutte contre le vasospasme cérébral. Il est discuté dans la prophylaxie systématique des patientes prééclamptiques sévères à risque d'éclampsie.

Le traitement comporte une dose de charge (4 g IV sur 20 minutes) puis d'une dose d'entretien (1 g/h IV jusqu'à 24 heures après l'accouchement ou la dernière crise convulsive). Il est contre-indiqué en cas d'insuffisance rénale (complication fréquente dans cette population de patientes) et de maladies neuromusculaires. Le traitement nécessite une surveillance clinique étroite des signes de surdosage (ROT abolis, FR diminuée, conscience altérée, hypotension artérielle, oligurie). Toute suspicion de surdosage fait doser la magnésémie (dose toxique > 5 mmol/L) et l'antidote est le gluconate de calcium.

C. En cas de prééclampsie modérée

1. Prise en charge maternelle

Elle repose sur les mesures suivantes :
- hospitalisation ;
- consultation d'anesthésie ;
- VVP en raison du caractère évolutif imprévisible. Le remplissage vasculaire n'est pas recommandé ;
- antihypertenseur PO. L'objectif étant d'éviter l'aggravation vers une forme sévère. Le choix se porte sur les inhibiteurs calciques, les α-β-bloquants, les antihypertenseurs centraux (α-méthyldopa).

2. Prise en charge fœtale

- Les parents sont informés du risque potentiel de prématurité.
- On adopte une attitude conservatrice de la grossesse en l'absence de complication urgente.
- Une corticothérapie anténatale est discutée devant le risque potentiel de prématurité.

3. Principes de la surveillance

- La surveillance maternelle repose sur les chiffres de PA, le poids, la diurèse, la BU, les bilans sanguins et urinaires répétés.
- La surveillance fœtale comporte l'appréciation des mouvements actifs fœtaux, ERCF, une échographie de croissance fœtale et de quantité de liquide.

VII. Après l'accouchement

A. Post-partum immédiat

- Le placenta est envoyé pour examen anatomopathologique.
- La surveillance maternelle reste étroite car des complications (HELLP, éclampsie) peuvent encore survenir, généralement dans les 7 jours qui suivent l'accouchement.
- On n'instaure pas de contraception œstroprogestative immédiate.

B. Consultation postnatale

- La régression de la PA et la disparition de la protéinurie à la BU sont contrôlées.
- On effectue un bilan vasculorénal de contrôle.
- Une consultation néphrologique ou en médecine interne est à prévoir au décours.
- Une recherche des anticorps antiphospholipides est effectuée en cas de prééclampsie sévère ou précoce.
- Il est important de traiter les facteurs de risque cardiovasculaire et d'informer les patientes qui ont fait une prééclampsie pendant leur grossesse du risque plus important de développer une HTA chronique, un diabète, une insuffisance rénale chronique, un accident vasculaire cérébral ou des pathologies coronariennes.

C. Pour une future grossesse

- Le risque de récidive pour une future grossesse est de 20 à 25 %.
- Une visite préconceptionnelle est à prévoir.
- Une administration d'aspirine à faible dose (75–160 mg) est instaurée avant 20 SA jusqu'à 35 SA.
- Un traitement anticoagulant est entrepris en cas de thrombophilie associée.

> **Points clés**
> - C'est la deuxième cause de mortalité maternelle d'origine obstétricale en France.
> - La fréquence de la prééclampsie est de 1 à 3 % en France.
> - Elle est définie par l'association à partir de 20 SA d'une HTA > 140/90 mmHg et d'une protéinurie > 0,3 g/24 h.
> - La découverte d'une prééclampsie sévère impose l'hospitalisation avec naissance en milieu adapté au niveau de soins requis par le terme.
> - Le seul traitement curatif de la pathologie est l'arrêt de la grossesse (indications et mode d'accouchement selon le terme, la gravité et l'urgence maternelle et/ou fœtale).
> - En l'absence de signe de gravité et pour des termes entre 24 et 34 SA la maturation pulmonaire par corticothérapie doit être réalisée le plus précocement possible.
> - La pression artérielle maternelle doit être contrôlée, mais sans provoquer de souffrance fœtale. Les antihypertenseurs recommandés, ayant une AMM, sont, en urgence et par voie intraveineuse, la nicardipine, le labétalol et la clonidine. Le sulfate de magnésium est actuellement reconnu et conseillé tant en traitement préventif que curatif de l'éclampsie.

Notions indispensables PCZ

- L'hospitalisation est systématique lors de la découverte d'une prééclampsie.
- En l'absence de signe de gravité et pour des termes entre 24 et 34 SA, la maturation pulmonaire par corticothérapie doit être réalisée le plus précocement possible.

Pour en savoir plus

SFAR/CNGOF/SFMP/SFNN. Prise en charge multidisciplinaire des formes graves de prééclampsie. Recommandations formalisées d'experts, janvier 2009.
http://www.cngof.fr/pratiques-cliniques/recommandations-pour-la-pratique-clinique/apercu?path=RPC%2BD%2BORIGINES%2BDIVERSES%252F2009-pre-eclampsie.pdf&i=2395

SFHTA. HTA et grossesse. Consensus d'experts, décembre 2015.
http://www.sfhta.eu/wp-content/uploads/2017/03/Consensus-dexperts-HTA-et-Grossesse-de-la-SFHTA-Déc.-2015.pdf

CHAPITRE 36

Item 28 – UE 2 – Connaître les principaux risques professionnels pour la maternité, liés au travail de la mère

I. Pour comprendre
II. Risques professionnels
III. Évaluation des risques
IV. Réglementation relative à la grossesse au travail
V. Annexe – Classifications

I. Pour comprendre

Depuis le début des années quatre-vingt, on note un recul de l'âge de la première grossesse, mais surtout une progression de l'emploi féminin. Ainsi, on note que 70 % des femmes ont exercé un emploi durant une partie de leur grossesse en 2010. Sur les 800 000 grossesses, près de 560 000 enfants par an sont issus d'une grossesse pendant laquelle la mère à une activité professionnelle (données Insee).

De nombreuses études ont été réalisées afin de déterminer si une exposition professionnelle à un agent extérieur pouvait entraîner un risque pour l'enfant à naître. Pour certains de ces agents, le risque est prouvé. Pour d'autres, il peut s'agir de suspicion fondée, notamment pour les substances chimiques, sur des modèles animaux. Les risques seront classés ici selon leur origine : agent chimique, travail et contraintes physiques, rayonnements (électromagnétique, ionisant), agents biologiques ou risque psychosocial.

II. Risques professionnels

Cette partie a pour but de lister la nature des différents risques liés au travail, ainsi que leurs conséquences sur la grossesse, prouvées ou suspectées. Les précautions à mettre en place face à ces risques seront traitées secondairement.

A. Risques chimiques

1. Agents chimiques

Plus de 260 substances sont reconnues réglementairement à risque pour l'enfant à naître. Les substances toxiques pour la reproduction sont classées en deux catégories 1 et 2

Gynécologie – Obstétrique
© 2018, Elsevier Masson SAS. Tous droits réservés

(*cf.* V. Annexe – Classifications). Une classification existe également pour les risques vis-à-vis de l'allaitement. Parmi ces substances, on retrouve le plomb, le monoxyde de carbone, le mercure, certains hydrocarbures polycycliques aromatiques (benzo[a]pyrène), certains phtalates, certains solvants (N-méthyl-2-pyrrolidone) et certains herbicides (linuron).

2. Périodes

La période à risque pour les malformations est généralement le 1er trimestre, moment où se déroule principalement l'organogenèse. Il faut cependant garder à l'esprit que d'autres malformations sont possibles en dehors de cette période en cas d'exposition, c'est notamment le cas pour les malformations concernant le système nerveux central.

Ces effets embryofœtaux sont considérés comme des effets à seuil : ils ne surviennent qu'à partir d'une certaine dose.

Certains toxiques, comme le plomb, sont susceptibles de s'accumuler dans l'organisme lors d'expositions antérieures à la grossesse et engendrer des risques durant la grossesse alors que l'exposition a cessé.

3. Conséquences

Certaines substances peuvent entraîner :
- des malformations ;
- des avortements ;
- des hypotrophies (certains solvants organiques) ;
- des troubles neurocomportementaux (plomb, éthanol) ;
- des cancers. Le Centre international de recherche sur le cancer (CIRC) a conclu en 2009 à de possibles leucémies chez les enfants dont les mères avaient été exposées professionnellement à la peinture avant et pendant leur grossesse ;
- des atteintes de la fertilité du fait d'une exposition *in utero*.

Des discussions existent sur le fait que l'exposition à des substances chimiques pendant la grossesse puisse être à l'origine d'une atteinte du système immunitaire chez l'enfant ou puisse perturber son système endocrinien. La transmission de mutations génétiques transmises par les parents exposés est également débattue.

B. Risques du travail physique, de la posture, des contraintes thermiques, des vibrations et du bruit

1. Travail physique intense

Il est désormais prouvé que l'activité physique au travail, notamment le port de charges lourdes et la station debout prolongée, est un facteur de risque d'hypotrophie fœtale et de prématurité. Dans une moindre mesure, mais qui reste significative, les contraintes physiques au travail semblent favoriser l'apparition d'hypertension gravidique et de prééclampsie. On en rapproche également les risques d'avortements. Le cumul de contraintes physiques ressort comme un surrisque de prématurité.

2. Postures

La grossesse provoque une fragilisation des articulations, des tendons. Toute activité professionnelle susceptible de générer de nombreuses contraintes au niveau des articulations, de la colonne vertébrale, du bassin peut donc provoquer ou favoriser des douleurs, des lombalgies, des syndromes du canal carpien, des troubles musculosquelettiques (TMS) en général.

De plus, on retrouve dans les activités professionnelles à contrainte posturale les mêmes risques de complication qu'en cas de travail physique intense.

3. Exposition aux vibrations et au bruit

L'exposition aux vibrations, par exemple certains trajets routiers, l'utilisation de marteau-piqueur à air comprimé, etc., est également un facteur de risque d'accouchement prématuré, mais il est difficile de les caractériser et donc d'identifier un seuil de dangerosité net. Le bruit, et en particulier l'exposition aux basses fréquences, peut altérer l'audition de l'enfant à naître en cas d'exposition après 25 SA. En effet, l'oreille interne termine sa maturation morphologique vers le 6e mois de grossesse et, dès lors, ses cellules acquièrent une sensibilité particulière et une gamme de fréquences perçues plus large. C'est par analogie avec le modèle animal que la sensibilité de l'oreille interne fœtale à l'intensité sonore ambiante est proposée. Le bruit est également facteur de risque d'hypotrophie fœtale, par le biais d'une surproduction maternelle de catécholamines liée au stress, et d'une vasoconstriction des vaisseaux placentaires.

4. Conduite automobile, exposition au froid ou au chaud

A contrario, il n'y a pas eu d'étude fiable permettant d'évaluer le risque de prématurité par la conduite automobile ou d'engins. L'exposition à la chaleur peut entraîner des malformations. Aucune étude n'a été consacrée aux impacts de l'exposition au froid.

C. Risques des champs électromagnétiques

Aucun effet n'est avéré chez l'homme. Il est cependant important de garder à l'esprit que des malformations, avortements et accouchements prématurés ont été décrits chez l'animal en cas d'hyperthermie. En ce qui concerne le risque de cancer dans la descendance lié à la multiplication des réseaux d'ondes électromagnétiques dans nos sociétés modernes, il n'a pas été étudié de manière fiable pour le moment.

D. Risques des rayonnements ionisants

La radiosensibilité dépend de l'âge de la grossesse. Les conséquences fœtales sont particulièrement graves si l'exposition survient dans les 2 premiers mois de grossesse (*cf.* chapitre 25). Cependant, la radiosensibilité persiste tout au long de la grossesse notamment par les effets sur le SNC. Les effets décrits chez l'homme s'expriment sous la forme de fausses couches, de malformations, de retard de croissance intra-utérin et retard mental, et de cancers dans l'enfance ou lors de la vie entière.

E. Risques biologiques

1. Risques maternels

Certaines pathologies infectieuses revêtent une gravité particulière du fait du statut gravide de la mère, notamment la varicelle (figurant au tableau des maladies professionnelles en cas de professions particulièrement exposantes) et la grippe, et leurs complications respiratoires. Il est cependant toujours extrêmement délicat de faire la preuve de l'origine professionnelle de l'agent infectieux contre une origine communautaire, du fait de sa fréquence.

2. Risque embryonnaire et fœtal

La fièvre seule peut être la cause de fausses couches, de retard de croissance, d'anomalie du développement, de menace d'accouchement prématuré ou de prématurité avérée.

Certaines infections peuvent avoir des conséquences graves sur le développement fœtal mais n'ont pas forcément d'expression clinique maternelle franche ou spécifique. Ainsi, on retrouve notamment dans les agents à transmission interhumaine le virus de la rubéole, le cytomégalovirus et le parvovirus B19. Certaines zoonoses sont également à risque pour le fœtus, c'est le cas de la brucellose, avec risques de fausses couches, la fièvre Q avec le même type de risque, s'y ajoutant le risque de passage à la chronicité, compromettant potentiellement les grossesses futures. Il existe bien évidemment d'autres fœtopathies ou complications fœtales d'origine infectieuse, comme la listériose ou la toxoplasmose mais, pour ces dernières, le risque professionnel est souvent négligeable par rapport au risque alimentaire.

F. Risques organisationnels et psychosociaux

Les horaires et le rythme de travail ont une influence sur le déroulement de la grossesse. Le travail de nuit et le travail posté semblent augmenter le taux de fausses couches et d'accouchement prématuré. De même, le nombre d'heures travaillées par semaine est un facteur de risque de poids de naissance plus faible, pouvant faire varier de près de 200 g le poids fœtal à la naissance, au détriment des femmes travaillant le plus. Le stress est également facteur de risque de retard de croissance intra-utérin et d'accouchement prématuré.

Dans l'état actuel des connaissances, il n'a pas été mis en évidence de lien entre les conditions de travail difficiles, tant sur l'aspect physique du travail, du nombre d'heures travaillées par semaine ou le travail de nuit, que sur la prévalence des troubles hypertensifs gravidique.

G. Professions pour lesquelles les risques pour l'enfant sont décrits ou discutés dans la littérature (encadré 36.1)

Il existe très peu d'études consacrées à l'évaluation de l'exposition professionnelle des femmes enceintes et elles sont en général anciennes. Les dangers précédemment cités peuvent se retrouver dans pratiquement toutes les professions où l'emploi féminin existe.

Les métiers les plus documentés concernent le milieu de la santé (600 000 femmes), en particulier les infirmières, les aides-soignantes, les kinésithérapeutes, les médecins et les dentistes. Les risques sont multiples, notamment l'exposition aux rayonnements ionisants, au port de charges lourdes, au travail debout et au travail de nuit, aux produits cytotoxiques et anesthésiants et aux agents biologiques, etc. Les études ciblées sur ces classes de métiers sont souvent anciennes et difficilement extrapolables aux conditions actuelles d'exercice.

Encadré 36.1

Principales professions exposées.

- Personnel soignant (infirmières, aides-soignantes, anesthésistes, etc.)
- Employées intervenant auprès d'enfants (personnel des écoles et crèches, nourrices, etc.)
- Personnel des laboratoires d'analyses médicales ou des laboratoires de chimie
- Salariées des industries chimiques, des entreprises de peintures et solvants, etc.
- Employées du secteur vétérinaire
- Salariés des entreprises de nettoyage à sec, pressing, blanchisseries, etc.
- Employées de l'imprimerie de labeur
- Salariées des jardineries, espaces verts, agriculture
- Coiffeuses, esthéticiennes, etc.
- Toutes professions entraînant une charge mentale importante et/ou de la pénibilité : responsabilités, délais, station debout prolongée, public, horaires décalés, etc.

Il en est de même pour les métiers au contact des animaux (2 000 femmes) (vétérinaires, aides vétérinaires, éleveurs, etc.) avec l'exposition au risque biologique (zoonoses), au port de charges lourdes, aux produits chimiques et rayonnements ionisants.

Les métiers de l'esthétique, coiffeuses et esthéticiennes (80 000 femmes) exposent au contact avec des produits chimiques et à la station debout.

Les métiers en contact avec des enfants en bas âge exposent également à un certain nombre de risques, notamment le risque d'infection à CMV (cf. chapitre 25).

D'autres métiers sont à risque d'exposition mais n'ont fait l'objet de pratiquement aucune étude. On peut noter les métiers du transport (35 000 femmes) avec une exposition aux vibrations et à la pollution, les métiers de la petite enfance (270 000 femmes) avec exposition au risque biologique et au travail physique, les métiers de la vente (plusieurs centaines de milliers de femmes) avec exposition à la station debout, au port de charges et avec des horaires contraignants.

Enfin, certains métiers traditionnellement peu féminisés posent également la question du risque professionnel mais ils sont encore moins documentés. C'est le cas notamment des soudeurs (plus d'un millier de femmes) avec exposition à la chaleur, aux produits chimiques et au travail physique, les couvreurs (900 femmes) avec l'exposition au travail physique et parfois au plomb.

III. Évaluation des risques

L'évaluation des risques aux postes de travail doit être réalisée par l'employeur, éventuellement conseillé par le service de santé au travail. La présence d'un potentiel agent dangereux pour la grossesse n'implique pas nécessairement un risque. Pour que le risque soit réel, il faut que la femme enceinte soit en contact avec le danger potentiel et que le niveau d'exposition soit susceptible d'induire une atteinte embryonnaire ou fœtale. Il s'agit donc tout d'abord d'identifier le danger, de déterminer le degré d'exposition maternel et de connaître la relation dose-effet de ce danger ou le seuil de dangerosité.

A. Identifier les dangers

On peut schématiquement répartir les nuisances potentielles en quatre catégories :
- les nuisances connues pour altérer le développement de l'enfant ;
- les nuisances ne présentant aucun signe d'alerte après des études fiables ;
- les nuisances présentant quelques signaux d'alerte mais dont les effets sur la grossesse ne sont pas prouvés clairement, ne permettant donc pas de conclure sur un danger réel pesant sur la grossesse ;
- les nuisances ne présentant aucun signe d'alerte et pour lesquelles les conséquences néfastes sur la grossesse ne sont peu ou pas documentées.

B. Évaluer le degré d'exposition

Certains agents potentiellement dangereux font l'objet d'évaluation systématique (rayonnements ionisants, bruits, produits chimiques – cf. V. Annexe – Classifications) mais l'évaluation spécifique à la femme enceinte reste difficile.

Par exemple, l'exposition aux rayonnements ionisants fait l'objet d'évaluation rigoureuse mais concerne l'exposition « corps entier » et il n'existe pas de données sur l'exposition fœtale seule. Concernant le risque chimique, l'évaluation est plus difficile et souvent réalisée de manière insuffisante. Pour le bruit, la mesure de l'intensité sonore en dBC est la seule évaluation pertinente mais n'est qu'insuffisamment utilisée dans les campagnes de mesures. L'évaluation quantitative des rayonnements électromagnétiques est rarement effectuée, souvent par ignorance des sources d'émissions. L'évaluation du risque lié au port de charge, à la pénibilité ou au stress est difficile, liée à un défaut d'harmonisation des méthodes et pratiques d'évaluations.

C. Connaître la relation dose-effet et le seuil de dangerosité

Il existe le plus souvent un seuil en dessous duquel on estime que l'exposition à un agent (physique, biologique, chimique, etc.) ne comporte pas de risque pour la grossesse. Cependant, ce seuil est souvent mal défini ou inconnu. Pour certains produits chimiques, une valeur toxicologique de référence (VTR) est calculée. Malheureusement, elle n'est disponible que pour très peu d'entre eux pour le moment. Ces VTR pourraient cependant servir de base dans l'évaluation des risques encourus au cours d'une grossesse.

Les produits chimiques dont la toxicité n'est pas dose-dépendante mais passant par un mécanisme de génotoxicité peuvent être en cause dans la transmission de cancers à la descendance.

L'élévation de la température embryonnaire liée aux rayonnements électromagnétiques est prouvée chez l'animal et retrouvée dans la modélisation humaine pour certains types de rayonnements mais l'absence de données issues d'expériences *in vivo* ne permet pas d'élaborer de préconisations de manière prouvée.

Les seuils de danger des rayonnements ionisants sont connus. On retient qu'en dessous de 100 mGy, les fausses couches, malformations et retards de croissance intra-utérins sont peu probables. Au même titre que les rayonnements électromagnétiques, la dose reçue par l'embryon ne peut être mesurée mais seulement calculée de manière indirecte grâce à une modélisation informatique.

En termes de risques biologiques, le concept de dose-effet ne peut s'appliquer car bien souvent, le risque encouru n'a pas de lien avec la quantité de l'inoculum ou bien la fréquence d'exposition. On note que certaines professions présentent un surrisque d'exposition mais il est souvent difficile de séparer le risque professionnel du risque communautaire, notamment dans les cas d'agents pathogènes à transmissions interhumaines (p. ex. CMV et parvovirus dans les métiers de la petite enfance).

Le bruit, et en particulier les basses fréquences, peut altérer l'audition future de l'enfant mais le niveau de bruit à risque est inconnu pour le fœtus et pourrait être différent du seuil connu pour les adultes. Les autres contraintes physiques (chaleur, vibrations, charges physiques ou posturales, charges lourdes, distances parcourues dans les transports, fréquence des transports) sont à considérer de la même façon.

La co-exposition à différents risques entraîne des conséquences plus importantes que l'exposition isolée à ces risques. Mais il est impossible de quantifier l'incidence de chacun sur la grossesse.

IV. Réglementation relative à la grossesse au travail

A. Protection du contrat de travail

Le principe général de non-discrimination inscrit dans le Code du travail (art. L. 132-1) protège la femme enceinte. Ce principe ne s'oppose pourtant pas à la possibilité d'une différence de traitement si une exigence professionnelle essentielle et déterminante le légitime (art. L. 1133-1 du Code du travail). Le fait d'être enceinte ne peut être un élément déterminant dans la décision d'embauche, de mutation, de résiliation ou renouvellement de contrat, dans la rémunération, la formation, etc. En cas de litige, il revient à l'employeur de faire la preuve que sa décision n'est pas discriminatoire.

Une salariée n'est pas tenue de révéler sa grossesse à son employeur sauf lorsqu'elle demande les dispositions légales concernant la protection des femmes enceintes. Elle dispose d'un véritable droit au silence. Cependant, ce temps silencieux peut également être une période où la femme enceinte est exposée à des risques nuisibles pour sa grossesse. L'employeur est tenu d'informer ses employées enceintes sur les risques encourus en cas de grossesse. Il lui revient donc de sensibiliser les femmes à la nécessité de déclarer une grossesse le plus tôt possible et d'informer sur la possibilité de changements temporaires d'affectation et sur les travaux interdits.

B. Protection de l'état de santé de la salariée enceinte

Le médecin du travail doit exercer une surveillance médicale dite renforcée en cas de grossesse. Cette obligation réglementaire lui permet d'avoir plus de moyens pour cela. La femme enceinte bénéficie d'une autorisation d'absence afin de pouvoir se rendre à ses examens médicaux. Ces absences sont sans conséquences sur la rémunération ou sur les jours de congés payés.

L'aménagement du poste de travail peut être proposé par le médecin du travail. Il peut proposer des mutations ou aménagements de postes. L'employeur doit ensuite en tenir compte.

Le changement temporaire d'affectation est possible dans trois cas : en cas de nécessité médicale, en cas de travail de nuit et lorsqu'il y a exposition à des risques particuliers. En cas d'impossibilité de reclassement, la salariée enceinte alors arrêtée obtient une garantie de rémunération (allocation journalière et indemnité complémentaire).

C. Protection contre les risques particuliers (encadré 36.2)

1. Risques biologiques

L'exposition des femmes enceinte ou allaitante est interdite lorsqu'il existe un risque de contact avec la rubéole ou la toxoplasmose, sauf s'il existe une preuve de la protection maternelle contre ces agents infectieux.

Encadré 36.2

Travaux strictement interdits aux salariées enceintes

Il est strictement interdit d'exposer les salariées enceintes aux circonstances suivantes :
- produits chimiques : agents classés toxiques pour la reproduction de catégorie 1 ou 2, benzène, esters thiophosphoriques (préparation et conditionnement), mercure, plomb métallique et ses composés, silice, produits antiparasitaires susceptibles de provoquer des altérations génétiques héréditaires ou des malformations congénitales, hydrocarbures aromatiques, si les opérations ne sont pas réalisées en appareils clos (dérivés nitrés et chloronitrés des hydrocarbures benzéniques, dinitrophénol, aniline et homologues, benzidine et homologues, naphtylamines et homologues) ;
- agents biologiques : rubéole et toxoplasmose, en cas de risque d'exposition (retrait du poste sauf si la salariée est immunisée) ;
- travaux à l'aide d'engins mus à l'air comprimé du type marteau-piqueur ;
- rayonnements ionisants : si l'exposition est > 1 mSv pendant la durée de la grossesse ;
- travaux en milieu hyperbare : dès lors que la pression est > 1,2 bar ;
- journée de travail > 10 heures ;
- transport sur tricycle à pédales ou sur diable ;
- exécution de tâches pénibles ;
- emploi aux étalages extérieurs des magasins et boutiques après 22 h ou lorsque la température est < 0 °C ;
- travail de nuit : si le médecin du travail constate que le poste de nuit est incompatible avec la grossesse ;
- pendant une période de 8 semaines au total avant et après l'accouchement, et dans les 6 semaines suivant l'accouchement.

2. Risques chimiques

Il est interdit d'affecter une femme enceinte à un poste de travail impliquant le contact avec des agents classés toxiques pour la reproduction catégorie 1A ou 1B, le benzène, des esters thiophosphoriques, certains dérivés d'hydrocarbures aromatiques, du mercure et ses composés, des produits antiparasitaires (si ceux-ci peuvent provoquer des altérations génétiques héréditaires ou des malformations congénitales), du plomb.

3. Risques physiques

Il est interdit d'affecter une femme enceinte à un poste de travail impliquant des travaux à l'aide de marteaux-piqueurs à air comprimé, en milieu hyperbare (si la pression relative maximale est > 1,2 bar). Concernant les rayonnements ionisants, la déclaration de grossesse doit se faire le plus tôt possible De plus, des dispositions sont prises pour que l'exposition de la femme enceinte soit la plus faible possible, avec pour valeur seuil un maximum de 1 mSv. À noter que l'unité sievert et le gray (Sv et Gy) sont, en pratique, synonymes. La valeur de 100 mGy en dessous de laquelle les complications de début de grossesse et obstétricale ne semblent pas augmenter peut paraître contradictoire avec le 1 mSv recommandé mais ce delta est expliqué par le principe de précaution. Concernant les charges physiques et les horaires de travail, seule l'utilisation du diable est formellement interdite. Pour les autres activités, l'employeur doit réduire au minimum les circonstances où son employée devra être sollicitée pour la manipulation de charges lourdes. Concernant les postes de nuit, ils pourront être convertis en postes de jour.

D. Actions de prévention

Elles consistent à :
- faire l'inventaire des dangers potentiels pour les salariées enceintes dans l'entreprise ;
- limiter au maximum l'exposition des salariées enceintes à tout agent potentiellement dangereux ;
- proposer obligatoirement aux salariées enceintes qui occupent un poste de travail les exposant à des risques un autre poste de travail compatible avec leur état ;
- aménager le poste de travail pour éviter la station debout prolongée, les manutentions, les efforts physiques importants, les déplacements inutiles, etc. ;
- si nécessaire, consulter le médecin du travail pour les aménagements des postes des salariés enceintes ;
- mettre à disposition des salariées enceintes un local leur permettant de se reposer en position allongée ;
- aménager les horaires pour permettre aux salariées enceintes de s'absenter pour se rendre aux examens médicaux obligatoires ou non, tant avec leur médecin du travail que leur médecin traitant ;
- réexaminer et adapter les rythmes de travail pour les salariées enceintes (meilleure répartition des horaires, diminution des gardes, astreintes, etc.) ;
- diminuer la charge mentale (responsabilités, délais, poste de sécurité, contacts avec le public) et la charge psychique (ambiance, stress, etc.) des salariées enceintes ;
- organiser le travail des salariées enceintes de manière à limiter leurs déplacements routiers ;
- aménager les horaires de travail pour les salariées enceintes ayant des temps de trajet domicile/travail très longs ;
- prévoir des journées de travail à domicile si l'activité de la salariée enceinte le permet.

E. Droits aux congés et à l'assurance maternité

Toute salariée, en état de grossesse médicalement constatée, a le droit de suspendre son contrat de travail pendant une durée déterminée, avant et après son accouchement, sans que cela ne constitue ni une cause de rupture ni une modification du contrat de travail. Elle dispose d'un droit légal de repos : le congé de maternité.

En théorie, l'employeur n'est pas tenu de maintenir le salaire mais en pratique, c'est presque toujours le cas (condition établie dans les conventions, etc.).

Le congé maternité s'étend de 6 semaines avant la date de terme prévu et 10 semaines après celle-ci. Les 6 semaines de congé prénatal peuvent être réduites à 3 à la demande de la patiente mais pas moins. Les semaines « gagnées » seront alors reportées sur le congé postnatal. Dans certains cas, le congé peut être prolongé, notamment en fonction du nombre d'enfants déjà à charge (tableau 36.1), du nombre d'enfants attendus (tableau 36.2) et du caractère pathologique de la grossesse, de l'accouchement ou du post-partum.

L'assurance maternité à pour but d'assurer à la salariée, lors de sa grossesse et pendant la période pour laquelle le contrat de travail est suspendu, une sécurité matérielle et financière. Il peut s'agir de prestations en nature : couverture des frais médicaux, pharmaceutiques, etc. La couverture de ces frais peut s'étendre aux membres de l'entourage, notamment au futur père et aux enfants lorsque l'examen de la future mère rend des explorations complémentaires nécessaires chez ces personnes afin d'affiner la prise en charge de sa grossesse. En d'autres termes, si dans le cadre d'une surveillance de grossesse, en diagnostic anténatal ou autres situations particulières, un examen est nécessaire chez les apparentés de la patiente (caryotype, détermination rhésus, etc.), la couverture des frais sera assurée par l'assurance maternité. Il peut également s'agir de prestations en espèce. En effet, la salariée enceinte obtient des indemnités journalières correspondant à son congé maternité (impliquant qu'elle cesse son activité salariale).

Tableau 36.1 Durée du congé de maternité selon le nombre d'enfant à charge.

Nombre d'enfants à charge	Durée du congé prénatal	Durée du congé postnatal	Durée totale du congé de maternité
0/1er enfant	6 semaines	10 semaines	16 semaines
1/2e enfant			
2 ou plus/3e enfant ou plus	8 semaines	18 semaines	26 semaines

Tableau 36.2 Durée du congé de maternité pour les grossesses multiples.

Nombre d'enfants à naître	Durée du congé prénatal	Durée du congé postnatal	Durée totale du congé de maternité
2	12 semaines	22 semaines	34 semaines
3 ou plus	24 semaines	22 semaines	46 semaines

F. Droit au retour dans l'entreprise

Le retour à son poste initial après le congé maternité est garanti. Si cela n'est pas possible, elle devra réintégrer un emploi similaire avec une rémunération au moins équivalente. Elle bénéficie des mêmes augmentations de salaires dont les autres salariés de l'entreprise relevant de la même catégorie professionnelle auraient pu bénéficier lors de son congé maternité. Une surveillance médicale au sein de l'entreprise lui est également proposée, avec notamment une visite médicale de reprise obligatoire par le médecin du travail à son retour de congé maternité. La salariée peut également allaiter son enfant dans l'entreprise avec mise à disposition de locaux ad hoc et une disponibilité de temps.

> **Points clés**
>
> - Les principaux risques concernant les salariées enceintes sont liés à l'exposition aux produits chimiques, à certains matériels biologiques (bactéries, virus, etc.) et aux rayonnements ionisants et non ionisants
> - S'ajoute à ces risques spécifiques la pénibilité du travail qui peut avoir des conséquences néfastes sur la grossesse en cours : horaires décalés, port de charges trop lourdes, station debout ou courbée prolongée, stress, chaleur, bruit, transports, etc.
> - Les conséquences de conditions de travail pénibles peuvent être des problèmes de naissance prématurée, de mort fœtale, de fausse couche, d'avortement précoce, d'hypertrophies à la naissance, de retards de développement psychomoteur, de malformations, etc.
> - **La prévention repose sur l'évaluation des risques** : identification du danger, détermination du degré d'exposition maternel et connaissance de la relation dose-effet de ce danger, ou seuil de dangerosité.
> - **Il existe une réglementation relative à la grossesse au travail** : protection du contrat de travail, protection de l'état de santé de la salariée enceinte, protection contre les risques particuliers (biologiques, chimiques ou physiques), droits aux congés et à l'assurance maternité, droit au retour dans l'entreprise.
> - **Le médecin du travail doit exercer une surveillance médicale renforcée** en cas de grossesse. Il peut proposer aménagement de poste ou mutation. Le changement temporaire d'affectation est indispensable en cas de nécessité médicale, en cas de travail de nuit et lorsqu'il y a exposition à des risques particuliers. En cas d'impossibilité de reclassement, la salariée enceinte alors en arrêt de travail bénéficie d'une garantie de rémunération.

Pour en savoir plus

QR	Conso F, Contassot JC, Falcy M, et al. Salariées enceintes exposées à des substances toxiques pour le développement fœtal. Surveillance médicale. Recommandations de la Société française de médecine du travail, novembre 2004. http://www.inrs.fr/dms/inrs/CataloguePapier/DMT/TI-TM-3/tm3.pdf
QR	HAS. Comment mieux informer les femmes enceintes ? Recommandations pour les professionnels de santé, avril 2005. https://www.has-sante.fr/portail/upload/docs/application/pdf/infos_femmes_enceintes_rap.pdf
QR	HAS. Suivi et orientation des femmes enceintes en fonction des situations à risque identifiées. Recommandations professionnelles, mai 2016. https://www.has-sante.fr/portail/upload/docs/application/pdf/suivi_des_femmes_enceintes_-_recommandations_23-04-2008.pdf
QR	INRS. Demeter : Documents pour l'évaluation médicale des produits toxiques vis-à-vis de la reproduction. http://www.inrs.fr/publications/bdd/demeter.html
QR	INSPQ. Effets de la charge globale de travail sur la grossesse. Synthèse systématique avec méta-analyse et méta-régression. Juin 2015. https://www.inspq.qc.ca/pdf/publications/2024_Effets_Charge_Travail_Grossesse.pdf

V. Annexe – Classifications

Tableau 36.3 Classification européenne des substances toxiques pour la reproduction (réglementation CLP – *Classification, Labelling and Packaging*).

Catégories	Critères de classification	Sous-catégories	Critères de classification en sous-catégories	Principaux éléments d'étiquetage associés		
				Pictogramme de danger	Mention d'avertissement	Mention de danger
Catégorie 1 Substances avérées ou présumées toxiques pour la reproduction humaine	Une substance est classée dans la catégorie 1 quand il est avéré qu'elle a des effets néfastes sur la fonction sexuelle et la fertilité ou le développement des êtres humains ou s'il existe des données provenant d'études animales, éventuellement étayées par d'autres informations, donnant fortement à penser que la substance est capable d'interférer avec la reproduction humaine.	1A : substances dont la toxicité pour la reproduction humaine est avérée	Études humaines		Danger	Peut nuire à la fertilité ou au fœtus (indiquer l'effet s'il est connu et la voie d'exposition s'il est formellement prouvé qu'aucune autre voie d'exposition ne conduit au même danger)
		1B : substances présumées toxiques pour la reproduction humaine	Données provenant d'études animales Ces données doivent **démontrer clairement un effet néfaste** sur la fonction sexuelle et la fertilité ou sur le développement en l'absence d'autres effets toxiques ou, si d'autres effets toxiques sont observés, que l'effet toxique sur la reproduction n'est pas considéré comme une conséquence secondaire non spécifique à ces autres effets toxiques. Toutefois, s'il existe des informations relatives au mécanisme des effets et mettant en doute la pertinence de l'effet pour l'être humain, une classification dans la catégorie 2 peut être plus appropriée.			

(*Suite*)

Tableau 36.3 Suite.

Catégories	Critères de classification	Sous-catégories	Critères de classification en sous-catégories	Principaux éléments d'étiquetage associés		
				Pictogramme de danger	Mention d'avertissement	Mention de danger
Catégorie 2 Substances suspectées d'être toxiques pour la reproduction humaine					Attention	H361 : susceptible de nuire à la fertilité ou au fœtus (indiquer l'effet s'il est connu et la voie d'exposition s'il est formellement prouvé qu'aucune autre voie d'exposition ne conduit au même danger)
Catégorie de danger pour les effets sur ou via l'allaitement	Les effets sur ou *via* l'allaitement sont regroupés dans une catégorie distincte. Il est reconnu que, pour de nombreuses substances, les informations relatives aux effets néfastes potentiels sur la descendance *via* l'allaitement sont lacunaires. Cependant, les substances dont l'incidence sur l'allaitement a été démontrée ou qui peuvent être présentes (y compris leurs métabolites) dans le lait maternel en quantités suffisantes pour menacer la santé du nourrisson sont classées et étiquetées en vue d'indiquer le danger qu'elles représentent pour les enfants nourris au sein. Cette classification peut s'appuyer sur :			Pas de pictogramme	Aucune	H362 : peut être nocif pour les bébés nourris au lait maternel

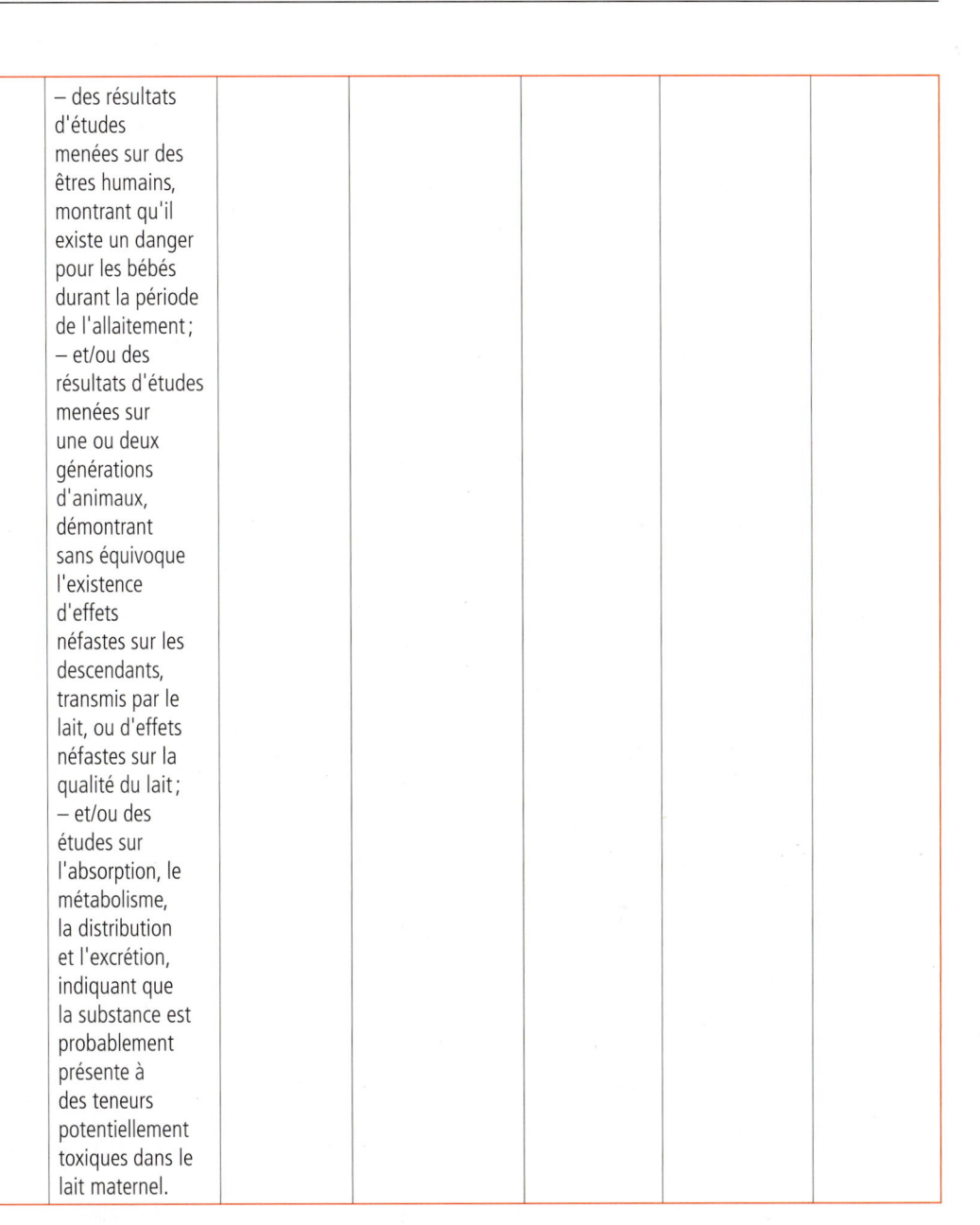

	– des résultats d'études menées sur des êtres humains, montrant qu'il existe un danger pour les bébés durant la période de l'allaitement ; – et/ou des résultats d'études menées sur une ou deux générations d'animaux, démontrant sans équivoque l'existence d'effets néfastes sur les descendants, transmis par le lait, ou d'effets néfastes sur la qualité du lait ; – et/ou des études sur l'absorption, le métabolisme, la distribution et l'excrétion, indiquant que la substance est probablement présente à des teneurs potentiellement toxiques dans le lait maternel.

Classification européenne des mélanges
Le mélange est classé comme toxique pour la reproduction s'il contient au moins un composant classé comme toxique pour la reproduction (catégorie 1A, 1B ou 2) à une concentration égale ou supérieure à la limite de concentration variable en fonction des catégories (0,3 % pour les catégories 1A et 1B, 3 % pour la catégorie 2).
Le mélange est classé comme ayant des effets sur ou *via* l'allaitement s'il contient au moins un composant classé dans cette catégorie à une concentration supérieure ou égale à la limite de concentration générique pertinente, soit 0,3 %.
Certaines substances possèdent des limites de concentration spécifiques qu'il faut prendre en compte le cas échéant. Ces limites spécifiques figurent dans la liste des classifications et étiquetages harmonisés ou peuvent être fixées par le fournisseur.

III

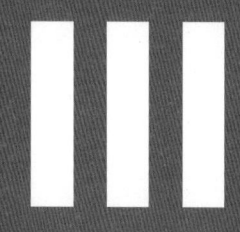

Entraînement

CHAPITRE 37

Cas cliniques

Énoncés et questions

Cas clinique 1

Marie, 14 ans, vient avec sa mère pour une aménorrhée primaire. Elle a un développement mammaire au stade S1. Son poids est de 60 kg, sa taille est de 1,51 m. Sa mère mesure 1,70 m et son père 1,87 m. Elle a une sœur de 16 ans qui a eu ses premières règles à l'âge de 12 ans.

Question 1
Quelle(s) est (sont) la (les) proposition(s) vraie(s) concernant le développement mammaire ?
A il représente le premier stade du développement pubertaire chez la fille
B le premier stade est le stade S0
C le dernier stade est le stade S5
D le délai entre le développement mammaire et les premières règles est en moyenne de 4 ans
E son début est appelé pubarche

Question 2
Quelle(s) est (sont) la (les) proposition(s) vraie(s) concernant la puberté chez la fille ?
A elle est secondaire aux pulses de TSH
B elle est sous la dépendance de la quantité de masse maigre
C il existe une part génétique dans l'âge de survenue de la puberté
D elle survient plus tôt que chez le garçon
E elle se manifeste par une élévation du taux d'œstradiol

Question 3
Quel est l'âge moyen des premières règles en France ?
A 10 ans
B 11 ans
C 12 ans ½
D 13 ans ½
E 14 ans

Question 4
Devant le degré de développement mammaire et l'aménorrhée primaire de la patiente, le (les) diagnostic(s) à évoquer est (sont) :
A un syndrome de Turner
B un syndrome de Kallmann de Morsier
C un syndrome des ovaires polykystiques
D un hypogonadisme hypogonadotrophique sans anosmie
E une insuffisance surrénalienne

Question 5
Le bilan hormonal de la patiente vous revient : FSH = 60 UI/L (N : 2–10), LH = 40 UI/L (N : 2–10) avec œstradiol < 20 pg/mL. Quelle(s) est (sont) la (les) proposition(s) exacte(s) ?
A le diagnostic le plus probable est adénome hypophysaire
B le diagnostic le plus probable est syndrome de Turner
C le bilan doit comporter une IRM hypophysaire
D le bilan doit comporter un caryotype
E le bilan doit comporter un dosage de TSH

Cas clinique 2

Mme B. se présente aux urgences pour des métrorragies à 8 SA. Elle est déjà mère d'une petite fille. Elle n'a aucun antécédent personnel ou familial. Elle est de groupe O RhD négatif, immunisée contre la rubéole et la toxoplasmose. Sa sérologie VIH est négative. Son conjoint est RhD positif.

Question 1
Quel(s) examen(s) réalisez-vous ?
A un dosage de β-hCG sanguine
B un dosage de β-hCG urinaire
C un dosage de C réactive protéine
D une recherche d'agglutinines irrégulières
E une échographie pelvienne

Question 2
Vous prescrivez une prévention de l'allo-immunisation rhésus. L'échographie retrouve une grossesse intra-utérine évolutive avec un hématome périovulaire.
Parmi les propositions suivantes, laquelle (lesquelles) est (sont) exacte(s) ?
A la prévention de l'allo-immunisation repose sur l'injection d'immunoglobulines anti-RhD
B la prévention est inutile chez cette patiente, son conjoint étant RhD positif
C l'injection d'immunoglobulines anti-D doit être réalisée dans les 72 heures

D l'injection d'immunoglobulines anti-D est inutile car elle en a déjà reçu lors de sa précédente grossesse
E la sérologie VIH doit être vérifiée avant l'injection d'immunoglobulines anti-D

Question 3
Vous lui avez prescrit des immunoglobulines anti-D (Rhophylac®), 200 μg. Les métrorragies cèdent rapidement. Elle vient pour sa 1re consultation prénatale à 11 SA. Le poids est de 78 kg (+ 5 kg) depuis le début de grossesse) pour 1,65 m.
Quel(s) examen(s) lui prescrivez-vous ?
A sérologie du cytomégalovirus
B sérologies de syphilis
C recherche d'agglutinines irrégulières
D glycémie à jeun
E échographie du 1er trimestre

Question 4
Vous proposez à Mme B. la réalisation d'un génotypage du Rh fœtal. Parmi les propositions suivantes relatives à cet examen, laquelle (lesquelles) est (sont) exacte(s) ?
A il se fait sur du sang maternel
B il nécessite une amniocentèse
C il nécessite le consentement écrit de la patiente
D il doit être idéalement fait entre 11 et 13 SA + 6 jours
E il n'est pas fait si la recherche d'agglutinines irrégulières est positive

Question 5
Le génotypage indique que le rhésus fœtal est positif. Le suivi ultérieur de sa grossesse ne pose pas de problème. L'échographie du 2e trimestre ne retrouve pas d'anomalie. Vous la voyez en consultation à 27 SA.
Quel(s) examen (s) lui prescrivez-vous à l'issue de la consultation ?
A recherche d'agglutinines irrégulières
B NFS
C sérologie CMV
D prélèvement à la recherche de streptocoque B
E échographie du 3e trimestre

Question 6
Quelle(s) thérapeutique(s) lui prescrivez-vous ?
A vitamine D 100 000 UI
B vitamine C
C fer
D immunoglobulines anti-D
E vaccination contre la coqueluche

Question 7
Mme B. accouche par voie basse d'un garçon de 3 870 g.
Parmi les propositions suivantes relatives à la prévention de l'iso-immunisation dans le post-partum, laquelle (lesquelles) est (sont) exacte(s) ?
A vous réalisez une détermination du groupe sanguin Rh phénotype du nouveau-né
B vous réalisez une injection de gammaglobulines anti-D

C la posologie sera adaptée au test de Kleihauer
D vous réalisez un test de Coombs chez le nouveau-né
E vous réalisez une recherche d'agglutinines irrégulières chez le nouveau-né

Cas clinique 3

Mme D., 31 ans, a un diabète de type 1 depuis l'âge de 15 ans. Celui-ci est correctement équilibré par une insulinothérapie fonctionnelle avec une injection d'analogue rapide avant chaque repas et un analogue lent le soir. Le bilan des complications dégénératives était négatif 2 ans auparavant. Elle souhaite être enceinte. Le bilan préconceptionnel est normal : groupe A rhésus positif, immunité acquise documentée contre la rubéole et la toxoplasmose, TPHA négatif. Les cycles menstruels sont réguliers de 28 jours sous contraception orale par microprogestatif en continu.

Question 1
Quel(s) examen(s) est (sont) à réaliser pour dépister les complications de microangiopathie du diabète ?
A électrocardiogramme
B fond d'œil
C électromyogramme
D créatinine plasmatique
E protéinurie des 24 heures

Question 2
L'HbA1c était de 9 % lors du bilan. Malgré vos conseils, Mme D. est enceinte le mois suivant.
Quel(s) est (sont) la (les) malformation(s) congénitale(s) associée(s) à une HbA1c de 9 % en périconceptionnel ?
A malformations cardiaques
B malformations rénales
C malformations cérébrales
D malformations des membres
E syndrome de régression caudale

Question 3
Quelle(s) est (sont) la (les) affirmation(s) vraie(s) concernant les besoins en insuline au cours de la grossesse ?
A augmentation des besoins en insuline en début de grossesse
B diminution des besoins en insuline en début de grossesse
C augmentation des besoins en insuline au 2e trimestre
D diminution des besoins en insuline au 2e trimestre
E diminution des besoins en insuline dans le post-partum

Question 4
Parmi les complications maternelles suivantes, laquelle (lesquelles) est (sont) augmentée(s) en cas de diabète de type 1 ?
A hypoglycémie sévère
B acidocétose
C prééclampsie
D aggravation d'une rétinopathie préexistante
E cholestase gravidique

Question 5
Parmi les complications néonatales suivantes, laquelle (lesquelles) est (sont) augmentée(s) en cas de diabète de type 1 ?
A macrosomie
B hypoglycémie
C hypocalcémie
D ictère
E diabète néonatal

Question 6
Parmi les méthodes contraceptives suivantes, laquelle (lesquelles) sera (seront) envisageable(s) 2 mois après l'accouchement en l'absence d'allaitement maternel ?
A contraception œstroprogestative combinée mini-dosée
B contraception microprogestative
C contraception par dispositif intra-utérin au cuivre
D implant contraceptif
E contraception par dispositif intra-utérin à la progestérone

Cas clinique 4

Vous recevez Mme G. 27 ans, enceinte de 12 SA + 3 jours dans votre cabinet pour sa visite du 3e mois. Elle a confirmé sa grossesse il y a 3 semaines lors d'une échographie réalisée à la demande de son médecin traitant. Elle ne présente pas d'antécédents particuliers en dehors d'une appendicectomie à l'âge de 13 ans. Elle n'a réalisé aucun examen biologique pour l'instant. L'examen est sans particularité.

Question 1
Quel(s) examen(s) biologique(s) prescrivez-vous pour la prochaine consultation ?
A ionogramme, créatininémie
B glycémie à jeun, bandelette urinaire avec protéinurie, leucocyturie et nitriturie
C sérologie toxoplasmose, sérologie rubéole, sérologie syphilis
D examen cytobactériologique urinaire
E sérologie CMV

Question 2
Quinze jours plus tard, Mme G. reconsulte en urgence car elle présente des brûlures mictionnelles et une pollakiurie. Elle n'a pas de fièvre, l'ébranlement lombaire n'est pas douloureux. Elle a fait réaliser une bandelette urinaire qui retrouve des leucocytes (3 +) et des nitrites (2 +). Un ECBU est en cours. Quelle(s) proposition(s) parmi les suivantes est (sont) exacte(s) ?
A le tableau évoque un échantillon contaminé
B le tableau évoque une colonisation urinaire gravidique
C le tableau évoque une cystite aiguë gravidique
D le tableau évoque une pyélonéphrite aiguë gravidique non compliquée
E la présence de nitrites est fortement évocatrice d'une entérobactérie

Question 3
Quel(s) traitement(s) doi(ven)t être privilégié(s) en 1re intention ?
A amoxicilline, à la posologie de 1 g × 3/j pendant 7 jours
B céfixime, à la posologie de 200 mg × 2/j pendant 5 jours
C fosfomycine-trométamol, 3 g en dose unique
D nitrofurantoïne à la posologie de 100 mg × 3/j pendant 14 jours
E aucun, il faut attendre le résultat de l'ECBU avant de prescrire une antibiothérapie

Question 4
Vous revoyez Mme G. 48 heures plus tard. Le résultat de l'ECBU confirme le diagnostic d'infection urinaire à E. coli multisensible. Elle va déjà beaucoup mieux. Quel(s) est (sont) le(s) examen(s) paraclinique(s) recommandé(s) que vous devrez réaliser suite à cette infection urinaire ?
A ECBU de contrôle 48 heures après l'arrêt des antibiotiques
B ECBU de contrôle 8 à 10 jours après l'arrêt des antibiotiques
C bandelette urinaire hebdomadaire jusqu'à l'accouchement
D échographie du rein et des voies urinaires sans urgence
E ECBU mensuel jusqu'à l'accouchement

Question 5
Lorsque vous recevez Mme G. 6 mois plus tard pour sa visite du 9e mois, elle vous rapporte l'examen suivant (examen cytobactériologique des urines – 2e jet) :
- caractères physicochimiques :
  - aspect : trouble,
  - couleur : jaune clair ;
- examen cytologique du culot :
  - cellules de desquamation : quelques,
  - hématies : 20 000/mL,
  - leucocytes : 460 000/mL,
  - cylindre/mL : absence,
  - cristaux : absence ;
- examen bactériologique :
  - examen direct après coloration de Gram : quelques bacilles Gram négatifs,
  - culture sur milieux sélectifs et d'enrichissement :
    - numération des germes : 1 000 000/mL,
    - Escherichia coli,
- antibiogramme : en cours.

Quelle(s) proposition(s) parmi les suivantes est (sont) exacte(s) ?
A il s'agit probablement d'un prélèvement contaminé
B si Mme G. ne présente aucun symptôme, il s'agit d'une colonisation bactérienne.
C si Mme G. présente des brûlures mictionnelles isolées, il s'agit d'une cystite aiguë gravidique
D si Mme G. présente des brûlures urinaires et de la fièvre, il faut évoquer en premier une pyélonéphrite aiguë
E échographie rénale systématique

Question 6
Mme G. ne présente aucun symptôme. Vous évoquez une colonisation urinaire gravidique. Quel(s) traitement(s) et règle(s) hygiénodiététique(s) prescrivez-vous à Mme G. ?
A aucune antibiothérapie dans l'attente de l'antibiogramme
B antibiothérapie probabiliste par fosfomycine-trométamol 3 g en dose unique
C augmentation du volume de boisson quotidien
D augmentation de la fréquence des toilettes intimes
E augmentation de la fréquence des mictions

Voici le résultat de l'antibiogramme que vous recevez 48 heures plus tard :
- culture sur milieux sélectifs et d'enrichissement :
  - numération des germes : 1 000 000/mL,
  - *Escherichia coli* ;
- antibiogramme :
  - ampicilline : sensible,
  - amoxicilline + acide clavulanique : sensible,
  - ticarcilline : sensible,
  - pipéracilline : sensible,
  - céfoxitine : sensible,
  - céfixime : sensible,
  - ceftriaxone : sensible,
  - amikacine : sensible,
  - gentamicine : sensible,
  - ciprofloxacine : sensible,
  - ofloxacine : sensible,
  - fosfomycine : sensible,
  - nitrofurantoïne : sensible,
  - triméthoprime-sulfaméthoxazole : sensible.

Question 7
Mme G. n'a toujours aucun symptôme particulier, quelle(s) est (sont) la (les) proposition(s) exacte(s) ?
A amoxicilline 1 g × 3/j pendant 7 jours en 1re intention
B amoxicilline 1 g en dose unique
C en cas d'allergie à l'amoxicilline, ciprofloxacine pendant 7 jours en 1re intention
D en cas d'allergie aux pénicillines, fosfomycine-trométamol 3 g en dose unique
E en l'absence de symptôme, aucun traitement antibiotique n'est indiqué

Cas clinique 5

Une patiente de 28 ans a accouché à 38 SA par voie basse d'un enfant de 3 200 g. Le placenta était considéré complet et les pertes sanguines mesurées à 350 mL. L'accouchement a eu lieu il y a 36 heures. Elle présente des métrorragies supérieures à la normale.

Question 1
Quel(s) examen(s) demandez-vous ?
A numération formule sanguine
B ionogramme sanguin
C recherche d'agglutinines irrégulières
D bilan de coagulation avec TP, TCA et fibrinogène
E albuminurie/24 h

Question 2
La numération formule sanguine révèle une hémoglobinémie à 9 g/dL, le bilan de coagulation est normal et la RAI négative.
Quel(s) examen(s) d'imagerie réalisez-vous ?
A scanner abdominopelvien
B échographie pelvienne
C IRM pelvienne
D hystéroscopie
E aucun, la clinique suffit

Question 3
L'examen a montré une rétention intra-utérine. Un curetage endo-utérin a été effectué sous écho-guidage. Deux jours après, cette même patiente présente une hyperthermie à 39 °C. Elle n'allaite pas. Les seins sont souples, sans rougeur, et le toucher vaginal montre une douleur à la mobilisation utérine.
Quel(s) est (sont) l'(es) examens(s) à pratiquer ?
A prélèvement vaginal
B examen cytobactériologique urinaire
C numération formule sanguine
D CRP
E hémocultures

Question 4
Le bilan montre une CRP à 110 mg/L avec une bandelette urinaire négative. Les autres examens sont en cours.
Quelle(s) est (sont) votre (vos) hypothèse(s) diagnostique(s) privilégiée(s) ?
A endométrite
B appendicite
C pyélonéphrite
D mastite inflammatoire
E torsion d'annexe

Question 5
Un traitement antibiotique par amoxicilline + acide clavulanique est administré. La patiente présente toujours, 4 jours après le début du traitement, une douleur pelvienne lancinante latéralisée à gauche majorée par le toucher vaginal. Il n'y a pas de défense. La température oscille entre 37,9 et 38,2 °C sans antipyrétique. Le transit intestinal est normal. Le prélèvement vaginal a retrouvé du streptocoque B.
Quelle(s) hypothèse(s) diagnostique(s) formulez-vous ?
A thrombophlébite ovarienne
B phlegmon du ligament large
C cholécystite aiguë
D appendicite aiguë
E engorgement mammaire

Question 6
Comment allez-vous confirmer votre (vos) hypothèse(s) diagnostique(s) ?
A cliché d'abdomen sans préparation
B scanner abdominopelvien non injecté
C scanner abdominopelvien injecté
D échographie abdominopelvienne
E D-dimères

Question 7

Le scanner injecté confirme le diagnostic de thrombophlébite pelvienne.

Quel traitement ajoutez-vous au traitement antibiotique ?

A HBPM à dose curative
B HBPM à dose préventive
C AVK
D aspirine
E thrombolyse

Réponses

Cas clinique 1

Question 1

N°	Réponses	OK	PCZ	SCZ	Commentaires
A	il représente le premier stade du développement pubertaire chez la fille	X			
B	le premier stade est le stade S0				1er stade = S1 qui correspond à l'absence de développement mammaire
C	le dernier stade est le stade S5	X			
D	le délai entre le développement mammaire et les premières règles est en moyenne de 4 ans				Délai moyen = 2 ans
E	son début est appelé pubarche				Thélarche. La pubarche est l'apparition de la pilosité pubienne qui est indépendante de la puberté mais dépendante du fonctionnement surrénalien

Question 2

N°	Réponses	OK	PCZ	SCZ	Commentaires
A	elle est secondaire aux pulses de TSH			X	Les pulses de GnRH représentent une modification hormonale qui initie la puberté. Cette pulsatilité induit une augmentation de la LH puis de la FSH et de l'œstradiol
B	elle est sous la dépendance de la quantité de masse maigre				Une quantité de masse grasse est nécessaire pour déclencher la puberté
C	il existe une part génétique dans l'âge de survenue de la puberté	X			Part génétique importante
D	elle survient plus tôt que chez le garçon	X			
E	elle se manifeste par une élévation du taux d'œstradiol	X			Les signes pubertaires sont la conséquence de l'élévation de l'œstradiol

Question 3

N°	Réponses	OK	PCZ	SCZ	Commentaires
A	10 ans				
B	11 ans				
C	12 ans ½	X			
D	13 ans ½				
E	14 ans				

Question 4

N°	Réponses	OK	PCZ	SCZ	Commentaires
A	un syndrome de Turner	X			
B	un syndrome de Kallmann de Morsier	X			
C	un syndrome des ovaires polykystiques				Dans le syndrome des ovaires polykystiques, la sécrétion d'œstrogènes est normale, il existe donc un développement mammaire normal
D	un hypogonadisme hypogonadotrophique sans anosmie	X			
E	une insuffisance surrénalienne				L'insuffisance surrénalienne peut être associée à une insuffisance ovarienne prématurée mais n'est pas la cause primitive d'un impubérisme

L'absence de développement mammaire et l'aménorrhée traduisent une absence de sécrétion d'œstradiol. Il peut s'agir d'un hypogonadisme hypogonadotrophique comme d'un syndrome de Kallmann de Morsier qui associe une anosmie ou un hypogonadisme hypogonadotrophique avec une sensation normale des odeurs. Il peut aussi s'agir d'un hypogonadisme hypergonadotrophique, comme le syndrome de Turner.

Question 5

N°	Réponses	OK	PCZ	SCZ	Commentaires
A	le diagnostic le plus probable est adénome hypophysaire				
B	le diagnostic le plus probable est syndrome de Turner	X			
C	le bilan doit comporter une IRM hypophysaire				
D	le bilan doit comporter un caryotype	X			
E	le bilan doit comporter un dosage de TSH	X			

Le diagnostic est celui d'un hypogonadisme hypergonadotrophique, un syndrome de Turner est le plus probable au vu de la petite taille de la patiente, de l'impubérisme. Il est donc souhaitable de demander un caryotype. Une autre étiologie d'IOP est l'auto-immunité, il est donc souhaitable de doser la TSH.

Cas clinique 2

Question 1

N°	Réponses	OK	PCZ	SCZ	Commentaires
A	un dosage de β-hCG sanguine				
B	un dosage de β-hCG urinaire				
C	un dosage de C réactive protéine				
D	une recherche d'agglutinines irrégulières	X	X		Avant injection d'anti-D
E	une échographie pelvienne	X			Pour position et évolutivité de la grossesse

Question 2

N°	Réponses	OK	PCZ	SCZ	Commentaires
A	la prévention de l'allo-immunisation repose sur l'injection d'immunoglobulines anti-RhD	X			
B	la prévention est inutile chez cette patiente, son conjoint étant RhD positif			X	À faire si le père est Rh positif
C	l'injection d'immunoglobulines anti-D doit être réalisée dans les 72 heures	X			
D	l'injection d'immunoglobulines anti-D est inutile car elle en a déjà reçu lors de sa précédente grossesse			X	À envisager à chaque grossesse
E	la sérologie VIH doit être vérifiée avant l'injection d'immunoglobulines anti-D				

Question 3

N°	Réponses	OK	PCZ	SCZ	Commentaires
A	sérologie du cytomégalovirus				
B	sérologies de syphilis	X			
C	recherche d'agglutinines irrégulières	X			
D	glycémie à jeun	X			Car calcul de l'IMC > 25 kg/m²
E	échographie du 1er trimestre	X			

Bilan de déclaration.

Question 4

N°	Réponses	OK	PCZ	SCZ	Commentaires
A	il se fait sur du sang maternel	X			Identification de l'ADN fœtal circulant dans le sang maternel à partir de 11 SA
B	il nécessite une amniocentèse			X	
C	il nécessite le consentement écrit de la patiente	X			
D	il doit être idéalement fait entre 11 et 13 SA + 6 jours				
E	il n'est pas fait si la recherche d'agglutinines irrégulières est positive			X	Encore plus utile si les RAI sont positives

Question 5

N°	Réponses	OK	PCZ	SCZ	Commentaires
A	recherche d'agglutinines irrégulières	X			
B	NFS	X			
C	sérologie CMV				
D	prélèvement à la recherche de streptocoque B				
E	échographie du 3e trimestre	X			

Bilan du 6e mois.

Question 6

N°	Réponses	OK	PCZ	SCZ	Commentaires
A	vitamine D 100 000 UI	X			Pour la prévention des hypocalcémies néonatales
B	vitamine C				
C	fer				
D	immunoglobulines anti-D	X			Pour la prévention de l'iso-immunisation
E	vaccination contre la coqueluche				

Question 7

N°	Réponses	OK	PCZ	SCZ	Commentaires
A	vous réalisez une détermination du groupe sanguin Rh phénotype du nouveau-né				Une nouvelle détermination du groupe Rh est inutile puisque le génotypage a indiqué que le Rh était positif
B	vous réalisez une injection de gammaglobulines anti-D	X			
C	la posologie sera adaptée au test de Kleihauer	X			
D	vous réalisez un test de Coombs chez le nouveau-né				
E	vous réalisez une recherche d'agglutinines irrégulières chez le nouveau-né				

Cas clinique 3

Question 1

N°	Réponses	OK	PCZ	SCZ	Commentaires
A	électrocardiogramme	X			
B	fond d'œil	X			
C	électromyogramme				
D	créatinine plasmatique	X			
E	protéinurie des 24 heures	X			
	Évaluer les complications vasculaires et néphrologiques du diabète.				

Question 2

N°	Réponses	OK	PCZ	SCZ	Commentaires
A	malformations cardiaques	X			
B	malformations rénales	X			
C	malformations cérébrales	X			
D	malformations des membres	X			
E	syndrome de régression caudale	X			

Question 3

N°	Réponses	OK	PCZ	SCZ	Commentaires
A	augmentation des besoins en insuline en début de grossesse				
B	diminution des besoins en insuline en début de grossesse	X			
C	augmentation des besoins en insuline au 2e trimestre	X			
D	diminution des besoins en insuline au 2e trimestre				
E	diminution des besoins en insuline dans le post-partum	X			

Question 4

N°	Réponses	OK	PCZ	SCZ	Commentaires
A	hypoglycémie sévère	X			
B	acidocétose	X			
C	prééclampsie	X			
D	aggravation d'une rétinopathie préexistante	X			
E	cholestase gravidique				La cholestase est associée au diabète gestationnel

Question 5

N°	Réponses	OK	PCZ	SCZ	Commentaires
A	macrosomie	X			
B	hypoglycémie	X			
C	hypocalcémie	X			
D	ictère	X			
E	diabète néonatal				Le diabète néonatal est rare et correspond à des formes génétiques particulières

Question 6

N°	Réponses	OK	PCZ	SCZ	Commentaires
A	contraception œstroprogestative combinée minidosée	X			La contraception œstroprogestative se discute en fonction des risques vasculaires associés au diabète
B	contraception microprogestative	X			
C	contraception par dispositif intra-utérin au cuivre	X			
D	implant contraceptif	X			
E	contraception par dispositif intra-utérin à la progestérone	X			

Cas clinique 4

Question 1

N°	Réponses	OK	PCZ	SCZ	Commentaires
A	ionogramme, créatininémie				
B	glycémie à jeun, bandelette urinaire avec protéinurie, leucocyturie et nitriturie	X			
C	sérologie toxoplasmose, sérologie rubéole, sérologie syphilis	X			
D	examen cytobactériologique urinaire				
E	sérologie CMV				
Bilan de déclaration.					

Question 2

N°	Réponses	OK	PCZ	SCZ	Commentaires
A	le tableau évoque un échantillon contaminé				
B	le tableau évoque une colonisation urinaire gravidique				
C	le tableau évoque une cystite aiguë gravidique	X			Signes urinaires et BU positive
D	le tableau évoque une pyélonéphrite aiguë gravidique non compliquée				
E	la présence de nitrites est fortement évocatrice d'une entérobactérie	X			

Question 3

N°	Réponses	OK	PCZ	SCZ	Commentaires
A	amoxicilline, à la posologie de 1 g × 3/j pendant 7 jours				
B	céfixime, à la posologie de 200 mg × 2/j pendant 5 jours				
C	fosfomycine-trométamol, 3 g en dose unique	X			*Cf* recommandations
D	nitrofurantoïne à la posologie de 100 mg × 3/j pendant 14 jours				
E	aucun, il faut attendre le résultat de l'ECBU avant de prescrire une antibiothérapie				

Question 4

N°	Réponses	OK	PCZ	SCZ	Commentaires
A	ECBU de contrôle 48 heures après l'arrêt des antibiotiques				
B	ECBU de contrôle 8 à 10 jours après l'arrêt des antibiotiques	X			

Cas cliniques

		OK	PCZ	SCZ	Commentaires
C	bandelette urinaire hebdomadaire jusqu'à l'accouchement				
D	échographie du rein et des voies urinaires sans urgence				
E	ECBU mensuel jusqu'à l'accouchement	X			
Échographie rénale si pyélonéphrite.					

Question 5

N°	Réponses	OK	PCZ	SCZ	Commentaires
A	il s'agit probablement d'un prélèvement contaminé				
B	si Mme G. ne présente aucun symptôme, il s'agit d'une colonisation bactérienne.	X			
C	si Mme G. présente des brûlures mictionnelles isolées, il s'agit d'une cystite aiguë gravidique	X			
D	si Mme G. présente des brûlures urinaires et de la fièvre, il faut évoquer en premier une pyélonéphrite aiguë	X			
E	échographie rénale systématique				
Cf. recommandations					

Question 6

N°	Réponses	OK	PCZ	SCZ	Commentaires
A	aucune antibiothérapie dans l'attente de l'antibiogramme	X			
B	antibiothérapie probabiliste par fosfomycine-trométamol 3 g en dose unique				
C	augmentation du volume de boisson quotidien	X			
D	augmentation de la fréquence des toilettes intimes				
E	augmentation de la fréquence des mictions	X			
Cf. recommandations					

Question 7

N°	Réponses	OK	PCZ	SCZ	Commentaires
A	amoxicilline 1 g × 3/j pendant 7 jours en 1re intention	X			
B	amoxicilline 1 g en dose unique				
C	en cas d'allergie à l'amoxicilline, ciprofloxacine pendant 7 jours en 1re intention				

		OK	PCZ	SCZ	
D	en cas d'allergie aux pénicillines, fosfomycine-trométamol 3 g en dose unique	X			
E	en l'absence de symptôme, aucun traitement antibiotique n'est indiqué				
Cf. recommandations					

Cas clinique 5

Question 1

N°	Réponses	OK	PCZ	SCZ	Commentaires
A	numération formule sanguine	X			
B	ionogramme sanguin				N'apporte pas d'information supplémentaire
C	recherche d'agglutinines irrégulières	X			
D	bilan de coagulation avec TP, TCA et fibrinogène	X			S'assurer d'une coagulation normale peut se discuter dans ce contexte sans connaître l'importance des saignements
E	albuminurie/24 h				

Question 2

N°	Réponses	OK	PCZ	SCZ	Commentaires
A	scanner abdominopelvien				
B	échographie pelvienne	X			À la recherche d'une rétention
C	IRM pelvienne				
D	hystéroscopie				
E	aucun, la clinique suffit			X	

Question 3

N°	Réponses	OK	PCZ	SCZ	Commentaires
A	prélèvement vaginal	X			
B	examen cytobactériologique urinaire	X			
C	numération formule sanguine	X			
D	CRP	X			
E	hémocultures	X			

Question 4

N°	Réponses	OK	PCZ	SCZ	Commentaires
A	endométrite	X			Diagnostic prioritaire car hyperthermie, métrorragies et rétention
B	appendicite				
C	pyélonéphrite				
D	mastite inflammatoire				
E	torsion d'annexe				

Question 5

N°	Réponses	OK	PCZ	SCZ	Commentaires
A	thrombophlébite ovarienne	X			Complication classique en cas d'infection du post-partum
B	phlegmon du ligament large				
C	cholécystite aiguë				
D	appendicite aiguë				
E	engorgement mammaire				

Question 6

N°	Réponses	OK	PCZ	SCZ	Commentaires
A	cliché d'abdomen sans préparation				
B	scanner abdominopelvien non injecté				
C	scanner abdominopelvien injecté	X			+++ pour le diagnostic
D	échographie abdominopelvienne				
E	D-dimères				

Question 7

N°	Réponses	OK	PCZ	SCZ	Commentaires
A	HBPM à dose curative	X			Traitement classique de la phlébite
B	HBPM à dose préventive				
C	AVK			X	
D	aspirine				
E	thrombolyse				

CHAPITRE 38

Dossiers progressifs

Énoncés et questions

DP 1

Vous recevez M. et Mme D. en consultation pour un désir de grossesse évoluant depuis 2 ans.
Mme D. a 28 ans. Elle présente comme antécédent une appendicectomie ainsi qu'une interruption volontaire de grossesse par aspiration avec un précédent partenaire il y a 5 ans. Les cycles sont réguliers, tous les 28 jours. M. D. a 32 ans et n'a pas d'enfant. Il n'a pas d'antécédent particulier et ne présente aucun trouble de la fonction érectile. La fréquence de leurs rapports sexuels est de 2 à 3 rapports/semaine. Ils ne présentent pas d'intoxication alcoolotabagique.

Question 1
Quel(s) examen(s) de 1re intention prescrivez-vous chez Mme D. pour explorer le trouble de la fertilité ?
A bilan sanguin hormonal à J2-5 du cycle
B échographie pelvienne à J2-3 du cycle
C cœlioscopie avec réalisation d'une épreuve au bleu
D IRM pelvienne
E IRM hypophysaire

Question 2
Quel(s) examen(s) de 1re intention prescrivez-vous chez M. D. pour explorer le trouble de la fertilité ?
A spermogramme
B spermocytogramme
C spermoculture
D échographie testiculaire
E caryotype sanguin

Question 3
Vous revoyez le couple pour leur expliquer les résultats. Concernant Mme D., les investigations retrouvent une obstruction tubaire gauche. Le bilan de réserve ovarienne est satisfaisant. Pour ce qui est de M. D., les analyses montrent une absence totale de spermatozoïdes au microscope, sur 2 spermogrammes réalisés à 3 mois d'intervalle. Les différentes explorations réalisées confirment le diagnostic d'azoospermie obstructive.
Quelle(s) technique(s) d'AMP envisagez-vous pour le couple ?
A stimulation simple de l'ovulation
B insémination intra-utérine avec sperme de donneur
C fécondation *in vitro* classique (FIV)
D fécondation *in vitro* avec injection intracytoplasmique de spermatozoïde (ICSI)
E don d'ovocyte

Question 4
Vous réalisez une stimulation ovarienne qui permet de recueillir 12 ovocytes ; 10 ovocytes sont injectés et 7 embryons sont obtenus ; 1 embryon est transféré et 5 autres sont congelés. Deux jours plus tard, Mme D. consulte en urgence pour douleurs pelviennes, nausées et ballonnement abdominal.
Quel(s) est (sont) le diagnostic(s) le(s) plus probable(s) ?
A torsion d'annexe
B perforation digestive
C grossesse extra-utérine
D perforation utérine
E syndrome d'hyperstimulation ovarienne

Question 5
Le bilan biologique et échographique confirme le syndrome d'hyperstimulation ovarienne sévère. La patiente est hospitalisée quelques jours, puis retourne à domicile.
Quel(s) traitement(s) faut-il poursuivre à domicile ?
A ponction d'ascite
B acide folique
C anticoagulation
D port de bas de contention
E antalgiques

Question 6
Le test sanguin de grossesse réalisé à la date prévue, 14 jours après la ponction, était positif. Vous retrouvez Mme D. aux urgences 5 jours après le test de grossesse, pour des douleurs pelviennes localisées à droite associées à des métrorragies.
Quel(s) est (sont) le(s) diagnostic(s) le(s) plus probable(s) ?
A endométrite
B grossesse extra-utérine
C grossesse intra-utérine évolutive
D fausse couche spontanée
E appendicite

Question 7
Quel(s) examen(s) prescrivez-vous ?
A β-hCG quantitative
B échographie pelvienne
C prélèvement vaginal
D biopsie d'endomètre
E frottis cervico-utérin

Question 8
Quel(s) signe(s) échographique(s) orienterai(en)t le diagnostic vers une grossesse extra-utérine ?
A décollement trophoblastique
B masse latéro-utérine
C vacuité utérine
D épanchement dans le cul-de-sac recto-utérin
E sac gestationnel intra-utérin

Question 9
Le diagnostic de grossesse extra-utérine droite est confirmé.
Sachant que Mme D. ne présente aucun signe de gravité, quelle(s) est (sont) votre (vos) proposition(s) thérapeutique(s) ?
A prise orale de mifépristone suivie de misoprostol
B un traitement par mifépristone seule
C une injection de méthotrexate
D une aspiration utérine
E une cœlioscopie avec salpingectomie

Question 10
Vous programmez une injection intramusculaire de méthotrexate.
Quelle(s) est (sont) les mesures(s) complémentaire(s) que vous devez effectuer ?
A réalisation d'une radiographie de thorax
B injection d'immunoglobulines (Rhophylac®) si Rh négatif
C dosage de progestérone
D réalisation d'un électrocardiogramme
E contrôle de la fonction hépatique

Question 11
Mme D. bénéficie d'une injection de méthotrexate. Quel suivi organisez-vous ?
A surveillance clinique
B surveillance hebdomadaire de la décroissance plasmatique des β-hCG jusqu'à négativation
C suivi échographique toutes les semaines jusqu'à disparition des signes échographiques
D aucune surveillance n'est nécessaire si la patiente reste asymptomatique
E contrôle cœlioscopique

DP 2

Mme P., âgée de 48 ans, consulte pour une aménorrhée depuis 3 mois. Elle présentait des cycles réguliers tous les 26 à 28 jours. Son IMC (indice de masse corporelle) est à 28 kg/m² et elle ne prend pas de contraception.

Question 1
Parmi les propositions suivantes, quel(s) diagnostic(s) évoquez-vous ?
A ménopause
B insuffisance ovarienne prématurée
C syndrome des ovaires polykystiques
D aménorrhée hypothalamique fonctionnelle
E grossesse

Question 2
Quel(s) dosage(s) plasmatique(s) demandez-vous en 1re intention ?
A FSH
B LH
C β-hCG
D œstradiol
E androgènes

Question 3
Le dosage de β-hCG est positif. Elle ne souhaite pas garder la grossesse. Quel(s) examen(s) préconisez-vous ?
A une IRM pelvienne
B une échographie de datation
C une détermination du groupe sanguin avec rhésus
D une sérologie toxoplasmose
E une glycémie à jeun

Question 4
Parmi les propositions suivantes, laquelle (lesquelles) est (sont) exacte(s) ?
A un délai de réflexion de 10 jours est obligatoire avant d'envisager une IVG
B un consentement écrit de la patiente est exigé
C un entretien social n'est pas obligatoire
D une IVG médicamenteuse en ville est possible jusqu'à 5 SA
E l'IVG est possible en France jusqu'à 14 SA

Question 5
L'échographie de datation révèle une grossesse intra-utérine de 9 SA. Parmi les propositions suivantes, laquelle (lesquelles) est (sont) exacte(s) ?
A une prise de prostaglandines seules
B une IVG par aspiration avec prise de prostaglandines avant le geste
C un traitement par méthotrexate
D une prise de mifépristone suivie de misoprostol
E le choix du traitement est fait par la patiente

Question 6
L'IVG a lieu par aspiration. 10 jours plus tard, la patiente consulte en raison de douleurs abdominales avec des métrorragies associées à des sécrétions glaireuses. Quelle(s) complication(s) redoutez-vous ?
A une grossesse extra-utérine
B un choriocarcinome
C une rétention trophoblastique utérine
D une môle hydatiforme
E une endométrite

Question 7
Quel(s) examen(s) réalisez-vous alors ?
A un dosage de β-hCG
B une échographie pelvienne
C une biopsie de l'endomètre
D une numération formule sanguine
E un dosage de protéine C-réactive (CRP)

Question 8
Vos examens confirment une rétention trophoblastique surinfectée. Quel(s) traitement(s) mettez-vous en œuvre ?

A amoxicilline + acide clavulanique
B complément d'évacuation utérine
C hystérectomie
D phloroglucinol
E paracétamol

Question 9
L'évolution est favorable. Cette patiente de 48 ans souffre de migraines sans aura et d'une hypertension artérielle bien équilibrée sous traitement. Elle se plaint de ménorragies. Quelle(s) méthode(s) contraceptive(s) lui proposez-vous ?
A un dispositif intra-utérin au cuivre
B un dispositif intra-utérin au lévonorgestrel
C des patchs œstroprogestatifs
D un microprogestatif
E un anneau vaginal

Question 10
Vous lui posez un dispositif intra-utérin au lévonorgestrel et 2 ans plus tard, elle consulte pour des bouffées vasomotrices intermittentes. Quelle(s) est (sont) votre (vos) attitude(s) ?
A vous lui retirez son dispositif intra-utérin afin de savoir si elle est ménopausée
B une mammographie de dépistage est recommandée
C vous lui expliquez que la surveillance par frottis cervicovaginaux peut être arrêtée étant donné qu'elle est probablement ménopausée
D vous lui retirez son dispositif intra-utérin car elle n'a plus besoin de contraception
E vous effectuez un dosage de FSH et LH

Question 11
Parmi les propositions suivantes, laquelle (lesquelles) est (sont) une contre-indication à la prise d'un traitement hormonal de la ménopause ?
A un antécédent de cancer hormonodépendant
B un antécédent de salpingite
C des mictions impérieuses
D des arthralgies
E un antécédent personnel récent d'accident vasculaire ischémique

Question 12
Quelle(s) est (sont) les conséquences d'une carence œstrogénique ?
A une ostéoporose
B un cancer du col utérin
C une dysurie
D des arthralgies
E une thrombopénie

Question 13
La patiente souhaite un THM. Quelle(s) est (sont) la (les) réponse(s) exacte(s) concernant le traitement hormonal de la ménopause (THM) ?
A vous prescrivez un œstrogène par voie cutanée
B vous prescrivez de la progestérone naturelle
C le traitement est à vie
D vous dosez le cholestérol et les triglycérides
E vous dosez la glycémie à jeun

Question 14
Six mois après le début du traitement, la patiente a toujours des bouffées de chaleur. Elle signale une sécheresse vaginale. Elle n'a plus de rapport avec son conjoint. Parmi les propositions suivantes, laquelle (lesquelles) est (sont) exacte(s) ?
A vous augmentez la posologie d'œstrogènes
B vous arrêtez la progestérone naturelle
C vous augmentez la progestérone naturelle
D il s'agit de signes d'un syndrome dépressif
E le THM n'a pas d'effet sur la libido

DP 3

Mlle D., 19 ans, consulte car elle présente des troubles sexuels. Elle se plaint de douleurs pendant les rapports sexuels à type de douleurs très vives dès le début de la pénétration vaginale. Elle n'utilise que le préservatif. Elle est vivement opposée – malgré vos explications rassurantes – à la prescription d'une contraception hormonale.

Question 1
Sur le plan sémiologique, comment qualifie-t-on cette symptomatologie sexuelle ?
A une dyspareunie profonde
B une dyspareunie balistique
C une dyspareunie d'intromission
D une anaphrodisie
E une anorgasmie

Question 2
En précisant votre interrogatoire, la patiente vous avoue même que la pénétration vaginale est en réalité quasiment impossible.
Quelle(s) pathologie(s) suspectez-vous ?
A un vaginisme
B une conversion hystérique
C une endométriose
D une adénomyose
E une paraphilie

Question 3
Il s'agit donc d'un vaginisme.
Quel(s) est (sont) l'(es) élément(s) à demander au cours de cette 1re consultation pour préciser la cause de ce vaginisme ?
A le caractère primaire ou secondaire de ce trouble
B les antécédents d'infections vulvovaginales répétées
C les antécédents de chirurgie ou de traumatisme vulvaire
D la présence d'éventuelles tensions avec son partenaire actuel
E la prise d'une contraception hormonale

Question 4
Une prise en charge sexologique adaptée est proposée et le problème de vaginisme est résolu en 4 mois. Votre patiente est toujours avec le même partenaire. Elle ne présente plus de vaginisme mais se plaint d'une gêne à type de brûlure lors de la pénétration vaginale. Vous diagnostiquez une sécheresse vaginale.

Quelle(s) est (sont) la (les) cause(s) possible(s) de sécheresse vaginale ?
A les infections génitales basses à répétition
B une endométriose
C la consommation excessive de produits lactés
D la pratique de douches intravaginales fréquentes
E l'utilisation répétée de préservatifs en latex

Question 5
En approfondissant votre interrogatoire, vous constatez que votre patiente présente des troubles du désir sexuel et une libido particulièrement basse. C'est une source de tension avec son partenaire qui est de moins en moins patient et compréhensif.
Parmi les circonstances suivantes, quelle(s) est (sont) celle(s) qui peu(ven)t favoriser une diminution du désir sexuel ?
A un syndrome dépressif sous-jacent
B la prise de médicaments psychotropes
C la présence de mastodynies prémenstruelles
D une dysfonction sexuelle chez le partenaire (comme l'éjaculation prématurée)
E des préliminaires sexuels négligés ou inexistants

Question 6
En réalité, cette patiente présente une angoisse très forte, jusqu'à présent inconsciente, de se trouver face à une grossesse non prévue… Les troubles de la libido s'améliorent suite à la prescription d'une pilule œstroprogestative de 2e génération, car elle a enfin moins peur d'une grossesse non désirée.
Quelques mois après cependant, elle a arrêté sa pilule car elle a vu sur un blog que la pilule « faisait grossir et donnait le cancer ». Elle est passée à une contraception par préservatifs. Elle présente une aménorrhée depuis 2 mois et vient vous voir.
Devant une aménorrhée secondaire de la femme jeune, quel(s) diagnostic(s) devez-vous évoquer en priorité ?
A un syndrome de Kallman de Morsier
B une insensibilité périphérique aux androgènes
C une grossesse
D un syndrome des ovaires polykystiques
E une hyperprolactinémie

Question 7
Vous portez le diagnostic de grossesse sur un dosage de β-hCG positif. Elle demande une interruption de grossesse.
Parmi les propositions suivantes concernant l'interruption de grossesse, laquelle (lesquelles) est (sont) exacte(s) ?
A une échographie pelvienne est indispensable pour s'assurer que la grossesse est bien intra-utérine
B le dosage de β-hCG est plus fiable que l'échographie pour dater la grossesse
C l'IVG médicamenteuse est possible en ville jusqu'à 9 SA
D l'accord du conjoint est indispensable pour la réalisation d'une IVG
E l'IVG par aspiration est déconseillée chez les mineures

Question 8
Avant la réalisation de l'IVG, vous rediscutez de la contraception. Elle ne souhaite pas reprendre la pilule car elle a trop peur de l'oublier et ne veut pas revivre une grossesse non désirée.
Que pouvez-vous lui proposer comme moyen(s) contraceptif(s) efficace(s) ?
A un patch œstroprogestatif
B un implant sous-cutané aux microprogestatifs
C un microprogestatif par voie orale
D un dispositif intra-utérin
E des préservatifs

Question 9
Elle choisit les patchs aux œstroprogestatifs. Que devez-vous vérifier avant la prescription ?
A la normalité du bilan glucidolipidique
B un frottis cervico-utérin normal
C l'absence de migraine avec aura
D la normalité de la pression artérielle
E la normalité du bilan de thrombophilie

Question 10
Que lui expliquez-vous concernant la contraception d'urgence ?
A la pilule du lendemain ne fonctionne que si elle est prise le lendemain du rapport non protégé
B la contraception d'urgence par ulipristal acétate (Ellaone®) est moins efficace que celle au lévonorgestrel (Norlevo®)
C la contraception d'urgence peut entraîner une stérilité et doit être prise avec parcimonie
D en cas de patch œstroprogestatif décollé pendant plus de 2 jours et de rapport non protégé, il est préconisé d'utiliser une contraception d'urgence
E la contraception habituelle doit être arrêtée pendant au moins 1 mois en cas de prise de contraception d'urgence

DP 4

Vous recevez Julie D. en consultation pour initiation d'une contraception. Elle est âgée de 18 ans et ne présente pas d'antécédents médicaux particuliers. Elle fume 5 cigarettes/j. Elle a commencé sa vie sexuelle il y a maintenant 2 mois, et utilise des préservatifs. Elle est G0.

Question 1
Quel(s) type(s) de contraception proposez-vous à la patiente en 1re intention ?
A une contraception hormonale de 1re génération
B une contraception hormonale de 2e génération
C une contraception hormonale de 3e génération
D un dispositif intra-utérin
E une contraception par microprogestatif

Question 2
Quelle(s) contre-indication(s) devez-vous rechercher à l'interrogatoire ?
A des migraines avec aura
B un antécédent personnel ou familial de thrombose veineuse ou artérielle

C une dyslipidémie familiale
D une hypotension artérielle
E un antécédent personnel ou familial de cancer du côlon

Question 3
Que recherchez-vous à l'examen clinique ?
A une information sur la régularité des cycles
B la normalité du toucher vaginal
C une pression artérielle normale
D la réalisation d'un frottis cervicovaginal
E la présence d'acné

Question 4
Ayant exclu d'éventuelles contre-indications, vous prescrivez une pilule œstroprogestative de 2e génération. Quel(s) examen(s) prescrivez-vous pour la prochaine consultation 4 à 6 mois plus tard ?
A une échographie pelvienne
B un bilan glucidolipidique
C un bilan de thrombophilie
D un dépistage des maladies sexuellement transmissibles
E un frottis cervicovaginal

Question 5
Julie D. revient vous voir en consultation 2 ans plus tard pour un oubli de pilule. Elle a oublié de commencer sa nouvelle plaquette il y a 2 jours et a eu un rapport sexuel non protégé hier.
Parmi les conduites à tenir suivantes, laquelle (lesquelles) proposez-vous ?
A la prescription d'une contraception d'urgence par ulipristal acétate
B la prescription d'une contraception d'urgence par éthinylœstradiol
C la prescription d'une contraception d'urgence par dispositif intra-utérin au cuivre
D la réalisation en urgence d'une échographie pelvienne, avant tout traitement
E la réalisation en urgence d'une β-hCG sanguine, avant tout traitement

Question 6
Julie D. consulte de nouveau à l'âge de 23 ans pour une aménorrhée secondaire. En effet, elle a arrêté sa contraception il y a maintenant 6 mois pour un désir de grossesse et n'est toujours pas réglée.
Parmi les propositions suivantes, laquelle (lesquelles) est (sont) exacte(s) concernant l'aménorrhée ?
A une aménorrhée primaire est définie par une absence de règles après l'âge de 12 ans
B une aménorrhée peut être physiologique en cas de grossesse, d'allaitement ou de ménopause
C une aménorrhée secondaire est définie par une absence de règles > 2 mois chez une patiente antérieurement réglée
D une aménorrhée primaire est obligatoirement d'origine hypothalamique
E une aménorrhée secondaire est physiologique après une prise prolongée de pilule œstroprogestative

Question 7
Quel(s) examen(s) prescrivez-vous pour explorer cette aménorrhée ?
A β-hCG sanguine
B dosage sanguin de FSH, LH et œstradiol
C cortisolémie
D échographie pelvienne
E hystérosalpingographie

Question 8
Quelle(s) est (sont) la (les) cause(s) la (les) plus fréquente(s) d'aménorrhée secondaire ?
A imperforation hyménéale
B désordre de la différenciation sexuelle
C syndrome des ovaires polykystiques
D aménorrhée hypothalamique fonctionnelle
E grossesse

Question 9
En cas d'aménorrhée hypothalamique fonctionnelle, que pouvez-vous retrouver à l'examen clinique ou aux examens complémentaires ?
A un taux élevé de FSH
B un taux diminué d'œstradiol
C un antécédent de retard mental dans la famille
D un indice de masse corporelle diminué
E un taux diminué de LH

Question 10
En cas d'insuffisance ovarienne prématurée, que pouvez-vous retrouver à l'examen clinique ou aux examens complémentaires ?
A un taux élevé de FSH
B un taux diminué d'œstradiol
C une activité sportive intense et/ou une restriction lipidique importante
D la notion de ménopause précoce dans la famille
E une prolactinémie augmentée

Question 11
En cas de syndrome des ovaires polykystiques, que pouvez-vous retrouver à l'examen clinique ou aux examens complémentaires ?
A des ovaires multifolliculaires en échographie
B une hyperandrogénie biologique
C une dépigmentation cutanée
D un hirsutisme
E un goitre thyroïdien

Question 12
À l'issue des examens, vous annoncez à Julie D. qu'elle présente une insuffisance ovarienne prématurée.
Quelle(s) est (sont) la (les) principale(s) cause(s) d'insuffisance ovarienne prématurée ?
A syndrome de Klinefelter
B castration chirurgicale
C antécédent de chimiothérapie gonadotoxique
D puberté précoce
E restriction alimentaire

Question 13
Concernant la recherche étiologique de cette insuffisance ovarienne prématurée, quel(s) examen(s) complémentaire(s) prescrivez-vous ?
A IRM hypophysaire
B caryotype sanguin
C recherche de prémutation *FMR1* (X fragile)
D biopsie cutanée à la recherche d'une auto-immunité
E électrocardiogramme

Question 14
Elle présente une prémutation *FMR1*.
Concernant le syndrome de l'X fragile, quelle(s) est (sont) la (les) propositions(s) exacte(s) ?
A il s'agit de la répétition instable des triplets CGG ≥ 200
B il s'agit de la 1re cause de déficience mentale héréditaire
C les femmes sont plus sévèrement atteintes que les hommes
D la transmission se fait par les hommes exclusivement
E le diagnostic prénatal pour cette pathologie est interdit en France

Question 15
Elle s'interroge sur la possibilité d'obtenir une grossesse. Que lui répondez-vous ?
A une stimulation ovarienne est possible
B les chances de grossesses spontanées existent, mais sont faibles
C il n'y a pas de risque de transmission de la prémutation à la descendance
D elle est éligible au don d'ovocyte
E elle n'est pas éligible à l'adoption

DP 5

Vous recevez en urgence Mme G., 23 ans, nulligeste, pour des douleurs pelviennes latéralisées à gauche, d'apparition progressive. La patiente n'a pas de contraception hormonale. L'examen retrouve une température à 38 °C et une douleur sans défense en fosse iliaque gauche. Les fosses lombaires sont libres. Le toucher vaginal note un empâtement du cul-de-sac vaginal gauche.

Question 1
Quelle(s) est (sont) l'(es) hypothèse(s) diagnostique(s) à ce stade ?
A torsion d'annexe gauche aiguë
B pyélonéphrite aiguë gauche
C sigmoïdite aiguë
D grossesse extra-utérine gauche
E salpingite aiguë gauche

Question 2
Quel(s) examen(s) complémentaire(s) demandez-vous en 1re intention ?
A numération formule sanguine et CRP
B β-CG (hormone chorionique gonadotrophique) plasmatique quantitative
C échographie pelvienne par voie abdominale et endovaginale
D scanner abdominopelvien
E IRM pelvienne

Question 3
L'échographie pelvienne ne retrouve pas d'abcès pelvien. Le diagnostic de salpingite aiguë gauche est retenu.
Parmi les propositions suivantes concernant les grands principes du traitement, laquelle (lesquelles) est (sont) exacte(s) ?
A une triple antibiothérapie doit être instaurée
B réalisation des sérologies hépatiques et VIH avec l'accord de la patiente
C salpingectomie gauche par cœlioscopie
D traitement prophylactique antibiotique du partenaire
E proposition d'une contraception par dispositif intra-utérin

Question 4
L'évolution est favorable grâce à votre prise en charge. Cette patiente revient aux urgences 1 an plus tard pour des métrorragies modérées et algies pelviennes. Elle est apyrétique. Elle est à 5 SA. Le test de grossesse urinaire réalisé aux urgences est positif. Son groupe sanguin est A rhésus négatif (son mari est A rhésus positif).
Quelle(s) est (sont) votre (vos) hypothèse(s) diagnostique(s) à ce stade ?
A récidive de salpingite aiguë
B grossesse extra-utérine
C fausse couche spontanée précoce
D grossesse môlaire
E hématome décidual

Question 5
Quel(s) examen(s) paraclinique(s) réalisez-vous en 1re intention ?
A β-hCG (hormone chorionique gonadotrophique) plasmatique qualitative
B NFS, CRP
C recherche d'agglutinines irrégulières
D sérologies toxoplasmose et rubéole
E échographie abdominopelvienne

Question 6
La patiente présente des métrorragies modérées et est soulagée par du paracétamol. Les β-hCG (hormone chorionique gonadotrophique) plasmatiques prélevées en urgence sont à 700 UI/mL. Les RAI sont négatives. L'échographie pelvienne retrouve une vacuité utérine. Il existe un corps jaune sur l'ovaire gauche. Il n'y a pas d'anomalie annexielle et pas d'épanchement intra-abdominal.
Parmi les propositions suivantes, quelle(s) est (sont) votre (vos) hypothèse(s) diagnostique(s) encore valable(s) à ce stade ?
A récidive de salpingite aiguë
B grossesse extra-utérine
C fausse couche spontanée précoce
D grossesse môlaire
E hématome décidual

Question 7
Parmi les propositions suivantes concernant la prise en charge que vous proposez, laquelle (lesquelles) est (sont) exacte(s) ?

A surveillance en hospitalisation
B retour à domicile avec un rendez-vous dans 48 heures pour contrôler la cinétique des β-hCG
C injection intramusculaire de méthotrexate
D prise en charge chirurgicale par cœlioscopie
E injection d'immunoglobuline anti-D

Question 8
Quatre jours plus tard, la patiente revient pour un contrôle. Les β-hCG plasmatiques prélevées sont à 1 200 UI/mL. Vous décidez de réaliser une échographie par voies abdominale et endovaginale.
Quel(s) signe(s) vous orientera (orienteront) vers une grossesse extra-utérine ?
A vacuité utérine
B épanchement sanguin au niveau du cul-de-sac recto-utérin
C absence d'épanchement sanguin dans la loge de Morrison
D sac intra-utérin de 10 mm avec une couronne trophoblastique mais sans embryon
E hématosalpinx

Question 9
Vous retenez le diagnostic de grossesse extra-utérine gauche.
Quel(s) est (sont) le(s) facteur(s) de risque que Mme G. présentai(en)t ?
A tabagisme
B antécédent de salpingite aiguë
C rhésus négatif
D âge
E nulliparité

Question 10
L'échographie a retrouvé un hématosalpinx gauche de 25 mm, la patiente est paucisymptomatique et le taux β-hCG est à 1 200 UI/mL.
Parmi les propositions suivantes concernant la prise en charge que vous proposez, laquelle (lesquelles) est (sont) exacte(s) ?
A hospitalisation
B retour à domicile sans traitement
C prescription de misoprostol (Cytotec®) par voie orale
D injection intramusculaire de méthotrexate
E laparotomie en urgence et salpingectomie gauche

Question 11
La patiente a bénéficié d'un traitement médical pour sa grossesse extra-utérine gauche (méthotrexate et immunoglobuline anti-D) et vous organisez le suivi de décroissance des β-hCG. Six jours après la mise en place du traitement, la patiente est amenée par les pompiers pour malaise à domicile. La PA est à 75/40 mmHg. À la palpation abdominale, il existe une défense nette et le toucher vaginal provoque une douleur atroce.
Quel(s) diagnostic(s) évoquez-vous ?
A choc anaphylactique au méthotrexate
B grossesse extra-utérine gauche rompue
C fausse couche spontanée hémorragique
D choc hypovolémique
E rupture d'un kyste du corps jaune

Question 12
Vous retenez le diagnostic de grossesse extra-utérine gauche rompue compliquée d'un choc hémorragique. Parmi les propositions suivantes concernant la conduite à tenir, laquelle (lesquelles) est (sont) exacte(s) ?
A sulprostone (Nalador®) en intraveineux
B injection intramusculaire de méthotrexate
C nouvelle injection d'immunoglobuline anti-D
D laparotomie en urgence et annexectomie gauche
E cœlioscopie avec salpingectomie gauche

Question 13
Cinq ans plus tard, vous recevez la patiente en consultation gynécologique. Vous réalisez un frottis cervico-utérin de dépistage.
Quelle(s) est (sont) la (les) recommandation(s) actuelle(s) en France en matière de dépistage du cancer du col utérin ?
A le dépistage commence à 25 ans
B le dépistage est proposé dès le premier rapport sexuel
C le frottis cervico-utérin peut être substitué par une colposcopie
D il n'est pas nécessaire de réaliser de frottis cervico-utérin si la patiente a été vaccinée contre les infections à HPV (papillomavirus humains)
E le dépistage est proposé jusqu'à 80 ans

Question 14
L'analyse indique un frottis cervico-utérin HSIL (*High grade of Squamous Intraepithelial Lesion*). Parmi les propositions suivantes concernant la prise en charge que vous proposez, laquelle (lesquelles) est (sont) exacte(s) ?
A une conisation
B une échographie pelvienne
C un typage du virus HPV
D une biopsie guidée par la colposcopie
E un frottis cervico-utérin de contrôle

DP 6

Mme M., 25 ans, consulte pour son suivi gynécologique. Elle n'a pas d'antécédent particulier et ne prend pas de contraception. Lors du toucher vaginal, vous mettez en évidence une masse pelvienne mobile, non douloureuse, latéralisée à gauche. Le reste de l'examen clinique est normal et vous effectuez un frottis cervico-utérin de dépistage.

Question 1
Quelle(s) hypothèse(s) diagnostique(s) évoquez-vous ?
A un abcès tubo-ovarien gauche
B un fibrome sous-séreux de l'utérus
C un fibrome sous-muqueux de l'utérus
D un kyste de l'ovaire gauche
E un cancer du col de l'utérus

Question 2
Quel(s) élément(s) à rechercher à l'interrogatoire serai(en)t évocateur(s) d'un fibrome utérin ?

A présence d'une perte d'appétit et d'un amaigrissement
B ménorragies
C pesanteur pelvienne
D métrorragies provoquées par les rapports sexuels
E leucorrhées malodorantes associées à des douleurs pelviennes

Question 3
Quel(s) examen(s) complémentaire(s) de 1re intention prescrivez-vous ?
A échographie pelvienne par voie abdominale et vaginale
B IRM pelvienne
C TDM abdominopelvienne
D aucun examen d'imagerie n'est nécessaire
E bilan biologique avec marqueurs tumoraux (CA125)

Question 4
Quel(s) critère(s) échographique(s) serai(en)t en faveur d'une tumeur ovarienne présumée bénigne (kyste de l'ovaire bénin) ?
A absence de néovascularisation
B tumeur uniloculaire, anéchogène
C taille de la tumeur > 10 cm
D tumeur solide à contours irréguliers
E présence d'ascite associée

Question 5
La patiente a effectué une échographie pelvienne et elle vous apporte le compte rendu de l'examen : l'utérus et l'annexe droite sont de taille et de morphologie normales, l'ovaire gauche est porteur d'une lésion kystique solide de 65 mm, sans aucun critère de malignité, typique d'un kyste dermoïde (tératome mature). Vous proposez une prise en charge chirurgicale conservatrice à type de kystectomie par voie cœlioscopique à la patiente. Une date d'intervention est fixée pour le mois prochain. Quelques jours après, Mme M. se présente aux urgences pour des algies pelviennes gauches brutales, intenses, non soulagées par la prise d'antalgique de palier 1 à domicile. Elle a vomi 2 fois et est très agitée en salle d'attente. L'examen clinique retrouve une défense en fosse iliaque gauche, un toucher vaginal douloureux dans le cul-de-sac vaginal gauche, l'examen au speculum montre des leucorrhées physiologiques. La bandelette urinaire est négative, la PA à 130/80 mmHg, et la température est de 37,5 °C.
Quel(s) est (sont) le(s) diagnostic(s) à évoquer en 1re intention ?
A torsion aiguë d'annexe gauche
B hémorragie intrakystique
C grossesse extra-utérine rompue
D sigmoïdite
E pyélonéphrite aiguë gauche

Question 6
Quel(s) examen(s) complémentaire(s) demandez-vous en première intention ?
A échographie pelvienne
B IRM pelvienne
C TDM abdominopelvienne
D β-hCG sanguines
E examen cytobactériologique urinaire et échographie rénale

Question 7
Vous opérez la patiente en urgence par voie cœlioscopique. La photographie suivante (fig. 1) illustre vos constatations peropératoires.

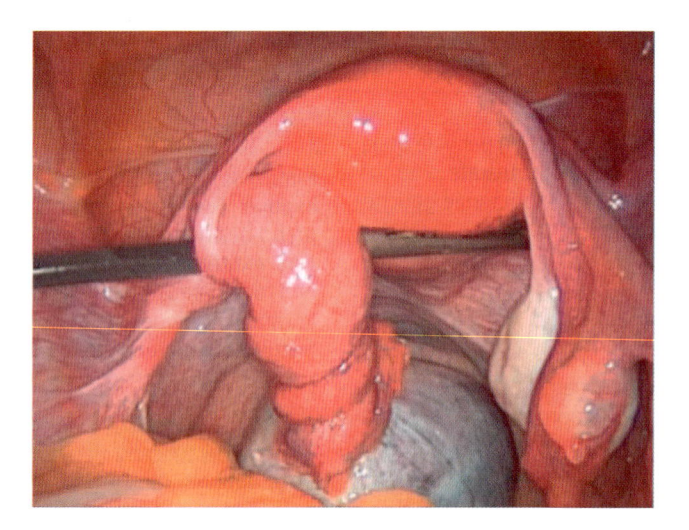

Fig. 1

Parmi les propositions suivantes, laquelle (lesquelles) est (sont) exacte(s) ?
A il s'agit d'une torsion aiguë d'annexe gauche
B il s'agit d'une grossesse extra-utérine gauche
C vous réalisez une détorsion
D vous réalisez une salpingectomie
E vous réalisez une kystectomie

Question 8
Il s'agit d'une torsion aiguë d'annexe gauche. Vous réalisez une détorsion de l'annexe associée à une kystectomie ovarienne. Les suites opératoires sont simples. La patiente est très inquiète des résultats anatomopathologiques définitifs et vous demande quels sont les facteurs de risque de cancer de l'ovaire. Quel(s) est (sont) le(s) facteur(s) de risque de cancer de l'ovaire parmi les propositions suivantes ?
A antécédents familiaux de cancer de l'ovaire
B multiparité
C contraception orale
D antécédents familiaux de cancer du sein
E ménopause précoce

Question 9
La patiente s'interroge sur l'absence de campagne de dépistage de masse du cancer de l'ovaire. Quels sont les critères nécessaires pour envisager un dépistage organisé ?
A la pathologie dépistée constitue un problème majeur de santé publique
B existence d'un test de dépistage performant, acceptable par la population et disponible
C le coût du dépistage et du traitement ne prend pas en compte du fait du bénéfice global attendu pour la population
D pathologie se manifestant d'emblée par des symptômes cliniques et dont l'évolution est bien connue
E la maladie doit être accessible à un projet thérapeutique, dont l'efficacité peut être variable

Question 10
Le résultat anatomopathologique définitif est en faveur d'un kyste ovarien bénin de type dermoïde, et le frottis cervico-utérin était normal. Lors de la consultation postopératoire, vous lui remettez ces différents résultats et vous ne constatez pas de problème particulier, la cicatrisation est acquise.
La patiente vous demande quand elle doit vous revoir pour son suivi gynécologique et avec quels examens complémentaires. Quelle(s) est (sont) la (les) proposition(s) vraie(s) ?
A il faut réaliser un frottis cervico-utérin de dépistage de façon annuelle
B il faut réaliser un frottis cervico-utérin de dépistage à un an puis tous les 3 ans, en l'absence d'anomalie
C il faut réaliser une surveillance par échographie pelvienne annuelle
D il faut réaliser un dosage des marqueurs tumoraux biologiques pour le cancer de l'ovaire (CA125) dans le cadre de la surveillance
E elle doit réaliser une mammographie tous les 2 ans

DP 7

Une patiente de 26 ans vous consulte pour aménorrhée secondaire. Elle a arrêté sa contraception œstroprogestative depuis 9 mois et est en aménorrhée depuis. Ses premières règles sont survenues à l'âge de 13 ans, spontanément, avec initialement des cycles réguliers. Elle a reçu une pilule de 17 à 25 ans. Celle-ci avait été initialement prescrite pour de l'acné sur le visage. Elle n'a pas d'autre antécédent médico-chirurgical. Elle est orthophoniste. En l'interrogeant, elle vous informe avoir perdu 10 kg il y a 6 ans au moment de ses examens et d'une déception sentimentale (poids minimum : 50 kg pour 1,69 m, IMC : 17,5 kg/m^2, poids maximum : 61 kg). Elle est actuellement en couple et se dit stressée par son travail.

Question 1
Quel(s) est (sont) le(s) premier(s) diagnostic(s) à évoquer devant cette aménorrhée ?
A un syndrome des ovaires polykystiques
B une aménorrhée hypothalamique fonctionnelle
C une imperforation hyménéale
D une grossesse
E une synéchie utérine

Question 2
Elle vous informe avoir arrêté sa pilule pour un désir de grossesse. Elle a déjà réalisé plusieurs tests de grossesse qui se sont tous avérés négatifs (dont le dernier réalisé il y a 48 heures).
Que recherchez-vous pour orienter votre diagnostic étiologique de cette aménorrhée ?
A une galactorrhée
B des signes d'hypo-œstrogénie
C une alopécie du vertex
D une constipation
E un écoulement vaginal verdâtre nauséabond

Question 3
Elle ne présente pas de douleurs cycliques. L'examen n'a pas mis en évidence de signe d'hyperandrogénie clinique. Actuellement, elle a stabilisé son poids puisqu'elle pèse 53 kg (IMC : 18,6 kg/m^2). Elle présente en revanche des signes d'hypo-œstrogénie.
Parmi les symptômes suivants, le(s)quel(s) est (sont) évocateur(s) d'une hypo-œstrogénie ?
A mastodynies
B trouble du sommeil
C gonflement abdominal
D bouffées vasomotrices
E baisse de la libido

Question 4
Vous décidez de réaliser un test au progestatif pour orienter votre diagnostic. Celui-ci est négatif (absence de saignement).
Quel(s) est (sont) le(s) diagnostic(s) possible(s) à ce stade au vu des résultats du test à la dydrogestérone (Duphaston®) ?
A une aménorrhée hypothalamique fonctionnelle
B une insuffisance ovarienne prématurée
C un syndrome des ovaires polykystiques

D une hyperprolactinémie
E une aménorrhée induite par la prise prolongée de la pilule

Question 5
Que demandez-vous comme examen(s) complémentaire(s) en 1re intention pour explorer cette aménorrhée secondaire ?

A un bilan hormonal avec œstradiol, LH, FSH et prolactine
B un caryotype
C une IRM cérébrale
D une échographie pelvienne
E une IRM pelvienne

Question 6
Voici les résultats de l'échographie pelvienne (fig. 2) :

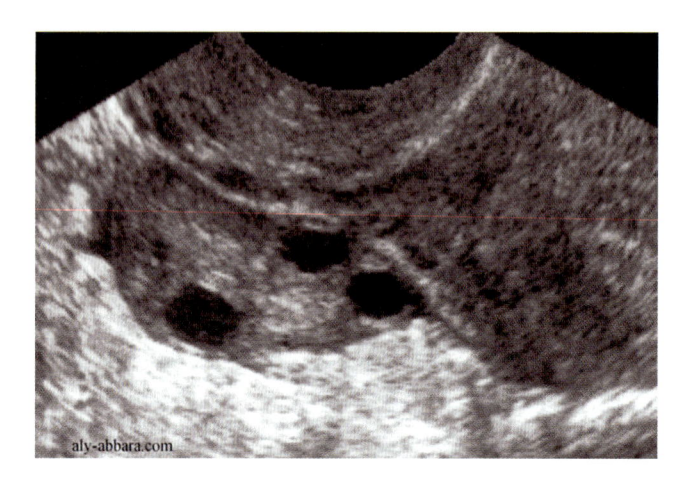

Fig. 2

Quel(s) diagnostic(s) évoquez-vous devant cette échographie ?
A une synéchie
B une insuffisance ovarienne prématurée
C un syndrome des ovaires polykystiques
D un kyste ovarien fonctionnel
E une endométriose

Question 7
Le bilan que vous avez demandé retrouve : un œstradiol bas, inférieur à 15 pg/mL, une FSH à 45 UI/L [N : 4,3–9,0 UI/L], une LH à 30 UI/L [N : 2,0–7,6 UI/L], une prolactine à 18 ng/mL (N <22 ng/mL). L'échographie pelvienne montre un endomètre fin et un compte folliculaire antral à 3 à droite et 1 à gauche. Devant ces examens complémentaires, quel(s) est (sont) maintenant le(s) diagnostic(s) possible(s) ?
A une aménorrhée hypothalamique fonctionnelle
B un syndrome des ovaires polykystiques
C un hypogonadisme hypogonadotrope congénital
D une hyperprolactinémie
E une insuffisance ovarienne prématurée

Question 8
Quel(s) bilan(s) complémentaire(s) demandez-vous pour orienter le diagnostic étiologique de cette insuffisance ovarienne prématurée ?
A un dosage des androgènes
B une IRM pelvienne
C une IRM hypophysaire
D un caryotype
E une recherche de la prémutation FMR1

Question 9
Le caryotype demandé est normal (46, XX) et la recherche de prémutation FMR1 est négative. Le bilan auto-immun est également négatif. Il s'agit donc d'une insuffisance ovarienne prématurée idiopathique.
Quel(s) peu(ven)t être la (les) conséquence(s) clinique(s) à court ou long terme de cette insuffisance ovarienne prématurée ?
A sueurs nocturnes
B péricardite
C ostéoporose
D mastodynies
E sécheresse vaginale

DP 8

Vous êtes de garde aux urgences générales, il est 1 h 30. Mlle O., âgée de 22 ans, est amenée par les pompiers pour une violente douleur « dans le bas ventre » selon les mots de la patiente.
Elle est très douloureuse (échelle numérique verbale à 10/10), elle est pâle et recroquevillée sur elle-même. Elle vient de vomir.

Question 1
Devant ce tableau clinique aigu, quelles sont les urgences que vous devez éliminer en priorité ?
A nécrobiose aseptique de fibrome utérin
B grossesse extra-utérine rompue
C pyélonéphrite
D endométriose pelvienne
E torsion d'annexe

Question 2
Quel élément de l'examen clinique devez-vous rechercher immédiatement, avant même de prendre en charge de manière plus approfondie cette jeune patiente ?
A absence de bruits hydroaériques à l'auscultation abdominale
B instabilité hémodynamique
C signes de déshydratation
D métrorragies après examen cervical au spéculum
E recherche d'une tachypnée

Question 3
Cet élément est absent. Vous pouvez prendre le temps de détailler votre interrogatoire et votre examen clinique. Mlle O. n'a pas d'antécédent médico-chirurgical notable. Elle est nulligeste et n'a pas d'antécédent gynécologique. Ses cycles sont réguliers, elle ne se plaint pas de dysménorrhées. Ses dernières règles datent d'il y a 3 semaines. Elle ne prend pas de contraception orale car n'a pas de partenaire régulier actuellement.
Quelles sont les principales pathologies que vous devez évoquer en plus des précédentes ?
A appendicite aiguë
B rupture hémorragique d'un kyste ovarien
C infection génitale haute
D torsion d'un myome sous-séreux pédiculé
E colique néphrétique

Question 4
Les douleurs ont commencé brutalement à 22 h 30. Il existe une défense à la palpation de la fosse iliaque gauche. Mlle O. est apyrétique.
Le toucher vaginal est très douloureux à gauche, une masse est palpable.
Quels examens complémentaires demandez-vous en 1re intention chez cette jeune femme ?
A hCG (human Chorionic Gonadotropin) urinaires
B numération formule sanguine
C lipasémie
D scanner abdominopelvien avec injection de produit de contraste
E échographie pelvienne par voie abdominale et sus-pubienne

Question 5
Le bilan biologique effectué en urgence est strictement normal. Mlle O. vous précise qu'elle doit effectuer prochainement une échographie prescrite par sa gynécologue. Celle-ci avait trouvé un ovaire gauche légèrement augmenté de taille à la précédente consultation remontant à quelques semaines.
Quel(s) diagnostic(s) devez-vous évoquer en priorité dans ce contexte ?
A torsion d'annexe
B rupture de kyste
C hémorragie intrakystique
D grossesse extra-utérine
E endométriose

Question 6
L'échographie confirme la présence d'une annexe gauche pathologique, avec une altération (fig. 3) des flux dopplers et sans épanchement pelvien.

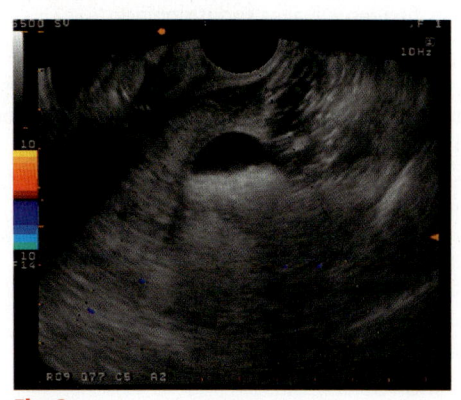

Fig. 3

Quelle est votre prise en charge ?
A laparotomie exploratrice si persistance des douleurs après 24 heures d'antalgiques
B cœlioscopie en urgence
C mise en place d'une sonde nasogastrique en aspiration
D annexectomie gauche
E antalgiques intraveineux

Question 7
L'intervention s'est bien déroulée et les suites opératoires ont été simples. Trois mois après cet épisode, Mlle O. consulte à nouveau aux urgences pour de nouvelles douleurs pelviennes. Elle est très inquiète d'une récidive de torsion.
Quelles caractéristiques de la douleur à l'interrogatoire n'iraient pas dans le sens d'une récidive de torsion d'annexe ?
A douleur pelvienne médiane
B douleur de début brutal
C douleur associée à des vomissements
D douleur avec irradiation lombaire
E association avec une douleur brutale de l'épaule droite

DP 9

Mme T., âgée de 55 ans, infirmière, vient à la consultation pour des douleurs vulvaires qu'elle attribue à sa ménopause.
Elle n'a pas d'antécédents familiaux particuliers. Elle signale comme antécédents personnels : une primo-infection tuberculeuse à 7 ans, des crises d'herpès

génital. Elle ne fume pas. Elle n'a pas eu d'enfants malgré une prise en charge en AMP. Elle a pris la pilule œstroprogestative pendant 5 ans avant son désir d'enfants.

Question 1
Parmi ces propositions, citez celle(s) qui est (sont) responsable(s) de douleurs vulvaires aiguës :
A la nulliparité
B une crise d'herpès génital
C des condylomes acuminés
D une ulcération syphilitique
E des fissures vulvaires sur atrophie

Question 2
Elle dit avoir des troubles du désir et être dépressive suite à des problèmes conjugaux car elle a soupçonné son mari d'avoir été infidèle.
La diminution du désir peut être secondaire :
A à un excès d'androgènes
B à la survenue à l'âge de 14 ans d'une agression sexuelle
C à une dépression
D aux douleurs vulvaires
E aux difficultés conjugales

Question 3
Elle est ménopausée depuis l'âge de 50 ans et a pris un THM fait d'une association combinée de 17β-œstradiol et de noréthistérone acétate. Elle a arrêté son THM il y a 24 mois. Elle est mariée à M. G., âgé de 55 ans, consultant en relations humaines depuis 28 ans. Elle se plaint de bouffées de chaleur et de crises de sueurs nocturnes.
Le couple n'a pas eu de rapport sexuel depuis 6 mois car elle souffre lors des essais d'intromission alors qu'elle n'avait pas mal auparavant.
Elle signale, par ailleurs, depuis 8 ans que, suite à une infidélité conjugale supposée, elle présente des difficultés sexuelles.
Comment qualifier ses douleurs ?
A algoménorrhée
B dyspareunie primaire
C dyspareunie secondaire
D dyspareunie superficielle
E dyspareunie profonde

Question 4
L'examen général est normal. Le poids est de 48 kg pour 1,59 m. L'examen des seins est sans particularité, la pilosité est normale, il n'y a pas de nœuds lymphatiques ni de thyroïde palpable.
Vous notez, au niveau vulvaire, un aspect blanchâtre, luisant, des lésions de grattage, le clitoris est enfoui, les petites lèvres sont rétractées. Le spéculum est impossible à mettre à cause de la douleur. Au spéculum de vierge, le col est petit et il existe une sécheresse avec atrophie vaginale. Le TV à 2 doigts est impossible et entraîne une contracture des muscles périnéaux, le vestibule est étroit. Le TV à 1 doigt possible, le col, très postérieur, est normal. En fin d'examen vous constatez une fissure vulvaire.

Devant ce dysfonctionnement sexuel, quel(s) est (sont) l'(es) élément(s) à évaluer en priorité ?
A une pathologie vulvaire
B une dépression
C un problème social
D un problème professionnel
E une conjugopathie

Question 5
Quel(s) est (sont) le(s) diagnostic(s) à évoquer après l'examen gynécologique comme possible(s) cause(s) organique(s) de la dyspareunie ?
A vaginisme primaire
B vulvodynies essentielle
C poussée d'herpès
D lichen scléreux atrophique
E atrophie vulvovaginale post-ménopausique

Question 6
Quelle(s) est (sont) votre (vos) conduite(s) à tenir initiale(s) ?
A je prescris un THM
B je réalise une biopsie vulvaire
C je l'envoie voir un sexologue
D je prescris un traitement local par ovules probiotiques
E je demande à Mme T. de commencer une thérapie de couple

Question 7
La biopsie révèle un lichen scléroatrophique.
Que proposez-vous comme traitement(s) ?
A un traitement hydratant vulvovaginal et une crème contenant de l'estriol
B un traitement lubrifiant à placer avant les rapports sexuels
C un traitement dermocorticoïde puissant d'application locale pendant 3 mois
D un traitement antibiotique local
E une chirurgie vulvaire initiale consistant en une vestibulectomie

Question 8
Vous la revoyez à 3 mois avec une nette amélioration vulvaire. Elle a mis localement des dermocorticoïdes, des hydratants et un traitement hormonal local. Les rapports sexuels restent impossibles. Elle se plaint toujours de bouffées vasomotrices avec crises de sueurs nocturnes et une tendance dépressive. Lors de l'examen, le TV à 2 doigts est possible mais vous notez une contraction périnéale intense.
Que proposez-vous ?
A arrêter l'application locale de dermocorticoïde
B continuer l'application locale de crème contenant de l'estriol
C commencer un traitement hormonal de la ménopause (THM) par l'association œstradiol percutané et progestérone en schéma combiné discontinu 25 jours/mois
D pratiquer une chirurgie plastique d'agrandissement de la vulve
E prendre l'avis d'un sexologue

Question 9
La patiente signale une nette amélioration locale et la disparition des bouffées vasomotrices et des crises de sueurs. Vous décidez de prolonger le THM.
Quels sont les risques à préciser de la prise de THM ?
A la survenue de règles régulières
B le risque de révéler un cancer du sein au niveau de 2/1 000 pour 5 ans de traitement
C le risque d'augmenter l'incidence du cancer de l'endomètre
D le risque d'augmenter l'incidence du cancer de l'ovaire de 1/8 000
E le risque d'augmenter l'incidence du cancer du côlon

Question 10
L'examen local s'est normalisé, la mise en place du spéculum se fait sans problème mais Mme T. a toujours des difficultés concernant le désir et le plaisir sexuel.
Quelles thérapies sexologiques conseillez-vous ?
A thérapie de couple
B thérapie psycho-comportementale
C prescription d'inhibiteurs de la phosphodiestérase de type 5
D prescription de flibansérine
E psychanalyse pour M. G.

DP 10

Mme M., 67 ans, consulte pour un suivi gynécologique habituel.

Question 1
Quel(s) est (sont) l'(es) examen(s) à réaliser de façon systématique chez cette patiente ?
A palpation des seins
B examen au speculum
C frottis cervico-utérin
D échographie pelvienne
E toucher rectal

Question 2
À l'interrogatoire, la patiente signale un épisode de métrorragies survenues il y a 1 mois. Quelle(s) peu(ven)t être la (les) cause(s) ?
A cancer du col
B cancer de l'endomètre
C cancer de l'ovaire
D infection à *Gardnerella vaginalis*
E cancer de vessie

Question 3
Vous suspectez un cancer de l'endomètre, quel(s) est (sont) le(s) facteur(s) de risque à rechercher à l'interrogatoire ?
A IMC > 30 kg/m^2
B prise d'une contraception progestative pendant plus de 15 ans
C HTA
D antécédents familiaux de cancer du côlon
E antécédents familiaux de cancer du rein

Question 4
Quel(s) est (sont) l'(es) examen(s) utile(s) au diagnostic du cancer de l'endomètre ?
A réalisation d'une biopsie de l'endomètre
B échographie pelvienne par voie endovaginale
C hystéroscopie
D échoendoscopie endorectale
E curetage utérin

Question 5
Vous avez fait un curetage et l'analyse histologique retrouve la présence d'un adénocarcinome endométrioïde de grade 2. Parmi les propositions suivantes, quelle(s) est (sont) la (les) réponse(s) vraie(s) ?
A il s'agit d'un adénocarcinome de l'endomètre de type 2
B c'est la forme histologique la plus fréquente
C il s'agit d'un grade histopronostique élevé
D on doit compléter le bilan par une IRM pelvienne
E on réalisera dans tous les cas un scanner thoraco-abdomino-pelvien

Question 6
Une IRM pelvienne a été réalisée (fig. 4). Quelle(s) est (sont) la (les) réponse(s) exacte(s) ?
A il s'agit d'une coupe transversale montrant l'utérus et la vessie
B il existe une masse intra-utérine refoulant la cavité utérine
C l'IRM est un des examens les plus performants pour détecter une atteinte lymphonodale
D l'IRM associée à l'analyse histologique permet de classer le cancer de l'endomètre en niveau de risque
E en cas d'allergie à l'iode, l'IRM pelvienne ne doit pas être réalisée

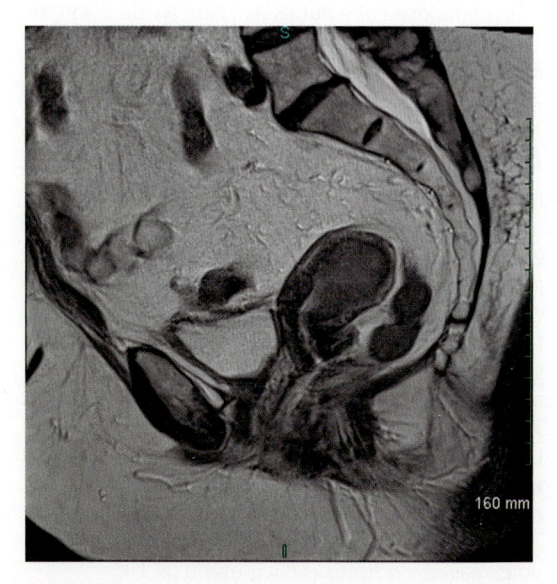

Fig. 4

Question 7
Le dossier de Mme M. a été discuté en réunion de concertation pluridisciplinaire de cancérologie. Quelle(s) est (sont) la (les) réponse(s) exacte(s) ?
A la réunion nécessite un quorum de spécialistes
B cette réunion est optionnelle avant la chirurgie
C la discussion du dossier nécessite l'accord préalable de la patiente
D cette réunion émet des propositions de prise en charge qui sont opposables
E suite à cette réunion, un plan personnalisé de soins sera systématiquement remis à la patiente

Question 8
La patiente a été traitée par chirurgie (hystérectomie et annexectomie bilatérale) pour son cancer de l'endomètre. Il s'agit d'un stade FIGO IB. Quelle(s) est (sont) la (les) réponse(s) exacte(s) ?
A la classification FIGO est une classification anatomochirurgicale
B la classification FIGO est un facteur pronostique
C il existe une atteinte lymphonodale
D le myomètre est envahi à moins de 50 %
E il existe une atteinte de l'endocol

Question 9
La patiente a été traitée par curiethérapie vaginale complémentaire. Une surveillance a été instaurée. Au cours de celle-ci, elle revient vous voir affolée car on vient de diagnostiquer chez sa fille un cancer du côlon à l'âge de 40 ans. Vous suspectez un syndrome de Lynch. Quelle(s) est (sont) la (les) réponse(s) exacte(s) ?
A le syndrome de Lynch est différent du syndrome HNPCC (*Hereditary Non Polyposis Colorectal Cancer*)
B il est associé à moins de 5 % des cancers de l'endomètre
C il correspond à une anomalie de la voie de la recombinaison homologue
D il prédispose entre autres aux cancers du côlon, de l'endomètre et de l'ovaire
E sa transmission est autosomique dominante

DP 11

Mme Joséphine B., 56 ans, se présente à votre cabinet pour des bouffées de chaleur invalidantes. Elle est G2 P2. Elle pèse 80 kg pour 1,62 m. Elle est veuve depuis 15 ans. Elle n'a pas d'antécédents médico-chirurgicaux et ne connaît pas ses antécédents familiaux (patiente née sous X). Elle n'a plus aucun suivi médical depuis son dernier accouchement il y a 25 ans. Elle n'a plus de cycles menstruels depuis 7 mois.
L'examen clinique est sans particularité. Sa pression artérielle est normale. L'examen sénologique est normal. Les aires lymphonodales sont libres. L'examen gynécologique est sans particularité.
Vous réalisez un frottis cervico-utérin (FCU).

Question 1
La patiente pense être ménopausée et veut le même traitement que sa voisine qui « a été sauvée par son gynécologue ». Que lui expliquez-vous ?
A la patiente est ménopausée
B je prescris une mammographie
C je prescris une exploration d'une anomalie lipidique
D je prescris une échographie pelvienne
E je prescris un traitement hormonal de la ménopause

Question 2
Elle vous explique avoir reçu une convocation pour le dépistage du cancer du sein. Elle a toujours refusé d'y participer. Que lui expliquez-vous concernant le dépistage du cancer du sein.
A le cancer du sein est le 3e cancer le plus fréquent en France
B le dépistage organisé concerne toutes les femmes entre 50 et 74 ans
C une mammographie de dépistage comprend 2 incidences
D seuls les clichés anormaux sont relus en 2e lecture
E le dépistage est pris en charge à 100 %

Question 3
Quel bilan biologique prescrivez-vous à la patiente ?
A cholestérolémie
B FSH
C œstradiolémie
D glycémie à jeun
E TSH

Question 4
Vous recevez le résultat du FCU de la patiente qui est de type ASC-US. Que faites-vous ?
A une colposcopie d'emblée
B un double immunomarquage p16/Ki67
C un FCU de contrôle à 1 an
D un prélèvement vaginal bactériologique
E un test HPV

Question 5
Vous recevez les résultats du bilan biologique demandé : FSH à 32 UI/L et œstradiol à 16 pg/L. Que concluez-vous ?
la patiente est ménopausée
A vous pouvez instaurer un traitement hormonal de la ménopause
B vous prescrivez une ostéodensitométrie
C vous lui conseillez une activité physique régulière
D vous lui prescrivez de la vitamine D

Question 6
La patiente arrive à la consultation avec la mammographie que vous avez prescrite (fig. 5 et 6). Quelle(s) est (sont) la (les) réponse(s) exacte(s) ?
A la lésion se situe dans le quadrant supéro-interne du sein droit
B la densité mammaire est de type d (ou anciennement 4)
C les contours de la lésion sont irréguliers
D il existe des nœuds axillaires envahis
E il s'agit d'une lésion ACR 4

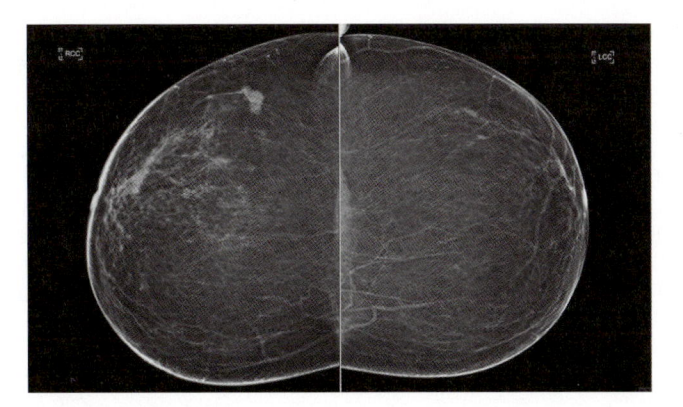

Fig. 5 Incidence de face.

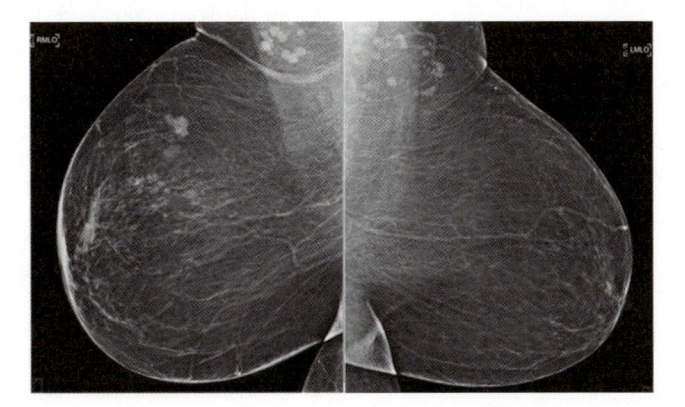

Fig. 6 Incidence de profil.

Question 7
La lésion est estimée à 16 mm sur l'imagerie. Les résultats de la microbiopsie retrouvent un carcinome infiltrant non spécifique SBR II, RE-RP+ HER2 à 1+. Votre examen clinique est inchangé. Quelle(s) est (sont) la (les) réponse(s) exacte(s) ?
- A il s'agit d'une lésion de type luminal A
- B on peut classer cliniquement la lésion T0
- C on peut classer cliniquement la lésion N0
- D on peut classer la lésion pT1
- E on peut classer la lésion M0

Question 8
Quel bilan paraclinique prescrivez-vous ?
- A une IRM mammaire
- B une échographie abdominale et une radiographie thoracique
- C une TEP-TDM au ^{18}FDG
- D une TDM thoraco-abdomino-pelvienne
- E un bilan biologique préopératoire

Question 9
Quelle prise en charge chirurgicale proposez-vous ?
- A une mastectomie droite
- B une tumorectomie du sein droit
- C une zonectomie du sein droit
- D une recherche du nœud sentinelle à droite
- E un curage lymphonodal axillaire droit

Question 10
L'examen anatomopathologique définitif retrouve un carcinome non spécifique infiltrant de 15 mm SBR III, RE- et RP+, HER2 à 1+, Ki 67 à 37. Il existe des emboles vasculaires. On retrouve une micrométastase lymphonodale. Que proposez-vous en traitement adjuvant ?
- A un traitement par antiaromatase
- B un traitement par chimiothérapie
- C un traitement par radiothérapie
- D un traitement par tamoxifène
- E un traitement par trastuzumab

Question 11
Quel(s) est (sont) le(s) facteur(s) de mauvais pronostic chez votre patiente ?
- A emboles vasculaires
- B grade tumoral
- C pN1mic
- D statut HER2
- E taille tumorale

Question 12
Quel(s) est (sont) le(s) examen(s) complémentaire(s) réalisable(s) avant d'instaurer votre traitement ?
- A une créatininémie plasmatique
- B une échographie cardiaque
- C une échographie abdominale et une radiographie thoracique

D une TEP-TDM au ^{18}FDG
E une TDM thoraco-abdomino-pelvienne et une scintigraphie osseuse

Question 13
Quelle(s) proposition(s) est (sont) exacte(s) concernant les anthracyclines ?
A elles sont antimitotiques
B elles ont une activité antitopo-isomérase II
C elles ont une cardiotoxicité
D elles ont une hépatotoxicité
E elles ont une neurotoxicité

Question 14
La patiente vient à sa consultation en vue de sa radiothérapie validée en réunion de concertation pluridisciplinaire. Que lui dites-vous ?
A elle sera concomitante à la chimiothérapie
B elle concerne le sein restant et les aires lymphonodales axillaires
C elle est réalisée 5 jours/7 à raison de 2 Gy/fraction
D elle peut entraîner une pneumopathie radique à court terme
E elle peut entraîner une radiodermite à court terme

Question 15
Quelle est la surveillance mise en place ?
A une mammographie semestrielle pendant 2 ans
B une surveillance clinique annuelle
C une surveillance du CA15-3 annuelle
D une surveillance du bilan lipidique
E une imagerie seulement sur signe d'appel clinique

DP 12

Mademoiselle Valentine O. est une patiente âgée de 17 ans. Elle a un petit ami depuis maintenant 2 ans et, depuis 4 mois, ils ont une activité sexuelle. La mère de Valentine, à qui cette dernière ne cache rien, préfère que sa fille ne prenne pas de risque, et lui a pris rendez-vous chez son gynécologue, afin que Valentine prenne la pilule. De plus, elle voudrait la faire vacciner contre le virus du col.
Par ailleurs, Valentine est une patiente totalement asymptomatique, ses règles sont régulières.

Question 1
Parmi les informations suivantes sur le vaccin contre le papillomavirus humain (HPV), laquelle (lesquelles) est (sont) juste(s) ?
A le vaccin permet de s'abstenir de la réalisation de frottis cervico-utérins
B le vaccin Gardasil® est un vaccin bivalent dirigé contre les virus HPV de types 16 et 18
C le vaccin ne peut être réalisé chez les patientes ayant déjà une activité sexuelle
D le vaccin ne peut être prescrit que par un gynécologue
E le vaccin peut se prescrire dès l'âge de 9 ans

Question 2
Valentine vous apprécie, et elle décide de se faire suivre par vous. Vous la revoyez régulièrement pour son suivi gynécologique.
À l'âge de 26 ans, elle vient vous consulter car son médecin traitant a réalisé un frottis, et les résultats l'inquiètent. Ces derniers montrent un frottis de type ASC-US.
Parmi les propositions suivantes concernant votre prise en charge, quelle(s) est (sont) celle(s) qui est (sont) vraies ?
A vous recherchez un HPV oncogène
B vous vaccinez Valentine avec le Gardasil® (c'est un rattrapage)
C vous contrôlez son FCU à 6 mois
D vous contrôlez son FCU à 1 an
E vous réalisez d'emblée une colposcopie

Question 3
Vous réalisez alors une colposcopie.
Parmi les propositions suivantes, quelle(s) est (sont) celle(s) qui est (sont) juste(s) ?
A la colposcopie commence par un examen sans préparation du col de l'utérus
B le test à l'acide acétique colore le col à l'iode
C le test de Schiller correspond à l'application de lugol
D la colposcopie oriente les biopsies
E les biopsies se font de manière systématique aux quatre quadrants horaires

Question 4
Voici le col de Valentine après application des différents réactifs (fig. 7).

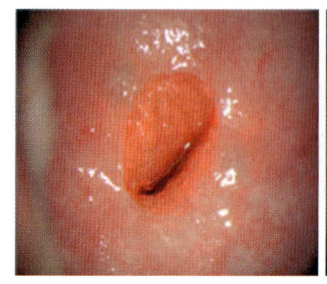

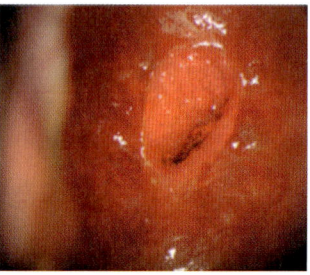

Fig. 7

Parmi les propositions suivantes, quelle(s) est (sont) celle(s) qui est (sont) juste(s) ?
A l'image de gauche correspond à l'acide acétique
B l'image de droite correspond au col sans préparation
C l'examen à l'acide acétique retrouve une forte acidophilie à 6 h
D l'examen au lugol ne retrouve pas de zone iodonégative suspecte
E vous pouvez vous passer de biopsie

Question 5
La colposcopie est normale. Vous contrôlez le FCU à distance, et ce dernier revient normal.
Concernant les lésions précancéreuses du cancer du col de l'utérus, quelle(s) est (sont) la (les) bonne(s) réponse(s) ?
A on peut traiter des lésions présumées précancéreuses, sans preuve histologique
B la conisation n'a pas de conséquence obstétricale
C les condylomes sont des lésions précancéreuses
D les taux de guérison varient entre 80 et 95 % quelle que soit la méthode de traitement
E l'abstention thérapeutique est une option de la prise en charge des CIN 1

Question 6
Concernant le dépistage du cancer du col, quelle(s) est (sont) celle(s) qui est (sont) juste(s) ?
A la biopsie est un mode de dépistage alternatif
B le dépistage s'effectue de 25 à 70 ans
C on réalise 2 frottis à 1 an d'intervalle puis tous les 3 ans s'ils sont normaux
D le dépistage du cancer du col, s'il est bien effectué, empêche la survenue du cancer du col de l'utérus
E le dépistage est inutile chez une patiente vierge

Question 7
Le temps passe, et vous continuez de suivre Valentine. Puis, pour des raisons professionnelles, elle part vivre à l'étranger pendant 10 ans. Elle revient, et reprend son suivi avec vous. Elle a désormais 41 ans et est mère de deux enfants, nés par voie basse.
Elle vous informe que tout le temps qu'elle a passé à l'étranger, elle n'a pas consulté de gynécologue.
Elle présente depuis 2 ou 3 mois des épisodes de métrorragies post-coïtales. Ces dernières sont non douloureuses, mais Valentine commence à s'inquiéter.

Vous réalisez alors un examen clinique, et voici l'aspect que vous retrouvez après avoir mis en place le spéculum. Quel principal diagnostic redoutez-vous ?
A un ectropion surinfecté
B un adénocarcinome in situ
C un adénosarcome
D un adénocarcinome invasif
E une endométriose cervicale

Question 8
Les biopsies reviennent en faveur d'un adénocarcinome invasif du col utérin (fig. 8). Vous discutez du dossier de Valentine en réunion de concertation pluridisciplinaire de cancérologie après réalisation du bilan d'extension.
Que comporte ce bilan d'extension ?
A une TDM thoraco-abdomino-pelvienne avec injection de produit de contraste
B une IRM pelvienne
C une échographie des aires lymphonodales inguinales
D un dosage du CA125
E un frottis cervico-utérin

Question 9
Le bilan d'extension de Valentine retrouve une tumeur de 1 cm limitée au col. Il s'agit donc d'un stade IB d'après la classification FIGO.
Quel est le taux de survie relative à 5 ans pour un cancer du col de l'utérus de stade I ?
A 95 à 97 %
B 84 à 93 %
C 73 à 75 %
D 59 à 68 %
E 35 %

Question 10
Vous avez réalisé dans un premier temps une lymphadénectomie pelvienne première. Cette dernière ne retrouve pas d'extension lymphonodale.
Quel(s) élément(s) fera (feront) partie de la suite de la prise en charge que vous lui proposerez ?
A une hystérectomie subtotale
B une hystérectomie totale
C une chimiothérapie
D une radiothérapie
E une curiethérapie

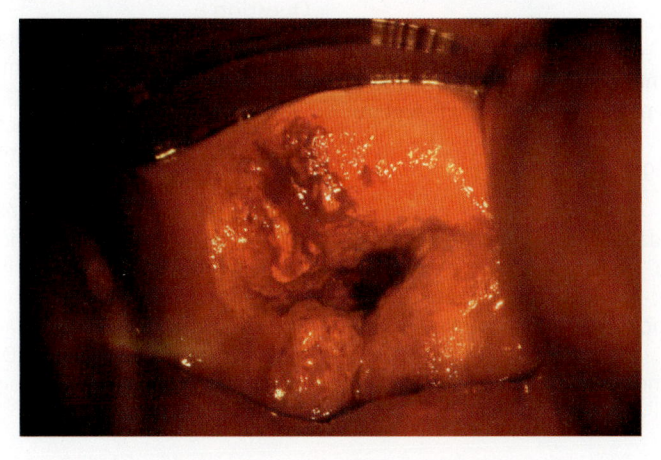

Fig. 8

Question 11
Vous réalisez une hystérectomie totale élargie interannexielle, qui se passe bien. Valentine ressort à J2 postopératoire.
Quelle(s) est (sont) la (les) complication(s) que vous redoutez à distance ?
A une dysurie par lésion des nerfs hypogastriques
B une dysurie par lésion des nerfs obturateurs
C une sténose cervicale
D un lymphœdème des membres inférieurs
E une ménopause précoce

DP 13

Mme G., âgée de 27 ans, vous consulte avant de commencer une grossesse. Elle est épileptique depuis l'âge de 15 ans, sous valproate de sodium 2 cp/j. Elle a présenté une crise il y a 4 mois environ.

Question 1
Quel(s) est (sont) le(s) risque(s) fœtal (fœtaux) du valproate de sodium ?
A anomalies de fermeture du tube neural (spina-bifida essentiellement)
B anomalies de la face
C craniosténoses
D retard de croissance intra-utérin
E mort *in utero*

Question 2
Quel(s) est (sont) le(s) moyen(s) de prévention de ces anomalies ?
A changement d'antiépileptique avant la grossesse
B prescription de vitamine K, 1 mois avant la grossesse et pendant le 1er trimestre
C prescription d'acide folique, 1 mois avant la grossesse et pendant le 1er trimestre
D prescription de fer, 1 mois avant la grossesse et pendant le 1er trimestre
E prescription de vitamine D, 1 mois avant la grossesse et pendant le 1er trimestre

Question 3
Mme G. commence une grossesse 6 mois plus tard. Elle consulte à 8 semaines de grossesse. Elle souhaite bénéficier d'un dépistage anténatal de la trisomie 21. Que lui proposez-vous ?
A caryotype par amniocentèse
B caryotype par biopsie de trophoblaste
C mesure de la clarté nucale au 1er trimestre
D marqueurs sériques par dosage de la PAPP-A et de l'hCG
E calcul de risque intégrant l'âge

Question 4
Malgré vos recommandations, le valproate de sodium n'a pas été interrompu.
Quel(s) est (sont) l'(es) examen(s) que vous réalisez afin de vérifier l'absence d'incidence fœtale du valproate de sodium ?
A échographie obstétricale avec étude anatomique
B dosage sanguin de l'alphafœtoprotéine
C dosage de l'alphafœtoprotéine dans le liquide amniotique
D dosage plasmatique du taux de valproate de sodium
E dosage du taux de valproate de sodium dans le liquide amniotique

Question 5
La grossesse se déroule bien. À 38 SA, Mme G. est amenée par le SAMU en raison d'une crise convulsive survenue à son domicile.
Quelle(s) est (sont) votre (vos) principale(s) hypothèse(s) diagnostique(s) ?
A crise d'épilepsie
B crise d'éclampsie
C migraine avec aura
D syncope
E crise d'angoisse

Question 6
Quel(s) élément(s) dans le cadre de votre enquête étiologique recherchez-vous à l'interrogatoire ?
A recherche d'un manque de sommeil
B notion de perte de poids récente
C œdèmes des membres inférieurs
D antécédent de terrain anxieux
E présence de signes neurosensoriels

Question 7
Quel(s) examen(s) paraclinique(s) proposez-vous dans le cadre de votre enquête étiologique ?
A échographie obstétricale
B dosage sanguin de valproate de sodium
C test à la fibronectine
D électroencéphalogramme
E imagerie par résonance magnétique cérébrale

Question 8
Vous constatez une ecchymose au niveau du flanc droit. Mme G. serait tombée lourdement lors de la crise. Ces constatations vous amènent à proposer un ou des examens obstétricaux.
Quel(s) examen(s) proposez-vous ?
A échographie obstétricale
B test de Kleihauer
C enregistrement du rythme cardiaque fœtal
D test à la fibronectine
E radiopelvimétrie

Question 9
Le travail commence spontanément. Vous avez connaissance d'un prélèvement vaginal positif pour le streptocoque B.
Parmi les propositions suivantes relatives à la prévention de l'infection materno-fœtale à streptocoque B, laquelle (lesquelles) est (sont) exacte(s) ?
A la rupture de la poche des eaux est à éviter
B une désinfection vaginale doit être effectuée
C une antibioprophylaxie est indispensable en début et au cours du travail
D le nouveau-né doit être lavé dans une solution d'hypochlorite de sodium (Dakin®) diluée
E le nouveau-né recevra systématiquement des antibiotiques à la naissance

Question 10
Au cours du travail, vous percevez la petite fontanelle (lambda) en bas et à gauche de la patiente. Parmi les propositions suivantes, laquelle (lesquelles) est (sont) exacte(s) ?
A la présentation est céphalique
B la variété de position est postérieure
C la variété de position est antérieure
D la variété de position est droite
E la variété de position est gauche

Question 11[1]
La durée totale du travail était de 3 heures. Mme G. a reçu une injection d'amoxicilline IV pendant le travail. Le liquide amniotique était clair. Mme G. donne naissance par voie basse à un garçon de 3 250 g. Son examen en salle de naissance à 5 minutes montre une fréquence cardiaque à 110 bpm, un enfant cyanosé, une fréquence respiratoire de 45 cycles/min et un enfant bien tonique. Le reste de l'examen est sans particularité.
Parmi les propositions suivantes concernant le score d'Apgar de cet enfant à 5 minutes de vie, laquelle (lesquelles) est (sont) exacte(s) ?
A il manque un paramètre pour calculer le score d'Apgar
B le score d'Apgar de cet enfant montre qu'il n'y a pas de détresse respiratoire
C le score d'Apgar de cet enfant est à 2
D le score d'Apgar de cet enfant est à 8
E les éléments du score d'Apgar de cet enfant montrent qu'il nécessite une ventilation au masque

Question 12
Vous êtes appelé à 12 heures de vie parce que l'enfant présente une détresse respiratoire. Le reste de l'examen est sans particularité.
Parmi les propositions suivantes, laquelle (lesquelles) est (sont) exacte(s) ?
A la détresse respiratoire pourrait être due à une infection materno-fœtale
B l'hypothèse d'une pneumonie à streptocoque B peut être écartée du fait de l'injection maternelle d'antibiotiques
C une inhalation méconiale peut expliquer la détresse respiratoire
D la détresse respiratoire peut être liée à un retard de résorption
E à ce stade, l'enfant doit être traité en urgence par une antibiothérapie IV

DP 14

Vous recevez Mme M., âgée de 23 ans, primigeste, qui a pour principal antécédent une appendicectomie à 9 ans. Elle consulte pour un début de grossesse. Mme M. est actuellement enceinte de 9 SA.

---

[1] Les questions 11 et 12 font appel à l'item 31 – Évaluation du nouveau à terme. La volonté du rédacteur est de proposer un DP type ECN avec des questions transversales.

Question 1
Quel (s) est (sont) l'(es) examen(s) obligatoire(s) de début de grossesse ?
A numération formule sanguine
B sérologies toxoplasmose
C sérologies rubéole
D sérologies hépatite C
E sérologies hépatite B

Question 2
Vous revoyez Mme M. au cours de l'échographie du 1er trimestre et lui proposez un dépistage combiné de la trisomie 21 au 1er trimestre. Que contient-il ?
A estriol
B âge paternel
C clarté nucale mesurée au cours de l'échographie du 1er trimestre
D β-hCG
E PAPP-A

Question 3
Quelques semaines plus tard, Mme M. est aux urgences obstétricales de votre maternité de niveau III. Elle est actuellement enceinte de 28 SA. La patiente est de groupe A négatif (son conjoint est positif), le rhésus fœtal sur sang maternel n'a pas été réalisé, elle n'est pas immunisée contre la toxoplasmose mais est vaccinée contre la rubéole. Elle se présente pour des douleurs abdominales. Quel(s) est (sont) votre (vos) diagnostic(s) possible(s) ?
A infection urinaire
B douleurs ligamentaires
C colique néphrétique aiguë
D menace d'accouchement prématuré
E appendicite

Question 4
La patiente décrit des douleurs pelviennes sus-pubiennes avec irradiation lombaire à type de contractions. Vous suspectez une menace d'accouchement prématuré (MAP). Quel(s) examen(s) pratiquez-vous pour confirmer ce diagnostic ?
A CRP
B toucher vaginal seul
C cervicométrie
D tocométrie externe
E bandelette urinaire

Question 5
Vous diagnostiquez finalement une MAP. D'ailleurs, quelle est en la définition ?
A contractions utérines irrégulières et douloureuses
B âge gestationnel < 22 SA
C âge gestationnel < 37 SA
D contractions utérines régulières et douloureuses
E modifications cervicales

Question 6
Mme M. présente 3 contractions utérines douloureuses/10 minutes associées à une longueur cervicale à 15 mm. Quel(s) est (sont) la (les) cause(s) ou facteur(s) de risque d'origine maternelle de MAP ?
A chorioamniotite
B âge < 18 ans

C tabagisme actif
D port de charges lourdes
E anémie

Question 7
Quelle(s) autre(s) étiologie(s)/ antécédent(s) peu(ven)t également être à l'origine d'une MAP ?
A béance cervico-isthmique
B oligoamnios
C placenta praevia
D utérus polyfibromateux
E utérus cloisonné

Question 8
Vous décidez d'hospitaliser Mme M. pour prise en charge de sa MAP. Quel bilan étiologique lui prescrivez-vous ?
A prélèvement vaginal
B ECBU
C numération formule sanguine
D glycémie veineuse
E ionogramme sanguin, urée, créatininémie

Question 9
Quel(s) traitement(s) symptomatique(s) instaurez-vous, sachant que la longueur de col reste stable à 15 mm, que les membranes sont intactes et que le bilan infectieux demeure négatif ?
A corticothérapie anténatale pour une durée de 72 heures
B tocolyse
C sulfate de magnésium
D antibiothérapie par amoxicilline systématique
E gammaglobulines anti-D dans les 72 heures

Question 10
Quelle(s) est (sont) la (les) contre-indication(s) à la mise en place d'un traitement tocolytique ?
A chorioamniotite
B anomalies du rythme cardiaque fœtal
C métrorragies minimes
D rupture des membranes
E cystite aiguë simple

Question 11
Quel(s) est (sont) le (les) facteur(s) de sévérité d'une MAP ?
A placenta bas inséré
B grossesse multiple
C âge gestationnel à 34 SA
D échappement à la tocolyse
E impossibilité de transfert vers une maternité de type adapté

Question 12
Votre patiente est finalement hospitalisée. Les contractions sont rapidement amendées par le traitement tocolytique mis en place. Au cours de l'hospitalisation ? la patiente vous interroge car elle n'est pas immunisée contre la toxoplasmose. Quelle(s) est (sont) la (les) réponse(s) fausse(s) ?
A le risque de transmission materno-fœtal est plus important en fin de grossesse
B le risque de malformation fœtale est plus important en fin de grossesse

C il est conseillé de congeler la viande et/ou de bien la cuire avant de la consommer
D les risques de malformation sont entre autres à type de choriorétinite et de calcifications cérébrales
E devant une séroconversion toxoplasmose en cours de grossesse, il est indiqué d'instaurer un traitement par spiramycine (Rovamycine®)

Question 13
Les contractions ont disparu et la longueur de col reste stable. Mme M. est finalement sortante. Quelques jours après, vous recevez une demande de transfert d'une maternité de type I pour une MAP à 30 SA. Quelle(s) est (sont) la (les) réponse(s) juste(s) ?
A le type de maternité est déterminé par la présence ou pas d'une réanimation néonatale
B une maternité de type I est adaptée pour un âge gestationnel à 32 SA
C une maternité de type III est adaptée pour accueillir des âges gestationnels < 32 SA et/ou des estimations de poids fœtal < 1 500 g
D une maternité de type IIA peut accueillir des grossesses de 32 à 34 SA si et seulement si le poids fœtal estimé est > 1 500 g
E une prise en charge d'une MAP dans une maternité de type non adapté à l'âge gestationnel et/ou à l'estimation du poids fœtal est un facteur de sévérité d'une MAP

Question 14
La patiente qui vous a été transférée est malheureusement en cours de travail et échappe à tout traitement tocolytique. Concernant la prématurité, quelle(s) est (sont) la (les) réponse(s) juste(s) ?
A la moyenne prématurité concerne des naissances survenant avant 32 SA
B les enfants prématurés sont notamment exposés au risque de maladie des membranes hyalines, d'entérocolite ulcéronécrosante et d'hémorragie intraventriculaire
C le sulfate de magnésium peut être indiqué dans le cas de cette patiente
D le sulfate de magnésium nécessite une surveillance de la fréquence respiratoire et des réflexes ostéo-tendineux de la patiente
E la corticothérapie prénatale réduit de 80 % les risques de complications néonatales

Question 15
Concernant la prévention de la MAP, quelle(s) est (sont) la (les) réponse(s) juste(s) ?
A dans le cadre d'un antécédent d'accouchement prématuré, une échographie antéconceptionnelle peut être indiquée à la recherche d'une malformation utérine
B dans le cadre d'un antécédent d'accouchement prématuré, un cerclage prophylactique peut être indiqué si, au cours d'une nouvelle grossesse, on retrouve une longueur de col à 15 mm
C la prévention secondaire d'une MAP consiste notamment en la suppression des facteurs de risque modifiables, en particulier un tabagisme actif ou une prise de toxique

D parmi les facteurs de risque modifiables de prématurité spontanée, le sevrage tabagique est associé de manière significative à une diminution de la prématurité

E un traitement par progestérone naturelle par voie vaginale peut être indiqué si, au cours d'une grossesse, on découvre un raccourcissement de la longueur du col asymptomatique (sans contractions utérines et sans antécédent d'accouchement prématuré)

DP 15

Mme B. est âgée de 39 ans. Elle travaille de nuit dans une EHPAD. Elle pèse 78 kg pour 1,65 m. Elle est enceinte pour la 4e fois. Elle a accouché 2 fois par voie basse (3,6 et 4,2 kg) et une fois par césarienne (siège et 4,2 kg). Sa mère a un diabète de type 2. Vous la recevez pour la 1re fois à 14 SA.

Question 1
Parmi les affirmations suivantes relatives à son activité professionnelle, laquelle (lesquelles) est (sont) exacte(s) ?
A elle est obligée de déclarer sa grossesse à son employeur
B seul le gynécologue-obstétricien peut proposer un aménagement de poste
C elle pourra bénéficier d'un congé prénatal de 8 semaines
D l'arrêt de travail pour grossesse pathologique est de 4 semaines
E le congé prénatal peut être réduit et reporté en période postnatale

Question 2
Vous prenez connaissance des examens prescrits par le médecin traitant :
- sérologie de toxoplasmose : négative ;
- sérologie de rubéole : positive ;
- risque combiné de trisomie 21 : 1/227 ;
- échographie du 1er trimestre : clarté nucale = 1,3 mm et longueur craniocaudale = 60 mm.

À propos des résultats du risque combiné de T21 et de l'échographie du 1er trimestre, laquelle (lesquelles) de ces propositions est (sont) exacte(s) ?
A le dépistage n'était pas justifié en raison de l'âge > 35 ans
B vous lui proposez un test d'ADN libre circulant pour la T21 (DPNI)
C vous lui proposez une échographie de contrôle à 18 SA
D vous lui proposez d'emblée un caryotype fœtal
E aucun examen n'est nécessaire car la clarté nucale était fine

Question 3
Parmi les propositions suivantes relatives au bilan biologique, quelle(s) est (sont) celle(s) à faire en plus de celles déjà effectuées ?
A sérologie de toxoplasmose 1 fois/mois
B cholestérol à jeun
C recherche d'agglutinines irrégulières
D sérologie syphilitique
E antigénémie HBs

Question 4
Quel(s) est (sont) le(s) élément(s) du dossier justifiant un dépistage du diabète gestationnel ?
A âge > 35 ans
B IMC > 25 kg/m²
C antécédent de macrosomie
D antécédent de césarienne
E diabète chez la mère

Question 5
Comment réalisez-vous le dépistage du diabète gestationnel chez cette patiente ?
A glycémie à jeun
B glycémie postprandiale
C hémoglobine glyquée
D HGPO à 75 g de glucose
E glycosurie

Question 6
Le caryotype est normal. La glycémie à jeun est à 1,02 g/L. Parmi les propositions suivantes, laquelle (lesquelles) est (sont) exacte(s) ?
A la glycémie doit être recontrôlée
B vous diagnostiquez un diabète antérieur à la grossesse
C vous diagnostiquez un diabète gestationnel
D vous diagnostiquez une intolérance aux hydrates de carbone
E l'HGPO à 24–28 SA sera inutile

Question 7
Vous concluez à un diabète gestationnel précoce. Parmi les propositions suivantes relatives à la prise en charge, laquelle (lesquelles) est (sont) exacte(s) ?
A vous lui indiquez de ne pas prendre de poids pendant la grossesse en raison de son obésité
B vous lui prescrivez un régime
C vous instaurez une surveillance des glycémies capillaires
D vous lui recommandez de l'activité physique adaptée à la grossesse
E vous prescrivez un arrêt de travail

Question 8
Parmi les propositions suivantes relatives aux risques du diabète gestationnel (DG), laquelle (lesquelles) est (sont) exacte(s) ?
A le risque de macrosomie est augmenté
B le risque de césarienne est augmenté
C la prééclampsie n'est pas associée au DG
D l'hyperglycémie néonatale doit être dépistée
E un fond d'œil est réalisé chaque trimestre

Question 9
Le diabète est bien équilibré. L'échographie du 3e trimestre objective une macrosomie. Il existe un portage chronique de streptocoque B. Vous décidez d'un déclenchement du travail. Quel(s) est (sont) le(s) élément(s) justifiant ce déclenchement ?
A l'antécédent de césarienne
B la macrosomie fœtale

C le déclenchement est systématique en cas de diabète gestationnel
D l'âge > 35 ans
E le portage chronique de streptocoque B

Question 10
Une heure après l'application de prostaglandines intravaginales, vous êtes appelé alors que la patiente signale des contractions survenant toutes les minutes. La douleur est évaluée à 9/10. Vous prenez connaissance de l'enregistrement du rythme cardiaque (RCF) (fig. 9) :

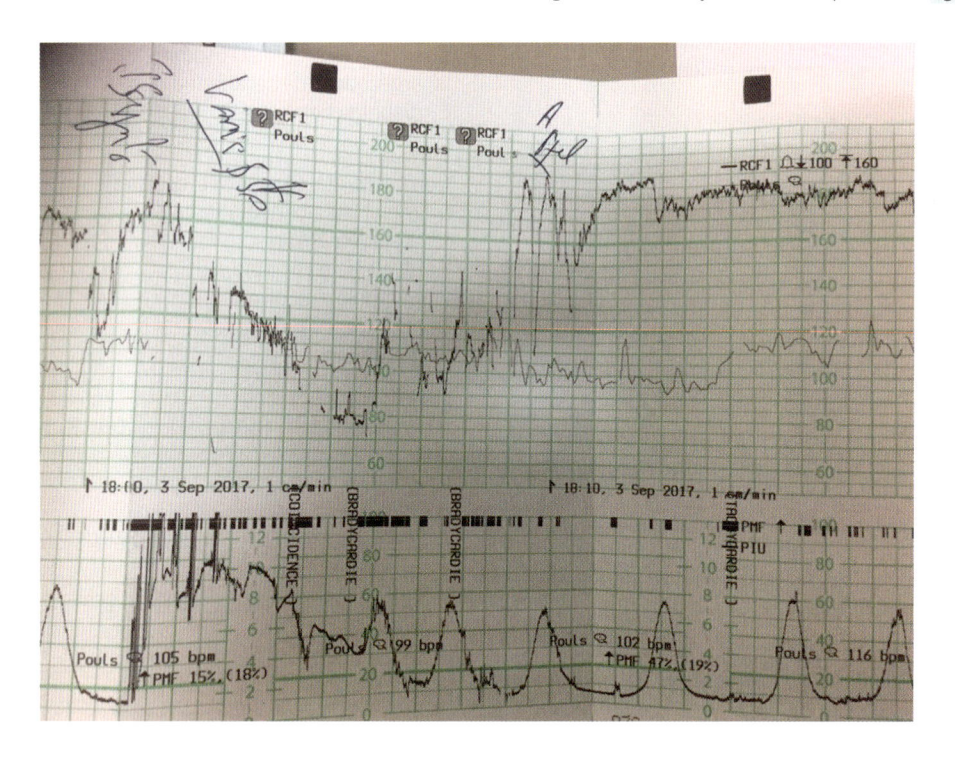

Fig. 9

Quelle(s) est (sont) votre (vos) conclusion(s) ?
A le RCF est normal
B il existe une hypertonie
C la variabilité du RCF est conservée
D il n'y a pas d'accélération
E il existe un ralentissement prolongé

Après l'injection de 2,5 mL de salbutamol, le RCF s'améliore. Le travail se déroule bien sous oxytocine et Mme B. accouche par voie basse d'un garçon pesant 3 750 g. À la naissance, la sage-femme vous appelle parce que l'enfant présente une détresse respiratoire. À l'examen, il présente un tirage intercostal franc, une cyanose modérée ; à l'inspiration, son thorax se creuse alors que son abdomen se gonfle de façon nette. Sa fréquence respiratoire est à 50 cycles/min. Le reste de l'examen clinique est sans particularité.

Question 11
Parmi les affirmations suivantes relatives à la détresse respiratoire, laquelle (lesquelles) est (sont) exacte(s) ?
A cet enfant présente un score de Silverman à 5
B vous évoquez une maladie des membranes hyalines
C vous évoquez une inhalation méconiale
D le diabète maternel peut favoriser la cause de la détresse respiratoire
E le début précoce de la détresse respiratoire élimine l'hypothèse d'une infection maternofœtale

Question 12[2]
Parmi les affirmations suivantes concernant le dépistage néonatal par test de Guthrie, laquelle (lesquelles) est (sont) exacte(s) ?
A l'hypothyroïdie congénitale recherchée est d'origine centrale
B le prélèvement doit être fait en veineux pour être fiable
C le prélèvement doit être fait avant 48 heures de vie
D une des maladies dépistées est potentiellement mortelle au cours des premières semaines de vie
E le dosage pour la mucoviscidose concerne une enzyme pancréatique

Question 13
La mère vous pose des questions relatives au dépistage de la mucoviscidose. Parmi les affirmations

---

[2] Les questions 12 à 14 font appel à l'item 31 – Évaluation du nouveau à terme. La volonté du rédacteur est de proposer un DP type ECN avec des questions transversales.

suivantes concernant la mucoviscidose, laquelle (lesquelles) est (sont) exacte(s) ?
- **A** l'origine de la détresse respiratoire peut être liée à une mucoviscidose néonatale
- **B** la mucoviscidose néonatale est une cause d'occlusion
- **C** le test de référence pour confirmer le diagnostic sera le bilan génétique
- **D** la mucoviscidose nécessite un apport précoce de vitamine C
- **E** la fréquence de cette maladie dans la région Hauts de France est d'environ 200 cas/an

Question 14
Vous êtes appelé en maternité à 48 heures de vie pour cet enfant que la sage-femme trouve assez ictérique. L'ictère est apparu à 36 heures. La mère est de groupe AB+. Elle allaite. L'enfant pèse 3 550 g. L'examen clinique de l'enfant est normal par ailleurs. Parmi les affirmations suivantes concernant l'ictère, laquelle (lesquelles) est (sont) exacte(s) ?
- **A** vous demandez une mesure de la bilirubine transcutanée
- **B** vous évoquez un ictère par insuffisance lactée
- **C** vous évoquez une incompatibilité ABO
- **D** la précocité de l'apparition de l'ictère justifie la réalisation d'un bilan sanguin
- **E** il s'agit le plus probablement d'un ictère simple

Question 15
Deux mois après l'accouchement, Mme B. n'allaite plus et souhaite une contraception. Parmi les méthodes contraceptives suivantes, laquelle (lesquelles) sera (seront) envisageable(s) ?
- **A** contraception œstroprogestative combinée minidosée
- **B** contraception microprogestative
- **C** contraception par dispositif intra-utérin au cuivre
- **D** implant contraceptif
- **E** contraception par dispositif intra-utérin à la progestérone

DP 16

Vous voyez aux urgences obstétricales Mme Ariane T., 37 ans, primigeste primipare, de groupe A négatif, immunisée pour la toxoplasmose et la rubéole, actuellement au terme de 28 SA.
La patiente n'a aucun antécédent médico-chirurgical, ni aucun antécédent familial. Elle fume 10 cigarettes/j. Elle consulte pour des céphalées apparues il y a 72 heures.

Question 1
Quel(s) est (sont) le(s) geste(s) clinique(s) à réaliser chez cette patiente en rapport avec la symptomatologie ?
- **A** mesure de la hauteur utérine
- **B** mesure de la pression artérielle
- **C** réflexes ostéotendineux
- **D** toucher vaginal
- **E** examen au speculum

Question 2
L'examen clinique retrouve :
- une pression artérielle à 180 mmHg en systolique et 110 mmHg en diastolique (contrôlée 3 fois au repos) ;
- des œdèmes des membres inférieurs ;
- une hauteur utérine mesurée à 21 cm ;
- une bandelette urinaire avec 3 croix de protéines ;
- un enregistrement du rythme cardiaque fœtal normal.

Quel(s) est (sont) le(s) diagnostic(s) principal (principaux) à évoquer selon vous ?
- **A** HTA maligne
- **B** HELLP syndrome
- **C** prééclampsie sévère
- **D** retard de croissance intra-utérin
- **E** thrombophlébite cérébrale

Question 3
Quel(s) est (sont) votre (vos) argument(s) au diagnostic de prééclampsie sévère ?
- **A** une pression artérielle > 140/90 mmHg
- **B** une pression artérielle systolique > 160 mmHg associée à une protéinurie significative
- **C** des œdèmes
- **D** une mesure de la hauteur utérine concordante avec le terme
- **E** un enregistrement du rythme cardiaque fœtal normal

Question 4
Quel(s) examen(s) complémentaire(s) demandez-vous ?
- **A** protéinurie des 24 heures
- **B** hémogramme
- **C** IRM cérébrale
- **D** bilan hépatique
- **E** échographie obstétricale

Question 5
Un bilan sanguin est donc réalisé :
- globules blancs : 12 000/mm^3, hémoglobine : 9,4 g/dL, hématocrite : 31 %, plaquettes : 100 000/mm^3 ;
- taux de prothrombine : 97 %, TCA : malade 33 secondes/témoin 34 secondes ;
- vitesse de sédimentation : 50 mm à la 1re heure ;
- fibrinogène : 3,2 g/L (N < 4 g/L) ;
- recherche d'agglutinines irrégulières : négative ;
- uricémie : 72 mg/L (N < 60 mg/L) ;
- haptoglobine : indosable ;
- natrémie : 140 mmol/L, kaliémie : 4 mmol/L, créatininémie : 70 µmol/L ASAT : 75 UI/L (N = 6–25 UI/L), ALAT : 86 UI/L (N = 6–25 UI/L), gamma-GT : 25 UI/L (N < 35 UI/L), bilirubinémie totale : 14 µmol/L (N < 20 µmol/L).

Donnez le(s) résultat(s) de votre interprétation :
- **A** cytolyse hépatique
- **B** HELLP syndrome
- **C** anémie ferriprive
- **D** séroconversion toxoplasmose
- **E** syndrome inflammatoire

Question 6
Quelle(s) élément(s) constitue(nt) votre prise en charge thérapeutique initiale ?
A hospitalisation en maternité de niveau III
B césarienne en urgence sous anesthésie générale
C déclenchement artificiel du travail
D repos
E traitement antihypertenseur intraveineux

Question 7
Quelle(s) mesure(s) préventive(s) mettez-vous en œuvre ?
A sulfate de magnésium
B aspirine à 100 mg
C corticothérapie par voie intramusculaire
D corticothérapie *per os*
E progestérone intravaginale

Question 8
Quel(s) traitement(s) antihypertenseur(s) pensez-vous utiliser ?
A inhibiteur calcique
B diurétique
C inhibiteur de l'enzyme de conversion
D bêtabloquant
E antihypertenseur central

Question 9
La sage-femme vous appelle car la patiente convulse dès son arrivée dans le service.
Quel(s) est (sont) votre (vos) diagnostic(s) principal (principaux) ?
A épilepsie
B hypokaliémie sévère
C crise d'éclampsie
D hypoglycémie
E hypocalcémie

Question 10
Vous réalisez une césarienne en urgence.
Quel(s) élément(s) de surveillance clinique instaurez-vous dans les suites de la césarienne ?
A réalisation des reflex ostéotendineux
B pesée
C diurèse
D examen neurologique quotidien
E surveillance de la pression artérielle

Question 11
Quel(s) élément(s) de surveillance biologique instaurez-vous dans les suites de la césarienne ?
A hémogramme
B bilan hépatique
C protéinurie des 24 heures
D ECG quotidien
E fond d'œil

Question 12
Quel(s) est (sont) le(s) élément(s) que vous réalisez en 1re intention lors de la consultation du post-partum ?
A mesure de pression artérielle
B protéinurie
C bilan de thrombophilie
D recherche d'un diabète
E échographie rénale

Question 13
La pression artérielle et les examens sont normaux. Mme T. vous demande un moyen de contraception. Quel est (sont) celui (ceux) que vous pouvez choisir ?
A dispositif intra-utérin au cuivre
B contraception œstroprogestative de 2e génération
C contraception œstroprogestative de dernière génération
D implant contraceptif
E pilule microprogestative

Question 14
Quelle(s) précaution(s) est (sont) à prendre pour une prochaine grossesse ?
A aspirine à 100 mg lors de la prochaine grossesse
B énoxaparine (Lovenox®) lors de la prochaine grossesse
C antivitamine K lors de la prochaine grossesse
D consultation tabacologique
E traitement antihypertenseur systématique lors de la prochaine grossesse

DP 17

Mme M., âgée de 32 ans, consulte en urgence au terme de 29 SA d'une 1re grossesse. Elle n'a pas d'antécédent notable et la grossesse s'est déroulée normalement. À l'interrogatoire, elle vous dit « avoir gonflé du visage et des mains en 2 jours ». Elle a « mal dormi cette nuit en raison de maux de tête » et s'est « réveillée avec des mouches devant les yeux et l'impression de mal entendre ».
Elle a consulté dans un premier temps son médecin traitant. Il a mesuré la pression artérielle à 150 mmHg pour la systolique et 100 mmHg pour la diastolique et a mis en évidence 3 croix de protéines dans les urines. Il vous l'a donc immédiatement adressée.

Question 1
Parmi les propositions suivantes, laquelle (lesquelles) est (sont) utile(s) pour compléter l'examen clinique dans ce contexte ?
A auscultation cardiopulmonaire
B contrôle de la pression artérielle au repos
C pesée
D réflexes ostéotendineux
E toucher vaginal

Question 2
Vous diagnostiquez une prééclampsie. Quel(s) est (sont) l'(es) élément(s) de l'histoire clinique en faveur de cette hypothèse ?
A âge < 35 ans
B chiffres de pression artérielle > 140/90 mmHg
C protéinurie significative
D œdèmes de la face et des mains
E insomnie

Question 3
Vous décidez de réaliser une échographie obstétricale. Parmi les éléments suivants, quel(s) est (sont) celui (ceux) que vous évaluez au cours de cet examen ?

A la quantité de liquide amniotique
B la croissance fœtale
C l'épaisseur du placenta
D le doppler des artères utérines
E la clarté nucale

Question 4
Vous décidez d'hospitaliser la patiente.
Quelle(s) mesure(s) préventive(s) mettez-vous en œuvre ?

A corticothérapie par bétaméthasone (Célestène®) en intramusculaire
B injection intraveineuse de sulfate de magnésium
C injection d'immunoglobulines anti-D (Rhophylac®) par voie intraveineuse
D traitement par aspirine à faible dose entre 75 et 160 mg
E traitement par progestérone par voie vaginale

Question 5
Quel(s) est (sont) l'(es) objectif(s) de la corticothérapie anténatale ?

A prévention de la menace d'accouchement prématuré
B augmentation du taux de plaquettes
C diminution du risque de maladie des membranes hyalines
D diminution du risque d'entérocolite ulcéronécrosante
E diminution du risque d'hémorragie intraventriculaire

Question 6
Quelques heures plus tard, la patiente signale l'apparition d'une douleur sous-costale droite lancinante et ne cédant pas aux antalgiques. Vous prescrivez un bilan sanguin dont voici les résultats :

- glycémie = 0,88 g/L (4,9 mmol/L) ;
- urée = 0,33 g/L (5,5 mmol/L) ;
- créatininémie = 7 mg/L (86 mmol/L) ;
- sodium = 139,0 mmol/L (ou mEq/L) ;
- potassium = 4,1 mmol/L (ou mEq/L) ;
- chlore = 104 mmol/L (ou mEq/L) ;
- protéines plasmatiques = 66 g/L ;
- ASAT = 175 UI/L, ALAT = 130 UI/L ;
- lactate-déshydrogénase = 845 UI/L ;
- érythrocytes = 4,25 millions/mm^3, avec 3 % de schizocytes ;
- hémoglobine = 9,4 g/dL ;
- VGM = 83 µm^3 ;
- leucocytes = 18 560/mm^3 ;
- plaquettes = 76 000/mm^3 ;
- protéine C réactive = 5 mg/L.

Parmi les propositions suivantes relatives à l'interprétation de ce bilan biologique, laquelle (lesquelles) est (sont) exacte(s) ?

A il existe une hypoglycémie
B il existe une insuffisance rénale
C il existe une hémolyse
D il existe une cytolyse
E il existe un syndrome inflammatoire

Question 7
Vous êtes appelé pour analyser l'enregistrement du rythme cardiaque fœtal (fig. 10). Vous informez la patiente de la nécessité de réaliser une césarienne. Quel(s) est (sont) l'(es) élément(s) motivant votre décision ?

A contexte de prééclampsie
B présence d'accélérations
C ralentissements répétés
D rythme de base normal
E absence de contractions utérines

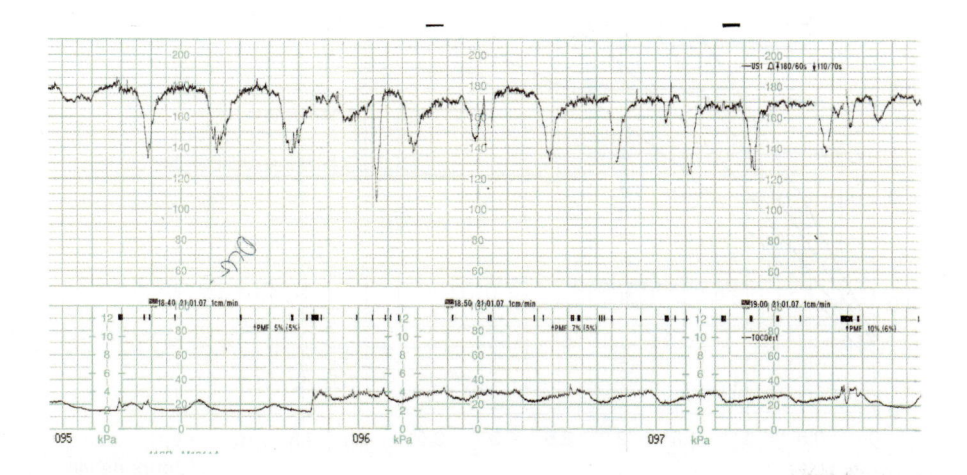

Fig. 10

Question 8

Le liquide amniotique est clair. L'enfant est extrait par césarienne. Cinq minutes après la naissance, la fréquence cardiaque est de 158 bpm. Il présente un tirage intercostal franc. La fréquence respiratoire est de 60 cycles/min. Il présente une cyanose. Il est bien tonique et réactif. Il présente un balancement thoraco-abdominal. Il geint. Il n'a pas de battement des ailes du nez ni de creux xiphoïdien. Son poids de naissance est de 1 200 g (<−2 DS).
Parmi les propositions suivantes, laquelle (lesquelles) est (sont) exacte(s) ?
A l'Apgar de cet enfant est de 10 à 5 minutes
B la cyanose donne −2 points au score de détresse respiratoire
C son score de Silverman est de 4
D cet enfant doit être mis en peau à peau
E la prématurité de cet enfant n'est pas une contre-indication à l'allaitement

Question 9

Parmi les propositions suivantes concernant l'étiologie de la détresse respiratoire présentée par cet enfant, laquelle (lesquelles) est (sont) exacte(s) ?
A le fait que la maman ait reçu une corticothérapie anténatale élimine le diagnostic de maladie des membranes hyalines
B avec les éléments dont vous disposez, vous devez évoquer une infection maternofœtale
C vous pouvez éliminer la mucoviscidose des étiologies à évoquer
D vous pouvez évoquer une inhalation méconiale
E vous pouvez évoquer une détresse respiratoire transitoire

Question 10

L'évolution respiratoire de l'enfant est favorable après traitement par surfactant. À 2 jours de vie, il présente un ictère. La maman est O Rh+, le père est O Rh−. Son taux de bilirubinémie est de 170 µmol/L.

---

[3] Les questions 8 à 10 font appel à l'item 31 – Évaluation du nouveau à terme. La volonté du rédacteur est de proposer un DP type ECN avec des questions transversales.

Indications de la phototherapie en fonction du poids
Bilirubinémie (µmol/L)

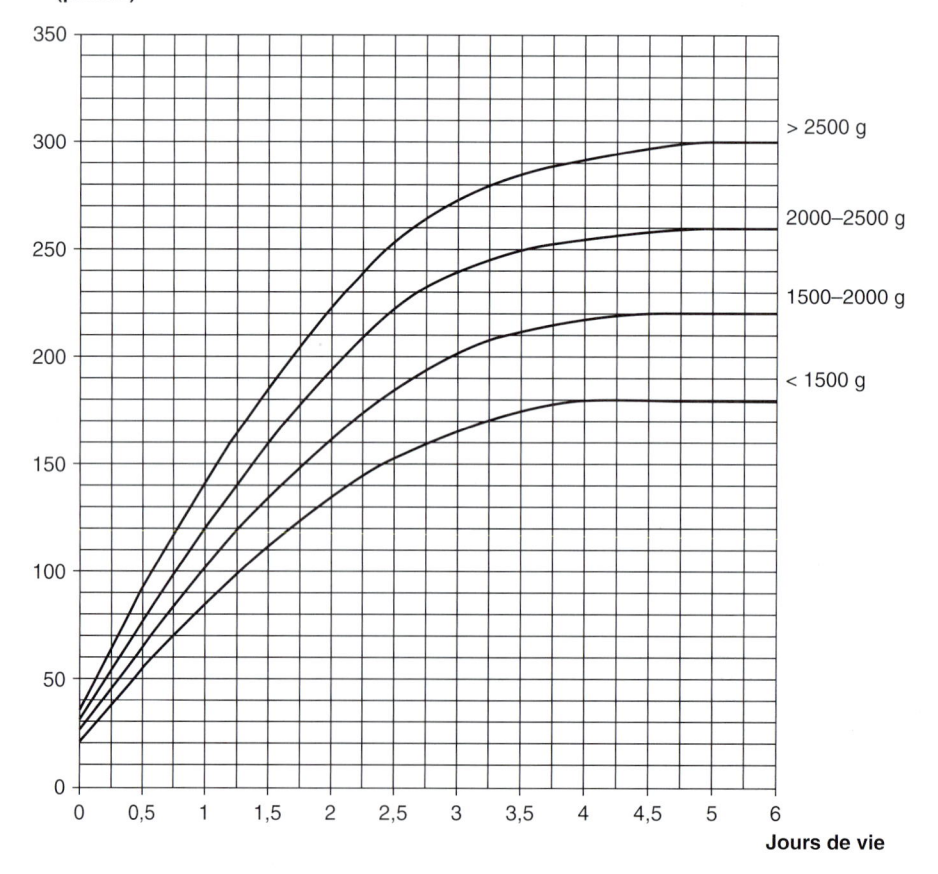

Fig. 11

Parmi les propositions suivantes concernant l'étiologie de l'ictère présenté par cet enfant, laquelle (lesquelles) est (sont) exacte(s) ? Aidez-vous de la figure 11.
A vous pouvez évoquer une allo-immunisation ABO
B vous pouvez évoquer une allo-immunisation rhésus
C vous prescrivez de la photothérapie
D vous prescrivez un traitement par immunoglobulines anti-D chez l'enfant
E vous évoquez un ictère physiologique du fait de la prématurité

Question 11
En reprenant le dossier obstétrical vous constatez une cassure de la courbe de poids fœtal. Son poids de naissance est de 1 200 g (< −2 DS). Parmi les propositions suivantes, laquelle (lesquelles) est (sont) exacte(s) ?
A cet enfant présente un retard de croissance intra-utérin
B cet enfant est à risque d'hyperglycémie du fait de son poids de naissance
C cet enfant est à risque de thrombopénie
D cet enfant est hypotrophe
E vous prescrivez un caryotype

Question 12
La maman souhaite allaiter son enfant. Parmi les propositions suivantes, laquelle (lesquelles) est (sont) exacte(s) ?
A l'allaitement est contre-indiqué du fait des traitements de la prééclampsie
B la maman devra tirer son lait 8 fois/j
C le peau à peau peut être prescrit en réanimation néonatale
D le lait est dangereux sur le plan infectieux chez cet enfant
E si le lait est envoyé au lactarium, l'enfant ne recevra pas forcément le lait de sa mère

DP 18

Mme D, âgée de 29 ans, vous consulte avec un test de grossesse urinaire positif à 6 SA d'une première grossesse.
Elle mesure 1,63 m et pèse 68 kg avant la grossesse. Elle fume environ 10 cigarettes/j. Elle prend des folates à la dose de 0,4 mg/j.

Question 1
Quel(s) est (sont) le(s) facteur(s) de risque de l'observation qui peu(ven)t influencer négativement le déroulement de la grossesse ?
A l'âge > 25 ans
B le tabagisme
C le surpoids
D la nulliparité
E la prise de folates

Question 2
Quel(s) est (sont) l'(es) examen(s) que vous prescrivez ?
A une échographie de datation
B un dosage de β-hCG urinaire
C un dosage de β-hCG plasmatique
D une échographie à 12 SA
E une glycémie à jeun

Question 3
Parmi les propositions suivantes relatives à la prise de folates, laquelle (lesquelles) est (sont) exacte(s) ?
A pour cette patiente, la dose est insuffisante
B il faut les poursuivre toute la grossesse
C la supplémentation doit être commencée au moins un mois avant la conception
D l'objectif est de prévenir les anomalies de fermeture du tube neural
E l'acide folique intervient dans la division cellulaire

Question 4
Parmi les propositions suivantes relatives au suivi de grossesse, laquelle (lesquelles) est (sont) exacte(s) ?
A 7 consultations prénatales sont obligatoires
B 5 échographies obstétricales sont obligatoires
C la déclaration de grossesse doit être faite avant 12 SA
D une sérologie de toxoplasmose négative indique un contrôle mensuel
E un dosage de l'Ag HBs doit être obligatoirement proposé

Question 5
La glycémie à jeun est à 0,95 g/L. Quel(s) est (sont) alors votre (vos) recommandation(s) ?
A réaliser une hyperglycémie par voie orale entre 24 et 28 SA
B maintenir ou commencer une activité physique adaptée à la grossesse
C surveiller les glycémies capillaires 4 à 6 fois/j
D supprimer les féculents
E supprimer les sucres rapides

Question 6
Mme D. réalise l'échographie du 1er trimestre. La longueur craniocaudale est à 55 mm. La clarté nucale est mesurée à 1,4 mm. Parmi les propositions suivantes, laquelle (lesquelles) est (sont) exacte(s) ?
A cette clarté nucale est anormale
B vous proposez une biopsie de trophoblaste
C vous proposez une amniocentèse
D vous proposez un diagnostic prénatal non invasif
E vous proposez le calcul du risque combiné de T21 par dosage des marqueurs sériques

Question 7
Le risque combiné de T21 est estimé à 1/7 563. La PAPP-A est mesurée à 0,17 MoM (multiple de la médiane). La β-hCG est mesurée à 1,7 MoM. Quelle est votre interprétation de ces résultats ?
A Mme D. n'est pas considérée comme à risque de T21
B la PAPP-A est hors bornes, ne permettant pas de tenir compte du risque calculé
C l'hCG est hors bornes, ne permettant pas de tenir compte du risque calculé
D vous prescrivez un contrôle de la PAPP-A
E vous proposez une analyse du caryotype fœtal

Question 8
Le caryotype fœtal est 46, XX. La grossesse se déroule bien. Lors de l'échographie du 3e trimestre, à 32 SA, le poids fœtal est estimé à 2 200 g, soit le 92e percentile du terme.
Parmi les propositions suivantes, laquelle (lesquelles) est (sont) exacte(s) ?
A le poids est correct pour l'âge gestationnel
B vous proposez un contrôle échographique en début de 9e mois
C il existe un retentissement fœtal du diabète
D vous envisagez une césarienne
E vous vérifiez l'équilibre glycémique

Question 9
Mme D. arrive en travail à 38 SA. Elle a eu, à 31 SA, un prélèvement urinaire positif pour le streptocoque B. Parmi les propositions suivantes, quel(s) est (sont) l'(es) élément(s) que vous réalisez à l'admission ?
A mesure de la hauteur utérine
B toucher vaginal
C amnioscopie
D prélèvement vaginal
E test à la fibronectine

Question 10
Mme D. présente des contractions utérines régulières à 38 SA avec écoulement franc de liquide amniotique. Elle a eu, à 31 SA, un prélèvement urinaire positif pour le streptocoque B. Parmi les propositions suivantes, laquelle (lesquelles) est (sont) exacte(s) ?
A il s'agit d'une menace d'accouchement prématuré
B vous réalisez une cure de corticoïdes
C vous prescrivez 5 MUI de pénicilline G
D vous prescrivez un agoniste de l'ocytocine ou un inhibiteur calcique
E vous prescrivez du sulfate de magnésium

Question 11
La présentation est sommet dos à gauche avec variété de position occipito-iliaque gauche. Parmi les propositions suivantes, laquelle (lesquelles) est (sont) exacte(s) ?
A cette variété de position est parmi les plus fréquentes
B le foyer d'auscultation des bruits du cœur est à gauche
C le toucher vaginal perçoit la suture médiane de l'axe antéropostérieur
D la petite fontanelle est perçue en avant
E le fœtus regarde vers la paroi abdominale de sa mère

Question 12[4]
L'accouchement se déroule par voie vaginale. Le placenta se délivre spontanément avec des saignements estimés à 300 cm³. Vous évaluez le nouveau-né par le score d'Apgar. Parmi les propositions suivantes relatives au score d'Apgar, laquelle (lesquelles) est (sont) exacte(s) ?
A il s'évalue à 5 et 15 minutes
B il inclut le rythme cardiaque
C il inclut le tonus
D il inclut le geignement respiratoire
E le résultat est au maximum de 10

Question 13
La patiente souhaite allaiter. Quel(s) est (sont) le(s) bénéfice(s) de l'allaitement maternel pour l'enfant ?
A réduction du risque d'allergie
B réduction du risque d'obésité
C amélioration du développement psychomoteur
D réduction du risque d'hypothyroïdie
E réduction du risque de phénylcétonurie

Question 14
Au 2e jour du post-partum, la patiente ressent des douleurs abdominales avec des lochies malodorantes et une hyperthermie à 39 °C. Vous évoquez une endométrite du post-partum. Parmi les propositions suivantes, laquelle (lesquelles) est (sont) exacte(s) ?
A vous réalisez une vitesse de sédimentation
B la présence d'un streptocoque B anténatal est un facteur de risque d'endométrite du post-partum
C vous prescrivez une antibiothérapie probabiliste
D il faut réaliser un curetage
E l'évolution peut se faire vers le sepsis

DP 19

Vous voyez en consultation le 4 juillet 2017 une femme enceinte pour sa déclaration de grossesse. Elle est puéricultrice. Vous fixez le début de grossesse par échographie le 15 mai 2017, ses cycles étant très irréguliers.

Question 1
Parmi les sérologies suivantes, quelle(s) est (sont) celle(s) que vous prescrivez à la déclaration de grossesse ?
A sérologie CMV
B sérologie rubéole
C sérologie toxoplasmose
D Ag HBs
E sérologie VIH

Question 2
La sérologie rubéole est négative. Parmi les propositions suivantes, quelle(s) est (sont) celle(s) que vous proposez ?
A une surveillance mensuelle jusqu'au 15 septembre 2017
B une surveillance mensuelle jusqu'au 15 octobre 2017
C une surveillance mensuelle jusqu'au 15 novembre 2017
D une surveillance mensuelle jusqu'à la fin de la grossesse
E vous prolongez cette surveillance jusqu'à un mois après la naissance

---

[4] La question 12 fait appel à l'item 31 – Évaluation du nouveau à terme. La volonté du rédacteur est de proposer un DP type ECN avec des questions transversales.

Question 3
Si cette patiente avait été vaccinée contre la rubéole durant son aménorrhée avant le diagnostic de grossesse et alors qu'elle était enceinte, parmi les propositions suivantes, laquelle (lesquelles) lui proposeriez-vous ?
A une recherche du virus par amniocentèse après 18 SA
B une interruption médicale de grossesse
C une IVG
D rien car ce vaccin vivant atténué n'est pas tératogène
E un suivi sérologique si pas d'immunité acquise par le vaccin

Question 4
Parmi les propositions suivantes relatives au dépistage de l'hépatite B durant la grossesse, laquelle (lesquelles) est (sont) exacte(s) ?
A il est recommandé dès la déclaration de la grossesse
B il est obligatoirement répété lors du 6e mois de la grossesse
C il n'est proposé qu'en cas de facteurs de risques maternels
D il ne repose que sur l'Ag HBs
E il associe obligatoirement d'autres marqueurs de l'hépatite B

Question 5
Vous découvrez à 14 SA que cette patiente est Ag HBs positive. Parmi les propositions suivantes relatives à votre conduite à tenir, laquelle (lesquelles) est (sont) exacte(s) ?
A consultation auprès d'un hépatologue ou infectiologue
B recherche d'autres maladies infectieuses
C recherche d'addictions
D mise immédiate sous thérapie antivirale (lamivudine)
E instauration immédiate d'une trithérapie antirétrovirale

Question 6
Chez cette femme Ag HBs+, parmi les propositions suivantes relatives laquelle (lesquelles) est (sont) exacte(s) ?
A vous programmerez de principe une césarienne pour limiter la transmission materno-fœtale
B vous ferez pratiquer le jour de la naissance chez le nouveau-né une injection de vaccin
C vous ferez pratiquer le jour de la naissance chez le nouveau-né une injection de gammaglobulines anti-HBs
D vous donnez au nouveau-né un bain antiseptique pour limiter le risque d'infection
E cette injection doit avoir lieu le plus rapidement possible après la naissance (dans les 8 à 12 heures)

Question 7
Parmi les propositions suivantes, relatives à l'infection materno-fœtale à l'hépatite B, laquelle (lesquelles) est (sont) exacte(s) ?
A vous autorisez l'allaitement si la sérovaccination est effectuée
B vous n'autorisez pas l'allaitement même si la sérovaccination est effectuée
C vous autorisez l'allaitement même si la mère présente des crevasses mammaires et si le nouveau-né est sérovacciné
D vous recommandez un suivi sérologique du nouveau-né du fait du rare risque d'échec vaccinal
E vous proposez une sérovaccination du nouveau-né d'emblée lors de la naissance si vous ne disposez pas à la naissance de sérologies maternelles (cas des grossesses non suivies)

Question 8
Vous revoyez cette patiente enceinte à 35 SA qui a des antécédents d'herpès génital récidivant. La dernière récidive remonte à deux années avant la grossesse. Parmi les propositions suivantes, laquelle (lesquelles) est (sont) exacte(s) ?
A vous programmez de principe une césarienne à terme
B vous prescrivez de la zidovudine jusqu'à la fin de la grossesse
C vous déclenchez l'accouchement dès la 37e SA pour la mettre à l'abri d'une récurrence herpétique du 9e mois
D vous recherchez de façon hebdomadaire la présence du virus d'herpès jusqu'à la fin de la grossesse
E vous autorisez l'accouchement par voie basse si l'accouchement survient 8 jours après une récurrence

Question 9
Cette patiente revient à 37 SA et 5 jours en urgence car elle a à nouveau une récurrence herpétique depuis 24 heures. Elle ne se plaint pas de contractions, le col est long, fermé et il n'y a pas de rupture prématurée des membranes. Le rythme cardiaque fœtal est normal. Parmi les propositions suivantes, quelle(s) est (sont) celle(s) que vous adoptez ?
A vous pratiquez une césarienne d'emblée
B vous programmez la pratique d'une césarienne après la fin de la récurrence herpétique
C vous donnez à la patiente un traitement par zidovudine jusqu'à la fin de la grossesse
D vous accepteriez l'accouchement par les voies naturelles si le travail se déclenchait dans les 48 heures à venir
E vous accepteriez l'accouchement par les voies naturelles si le travail se déclenchait au-delà des 8 jours de la récurrence et en l'absence de lésions persistantes

Question 10
Parmi les propositions suivantes relatives à la grippe associée à la grossesse, laquelle (lesquelles) est (sont) exacte(s) ?
A il est recommandé de proposer une vaccination antigrippale à la patiente dès la mise à disposition du vaccin antigrippal
B cette vaccination ne peut se faire qu'au-delà de 15 SA
C cette vaccination ne peut se pratiquer qu'au dernier trimestre

D cette vaccination protégera le nouveau-né jusqu'à 6 mois de vie
E la femme enceinte grippée est plus à risque de complications sévères qu'une femme grippée non enceinte

Question 11
Dans une salle d'attente des urgences obstétricales, vous retrouvez votre patiente le 5 janvier 2018, non vaccinée pour la grippe. Depuis la veille, elle présente un état fébrile avec myalgies, tout comme son mari et ses deux cousins, d'après le médecin généraliste. Après vos investigations, vous n'avez aucune étiologie à cette fièvre en dehors de la grippe. Parmi les propositions suivantes, quelle(s) est (sont) celle(s) que vous adoptez ?
A traitement de préférence à domicile et non en maternité
B prescription d'oseltamivir à la future mère en attendant les résultats des prélèvements nasal ou oropharyngé maternels
C poursuite par d'oseltamivir si la réponse positive des prélèvements nasal ou oropharyngé maternels
D aucun traitement antiviral car l'oseltamivir a des effets inésirables fœtaux importants à ce terme gestationnel
E l'oseltamivir n'a pas d'effets inésirables fœtaux rapportés à ce jour

Question 12
Le 25 janvier, cette patiente présente une éruption typique de la varicelle. Elle a eu, il y a peu, un contact avec l'enfant de sa meilleure amie qui avait la varicelle. Parmi les propositions suivantes, quelle(s) est (sont) celle(s) qui est (sont) exacte(s) ?
A elle aurait pu recevoir une prophylaxie par gammaglobulines spécifiques dans les 96 heures du contage
B elle aurait dû être vaccinée dans les 96 heures du contage
C elle aurait dû être vaccinée avant d'être enceinte
D si elle accouche le 30 janvier, le bébé a un risque élevé de varicelle néonatale
E si elle accouche le 30 janvier, le bébé sera alors sérovacciné dans les 8 heures qui suivent la naissance

DP 20

Une femme de 24 ans, en situation de précarité, en France, ayant un enfant de 18 mois, découvre sa grossesse au 4ᵉ mois. Une échographie précise en effet qu'elle est à 17 SA. Votre bilan révèle qu'elle est séropositive pour le VIH.

Question 1
La charge virale est positive avec un taux de CD4 peu élevés. Parmi les propositions suivantes, laquelle (lesquelles) est (sont) exacte(s) ?
A vous attendrez 26 SA pour la traiter afin d'obtenir une charge virale nulle
B vous proposez un traitement antirétroviral d'emblée
C votre traitement de 1ʳᵉ intention est la zidovudine
D votre traitement de 1ʳᵉ intention est l'administration de 2 inhibiteurs de la transcriptase inverse
E vous lui proposez dans tous les cas une césarienne

Question 2
La charge virale est positive avec un taux de CD4 peu élevés. Parmi les propositions suivantes, laquelle (lesquelles) est (sont) exacte(s) ?
A l'allaitement sera contre-indiqué
B l'allaitement n'est contre-indiqué qu'en présence de lésions mammaires type crevasses
C l'allaitement pourra se faire dès lors que la PCR du nouveau-né à la naissance sera négative
D l'allaitement pourra se faire dès lors que les PCR du nouveau-né à la naissance et à J15 seraient négatives, la patiente tirant son lait en attendant
E l'allaitement serait permis si la patiente vivait dans un pays où l'allaitement artificiel présente des risques pour le nouveau-né

Question 3
Chez cette patiente, vous vous apercevez que la sérologie CMV a été demandée. Parmi les propositions suivantes, laquelle (lesquelles) est (sont) exacte(s) ?
A la sérologie CMV devait être faite car faisant partie du bilan de la déclaration de la grossesse
B la sérologie CMV ne doit pas être faite systématiquement à la déclaration de grossesse
C la sérologie a pu être proposée car elle a un enfant en bas âge
D la sérologie a pu être proposée car elle était en déficit immunitaire
E le risque de séroconversion maternelle par le CMV durant la grossesse est de 1 %

Question 4
Cette sérologie CMV revient ainsi : IgG+, IgM+, indice d'avidité élevé, faisant dater la contamination maternelle à 10 SA. Parmi les propositions suivantes à cet âge gestationnel, laquelle (lesquelles) est (sont) exacte(s) ?
A la contamination fœtale est quasi nulle
B la contamination atteint près de 30 %
C l'embryofœpathie est constante
D l'embryon, s'il est infecté, a 80 % de probabilité de ne pas avoir de complication ou séquelles
E l'embryon, s'il est infecté, a 10 % de probabilité d'avoir des séquelles neurosensorielles

Question 5
Parmi les propositions suivantes de principaux facteurs de contamination maternelle par le CMV, laquelle (lesquelles) est (sont) exacte(s) ?
A le contact avec les chats
B la consommation de fromage au lait cru
C les enfants en bas âge
D le travail en crèche
E la toxicomanie intraveineuse

Question 6
Parmi les propositions suivantes relatives à la surveillance fœtale de cette patiente du fait de l'infection à CMV, laquelle (lesquelles) est (sont) exacte(s) ?
A amniocentèse à 21 SA quelle que soit la charge virale VIH
B amniocentèse dès que sa charge virale VIH est négative par son traitement
C traitement prénatal maternel par valaciclovir
D surveillance échographique régulière
E IRM fœtale

Question 7
Cette patiente vous indique qu'elle a un passé de toxicomanie intraveineuse qu'elle affirme avoir cessé. Parmi les propositions suivantes relatives à la recherche de l'hépatite C, laquelle (lesquelles) est (sont) exacte(s) ?
A l'hépatite C doit être systématiquement recherchée lors de toute déclaration de grossesse
B l'hépatite C doit être obligatoirement recherchée au 6e mois de la grossesse
C la recherche de l'hépatite C n'est recommandée que s'il existe des facteurs de risques
D indépendamment du contexte VIH de la patiente, la positivité de l'hépatite C permet un accouchement par les voies naturelles
E indépendamment du contexte VIH de la patiente, la positivité de l'hépatite C permet l'allaitement

Question 8
Cette patiente n'est pas immunisée contre la toxoplasmose. Quel(s) conseil(s) de prévention relatif(s) à ce risque donnez-vous ?
A ne pas toucher la litière des chats
B laver les crudités
C se laver les mains après avoir touché la terre
D éviter la consommation de fromages au lait cru
E consommer de la viande non saignante

Question 9
Cette patiente vous amène sa sœur enceinte de 10 SA car ses sérologies prescrites pour la toxoplasmose lors de la déclaration de grossesse les inquiètent : en effet, vous lisez : IgG+ à 54 UI (seuil à 10 UI), IgM+. Parmi les propositions suivantes relatives à ce profil, laquelle (lesquelles) est (sont) exacte(s) ?
A il peut correspondre à une infection évolutive
B il peut correspondre à une infection récente voire datant d'une année
C il doit vous inciter à demander une nouvelle sérologie 3 semaines plus tard dans le même laboratoire
D il doit vous inciter à demander un indice d'avidité
E il doit vous inciter à prescrire d'emblée un traitement par pyriméthamine et sulfamide

Question 10
Pour la sœur de la patiente, vous recevez 15 jours plus tard les résultats suivants : indice d'avidité très faible, IgG à 243 UI, IgM en augmentation. Parmi les propositions suivantes, laquelle (lesquelles) est (sont) exacte(s) ?
A vous concluez à une infection évolutive
B vous concluez à une infection ancienne
C vous proposez une amniocentèse à partir de 18 SA
D vous prescrivez de la spiramycine (Rovamycine®)
E vous proposez un suivi échographique régulier

Question 11
Parmi les propositions suivantes relatives à la toxoplasmose chez cette patiente, laquelle (lesquelles) est (sont) exacte(s) ?
A le risque de séroconversion durant la grossesse était de 1 %
B les contaminations de fin de grossesse exposent davantage aux toxoplasmoses néonatales infracliniques que celles du 1er trimestre
C en cas de séroconversion et de diagnostic prénatal invasif *via* une amniocentèse, vous informez la future mère que le taux de faux négatifs de cet examen est d'au moins 10 %
D une IMG peut être envisagée pour les contaminations prouvées par amniocentèse en cas d'atteinte cérébrale
E une IMG est acceptée pour les contaminations prouvées par amniocentèse même en l'absence d'atteinte cérébrale

DP 21

Mme M., âgée de 22 ans, hôtesse de caisse, consulte en raison d'un retard de règles de 15 jours. Elle vous indique avoir fait un test de grossesse urinaire qui est positif. Elle ne se plaint d'aucune symptomatologie fonctionnelle.

Question 1
Mme M. vous demande comment s'assurer qu'elle est bien enceinte. Parmi les propositions suivantes, laquelle (lesquelles) est (sont) exacte(s) ?
A vous réalisez un dosage plasmatique qualitatif de l'hormone chorionique gonadotrophique (hCG)
B vous prescrivez une échographie à faire dans les 15 jours
C vous prescrivez l'échographie du 1er trimestre
D le test urinaire de grossesse est suffisant pour le diagnostic de grossesse
E vous vous assurez de la bonne évolutivité avec un dosage de progestéronémie

Question 2
Vous lui prescrivez l'échographie du 1er trimestre. Parmi les propositions suivantes relatives à cette échographie, laquelle (lesquelles) est (sont) exacte(s) ?
A elle vérifie la vitalité de la grossesse
B elle permet de dater la grossesse avec une précision de ± 10 jours
C elle permet de vérifier le nombre d'embryons
D elle permet la mesure de la clarté nucale
E elle vérifie la bonne croissance fœtale

Question 3
Vous abordez la question du dépistage de la trisomie 21 du premier trimestre. Parmi les propositions

suivantes relatives à cet examen, laquelle (lesquelles) est (sont) exacte(s) ?
A il est obligatoire depuis 1996
B il s'agit d'un risque séquentiel
C il comporte un dosage de l'hCG et de la PAPP-A
D l'âge maternel est inclus dans le calcul du risque
E le seuil décisionnel pour proposer l'amniocentèse est fixé à 1/50

Question 4
Vous prenez connaissance du bilan biologique de déclaration de la grossesse :
- sérologie de syphilis négative ;
- sérologie de toxoplasmose négative ;
- sérologie de rubéole positive ;
- groupe A, rhésus positif ;
- recherche d'agglutinines irrégulières négative ;
- sérologie VIH négative ;
- pas d'albuminurie ni de glucosurie.

À partir des éléments de ce bilan, quelle(s) est (sont) votre (vos) recommandation(s) de règles hygiénodiététiques ?
A bien laver les fruits et les légumes
B éviter la litière de chat
C ne pas manger de viande crue
D ne pas consommer de coquillages
E ne pas consommer de fromages à pâte molle

Question 5
Parmi les propositions suivantes, quelle(s) est (sont) celle(s) à mettre en place en raison de la sérologie toxoplasmique négative ?
A surveillance échographique mensuelle
B contrôle sérologique 1 fois/mois
C examen anatomopathologique du placenta
D sérologie au cordon après la naissance
E vaccination contre la toxoplasmose après l'accouchement

Question 6
Lors de la consultation du 6ᵉ mois, la hauteur utérine est à 25 cm. Les bruits du cœur sont présents. La pression artérielle est à 120/60 mmHg. La prise de poids est de 5 kg (poids de 68 kg avant la grossesse pour une taille de 1,62 m).
Quel(s) est (sont) le(s) examen(s) que vous prescrivez ?
A une échographie obstétricale
B une hyperglycémie provoquée par voie orale
C une numération formule sanguine
D une uricémie
E une sérologie de toxoplasmose

Question 7
La bandelette urinaire montre 3 croix de leucocytes et des nitrites. La patiente n'a pas de symptomatologie fonctionnelle.
Parmi les propositions suivantes, laquelle (lesquelles) est (sont) exacte(s) ?
A il s'agit d'une cystite
B il s'agit d'une bactériurie asymptomatique
C vous prescrivez un examen cytobactériologique des urines
D vous attendez le résultat de l'ECBU avant de prescrire une antibiothérapie adaptée
E non traitée, l'évolution peut se faire vers la pyélonéphrite

Question 8
Les valeurs de glycémie après 75 g de glucose donnent :
- à H0 = 0,90 g/L ;
- à H1 = 1,75 g/L ;
- à H2 = 1,47 g/L.

Parmi les propositions suivantes, laquelle (lesquelles) est (sont) exacte(s) ?
A la valeur à H0 est normale
B la valeur à H1 est pathologique
C la valeur à H2 est normale
D vous concluez à un diabète gestationnel
E vous concluez à une intolérance aux hydrates de carbone

Question 9
Lors de la consultation à 36 SA, un prélèvement vaginal montre la présence de nombreux streptocoques B. Parmi les propositions suivantes relatives à ce résultat, laquelle (lesquelles) est (sont) exacte(s) ?
A il faut prescrire des ovules antibiotiques
B l'accouchement aura lieu par césarienne
C le prélèvement sera à renouveler avant l'accouchement
D une antibiothérapie sera réalisée en péripartum
E le nouveau-né sera surveillé à la recherche de signes d'infection

Question 10
Le travail commence spontanément. Il dure 16 heures. La patiente reçoit des antibiotiques en raison du portage chronique de streptocoque. L'accouchement a lieu par voie basse à l'aide d'une ventouse en raison d'anomalies du rythme cardiaque fœtal. Une épisiotomie est réalisée. Elle donne naissance à un garçon de 4 140 g. Dans les suites immédiates, elle saigne de 750 mL.
Parmi les éléments de cette observation, quel(s) est (sont) celui (ceux) qui est (sont) un (des) facteur(s) de risque d'hémorragie du post-partum ?
A le travail long
B le portage de streptocoque B
C l'accouchement par voie basse
D l'extraction instrumentale
E le poids du nouveau-né

Question 11
Parmi les propositions suivantes pour la prise en charge de cette hémorragie du post-partum, laquelle (lesquelles) est (sont) exacte(s) ?
A réalisation d'une hystéroscopie
B injection d'oxytocine
C injection de prostaglandines
D massage utérin
E révision utérine

Question 12
Malgré votre traitement (oxytocine, massage utérin et révision utérine), le saignement se poursuit.

Quelle(s) est (sont) la (les) mesure(s) que vous mettez en œuvre ?
A injection d'oxytocine
B injection de prostaglandines
C remplissage vasculaire
D hystérectomie
E embolisation

Question 13
L'injection de prostaglandines permet d'obtenir l'arrêt du saignement. Le séjour en suite de couches se passe bien. Mme M. choisit d'allaiter.
Quel(s) est (sont) le(s) bienfait(s) de l'allaitement maternel pour le nouveau-né ?
A prévention des allergies
B amélioration du transit intestinal
C prévention des infections néonatales
D prévention de l'obésité
E amélioration du lien mère-enfant

Question 14
À la sortie, Mme M. allaite de façon exclusive.
Parmi les principes contraceptifs suivants, quel(s) est (sont) celui (ceux) que vous pouvez prescrire ?
A dispositif intra-utérin à 3 mois
B patch contraceptif
C pilule œstroprogestative
D microprogestatif oral
E anneau vaginal

DP 22

Mme S., 39 ans, effectue le suivi de sa 1re grossesse avec son médecin traitant. Elle est infirmière de nuit. Le déroulement de la grossesse est sans particularité. Elle ne présente pas d'antécédent médico-chirurgical en dehors d'une obésité modérée avec un IMC à 32 kg/m² et d'un tabagisme actif à 5 cigarettes/j.
Lors de la consultation prénatale du 6e mois à 27 SA, il est retrouvé une pression artérielle à 150/100 mmHg.

Question 1
Que recherchez-vous à l'interrogatoire en lien avec cette élévation des chiffres tensionnels ?
A des céphalées
B des métrorragies
C des leucorrhées suspectes
D des phosphènes
E des acouphènes

Question 2
Que recherchez-vous à l'examen clinique en lien avec cette élévation des chiffres tensionnels ?
A des réflexes ostéotendineux vifs
B des œdèmes (visage, extrémités des membres inférieurs et supérieurs)
C un prurit généralisé
D une protéinurie à la BU
E une glycosurie à la BU

Question 3
À ce stade, quel(s) est (sont) le(s) diagnostic(s) le(s) plus probable(s) ?
A une prééclampsie
B un effet blouse blanche
C une HTA chronique
D une HTA gravidique modérée
E une HTA gravidique sévère

Question 4
Le suivi ambulatoire de la pression artérielle confirme des chambres de pression artérielle à 155 mmHg pour la systolique et 105 mmHg pour la diastolique. Parmi les éléments suivants, quel(s) est (sont) celui (ceux) qui correspond(ent) au diagnostic d'HTA gravidique modérée isolée ?
A PAS ≥ 160 mmHg
B PAS ≥ 140 mmHg
C PAD < 110 mmHg
D présence d'une protéinurie à la BU
E terme obstétrical ≥ 20 SA

Question 5
Quel(s) est (sont) dans l'observation, le(s) facteur(s) de risque d'hypertension artérielle gravidique ?
A obésité
B âge > 35 ans
C parité
D tabagisme
E travail de nuit

Question 6
Chez cette patiente obèse, quel(s) examen(s) complémentaire(s) est (sont) recommandé(s) au cours du 6e mois de grossesse ?
A un examen cytobactériologique des urines
B un ECG 12 dérivations
C une échographie fœtale
D une hyperglycémie provoquée par voie orale à jeun
E une protéinurie sur les urines de 24 heures

Question 7
L'HGPO s'est avérée normale. Vous confirmez une HTA gravidique modérée. Parmi les propositions suivantes, quel(s) est (sont) le(s) élément(s) de prise en charge que vous proposez dans un premier temps ?
A repos et arrêt de travail
B régime hyposodé
C régime hypoglucidique
D prise en charge ambulatoire avec surveillance clinique régulière
E antihypertenseurs *per os*

Question 8
En revanche, les pressions artérielles restent élevées aux alentours de 155/105 Hg à plusieurs reprises mais sans aucun signe de gravité. Vous introduisez un traitement médicamenteux. Parmi les propositions suivantes, laquelle (lesquelles) pouvez-vous choisir ?

A antihypertenseurs centraux de type alphaméthyldopa
B diurétiques de l'anse
C inhibiteurs de l'enzyme de conversion
D antagonistes des récepteurs à l'angiotensine 2
E alpha et bêtabloquants

Question 9
Quel(s) risque(s) maternel(s) redoutez-vous dans ce contexte ?
A prééclampsie
B HELLP syndrome
C insuffisance surrénalienne
D cholestase
E éclampsie

Question 10
Quel(s) risque(s) fœtal (fœtaux) redoutez-vous dans ce contexte ?
A retard de croissance intra-utérin
B macrosomie
C accouchement prématuré spontané
D mort fœtale *in utero*
E anémie fœtale

Question 11
La grossesse se poursuit sous simple monothérapie antihypertensive. L'accouchement a lieu par voie basse sans complication. Quel(s) est (sont) le(s) élément(s) à faire lors de la consultation du post-partum pour cette patiente ?
A mesure de la pression artérielle
B dosage de protéinurie
C fond d'œil
D créatininémie
E bilan de thrombophilie

Question 12
Quelle(s) recommandation(s) lui donnez-vous ?
A perte pondérale
B sevrage tabagique
C activité physique régulière
D frottis cervicovaginal annuel
E aspirine nourrisson durant la prochaine grossesse

Question 13
Les chiffres tensionnels sont normaux. Mme S. n'allaite plus. Quel(s) moyen(s) de contraception parmi les suivants pouvez-vous lui proposer ?
A pilule œstroprogestative combinée
B dispositif intra-utérin au cuivre
C dispositif intra-utérin à la progestérone
D implant microprogestatif
E anneau vaginal

Question 14
Parmi les propositions suivantes, quel(s) risque(s) ultérieur(s) concerne(nt) Mme S. ?
A HTA chronique
B diabète de type 2
C syndrome métabolique
D récidive de l'HTA gravidique lors d'une prochaine grossesse
E retard de croissance intra-utérin lors d'une prochaine grossesse

DP 23

Mme E. est âgée de 23 ans. Elle est coiffeuse, pèse 53 kg pour 1,65 m. Elle est nulligeste. Dans ses antécédents, on retrouve une appendicectomie à l'âge de 6 ans. Elle ne prend pas de médicaments. Elle a pris une contraception par pilule œstroprogestative à partir de 17 ans jusqu'il y a 6 mois, lorsqu'elle l'a arrêtée pour tenter d'obtenir une grossesse. Depuis l'arrêt, les règles, qui durent généralement 3 à 4 jours et ne sont pas abondantes, se sont progressivement accompagnées par des douleurs en bas du ventre, surtout pendant les 2 premiers jours, qui la gênent pour rester debout au travail. Elle est au 2e jour de son cycle et consulte aux urgences gynécologiques pour des douleurs pelviennes intenses. Elle vous présente sa carte de groupe où il est marqué « A négatif ».

Question 1
Au regard de l'interrogatoire, quel(s) est (sont) le(s) diagnostic(s) le(s) plus probable(s) ?
A adénomyose
B grossesse extra-utérine
C utérus myomateux
D dysménorrhée essentielle
E endométriose

Question 2
Quel(s) est (sont) le(s) premier(s) examen(s) biologique(s) à réaliser chez cette jeune femme ?
A dosage de β-hCG
B numération formule sanguine
C recherche d'anticorps irréguliers
D détermination du groupe sanguin
E ferritinémie

Question 3
La β-hCG est négative. Quel(s) autre(s) symptôme(s) recherchez-vous à l'interrogatoire en faveur d'une endométriose ?
A dyspareunies profondes
B leucorrhées
C ménométrorragies
D diarrhées cataméniales
E douleurs de défécation pendant les règles

Question 4
Quel est l'examen d'imagerie de première ligne chez cette jeune patiente chez qui vous suspectez une endométriose pelvienne ?
A imagerie par résonance magnétique
B échographie pelvienne endovaginale
C scanner abdominopelvien
D hystérosalpingographie
E échographie endorectale

Question 5
L'examen échographique retrouve l'image suivante (fig. 12) au niveau de l'ovaire droit, qui apparaît fixé à la fossette ovarienne :

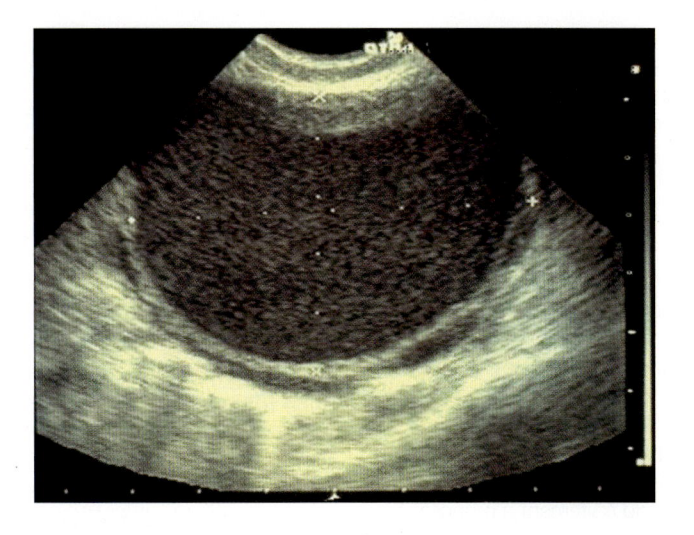

Fig. 12

Quel(s) diagnostic(s) est (sont) possible(s) ?
A kyste ovarien fonctionnel typique
B kyste ovarien hémorragique
C myome sous-séreux
D endométriome
E cystadénocarcinome de l'ovaire

Question 6
Le diagnostic d'endométriome semble le plus probable dans ce contexte clinique. Parmi les affirmations suivantes, laquelle (lesquelles) est (sont) vraie(s) ?
A la chirurgie des kystes d'endométriose des ovaires peut réduire la réserve ovarienne
B l'existence d'un kyste d'endométriose des ovaires peut réduire la fertilité spontanée
C un traitement de 3 mois par pilule œstroprogestative en continu permet la disparition du kyste d'endométriose des ovaires
D le kyste d'endométriose est rempli d'un liquide clair avec un aspect visqueux
E l'aspect des kystes d'endométriose des ovaires en IRM n'est pas spécifique

Question 7
Finalement, Mme E. choisit de continuer de tenter une grossesse spontanée. Deux mois plus tard, elle se présente aux urgences avec des douleurs pelviennes survenues 24 heures auparavant, au 8e jour du cycle. À l'examen clinique, l'abdomen est sensible à la palpation avec une légère défense dans la fosse iliaque droite et dans l'hypogastre. La température est de 38,6 °C. Quelle(s) est (sont) votre (vos) hypothèse(s) diagnostique(s) ?
A appendicite aiguë
B abcès de l'endométriome ovarien droit
C salpingite aiguë
D douleurs d'ovulation
E torsion de l'ovaire droit

Question 8
Mme E. est opérée en urgence. La cœlioscopie révèle un pelvis inflammatoire, un ovaire droit présentant un kyste d'endométriose surinfecté, tandis que la trompe droite est dilatée et le pavillon obstrué par des adhérences. La trompe gauche est également prise dans des adhérences inflammatoires. La libération des pavillons tubaires permet l'évacuation d'une quantité modérée de pus provenant des deux trompes. Après la chirurgie, une double antibiothérapie est administrée, avec une évolution postopératoire favorable. Dans ce contexte, quel(s) examen(s) d'imagerie permettra (permettront), à distance de la chirurgie, d'évaluer les capacités de conception spontanée du couple ?
A échographie pelvienne endovaginale
B examen de résonance magnétique du pelvis
C scanner abdominopelvien
D hystérosalpingographie
E radiographie abdominale sans préparation

Question 9
L'hystérosalpingographie montre l'absence de passage du produit de contraste à travers les trompes. Quel(s) mode(s) de conception doi(ven)t être proposé(s) au couple ?
A stimulations de l'ovulation
B insémination intra-utérine
C fécondation *in vitro* (FIV)
D tentatives de conception spontanée pendant 2 ans
E don d'ovocytes

Question 10
Dans le cadre du bilan pré-FIV, un spermogramme est réalisé chez le conjoint de la patiente. La conclusion du laboratoire est oligo-tératospermie. Qu'est-ce que cela veut dire ?
A le volume de l'éjaculat est insuffisant
B la concentration en spermatozoïdes est diminuée
C le pourcentage de spermatozoïdes morts est majoré
D le pourcentage de spermatozoïdes de forme anormale est majoré
E la mobilité des spermatozoïdes est diminuée

Question 11
Une tentative de FIV est réalisée, et le test de grossesse pratiqué 2 semaines après le transfert est positif. Dix jours plus tard, Mme E. se présente aux urgences gynécologiques en fin d'après-midi pour une douleur pelvienne apparue au cours de la matinée. Vous réalisez un test urinaire de grossesse qui est positif. Quel(s)

est (sont) le(s) diagnostic(s) qui peu(ven)t expliquer la douleur pelvienne qui l'a conduite aux urgences ?
A grossesse intra-utérine évolutive
B grossesse extra-utérine
C fausse couche
D môle hydatiforme
E hyperstimulation

Question 12
L'échographie pelvienne endovaginale montre un utérus de taille sensiblement normale sans sac ovulaire intra-utérin et une masse latéro-utérine droite de 30 mm de diamètre, séparée de l'ovaire droit. Il existe également un kyste de l'ovaire droit de 20 mm, de contenu échogène évoquant avant tout un kyste d'endométriose, et une absence d'épanchement liquidien du cul-de-sac recto-utérin. Quel(s) examen(s) paraclinique(s) réalisez-vous en urgence avant de décider du traitement à proposer ?
A dosage de la β-hCG plasmatique
B RAI
C échographie abdominale par voies abdominale et endovaginale
D temps de coagulation
E temps de céphaline activée

Question 13
Vous suspectez une GEU et décidez de réaliser un traitement médical. Que contient votre prescription ?
A injection intramusculaire de méthotrexate
B immunoglobulines anti-D
C contraception orale par pilule œstroprogestative
D dosage de la β-hCG plasmatique une semaine plus tard
E supplémentation en fer *per os*

Question 14
La patiente revient 3 jours après l'administration de l'injection de méthotrexate pour apparition de douleurs intenses en bas du ventre 2 heures auparavant. L'examen échographique retrouve l'aspect ci-dessous (fig. 13).
Quel(s) est (sont) votre (vos) diagnostic(s) ?
A grossesse extra-utérine rompue
B torsion du kyste de l'ovaire droit
C rupture du kyste de l'ovaire droit
D hémorragie intrakystique
E hyperstimulation

Question 15
Vous décidez de réaliser cette fois une cœlioscopie qui met en évidence un hémopéritoine de 400 mL, une trompe droite rompue par un hématome intra-tubaire. Vous pratiquez une salpingectomie droite. Vous découvrez également un kyste d'endométriose de l'ovaire droit que vous drainez sans réaliser de kystectomie, ainsi que de multiples lésions d'endométriose du cul-de-sac recto-utérin et des ligaments utérosacrés. De plus, vous remarquez une anomalie dans l'étage sus-ombilical (fig. 14) qui vous fait suspecter chez votre patiente un antécédent médical. Le(s)quel(s) ?

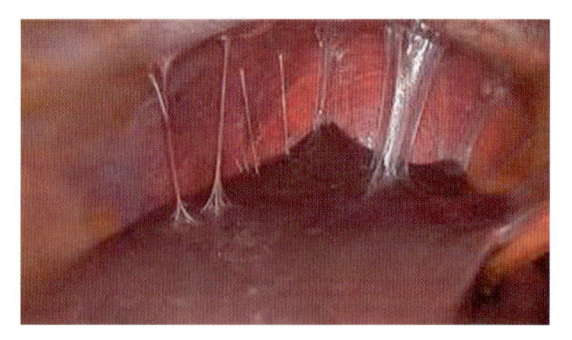

Fig. 14

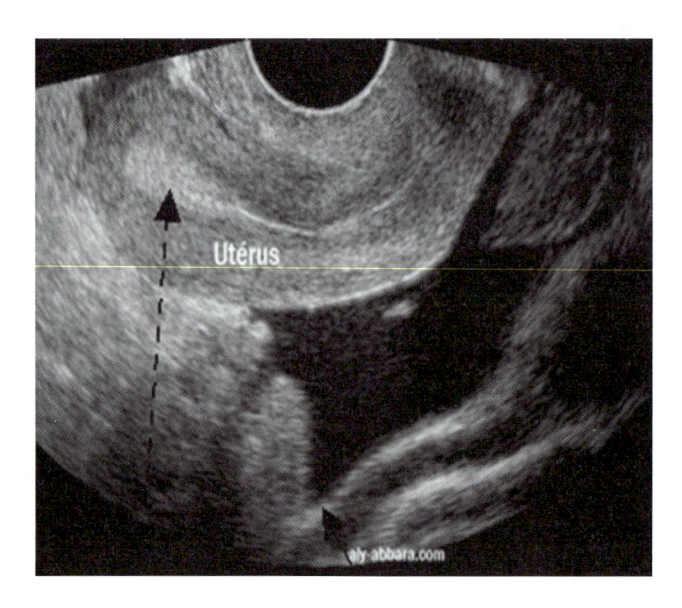

Fig. 13

A endométriose
B salpingite à *Chlamydia*
C appendicite aiguë
D péritonite
E salpingite au gonocoque

Question 16
Onze mois tard, la patiente revient aux urgences pour une douleur violente apparue 2 heures auparavant. Le couple avait décidé de faire une pause dans les tentatives de conception par FIV. La contraception œstroprogestative en continu, prescrite après la grossesse extra-utérine, avait été interrompue au bout de 4 mois pour une prise de poids. Les dernières règles remontent à 3 semaines auparavant et le dernier rapport sexuel à 3 jours. L'examen clinique retrouve une patiente angoissée, qui cherche sans arrêt une position antalgique, avec une pression artérielle à 120/80 mmHg et un pouls à 80/min. Le toucher vaginal est extrêmement sensible dans le cul-de-sac vaginal gauche. L'échographie pelvienne réalisée par voie endovaginale retrouve un kyste strictement liquidien de 50 mm de diamètre de l'ovaire gauche. Quel(s) diagnostic(s) justifie(nt) une intervention chirurgicale en urgence ?
A hémorragie intrakystique
B kyste ovarien malin
C torsion de l'ovaire gauche
D kyste ovarien d'origine fonctionnelle
E kyste ovarien d'origine endométriosique

Question 17
Lors de la cœlioscopie réalisée une heure plus tard, vous retrouvez un aspect anormal de l'annexe gauche (fig. 15).

L'ovaire controlatéral est porteur d'un kyste d'endométriose de 2 cm. Quel(s) est (sont) votre (vos) geste(s) chirurgical (chirurgicaux) sur l'annexe gauche ?
A annexectomie gauche
B détorsion de l'annexe
C ovariectomie gauche
D salpingectomie gauche
E ponction de kyste

Question 18
Vous pratiquez la détorsion de l'annexe gauche et une kystectomie de l'endométriome de l'ovaire droit. Six mois plus tard, le couple souhaite reprendre la prise en charge par FIV. Vous prescrivez un bilan de fertilité et le couple revient 2 mois plus tard avec les résultats. Sur la prise de sang réalisée au 3e jour d'un cycle spontané, vous retrouvez un taux de FSH (hormone folliculostimulante) à 13 UI/mL (N < 10 UI/mL), de LH (hormone lutéinisante) à 6,2 UI/mL (N < 10 UI/mL), d'œstradiol à 101 pg/mL (N < 50 pg/mM), d'AMH (hormone antimüllérienne) à 0,05 ng/mL (N 2–6 ng/mL). Quelle(s) est (sont) la (les) proposition(s) de prise en charge de l'infertilité de ce couple ?
A don d'ovocytes car insuffisance ovarienne
B fécondation *in vitro* avec les ovocytes de la patiente car infertilité tubaire
C injection intracytoplasmique des spermatozoïdes (ICSI) car oligospermie
D tentatives de grossesse spontanées pendant 8 mois supplémentaires avant prise en charge d'une infertilité
E stimulation de l'ovulation car anovulation

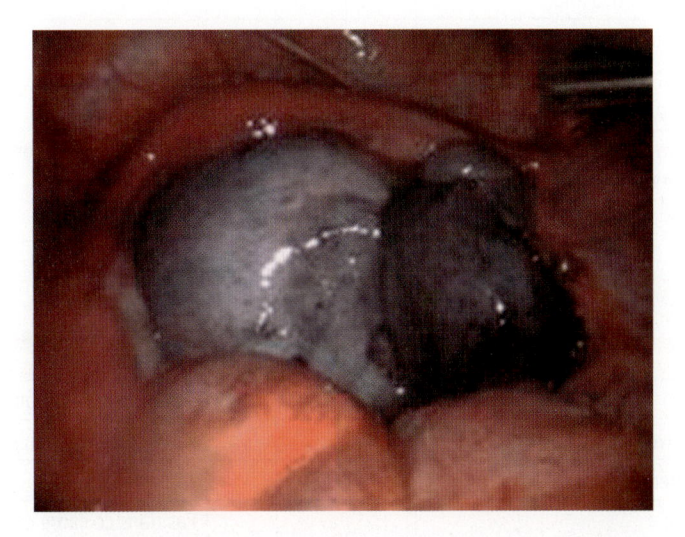

Fig. 15

Réponses

DP 1

Question 1

N°	Réponses	OK	PCZ	SCZ	Commentaires
A	bilan sanguin hormonal à J2-5 du cycle	X			
B	échographie pelvienne à J2-J3 du cycle	X			
C	cœlioscopie avec réalisation d'une épreuve au bleu				Hystérosalpingographie en 1re intention
D	IRM pelvienne				Si endométriose suspectée
E	IRM hypophysaire				Si adénome suspecté

Question 2

N°	Réponses	OK	PCZ	SCZ	Commentaires
A	spermogramme	X			
B	spermocytogramme	X			
C	spermoculture				En cas d'antécédents infectieux génito-urinaires ou de signes d'infection au spermogramme
D	échographie testiculaire				Selon la clinique
E	caryotype sanguin				Contexte de fausses couches à répétition

Question 3

N°	Réponses	OK	PCZ	SCZ	Commentaires
A	stimulation simple de l'ovulation				
B	insémination intra-utérine avec sperme de donneur				
C	fécondation *in vitro* classique (FIV)				
D	fécondation *in vitro* avec injection intracytoplasmique de spermatozoïde (ICSI)	X			Stérilités féminine et masculine
E	don d'ovocyte				

Question 4

N°	Réponses	OK	PCZ	SCZ	Commentaires
A	torsion d'annexe	X			Sur des ovaires augmentés de volume
B	perforation digestive				Pas lors de la réimplantation
C	grossesse extra-utérine				Trop précoce
D	perforation utérine				Pas dans ce cadre car cathéter très fin et souple Tableau non évocateur
E	syndrome d'hyperstimulation ovarienne	X			Complication classique

Question 5

N°	Réponses	OK	PCZ	SCZ	Commentaires
A	ponction d'ascite			X	Uniquement en hospitalisation
B	acide folique	X			Tout le 1er trimestre
C	anticoagulation	X	X		Risque de phlébite accru
D	port de bas de contention	X			Risque de phlébite accru
E	antalgiques	X			Risque de phlébite accru

Question 6

N°	Réponses	OK	PCZ	SCZ	Commentaires
A	endométrite				
B	grossesse extra-utérine	X			
C	grossesse intra-utérine évolutive	X			
D	fausse couche spontanée	X			
E	appendicite				

Question 7

N°	Réponses	OK	PCZ	SCZ	Commentaires
A	β-hCG quantitative	X			
B	échographie pelvienne	X			
C	prélèvement vaginal				Pas d'intérêt dans ce cadre
D	biopsie d'endomètre				En cas de doute présence de caduque = GIU mais examen fait dans de rares cas
E	frottis cervico-utérin				Inadapté dans ce contexte

Question 8

N°	Réponses	OK	PCZ	SCZ	Commentaires
A	décollement trophoblastique				Signe de menace de fausse couche
B	masse latéro-utérine	X			
C	vacuité utérine	X			
D	épanchement dans le cul-de-sac recto-utérin	X			
E	sac gestationnel intra-utérin				A fortiori signe de GIU

Question 9

N°	Réponses	OK	PCZ	SCZ	Commentaires
A	prise orale de mifépristone suivie de misoprostol			X	Traitement inadapté
B	un traitement par mifépristone seule			X	Traitement inadapté
C	une injection de méthotrexate	X			
D	une aspiration utérine			X	Traitement inadapté
E	une cœlioscopie avec salpingectomie				Non indiquée, dans ce cas on va privilégier le traitement médical

Dossiers progressifs

Question 10

N°	Réponses	OK	PCZ	SCZ	Commentaires
A	réalisation d'une radiographie de thorax				
B	injection d'immunoglobulines (Rhophylac®) si Rh négatif	X	X		Prévention de l'iso-immunisation
C	Dosage de progestérone				
D	réalisation d'un électrocardiogramme				
E	contrôle de la fonction hépatique	X			Risque d'effet secondaire

Question 11

N°	Réponses	OK	PCZ	SCZ	Commentaires
A	surveillance clinique	X			
B	surveillance hebdomadaire de la décroissance plasmatique des β-hCG jusqu'à négativation	X			
C	suivi échographique toutes les semaines jusqu'à disparition des signes échographiques				Échographie uniquement si signes d'appel cliniques (douleurs essentiellement)
D	aucune surveillance n'est nécessaire si la patiente reste asymptomatique			X	
E	contrôle cœlioscopique				Excessif : cœlioscopie si échec du traitement médical

DP 2

Question 1

N°	Réponses	OK	PCZ	SCZ	Commentaires
A	ménopause	X			
B	insuffisance ovarienne prématurée				
C	syndrome des ovaires polykystiques				
D	aménorrhée hypothalamique fonctionnelle				
E	grossesse	X			

Question 2

N°	Réponses	OK	PCZ	SCZ	Commentaires
A	FSH				Le diagnostic de ménopause est clinique
B	LH				Le diagnostic de ménopause est clinique
C	β-hCG	X			
D	œstradiol				Le diagnostic de ménopause est clinique
E	androgènes				Le diagnostic de ménopause est clinique

Question 3

N°	Réponses	OK	PCZ	SCZ	Commentaires
A	une IRM pelvienne				
B	une échographie de datation	X			
C	une détermination du groupe sanguin avec rhésus	X			
D	une sérologie toxoplasmose				
E	une glycémie à jeun				

Question 4

N°	Réponses	OK	PCZ	SCZ	Commentaires
A	un délai de réflexion de 10 jours est obligatoire avant d'envisager une IVG				Suppression du délai
B	un consentement écrit de la patiente est exigé	X			
C	un entretien social n'est pas obligatoire	X			
D	une IVG médicamenteuse en ville est possible jusqu'à 5 SA				
E	l'IVG est possible en France jusqu'à 14 SA	X			

Question 5

N°	Réponses	OK	PCZ	SCZ	Commentaires
A	une prise de prostaglandines seules			X	
B	une IVG par aspiration avec prise de prostaglandines avant le geste	X			
C	un traitement par méthotrexate			X	
D	une prise de mifépristone suivie de misoprostol	X			
E	le choix du traitement est fait par la patiente	X	X		Choix entre méthode médicamenteuse et aspiration

Question 6

N°	Réponses	OK	PCZ	SCZ	Commentaires
A	une grossesse extra-utérine				
B	un choriocarcinome				
C	une rétention trophoblastique utérine	X			
D	une môle hydatiforme				
E	une endométrite	X			

Question 7

N°	Réponses	OK	PCZ	SCZ	Commentaires
A	un dosage de β-hCG				Sera de toute façon encore positif
B	une échographie pelvienne	X			
C	une biopsie de l'endomètre				Contre-indiquée dans ce cas
D	une numération formule sanguine	X			
E	un dosage de protéine C-réactive (CRP)	X			

Question 8

N°	Réponses	OK	PCZ	SCZ	Commentaires
A	amoxicilline + acide clavulanique	X			
B	complément d'évacuation utérine	X			
C	hystérectomie				
D	phloroglucinol	X			
E	paracétamol	X			

Question 9

N°	Réponses	OK	PCZ	SCZ	Commentaires
A	un dispositif intra-utérin au cuivre				Non car métrorragies
B	un dispositif intra-utérin au lévonorgestrel	X			
C	des patchs œstroprogestatifs			X	Contre-indiqué en raison de l'âge, de l'HTA et des migraines
D	un microprogestatif	X			
E	un anneau vaginal			X	= Œstroprogestatif, cf. C

Question 10

N°	Réponses	OK	PCZ	SCZ	Commentaires
A	vous lui retirez son dispositif intra-utérin afin de savoir si elle est ménopausée				Le fait de retirer le DIU ne permettra pas de diagnostiquer la ménopause
B	une mammographie de dépistage est recommandée	X			
C	vous lui expliquez que la surveillance par frottis cervicovaginaux peut être arrêtée étant donné qu'elle est probablement ménopausée				À poursuivre jusqu'à 64 ans
D	vous lui retirez son dispositif intra-utérin car elle n'a plus besoin de contraception			X	Non, risque de grossesse même si celui-ci est faible
E	vous effectuez un dosage de FSH et LH				

Question 11

N°	Réponses	OK	PCZ	SCZ	Commentaires
A	un antécédent de cancer hormonodépendant	X			
B	un antécédent de salpingite				

C	des mictions impérieuses				
D	des arthralgies				
E	un antécédent personnel récent d'accident vasculaire ischémique	X			

Question 12

N°	Réponses	OK	PCZ	SCZ	Commentaires
A	une ostéoporose	X			
B	un cancer du col utérin				Dû au papillomavirus
C	une dysurie	X			
D	des arthralgies	X			
E	une thrombopénie				

Question 13

N°	Réponses	OK	PCZ	SCZ	Commentaires
A	vous prescrivez un œstrogène par voie cutanée	X			
B	vous prescrivez de la progestérone naturelle	X			
C	le traitement est à vie				Il est à réévaluer
D	vous dosez le cholestérol et les triglycérides	X			Puis tous les 3 ans
E	vous dosez la glycémie à jeun	X			Puis tous les 3 ans

Question 14

N°	Réponses	OK	PCZ	SCZ	Commentaires
A	vous augmentez la posologie d'œstrogènes	X			Il s'agit de signes de carence œstrogénique
B	vous arrêtez la progestérone naturelle			X	Risque de cancer de l'endomètre
C	vous augmentez la progestérone naturelle				Aucun intérêt dans ce cas
D	il s'agit de signes d'un syndrome dépressif				
E	le THM n'a pas d'effet sur la libido				Au contraire

DP 3

Question 1

N°	Réponses	OK	PCZ	SCZ	Commentaires
A	une dyspareunie profonde				Penser à l'endométriose
B	une dyspareunie balistique				Liée aux mouvements
C	une dyspareunie d'intromission	X			Car dès le début de la pénétration
D	une anaphrodisie				Absence de désir
E	une anorgasmie				Absence d'orgasme

Question 2

N°	Réponses	OK	PCZ	SCZ	Commentaires
A	un vaginisme	X			
B	une conversion hystérique				Définition psychiatrique !
C	une endométriose				Plutôt dyspareunies profondes
D	une adénomyose				
E	une paraphilie				Pratique sexuelle différente de la « normale »

Question 3

N°	Réponses	OK	PCZ	SCZ	Commentaires
A	le caractère primaire ou secondaire de ce trouble	X			
B	les antécédents d'infections vulvovaginales répétées	X			
C	les antécédents de chirurgie ou de traumatisme vulvaire	X			
D	la présence d'éventuelles tensions avec son partenaire actuel	X			
E	la prise d'une contraception hormonale				

Question 4

N°	Réponses	OK	PCZ	SCZ	Commentaires
A	les infections génitales basses à répétition	X			Modification de la flore vaginale
B	une endométriose				
C	la consommation excessive de produits lactés				
D	la pratique de douches intravaginales fréquentes	X			
E	l'utilisation répétée de préservatifs en latex				

Question 5

N°	Réponses	OK	PCZ	SCZ	Commentaires
A	un syndrome dépressif sous-jacent	X			
B	la prise de médicaments psychotropes	X			
C	la présence de mastodynies prémenstruelles				
D	une dysfonction sexuelle chez le partenaire (comme l'éjaculation prématurée)	X			
E	des préliminaires sexuels négligés ou inexistants	X			

Question 6

N°	Réponses	OK	PCZ	SCZ	Commentaires
A	un syndrome de Kallman de Morsier				Cause d'aménorrhée primaire
B	une insensibilité périphérique aux androgènes				= Absence d'utérus
C	une grossesse	X	X		
D	un syndrome des ovaires polykystiques	X			
E	une hyperprolactinémie	X			

Question 7

N°	Réponses	OK	PCZ	SCZ	Commentaires
A	une échographie pelvienne est indispensable pour s'assurer que la grossesse est bien intra-utérine	X			
B	le dosage de β-hCG est plus fiable que l'échographie pour dater la grossesse				Meilleure précision par l'échographie
C	l'IVG médicamenteuse est possible en ville jusqu'à 9 SA				Jusqu'à 7 SA
D	l'accord du conjoint est indispensable pour la réalisation d'une IVG				
E	l'IVG par aspiration est déconseillée chez les mineures				

Question 8

N°	Réponses	OK	PCZ	SCZ	Commentaires
A	un patch œstroprogestatif	X			
B	un implant sous-cutané aux microprogestatifs	X			
C	un microprogestatif par voie orale				= Risque d'oubli
D	un dispositif intra-utérin	X			
E	des préservatifs				Indice de Pearl plus faible

Question 9

N°	Réponses	OK	PCZ	SCZ	Commentaires
A	la normalité du bilan glucidolipidique				= Bilan à faire après la prise de la COP
B	un frottis cervico-utérin normal				
C	l'absence de migraine avec aura	X			
D	la normalité de la pression artérielle	X			
E	la normalité du bilan de thrombophilie				Uniquement si ATCD familial d'événement thromboembolique

Question 10

N°	Réponses	OK	PCZ	SCZ	Commentaires
A	la pilule du lendemain ne fonctionne que si elle est prise le lendemain du rapport non protégé				Efficace dans les 3 à 5 jours selon la molécule mais l'efficacité diminue avec le temps
B	la contraception d'urgence par ulipristal acétate (Ellaone®) est moins efficace que celle au lévonorgestrel (Norlevo®)				Efficacité similaire mais jusqu'à 72 heures pour le lévonorgestrel et jusqu'à 5 jours pour l'ulipristal acétate
C	la contraception d'urgence peut entraîner une stérilité et doit être prise avec parcimonie				Affirmation ridicule
D	en cas de patch œstroprogestatif décollé pendant plus de 2 jours et de rapport non protégé, il est préconisé d'utiliser une contraception d'urgence	X			Représente 48 heures d'arrêt
E	la contraception habituelle doit être arrêtée pendant au moins 1 mois en cas de prise de contraception d'urgence				Elle est poursuivie mais il faut utiliser des préservatifs en complément

DP 4

Question 1

N°	Réponses	OK	PCZ	SCZ	Commentaires
A	une contraception hormonale de 1re génération				
B	une contraception hormonale de 2e génération	X			
C	une contraception hormonale de 3e génération				
D	un dispositif intra-utérin	X			
E	une contraception par microprogestatif	X			

Question 2

N°	Réponses	OK	PCZ	SCZ	Commentaires
A	des migraines avec aura	X	X		
B	un antécédent personnel ou familial de thrombose veineuse ou artérielle	X	X		
C	une dyslipidémie familiale				
D	une hypotension artérielle				
E	un antécédent personnel ou familial de cancer du côlon				

Question 3

N°	Réponses	OK	PCZ	SCZ	Commentaires
A	une information sur la régularité des cycles	X			Un bilan de trouble du cycle doit être fait avant la prescription d'une pilule afin de ne pas négliger un diagnostic potentiellement curable et pouvant s'aggraver tel un adénome à prolactine
B	la normalité du toucher vaginal				
C	une pression artérielle normale	X			La pression artérielle doit être prise pour éviter une contre-indication
D	la réalisation d'un frottis cervicovaginal			X	Pas de frottis avant 25 ans !
E	la présence d'acné	X			La présence d'acné orientera le choix vers une pilule peu androgénique

Question 4

N°	Réponses	OK	PCZ	SCZ	Commentaires
A	une échographie pelvienne				
B	un bilan glucidolipidique	X			Recommandé dans les 3 à 6 mois qui suivent la prescription d'une pilule œstroprogestative ; s'il est normal, ne le refaire que 5 ans après, en l'absence de facteurs de risque
C	un bilan de thrombophilie				
D	un dépistage des maladies sexuellement transmissibles	X			Permettra à la patiente d'arrêter l'utilisation des préservatifs si elle a un conjoint stable et également dépisté pour les MST
E	un frottis cervicovaginal			X	

Question 5

N°	Réponses	OK	PCZ	SCZ	Commentaires
A	la prescription d'une contraception d'urgence par ulipristal acétate	X			
B	la prescription d'une contraception d'urgence par éthinylœstradiol				
C	la prescription d'une contraception d'urgence par dispositif intra-utérin au cuivre	X			
D	la réalisation en urgence d'une échographie pelvienne, avant tout traitement				Ne pourra diagnostiquer la grossesse qu'environ 3 à 4 semaines après la fécondation
E	la réalisation en urgence d'une β-hCG sanguine, avant tout traitement				Le dosage de βhCG n'est pas utile puisqu'il ne sera positif qu'une douzaine de jours minimum après le début de la grossesse

Question 6

N°	Réponses	OK	PCZ	SCZ	Commentaires
A	une aménorrhée primaire est définie par une absence de règles après l'âge de 12 ans				
B	une aménorrhée peut être physiologique en cas de grossesse, d'allaitement ou de ménopause	X			
C	une aménorrhée secondaire est définie par une absence de règles > 2 mois chez une patiente antérieurement réglée				
D	une aménorrhée primaire est obligatoirement d'origine hypothalamique				
E	une aménorrhée secondaire est physiologique après une prise prolongée de pilule œstroprogestative				Une aménorrhée post-pilule doit faire rechercher une étiologie : il peut s'agir d'un adénome à prolactine ou d'une aménorrhée hypothalamique fonctionnelle par exemple

Question 7

N°	Réponses	OK	PCZ	SCZ	Commentaires
A	β-hCG sanguine	X	X		
B	dosage sanguin de FSH, LH et œstradiol	X			Le dosage d'œstradiol est à réaliser en même temps que celui de la FSH pour pouvoir interpréter la FSH (rétrocontrôle négatif de l'œstradiol sur la FSH), la LH basse permettra d'évoquer une cause hypothalamo-hypophysaire
C	cortisolémie				
D	échographie pelvienne	X			
E	hystérosalpingographie				

Question 8

N°	Réponses	OK	PCZ	SCZ	Commentaires
A	imperforation hyménéale				= Primaire
B	désordre de la différenciation sexuelle				= Primaire
C	syndrome des ovaires polykystiques	X			
D	aménorrhée hypothalamique fonctionnelle	X			
E	grossesse	X			

Après élimination d'une grossesse, la cause la plus fréquente d'aménorrhée secondaire est le syndrome des ovaires polykystiques, suivi de l'hyperprolactinémie et de l'aménorrhée hypothalamique fonctionnelle

Question 9

N°	Réponses	OK	PCZ	SCZ	Commentaires
A	un taux élevé de FSH				Pulsatilité de la GnRH diminuée, ce qui entraîne une diminution du taux de FSH
B	un taux diminué d'œstradiol	X			Pulsatilité de la GnRH diminuée, ce qui entraîne une diminution du taux d'œstradiol

Dossiers progressifs

C	un antécédent de retard mental dans la famille			Évocateur d'un syndrome de l'X fragile, avec des cas d'insuffisance ovarienne prématurée chez les personnes prémutées
D	un indice de masse corporelle diminué	X		L'aménorrhée hypothalamique fonctionnelle s'installe en cas de balance énergétique déficitaire (restriction alimentaire ou activité physique intense)
E	un taux diminué de LH	X		Pulsatilité de la GnRH diminuée, ce qui entraîne une diminution du taux de LH

Question 10

N°	Réponses	OK	PCZ	SCZ	Commentaires
A	un taux élevé de FSH	X			= Primaire
B	un taux diminué d'œstradiol	X			= Primaire
C	une activité sportive intense et/ou une restriction lipidique importante				
D	la notion de ménopause précoce dans la famille	X			
E	une prolactinémie augmentée				

Question 11

N°	Réponses	OK	PCZ	SCZ	Commentaires
A	des ovaires multifolliculaires en échographie	X			= Primaire
B	une hyperandrogénie biologique	X			= Primaire
C	une dépigmentation cutanée				
D	un hirsutisme	X			
E	un goitre thyroïdien				

Question 12

N°	Réponses	OK	PCZ	SCZ	Commentaires
A	syndrome de Klinefelter				
B	castration chirurgicale	X			
C	antécédent de chimiothérapie gonadotoxique	X			
D	puberté précoce				
E	restriction alimentaire				

Question 13

N°	Réponses	OK	PCZ	SCZ	Commentaires
A	IRM hypophysaire				
B	caryotype sanguin	X			
C	recherche de prémutation *FMR1* (X fragile)	X			
D	biopsie cutanée à la recherche d'une auto-immunité				
E	électrocardiogramme				

Question 14

N°	Réponses	OK	PCZ	SCZ	Commentaires
A	il s'agit de la répétition instable des triplets CGG ≥ 200	X			
B	il s'agit de la 1re cause de déficience mentale héréditaire	X			
C	les femmes sont plus sévèrement atteintes que les hommes				
D	la transmission se fait par les hommes exclusivement				
E	le diagnostic prénatal pour cette pathologie est interdit en France				

Question 15

N°	Réponses	OK	PCZ	SCZ	Commentaires
A	une stimulation ovarienne est possible				Il n'est pas recommandé de stimuler une patiente en IOP
B	les chances de grossesses spontanées existent, mais sont faibles	X			Taux de grossesse spontanée = 5 %
C	il n'y a pas de risque de transmission de la prémutation à la descendance				
D	elle est éligible au don d'ovocyte	X			
E	elle n'est pas éligible à l'adoption				

DP 5

Question 1

N°	Réponses	OK	PCZ	SCZ	Commentaires
A	torsion d'annexe gauche aiguë				
B	pyélonéphrite aiguë gauche	X			Douleur + hyperthermie
C	sigmoïdite aiguë	X			Douleur + hyperthermie
D	grossesse extra-utérine gauche				Pas de métrorragies, pas de notion de retard de règles
E	salpingite aiguë gauche	X			Douleur + hyperthermie

Question 2

N°	Réponses	OK	PCZ	SCZ	Commentaires
A	numération formule sanguine et CRP	X			
B	β-CG (hormone chorionique gonadotrophique) plasmatique quantitative	X			Douleur + hyperthermie
C	échographie pelvienne par voie abdominale et endovaginale	X			Douleur + hyperthermie
D	scanner abdominopelvien				
E	IRM pelvienne				

Question 3

N°	Réponses	OK	PCZ	SCZ	Commentaires
A	une triple antibiothérapie doit être instaurée	X			
B	réalisation des sérologies hépatiques et VIH avec l'accord de la patiente	X			
C	salpingectomie gauche par cœlioscopie				
D	traitement prophylactique antibiotique du partenaire	X			
E	proposition d'une contraception par dispositif intra-utérin			X	Contre-indication

Question 4

N°	Réponses	OK	PCZ	SCZ	Commentaires
A	récidive de salpingite aiguë				
B	grossesse extra-utérine	X			
C	fausse couche spontanée précoce	X			Métrorragies du 1er trimestre
D	grossesse môlaire	X			
E	hématome décidual	X			

Question 5

N°	Réponses	OK	PCZ	SCZ	Commentaires
A	β-hCG (hormone chorionique gonadotrophique) plasmatique qualitative	X			
B	NFS, CRP				
C	recherche d'agglutinines irrégulières	X			Rhésus négatif
D	sérologies toxoplasmose et rubéole				
E	échographie abdominopelvienne	X			

Question 6

N°	Réponses	OK	PCZ	SCZ	Commentaires
A	récidive de salpingite aiguë				
B	grossesse extra-utérine	X			
C	fausse couche spontanée précoce	X			
D	grossesse môlaire				
E	hématome décidual				

Question 7

N°	Réponses	OK	PCZ	SCZ	Commentaires
A	surveillance en hospitalisation				
B	retour à domicile avec un rendez-vous dans 48 heures pour contrôler la cinétique des β-hCG	X			Vacuité utérine et taux < 1 500 UI/mL
C	injection intramusculaire de méthotrexate				

N°	Réponses	OK	PCZ	SCZ	Commentaires
D	prise en charge chirurgicale par cœlioscopie				
E	injection d'immunoglobuline anti-D	X	X		

Question 8

N°	Réponses	OK	PCZ	SCZ	Commentaires
A	vacuité utérine	X			
B	épanchement sanguin au niveau du cul-de-sac recto-utérin	X			
C	absence d'épanchement sanguin dans la loge de Morrison				
D	sac intra-utérin de 10 mm avec une couronne trophoblastique mais sans embryon				
E	hématosalpinx	X			

Question 9

N°	Réponses	OK	PCZ	SCZ	Commentaires
A	tabagisme	X			
B	antécédent de salpingite aiguë	X			
C	rhésus négatif				
D	âge				
E	nulliparité				

Question 10

N°	Réponses	OK	PCZ	SCZ	Commentaires
A	hospitalisation				
B	retour à domicile sans traitement				
C	prescription de misoprostol (Cytotec®) par voie orale			X	
D	injection intramusculaire de méthotrexate	X			Critères de traitement médical présents
E	laparotomie en urgence et salpingectomie gauche			X	

Question 11

N°	Réponses	OK	PCZ	SCZ	Commentaires
A	choc anaphylactique au méthotrexate				
B	grossesse extra-utérine gauche rompue	X			
C	fausse couche spontanée hémorragique			X	
D	choc hypovolémique	X			
E	rupture d'un kyste du corps jaune				

Question 12

N°	Réponses	OK	PCZ	SCZ	Commentaires
A	sulprostone (Nalador®) en intraveineux				
B	injection intramusculaire de méthotrexate				
C	nouvelle injection d'immunoglobuline anti-D			X	
D	laparotomie en urgence et annexectomie gauche				
E	cœlioscopie avec salpingectomie gauche	X			

Question 13

N°	Réponses	OK	PCZ	SCZ	Commentaires
A	le dépistage commence à 25 ans	X			
B	le dépistage est proposé dès le premier rapport sexuel				
C	le frottis cervico-utérin peut être substitué par une colposcopie			X	
D	il n'est pas nécessaire de réaliser de frottis cervico-utérin si la patiente a été vaccinée contre les infections à HPV (papillomavirus humains)				
E	le dépistage est proposé jusqu'à 80 ans				Jusqu'à 64 ans

Question 14

N°	Réponses	OK	PCZ	SCZ	Commentaires
A	une conisation				
B	une échographie pelvienne				
C	un typage du virus HPV				
D	une biopsie guidée par la colposcopie	X			Dans un 1er temps, déterminer le type de lésion pour adapter la conduite à tenir
E	un frottis cervico-utérin de contrôle				

DP 6

Question 1

N°	Réponses	OK	PCZ	SCZ	Commentaires
A	un abcès tubo-ovarien gauche				
B	un fibrome sous-séreux de l'utérus	X			
C	un fibrome sous-muqueux de l'utérus				
D	un kyste de l'ovaire gauche	X			
E	un cancer du col de l'utérus				

Dossiers progressifs

Question 2

N°	Réponses	OK	PCZ	SCZ	Commentaires
A	présence d'une perte d'appétit et d'un amaigrissement			X	Signe de malignité
B	ménorragies	X			
C	pesanteur pelvienne	X			
D	métrorragies provoquées par les rapports sexuels				Cancer du col
E	leucorrhées malodorantes associées à des douleurs pelviennes				Infection

Question 3

N°	Réponses	OK	PCZ	SCZ	Commentaires
A	échographie pelvienne par voie abdominale et vaginale	X			
B	IRM pelvienne				
C	TDM abdominopelvienne				
D	hystérographie				
E	bilan biologique avec marqueurs tumoraux (CA125)				

Question 4

N°	Réponses	OK	PCZ	SCZ	Commentaires
A	absence de néovascularisation	X			
B	tumeur uniloculaire, anéchogène	X			
C	taille de la tumeur > 10 cm				Critère de malignité
D	tumeur solide à contours irréguliers				Critère de malignité
E	présence d'ascite associée				Critère de malignité

Question 5

N°	Réponses	OK	PCZ	SCZ	Commentaires
A	torsion aiguë d'annexe gauche	X			Tableau typique de torsion
B	hémorragie intrakystique				
C	grossesse extra-utérine rompue	X			A évoquer bien que cela soit peu probable dans ce contexte
D	sigmoïdite				
E	pyélonéphrite aiguë gauche				

Question 6

N°	Réponses	OK	PCZ	SCZ	Commentaires
A	échographie pelvienne	X			*Cf.* question 5
B	IRM pelvienne				
C	TDM abdominopelvienne				

| D | β-hCG sanguines | X | | | *Cf.* question 5 |
| E | examen cytobactériologique urinaire et échographie rénale | | | | |

Question 7

N°	Réponses	OK	PCZ	SCZ	Commentaires
A	il s'agit d'une torsion aiguë d'annexe gauche	X			*Cf.* question 5
B	il s'agit d'une grossesse extra-utérine gauche				
C	vous réalisez une détorsion	X			
D	vous réalisez une salpingectomie	X			*Cf.* question 5
E	vous réalisez une kystectomie				

Question 8

N°	Réponses	OK	PCZ	SCZ	Commentaires
A	antécédents familiaux de cancer de l'ovaire	X			*Cf.* question 5
B	multiparité				
C	contraception orale				Effet protecteur
D	antécédents familiaux de cancer du sein	X			*Cf.* question 5
E	ménopause précoce				

Question 9

N°	Réponses	OK	PCZ	SCZ	Commentaires
A	la pathologie dépistée constitue un problème majeur de santé publique	X			
B	existence d'un test de dépistage performant, acceptable par la population et disponible	X			
C	le coût du dépistage et du traitement ne rentre pas en compte du fait du bénéfice global attendu pour la population				Au contraire
D	pathologie se manifestant d'emblée par des symptômes cliniques et dont l'évolution est bien connue				Stade précoce +++
E	la maladie doit être accessible à un projet thérapeutique, dont l'efficacité peut être variable				Traitement efficace nécessaire

Question 10

N°	Réponses	OK	PCZ	SCZ	Commentaires
A	il faut réaliser un frottis cervico-utérin de dépistage de façon annuelle				
B	il faut réaliser un frottis cervico-utérin de dépistage à un an puis tous les 3 ans, en l'absence d'anomalie	X			

N°		OK	PCZ	SCZ	
C	il faut réaliser une surveillance par échographie pelvienne annuelle				
D	il faut réaliser un dosage des marqueurs tumoraux biologiques pour le cancer de l'ovaire (CA125) dans le cadre de la surveillance				Si cancer
E	elle doit réaliser une mammographie tous les 2 ans				À partir de 50 ans

DP 7

Question 1

N°	Réponses	OK	PCZ	SCZ	Commentaires
A	un syndrome des ovaires polykystiques	X			Le tableau clinique peut être très variable, il faut l'évoquer en cas de troubles du cycles
B	une aménorrhée hypothalamique fonctionnelle	X			Car perte de poids
C	une imperforation hyménéale			X	Aménorrhée primaire
D	une grossesse	X	X		Toujours à évoquer
E	une synéchie utérine				Pas d'histoire évocatrice

Question 2

N°	Réponses	OK	PCZ	SCZ	Commentaires
A	une galactorrhée	X			Hyperprolactinémie
B	des signes d'hypo-œstrogénie	X			
C	une alopécie du vertex	X			Signe d'hyperandrogénie
D	une constipation				Le reste du tableau n'est pas évocateur d'une hypothyroïdie clinique à laquelle pourrait faire penser la constipation
E	un écoulement vaginal verdâtre nauséabond				N'explique pas l'aménorrhée

Question 3

N°	Réponses	OK	PCZ	SCZ	Commentaires
A	mastodynies				Liées à l'hyperœstrogénie
B	trouble du sommeil	X			
C	gonflement abdominal				
D	bouffées vasomotrices	X			Lié à l'hyperœstrogénie
E	baisse de la libido	X			

Question 4

N°	Réponses	OK	PCZ	SCZ	Commentaires
A	une aménorrhée hypothalamique fonctionnelle	X			
B	une insuffisance ovarienne prématurée	X			
C	un syndrome des ovaires polykystiques				Absence d'hypo-œstrogénie dans le SOPK
D	une hyperprolactinémie	X			
E	une aménorrhée induite par la prise prolongée de la pilule				N'existe pas après le test

Question 5

N°	Réponses	OK	PCZ	SCZ	Commentaires
A	un bilan hormonal avec œstradiol, LH, FSH et prolactine	X			
B	un caryotype				Seulement si IOP
C	une IRM cérébrale				Pas d'argument en faveur d'un adénome hypophysaire
D	une échographie pelvienne	X			
E	une IRM pelvienne				Pas d'intérêt

Question 6

N°	Réponses	OK	PCZ	SCZ	Commentaires
A	une synéchie				Ovaire paucifolliculaire
B	une insuffisance ovarienne prématurée	X			
C	un syndrome des ovaires polykystiques				
D	un kyste ovarien fonctionnel				
E	une endométriose				

Question 7

N°	Réponses	OK	PCZ	SCZ	Commentaires
A	une aménorrhée hypothalamique fonctionnelle				
B	un syndrome des ovaires polykystiques				
C	un hypogonadisme hypogonadotrope congénital				
D	une hyperprolactinémie				
E	une insuffisance ovarienne prématurée	X			Profil hormonal caractéristique

Question 8

N°	Réponses	OK	PCZ	SCZ	Commentaires
A	un dosage des androgènes				
B	une IRM pelvienne				
C	une IRM hypophysaire				

N°	Réponses	OK	PCZ	SCZ	Commentaires
D	un caryotype	X			
E	une recherche de la prémutation FMR1	X			

Question 9

N°	Réponses	OK	PCZ	SCZ	Commentaires
A	sueurs nocturnes	X			Signes d'hypo-œstrogénie
B	péricardite				
C	ostéoporose	X			Conséquences d'une hypo-œstrogénie
D	mastodynies				
E	sécheresse vaginale	X			Signes d'hypo-œstrogénie

DP 8

Question 1

N°	Réponses	OK	PCZ	SCZ	Commentaires
A	nécrobiose aseptique de fibrome utérin				
B	grossesse extra-utérine rompue	X		X	
C	pyélonéphrite				Pas d'hyperthermie
D	endométriose pelvienne				
E	torsion d'annexe	X		X	

Question 2

N°	Réponses	OK	PCZ	SCZ	Commentaires
A	absence de bruits hydroaériques à l'auscultation abdominale				
B	instabilité hémodynamique	X			Une instabilité hémodynamique peut témoigner d'un hémopéritoine en rapport avec une rupture de grossesse extra-utérine
C	signes de déshydratation				
D	métrorragies après examen cervical au spéculum				
E	recherche d'une tachypnée				

Question 3

N°	Réponses	OK	PCZ	SCZ	Commentaires
A	appendicite aiguë	X			
B	rupture hémorragique d'un kyste ovarien	X			
C	infection génitale haute	X			
D	torsion d'un myome sous-séreux pédiculé	X			
E	colique néphrétique	X			

Question 4

N°	Réponses	OK	PCZ	SCZ	Commentaires
A	hCG (*human Chorionic Gonadotropin*) urinaires	X		X	Les hCG urinaires ayant une bonne valeur prédictive négative sont à effectuer en 1re intention. S'il n'est pas possible d'effectuer de test de grossesse urinaire, le dosage des hCG plasmatiques est bien évidemment indispensable à la place
B	numération formule sanguine	X			
C	lipasémie				
D	scanner abdominopelvien avec injection de produit de contraste				Il pourra être utile selon les résultats des hCG, de la numération et de l'échographie abdominopelvienne
E	échographie pelvienne par voie abdominale et sus-pubienne	X		X	

Question 5

N°	Réponses	OK	PCZ	SCZ	Commentaires
A	torsion d'annexe	X			Complications d'un kyste ovarien
B	rupture de kyste	X			Complications d'un kyste ovarien
C	hémorragie intrakystique	X			Complications d'un kyste ovarien
D	grossesse extra-utérine				
E	endométriose				

Question 6

N°	Réponses	OK	PCZ	SCZ	Commentaires
A	laparotomie exploratrice si persistance des douleurs après 24 heures d'antalgiques			X	
B	cœlioscopie en urgence	X			Devant cette très probable suspicion de torsion d'annexe, une cœlioscopie doit être réalisée en urgence pour limiter le temps d'ischémie ovarienne. En cas de confirmation, le geste consistera en une détorsion avec kystectomie
C	mise en place d'une sonde nasogastrique en aspiration				
D	annexectomie gauche				Obsolète
E	antalgiques intraveineux	X			

Question 7

N°	Réponses	OK	PCZ	SCZ	Commentaires
A	douleur pelvienne médiane	X			
B	douleur de début brutal				
C	douleur associée à des vomissements				

N°	Réponses	OK	PCZ	SCZ	Commentaires
D	douleur avec irradiation lombaire				
E	association avec une douleur brutale de l'épaule droite	X			

DP 9

Question 1

N°	Réponses	OK	PCZ	SCZ	Commentaires
A	la nulliparité				
B	une crise d'herpès génital	X	X		
C	des condylomes acuminés				Indolores
D	une ulcération syphilitique			X	Indolore
E	des fissures vulvaires sur atrophie	X	X		

Question 2

N°	Réponses	OK	PCZ	SCZ	Commentaires
A	à un excès d'androgènes			X	
B	à la survenue à l'âge de 14 ans d'une agression sexuelle	X			
C	à une dépression	X			
D	aux douleurs vulvaires	X			
E	aux difficultés conjugales	X			

Question 3

N°	Réponses	OK	PCZ	SCZ	Commentaires
A	algoménorrhée				
B	dyspareunie primaire				
C	dyspareunie secondaire	X			Apparition alors qu'elle n'existait pas auparavant
D	dyspareunie superficielle	X			Dyspareunies d'intromission
E	dyspareunie profonde				

Question 4

N°	Réponses	OK	PCZ	SCZ	Commentaires
A	une pathologie vulvaire	X			Aspect de lichen
B	une dépression				
C	un problème social				
D	un problème professionnel				
E	une conjugopathie				

Question 5

N°	Réponses	OK	PCZ	SCZ	Commentaires
A	vaginisme primaire			X	Évidemment pas !
B	vulvodynies essentielle				
C	poussée d'herpès				
D	lichen scléreux atrophique	X	X		
E	atrophie vulvovaginale post-ménopausique	X			

Question 6

N°	Réponses	OK	PCZ	SCZ	Commentaires
A	je prescris un THM				
B	je réalise une biopsie vulvaire	X			
C	je l'envoie voir un sexologue				
D	je prescris un traitement local par ovules probiotiques				
E	je demande à Mme T. de commencer une thérapie de couple				Problème organique à traiter en premier lieu

Question 7

N°	Réponses	OK	PCZ	SCZ	Commentaires
A	un traitement hydratant vulvovaginal et une crème contenant de l'estriol	X			
B	un traitement lubrifiant à placer avant les rapports sexuels	X			
C	un traitement dermocorticoïde puissant d'application locale pendant 3 mois	X			
D	un traitement antibiotique local				
E	une chirurgie vulvaire initiale consistant en une vestibulectomie			X	Traitement excessif et délabrant !

Question 8

N°	Réponses	OK	PCZ	SCZ	Commentaires
A	arrêter l'application locale de dermocorticoïde				
B	continuer l'application locale de crème contenant de l'estriol	X			
C	commencer un traitement hormonal de la ménopause (THM) par l'association œstradiol percutané et progestérone en schéma combiné discontinu 25 jours/mois	X			Symptômes clitamériques à prendre en charge
D	pratiquer une chirurgie plastique d'agrandissement de la vulve			X	
E	prendre l'avis d'un sexologue	X			Car cause organique en voie de règlement

Question 9

N°	Réponses	OK	PCZ	SCZ	Commentaires
A	la survenue de règles régulières				
B	le risque de révéler un cancer du sein au niveau de 2/1 000 pour 5 ans de traitement	X	X		
C	le risque d'augmenter l'incidence du cancer de l'endomètre	X	X		
D	le risque d'augmenter l'incidence du cancer de l'ovaire de 1/8 000	X	X		
E	le risque d'augmenter l'incidence du cancer du côlon				

Question 10

N°	Réponses	OK	PCZ	SCZ	Commentaires
A	thérapie de couple	X			
B	thérapie psycho-comportementale	X			
C	prescription d'inhibiteurs de la phosphodiestérase de type 5				Pour troubles de l'érection
D	prescription de flibansérine				
E	psychanalyse pour M. G.				

DP 10

Question 1

N°	Réponses	OK	PCZ	SCZ	Commentaires
A	palpation des seins	X	X		Dépistage du cancer du sein
B	examen au speculum	X			Surveillance du col et du vagin
C	frottis cervico-utérin				
D	échographie pelvienne				
E	toucher rectal				

Question 2

N°	Réponses	OK	PCZ	SCZ	Commentaires
A	cancer du col	X			
B	cancer de l'endomètre	X	X		Toujours y penser
C	cancer de l'ovaire	X			
D	infection à *Gardnerella vaginalis*			X	
E	cancer de vessie				

Question 3

N°	Réponses	OK	PCZ	SCZ	Commentaires
A	IMC > 30 kg/m²	X			
B	prise d'une contraception progestative pendant plus de 15 ans				
C	HTA	X			
D	antécédents familiaux de cancer du côlon	X			
E	antécédents familiaux de cancer du rein				
Question de connaissance					

Question 4

N°	Réponses	OK	PCZ	SCZ	Commentaires
A	réalisation d'une biopsie de l'endomètre	X			
B	échographie pelvienne par voie endovaginale	X	X		
C	hystéroscopie	X			
D	échoendoscopie endorectale				
E	curetage utérin	X			En 2ᵉ intention

Question 5

N°	Réponses	OK	PCZ	SCZ	Commentaires
A	il s'agit d'un adénocarcinome de l'endomètre de type 2				
B	c'est la forme histologique la plus fréquente	X			
C	il s'agit d'un grade histopronostique élevé				
D	on doit compléter le bilan par une IRM pelvienne	X			
E	on réalisera dans tous les cas un scanner thoraco-abdomino-pelvien				
Question de connaissance					

Question 6

N°	Réponses	OK	PCZ	SCZ	Commentaires
A	il s'agit d'une coupe transversale montrant l'utérus et la vessie				
B	il existe une masse intra-utérine refoulant la cavité utérine	X			
C	l'IRM est un des examens les plus performants pour détecter une atteinte lymphonodale	X	X		
D	l'IRM associée à l'analyse histologique permet de classer le cancer de l'endomètre en niveau de risque	X			
E	en cas d'allergie à l'iode, l'IRM pelvienne ne doit pas être réalisée			X	

Question 7

N°	Réponses	OK	PCZ	SCZ	Commentaires
A	la réunion nécessite un quorum de spécialistes	X			
B	cette réunion est optionnelle avant la chirurgie			X	
C	la discussion du dossier nécessite l'accord préalable de la patiente	X			
D	cette réunion émet des propositions de prise en charge qui sont opposables				
E	suite à cette réunion, un plan personnalisé de soins sera systématiquement remis à la patiente	X			

Question de connaissance

Question 8

N°	Réponses	OK	PCZ	SCZ	Commentaires
A	la classification FIGO est une classification anatomochirurgicale	X			
B	la classification FIGO est un facteur pronostique	X			
C	il existe une atteinte lymphonodale			X	
D	le myomètre est envahi à moins de 50 %			X	
E	il existe une atteinte de l'endocol			X	

Question 9

N°	Réponses	OK	PCZ	SCZ	Commentaires
A	le syndrome de Lynch est différent du syndrome HNPCC (*Hereditary Non Polyposis Colorectal Cancer*)				
B	il est associé à moins de 5 % des cancers de l'endomètre	X			
C	il correspond à une anomalie de la voie de la recombinaison homologue				
D	il prédispose entre autres aux cancers du côlon, de l'endomètre et de l'ovaire	X			
E	sa transmission est autosomique dominante	X			

DP 11

Question 1

N°	Réponses	OK	PCZ	SCZ	Commentaires
A	la patiente est ménopausée				Aménorrhée < 1 an
B	je prescris une mammographie	X	X		Dépistage
C	je prescris une exploration d'une anomalie lipidique	X			

D	je prescris une échographie pelvienne				
E	je prescris un traitement hormonal de la ménopause			X	Aménorrhée < 1 an

Question 2

N°	Réponses	OK	PCZ	SCZ	Commentaires
A	le cancer du sein est le 3ᵉ cancer le plus fréquent en France	X			
B	le dépistage organisé concerne toutes les femmes entre 50 et 74 ans	X			
C	une mammographie de dépistage comprend 2 incidences	X			
D	seuls les clichés anormaux sont relus en 2ᵉ lecture				
E	le dépistage est pris en charge à 100 %	X			

Règle des 2/2/2 : 2 incidences/2 lectures/tous les 2 ans

Question 3

N°	Réponses	OK	PCZ	SCZ	Commentaires
A	cholestérolémie	X			
B	FSH	X			Car signes cliniques et ménopause incertaine
C	œstradiolémie	X			
D	glycémie à jeun	X			
E	TSH				

Question 4

N°	Réponses	OK	PCZ	SCZ	Commentaires
A	une colposcopie d'emblée				
B	un double immunomarquage p16/Ki67				
C	un FCU de contrôle à 1 an				
D	un prélèvement vaginal bactériologique			X	Aucun intérêt
E	un test HPV	X			Recherche d'ADN de papillomavirus

Recommandations de prise en charge d'un FCV anomal

Question 5

N°	Réponses	OK	PCZ	SCZ	Commentaires
A	la patiente est ménopausée	X			FSH élevée et œstradiol abaissé
B	vous pouvez instaurer un traitement hormonal de la ménopause			X	
C	vous prescrivez une ostéodensitométrie				
D	vous lui conseillez une activité physique régulière	X			
E	vous lui prescrivez de la vitamine D	X			

Question 6

N°	Réponses	OK	PCZ	SCZ	Commentaires
A	la lésion se situe dans le quadrant supéro-interne du sein droit				
B	la densité mammaire est de type d (ou anciennement 4)				
C	les contours de la lésion sont irréguliers	X			
D	il existe des nœuds axillaires envahis			X	
E	il s'agit d'une lésion ACR 4				

Question 7

N°	Réponses	OK	PCZ	SCZ	Commentaires
A	il s'agit d'une lésion de type luminal A	X			
B	on peut classer cliniquement la lésion T0	X			
C	on peut classer cliniquement la lésion N0	X			
D	on peut classer la lésion pT1				
E	on peut classer la lésion M0				

Question 8

N°	Réponses	OK	PCZ	SCZ	Commentaires
A	une IRM mammaire			X	
B	une échographie abdominale et une radiographie thoracique			X	
C	une TEP-TDM au ^{18}FDG			X	
D	une TDM thoraco-abdomino-pelvienne			X	
E	un bilan biologique préopératoire	X			

Question 9

N°	Réponses	OK	PCZ	SCZ	Commentaires
A	une mastectomie droite				
B	une tumorectomie du sein droit				
C	une zonectomie du sein droit	X			
D	une recherche du nœud sentinelle à droite	X			
E	un curage lymphonodal axillaire droit			X	

Question 10

N°	Réponses	OK	PCZ	SCZ	Commentaires
A	un traitement par antiaromatase	X			
B	un traitement par chimiothérapie	X			
C	un traitement par radiothérapie	X			
D	un traitement par tamoxifène				
E	un traitement par trastuzumab			X	

Question 11

N°	Réponses	OK	PCZ	SCZ	Commentaires
A	emboles vasculaires	X			
B	grade tumoral	X	X		
C	pN1mic				
D	statut HER2				
E	taille tumorale				

Question 12

N°	Réponses	OK	PCZ	SCZ	Commentaires
A	une créatininémie plasmatique	X	X		
B	une échographie cardiaque	X	X		
C	une échographie abdominale et une radiographie thoracique				
D	une TEP-TDM au ^{18}FDG	X	X		
E	une TDM thoraco-abdomino-pelvienne et une scintigraphie osseuse	X			

Question 13

N°	Réponses	OK	PCZ	SCZ	Commentaires
A	elles sont antimitotiques				
B	elles ont une activité antitopo-isomérase II	X			
C	elles ont une cardiotoxicité	X			
D	elles ont une hépatotoxicité				
E	elles ont une neurotoxicité				

Question 14

N°	Réponses	OK	PCZ	SCZ	Commentaires
A	elle sera concomitante à la chimiothérapie				
B	elle concerne le sein restant et les aires lymphonodales axillaires				
C	elle est réalisée 5 jours/7 à raison de 2 Gy/fraction	X			
D	elle peut entraîner une pneumopathie radique à court terme				
E	elle peut entraîner une radiodermite à court terme	X			

Question 15

N°	Réponses	OK	PCZ	SCZ	Commentaires
A	une mammographie semestrielle pendant 2 ans			X	
B	une surveillance clinique annuelle			X	
C	une surveillance du CA15-3 annuelle			X	

N°					
D	une surveillance du bilan lipidique			X	
E	une imagerie seulement sur signe d'appel clinique			X	

DP 12

Question 1

N°	Réponses	OK	PCZ	SCZ	Commentaires
A	le vaccin permet de s'abstenir de la réalisation de frottis cervico-utérins			X	
B	le vaccin Gardasil® est un vaccin bivalent dirigé contre les virus HPV de types 16 et 18				Quadrivalent : anti-HPV 16, 18, 11, 31
C	le vaccin ne peut être réalisé chez les patientes ayant déjà une activité sexuelle			X	
D	le vaccin ne peut être prescrit que par un gynécologue				
E	le vaccin peut se prescrire dès l'âge de 9 ans	X			De 11 à 14 ans en France avec des possibilités de rattrapage

Question 2

N°	Réponses	OK	PCZ	SCZ	Commentaires
A	vous recherchez un HPV oncogène	X			L'absence d'un HPV oncogène permet de poursuivre une surveillance (cf. INCa 2016)
B	vous vaccinez Valentine avec le Gardasil® (c'est un rattrapage)				Un vaccin est une prophylaxie primaire, pas un traitement
C	vous contrôlez son FCU à 6 mois	X			
D	vous contrôlez son FCU à 1 an				
E	vous réalisez d'emblée une colposcopie				La colposcopie n'est plus indiquée d'emblée dans ce cas, le test HPV la remplace en 1re intention

Question 3

N°	Réponses	OK	PCZ	SCZ	Commentaires
A	la colposcopie commence par un examen sans préparation du col de l'utérus	X			
B	le test à l'acide acétique colore le col à l'iode				
C	le test de Schiller correspond à l'application de lugol	X			
D	la colposcopie oriente les biopsies	X			
E	les biopsies se font de manière systématique aux quatre quadrants horaires				

Question 4

N°	Réponses	OK	PCZ	SCZ	Commentaires
A	l'image de gauche correspond à l'acide acétique	X			
B	l'image de droite correspond au col sans préparation				
C	l'examen à l'acide acétique retrouve une forte acidophilie à 6 h				
D	l'examen au lugol ne retrouve pas de zone iodonégative suspecte	X			
E	vous pouvez vous passer de biopsie	X			

Question 5

N°	Réponses	OK	PCZ	SCZ	Commentaires
A	on peut traiter des lésions présumées précancéreuses, sans preuve histologique			X	Tout traitement d'une dysplasie ou d'un cancer ne peut se faire qu'après obtention d'une histologie
B	la conisation n'a pas de conséquence obstétricale				La conisation est un geste chirurgical simple qui a cependant des conséquences obstétricales, notamment le risque de rupture prématurée des membranes ou d'accouchement prématuré
C	les condylomes sont des lésions précancéreuses				
D	les taux de guérison varient entre 80 et 95 % quelle que soit la méthode de traitement	X			
E	l'abstention thérapeutique est une option de la prise en charge des CIN 1	X			

Question 6

N°	Réponses	OK	PCZ	SCZ	Commentaires
A	la biopsie est un mode de dépistage alternatif				
B	le dépistage s'effectue de 25 à 70 ans				De 25 à 65 ans
C	on réalise 2 frottis à 1 an d'intervalle puis tous les 3 ans s'ils sont normaux	X			
D	le dépistage du cancer du col, s'il est bien effectué, empêche la survenue du cancer du col de l'utérus				
E	le dépistage est inutile chez une patiente vierge	X			En l'absence de rapport sexuel, pas de portage d'HPV, donc pas de risque de cancer du col

Question 7

N°	Réponses	OK	PCZ	SCZ	Commentaires
A	un ectropion surinfecté				
B	un adénocarcinome *in situ*				
C	un adénosarcome				
D	un adénocarcinome invasif	X			La présence d'un saignement spontané est en faveur du caractère invasif
E	une endométriose cervicale				

Question 8

N°	Réponses	OK	PCZ	SCZ	Commentaires
A	une TDM thoraco-abdomino-pelvienne avec injection de produit de contraste				
B	une IRM pelvienne	X			Examen de référence
C	une échographie des aires lymphonodales inguinales				
D	un dosage du CA125				
E	un frottis cervico-utérin				Devant un col macroscopiquement anormal, le frottis n'a plus d'intérêt car les frottis faux négatifs sont fréquents dans ces formes évoluées. Le frottis est un examen de dépistage : qui se réalise en l'absence de symptômes

Question 9

N°	Réponses	OK	PCZ	SCZ	Commentaires
A	95 à 97 %				
B	84 à 93 %	X			
C	73 à 75 %				
D	59 à 68 %				
E	35 %				

Question 10

N°	Réponses	OK	PCZ	SCZ	Commentaires
A	une hystérectomie subtotale				Une hystérectomie subtotale consiste à enlever l'utérus tout en gardant le col utérin
B	une hystérectomie totale	X			Il s'agit même d'une hystérectomie totale élargie aux paramètres
C	une chimiothérapie				
D	une radiothérapie				
E	une curiethérapie	X			

Question 11

N°	Réponses	OK	PCZ	SCZ	Commentaires
A	une dysurie par lésion des nerfs hypogastriques	X			
B	une dysurie par lésion des nerfs obturateurs				
C	une sténose cervicale				
D	un lymphœdème des membres inférieurs	X			
E	une ménopause précoce				

DP 13

Question 1

N°	Réponses	OK	PCZ	SCZ	Commentaires
A	anomalies de fermeture du tube neural (spina-bifida essentiellement)	X			
B	anomalies de la face	X			
C	craniosténoses	X			
D	retard de croissance intra-utérin				
E	mort *in utero*				

Question 2

N°	Réponses	OK	PCZ	SCZ	Commentaires
A	changement d'antiépileptique avant la grossesse	X			Indispensable car l'effet tératogène du valproate est élevé
B	prescription de vitamine K, 1 mois avant la grossesse et pendant le 1er trimestre				
C	prescription d'acide folique, 1 mois avant la grossesse et pendant le 1er trimestre	X			
D	prescription de fer, 1 mois avant la grossesse et pendant le 1er trimestre				
E	prescription de vitamine D, 1 mois avant la grossesse et pendant le 1er trimestre				

Question 3

N°	Réponses	OK	PCZ	SCZ	Commentaires
A	caryotype par amniocentèse			X	
B	caryotype par biopsie de trophoblaste			X	
C	mesure de la clarté nucale au 1er trimestre	X			
D	marqueurs sériques par dosage de la PAPP-A et de l'hCG	X			
E	calcul de risque intégrant l'âge	X			
Faire un caryotype n'est pas acceptable dans le cadre du dépistage.					

Question 4

N°	Réponses	OK	PCZ	SCZ	Commentaires
A	échographie obstétricale avec étude anatomique	X			
B	dosage sanguin de l'alphafœtoprotéine				
C	dosage de l'alphafœtoprotéine dans le liquide amniotique			X	
D	dosage plasmatique du taux de valproate de sodium				
E	dosage du taux de valproate de sodium dans le liquide amniotique			X	

Question 5

N°	Réponses	OK	PCZ	SCZ	Commentaires
A	crise d'épilepsie	X			
B	crise d'éclampsie	X			
C	migraine avec aura				
D	syncope	X			
E	crise d'angoisse				

Question 6

N°	Réponses	OK	PCZ	SCZ	Commentaires
A	recherche d'un manque de sommeil	X			
B	notion de perte de poids récente				
C	œdèmes des membres inférieurs	X			
D	antécédent de terrain anxieux				
E	présence de signes neurosensoriels	X			

Question 7

N°	Réponses	OK	PCZ	SCZ	Commentaires
A	échographie obstétricale				
B	dosage sanguin de valproate de sodium	X			
C	test à la fibronectine			X	
D	électroencéphalogramme	X			
E	imagerie par résonance magnétique cérébrale	X			

Question 8

N°	Réponses	OK	PCZ	SCZ	Commentaires
A	échographie obstétricale	X			
B	test de Kleihauer	X			
C	enregistrement du rythme cardiaque fœtal	X			

N°				
D	test à la fibronectine			
E	radiopelvimétrie			

Question 9

N°	Réponses	OK	PCZ	SCZ	Commentaires
A	la rupture de la poche des eaux est à éviter				
B	une désinfection vaginale doit être effectuée				
C	une antibioprophylaxie est indispensable en début et au cours du travail	X			
D	le nouveau-né doit être lavé dans une solution d'hypochlorite de sodium (Dakin®) diluée				
E	le nouveau-né recevra systématiquement des antibiotiques à la naissance				
Pour le nouveau-né = surveillance clinique.					

Question 10

N°	Réponses	OK	PCZ	SCZ	Commentaires
A	la présentation est céphalique	X			
B	la variété de position est postérieure	X			
C	la variété de position est antérieure				
D	la variété de position est droite				
E	la variété de position est gauche	X			
Variété occipito-iliaque gauche postérieure					

Question 11

N°	Réponses	OK	PCZ	SCZ	Commentaires
A	il manque un paramètre pour calculer le score d'Apgar				
B	le score d'Apgar de cet enfant montre qu'il n'y a pas de détresse respiratoire				
C	le score d'Apgar de cet enfant est à 2				
D	le score d'Apgar de cet enfant est à 8	X			
E	les éléments du score d'Apgar de cet enfant montrent qu'il nécessite une ventilation au masque				

Question 12

N°	Réponses	OK	PCZ	SCZ	Commentaires
A	la détresse respiratoire pourrait être due à une infection materno-fœtale	X			
B	l'hypothèse d'une pneumonie à streptocoque B peut être écartée du fait de l'injection maternelle d'antibiotiques		X		

N°		OK	PCZ	SCZ	Commentaires
C	une inhalation méconiale peut expliquer la détresse respiratoire	X			
D	la détresse respiratoire peut être liée à un retard de résorption				
E	à ce stade, l'enfant doit être traité en urgence par une antibiothérapie IV	X			

DP 14

Question 1

N°	Réponses	OK	PCZ	SCZ	Commentaires
A	numération formule sanguine	X			
B	sérologies toxoplasmose	X			
C	sérologies rubéole	X			
D	sérologies hépatite C				
E	sérologies hépatite B				

Question 2

N°	Réponses	OK	PCZ	SCZ	Commentaires
A	estriol				
B	âge paternel				
C	clarté nucale mesurée au cours de l'échographie du 1er trimestre	X			
D	β-hCG	X			
E	PAPP-A	X			

Question 3

N°	Réponses	OK	PCZ	SCZ	Commentaires
A	infection urinaire	X			
B	douleurs ligamentaires	X			
C	colique néphrétique aiguë	X			
D	menace d'accouchement prématuré	X			
E	appendicite				

Question 4

N°	Réponses	OK	PCZ	SCZ	Commentaires
A	CRP				
B	toucher vaginal seul				
C	cervicométrie	X			

| D | tocométrie externe | X | | | |
| E | bandelette urinaire | | | | |

Question 5

N°	Réponses	OK	PCZ	SCZ	Commentaires
A	contractions utérines irrégulières et douloureuses				
B	âge gestationnel < 22 SA				
C	âge gestationnel < 37 SA	X	X		
D	contractions utérines régulières et douloureuses	X	X		
E	modifications cervicales	X	X		

Question 6

N°	Réponses	OK	PCZ	SCZ	Commentaires
A	chorioamniotite				
B	âge < 18 ans	X			
C	tabagisme actif	X			
D	port de charges lourdes	X			
E	anémie	X			

Question 7

N°	Réponses	OK	PCZ	SCZ	Commentaires
A	béance cervico-isthmique	X			
B	oligoamnios				
C	placenta praevia	X			
D	utérus polyfibromateux	X			
E	utérus cloisonné	X			

Question 8

N°	Réponses	OK	PCZ	SCZ	Commentaires
A	prélèvement vaginal	X			
B	ECBU	X			
C	numération formule sanguine	X			
D	glycémie veineuse	X			
E	ionogramme sanguin, urée, créatininémie	X			

Question 9

N°	Réponses	OK	PCZ	SCZ	Commentaires
A	corticothérapie anténatale pour une durée de 72 heures				
B	tocolyse	X			
C	sulfate de magnésium				
D	antibiothérapie par amoxicilline systématique				
E	gammaglobulines anti-D dans les 72 heures	X	X		

Question 10

N°	Réponses	OK	PCZ	SCZ	Commentaires
A	chorioamniotite	X			
B	anomalies du rythme cardiaque fœtal	X			
C	métrorragies minimes				
D	rupture des membranes	X			
E	cystite aiguë simple				

Question 11

N°	Réponses	OK	PCZ	SCZ	Commentaires
A	placenta bas inséré	X			
B	grossesse multiple	X			
C	âge gestationnel à 34 SA				
D	échappement à la tocolyse	X			
E	impossibilité de transfert vers une maternité de type adapté	X			

Question 12

N°	Réponses	OK	PCZ	SCZ	Commentaires
A	le risque de transmission materno-fœtal est plus important en fin de grossesse				
B	le risque de malformation fœtale est plus important en fin de grossesse	X			
C	il est conseillé de congeler la viande et/ou de bien la cuire avant de la consommer				
D	les risques de malformation sont entre autres à type de choriorétinite et de calcifications cérébrales				
E	devant une séroconversion toxoplasmose en cours de grossesse, il est indiqué d'instaurer un traitement par spiramycine (Rovamycine®)				

Question 13

N°	Réponses	OK	PCZ	SCZ	Commentaires
A	le type de maternité est déterminé par la présence ou pas d'une réanimation néonatale	X			
B	une maternité de type I est adaptée pour un âge gestationnel à 32 SA				
C	une maternité de type III est adaptée pour accueillir des âges gestationnels < 32 SA et/ou des estimations de poids fœtal < 1 500 g	X			
D	une maternité de type IIA peut accueillir des grossesses de 32 à 34 SA si et seulement si le poids fœtal estimé est > 1 500 g	X			
E	une prise en charge d'une MAP dans une maternité de type non adapté à l'âge gestationnel et/ou à l'estimation du poids fœtal est un facteur de sévérité d'une MAP	X			

Question 14

N°	Réponses	OK	PCZ	SCZ	Commentaires
A	la moyenne prématurité concerne des naissances survenant avant 32 SA				
B	les enfants prématurés sont notamment exposés au risque de maladie des membranes hyalines, d'entérocolite ulcéronécrosante et d'hémorragie intraventriculaire	X			
C	le sulfate de magnésium peut être indiqué dans le cas de cette patiente	X			
D	le sulfate de magnésium nécessite une surveillance de la fréquence respiratoire et des réflexes ostéotendineux de la patiente	X			+ surveillance de la conscience
E	la corticothérapie prénatale réduit de 80 % les risques de complications néonatales				

Question 15

N°	Réponses	OK	PCZ	SCZ	Commentaires
A	dans le cadre d'un antécédent d'accouchement prématuré, une échographie antéconceptionnelle peut être indiquée à la recherche d'une malformation utérine	X			
B	dans le cadre d'un antécédent d'accouchement prématuré, un cerclage prophylactique peut être indiqué si, au cours d'une nouvelle grossesse, on retrouve une longueur de col à 15 mm	X			
C	la prévention secondaire d'une MAP consiste notamment en la suppression des facteurs de risque modifiables, en particulier un tabagisme actif ou une prise de toxique	X			

N°	Réponses	OK	PCZ	SCZ	Commentaires
D	parmi les facteurs de risque modifiables de prématurité spontanée, le sevrage tabagique est associé de manière significative à une diminution de la prématurité	X			
E	un traitement par progestérone naturelle par voie vaginale peut être indiqué si, au cours d'une grossesse, on découvre un raccourcissement de la longueur du col asymptomatique (sans contractions utérines et sans antécédent d'accouchement prématuré)	X			

DP 15

Question 1

N°	Réponses	OK	PCZ	SCZ	Commentaires
A	elle est obligée de déclarer sa grossesse à son employeur				Déclaration auprès de la CPAM et de la CAF. Bien qu'elle ne soit pas tenue de révéler sa grossesse à son employeur, il est souhaitable que la salariée l'en informe (au moment où elle le souhaite), par écrit ou verbalement car, tant qu'elle ne l'a pas prévenu, elle ne peut pas bénéficier des avantages légaux (et conventionnels, s'il en existe) ni faire valoir les règles du droit du travail sur la femme enceinte
B	seul le gynécologue-obstétricien peut proposer un aménagement de poste				
C	elle pourra bénéficier d'un congé prénatal de 8 semaines	X			À partir du 3e enfant, et 18 semaines après l'accouchement
D	l'arrêt de travail pour grossesse pathologique est de 4 semaines	X			
E	le congé prénatal peut être réduit et reporté en période postnatale	X			La mère peut augmenter son congé postnatal dans la limite de 2 semaines, la durée du congé prénatal étant réduite d'autant

Question 2

N°	Réponses	OK	PCZ	SCZ	Commentaires
A	le dépistage n'était pas justifié en raison de l'âge > 35 ans				
B	vous lui proposez un test d'ADN libre circulant pour la T21 (DPNI)	X			
C	vous lui proposez une échographie de contrôle à 18 SA				

D	vous lui proposez d'emblée un caryotype fœtal				
E	aucun examen n'est nécessaire car la clarté nucale était fine			X	

Le dépistage combiné de T21 inclut l'âge, la clarté nucale et les marqueurs du 1er trimestre (hCG et PAPP-A). Un test ADNlcT21 doit être proposé à toutes les femmes enceintes dont le niveau de risque de trisomie 21 fœtale est compris entre 1/1 000 et 1/51 à l'issue du dépistage reposant sur le risque combiné de trisomie 21 au 1er trimestre. La possibilité de réalisation d'un test ADNlcT21 ou d'un caryotype fœtal d'emblée doit être évoquée avec la femme enceinte pour toute femme dont le niveau de risque de trisomie 21 fœtale est ≥ 1/50 à l'issue du dépistage reposant sur le dépistage combiné du 1er trimestre.

Question 3

N°	Réponses	OK	PCZ	SCZ	Commentaires
A	sérologie de toxoplasmose 1 fois/mois	X			Si sérologie négative
B	cholestérol à jeun				Inutile, de plus, le taux est physiologiquement augmenté au cours de la grossesse
C	recherche d'agglutinines irrégulières	X			Obligatoire
D	sérologie syphilitique	X			Obligatoire
E	antigénémie HBs	X			Obligatoire, il est recommandé de l'avancer à la 1re consultation prénatale (HAS 2016)

Question 4

N°	Réponses	OK	PCZ	SCZ	Commentaires
A	âge > 35 ans	X			
B	IMC > 25 kg/m²	X			
C	antécédent de macrosomie	X			
D	antécédent de césarienne	X			
E	diabète chez la mère	X			

Ce sont 5 facteurs de risque du DG.

Question 5

N°	Réponses	OK	PCZ	SCZ	Commentaires
A	glycémie à jeun	X			Au 1er trimestre
B	glycémie postprandiale				
C	hémoglobine glyquée				
D	HGPO à 75 g de glucose				Entre 24 et 28 SA
E	glycosurie				

Aucune autre méthode (glycémie à jeun, HbA1c, glycosurie, glycémie postprandiale, glycémie au hasard) n'est recommandée pour le dépistage ni pour le diagnostic du DG.

Question 6

N°	Réponses	OK	PCZ	SCZ	Commentaires
A	la glycémie doit être recontrôlée				
B	vous diagnostiquez un diabète antérieur à la grossesse				
C	vous diagnostiquez un diabète gestationnel	X			GAJ > 0,92 g/L = DG

D	vous diagnostiquez une intolérance aux hydrates de carbone				
E	l'HGPO à 24-28 SA sera inutile	X			Puisque GAJ > 0,92 g/L
GAJ > 1,26 g/L = diabète antérieur.					

Question 7

N°	Réponses	OK	PCZ	SCZ	Commentaires
A	vous lui indiquez de ne pas prendre de poids pendant la grossesse en raison de son obésité				La prise de poids gestationnelle est physiologique ; en cas de surpoids, elle doit être comprise entre 7 et 12 kg
B	vous lui prescrivez un régime				
C	vous instaurez une surveillance des glycémies capillaires	X			
D	vous lui recommandez de l'activité physique adaptée à la grossesse	X			
E	vous prescrivez un arrêt de travail				Inutile
Une fois le diagnostic du DG posé, la prise en charge consiste habituellement en l'amélioration des règles hygiénodiététiques (conseils nutritionnels **et non un régime** et activité physique adaptée) avec un contrôle de la glycémie à jeun et postprandiale pendant 10 jours.					

Question 8

N°	Réponses	OK	PCZ	SCZ	Commentaires
A	le risque de macrosomie est augmenté	X			
B	le risque de césarienne est augmenté	X			
C	la prééclampsie n'est pas associée au DG				
D	l'hyperglycémie néonatale doit être dépistée	X			
E	un fond d'œil est réalisé chaque trimestre				Pour la surveillance d'un diabète antérieur, pas de risque rétinien en cas de DG
Le DG s'accompagne d'une augmentation des complications maternelles et périnatales : macrosomie, césariennes, HTA gravidique, prééclampsie, dystocies des épaules, paralysies du plexus brachial, hypoglycémie néonatale.					

Question 9

N°	Réponses	OK	PCZ	SCZ	Commentaires
A	l'antécédent de césarienne				
B	la macrosomie fœtale	X			
C	le déclenchement est systématique en cas de diabète gestationnel				Indiqué à partir de 39 SA en cas de DG mal équilibré ou avec retentissement fœtal, en tenant compte de la balance bénéfice/risque maternelle et fœtale
D	l'âge > 35 ans				
E	le portage chronique de streptocoque B	X			Justifie d'une antibiothérapie per-partum et non d'une césarienne

Question 10

N°	Réponses	OK	PCZ	SCZ	Commentaires
A	le RCF est normal				
B	il existe une hypertonie	X			
C	la variabilité du RCF est conservée	X			
D	il n'y a pas d'accélération	X			Pas d'accélération visible
E	il existe un ralentissement prolongé	X			Causé par l'hypertonie (variabilité entre 5 et 25 bpm)

Question 11

N°	Réponses	OK	PCZ	SCZ	Commentaires
A	cet enfant présente un score de Silverman à 5				Dans ce que l'on vous donne, l'enfant présente 2 signes francs du score de Silverman, donc son score est à 4, la cyanose et la fréquence respiratoire ne font pas partie de ce score
B	vous évoquez une maladie des membranes hyalines	X			On peut évoquer une MMH chez l'enfant à terme. C'est beaucoup plus rare mais ça fait partie des étiologies médicales de détresse respiratoire. N'éliminez pas ce diagnostic sous prétexte que l'enfant est à terme. D'autant plus qu'ici, le diabète gestationnel est un facteur de risque de MMH
C	vous évoquez une inhalation méconiale				LA clair
D	le diabète maternel peut favoriser la cause de la détresse respiratoire	X			
E	le début précoce de la détresse respiratoire élimine l'hypothèse d'une infection maternofœtale				Attention pour le début de la détresse respiratoire : une détresse secondaire est évocatrice d'infection, mais le fait qu'elle soit précoce n'élimine pas ce diagnostic (le début de l'infection ayant pu avoir lieu *in utero*)

Question 12

N°	Réponses	OK	PCZ	SCZ	Commentaires
A	l'hypothyroïdie congénitale recherchée est d'origine centrale				On dose la TSH, la majorité des hypothyroïdies congénitales sont périphériques (athyréose) et se voient donc avec une TSH élevée
B	le prélèvement doit être fait en veineux pour être fiable				Il peut être fait en capillaire
C	le prélèvement doit être fait avant 48 heures de vie				**Après** 48 heures de vie, au talon. En effet, avant, il y a un pic physiologique de TSH, qui serait une source de faux positifs
D	une des maladies dépistées est potentiellement mortelle au cours des premières semaines de vie	X			
E	le dosage pour la mucoviscidose concerne une enzyme pancréatique	X			Trypsinémie : sécrétions pancréatiques épaisses = accumulation de cette enzyme dans le sang
Le prélèvement pour le test de Guthrie n'est pas obligatoire, il est fortement recommandé.					

Question 13

N°	Réponses	OK	PCZ	SCZ	Commentaires
A	l'origine de la détresse respiratoire peut être liée à une mucoviscidose néonatale				La mucoviscidose ne donne **jamais** de détresse respiratoire néonatale précoce (les premiers jours de vie)
B	la mucoviscidose néonatale est une cause d'occlusion	X			Cette maladie peut entraîner un méconium très épais et dur expliquant l'apparition d'une occlusion néonatale (iléus méconial)
C	le test de référence pour confirmer le diagnostic sera le bilan génétique				Le test de référence est le test de la sueur, la génétique est un complément au diagnostic
D	la mucoviscidose nécessite un apport précoce de vitamine C				Pas la vitamine C mais les vitamines ADEK
E	la fréquence de cette maladie dans la région Hauts de France est d'environ 200 cas/an				La fréquence de la mucoviscidose est d'environ 1/5 000 naissances : 200 cas voudraient dire 1 million de naissances/an (pour un total de 700 000 en France) !

Question 14

N°	Réponses	OK	PCZ	SCZ	Commentaires
A	vous demandez une mesure de la bilirubine transcutanée	X			Il n'y a pas d'élément en faveur d'un ictère à explorer par un bilan (cf. les critères d'ictère non bénin). Il faut en revanche faire une évaluation transcutanée de la bilirubine (comme chez tout ictère qui paraît significatif en maternité), permettant de voir s'il est intense (supérieur au seuil des courbes)
B	vous évoquez un ictère par insuffisance lactée				Pour l'ictère par insuffisance lactée, l'enfant n'a pas perdu beaucoup de poids : hypothèse improbable
C	vous évoquez une incompatibilité ABO				Il ne peut pas y avoir d'incompatibilité A ou B du fait du groupe sanguin maternel, idem pour le rhésus
D	la précocité de l'apparition de l'ictère justifie la réalisation d'un bilan sanguin				
E	il s'agit le plus probablement d'un ictère simple	X			

Question 15

N°	Réponses	OK	PCZ	SCZ	Commentaires
A	contraception œstroprogestative combinée minidosée				Une contraception œstroprogestative, même minidosée, est déconseillée dans ce cas en raison de l'âge et du surpoids : le risque vasculaire artériel et veineux est augmenté
B	contraception microprogestative	X			
C	contraception par dispositif intra-utérin au cuivre	X			
D	implant contraceptif	X			
E	contraception par dispositif intra-utérin à la progestérone	X			
Les 4 contraceptions B, C, D et E sont possibles et le choix sera laissé à la femme après une information sur les avantages et inconvénients de chaque méthode.					

DP 16

Question 1

N°	Réponses	OK	PCZ	SCZ	Commentaires
A	mesure de la hauteur utérine	X			
B	mesure de la pression artérielle	X			
C	réflexes ostéotendineux	X			
D	toucher vaginal				
E	examen au speculum				

Question 2

N°	Réponses	OK	PCZ	SCZ	Commentaires
A	HTA maligne				
B	HELLP syndrome				
C	prééclampsie sévère	X			HTAg + protéinurie significative
D	retard de croissance intra-utérin	X			
E	thrombophlébite cérébrale				

Question 3

N°	Réponses	OK	PCZ	SCZ	Commentaires
A	une pression artérielle > 140/90 mmHg				
B	une pression artérielle systolique > 160 mmHg associée à une protéinurie significative	X			
C	des œdèmes				
D	une mesure de la hauteur utérine concordante avec le terme				
E	un enregistrement du rythme cardiaque fœtal normal				

Question 4

N°	Réponses	OK	PCZ	SCZ	Commentaires
A	protéinurie des 24 heures	X			Confirmer la protéinurie et son intensité
B	hémogramme	X			
C	IRM cérébrale				
D	bilan hépatique	X			
E	échographie obstétricale	X			

Rechercher un HELLP syndrome et un retard de croissance.

Question 5

N°	Réponses	OK	PCZ	SCZ	Commentaires
A	cytolyse hépatique	X			
B	HELLP syndrome	X			
C	anémie ferriprive				

| D | séroconversion toxoplasmose | | | | |
| E | syndrome inflammatoire | | | | |

Question 6

N°	Réponses	OK	PCZ	SCZ	Commentaires
A	hospitalisation en maternité de niveau III	X			
B	césarienne en urgence sous anesthésie générale			X	
C	déclenchement artificiel du travail			X	
D	repos	X			
E	traitement antihypertenseur intraveineux	X			

Question 7

N°	Réponses	OK	PCZ	SCZ	Commentaires
A	sulfate de magnésium	X			À visée maternelle en prévention de l'éclampsie
B	aspirine à 100 mg				
C	corticothérapie par voie intramusculaire	X			
D	corticothérapie *per os*				
E	progestérone intravaginale				

Question 8

N°	Réponses	OK	PCZ	SCZ	Commentaires
A	inhibiteur calcique	X			
B	diurétique				
C	inhibiteur de l'enzyme de conversion			X	
D	bêtabloquant	X			
E	antihypertenseur central	X			

Question 9

N°	Réponses	OK	PCZ	SCZ	Commentaires
A	épilepsie	X			Peu probable mais peut être évoquée
B	hypokaliémie sévère				
C	crise d'éclampsie	X	X		
D	hypoglycémie				
E	hypocalcémie				

Question 10

N°	Réponses	OK	PCZ	SCZ	Commentaires
A	réalisation des reflex ostéotendineux	X			
B	pesée	X			
C	diurèse	X			
D	examen neurologique quotidien				
E	surveillance de la pression artérielle	X			

Possibilité d'éclampsie et de poussée hypertensive dans le post-partum

Question 11

N°	Réponses	OK	PCZ	SCZ	Commentaires
A	hémogramme	X			
B	bilan hépatique	X			
C	protéinurie des 24 heures	X			
D	ECG quotidien				
E	fond d'œil				

Question 12

N°	Réponses	OK	PCZ	SCZ	Commentaires
A	mesure de pression artérielle	X			Rechercher une persistance de l'HTA devenue chronique
B	protéinurie	X			
C	bilan de thrombophilie				
D	recherche d'un diabète				
E	échographie rénale				

Question 13

N°	Réponses	OK	PCZ	SCZ	Commentaires
A	dispositif intra-utérin au cuivre	X			
B	contraception œstroprogestative de 2ᵉ génération	X			
C	contraception œstroprogestative de dernière génération				Pas de 3ᵉ ou 4ᵉ génération en 1ʳᵉ intention
D	implant contraceptif	X			
E	pilule microprogestative	X			

Question 14

N°	Réponses	OK	PCZ	SCZ	Commentaires
A	aspirine à 100 mg lors de la prochaine grossesse	X			
B	énoxaparine (Lovenox®) lors de la prochaine grossesse				Les HBPM ne permettent pas de réduire le risque de récidive d'HTA gravidique, contrairement à l'aspirine à faible dose

C	antivitamine K lors de la prochaine grossesse		X	
D	consultation tabacologique	X		
E	traitement antihypertenseur systématique lors de la prochaine grossesse			

DP 17

Question 1

N°	Réponses	OK	PCZ	SCZ	Commentaires
A	auscultation cardiopulmonaire				
B	contrôle de la pression artérielle au repos	X			PA élevée
C	pesée	X			Recherche d'une prise de poids récente par œdèmes
D	réflexes ostéotendineux	X			Prééclampsie
E	toucher vaginal				

Question 2

N°	Réponses	OK	PCZ	SCZ	Commentaires
A	âge < 35 ans				
B	chiffres de pression artérielle > 140/90 mmHg	X			
C	protéinurie significative	X			
D	œdèmes de la face et des mains	X			
E	insomnie				

Question 3

N°	Réponses	OK	PCZ	SCZ	Commentaires
A	la quantité de liquide amniotique	X			Oligoamnios
B	la croissance fœtale	X			
C	l'épaisseur du placenta				
D	le doppler des artères utérines	X			
E	la clarté nucale			X	1er trimestre

Recherche de signes de retard de croissance.

Question 4

N°	Réponses	OK	PCZ	SCZ	Commentaires
A	corticothérapie par bétaméthasone (Célestène®) en intramusculaire	X			Indispensable
B	injection intraveineuse de sulfate de magnésium				Trop tôt, pas d'extraction dans l'immédiat
C	injection d'immunoglobulines anti-D (Rhophylac®) par voie intraveineuse				On ne connaît pas son Rh et ce n'est pas le propos

N°	Réponses	OK	PCZ	SCZ	Commentaires
D	traitement par aspirine à faible dose entre 75 et 160 mg				En prévention lors d'une prochaine grossesse
E	traitement par progestérone par voie vaginale			X	

Question 5

N°	Réponses	OK	PCZ	SCZ	Commentaires
A	prévention de la menace d'accouchement prématuré				Prévention des complications de la prématurité
B	augmentation du taux de plaquettes				
C	diminution du risque de maladie des membranes hyalines	X			
D	diminution du risque d'entérocolite ulcéronécrosante	X			
E	diminution du risque d'hémorragie intraventriculaire	X			

Question 6

N°	Réponses	OK	PCZ	SCZ	Commentaires
A	il existe une hypoglycémie				Glycémie normale
B	il existe une insuffisance rénale				
C	il existe une hémolyse	X			Présence de schyzocytes et anémie
D	il existe une cytolyse	X			Élévation des ASAT et ALAT
E	il existe un syndrome inflammatoire				

Question 7

N°	Réponses	OK	PCZ	SCZ	Commentaires
A	contexte de prééclampsie	X			
B	présence d'accélérations				
C	ralentissements répétés	X			
D	rythme de base normal			X	
E	absence de contractions utérines				

Question 8

N°	Réponses	OK	PCZ	SCZ	Commentaires
A	l'Apgar de cet enfant est de 10 à 5 minutes	X			Ne pas confonde Apgar et Silverman
B	la cyanose donne −2 points au score de détresse respiratoire				
C	son score de Silverman est de 4				
D	cet enfant doit être mis en peau à peau				Nécessité de soins pédiatriques
E	la prématurité de cet enfant n'est pas une contre-indication à l'allaitement	X	X		Au contraire

Question 9

N°	Réponses	OK	PCZ	SCZ	Commentaires
A	le fait que la maman ait reçu une corticothérapie anténatale élimine le diagnostic de maladie des membranes hyalines				Risque réduit mais pas absent
B	avec les éléments dont vous disposez, vous devez évoquer une infection maternofœtale				Pas le contexte
C	vous pouvez éliminer la mucoviscidose des étiologies à évoquer	X			Elle ne se traduit pas par une détresse respiratoire néonatale
D	vous pouvez évoquer une inhalation méconiale				Pas de liquide amniotique méconial
E	vous pouvez évoquer une détresse respiratoire transitoire	X			

Question 10

N°	Réponses	OK	PCZ	SCZ	Commentaires
A	vous pouvez évoquer une allo-immunisation ABO				Tous les 2 de groupe O
B	vous pouvez évoquer une allo-immunisation rhésus				Non car mère Rh+
C	vous prescrivez de la photothérapie	X			
D	vous prescrivez un traitement par immunoglobulines anti-D chez l'enfant				
E	vous évoquez un ictère physiologique du fait de la prématurité	X			

Question 11

N°	Réponses	OK	PCZ	SCZ	Commentaires
A	cet enfant présente un retard de croissance intra-utérin	X			
B	cet enfant est à risque d'hyperglycémie du fait de son poids de naissance				
C	cet enfant est à risque de thrombopénie	X			
D	cet enfant est hypotrophe	X			
E	vous prescrivez un caryotype			X	Prééclampsie expliquant le RCIU par insuffisance placentaire

Question 12

N°	Réponses	OK	PCZ	SCZ	Commentaires
A	l'allaitement est contre-indiqué du fait des traitements de la prééclampsie			X	Au contraire
B	la maman devra tirer son lait 8 fois/j	X			Si possible
C	le peau à peau peut être prescrit en réanimation néonatale	X			Favorise le lien mère-enfant
D	le lait est dangereux sur le plan infectieux chez cet enfant				Absolument pas
E	si le lait est envoyé au lactarium, l'enfant ne recevra pas forcément le lait de sa mère				

DP 18

Question 1

N°	Réponses	OK	PCZ	SCZ	Commentaires
A	l'âge > 25 ans				
B	le tabagisme	X			
C	le surpoids	X			
D	la nulliparité	X			
E	la prise de folates				

Question 2

N°	Réponses	OK	PCZ	SCZ	Commentaires
A	une échographie de datation				Pas utile systématiquement et non remboursée
B	un dosage de β-hCG urinaire				
C	un dosage de β-hCG plasmatique				
D	une échographie à 12 SA	X			
E	une glycémie à jeun	X			

Question 3

N°	Réponses	OK	PCZ	SCZ	Commentaires
A	pour cette patiente, la dose est insuffisante				0,4 mg au moins un mois avant et pendant le 1er trimestre
B	il faut les poursuivre toute la grossesse				
C	la supplémentation doit être commencée au moins un mois avant la conception	X			
D	l'objectif est de prévenir les anomalies de fermeture du tube neural	X			
E	l'acide folique intervient dans la division cellulaire	X			

Question 4

N°	Réponses	OK	PCZ	SCZ	Commentaires
A	7 consultations prénatales sont obligatoires	X			
B	5 échographies obstétricales sont obligatoires				
C	la déclaration de grossesse doit être faite avant 12 SA				
D	une sérologie de toxoplasmose négative indique un contrôle mensuel	X			
E	un dosage de l'Ag HBs doit être obligatoirement proposé	X			

Question 5

N°	Réponses	OK	PCZ	SCZ	Commentaires
A	réaliser une hyperglycémie par voie orale entre 24 et 28 SA				
B	maintenir ou commencer une activité physique adaptée à la grossesse	X			
C	surveiller les glycémies capillaires 4 à 6 fois/j	X			
D	supprimer les féculents				
E	supprimer les sucres rapides				Il est de toute façon impossible de supprimer les féculents et les sucres rapides : il faut **limiter** les sucres rapides

Question 6

N°	Réponses	OK	PCZ	SCZ	Commentaires
A	cette clarté nucale est anormale				
B	vous proposez une biopsie de trophoblaste				
C	vous proposez une amniocentèse				
D	vous proposez un diagnostic prénatal non invasif				
E	vous proposez le calcul du risque combiné de T21 par dosage des marqueurs sériques	X			

Question 7

N°	Réponses	OK	PCZ	SCZ	Commentaires
A	Mme D. n'est pas considérée comme à risque de T21				
B	la PAPP-A est hors bornes, ne permettant pas de tenir compte du risque calculé	X			
C	l'hCG est hors bornes, ne permettant pas de tenir compte du risque calculé				
D	vous prescrivez un contrôle de la PAPP-A				
E	vous proposez une analyse du caryotype fœtal	X			

Question 8

N°	Réponses	OK	PCZ	SCZ	Commentaires
A	le poids est correct pour l'âge gestationnel				
B	vous proposez un contrôle échographique en début de 9e mois	X			
C	il existe un retentissement fœtal du diabète	X			
D	vous envisagez une césarienne				
E	vous vérifiez l'équilibre glycémique	X			

Question 9

N°	Réponses	OK	PCZ	SCZ	Commentaires
A	mesure de la hauteur utérine	X			
B	toucher vaginal	X			
C	amnioscopie				Ne se pratique plus
D	prélèvement vaginal				Le résultat du PV ne sera connu que dans quelques jours
E	test à la fibronectine				

Question 10

N°	Réponses	OK	PCZ	SCZ	Commentaires
A	il s'agit d'une menace d'accouchement prématuré				On est à terme
B	vous réalisez une cure de corticoïdes				
C	vous prescrivez 5 MUI de pénicilline G	X			
D	vous prescrivez un agoniste de l'ocytocine ou un inhibiteur calcique				
E	vous prescrivez du sulfate de magnésium				

Question 11

N°	Réponses	OK	PCZ	SCZ	Commentaires
A	cette variété de position est parmi les plus fréquentes	X			
B	le foyer d'auscultation des bruits du cœur est à gauche	X			
C	le toucher vaginal perçoit la suture médiane de l'axe antéropostérieur				
D	la petite fontanelle est perçue en avant	X			
E	le fœtus regarde vers la paroi abdominale de sa mère				

Question 12

N°	Réponses	OK	PCZ	SCZ	Commentaires
A	il s'évalue à 5 et 15 minutes				À 1, 5 et 10 minutes
B	il inclut le rythme cardiaque	X			
C	il inclut le tonus	X			
D	il inclut le geignement respiratoire				Geignement = score de Silverman
E	le résultat est au maximum de 10	X			

Question 13

N°	Réponses	OK	PCZ	SCZ	Commentaires
A	réduction du risque d'allergie	X			
B	réduction du risque d'obésité	X			
C	amélioration du développement psychomoteur	X			
D	réduction du risque d'hypothyroïdie				
E	réduction du risque de phénylcétonurie				

Question 14

N°	Réponses	OK	PCZ	SCZ	Commentaires
A	vous réalisez une vitesse de sédimentation				Elle sera toujours élevée au cours de la grossesse et dans le post-partum
B	la présence d'un streptocoque B anténatal est un facteur de risque d'endométrite du post-partum	X			
C	vous prescrivez une antibiothérapie probabiliste	X			
D	il faut réaliser un curetage				
E	l'évolution peut se faire vers le sepsis	X			
Faire une CRP.					

DP 19

Question 1

N°	Réponses	OK	PCZ	SCZ	Commentaires
A	sérologie CMV				
B	sérologie rubéole	X			
C	sérologie toxoplasmose	X			
D	Ag HBs	X			
E	sérologie VIH	X			

Question 2

N°	Réponses	OK	PCZ	SCZ	Commentaires
A	une surveillance mensuelle jusqu'au 15 septembre 2017	X			Jusqu'à 4 mois
B	une surveillance mensuelle jusqu'au 15 octobre 2017				
C	une surveillance mensuelle jusqu'au 15 novembre 2017				
D	une surveillance mensuelle jusqu'à la fin de la grossesse				
E	vous prolongez cette surveillance jusqu'à un mois après la naissance				

Question 3

N°	Réponses	OK	PCZ	SCZ	Commentaires
A	une recherche du virus par amniocentèse après 18 SA				
B	une interruption médicale de grossesse				Le vaccin est déconseillé pendant la grossesse mais sa réalisation en cours de grossesse ne justifie pas d'une IMG
C	une IVG				
D	rien car ce vaccin vivant atténué n'est pas tératogène	X			
E	un suivi sérologique si pas d'immunité acquise par le vaccin				

Question 4

N°	Réponses	OK	PCZ	SCZ	Commentaires
A	il est recommandé dès la déclaration de la grossesse	X			
B	il est obligatoirement répété lors du 6e mois de la grossesse				
C	il n'est proposé qu'en cas de facteurs de risques maternels				
D	il ne repose que sur l'Ag HBs	X			Ag HBs dès le 1er trimestre (HAS 2016)
E	il associe obligatoirement d'autres marqueurs de l'hépatite B				

Question 5

N°	Réponses	OK	PCZ	SCZ	Commentaires
A	consultation auprès d'un hépatologue ou infectiologue	X			
B	recherche d'autres maladies infectieuses	X			
C	recherche d'addictions	X			
D	mise immédiate sous thérapie antivirale (lamivudine)				
E	instauration immédiate d'une trithérapie antirétrovirale				

Question 6

N°	Réponses	OK	PCZ	SCZ	Commentaires
A	vous programmerez de principe une césarienne pour limiter la transmission materno-fœtale			X	Césarienne non justifiée en cas d'antigénémie HBs +
B	vous ferez pratiquer le jour de la naissance chez le nouveau-né une injection de vaccin	X	X		Sérovaccination le plus rapidement possible indispensable
C	vous ferez pratiquer le jour de la naissance chez le nouveau-né une injection de gammaglobulines anti-HBs	X	X		

N°	Réponses	OK	PCZ	SCZ	Commentaires
D	vous donnez au nouveau-né un bain antiseptique pour limiter le risque d'infection				
E	cette injection doit avoir lieu le plus rapidement possible après la naissance (dans les 8 à 12 heures)	X			

Question 7

N°	Réponses	OK	PCZ	SCZ	Commentaires
A	vous autorisez l'allaitement si la sérovaccination est effectuée	X			
B	vous n'autorisez pas l'allaitement même si la sérovaccination est effectuée				L'allaitement n'est pas contre-indiqué en cas d'infection par l'hépatite B
C	vous autorisez l'allaitement même si la mère présente des crevasses mammaires et si le nouveau-né est sérovacciné	X			
D	vous recommandez un suivi sérologique du nouveau-né du fait du rare risque d'échec vaccinal	X			
E	vous proposez une sérovaccination du nouveau-né d'emblée lors de la naissance si vous ne disposez pas à la naissance de sérologies maternelles (cas des grossesses non suivies)	X			

Question 8

N°	Réponses	OK	PCZ	SCZ	Commentaires
A	vous programmez de principe une césarienne à terme			X	
B	vous prescrivez de la zidovudine jusqu'à la fin de la grossesse				La zidovudine peut être prescrite en prévention en cas de récurrence en cours de grossesse
C	vous déclenchez l'accouchement dès la 37e SA pour la mettre à l'abri d'une récurrence herpétique du 9e mois				
D	vous recherchez de façon hebdomadaire la présence du virus d'herpès jusqu'à la fin de la grossesse				
E	vous autorisez l'accouchement par voie basse si l'accouchement survient 8 jours après une récurrence	X			

Question 9

N°	Réponses	OK	PCZ	SCZ	Commentaires
A	vous pratiquez une césarienne d'emblée			X	
B	vous programmez la pratique d'une césarienne après la fin de la récurrence herpétique				
C	vous donnez à la patiente un traitement par zidovudine jusqu'à la fin de la grossesse	X			Le traitement par zidovudine pourrait réduire le risque d'excrétion du virus
D	vous accepteriez l'accouchement par les voies naturelles si le travail se déclenchait dans les 48 heures à venir				
E	vous accepteriez l'accouchement par les voies naturelles si le travail se déclenchait au-delà des 8 jours de la récurrence et en l'absence de lésions persistantes	X			

Question 10

N°	Réponses	OK	PCZ	SCZ	Commentaires
A	il est recommandé de proposer une vaccination antigrippale à la patiente dès la mise à disposition du vaccin antigrippal	X			Vaccination recommandée chez la femme enceinte
B	cette vaccination ne peut se faire qu'au-delà de 15 SA				
C	cette vaccination ne peut se pratiquer qu'au dernier trimestre				
D	cette vaccination protégera le nouveau-né jusqu'à 6 mois de vie	X			
E	la femme enceinte grippée est plus à risque de complications sévères qu'une femme grippée non enceinte	X			

Question 11

N°	Réponses	OK	PCZ	SCZ	Commentaires
A	traitement de préférence à domicile et non en maternité	X	X		
B	prescription d'oseltamivir à la future mère en attendant les résultats des prélèvements nasal ou oropharyngé maternels	X			
C	poursuite par d'oseltamivir si la réponse positive des prélèvements nasal ou oropharyngé maternels	X			
D	aucun traitement antiviral car l'oseltamivir a des effets inésirables fœtaux importants à ce terme gestationnel			X	
E	l'oseltamivir n'a pas d'effets inésirables fœtaux rapportés à ce jour	X			
L'oseltamivir réduit la durée des symptômes et les complications.					

Question 12

N°	Réponses	OK	PCZ	SCZ	Commentaires
A	elle aurait pu recevoir une prophylaxie par gammaglobulines spécifiques dans les 96 heures du contage	X			
B	elle aurait dû être vaccinée dans les 96 heures du contage			X	Le vaccin est contre-indiqué pendant la grossesse
C	elle aurait dû être vaccinée avant d'être enceinte	X			
D	si elle accouche le 30 janvier, le bébé a un risque élevé de varicelle néonatale	X			
E	si elle accouche le 30 janvier, le bébé sera alors sérovacciné dans les 8 heures qui suivent la naissance				

DP 20

Question 1

N°	Réponses	OK	PCZ	SCZ	Commentaires
A	vous attendrez 26 SA pour la traiter afin d'obtenir une charge virale nulle				
B	vous proposez un traitement antirétroviral d'emblée	X			
C	votre traitement de 1re intention est la zidovudine				
D	votre traitement de 1re intention est l'administration de 2 inhibiteurs de la transcriptase inverse				
E	vous lui proposez dans tous les cas une césarienne				

Question 2

N°	Réponses	OK	PCZ	SCZ	Commentaires
A	l'allaitement sera contre-indiqué	X	X		
B	l'allaitement n'est contre-indiqué qu'en présence de lésions mammaires type crevasses				
C	l'allaitement pourra se faire dès lors que la PCR du nouveau-né à la naissance sera négative				
D	l'allaitement pourra se faire dès lors que les PCR du nouveau-né à la naissance et à J15 seraient négatives, la patiente tirant son lait en attendant				
E	l'allaitement serait permis si la patiente vivait dans un pays où l'allaitement artificiel présente des risques pour le nouveau-né	X			Allaitement contre-indiqué sauf dans les pays en voie de développement où les risques des laits artificiels sont plus importants

Question 3

N°	Réponses	OK	PCZ	SCZ	Commentaires
A	la sérologie CMV devait être faite car faisant partie du bilan de la déclaration de la grossesse				Non systématique, discutée chez les populations à risque
B	la sérologie CMV ne doit pas être faite systématiquement à la déclaration de grossesse	X			
C	la sérologie a pu être proposée car elle a un enfant en bas âge	X			
D	la sérologie a pu être proposée car elle était en déficit immunitaire	X			
E	le risque de séroconversion maternelle par le CMV durant la grossesse est de 1 %	X			

Question 4

N°	Réponses	OK	PCZ	SCZ	Commentaires
A	la contamination fœtale est quasi nulle				
B	la contamination atteint près de 30 %	X			
C	l'embryofœpathie est constante				
D	l'embryon, s'il est infecté, a 80 % de probabilité de ne pas avoir de complication ou séquelles	X			
E	l'embryon, s'il est infecté, a 10 % de probabilité d'avoir des séquelles neurosensorielles	X			

L'infection materno-fœtale est très souvent asymptomatique.

Question 5

N°	Réponses	OK	PCZ	SCZ	Commentaires
A	le contact avec les chats				
B	la consommation de fromage au lait cru				
C	les enfants en bas âge	X			Les enfants < 3 ans sont le réservoir principal du CMV
D	le travail en crèche	X			
E	la toxicomanie intraveineuse				

Question 6

N°	Réponses	OK	PCZ	SCZ	Commentaires
A	amniocentèse à 21 SA quelle que soit la charge virale VIH				
B	amniocentèse dès que sa charge virale VIH est négative par son traitement				
C	traitement prénatal maternel par valaciclovir				
D	surveillance échographique régulière	X			Recherche de lésions neurologiques
E	IRM fœtale	X			Recherche de lésions neurologiques

Question 7

N°	Réponses	OK	PCZ	SCZ	Commentaires
A	l'hépatite C doit être systématiquement recherchée lors de toute déclaration de grossesse				
B	l'hépatite C doit être obligatoirement recherchée au 6ᵉ mois de la grossesse				
C	la recherche de l'hépatite C n'est recommandée que s'il existe des facteurs de risques	X			
D	indépendamment du contexte VIH de la patiente, la positivité de l'hépatite C permet un accouchement par les voies naturelles	X			
E	indépendamment du contexte VIH de la patiente, la positivité de l'hépatite C permet l'allaitement	X			

Question 8

N°	Réponses	OK	PCZ	SCZ	Commentaires
A	ne pas toucher la litière des chats	X			
B	laver les crudités	X			
C	se laver les mains après avoir touché la terre				
D	éviter la consommation de fromages au lait cru	X			Fromage au lait cru = listériose
E	consommer de la viande non saignante	X			

Question 9

N°	Réponses	OK	PCZ	SCZ	Commentaires
A	il peut correspondre à une infection évolutive	X			
B	il peut correspondre à une infection récente voire datant d'une année	X			
C	il doit vous inciter à demander une nouvelle sérologie 3 semaines plus tard dans le même laboratoire	X			
D	il doit vous inciter à demander un indice d'avidité	X			
E	il doit vous inciter à prescrire d'emblée un traitement par pyriméthamine et sulfamide	X			

Il n'est pas possible de conclure sur un seul prélèvement.

Question 10

N°	Réponses	OK	PCZ	SCZ	Commentaires
A	vous concluez à une infection évolutive	X			
B	vous concluez à une infection ancienne				
C	vous proposez une amniocentèse à partir de 18 SA	X			
D	vous prescrivez de la spiramycine (Rovamycine®)	X			Spiramycine dès que possible pour réduire le passage transplacentaire
E	vous proposez un suivi échographique régulier	X			

Question 11

N°	Réponses	OK	PCZ	SCZ	Commentaires
A	le risque de séroconversion durant la grossesse était de 1 %	X			
B	les contaminations de fin de grossesse exposent davantage aux toxoplasmoses néonatales infracliniques que celles du 1er trimestre	X			
C	en cas de séroconversion et de diagnostic prénatal invasif *via* une amniocentèse, vous informez la future mère que le taux de faux négatifs de cet examen est d'au moins 10 %				Le taux de faux négatif est faible
D	une IMG peut être envisagée pour les contaminations prouvées par amniocentèse en cas d'atteinte cérébrale	X			
E	une IMG est acceptée pour les contaminations prouvées par amniocentèse même en l'absence d'atteinte cérébrale				

DP 21

Question 1

N°	Réponses	OK	PCZ	SCZ	Commentaires
A	vous réalisez un dosage plasmatique qualitatif de l'hormone chorionique gonadotrophique (hCG)				Inutile en l'absence de symptomatologie
B	vous prescrivez une échographie à faire dans les 15 jours				Inutile en l'absence de symptomatologie
C	vous prescrivez l'échographie du 1er trimestre	X			
D	le test urinaire de grossesse est suffisant pour le diagnostic de grossesse	X			
E	vous vous assurez de la bonne évolutivité avec un dosage de progestéronémie				Inutile en l'absence de symptomatologie

Question 2

N°	Réponses	OK	PCZ	SCZ	Commentaires
A	elle vérifie la vitalité de la grossesse	X			
B	elle permet de dater la grossesse avec une précision de ± 10 jours				Précision de ± 3 jours
C	elle permet de vérifier le nombre d'embryons	X			
D	elle permet la mesure de la clarté nucale	X			
E	elle vérifie la bonne croissance fœtale				Croissance = échographie aux 2e et 3e trimestres

Question 3

N°	Réponses	OK	PCZ	SCZ	Commentaires
A	il est obligatoire depuis 1996				Non obligatoire
B	il s'agit d'un risque séquentiel				Le calcul de risque est combiné
C	il comporte un dosage de l'hCG et de la PAPP-A	X			
D	l'âge maternel est inclus dans le calcul du risque	X			
E	le seuil décisionnel pour proposer l'amniocentèse est fixé à 1/50	X			

Question 4

N°	Réponses	OK	PCZ	SCZ	Commentaires
A	bien laver les fruits et les légumes	X			
B	éviter la litière de chat	X			Le parasite est présent dans les déjections des chats
C	ne pas manger de viande crue	X			
D	ne pas consommer de coquillages				
E	ne pas consommer de fromages à pâte molle				

Question 5

N°	Réponses	OK	PCZ	SCZ	Commentaires
A	surveillance échographique mensuelle				
B	contrôle sérologique 1 fois/mois	X			
C	examen anatomopathologique du placenta				
D	sérologie au cordon après la naissance				
E	vaccination contre la toxoplasmose après l'accouchement				

Question 6

N°	Réponses	OK	PCZ	SCZ	Commentaires
A	une échographie obstétricale				
B	une hyperglycémie provoquée par voie orale	X			
C	une numération formule sanguine	X			
D	une uricémie				
E	une sérologie de toxoplasmose	X			

Bilan du 6e mois

Question 7

N°	Réponses	OK	PCZ	SCZ	Commentaires
A	il s'agit d'une cystite				
B	il s'agit d'une bactériurie asymptomatique	X			

C	vous prescrivez un examen cytobactériologique des urines	X			
D	vous attendez le résultat de l'ECBU avant de prescrire une antibiothérapie adaptée	X			
E	non traitée, l'évolution peut se faire vers la pyélonéphrite	X			

Question 8

N°	Réponses	OK	PCZ	SCZ	Commentaires
A	la valeur à H0 est normale	X			
B	la valeur à H1 est pathologique			X	
C	la valeur à H2 est normale	X			
D	vous concluez à un diabète gestationnel				
E	vous concluez à une intolérance aux hydrates de carbone				

GAJ = 0,92 g/L, H1 = 1,80 g/L, H2 = 1,53 g/L. Une valeur pathologique = DG.

Question 9

N°	Réponses	OK	PCZ	SCZ	Commentaires
A	il faut prescrire des ovules antibiotiques				
B	l'accouchement aura lieu par césarienne			X	
C	le prélèvement sera à renouveler avant l'accouchement				
D	une antibiothérapie sera réalisée en péripartum	X			
E	le nouveau-né sera surveillé à la recherche de signes d'infection	X			

Question 10

N°	Réponses	OK	PCZ	SCZ	Commentaires
A	le travail long	X			
B	le portage de streptocoque B				
C	l'accouchement par voie basse				
D	l'extraction instrumentale	X			
E	le poids du nouveau-né	X			

Question 11

N°	Réponses	OK	PCZ	SCZ	Commentaires
A	réalisation d'une hystéroscopie	X			
B	injection d'oxytocine	X			Dans un 1er temps
C	injection de prostaglandines				
D	massage utérin	X			Dans un 1er temps
E	révision utérine	X			Dans un 1er temps

Question 12

N°	Réponses	OK	PCZ	SCZ	Commentaires
A	injection d'oxytocine				
B	injection de prostaglandines	X			En 2ᵉ intention
C	remplissage vasculaire	X			En 2ᵉ intention
D	hystérectomie				Technique de recours ultime
E	embolisation				Technique de recours ultime

Question 13

N°	Réponses	OK	PCZ	SCZ	Commentaires
A	prévention des allergies	X			Prévention des allergies et des infections respiratoires de l'enfant
B	amélioration du transit intestinal				
C	prévention des infections néonatales				
D	prévention de l'obésité	X			
E	amélioration du lien mère-enfant	X			

Question 14

N°	Réponses	OK	PCZ	SCZ	Commentaires
A	dispositif intra-utérin à 3 mois	X			
B	patch contraceptif			X	
C	pilule œstroprogestative			X	
D	microprogestatif oral	X			
E	anneau vaginal			X	

Les œstroprogestatifs sont contre-indiqués.

DP 22

Question 1

N°	Réponses	OK	PCZ	SCZ	Commentaires
A	des céphalées	X			
B	des métrorragies	X			
C	des leucorrhées suspectes				
D	des phosphènes	X			Signes neurosensoriels
E	des acouphènes	X			Signes neurosensoriels

Question 2

N°	Réponses	OK	PCZ	SCZ	Commentaires
A	des réflexes ostéotendineux vifs	X			Signes précurseurs d'éclampsie
B	des œdèmes (visage, extrémités des membres inférieurs et supérieurs)	X			Souvent associés à la prééclampsie

Dossiers progressifs

C	un prurit généralisé	X		
D	une protéinurie à la BU	X		Prééclampsie
E	une glycosurie à la BU			

Question 3

N°	Réponses	OK	PCZ	SCZ	Commentaires
A	une prééclampsie				
B	un effet blouse blanche	X			
C	une HTA chronique				
D	une HTA gravidique modérée	X			
E	une HTA gravidique sévère				

Question 4

N°	Réponses	OK	PCZ	SCZ	Commentaires
A	PAS ≥ 160 mmHg				
B	PAS ≥ 140 mmHg	X			
C	PAD < 110 mmHg	X			
D	présence d'une protéinurie à la BU				
E	terme obstétrical ≥ 20 SA	X	X		Par définition de l'HTA gravidique

Question 5

N°	Réponses	OK	PCZ	SCZ	Commentaires
A	obésité	X			
B	âge > 35 ans	X			
C	parité	X			
D	tabagisme	X			
E	travail de nuit				

Question 6

N°	Réponses	OK	PCZ	SCZ	Commentaires
A	un examen cytobactériologique des urines				
B	un ECG 12 dérivations				
C	une échographie fœtale				
D	une hyperglycémie provoquée par voie orale à jeun	X			
E	une protéinurie sur les urines de 24 heures				

Question 7

N°	Réponses	OK	PCZ	SCZ	Commentaires
A	repos et arrêt de travail	X	X		
B	régime hyposodé				
C	régime hypoglucidique			X	Régime normal
D	prise en charge ambulatoire avec surveillance clinique régulière	X			
E	antihypertenseurs *per os*				

Question 8

N°	Réponses	OK	PCZ	SCZ	Commentaires
A	antihypertenseurs centraux de type alphaméthyldopa	X			
B	diurétiques de l'anse			X	Contre indiqués
C	inhibiteurs de l'enzyme de conversion			X	Contre indiqués
D	antagonistes des récepteurs à l'angiotensine 2			X	Contre indiqués
E	alpha et bêtabloquants	X			

Question 9

N°	Réponses	OK	PCZ	SCZ	Commentaires
A	prééclampsie	X	X		
B	HELLP syndrome	X			
C	insuffisance surrénalienne			X	
D	cholestase				
E	éclampsie	X	X		

Question 10

N°	Réponses	OK	PCZ	SCZ	Commentaires
A	retard de croissance intra-utérin	X	X		
B	macrosomie				
C	accouchement prématuré spontané				
D	mort fœtale *in utero*	X			
E	anémie fœtale				

Question 11

N°	Réponses	OK	PCZ	SCZ	Commentaires
A	mesure de la pression artérielle	X			Risque ultérieur d'HTA
B	dosage de protéinurie	X			Absence d'atteinte rénale
C	fond d'œil				
D	créatininémie	X			Absence d'atteinte rénale
E	bilan de thrombophilie				

Question 12

N°	Réponses	OK	PCZ	SCZ	Commentaires
A	perte pondérale	X			
B	sevrage tabagique	X			
C	activité physique régulière	X			
D	frottis cervicovaginal annuel				Tous les 3 ans
E	aspirine nourrisson durant la prochaine grossesse				En cas d'antécédent de prééclampsie sévère ou < 32 SA

Question 13

N°	Réponses	OK	PCZ	SCZ	Commentaires
A	pilule œstroprogestative combinée			X	En raison des facteurs de risque
B	dispositif intra-utérin au cuivre	X			
C	dispositif intra-utérin à la progestérone	X			
D	implant microprogestatif	X			
E	anneau vaginal			X	En raison des facteurs de risque

Question 14

N°	Réponses	OK	PCZ	SCZ	Commentaires
A	HTA chronique	X			
B	diabète de type 2	X			
C	syndrome métabolique	X			
D	récidive de l'HTA gravidique lors d'une prochaine grossesse	X			
E	retard de croissance intra-utérin lors d'une prochaine grossesse	X			

DP 23

Question 1

N°	Réponses	OK	PCZ	SCZ	Commentaires
A	adénomyose				Ménométrorragies – âge plus élevé
B	grossesse extra-utérine	X	X		Toujours y penser en cas de douleurs
C	utérus myomateux				
D	dysménorrhée essentielle				
E	endométriose	X			

Question 2

N°	Réponses	OK	PCZ	SCZ	Commentaires
A	dosage de β-hcg	X			Éliminer la GEU
B	numération formule sanguine				
C	recherche d'anticorps irréguliers				

N°	Réponses	OK	PCZ	SCZ	Commentaires
D	détermination du groupe sanguin				
E	ferritinémie				

Question 3

N°	Réponses	OK	PCZ	SCZ	Commentaires
A	dyspareunies profondes	X			
B	leucorrhées				
C	ménométrorragies				
D	diarrhées cataméniales	X			
E	douleurs de défécation pendant les règles	X			

Question 4

N°	Réponses	OK	PCZ	SCZ	Commentaires
A	imagerie par résonance magnétique				
B	échographie pelvienne endovaginale	X			
C	scanner abdomino-pelvien				
D	hystérosalpingographie				
E	échographie endorectale				

Question 5

N°	Réponses	OK	PCZ	SCZ	Commentaires
A	kyste ovarien fonctionnel typique				
B	kyste ovarien hémorragique	X			
C	myome sous-séreux				
D	endométriome	X			
E	cystadénocarcinome de l'ovaire				

Question 6

N°	Réponses	OK	PCZ	SCZ	Commentaires
A	la chirurgie des kystes d'endométriose des ovaires peut réduire la réserve ovarienne	X			
B	l'existence d'un kyste d'endométriose des ovaires peut réduire la fertilité spontanée	X			
C	un traitement de 3 mois par pilule œstroprogestative en continu permet la disparition du kyste d'endométriose des ovaires				
D	le kyste d'endométriose est rempli d'un liquide clair avec un aspect visqueux				
E	l'aspect des kystes d'endométriose des ovaires en IRM n'est pas spécifique				

Question 7

N°	Réponses	OK	PCZ	SCZ	Commentaires
A	appendicite aiguë				
B	abcès de l'endométriome ovarien droit	X			
C	salpingite aiguë	X			
D	douleurs d'ovulation				
E	torsion de l'ovaire droit				

Question 8

N°	Réponses	OK	PCZ	SCZ	Commentaires
A	échographie pelvienne endovaginale				
B	examen de résonance magnétique du pelvis				
C	scanner abdomino-pelvien				
D	hystérosalpingographie	X			Quasi seule indication de cet examen
E	radiographie abdominale sans préparation				

Question 9

N°	Réponses	OK	PCZ	SCZ	Commentaires
A	stimulations de l'ovulation				
B	insémination intra-utérine				
C	fécondation *in vitro* (FIV)	X			Car trompes obstruées
D	tentatives de conception spontanée pendant 2 ans				
E	don d'ovocytes				

Question 10

N°	Réponses	OK	PCZ	SCZ	Commentaires
A	le volume de l'éjaculat est insuffisant				
B	la concentration en spermatozoïdes est diminuée	X			
C	le pourcentage de spermatozoïdes morts est majoré				
D	le pourcentage de spermatozoïdes de forme anormale est majoré	X			
E	la mobilité des spermatozoïdes est diminuée				

Question 11

N°	Réponses	OK	PCZ	SCZ	Commentaires
A	grossesse intra-utérine évolutive	X			
B	grossesse extra-utérine	X			
C	fausse couche	X			
D	môle hydatiforme				
E	hyperstimulation	X			

Question 12

N°	Réponses	OK	PCZ	SCZ	Commentaires
A	dosage de la β-hCG plasmatique	X			
B	RAI	X			
C	échographie abdominale par voies abdominale et endovaginale	X			
D	temps de coagulation				
E	temps de céphaline activée				

Question 13

N°	Réponses	OK	PCZ	SCZ	Commentaires
A	injection intramusculaire de méthotrexate	X			
B	immunoglobulines anti-D	X			
C	contraception orale par pilule œstroprogestative				
D	dosage de la β-hCG plasmatique une semaine plus tard	X			
E	supplémentation en fer *per os*				

Question 14

N°	Réponses	OK	PCZ	SCZ	Commentaires
A	grossesse extra-utérine rompue	X			
B	torsion du kyste de l'ovaire droit				
C	rupture du kyste de l'ovaire droit				
D	hémorragie intrakystique				
E	hyperstimulation				

Question 15

N°	Réponses	OK	PCZ	SCZ	Commentaires
A	endométriose				
B	salpingite à *Chlamydia*	X			Aspect typique
C	appendicite aiguë				
D	péritonite				
E	salpingite au gonocoque				

Question 16

N°	Réponses	OK	PCZ	SCZ	Commentaires
A	hémorragie intrakystique				
B	kyste ovarien malin				
C	torsion de l'ovaire gauche	X			Le plus rapidement possible
D	kyste ovarien d'origine fonctionnelle				
E	kyste ovarien d'origine endométriosique				

Question 17

N°	Réponses	OK	PCZ	SCZ	Commentaires
A	annexectomie gauche				
B	détorsion de l'annexe	X			
C	ovariectomie gauche				
D	salpingectomie gauche				
E	ponction de kyste			X	

Question 18

N°	Réponses	OK	PCZ	SCZ	Commentaires
A	don d'ovocytes car insuffisance ovarienne	X			AMH effondrée
B	fécondation *in vitro* avec les ovocytes de la patiente car infertilité tubaire				
C	injection intracytoplasmique des spermatozoïdes (ICSI) car oligospermie				
D	tentatives de grossesse spontanées pendant 8 mois supplémentaires avant prise en charge d'une infertilité				
E	stimulation de l'ovulation car anovulation				

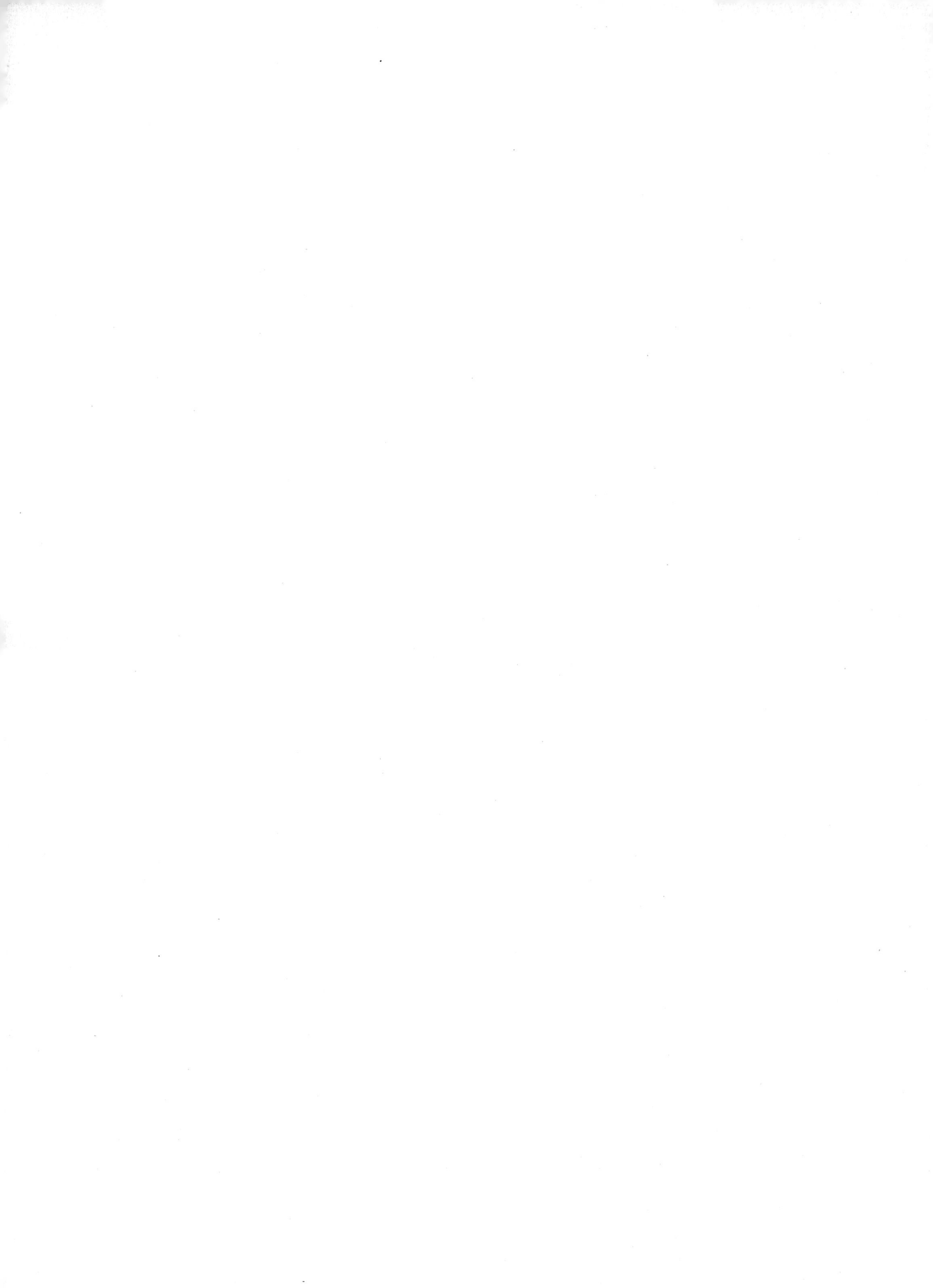

CHAPITRE 39

QI

Questions

QI 1
Parmi les propositions suivantes relatives au dépistage organisé du cancer du sein, laquelle (lesquelles) est (sont) exacte(s) ? (items 287 et 309)
A c'est une action de prévention primaire
B il suit un cahier des charges strict
C il s'applique entre 40 et 74 ans
D il est associé à un taux de participation de 90 %
E il doit être réalisé une seule fois durant la vie

QI 2
Parmi les propositions suivantes, laquelle (lesquelles) est (sont) exacte(s) ? (item 287)
A le cancer du sein est le plus fréquent des cancers de la femme
B le dépistage du cancer du sein s'effectue tous les ans de 50 à 74 ans
C l'adénofibrome est fréquent après 45 ans
D la réalisation d'une IRM en 2de intention est systématique
E le tamoxifène augmente les risques de cancer de l'endomètre

QI 3
Quel(s) est (sont) le(s) facteur(s) de risque du cancer du sein ? (items 287 et 309)
A la nulliparité
B la ménopause précoce
C l'allaitement maternel de longue durée
D le tabac
E l'obésité

QI 4
Concernant le dépistage du cancer du sein, parmi les propositions suivantes, laquelle (lesquelles) est (sont) exacte(s) ? (items 287 et 309)
A il concerne les femmes âgées de 50 à 74 ans
B afin d'assurer la qualité de l'interprétation des mammographies, une triple lecture encadrée est organisée
C l'autopalpation des seins par la patiente elle-même n'est pas recommandée
D les mammographies doivent être réalisées tous les 2 ans
E les femmes suivies pour un cancer de sein doivent poursuivre le dépistage organisé pour dépister une éventuelle récidive

QI 5
Quel(s) est (sont) le(s) cancer(s) dont la fréquence est augmentée chez les patientes mutées *BRCA1* ? (item 287)
A cancer du col de l'utérus
B cancer du sein
C cancer de vulve
D cancer de l'endomètre
E cancer de l'ovaire

QI 6
Parmi les propositions suivantes, laquelle (lesquelles) atteste(nt) d'une efficacité du dépistage d'un cancer ? (item 287)
A augmentation de l'incidence
B augmentation de la prévalence
C bonne sensibilité du test utilisé
D bonne valeur prédictive du test utilisé
E baisse de la mortalité liée au cancer dépisté.

QI 7
Quelle(s) est (sont) l'(les) indication(s) recommandée(s) pour le traitement des lésions de bas grade prouvées par une biopsie dirigée ? (items 287 et 297)
A patiente indisciplinée refusant la surveillance
B aggravation d'une lésion au cours de la surveillance
C persistance de la lésion au-delà de 12 à 18 mois
D discordance cyto-colpo-histologique
E présence d'un HPV de type oncogène

Gynécologie – Obstétrique
© 2018, Elsevier Masson SAS. Tous droits réservés

QI 8

Quelle(s) attitude (s) proposer en cas de frottis montrant une lésion de bas grade ? (items 287 et 297)
A surveillance cytologique
B typage viral
C colposcopie immédiate
D traitement destructif immédiat
E hystérectomie si patiente âgée

QI 9

Vous avez fait un frottis cervicovaginal de dépistage à une jeune femme de 35 ans. Jusqu'à présent, tous les frottis antérieurs étaient normaux. Le résultat du frottis vous indique « frottis de type ASC-US ». Parmi les propositions suivantes, quelle(s) est (sont) celle(s) qui peu(ven)t être proposée(s) ? (items 287 et 297)
A surveillance cytologique
B colposcopie immédiate
C typage viral
D hystérectomie
E traitement destructif

QI 10

En ce qui concerne les modalités de dépistage du cancer du col, quelle(s) est (sont) la (les) proposition(s) exacte(s) ? (items 287 et 297)
A le 1er frottis doit être pratiqué dès 25 ans chez toute femme active sexuellement
B un 2e frottis doit être réalisé dans la 1re année suivant le 1er frottis
C en cas de dépistage négatif aux 2 premiers frottis, on pratiquera un frottis tous les 2 ans jusqu'à 65 ans
D le frottis cervicovaginal ne doit plus être proposé aux patientes vaccinées contre le virus HPV
E une colposcopie peut remplacer le frottis

QI 11

Quel(s) est (sont) le (s) facteur(s) pronostique(s) du cancer du col ? (item 297)
A le stade de la FIGO
B l'âge de la patiente
C le volume tumoral
D l'envahissement lymphonodal
E la bilatéralité de l'envahissement lymphonodal

QI 12

Parmi les propositions suivantes concernant l'épidémiologie du cancer de l'endomètre, laquelle (lesquelles) est (sont) exacte(s) ? (item 297)
A il s'agit du 1er cancer de la femme en fréquence
B il touche essentiellement la femme ménopausée
C il est très souvent de bon pronostic
D il survient sur un terrain d'hyperprogestéronémie
E on retrouve toujours un continuum évolutif allant de l'hyperplasie simple à l'hyperplasie complexe et au cancer

QI 13

Quel(s) est (sont) le(s) facteur(s) de risque de cancer de l'endomètre ? (items 287 et 297)
A le tabac
B le diabète de type 2
C la contraception orale
D la prise de tamoxifène
E la multiparité

QI 14

Parmi les propositions suivantes concernant les facteurs de risque de cancer de l'endomètre, laquelle (lesquelles) est (sont) exacte(s) ? (items 287 et 297)
A tabagisme
B obésité
C multiparité
D contraception orale
E syndrome de Lynch

QI 15

Parmi les examens complémentaires suivants, le(s) quel(s) est (sont) recommandé(s) dans un cancer de l'endomètre de stade FIGO 1B ? (item 297)
A IRM
B hystérosalpingographie
C TEP-scan
D échographie pelvienne
E dosage des marqueurs tumoraux

QI 16

Parmi les propositions suivantes concernant votre démarche diagnostique devant un épisode de métrorragies post-ménopausiques, laquelle (lesquelles) est (sont) exacte(s) ? (items 34 et 41)
A il faut réaliser un frottis cervico-utérin
B il faut réaliser une biopsie d'endomètre
C une IRM pelvienne est envisageable en 1re intention
D une échographie pelvienne normale avec un endomètre à 5 mm permet d'interrompre les explorations complémentaires
E une biopsie d'endomètre normale permet d'interrompre les explorations complémentaires

QI 17

Mme Z., 63 ans, sous traitement hormonal substitutif depuis 5 ans, présente dans le cadre d'un bilan de métrorragies post-ménopausiques un aspect d'épaississement de l'endomètre. Parmi les propositions

suivantes relatives à votre conduite à tenir, laquelle (lesquelles) est (sont) exacte(s) ? (items 34 et 41)
A arrêt du traitement hormonal substitutif en cours
B biopsie de l'endomètre
C hystérectomie
D IRM pelvienne
E hystérosalpingographie

QI 18

Chez Mme Y., 72 ans, à l'occasion d'un épisode de métrorragies post-ménopausiques unique, une échographie pelvienne a mis en évidence une atrophie simple de l'endomètre. La patiente n'a pas présenté depuis 3 mois de nouvel épisode de métrorragies. Parmi les propositions suivantes, quelle(s) est (sont) celle(s) que vous recommandez à la patiente ? (item 34)
A IRM de surveillance dans 3 mois
B hystérectomie
C surveillance gynécologique
D arrêt du traitement hormonal substitutif en cours
E arrêt du traitement par aspirine 100 mg en cours

QI 19

Une patiente de 65 vous consulte pour métrorragies. Parmi les examens suivants, quel(s) est (sont) celui (ceux) qui permet(tent) avec certitude de porter le diagnostic de cancer de l'endomètre s'il est positif ? (items 34 et 297)
A examen clinique
B frottis cervico-utérin
C échographie pelvienne doppler
D hystérographie
E curetage biopsique de l'endomètre

QI 20

Vous avez réalisé une biopsie d'endomètre en consultation chez une patiente de 62 ans dans le cadre de métrorragies post-ménopausiques, le résultat est en faveur d'un carcinome de l'endomètre. Quel(s) est (sont) l'(es) examen(s) que vous réalisez ? (items 34 et 297)
A IRM pelvienne
B scintigraphie osseuse
C échographie abdominale
D radiographie de thorax
E cœlioscopie exploratoire

QI 21

Quelle(s) est (sont) la (les) caractéristique(s) échographique(s) évocatrice(s) d'un fibroadénome du sein ?

A il s'agit d'une masse de contenu anéchogène
B ses contours sont bien limités
C sa forme est ovalaire
D son grand axe est perpendiculaire à la peau
E l'image peut contenir des macrocalcifications

QI 22

Mme B., 34 ans, consulte car elle a senti à la palpation une induration du sein gauche. Il existe en effet à l'examen une masse d'environ 15 mm dans le quadrant supéroexterne du sein gauche. Parmi les propositions suivantes, laquelle (lesquelles) est (sont) exacte(s) ? (item 309)
A vous programmez un bilan d'imagerie comprenant une échographie mammaire et/ou une mammographie
B il existe un nodule du sein gauche et l'examen mammographique est classé ACR 4. Le radiologue doit réaliser une microbiopsie de la lésion
C compte tenu de l'âge de la patiente, vous demandez d'emblée une IRM mammaire
D les examens ont confirmé l'existence d'un cancer du sein gauche. Vous adressez la patiente en consultation d'oncogénétique
E le dépistage organisé du cancer du sein concerne les femmes à partir de 40 ans

QI 23

Vous opérez Mme F., 63 ans, qui présente un carcinome canalaire infiltrant du sein droit de 18 mm. Une échographie axillaire a été réalisée qui ne mettait pas en évidence d'adénopathie suspecte. Parmi les propositions suivantes, laquelle (lesquelles) est (sont) exacte(s) ? (item 309)
A si le volume du sein le permet, vous réalisez une mastectomie partielle
B il est nécessaire de réaliser une mastectomie totale quel que soit le volume du sein
C l'absence de nœud suspect à l'échographie est suffisante pour ne pas proposer d'exploration chirurgicale axillaire
D vous réalisez un prélèvement du nœud sentinelle
E si le nœud sentinelle est positif à l'examen extemporané, vous réalisez un curage axillaire d'emblée

QI 24

Mme M., 60 ans, se présente à votre consultation car elle présente des douleurs pelviennes depuis 3 mois. Son médecin traitant lui a prescrit une échographie pelvienne qu'elle vous rapporte. Celle-ci retrouve une formation ovarienne gauche de 7 cm (fig. 16).

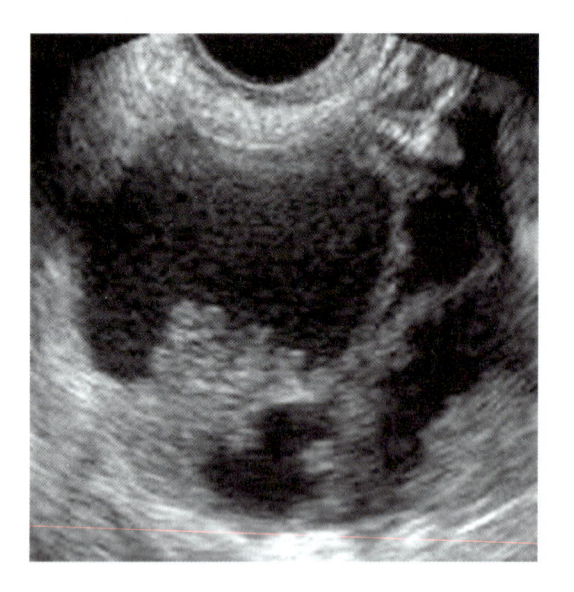

Fig. 16

Mme M. n'a pas d'antécédents personnels ni familiaux notables. Elle est ménopausée depuis l'âge de 55 ans sous traitement hormonal substitutif. Elle vous demande quelle est, selon vous, la conduite à tenir. Parmi les propositions suivantes, laquelle (lesquelles) est (sont) exacte(s) ? (item 303)

A vous annoncez à Mme M. qu'il s'agit très certainement d'un cancer de l'ovaire et que le traitement consistera en l'association de la chirurgie et d'une chimiothérapie

B l'apparition d'un kyste ovarien de ce type sous traitement hormonal substitutif est fréquente. Il convient de suspendre le traitement hormonal substitutif et de contrôler la disparition du kyste par une nouvelle échographie pelvienne dans 3 mois

C l'apparition d'un kyste ovarien de ce type sous traitement hormonal substitutif est fréquente. Il n'est pas nécessaire de suspendre le traitement hormonal substitutif. Il convient de contrôler la disparition du kyste par une nouvelle échographie pelvienne dans 3 mois

D la mise en évidence d'une image kystique ovarienne après la ménopause doit faire l'objet d'une imagerie complémentaire par une IRM pelvienne

E la mise en évidence d'une image kystique ovarienne après la ménopause doit faire l'objet d'une imagerie complémentaire par un scanner abdominopelvien

QI 25

Mme S., 56 ans, se présentent en consultation car elle craint d'avoir un cancer de l'ovaire, comme sa sœur de 65 ans. Elle présente une HTA traitée et une obésité avec un IMC à 37 kg/m². Parmi les propositions suivantes, laquelle (lesquelles) est (sont) exacte(s) ? (items 287 et 303)

A le dépistage organisé du cancer de l'ovaire repose sur la réalisation d'une échographie transvaginale annuelle

B c'est une indication à une annexectomie bilatérale

C vous interrogez la patiente sur ses antécédents familiaux

D l'HTA est un facteur de risque de cancer de l'ovaire

E un CA125 normal élimine le diagnostic

QI 26

On vous adresse Mme U., 66 ans, pour la prise en charge d'une masse ovarienne suspecte. Le CA125 est dosé à 1 200 UI/mL. Mme U. se plaint de douleurs abdominales depuis plusieurs semaines. Parmi les propositions suivantes, laquelle (lesquelles) est (sont) exacte(s) ? (items 42 et 303)

A vous demandez un scanner thoraco-abdomino-pelvien avec injection de produit de contraste après avoir vérifié la fonction rénale

B le diagnostic de cancer de l'ovaire est le plus souvent porté à un stade précoce

C la qualité de la chirurgie est un facteur pronostic important pour la survie des patientes

D il est possible de débuter la prise en charge initiale par la chimiothérapie si l'étendue de l'atteinte abdominale (carcinose péritonéale) rend la chirurgie difficile

E l'ovaire droit est le plus fréquemment atteint

QI 27

Une patiente de 23 ans présentant un retard de règles de 15 jours consulte pour douleurs pelviennes. Vous suspectez une grossesse extra-utérine. Quel(s) examen(s) paraclinique(s) est (sont) nécessaire(s) en 1re intention pour confirmer le diagnostic de grossesse extra-utérine ? (item 24)

A échographie pelvienne par voie endovaginale
B β-hCG plasmatique
C cœlioscopie exploratoire
D hystéroscopie diagnostique
E radiographie d'abdomen sans préparation

QI 28

Quel(s) est (sont) le(s) facteur(s) de risque de la grossesse extra-utérine ? (item 24)

A tabac
B antécédent de grossesse extra-utérine
C consommation d'alcool
D antécédent de fausse couche
E antécédent de chirurgie tubaire

QI 29

Quel(s) est (sont) le(s) facteur(s) de risque de la grossesse extra-utérine ? (item 24)

A âge > 35 ans
B consommation d'alcool
C antécédent de grossesse extra-utérine
D antécédent de salpingite aiguë
E antécédent de chirurgie tubaire

QI 30
Quel(s) signe(s) clinique(s) est (sont) évocateurs d'une grossesse extra-utérine ? (item 24)
A douleurs hypogastriques
B métrorragies de sang marron
C douleurs pelviennes latéralisées au toucher vaginal
D douleurs du cul-de-sac de Douglas
E contracture abdominale

QI 31
Quel(s) est (sont) le (les) élément(s) qui, lors d'une échographie pelvienne, va (vont) vous orienter vers un diagnostic de grossesse extra-utérine ? (item 24)
A sac gestationnel intra-utérin
B épanchement liquidien intra-abdominal
C vacuité utérine
D kyste de l'ovaire de contenu solide
E masse latéro-utérine de contenu hétérogène

QI 32
Quel(s) est (sont) le(s) traitement(s) possible(s) de la fausse couche spontanée hémorragique ? (item 24)
A traitement médical par sulprostone (Nalador®)
B traitement médical par méthotrexate
C traitement médical par misoprostol
D curetage-aspiration
E cœlioscopie

QI 33
Une patiente âgée de 26 ans consulte aux urgences pour métrorragies. Elle est à 5 SA. Vous suspectez une grossesse extra-utérine gauche. Quel(s) signe(s) échographique(s) renforcera (renforceront) votre diagnostic ? (items 24 et 41)
A une vacuité utérine
B un sac gestationnel intra-utérin
C un pseudo-sac intra-utérin
D un hématosalpinx gauche
E un épanchement hématique significatif dans le cul-de-sac de Douglas

QI 34
Parmi les propositions suivantes concernant les fausses couches spontanées précoces, laquelle (lesquelles) est (sont) exacte(s) ?
A une fausse couche spontanée précoce complique plus de 10 % des grossesses
B une fausse couche spontanée précoce peut survenir jusqu'à 16 SA
C une fausse couche spontanée précoce requiert un examen anatomopathologique
D une fausse couche spontanée précoce requiert une surveillance de la β-hCG
E une fausse couche spontanée précoce a les mêmes facteurs de risque qu'une fausse couche spontanée tardive

QI 35
Quelle(s) attitude(s) thérapeutique(s) doit-on proposer en cas de suspicion de torsion d'annexe aiguë ? (item 39)
A réalisation de marqueurs tumoraux ovariens sanguins
B réalisation d'une échographie pelvienne
C surveillance échographique en l'absence de signes de nécrose de l'ovaire
D cœlioscopie diagnostique en urgence
E laparotomie en urgence et annexectomie

QI 36
Une patiente nulligeste de 27 ans se présente aux urgences gynécologiques pour des algies pelviennes aiguës intenses. La patiente n'a pas d'antécédent particulier. Elle prend une contraception par pilule microprogestative avec des oublis fréquents. Elle est apyrétique sans signe fonctionnel digestif. Parmi les propositions suivantes, laquelle (lesquelles) est (sont) exacte(s) ? (item 39)
A le dosage des β-hCG plasmatiques n'est pas un élément déterminant du diagnostic
B la prise des constantes vitales doit être le premier geste de la prise en charge
C les 2 étiologies gynécologiques à éliminer en 1re intention sont : la grossesse extra-utérine et la torsion d'annexe
D l'utilisation d'une pilule microprogestative permet des oublis, à l'inverse d'une pilule œstroprogestative, car elle bloque l'ovulation
E une échographie pelvienne est nécessaire dans la démarche diagnostique

QI 37
Quelle(s) attitude(s) thérapeutique(s) doit-on proposer en cas de suspicion de torsion d'annexe aiguë avec kyste de l'ovaire ? (item 39)
A laparotomie en urgence et annexectomie
B hystéroscopie diagnostique
C dosage de marqueurs tumoraux ovariens sanguins
D surveillance échographique en l'absence de signes de malignité du kyste de l'ovaire
E cœlioscopie diagnostique en urgence

QI 38
Une femme de 23 ans, au suivi gynécologique normal, consulte pour dysménorrhées avec cycles réguliers devenant progressivement de plus en plus gênantes. Parmi les propositions suivantes relatives au bilan

diagnostic à mettre en œuvre dans un premier temps, laquelle (lesquelles) est (sont) exacte(s) ? (item 39)
A hystéroscopie
B biopsie d'endomètre
C échographie pelvienne
D IRM pelvienne
E cœlioscopie diagnostique

QI 39

Dans le cadre de douleurs pelviennes, votre patiente s'est vu découvrir en échographie pelvienne une masse solide homogène de l'utérus de 4 cm de diamètre située dans l'épaisseur du myomètre au niveau du fond utérin. Quel(s) diagnostic(s) évoquez-vous ? (item 297)
A cancer de l'ovaire
B sarcome utérin
C polype utérin
D fibrome utérin
E cancer du col utérin

QI 40

Une femme de 45 ans consulte pour ménométrorragies depuis un an de sang rouge responsables d'une anémie ferriprive. Quel(s) diagnostic(s) probable(s) évoquez-vous chez cette patiente ? (item 297)
A grossesse extra-utérine
B fibromes utérins compliqués
C endométriose pelvienne
D polypes endo-utérins
E cancer de l'ovaire

QI 41

Mme X., 78 ans, sans antécédent particulier et en bon état général, vous est adressée en consultation de gynécologie pour la prise en charge de métrorragies survenant de manière régulière depuis 3 mois. Quelle est votre conduite à tenir ? (item 297)
A vous examinez la patiente cliniquement à la recherche d'une masse pelvienne au toucher vaginal
B vous réalisez une biopsie de l'endomètre
C vous programmez une IRM pelvienne
D vous prescrivez une échographie pelvienne par voie sus-pubienne et endovaginale
E vous prescrivez le dosage du marqueur tumoral CA19-9

QI 42

Mme Y., 45 ans, vous consulte pour suivi de ménométrorragies sur utérus fibromyomateux. Parmi les propositions suivantes, quelle(s) est (sont) celle(s) qui appartien(nen)t au bilan pour définir votre prise en charge ? (item 297)

A examen clinique pour évaluer le volume utérin
B échographie pelvienne
C biopsies du col utérin
D numération formule sanguine
E dosage du CA125

QI 43

Parmi les propositions suivantes, laquelle (lesquelles) est (sont) un (des) facteur(s) de risque de cancer de l'endomètre ? (item 297)
A l'obésité
B l'éthylisme chronique
C la contraception orale
D la nulliparité
E la ménopause tardive

QI 44

Mme X., 84 ans, sans antécédent particulier et en très bon état général, vous est adressée en consultation de gynécologie pour la prise en charge de métrorragies quotidiennes depuis 2 mois. Son médecin traitant a réalisé un frottis cervico-utérin dont les résultats sont normaux. Il n'a pas pu réaliser de biopsie de l'endomètre du fait d'une sténose du col. Parmi les propositions suivantes d'examen, le(s)quel(s) effectuez-vous ? (item 297)
A vous prescrivez d'emblée un scanner abdomino-pelvien à la recherche d'une masse utérine
B vous prescrivez d'emblée une IRM abdominopelvienne à la recherche d'une masse utérine
C vous programmez une hystéroscopie avec curetage endométrial au bloc opératoire
D vous prescrivez une échographie pelvienne par voie sus-pubienne et endovaginale
E vous prescrivez le dosage du marqueur tumoral CA19-9

QI 45

Quelle(s) est (sont) la (les) complication(s) possible(s) des fibromes ? (item 297)
A anémie
B nécrobiose aseptique
C cancer de l'endomètre
D infection
E ménorragies

QI 46

Une femme de 47 ans, non ménopausée, consulte pour ménométrorragies depuis 6 mois de sang rouge responsables d'une anémie ferriprive. Quel(s) diagnostic(s) probable(s) évoquez-vous chez cette patiente ? (item 41)
A fibromes utérins
B endométriose pelvienne profonde
C syndrome de Master Allen

D polypes endo-utérins
E cancer de l'ovaire

QI 47

Parmi les propositions suivantes relatives à la physiologie du cycle menstruel, laquelle (lesquelles) est (sont) exacte(s) ? (items 34 et 41)
A l'hypophyse stimule les petits follicules primordiaux par la sécrétion pulsatile de FSH et de LH
B l'œstradiol stimule la prolifération endométriale
C en absence de fécondation, le corps jaune involue en 14 jours
D l'ovulation se produit 72 heures après le pic de LH
E lorsque la progestérone est sécrétée, l'œstradiol décroît en parallèle

QI 48

En cas d'infection génitale haute, quel(s) examen(s) complémentaire(s) peu(ven)t être normal (normaux) ? (item 156)
A NFS
B CRP
C échographie pelvienne
D scanner abdominopelvien
E bandelette urinaire

QI 49

Quel(s) traitement(s) propose-t-on en 1re intention en cas de suspicion d'infection génitale basse à *Chlamydiae* ? (item 156)
A ceftriaxone : Rocéphine®) en 1 injection
B benzathine benzylpénicilline (Extencilline®) 1 injection
C azithromycine (Zithromax®) en 1 prise
D métronidazole (Flagyl®) 15 jours
E amoxicilline (Clamoxyl®) 15 jours

QI 50

Quel(s) est (sont) le(s) germe(s) à évoquer en cas de périhépatite associée à une infection génitale haute ? (item 156)
A *Mycoplasma hominis*
B *Chlamydiae trachomatis*
C Herpès simplex virus
D *E. coli*
E *Neisseiria gonorrhoeae*

QI 51

Parmi les infections suivantes, laquelle (lesquelles) est (sont) à déclaration obligatoire ? (item 156)
A gonococcie
B chlamydiose
C syphilis
D *Mycoplasma*
E VIH

QI 52

Quelle(s) est (sont) la (les) cause(s) potentielle(s) de puberté précoce ? (item 47)
A le syndrome de Turner
B la radiothérapie cérébrale
C le syndrome de McCune-Albright
D le syndrome de Kallmann de Morsier
E le syndrome de Klinefelter

QI 53

Devant quel(s) signe(s) clinique(s) faut-il évoquer une puberté précoce ? (item 47)
A un développement des seins à l'âge de 10 ans
B des règles à l'âge de 8 ans
C des règles à l'âge de 10 ans
D une vitesse de croissance à 10 cm/an
E une pilosité pubienne à l'âge de 9 ans

QI 54

Quelle(s) est (sont) l'(les) affirmation(s) vraie(s) ? (item 47)
A les pubertés précoces sont 10 fois plus fréquentes chez la fille que chez le garçon
B les pubertés précoces touchent environ 2 % des filles
C les pubertés précoces chez le garçon sont d'origine organique dans environ 66 % des cas
D les pubertés précoces sont idiopathiques dans 90 % des cas
E le syndrome de Kallmann de Morsier est une cause de retard pubertaire avec troubles de l'odorat

QI 55

Parmi les propositions suivantes concernant l'aménorrhée primaire, laquelle (lesquelles) est (sont) exacte(s) ? (item 40)
A elle est définie par une absence de règles à 14 ans
B elle est définie par une absence de règles pendant plus de 3 mois
C elle peut s'accompagner d'un impubérisme
D la radiographie de la main est un des examens du bilan
E un des diagnostics est le simple retard pubertaire

QI 56

Quel(s) diagnostic(s) évoquez-vous devant une aménorrhée secondaire associée à des signes cliniques d'hyperandrogénie ? (item 40)
A grossesse
B syndrome de Sheehan

C syndrome des ovaires polykystiques
D adénome à prolactine
E hyperplasie congénitale des surrénales

QI 57

Parmi les propositions suivantes concernant l'insuffisance ovarienne prématurée, laquelle (lesquelles) est (sont) exacte(s) ? (items 40 et 120)

A sa fréquence dans la population est de 5 %
B elle est définie par un dosage de la FSH > 40 UI/L
C le syndrome de Turner est une des étiologies
D le test au progestatif est négatif
E la courbe de température est biphasique

QI 58

Une patiente de 18 ans vous est adressée pour une aménorrhée primaire avec un caryotype 45,X. Que vous attendez-vous à retrouver à l'examen clinique ? (items 34 et 40)

A un *pterygium colli*
B une grande taille
C un morphotype masculin
D un thorax en lance
E un cubitus valgus bilatéral

QI 59

Une patiente de 30 ans présente une galactorrhée bilatérale spontanée depuis quelques mois. Le bilan retrouve une prolactinémie augmentée, supérieure à 200 ng/mL. Quel(s) symptôme(s) peut-on rencontrer en cas d'hyperprolactinémie ? (items 34 et 40)

A une oligospanioménorrhée
B une baisse de la libido
C une sécheresse vaginale
D un syndrome polyuropolydipsique
E des myalgies

QI 60

Une patiente de 18 ans vous est adressée pour une aménorrhée primaire avec un caryotype 45,X. Quel(s) est (sont) l'(es) élément(s) que vous vous attendez à retrouver à l'examen clinique ? (item 40)

A un *pterygium colli*
B une implantation haute des cheveux
C un morphotype masculin
D un thorax en lance
E un cubitus valgus bilatéral

QI 61

Une patiente de 30 ans présente une galactorrhée bilatérale spontanée depuis quelques mois. Le bilan retrouve une prolactinémie augmentée, supérieure à 200 ng/mL. Quel(s) symptôme(s) peut-on rencontrer en cas d'hyperprolactinémie ? (item 40)

A une oligospanioménorrhée
B une baisse de la libido
C une sécheresse vaginale
D des ménométrorragies
E des mastodynies

QI 62

Une jeune patiente de 17 ans vous est adressée par son médecin traitant pour avis sur des cycles irréguliers. Les premières règles sont survenues à l'âge de 12 ans avec des cycles de 45 jours. Parmi les symptômes suivants, le(s)quel(s) est (sont) en faveur d'un syndrome des ovaires polykystiques ? (items 34 et 40)

A l'alopécie androgénique
B les dysménorrhées
C les mastodynies
D les dyspareunies
E l'hirsutisme

QI 63

Parmi les causes d'aménorrhée secondaires, quelle(s) est (sont) la (les) plus fréquente(s) ? (item 34 et 40)

A un syndrome des ovaires polykystiques
B un syndrome de Kallmann de Morsier
C une aménorrhée hypothalamique fonctionnelle
D un adénome à prolactine
E une tuberculose génitale

QI 64

Une jeune patiente de 17 ans vous est adressée par son médecin traitant pour avis sur des cycles irréguliers. Les premières règles sont survenues à l'âge de 12 ans avec des cycles de 45 jours. Quel(s) est (sont) le(s) symptôme(s) en faveur d'un syndrome des ovaires polykystiques ? (item 34)

A une acné inflammatoire et sévère
B des ménoragies
C des mastodynies
D un goitre thyroïdien
E une raucité de la voix

QI 65

Parmi les propositions suivantes concernant les aménorrhées, laquelle (lesquelles) est (sont) exacte(s) ? (items 34 et 40)

A le test au progestatif est recommandé en cas de tableau d'aménorrhée secondaire
B le dosage de la progestérone doit être réalisé en début de phase folliculaire
C l'IRM hypophysaire est systématique devant un tableau d'aménorrhée secondaire
D le dosage de prolactine est systématique devant un tableau d'aménorrhée secondaire
E l'insuffisance ovarienne prématurée ne touche que 0,01 % des femmes

QI 66

Une patiente de 28 ans, africaine, consulte en raison de ménorragies invalidantes évoluant depuis plus d'un an. Elle ne prend pas de contraception. Son médecin traitant lui a prescrit récemment une supplémentation en fer du fait d'une anémie par carence martiale. On retrouve à l'examen un utérus augmenté de volume. L'échographie vous est jointe. Sur les données de votre interrogatoire, de votre examen clinique et après avoir analysé attentivement l'échographie (fig. 17), quel(s) diagnostic(s) évoquez-vous ? (item 34)

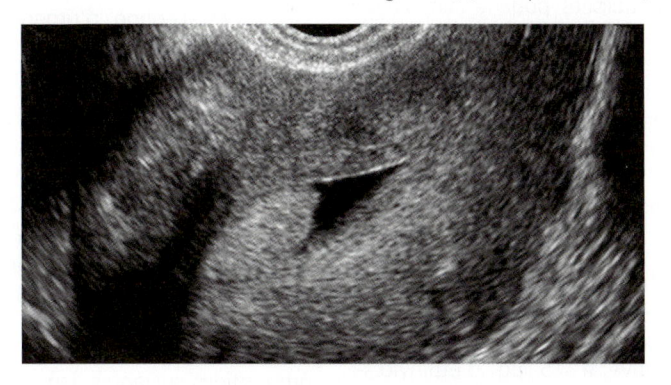

Fig. 17

A un fibrome sous-séreux
B un fibrome sous-muqueux
C un fibrome interstitiel
D une endométriose
E un polype endocavitaire

QI 67

Mme R., 38 ans, et son conjoint âgé de 35 ans consultent pour un désir de grossesse depuis 1 an. À l'interrogatoire, vous apprenez que Mme R. est nullipare nulligeste et que Monsieur a été opéré de cryptorchidie bilatérale à l'âge de 6 ans. Mme R. a des cycles de 21 jours depuis 1 an alors qu'ils étaient de 28 jours auparavant. Parmi les propositions suivantes, laquelle (lesquelles) est (sont) exacte(s) ? (items 34, 37 et 38)

A il est trop tôt pour lancer le bilan d'infertilité du couple puisque l'infertilité ne date que d'un an
B l'infertilité du couple est d'origine exclusivement masculine au vu des antécédents de Monsieur
C le raccourcissement des cycles de Mme R. est évocateur d'une baisse de sa réserve ovarienne
D des cycles de 21 jours sont de longueur normale
E l'antécédent d'opération de cryptorchidie bilatérale est de très bon pronostic pour la fertilité de Monsieur

QI 68

Un jeune couple consulte pour infertilité primaire depuis 2 ans ½. La patiente a comme antécédent une salpingite dans l'adolescence. Ses cycles sont réguliers de 28 jours. Le bilan hormonal est sans particularité. L'hystérosalpingographie retrouve des hydrosalpinx bilatéraux. Le spermogramme réalisé chez le conjoint montre une oligoasthénotératospermie sévère. Quel(s) est (sont) l'(les) examen(s) qui va (vont) leur être proposé(s) ? (items 37 et 38)

A des inséminations intra-utérines avec sperme du conjoint
B des inséminations intra-utérines avec sperme de donneur
C une fécondation *in vitro* classique
D une fécondation *in vitro* de type ICSI (injection intracytoplasmique de spermatozoïdes) avec sperme du conjoint
E une fécondation *in vitro* de type ICSI avec sperme de donneur

QI 69

Une femme de 28 ans et un homme de 30 ans consultent pour désir de grossesse depuis 3 ans. La patiente a des cycles réguliers de 30 jours, elle fume 10 cigarettes/j. Son conjoint a comme antécédent une cryptorchidie unilatérale. Quel(s) est (sont) l'(les) examen(s) complémentaire(s) à demander en 1re intention ? (items 37 et 38)

A un caryotype pour Monsieur
B une hystérosalpingographie
C un spermogramme
D une échographie testiculaire
E un bilan de thrombophilie

QI 70

Parmi les propositions suivantes, laquelle (lesquelles) est (sont) une indication d'insémination intra-utérine ? (item 38)

A les infertilités tubaires
B les infertilités inexpliquées
C les altérations spermatiques très modérées
D les altérations spermatiques sévères
E les anomalies de la glaire cervicale

QI 71

Parmi les propositions suivantes concernant la fécondation *in vitro* (FIV), laquelle (lesquelles) est (sont) exacte(s) ? (item 38)

- A la FIV est contre-indiquée en cas d'infertilité tubaire
- B les gonadotrophines utilisées pour la stimulation ovarienne sont des analogues de l'ACTH
- C le recueil des ovocytes doit se faire dans l'heure qui suit l'injection d'hCG
- D la FIV avec ICSI (*Intracytoplasmic Sperm Injection*) est recommandée en cas d'altérations spermatiques sévères
- E la FIV est autorisée pour les couples homosexuels

QI 72

Parmi les propositions suivantes relatives à la contraception œstroprogestative à 15 μg d'éthinylœstradiol, laquelle (lesquelles) est (sont exacte(s) ? (item 35)

- A elle peut être utilisée en post-partum immédiat
- B elle est associée à un progestatif de 1re génération
- C elle est à prendre 24 jours/28
- D elle ne nécessite pas de surveillance du bilan lipidique
- E elle est autorisée en cas d'antécédent de phlébite

QI 73

Parmi les propositions suivantes relatives au DIU au cuivre, laquelle (lesquelles) est (sont) exacte(s) ? (items 35)

- A il est indiqué chez les multipares présentant une hyperménorrhée
- B il est contre-indiqué chez la nullipare
- C il est plus souvent associé aux grossesses extra-utérines que le SIU progestatif
- D il nécessite une surveillance régulière par prélèvements vaginaux
- E la pose se fait sous anesthésie locale

QI 74

Parmi les propositions suivantes relatives à l'implant contraceptif, laquelle (lesquelles) est (sont) exacte(s) ? (items 35)

- A c'est une bonne solution pour les patientes « oublieuses »
- B il doit absolument être posé le 1er jour du cycle
- C il est valable 5 ans
- D il peut être responsable de spanioménorrhée
- E sa durée maximale est de 2 ans

QI 75

Parmi les propositions concernant la contraception, laquelle (lesquelles) est (sont) exacte(s) ? (items 35 et 326)

- A la ligature tubaire est facilement réversible
- B un antécédent personnel de cancer du sein n'est pas une contre-indication à la prise d'une contraception hormonale
- C les microprogestatifs doivent s'administrer pendant 3 semaines suivies d'une semaine d'arrêt
- D la contraception d'urgence n'est pas autorisée chez les mineures
- E la contraception œstroprogestative peut s'administrer sous forme de patch

QI 76

Mme J., 22 ans, consulte pour une nouvelle demande de contraception. Elle a un indice de masse corporelle à 30 kg/m² et fume 15 cigarettes/j. Elle a été sous pilule œstroprogestative de 17 à 20 ans, qu'elle a interrompue pour absence de rapports. Parmi les propositions suivantes, laquelle (lesquelles) est (sont) exacte(s) ? (items 35 et 326)

- A la contraception œstroprogestative est contre-indiquée
- B la contraception microprogestative est contre-indiquée
- C la contraception par dispositif intra-utérin est contre-indiquée du fait de l'obésité
- D la contraception par préservatifs est la meilleure contraception à proposer à cette patiente
- E la contraception d'urgence est contre-indiquée du fait du tabagisme et du surpoids associés

QI 77

Mme J., 29 ans, consulte pour un désir de contraception. Elle est deuxième geste, primipare avec une interruption de grossesse l'année passée. Elle a présenté un diabète gestationnel pendant sa grossesse à 25 ans et son fils pesait 4 200 g à la naissance. Elle a des migraines sans aura. Son indice de masse corporelle est à 32 kg/m². Sa pression artérielle est à 120/80 mmHg. Sa mère a présenté un cancer du sein à 55 ans. Parmi les propositions suivantes, laquelle (lesquelles) est (sont) exacte(s) ? (items 35 et 326)

- A une pilule œstroprogestative peut être prescrite à cette patiente puisque ses migraines ne sont pas compliquées d'aura
- B l'antécédent de diabète gestationnel contre-indique la prise de pilule œstroprogestative
- C l'antécédent de cancer du sein maternel contre-indique la prise de pilule œstroprogestative
- D l'indice de masse corporelle à lui seul contre-indique la prise de pilule œstroprogestative
- E la recherche d'un diabète de type 2 est préconisée

QI 78

Mme M., 35 ans, est sous pilule œstroprogestative depuis 10 ans. Elle oublie régulièrement des comprimés et consulte pour un test de grossesse urinaire

positif, réalisé devant des mastodynies importantes. L'échographie pelvienne confirme la grossesse intra-utérine et la date à 10 SA. La patiente souhaite une interruption volontaire de grossesse (IVG). Parmi les propositions suivantes, laquelle (lesquelles) est (sont) exacte(s) ? (item 36)
A la patiente peut choisir entre une IVG par méthode médicamenteuse ou par aspiration
B la patiente étant mariée, l'avis de son conjoint est indispensable
C si la méthode par aspiration est choisie, la consultation de contrôle ne sera pas nécessaire
D la méthode par aspiration nécessite le plus souvent une anesthésie générale
E la méthode contraceptive devra être rediscutée avec la patiente

QI 79

Parmi les propositions suivantes relatives à l'épidémiologie et la législation de l'IVG, laquelle (lesquelles) est (sont) exacte(s) ? (item 36)
A tout médecin ou sage-femme doit recevoir une femme en demande d'IVG
B les sages-femmes peuvent réaliser des IVG quel que soit le terme de la grossesse
C deux consultations médicales sont nécessaires avant la réalisation de l'IVG
D en France, les IVG sont réalisées majoritairement par méthode instrumentale
E une femme mineure peut recourir à une IVG avec l'accord d'un seul des 2 parents

QI 80

Parmi les propositions suivantes relatives à l'IVG par méthode médicamenteuse, laquelle (lesquelles) est (sont) exacte(s) ? (item 36)
A elle est contre-indiquée chez la femme mineure sans autorisation parentale
B elle est efficace à 95 %
C elle est réalisable jusqu'à 14 SA
D elle est préférable à la méthode instrumentale avant 7 SA
E elle comporte un risque hémorragique

QI 81

Parmi les propositions suivantes relatives à l'IVG par méthode médicamenteuse, laquelle (lesquelles) est (sont) exacte(s) ? (item 36)
A elle peut être réalisée à domicile jusqu'à 6 semaines de grossesse
B elle est contre-indiquée chez les femmes fumeuses
C elle induit des douleurs soulagées par le phloroglucinol
D elle nécessite une antibioprophylaxie systématique
E elle peut être suivie d'une aspiration en urgence

QI 82

Parmi les propositions suivantes relatives à l'IVG par méthode médicamenteuse, laquelle (lesquelles) est (sont) exacte(s) ? (item 36)
A elle peut être réalisée quel que soit le terme de la grossesse jusqu'à 14 SA
B elle nécessite une anesthésie générale préalable
C la mifépristone peut être administrée pour la préparation du col avant l'intervention
D l'échographie au décours de l'aspiration doit être systématique
E il existe un risque de stérilité après plusieurs IVG instrumentales

QI 83

Parmi les propositions suivantes relatives à la contraception en cas d'IVG, laquelle (lesquelles) est (sont) exacte(s) ? (items 36 et 326)
A la prescription d'une contraception est obligatoire après une IVG
B toutes les méthodes contraceptives peuvent être proposées à la femme après une IVG
C les contraceptions orales sont aussi efficaces que les LARC pour réduire le nombre de grossesses non désirées
D en cas d'IVG médicamenteuse, l'implant contraceptif peut être inséré le même jour que la prise de la mifépristone
E on peut poser un DIU ou un SIU au décours immédiat d'une IVG instrumentale

QI 84

Quel(s) est (sont) l'(les) objectif(s) de la prise en charge en cas de viol ? (item 10)
A assurer une prise en charge pluridisciplinaire psycho-médico-sociale
B assurer une prise en charge médicale
C prélever afin d'identifier l'agresseur
D prévenir les complications
E rédiger un certificat médical

QI 85

Quel(s) est (sont) l'objet(s) spécifique(s) d'une réquisition judiciaire ? (item 10)
A assurer une validité médico-légale des prélèvements réalisés
B réaliser des prélèvements gratuitement
C donner des soins gratuitement
D rédiger un certificat médical
E assurer l'anonymat

QI 86

Quel(s) examen(s) sérologique(s) vous semble(nt) nécessaire(s) après un viol ? (item 10)

A *Chlamydiae*
B TPHA et VDRL
C hépatites B et C
D herpès virus
E VIH-1 et 2

QI 87

Quel(s) traitement(s) doi(ven)t être envisagé(s) en cas d'abus sexuels ? (item 10)
A azithromycine 2 g/j en dose unique
B doxycycline : 2 cp/j pendant 8 jours
C thérapie antirétrovirale
D pilule du lendemain
E aciclovir 200 mg : 1 cp pendant 5 jours

QI 88

Une patiente de 31 ans nullipare nulligeste consulte, accompagnée de son conjoint. Elle vous avoue, gênée, avoir des douleurs lors des rapports sexuels et souhaite un traitement. À l'interrogatoire, elle vous informe que la pénétration n'est pas douloureuse mais qu'elle souffre de dyspareunies profondes. Quel(s) diagnostic(s) pouvez-vous évoquer ? (item 56)
A une adénomyose
B une cervicite
C une bride hyménéale
D une endométriose
E une mycose chronique

QI 89

Une femme de 54 ans consulte pour aménorrhée depuis 13 mois associée à des arthralgies, des bouffées vasomotrices et des urgences mictionnelles. Elle se plaint également de dyspareunies. Parmi les propositions suivantes, laquelle (lesquelles) est (sont) exacte(s) ? (items 120 et 326)
A le diagnostic le plus probable concernant son aménorrhée est une ménopause
B les arthralgies ne font pas partie des symptômes de la ménopause
C les dyspareunies ne font pas partie des symptômes de la ménopause
D les urgences mictionnelles ne font pas partie des symptômes de la ménopause
E les bouffées vasomotrices ne font pas partie des symptômes de la ménopause

QI 90

Mme C, 49 ans, consulte pour bouffées de chaleur intermittentes. Elle est en aménorrhée depuis 8 mois depuis l'arrêt de sa contraception. Elle souhaite savoir si elle est ménopausée. Quelle(s) est (sont) la (ou les) réponse(s) exacte(s) concernant le diagnostic de ménopause ? (item 120)

A la patiente est ménopausée car elle est en aménorrhée depuis 8 mois
B la patiente est ménopausée car elle a des bouffées de chaleur
C la patiente est en périménopause
D pour confirmer le diagnostic de ménopause, il faut réaliser un bilan hormonal (FSH, LH, E2)
E pour confirmer le diagnostic de ménopause, il faut réaliser un test au progestatif sur 3 cycles consécutifs

QI 91

Une patiente de 52 ans, ménopausée, consulte pour bouffées vasomotrices (BVM) très invalidantes et sueurs nocturnes. Elle souhaite un traitement efficace. Elle a comme antécédent une dépression et un cancer du sein opéré et guéri depuis 7 ans. Quelle(s) est (sont) la (ou les) réponse(s) exacte(s) concernant le traitement hormonal de la ménopause (THM) ? (items 120 et 326)
A la patiente peut avoir recours au THM car elle souffre de BVM invalidantes
B l'antécédent de dépression est une contre-indication au THM
C l'antécédent de cancer du sein ne contre-indique pas le THM car il a été traité et est guéri
D il est important de réaliser un bilan glucidolipidique avant l'instauration d'un THM
E il est obligatoire de réaliser une mammographie avant l'instauration d'un THM

QI 92

Parmi les situations cliniques suivantes, indiquez celle(s) où une contraception combinée œstroprogestative est autorisée chez une jeune femme souffrant de migraines simples (items 35 et 326)
A hypertension artérielle non contrôlée
B diabète de type 1 de plus de 20 ans
C antécédent de migraine cataméniale
D antécédent de prééclampsie avec bilan négatif en post-partum
E obésité morbide

QI 93

Une jeune femme de 23 ans vous consulte pour une demande de contraception. Elle utilise une contraception microprogestative car elle est porteuse de la mutation du facteur V à l'état hétérozygote découverte secondairement à une enquête familiale. La tolérance de cette contraception est médiocre puisque la patiente se plaint de métrorragies récurrentes. Quelle(s) est (sont) la (les) contraception(s) possible(s) dans ce contexte ? (items 35 et 326)
A contraception combinée œstroprogestative par patch
B contraception par DIU au cuivre

C contraception par DIU au lévonorgestrel
D contraception par anneau vaginal
E contraception par pilule œstroprogestative

QI 94
Quelle(s) contraception(s) de 1re intention doit-on prescrire chez une femme jeune sans antécédent particulier et désirant une contraception hormonale ? (item 326)
A une COP de 3e génération contenant soit désogestrel soit gestodène
B une COP de 2e génération
C une COP de 4e génération
D une contraception microprogestative
E un patch contraceptif

QI 95
Parmi le(s) moyen(s) contraceptif(s) suivants, le(s) quel(s) peut-on prescrire chez une femme de plus de 40 ans en surpoids ? (item 326)
A un dispositif intra-utérin au cuivre
B une COP de 2e génération
C une contraception progestative par voie orale
D un dispositif intra-utérin au lévonorgestrel
E une contraception par anneau vaginal

QI 96
En cas de prescription d'une COP, quel bilan demandez-vous chez une jeune patiente de 23 ans sans antécédent familial ou personnel particulier ? (item 326)
A un bilan lipidoglucidique (cholestérol, triglycérides, glycémie à jeun) avant d'instaurer le traitement
B un bilan lipidoglucidique (cholestérol, triglycérides, glycémie à jeun) à 3 mois
C une échographie pelvienne
D un frottis cervicovaginal
E un bilan de thrombophilie en raison du risque thromboembolique de la COP

QI 97
Parmi les contraceptions suivantes, laquelle (lesquelles) peut-on prescrire chez une femme ayant des migraines avec aura ? (item 326)
A une COP de 3e génération faiblement dosée en éthinylœstradiol
B une COP de 2e génération
C une COP de 4e génération
D un dispositif intra-utérin au cuivre
E une contraception microprogestative

QI 98
Quelle(s) contraception(s) est (sont) autorisées chez une femme âgée de 30 ans ayant un lupus traité par corticothérapie à fortes doses sans syndrome des antiphospholipides ? (item 326)
A une contraception orale œstroprogestative
B un dispositif intra-utérin au cuivre
C une contraception microprogestative
D une contraception par patch œstroprogestatif
E une contraception macroprogestative

QI 99
Parmi les éléments suivants, quel(s) est (sont) celui (ceux) qui défini(ssen)t l'incontinence urinaire mixte ? (item 121)
A une incontinence urinaire à l'effort associée à une pollakiurie
B une incontinence urinaire à l'effort associée à une incontinence sur urgenturies
C une incontinence urinaire associée à une incontinence anale
D une incontinence urinaire à l'effort associée à une hyperactivité détrusorienne
E une hyperactivité vésicale associée à une hyperactivité détrusorienne

QI 100
Quel(s) est (sont) l'(les) objectif(s) d'une consultation préconceptionnelle ? (item 21)
A réaliser un examen clinique si nécessaire
B rechercher des facteurs de risques d'infections sexuellement transmissibles
C faire une mise au point sur le statut vaccinal de la patiente
D informer la patiente sur les bénéfices de l'automédication durant la grossesse
E adapter un traitement au long cours lorsque celui-ci est incompatible avec une grossesse

QI 101
Quel(s) est (sont) l'(es) examen(s) à proposer au cours d'une consultation préconceptionnelle ? (item 21)
A détermination du groupe sanguin de la patiente
B sérologie rubéole
C sérologie toxoplasmose
D glycémie à jeun
E protéinurie des 24 heures

QI 102
Au cours d'une consultation préconceptionnelle, vous abordez la place de la vaccination contre la varicelle. Quelle(s) est (sont) la (les) proposition(s) exacte(s) ? (item 21)
A elle est obligatoire pour toutes femmes en âge de procréer
B elle est à encourager au 1er trimestre de la grossesse
C elle est inutile en cas d'histoire clinique évocatrice

D elle est à proposer en l'absence d'histoire clinique évocatrice et de sérologie négative (IgG et IgM négatives)
E si une vaccination est envisagée, il est recommandé de prescrire une contraception efficace 3 mois après l'injection

QI 103

Parmi les propositions suivantes relatives à la surveillance de la grossesse normale, laquelle (lesquelles) est (sont) exacte(s) ? (item 22)
A une sérologie syphilitique est obligatoire lors du bilan de déclaration
B la déclaration est adressée à l'agence régionale de santé
C la recherche d'agglutinines irrégulières ne se fait qu'en cas de rhésus négatif
D les consultations prénatales ne sont pas obligatoires
E un hémogramme est réalisé au 6e mois

QI 104

Parmi les propositions suivantes concernant le bilan de début de grossesse, laquelle (lesquelles) est (sont) exacte(s) ? (item 22)
A la sérologie toxoplasmique est obligatoire en l'absence de preuve écrite de l'immunité
B la sérologie rubéolique n'est pas obligatoire si la patiente a été vaccinée à 2 reprises
C la recherche de l'Ag HBS est obligatoire
D la recherche d'agglutinines irrégulières n'est prescrite que chez les patientes de rhésus négatif
E le dépistage du diabète gestationnel est recommandé chez les femmes de plus de 30 ans

QI 105

Parmi les propositions suivantes relatives à la 1re consultation prénatale, laquelle (lesquelles) est (sont) exacte(s) ? (item 22)
A la déclaration de grossesse doit être réalisée avant 12 SA
B la déclaration de grossesse peut être réalisée par un médecin généraliste
C l'échographie du 1er trimestre est conseillée entre 11 et 13 SA + 6 jours
D la recherche d'un portage du streptocoque B doit être réalisée au 1er trimestre
E la sérologie toxoplasmique est toujours prescrite

QI 106

Parmi les propositions suivantes relatives à la surveillance échographique lors d'une grossesse à bas risque, laquelle (lesquelles) est (sont) exacte(s) ? (item 22)
A la surveillance échographique est obligatoire
B l'échographie de datation au 1er trimestre doit être réalisée vers 9 SA

C la datation repose sur la mesure craniocaudale
D un des objectifs de l'échographie du 2e trimestre est l'étude de l'anatomie fœtale
E l'estimation du poids fœtal au 3e trimestre est fiable à 50 g près

QI 107

Chez une femme enceinte, au 3e de la grossesse, qui se plaint de fièvre apparemment isolée à 40 °C avec frissons, quel(s) est (sont) le(s) diagnostic(s) à évoquer en priorité ? (item 23)
A listériose
B pneumonie atypique
C grippe
D infection des voies urinaires
E infection par le cytomégalovirus

QI 108

En cas de fièvre et grossesse, quelle(s) est (sont) l'(les) affirmation(s) qui est (sont) exacte(s) ? (item 23)
A l'hospitalisation est indispensable
B la pyélonéphrite est l'étiologie la plus fréquente
C la chorioamniotite est une complication grave
D en l'absence d'étiologie évidente, une antibiothérapie est instaurée
E quelle que soit l'étiologie de la fièvre, elle peut entraîner des contractions utérines

QI 109

Concernant la listériose au cours de la grossesse, quelle(s) est (sont) l'(les) affirmation(s) qui est (sont) exacte(s) ? (items 23 et 26)
A elle entraîne habituellement chez la mère un syndrome pseudo-grippal
B elle est responsable d'une mortalité périnatale importante
C l'examen diagnostique de 1re intention est la sérologie
D le traitement repose sur la prescription d'un macrolide
E elle justifie l'interruption de la grossesse dès maturité fœtale

QI 110

Concernant la chorioamniotite, quelle(s) est (sont) l'(les) affirmation(s) qui est (sont) exacte(s) ? (item 23)
A elle induit menace d'accouchement prématuré
B elle est fréquemment responsable d'une rupture prématurée des membranes
C elle est responsable d'une morbidité périnatale importante
D elle justifie l'instauration immédiate d'une tocolyse
E on prescrit une antibiothérapie par voie parentérale

QI 111

Mme Vanessa E. consulte aux urgences pour des métrorragies à 29 SA. Sur quel(s) argument(s) suspectez-vous un hématome rétroplacentaire ? (item 23)
A l'association à un retard de croissance intra-utérin
B l'existence d'une hypertension artérielle
C la présence de contractions utérines
D l'origine endo-utérine des saignements
E l'existence d'une protéinurie

QI 112

Parmi les propositions suivantes relatives à la mesure de la pression artérielle chez la femme enceinte, laquelle (lesquelles) est (sont) exacte(s) ? (item 23)
A elle doit être prise au repos
B elle doit être prise en position semi-assise ou en décubitus latéral gauche
C elle doit être prise avec un brassard adapté
D elle doit être ≤ 140/90 mmHg
E elle doit être plus élevée qu'en dehors de la grossesse

QI 113

Parmi les propositions suivantes, laquelle (lesquelles) défini(ssen)t une HTA gravidique ? (item 23)
A une hypertension artérielle ≥ 140/90 mmHg
B une hypertension artérielle ≥ 140/90 mmHg associée à une protéinurie ≥ 0,5 g/24 h
C une apparition après 20 SA
D une disparition dans le post-partum
E une persistance dans le post-partum

QI 114

Parmi les propositions suivantes relatives au diagnostic d'hématome rétroplacentaire, laquelle (lesquelles) est (sont) exacte(s) ? (item 23)
A le diagnostic est essentiellement clinique
B le diagnostic impose le transfert en maternité de niveau III avant 33 SA
C le diagnostic est à évoquer devant des métrorragies du 3e trimestre de la grossesse
D le diagnostic doit être confirmé par la réalisation d'une échographie obstétricale
E il peut être une complication de la prééclampsie

QI 115

Parmi les propositions suivantes relatives à l'hypertension artérielle gravidique, laquelle (lesquelles) est (sont) exacte(s) ? (item 23)
A elle survient toujours après 20 SA
B elle correspond à une pression artérielle systolique au-delà de 140 mmHg mesurée à 2 reprises
C elle correspond à une pression artérielle diastolique au-delà de 90 mmHg mesurée à 2 reprises
D elle apparaît généralement au premier trimestre
E elle peut être associée à un retard de croissance intra-utérin

QI 116

Parmi les propositions suivantes relatives à la prééclampsie, laquelle (lesquelles) est (sont) exacte(s) ? (item 23)
A elle survient plus souvent chez la nullipare
B elle est favorisée par l'obésité
C elle est liée à une dysfonction de l'endothélium
D elle se définit par une hypertension artérielle gravidique associée à une protéinurie > 1 g/24 h
E elle peut se compliquer d'un hématome rétroplacentaire

QI 117

Parmi les propositions suivantes, quelle(s) est (sont) la (les) complication(s) associée(s) à la prééclampsie ? (item 339)
A œdème aigu pulmonaire
B accident vasculaire cérébral
C insuffisance rénale
D rupture utérine
E coagulation intravasculaire disséminée

QI 118

Mme C., employée de restauration âgée de 25 ans, sans pathologie à la déclaration de sa 1re grossesse, présente au 5e mois des chiffres tensionnels à 145/90 mmHg mesurés à 2 reprises. Parmi les attitudes suivantes, laquelle (lesquelles) préconisez-vous ? (item 23)
A arrêt de travail
B hospitalisation
C surveillance tensionnelle en ambulatoire
D bilan cardio-vasculaire en service spécialisé
E exploration rénale

QI 119

Parmi les traitements antihypertenseurs suivants, le(s) quel(s) est (sont) autorisés pendant la grossesse ? (items 23 et 26)
A inhibiteurs de l'enzyme de conversion de l'angiotensine
B inhibiteurs calciques
C antihypertenseurs centraux
D diurétiques
E bêtabloquants

QI 120

Parmi les antihypertenseurs suivants, quel(s) est (sont) celui (ceux) utilisable(s) pendant la grossesse ? (items 23 et 26)

A ramipril
B labétalol
C méthyldopa (Aldomet®)
D hydrochlorothiazide
E nicardipine

QI 121

Parmi les propositions suivantes relatives au placenta inséré bas, laquelle (lesquelles) est (sont) exacte(s) ? (item 23)
A il est un facteur de risque de rupture prématurée des membranes
B il peut ne se manifester qu'à l'accouchement
C il favorise les présentations dystociques
D il nécessite toujours une césarienne
E il peut se traduire par une contracture utérine

QI 122

Quelle(s) est (sont) la (les) situation(s) à risque de prématurité ? (item 23)
A la rupture prématurée des membranes
B des cystites à répétition pendant la grossesse
C l'antécédent d'un accouchement par césarienne
D la grossesse gémellaire
E un tabagisme actif

QI 123

Quel(s) est (sont) le(s) signe(s) clinique(s) de la menace d'accouchement prématuré ? (item 23)
A contractions utérines douloureuses
B métrorragies
C douleurs ligamentaires
D présentation du siège
E modifications du col

QI 124

Parmi les propositions suivantes relatives à la menace d'accouchement prématurée, laquelle (lesquelles) est (sont) exacte(s) ? (item 23)
A les corticoïdes préviennent les complications de la prématurité
B elle peut se traiter par bêtabloquants
C elle peut se traiter par inhibiteurs calciques
D elle peut se traiter par oxytocine
E elle est plus fréquente en cas de grossesse gémellaire

QI 125

Quel(s) argument(s) vous fait (font) évoquer une menace d'accouchement prématuré sévère ? (item 23)
A une longueur échographique du col < 15 mm
B une longueur échographique du col < 35 mm
C une protrusion des membranes
D des contractions utérines régulières toutes les 10 à 15 minutes
E une présentation céphalique basse

QI 126

Quel(s) est (sont) le(s) facteur(s) de risque d'accouchement prématuré ? (item 23)
A antécédent d'accouchement prématuré
B béance cervico-isthmique
C grossesse gémellaire
D traitement par ampicilline pendant la grossesse -
E antécédent de fausse couche spontanée

QI 127

Concernant les cystites aiguës gravidiques, quelle(s) est (sont) la (les) proposition(s) exacte(s) ?
A le seuil de positivité pour la leucocyturie est de 10^5/mL
B le seuil de positivité pour toutes les bactéries sans exception est de 10^4
C traitement probabiliste en dose unique par fosfomycine trométamol
D pour une bactérie multisensible, le traitement de 1re intention est le céfixime 200 mg × 2 /j pendant 5 jours
E pour une bactérie multisensible, le traitement de 1re intention est l'amoxicilline 1 g × 3/j pendant 7 jours

QI 128

Parmi les propositions suivantes relatives à la pyélonéphrite aiguë en cours de grossesse, laquelle (lesquelles) est (sont) exacte(s) ? (item 27)
A elle est toujours en rapport avec une infection vaginale
B elle est le plus souvent droite
C elle est un facteur d'éclampsie
D elle est un facteur d'accouchement prématuré
E elle peut se compliquer d'hépatite infectieuse

QI 129

Parmi les propositions suivantes relatives à la pyélonéphrite aiguë pendant la grossesse, laquelle (lesquelles) est (sont) exacte(s) ? (item 27)
A la compression de l'uretère par l'utérus favorise l'ascension des germes
B le diagnostic se fait grâce à l'échographie rénale
C le traitement antibiotique de 1re intention est la fluoroquinolone
D le traitement se fait en ambulatoire
E la durée du traitement antibiotique est de 10 jours

QI 130

Parmi les propositions suivantes, quel(s) est (sont) celui (ceux) qui défini(ssen)t qu'une femme à terme est en début de travail ? (item 30)

A perte du bouchon muqueux
B présence de contractions utérines douloureuses
C rupture des membranes
D modification du col utérin
E engagement de la tête

QI 131

Parmi les propositions suivantes relatives aux besoins nutritionnels de la femme enceinte, laquelle (lesquelles) est (sont) exacte(s) ? (item 252)
A la femme enceinte doit multiplier par deux ses apports alimentaires
B la prévention de la listériose passe par une bonne cuisson de la viande
C un verre de vin par jour n'est pas contre-indiqué
D lorsque l'indice de masse corporel est normal, la prise de poids recommandée est comprise entre 12 et 16 kg
E l'anémie par carence martiale est fréquente pendant la grossesse

QI 132

Parmi les mesures nutritionnelles suivantes, laquelle (lesquelles) est (sont) conseillée(s) en cours de toute grossesse ? (item 252)
A prise d'acide folique en périconceptionnel à la dose de 5 mg/j
B prise systématique de fer
C éviter les fromages au lait cru
D ne pas boire plus d'un verre de vin par semaine
E boire des sodas *light*

QI 133

Parmi les propositions suivantes relatives au dépistage du diabète gestationnel (DG), laquelle (lesquelles) est (sont) exacte(s) ? (item 252)
A une glycosurie élevée est une indication à dépister le DG
B il se fait par dosage sanguin de l'hémoglobine glyquée
C il peut se faire au 1er trimestre
D il se fait uniquement entre 24 et 28 SA
E une glycémie à jeun > 0,92 g/L (5,1 mmol/L) diagnostique un DG

QI 134

Parmi les propositions suivantes relatives à la prise en charge du diabète gestationnel, laquelle (lesquelles) est (sont) exacte(s) ? (item 252)
A elle réduit les complications maternelles et fœtales
B elle comporte toujours des règles hygiénodiététiques
C l'activité physique même modérée est déconseillée
D une insulinothérapie est toujours nécessaire en fin de grossesse
E les modalités thérapeutiques sont adaptées au dosage de l'hémoglobine glyquée

QI 135

Parmi les propositions suivantes relatives aux complications maternelles du diabète gestationnel (DG), laquelle (lesquelles) est (sont) exacte(s) ? (item 252)
A les césariennes sont plus fréquentes en cas de DG
B l'hypertension artérielle gravidique est favorisée par le DG
C la prééclampsie est favorisée par le DG
D la menace d'accouchement prématurée est plus fréquente en cas de DG
E le traitement réduit les complications

QI 136

Parmi les propositions suivantes relatives aux complications fœtales et néonatales du diabète gestationnel (DG), laquelle (lesquelles) est (sont) exacte(s) ? (item 252)
A le DG augmente le risque de macrosomie
B le DG augmente le risque de retard de croissance intra-utérin
C le DG augmente le risque d'hypoglycémies néonatales
D le DG augmente le risque de détresse respiratoire
E le DG augmente le risque de septicémies néonatales

QI 137

Parmi les propositions suivantes relatives à la prise en charge du diabète gestationnel, laquelle (lesquelles) est (sont) exacte(s) ? (item 252)
A diététique appropriée
B insulinothérapie si les objectifs glycémiques ne sont pas atteints
C naissance programmée avant 37 SA
D extraction par césarienne
E contrôle glycémique du nouveau-né en cas de macrosomie

QI 138

Parmi les propositions suivantes concernant le dépistage du diabète gestationnel, laquelle (lesquelles) est (sont) exacte(s) ? (item 252)
A le dépistage est recommandé chez toutes les femmes enceintes au 1er trimestre de la grossesse
B le dépistage est recommandé chez les patientes dont l'indice de masse corporelle est > 25 kg/m²
C le dépistage est recommandé chez les patientes ayant un diabète antérieur à la grossesse
D le dépistage est recommandé chez les patientes ayant un antécédent de diabète gestationnel
E le dépistage repose sur une épreuve d'hyperglycémie orale réalisée au 1er trimestre de la grossesse

QI 139

Parmi les propositions suivantes relatives au diabète gestationnel (DG), laquelle (lesquelles) est (sont) exacte(s) ? (item 252)
- **A** le dépistage se fait par une glycémie 1 fois/mois
- **B** une glycémie à jeun > 1 g/L est normale pendant la grossesse
- **C** la macrosomie est favorisée par le DG
- **D** le DG se prend en charge en hospitalisation
- **E** l'insuline est toujours nécessaire

QI 140

Parmi les propositions suivantes relatives à un diabète gestationnel bien équilibré sous insuline, laquelle (lesquelles) est (sont) exacte(s) ? (item 252)
- **A** il constitue un facteur de risque de prééclampsie modérée
- **B** il constitue un facteur de risque de macrosomie
- **C** il nécessite une naissance prématurée
- **D** il doit faire proposer un dépistage du diabète de type 2 par une glycémie à jeun à la consultation du post-partum
- **E** il doit faire proposer un dépistage du diabète gestationnel lors d'une prochaine grossesse

QI 141

Parmi les propositions suivantes relatives à la prise en charge du diabète gestationnel, laquelle (lesquelles) est (sont) exacte(s) ? (item 252)
- **A** la prise en charge est multidisciplinaire
- **B** le diabète gestationnel nécessite du repos
- **C** l'instauration d'une insulinothérapie se fait selon l'évolution de l'hémoglobine glyquée
- **D** la ration calorique est réduite à 1 200 cal/j
- **E** 3 repas et 2 collations sont autorisés

QI 142

Parmi les propositions suivantes relatives à la présentation du sommet dos à gauche, laquelle (lesquelles) est (sont) exacte(s) ? (item 30)
- **A** le foyer d'auscultation des bruits du cœur est à gauche
- **B** le siège est au fond de l'utérus plus gros et mou que la tête
- **C** le toucher vaginal perçoit le siège du fœtus
- **D** le front est perçu au-dessous de la symphyse
- **E** la pression sur le fond utérin fait saillir le plan du dos que l'on sent bien dur à gauche

QI 143

Parmi les propositions suivantes relatives à la présentation du sommet, laquelle (lesquelles) est (sont) exacte(s) ? (item 30)
- **A** le toucher vaginal perçoit la grande fontanelle et la scissure médiane
- **B** le toucher vaginal perçoit la petite fontanelle et la scissure médiane
- **C** le toucher vaginal perçoit la racine du nez
- **D** le toucher vaginal perçoit le nez, la bouche et le menton
- **E** le toucher vaginal perçoit les fesses ou les pieds

QI 144

Parmi les propositions suivantes, laquelle (lesquelles) est (sont) exacte(s) ? (item 30)
- **A** une hémorragie de la délivrance est définie par des saignements > 500 mL dans les 24 heures
- **B** une hémorragie de la délivrance est définie par des saignements > 250 mL dans les 24 heures
- **C** une délivrance dirigée favorise les saignements
- **D** le signe de Farabeuf définit l'engagement de la tête
- **E** la fontanelle postérieure est également nommée « lambda »

QI 145

Quel(s) est (sont) le(s) diamètre(s) qui délimite(nt) le détroit supérieur ? (item 30)
- **A** diamètre bisciatique
- **B** diamètre promonto-rétropubien
- **C** diamètre transverse médian
- **D** diamètre transverse
- **E** diamètre bischiatique

QI 146

Quel(s) est (sont) l'(les) éléments notés sur le partogramme ? (item 30)
- **A** le poids du nouveau-né
- **B** le score d'Apgar
- **C** la dilatation du col
- **D** la température maternelle
- **E** la progression de la présentation

QI 147

Quel(s) est (sont) le (les) diagnostic(s) à évoquer en cas de douleur pelvienne latéralisée à droite au premier trimestre de la grossesse ? (item 25)
- **A** grossesse extra-utérine
- **B** corps jaune hémorragique
- **C** torsion ovarienne
- **D** sigmoïdite
- **E** môle hydatiforme

QI 148

Mme G. consulte en urgence, au terme de 25 SA, en raison de douleurs abdominales de l'hypocondre

droit évoluant par crise. Parmi les propositions suivantes, laquelle (lesquelles) est (sont) exacte(s) ? (item 25)
- **A** lors de l'examen clinique, vous palpez et percutez les fosses lombaires
- **B** lors de l'examen clinique, vous recherchez une défense abdominale
- **C** vous faites une échographie à la recherche d'une lithiase vésiculaire
- **D** vous faites une tomodensitométrie abdominale
- **E** ces signes vous font évoquer l'hypothèse d'un hématome rétroplacentaire

QI 149

Parmi les propositions suivantes relatives à la prévention de l'allo-immunisation rhésus, laquelle (lesquelles) est (sont) exacte(s) ? (item 26)
- **A** la prévention repose sur l'injection par voie intraveineuse ou intramusculaire d'Ig anti-D
- **B** la prévention est inutile lorsque la recherche de RAI anti-D est positive
- **C** la prévention n'est pas utile avant 6 SA
- **D** la prévention est indiquée systématiquement au 6e mois de grossesse si le fœtus est Rh positif
- **E** le consentement de la patiente est indispensable avant l'injection des Ig

QI 150

Parmi les propositions suivantes relatives à la vaccination antigrippale, laquelle (lesquelles) est (sont) exacte(s) ? (item 26)
- **A** elle n'est autorisée pendant la grossesse qu'à partir du 2e trimestre
- **B** elle est recommandée quel que soit l'âge de la grossesse
- **C** en cas de vaccination pendant la grossesse, elle protège le nouveau-né pendant les premières semaines de vie
- **D** une vaccination au 1er trimestre de la grossesse peut amener à discuter d'une interruption médicale de grossesse
- **E** elle est prise en charge à 100 % pendant la grossesse

QI 151

Parmi les propositions suivantes relatives à l'herpès génital encours de grossesse, laquelle (lesquelles) est (sont) exacte(s) ? (item 26)
- **A** la primo-infection est tératogène
- **B** la contamination est principalement hématogène
- **C** il peut être responsable d'encéphalopathie néonatale
- **D** une sérologie d'herpès est recommandée au 6e mois
- **E** l'aciclovir peut réduire le risque de récidive

QI 152

Parmi les propositions suivantes relatives à l'infection materno-fœtale par l'hépatite B, laquelle (lesquelles) est (sont) exacte(s) ? (item 26)
- **A** la transmission est hématogène
- **B** elle entraîne un retard de croissance intra-utérin
- **C** elle entraîne des malformations fœtales
- **D** l'antigénémie HBs (Ag HBs) doit être obligatoirement prélevée au 6e mois
- **E** le risque est surtout maternel

QI 153

Parmi les propositions suivantes relatives à l'infection materno-fœtale toxoplasmique, laquelle (lesquelles) est (sont) exacte(s) ? (item 26)
- **A** la transmission est élevée au 1er trimestre
- **B** les risques malformatifs sont faibles au 1er trimestre
- **C** la transmission est faible au 3e trimestre
- **D** les risques malformatifs sont élevés au 3e trimestre
- **E** en cas de séroconversion, un traitement par spiramycine sera instauré

QI 154

Parmi les propositions suivantes relatives à la rubéole chez la femme enceinte, laquelle (lesquelles) est (sont) exacte(s) ? (item 26)
- **A** une sérologie de rubéole est obligatoire dans le bilan de déclaration
- **B** une infection par la rubéole au 1er trimestre peut induire des malformations fœtales
- **C** la survenue d'une rubéole 5 jours avant et 5 jours après l'accouchement fait courir un risque néonatal spécifique
- **D** en cas de sérologie de rubéole négative, une vaccination doit être proposée dans le post-partum
- **E** en cas de sérologie de rubéole négative, un contrôle mensuel est fait jusqu'en fin de grossesse fréquente pendant la grossesse

QI 155

Parmi les propositions suivantes relatives à l'infection materno-fœtale par le streptocoque B, laquelle (lesquelles) est (sont) exacte(s) ? (item 26)
- **A** la transmission est hématogène
- **B** le dépistage se fait par une sérologie durant le 9e mois
- **C** elle est prévenue par une antibiothérapie commencée à 35 semaines et poursuivie jusqu'à l'accouchement
- **D** elle peut se traduire par une détresse respiratoire transitoire
- **E** les signes cliniques néonataux apparaissent généralement 2 à 3 semaines après la naissance

QI 156

Parmi les propositions suivantes relatives à la dépression du post-partum, laquelle (lesquelles) est (sont) exacte(s) ? (item 67)

A elle survient chez 25 % des femmes l'année suivant l'accouchement
B elle prolonge une dépression anténatale dans 20 à 30 % des cas
C elle est diagnostiquée facilement
D elle a comme facteur de risque majeur les antécédents de dépression
E elle a peu de conséquences sur le développement de l'enfant

QI 157

Parmi les propositions suivantes relatives au baby-blues ou post-partum blues, laquelle (lesquelles) est (sont) exacte(s) ? (item 67)
A il touche 30 % des femmes
B il survient dans les 4 semaines qui suivent l'accouchement
C il est caractérisé par une labilité de l'humeur
D il peut justifier une consultation psychiatrique selon sa sévérité
E il évolue toujours favorablement

QI 158

Parmi les propositions suivantes relatives aux dépressions du post-partum, laquelle (lesquelles) est (sont) exacte(s) ? (item 67)
A elles touchent plus d'une femme sur 10
B elles nécessitent toujours une hospitalisation
C elles sont moins fréquentes que les dépressions durant la grossesse
D elles commencent fréquemment en anténatal
E elles entraînent un risque de récidive après un autre accouchement dans plus de la moitié des cas

QI 159

Parmi les propositions suivantes relatives à la consommation d'alcool pendant la grossesse, laquelle (lesquelles) est (sont) exacte(s) ? (item 26)
A elle favorise les grossesses extra-utérines
B elle peut être responsable d'une microcéphalie fœtale
C un traitement par acamprosate (Aotal®) pour le sevrage peut être poursuivi en cours de grossesse
D la dysmorphie faciale associée au syndrome d'alcoolisation fœtale est caractéristique
E la macrosomie fœtale est fréquente

QI 160

Parmi les propositions suivantes relatives au tabac pendant la grossesse, laquelle (lesquelles) est (sont) exacte(s) ? (item 26)
A le tabac augmente le risque d'avortement spontané précoce
B le tabac augmente le risque de grossesse extra-utérine
C le tabac a un impact sur le poids de naissance
D l'impact du tabac sur la grossesse n'existe qu'à partir de 10 cigarettes/j
E le tabac diminue le risque de prééclampsie

QI 161

Parmi les propositions suivantes, quelle(s) est (sont) les malformations attribuables(s) à la prise d'anticoagulant oral de type warfarine (Coumadine®) au cours du 1er trimestre ? (item 26)
A dysmorphie faciale avec OPN courts
B agénésie des membres supérieurs
C malformations cardiaques
D microcéphalie
E atrophie des voies optiques

QI 162

Parmi les vaccins suivants, le(s)quel(s) peu(ven)t être prescrit(s) au cours de la grossesse ? (item 26)
A fièvre jaune en cas d'absolue nécessité
B antigrippal
C hépatite B
D vaccin pentavalent (tétanos, diphtérie, poliomyélite, coqueluche, *Haemophilus* B)
E hépatite A

QI 163

Parmi les molécules suivantes, quelle(s) est (sont) celle(s) qui présente(nt) un risque pour la grossesse ? (item 26)
A inhibiteur de l'enzyme de conversion
B inhibiteur de l'angiotensine 2
C lamotrigine
D acide valproïque
E acide rétinoïque

QI 164

Parmi les classes d'antibiotique suivantes, laquelle (lesquelles) est (sont) utilisable(s) sans restriction pendant la grossesse ? (item 20)
A streptomycine (aminoside)
B amoxicilline (pénicilline)
C spiramycine (macrolide)
D doxycycline (cycline)
E isoniazide (antituberculeux)

QI 165

Parmi les propositions suivantes relatives au passage transplacentaire d'un médicament, laquelle (lesquelles) est (sont) exacte(s) ? (item 20)
A augmente avec sa liposolubilité
B s'effectue essentiellement par diffusion active
C diminue avec le terme de la grossesse

D concerne la fraction libre plasmatique
E augmente quand le débit cardiaque maternel est accru

QI 166

Parmi les propositions suivantes, laquelle (lesquelles) est (sont) associée(s) au tabagisme en cours de grossesse ? (item 26)
A un petit poids de naissance
B des pathologies respiratoires chez le jeune enfant
C plus d'extractions par forceps
D plus d'épisiotomies en cours d'accouchement
E plus de morts subites du nourrisson

QI 167

Parmi les propositions suivantes, laquelle (lesquelles) est (sont) utilisées dans la prise en charge du tabagisme chez la femme enceinte ? (item 26)
A l'écoute active
B les thérapies cognitivo-comportementales
C la prise en charge du conjoint
D l'utilisation du CO testeur
E la prescription de bupropion (Zyban®)

QI 168

Parmi les propositions suivantes relatives au traitement par nicotine en cours de grossesse, laquelle (lesquelles) est (sont) exacte(s) ? (item 26)
A il est contre-indiqué
B il est systématiquement proposé
C il est employé quand les thérapies cognitivo-comportementales ont échoué
D il fait appel aux patchs
E il fait appel aux gommes à mâcher

QI 169

Parmi les propositions suivantes relatives au tabagisme chez la femme, en comparant aux femmes non fumeuses, laquelle (lesquelles) est (sont) exacte(s) ? (item 26)
A le risque de fausse couche est inchangé chez les fumeuses
B le risque de grossesse extra-utérine est inchangé chez les fumeuses
C le risque de stérilité est inchangé chez les fumeuses
D le risque de cancer chez le nouveau-né des femmes fumeuses est inchangé
E le risque de césarienne pour celles fumant plus de 20 cigarettes/j est inchangé

QI 170

Si une femme enceinte est sous traitement de substitution aux opiacés pendant toute sa grossesse, quelle(s) est (sont) la (les) procédure(s) permettant de diminuer la sévérité du syndrome de sevrage néonatal ? (item 26)
A diminuer la posologie de méthadone au 3e trimestre de la grossesse
B prescrire un traitement par diazépam au 3e trimestre de la grossesse
C favoriser l'allaitement maternel
D faire au nouveau-né dès la naissance une injection de naloxone
E faire participer activement la mère aux soins de son nouveau-né

QI 171

Parmi les propositions suivantes relatives à l'exposition aux radiations ionisantes pendant la grossesse, laquelle (lesquelles) est (sont) exacte(s) ? (item 26)
A les neurones et le système nerveux central sont particulièrement sensibles aux rayonnements
B il n'a pas de risque malformatif en dessous d'une « dose gonades » < 100 mGy
C la réalisation d'un scanner pelvien peut suffire à dépasser le seuil de 100 mGy
D le nouveau-né subit une augmentation du risque de leucémie/cancer de 40 % à long terme
E les radiations ionisantes sont contre-indiquées de principe

QI 172

Parmi les propositions suivantes relatives au syndrome d'alcoolisation fœtale complet, laquelle (lesquelles) est (sont) exacte(s) ? (item 26)
A il comporte un retard de croissance dysharmonieux
B il comporte des anomalies faciales à type philtrum long et bombé, avec effacement des piliers
C il peut survenir pour des alcoolisations occasionnelles ou légères
D il a un taux de récurrence faible
E il entraîne un retard mental

QI 173

Me Claire S. consulte suite à son échographie du 3e trimestre devant un poids fœtal estimé inférieur au 5e percentile des courbes. Sur quel(s) argument(s) pouvez-vous suspecter une origine vasculoplacentaire ? (item 26)
A l'association à un hydramnios
B des dopplerss utérins pathologiques
C des mesures du pôle céphalique inférieures au 10e percentile des courbes
D l'association à une hypertension artérielle
E un tabagisme actif

QI 174

Parmi les propositions suivantes relatives au dépistage de la trisomie 21 en cours de grossesse, laquelle (lesquelles) est (sont) exacte(s) ? (items 22 et 43)

A le dépistage de la trisomie 21 est obligatoire en cours de grossesse
B le dépistage de la trisomie 21 repose sur la mesure de la clarté nucale entre 14 et 18 SA
C le dépistage de la trisomie 21 par marqueurs sériques est réalisable entre 11 et 18 SA
D le dépistage de la trisomie 21 par marqueurs sériques du 1er trimestre repose sur le dosage de la β-hCG et de la PAPP-A
E un caryotype fœtal doit être proposé pour un risque < 1/1 000

QI 175

Parmi les propositions suivantes relatives au dépistage de la trisomie 21 au 1er trimestre, laquelle (lesquelles) est (sont) exacte(s) ? (item 22, 43)
A il tient compte de l'âge
B il tient compte de la clarté nucale
C il tient compte des marqueurs sérique PAPP-A et hCG
D il doit être systématiquement réalisé
E il se fait par amniocentèse

QI 176

Me Cécile D. vient vous voir après son échographie du 2e trimestre en raison de la découverte d'un spina-bifida chez son fœtus avec retentissement cérébral. Elle demande une interruption médicale de grossesse. Parmi les propositions suivantes, laquelle (lesquelles) est (sont) exacte(s) ? (item 8)
A l'autorisation doit être donnée par 4 professionnels d'un centre hospitalier universitaire
B seule une pathologie létale peut justifier une interruption médicale de grossesse
C seul un centre pluridisciplinaire de diagnostic prénatal peut juger de la recevabilité d'une interruption de grossesse
D le consentement du conjoint est obligatoire
E un délai de réflexion d'une semaine est obligatoire

QI 177

Parmi les propositions suivantes relatives au syndrome de l'X fragile, laquelle (lesquelles) est (sont) exacte(s) ? (item 43)
A la transmission est autosomique dominante à pénétrance variable
B il est plus sévère chez les filles que chez les garçons
C il est responsable de retard mental et de troubles du comportement

D c'est une pathologie à extension de triplets, la sévérité dépendant du nombre de triplets CGG
E le diagnostic peut se faire avant la naissance

QI 178

Parmi les propositions suivantes relatives au syndrome de l'X fragile, laquelle (lesquelles) est (sont) exacte(s) ? (item 43)
A c'est la 1re cause de retard mental génétique et héréditaire
B il est transmis par les garçons
C il est diagnostiqué *in utero* par la recherche d'une cassure du chromosome X
D il s'associe à une défaillance ovarienne prématurée chez la fille
E il est associé à un risque de dissection aortique pendant la grossesse

QI 179

Parmi les propositions suivantes relatives à la lymphangite mammaire, laquelle (lesquelles) est (sont) exacte(s) ? (items 32)
A elle se traduit par des douleurs mammaires lancinantes
B la fièvre est > 38 °C, souvent avec frissons
C elle se traduit par un placard mammaire chaud et douloureux
D il existe du pus dans le lait
E il existe une adénopathie mammaire homolatérale

QI 180

Chez une mère qui allaite, parmi les signes suivants, le(s)quel(s) fait (font) partie de la mastite inflammatoire ? (item 32)
A une fièvre depuis 72 heures
B le signe de Budin
C une douleur du sein
D une adénopathie axillaire
E une fièvre à 39 °C

QI 181

Au 6e jour après l'accouchement, Mme J. présente un épisode de fièvre à 39,5 °C. La photographie jointe (fig. 18) vous montre l'aspect du sein droit. Parmi les propositions suivantes, laquelle (lesquelles) est (sont) exacte(s) ? (item 32)

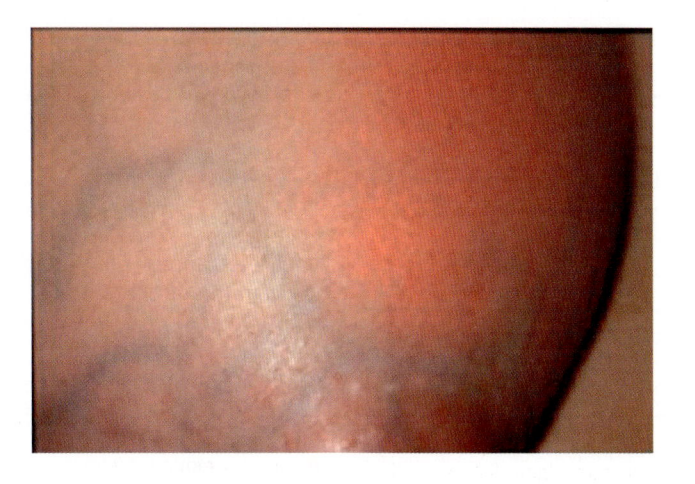

Fig. 18

A l'aspect est typique d'un engorgement mammaire
B vous recherchez le signe de Budin
C vous réalisez une mammographie
D vous réalisez une échographie
E vous vous attendez à trouver une adénopathie homolatérale

QI 182

Quelle(s) est (sont) la (les) cause(s) possible(s) d'hémorragie de la délivrance lorsque le placenta a été vérifié complet ? (item 33)
A atonie utérine
B rétention placentaire
C déchirure cervicale
D déchirure vaginale
E rupture utérine

QI 183

Parmi les propositions suivantes relatives à l'hémorragie de la délivrance, laquelle (lesquelles) est (sont) exacte(s) ? (item 33)
A elle est due à une atonie utérine
B elle survient toujours après la délivrance du placenta
C un saignement de 400 mL après l'accouchement est physiologique
D elle est favorisée par l'injection d'oxytocine
E la révision utérine fait partie du traitement

QI 184

Parmi les propositions suivantes relatives à l'endométrite du post-partum, laquelle (lesquelles) est (sont) exacte(s) ? (item 33)
A elle peut être due au streptocoque B
B elle survient généralement 3 à 5 jours après l'accouchement
C l'utérus est le plus souvent très tonique et bien involué
D les lochies sont abondantes et malodorantes
E la mobilisation utérine est douloureuse

QI 185

Quel(s) est (sont) la (les) cause(s) de métrorragies modérées et d'une température à 38 °C au 6e jour du post-partum ? (item 33)
A une endométrite
B un petit retour de couches
C une hyperprolactinémie
D une thrombophlébite surale
E une rétention placentaire

QI 186

Parmi les propositions suivantes relatives à l'endométrite du post-partum, laquelle (lesquelles) est (sont) exacte(s) ? (item 33)
A elle est plus fréquente en cas d'accouchements par voie basse que par césarienne
B il existe des métrorragies
C la fièvre est élevée souvent ≥ 39 °C
D il existe des lochies malodorantes
E il existe une douleur à la mobilisation utérine

QI 187

Quelle(s) est (sont) la (les) pathologie(s) maternelle(s) entraînant un risque augmenté de retard de croissance intra-utérin ? (item 29)
A sclérose en plaques
B lupus érythémateux disséminé
C glomérulonéphrite chronique
D lithiases urinaires
E polyarthrite rhumatoïde

QI 188

Devant un retard de croissance intra-utérin sévère (périmètre abdominal < 3e centile), quel(s) est (sont)

l'(les) argument(s) en faveur d'une cause fœtale ? (item 29)
A diagnostic au 2ᵉ trimestre
B protéinurie = 0,8 g/L
C hydramnios
D antécédent de retard de croissance intra-utérin
E anomalies du rythme cardiaque fœtal

QI 189

Devant un retard de croissance intra-utérin sévère (périmètre abdominal < 3ᵉ centile) à l'échographie de 32 SA, quel(s) est (sont) l'(les) argument(s) en faveur d'une cause vasculaire ? (item 29)
A col utérin admettant un doigt
B hydramnios
C pression artérielle = 160/100 mmHg
D calcifications intracrâniennes
E doppler utérin : incisure protodiastolique bilatérale

QI 190

Devant un retard de croissance intra-utérin sévère (périmètre abdominal < 3ᵉ centile), quel(s) est (sont) l'(les) argument(s) en faveur de la proposition d'un prélèvement pour étude du caryotype fœtal ? (item 29)
A oligoamnios
B doppler utérin normal
C tableau clinique de prééclampsie
D communication interventriculaire chez le fœtus
E onde a négative au doppler du canal d'Arantius

QI 191

Une échographie de 32 SA montre un périmètre abdominal entre les 3ᵉ et 10ᵉ centiles. Le diamètre bipariétal et la longueur du fémur sont situés entre les 10ᵉ et 90ᵉ centiles. L'examen clinique, les mouvements actifs fœtaux, le liquide amniotique et le doppler ombilical sont normaux. Parmi les propositions suivantes, laquelle (lesquelles) proposez-vous en 1ʳᵉ intention ? (item 29)
A hospitalisation
B étude du doppler utérin
C IRM fœtale
D amniocentèse
E échographie supplémentaire à 2 ou 3 semaines d'intervalle

QI 192

Quelle(s) est (sont) l'(les) indication(s) reconnue(s) d'un traitement préventif par aspirine à faible dose ? (items 23 et 29)
A HTA chronique
B diabète de type 1 préexistant à la grossesse
C antécédent d'HTA gravidique pure avec accouchement à terme
D antécédent de prééclampsie avec accouchement provoqué à 32 SA
E antécédent de RCIU < 3ᵉ centile avec infarctus placentaires multiples

QI 193

Vous êtes appelé en maternité pour examiner un nouveau-né présentant une dysmorphie faciale qui vous fait penser à une trisomie 21. Que recherchez-vous à l'interrogatoire, dans le dossier médical et à l'examen clinique qui puisse vous orienter vers le diagnostic de trisomie 21 chez cet enfant ? (item 43)
A un pli palmaire transverse car c'est un signe spécifique de trisomie 21
B un âge paternel élevé
C une hypotonie néonatale qui est constante
D un fémur court à l'échographie
E une clarté nucale < 3 mm

QI 194

Quel(s) est (sont) le(s) principal (principaux) signe(s) échographique(s) qui peu(ven)t faire évoquer une trisomie 21 chez un fœtus ? (item 43)
A une omphalocèle
B une image en double bulle
C un spina-bifida
D un canal atrioventriculaire
E le signe de la sandale

QI 195

Quel(s) examen(s) proposez-vous pour confirmer le diagnostic d'une trisomie 21 suspectée en période néonatale ? (item 43)
A une étude moléculaire par PCR spécifique du chromosome 21
B un caryotype standard
C un dosage de l'alphafœtoprotéine
D un caryotype avec FISH spécifique du chromosome 21
E un dosage de la PAAP-A et de la β-hCG libre

QI 196

Le résultat d'un caryotype fœtal est 47,XX, + 21. Parmi les propositions suivantes, laquelle (lesquelles) est (sont) exacte(s) ? (item 43)
A il s'agit d'une trisomie en mosaïque
B il s'agit d'une trisomie 21 par translocation
C il s'agit d'une trisomie 21 libre
D on ne propose pas de diagnostic prénatal pour la grossesse suivante
E on propose obligatoirement une biopsie de trophoblaste à 12 SA

QI 197

Quelle prise en charge préconisez-vous après la découverte postnatale d'une trisomie 21 ? (item 43)
A on attend de voir quels symptômes vont apparaître et la prise en charge se fait au cas par cas
B cet enfant peut avoir droit à une prise en charge à 100 % pour les soins médicaux
C un dépistage de l'hypothyroïdie est particulièrement recommandé
D on propose aux parents de rencontrer des associations de patients
E un suivi par un spécialiste ORL est préconisé

QI 198

Quel conseil génétique donnez-vous aux parents ? Leur proposez-vous des examens complémentaires ? (item 43)
A il est recommandé de vérifier le caryotype des parents
B il n'y a aucun risque de récidive pour une future grossesse
C il faut vérifier uniquement le caryotype de la mère
D le caryotype des parents va obligatoirement montrer une anomalie
E on vérifie que le frère de 4 ans bien portant n'est pas porteur d'une anomalie chromosomique

QI 199

Vous suivez une femme de 28 ans pour sa 2ᵉ grossesse. Sa fille âgée de 2 ans est en bonne santé. L'échographie du 2ᵉ trimestre (réalisée à 22 SA) montre une hyperéchogénicité intestinale. Quelle est la définition d'une hyperéchogénicité intestinale, quelle(s) est (sont) votre (vos) principale(s) hypothèse(s) diagnostique(s) et quel(s) examen(s) préconisez-vous pour les confirmer ? (item 43)
A dans ce cas, l'échogénicité de l'intestin est supérieure à celle de l'os
B il s'agit le plus souvent d'un problème de mucoviscidose chez le fœtus
C cela peut révéler une infection à cytomégalovirus
D cela peut révéler une trisomie 21 et vous proposez un caryotype fœtal
E dans l'hypothèse d'une mucoviscidose, vous commencez par prélever les parents pour rechercher les mutations les plus fréquentes du gène *CFTR*

QI 200

Quel(s) est (sont) le(s) signe(s) d'appel échographique(s) de la mucoviscidose en anténatal ? (item 43)
A un fémur court
B une absence de visualisation de la vésicule biliaire
C une péritonite méconiale
D un retard de croissance intra-utérin
E une dilatation des anses digestives

Réponses

QI 1
Réponse : B

QI 2
Réponse : A, B, E

QI 3
Réponse : A, D, E

QI 4
Réponse : A, D

QI 5
Réponse : B, E

QI 6
Réponse : E

QI 7
Réponse : B, C, D

QI 8
Réponse : A, C

QI 9
Réponse : A, B, C

QI 10
Réponse : A, B, C

QI 11
Réponse : A, B, D, E

QI 12
Réponse : A, B, C

QI 13
Réponse : B, D

QI 14
Réponse : B, E

QI 15
Réponse : A

QI 16
Réponse : A, B

QI 17
Réponse : A, B

QI 18
Réponse : C

QI 19
Réponse : E

QI 20
Réponse : A

QI 21
Réponse : B, C, E

QI 22
Réponse : A, B, D

QI 23
Réponse : A, D, E

QI 24
Réponse : D

QI 25
Réponse : C

QI 26
Réponse : A, C, D

QI 27
Réponse : A, B

QI 28
Réponse : A, B, E

QI 29
Réponse : A, C, D, E

QI 30
Réponse : B, C, D

QI 31
Réponse : A, B, C, E

QI 32
Réponse : D

QI 33
Réponse : A, C, D, E

QI 34
Réponse : A

QI 35
Réponse : B, D

QI 36
Réponse : B, C, E

QI 37
Réponse : E

QI 38
Réponse : C

QI 39
Réponse : A, B, D

QI 40
Réponse : B, D

QI 41
Réponse : A, B, D

QI 42
Réponse : A, B, D

QI 43
Réponse : A, D, E

QI 44
Réponse : C, D

QI 45
Réponse : A, B, E

QI 46
Réponse : A, D

QI 47
Réponse : A, B, C

QI 48
Réponse : A, B, C, D, E

QI 49
Réponse : C

QI 50
Réponse : B, E

QI 51
Réponse : A, C, E

QI 52
Réponse : B, C

QI 53
Réponse : B, D

QI 54
Réponse : A, C, D, E

QI 55
Réponse : C, D, E

QI 56
Réponse : A, C, E

QI 57
Réponse : B, C, D

QI 58
Réponse : A, E

QI 59
Réponse : A, B, C

QI 60
Réponse : A, E

QI 61
Réponse : A, B, C

QI 62
Réponse : A, E

QI 63
Réponse : A, C, D

QI 64
Réponse : A, E

QI 65
Réponse : A, D

QI 66
Réponse : C, E

QI 67
Réponse : C

QI 68
Réponse : D

QI 69
Réponse : B, C, D

QI 70
B, C, E

QI 71
Réponse : D

QI 72
Réponse : C

QI 73
Réponse : C

QI 74
Réponse : A, B

QI 75
Réponse : E

QI 76
Réponse : A

QI 77
Réponse : E

QI 78
Réponse : E

QI 79
Réponse : A, C, E

QI 80
Réponse : B, C, E

QI 81
Réponse : E

QI 82
Réponse : A, C, E

QI 83
Réponse : B, D, E

QI 84
Réponse : A, B, C, D, E

QI 85
Réponse : A

QI 86
Réponse : A, B, C, E

QI 87
Réponse : B, C, D

QI 88
Réponse : B, D

QI 89
Réponse : A

QI 90
Réponse : E

QI 91
Réponse : D, E

QI 92
Réponse : C, D

QI 93
Réponse : B, C

QI 94
Réponse : B

QI 95
Réponse : A, C, D

QI 96
Réponse : B

QI 97
Réponse : D, E

QI 98
Réponse : C, E

QI 99
Réponse : B

QI 100
Réponse : A, B, C, E

QI 101
Réponse : A, B, C

QI 102
Réponse : C, D, E

QI 103
Réponse : A, E

QI 104
Réponse : A, B

QI 105
Réponse : B, C

QI 106
Réponse : C, D

QI 107
Réponse : A, C

QI 108
Réponse : B, C, D, E

QI 109
Réponse : A, B, E

QI 110
Réponse : A, B, C, E

QI 111
Réponse : A, B, E

QI 112
Réponse : A, B, C

QI 113
Réponse : A, C

QI 114
Réponse : A, C, E

QI 115
Réponse : A, B, C, E

QI 116
Réponse : A, B, C, E

QI 117
Réponse : A, C, E

QI 118
Réponse : A, C

QI 119
Réponse : B, C, E

QI 120
Réponse : B, C, E

QI 121
Réponse : A, B, C

QI 122
Réponse : A, B, C, D, E

QI 123
Réponse : A, E

QI 124
Réponse : A, C, E

QI 125
Réponse : A, C

QI 126
Réponse : A, B, E

QI 127
Réponse : C, E

QI 128
Réponse : B, D, E

QI 129
Réponse : A

QI 130
Réponse : B, D

QI 131
Réponse : A, D, E

QI 132
Réponse : C

QI 133
Réponse : C, E

QI 134
Réponse : A, B

QI 135
Réponse : A, B, C, E

QI 136
Réponse : A, C

QI 137
Réponse : A, B, E

QI 138
Réponse : B, D

QI 139
Réponse : C

QI 140
Réponse : A, B, D, E

QI 141
Réponse : A, E

QI 142
Réponse : A, B, E

QI 143
Réponse : B

QI 144
Réponse : A, D, E

QI 145
Réponse : B, C

QI 146
Réponse : C, D, E

QI 147
Réponse : A, B, C

QI 148
Réponse : A, B, C

QI 149
Réponse : A, B, D, E

QI 150
Réponse : B, C, E

QI 151
Réponse : C, E

QI 152
Réponse : D

QI 153
Réponse : E

QI 154
Réponse : A, B, D

QI 155
Réponse : D

QI 156
Réponse : B, D

QI 157
Réponse : C, D

QI 158
Réponse : A, C

QI 159
Réponse : B, C, D

QI 160
Réponse : A, B, C, E

QI 161
Réponse : A, D, E

QI 162
Réponse : A, B, C, E

QI 163
Réponse : A, B, D, E

QI 164
Réponse : B, C, E

QI 165
Réponse : A, D, E

QI 166
Réponse : A, B, E

QI 167
Réponse : A, B, C, D

QI 168
Réponse : C, D, E

QI 169
Réponse : D

QI 170
Réponse : C, E

QI 171
Réponse : A, B, D, E

QI 172
Réponse : B, E

QI 173
Réponse : B, D, E

QI 174
Réponse : C, D

QI 175
Réponse : A, B, C

QI 176
Réponse : C

QI 177
Réponse : C, D, E

QI 178
Réponse : A, D

QI 179
Réponse : B, C, E

QI 180
Réponse : C, D, E

QI 181
Réponse : B, E

QI 182
Réponse : A, C, D

QI 183
Réponse : A, C, E

QI 184
Réponse : A, B, D, E

QI 185
Réponse : A, E

QI 186
Réponse : D, E

QI 187
Réponse : B, C

QI 188
Réponse : A, D

QI 189
Réponse : C, E

QI 190
Réponse : B, D

QI 191
Réponse : B, E

QI 192
Réponse : D, E

QI 193
Réponse : C, D

QI 194
Réponse : B, D, E

QI 195
Réponse : B, D

QI 196
Réponse : C

QI 197
Réponse : B, C, D, E

QI 198
Réponse : A

QI 199
Réponse : A, C, D, E

QI 200
Réponse : B, C, E

Index

A

Abcès
– du sein, 472
– ovarien, 131
Abcès du sein, 489
Abus sexuel, 13
Accouchement normal, 437–464
Accueil psycho-médico-social, 14
Acide tranexamique, 35
Acidocétose diabétique, 528
Addictologie et grossesse, 393
Adénocarcinome, 220
– endométrioïde, 229
– *in situ*, 208
Adénomyose, 34, 36
ADN libre circulant, 497
Adrénarche, 143
Alcool, 283
– allaitement, 458
– allaitement maternel, 473
– cancer, 193
– grossesse, 389, 394
Alcoolisation fœtale, 389
Allaitement maternel, 406, 437–484
– bénefices, 467
– complications, 470
Allo-immunisation
– anti-D, 28
– antiérythrocytaire, 372
Aménorrhée, 39–48
– anatomique utérovaginale, 40
– hypothalamique fonctionnelle, 40
– primaire, 39
– secondaire, 39
AMH, 43
Amniocentèse, 6, 357, 499
Anaphrodisie, 151
Anémie fœtale, 373–374, 376
Aneuploïdie, 6
Anneau, 62
Anorgasmie, 153
Anovulation, 39
Anse diathermique, 216
Antiaromatases, 273
Anticholinergiques, 162
Antiœstrogènes, 273
Appareil génital féminin (exploration de l'), 92
Assistance médicale à la procréation, 99–108
Athérosclérose coronarienne, 53
Atonie utérine isolée, 489
Attouchement, 13
Avortement spontané, 308
– à répétition, 311
– du 1er trimestre, 310
Axe hypothalamo-hypophyso-ovarien, 39

B

Bandelette sous-urétrale, 163
Bethesda (terminologie), 211
Bilan
– masculin, 94
– préconceptionnel et pré-AMP, 95
– urodynamique, 160
Biopsie
– d'endomètre, 35
– du trophoblaste, 6
– endométriale, 233
Biphosphonates, 57
Bouffées vasomotrices, 49, 51
BRCA1 et *2*, 197

C

Calendrier mictionnel, 160
Cancer
– activité physique, 194
– alcool, 193
– alimentation, 194
– de l'endomètre, 198, 229
– – stade FIGO, 236
– – type2 histologique, 236
– de l'ovaire, 197, 246
– – classification FIGO, 248
– – marqueurs tumoraux, 247
– dépistage opportuniste, 198
– dépistage organisé, 198, 212
– dépistage systématique, 198
– du col utérin, 197, 220
– – bilan d'extension, 223
– – classification FIGO, 224
– – dépistage organisé, 212
– – invasif, 227
– – micro-invasif, 227
– du corps utérin, 229
– du sein, 196
– – canalaire, 263
– – classification TNM, 270
– – lobulaire, 263
– environnement, 195
– exposition professionnelle, 195
– facteurs de risque, 192
– génétique, 192
– prévention primaire, 192
– prévention secondaire, 192, 198
– prévention tertiaire, 192
– rayonnements solaires, 194
– tabac, 193
Cannabis, 283
– grossesse, 395
Carcinome épidermoïde, 220
Caryotype fœtal, 499
Centre pluridisciplinaire de diagnostic prénatal, 8

Certificat, 18
Cervicite, 217
Chimiothérapie, 267
– adjuvante, 272
– néoadjuvante, 272–273
Chirurgie, 271
Chlamydia trachomatis, 170, 182
Chorioamniotite, 334
Clarté de la nuque, 496
Classification
– de Prader, 41
– de Tanner, 41, 144
– des mammographies de l'*American College of Radiology*, 258
– FIGO des cancers de l'endomètre, 236
– FIGO des cancers de l'ovaire, 248
– FIGO des cancers du col utérin, 224
– FIGO des myomes utérins, 36
– OMS des tumeurs de l'ovaire, 241
– TNM des cancers du sein, 270
Cocaïne et grossesse, 396
Col utérin
– cancer, 220
– lésions intra-épithéliales, 208
– lésions précancéreuses, 210, 213, 215
– tumeur bénigne, 207
Colonisation urinaire gravidique, 414
Colpohystérectomie élargie, 226
Colposcopie, 213
Congé maternité, 302, 563
Congélation embryonnaire, 106
Conisation, 216, 226
Conseil génétique, 504, 519
Consensus de Rotterdam, 43
Consultation
– initiale pour IVG, 78
– préconceptionnelle, 279
Contraception, 61–74
– d'urgence, 69
– définitive, 68
– du post-partum, 460
– hormonale, 61
– mécanique, 67
– non hormonale, 61
– œstroprogestative, 62
– oubli, 71
Corps utérin (cancer du), 229
Curetage biopsique, 234
Curiethérapie, 226
Cycle menstruel, 31–38
Cystalgie cataméniale, 120
Cystite aiguë gravidique, 416
Cystocèle, 164
Cystomanométrie, 161
Cytologie cervico-utérine anormale, 212
Cytomégalovirus, 361

D

De Morsier-Kallmann (syndrome de), 46
Débitmétrie, 161
Déclaration de la grossesse, 298

Délivrance, 454
– artificielle, 317
– dirigée, 318
Densité minérale osseuse, 51
Dépistage
– du cancer, 198
– prénatal non invasif, 6
Dépression
– anténatale, 522
– du post-partum, 522
Détermination du terme, 294
Détroit inférieur, 439
Diabète
– de type 1, 527
– de type 2, 532
– gestationnel, 535
– – dépistage, 539
– – traitement, 540
– préexistant et grossesse, 527–534
Diagnostic
– de grossesse, 293
– préimplantatoire, 8, 104
– prénatal, 5
Dispositif intra-utérin. *Voir* DIU
DIU, 22
– au cuivre, 67
– au lévonorgestrel, 66, 68
DMO. *Voir* Densité minérale osseuse
Douleur
– abdominale aiguë de la femme enceinte, 337–346
– pelvienne aiguë, 109–126
Drogues et allaitement maternel, 481
Dyschésie, 120
Dysfonction sexuelle, 88
Dysménorrhée, 119
Dysovulation, 39
Dyspareunie, 119, 153–154
– profonde, 155
– superficielle, 155
Dysurie, 163
– cataméniale, 120

E

Échographie
– axillaire, 260
– du col, 328
– du sein, 259
– pelvienne, 23, 93
– – par voie endovaginale, 122
Éclampsie, 549
Écosystème vaginal, 178
Élytrocèle, 164
Endométriose, 116
– pelvienne, 88
Endométrite
– aiguë du post-partum, 486
– hémorragique, 490
Enfant handicapé, 495–520
Engagement, 446
Engorgement mammaire, 470, 488
Entretien prénatal, 292

Envahissement lymphonodal, 267
État de stress post-traumatique, 524
Eupareunie, 149
Examen prénuptial, 277–286
Expulsion, 452

F

Fécondation *in vitro*, 22
– avec transfert embryonnaire, 103
Ferriman et Gallwey (score de), 40
Fertilité féminine (préservation), 107
Fibrome utérin, 127
– nécrobiose aseptique, 128
Fièvre pendant la grossesse, 331
FIGO des causes de saignements anormaux, 33
Finnegan (score de), 405
Frottis cervico-utérin, 200, 210
FSH (*Follicle Stimulating Hormone*) plasmatique, 42

G

Galactophorite, 488
Galactorrhée, 40
Gonocoque, 172, 181
Grippe, 283, 370
Grossesse
– addictologie, 393
– alcool, 389, 394
– besoins nutritionnels, 543
– complications, 307–336
– déclaration, 298
– détermination du terme, 294
– diabète préexistant, 527–534
– diagnostic, 293
– douleur abdominale aiguë, 337–346
– extra-utérine, 21–30, 309
– fièvre, 331
– hétérotopique, 21
– infection urinaire, 413–422
– intra-utérine évolutive, 309
– irradiation, 407
– médicaments, 379
– môlaire, 310
– normale, 287–306
– nutrition, 535–546
– tabac, 386, 394
– troubles psychiques, 521–526

H

Harcèlement, 13
Helicobacter pylori, 196
HELLP syndrome, 321, 548
Hématome rétroplacentaire, 313–314
HemoCue®, 32
Hémorragies génitales
– du 1er trimestre, 308
– du 3e trimestre, 312
Hépatite
– B, 196, 366
– C, 196, 367
HER2, 267
Héroïne et grossesse, 397

Herpès, 365
Herpes Simplex Virus, 170
Higham (score de), 31
Hormonothérapie, 273
HPV16 et 18, 197
Hyperactivité vésicale, 160
Hyperandrogénie, 40
Hyperplasie glandulaire
– atypique, 37
– endométriale sans atypie, 36
Hyperprolactinémie, 40
Hypertension artérielle gravidique, 319
Hypoglycémie, 527, 538
Hypogonadisme hypergonadotrope, 44
Hystéroptose, 164
Hystérosalpingographie, 92
Hystéroscopie diagnostique, 35
Hystérosonographie, 93

I

ICSI, 103
Imperforation hyménéale, 41
Implant contraceptif, 66
Incompétence cervico-isthmique, 426
Incontinence urinaire
– à l'effort, 160
– mixte, 160
– sur urgenturies, 160
Infection(s)
– à gonocoque, 172
– amniochoriale, 425
– bactériennes, 348
– génitales hautes, 22, 183
– – formes compliquées, 185
– – non compliquées, 184
– ovarienne, 131
– sexuellement transmissibles, 169–190
– – conséquences, 175
– urinaire et grossesse, 413–422
– utéro-annexielle haute, 88
Infertilité, 120
– âge, 88
– facteurs de risque, 87
– poids, 88
– tabac, 88
Insémination artificielle, 101
Insuffisance ovarienne prématurée, 40, 44, 58
Interruption
– médicale de grossesse, 6–7
– volontaire de grossesse, 3, 75–86
– – instrumentale, 80
– – médicamenteuse, 80
IRM
– abdominopelvienne, 122, 235
– mammaire, 260
– pelvienne prétherapeutique, 223
Irradiation et grossesse, 407
IVG. *Voir* Interruption volontaire de grossesse

K

Ki 67, 267

L

Lactation
- inhibition, 470
- insuffisance, 473

Législation, 61–74, 76

Lésion
- kystique ovarienne, 117
- superficielle péritonéale, 117

Leucorrhées, 177
- pathologiques, 178, 180
- physiologiques, 178

Listériose, 334, 352
Lubrification, 153
Lymphangite, 488
Lynch (syndrome de), 198

M

Macroprogestatifs. *Voir* Progestatifs à fortes doses
Maladies génétiques, 495–520

Malformation
- artérioveineuse, 34, 37
- utérine, 426

Mammographie de dépistage, 257
Marqueurs sériques maternels du 1er trimestre, 496
Mastite, 471
Mastopathie fibrokystique, 263
Maturation *in vitro* d'ovocytes, 104
Mayer-Rokitansky-Küster-Hauser (syndrome de), 43

Médicaments
- allaitement maternel, 474
- grossesse, 379

Menace d'accouchement prématuré, 326
Ménométrorragies, 31
- idiopathiques, 37
- provoquées, 37

Ménopause, 49–60
Ménorragies, 31
Méthotrexate, 26
Métrorragies, 31
Microprogestatifs. *Voir* Progestatifs à faibles doses
Mifépristone, 80–81
Misoprostol, 80–81
Modifications physiologiques au cours de la grossesse, 288
Modulateur sélectif des récepteurs des œstrogènes, 57
Mucoviscidose, 506
Mycoplasme, 182
Mycose, 181
Myome, 34, 36

N

Neisseria gonorrhoeae, 170
Néphropathie, 528
Neuromodulation, 162
Nodule profond sous-péritonéal, 117
Nœud sentinelle, 272
Nutrition et grossesse, 535–546

O

Œstrogènes
- de synthèse, 55
- naturels, 55

Oncofertilité, 107
Oncogénétique, 274
Opiacés et grossesse, 397
Orgasme, 153
Ostéodensitométrie, 50
Ostéoporose post-ménopausique, 52

Ovaire
- abcès, 131
- cancer, 197, 246
- hémorragie intrakystique, 130
- infection, 131
- kyste, 34
- - dermoïde, 135
- - fonctionnel, 129
- - organique, 129
- - rupture, 130
- torsion, 130
- tumeur, 239–252
- - bénigne, 239, 243
- - borderline, 250
- - classification OMS, 241
- - critères de bénignité, 135
- - frontière, 250
- - maligne, 240

Ovulation (exploration de l'), 90

P

PALM COEIN, 33
Papillomavirus humain, 170, 196
Parvovirus B19, 364
Patch, 62
PCR, 171
Pearl (indice de), 61, 69
Petit poids pour l'âge gestationnel, 428
Phyto-œstrogènes, 57
Pipelle de Cornier®, 233
Placenta praevia, 312, 314
Plan cancer 2014-2019, 203
Polype utérin, 34–35, 217

Post-partum
- blues, 522
- dépressions, 522
- troubles psychiques, 521–526

Prééclampsie, 319, 547–554
Prématurité, 423
- induite, 424
- spontanée, 424

Profilométrie urétrale, 161

Progestatifs
- à faibles doses, 22, 65
- - par voie intra-utérine, 66
- - par voie orale, 66
- - par voie sous-cutanée, 66
- à fortes doses, 66
- de synthèse, 56

Progestérone naturelle, 56
Progestéronémie, 24

Projet de naissance, 299
Prolactine, 42
Prolapsus génital, 164
Psychose puerpérale confuso-délirante, 523
Pubarche, 143
Puberté, 143–148
– avancée, 145
– précoce, 145
– retard, 147
Pyélonéphrite, 334
– aiguë gravidique, 418

R

Radiothérapie, 272
– externe, 226
RCIU. *Voir* Retard de croissance intra-utérin
Récepteurs hormonaux, 267
Rectocèle, 164
Rééducation périnéale, 162
Réquisition, 15
Réserve ovarienne folliculaire (exploration de la), 91
Retard
– de croissance intra-utérin, 428
– pubertaire, 147
Rétention placentaire, 490
Rétinopathie, 528
Retour de couches, 457
– hémorragique, 490
Réunion de concertation pluridisciplinaire, 267
Révision utérine, 317
Risque(s)
– artériel, 65
– fœtal, 383
– néonatal, 383
– professionnels pour la maternité, 555–568
– tératogène, 381
– thromboembolique veineux, 64
Rubéole, 357

S

Salpingectomie, 26
Salpingite, 183
Salpingotomie, 26
Sarcome, 229
Scarff Bloom Richardson (grade histologique de), 267
Score de FRAX®, 53
Sein
– cancer, 263
– carcinome *in situ*, 266
– carcinome infiltrant, 268
– carcinome intracanalaire, 267
– macrobiopsie, 261
– microbiopsie, 261
– tumeur, 253–276
– – HER2 positive, 267
– – luminale A, 267
– – luminale B, 267
– – triple négative, 267
SERM. *Voir* Modulateur sélectif des récepteurs des œstrogènes

Sérologie, 171
SET. *Voir* Single Embryo Transfer
Sévices sexuels, 13
Sexualité, 149–158
Single Embryo Transfer, 106
Sniff test, 179
Sperme, 88
Spermocytogramme, 94
Spermogramme, 94
Sphinctérométrie, 161
Stéréotaxie, 262
Stérilité, 87–98
Streptocoque du groupe B, 349
Suites de couches
– normales, 456
– pathologiques, 485–494
Suivi prénatal, 292
Syndrome
– climatérique, 51
– d'alcoolisation fœtale, 389
– d'hyperstimulation ovarienne, 106
– d'insensibilité complète aux androgènes, 43
– de l'X fragile, 516
– de sevrage néonatal, 399, 404
– des ovaires polykystiques, 40, 43, 88
– prémenstruel, 46
Syphilis
– diagnostic sérologique, 173
– et grossesse, 350

T

Tabac, 22, 283
– allaitement maternel, 473
– cancer, 193
– grossesse, 386, 394
– infertilité, 88
TEP-TDM, 224
Test
– à la potasse, 179
– au progestatif, 41
– de dépistage combiné, 496
– HPV, 212
Thérapie ciblée, 273
THM. *Voir* Traitement hormonal substitutif
Thrombophlébite cérébrale, 492
Thrombose veineuse
– dans le post-partum, 491
– pelvienne, 492
Tocolyse, 329
Toxoplasmose, 355
Trachélectomie élargie, 226
Traitement hormonal substitutif, 54
Trastuzumab, 267, 273
Travail
– deuxième étape, 446
– phase active, 444
– phase de latence, 444
– première étape, 443
– quatrième étape, 456
– troisième étape, 454

Index

Treponema pallidum, 170
Trichomonas, 180
Trisomie 21, 495
Troubles
– de la sexualité, 149–158
– – causes, 150
– du désir, 151
– psychiques de la grossesse et du post-partum, 521–526
Tuberculose, 354
Tuméfaction pelvienne, 127–142
Turner (syndrome de), 44

U

Urgenturie, 160

V

Vaccination
– anti-HPV, 201
– prophylactique, 216
Vaccins, 384
Vaginisme, 153
Vaginose bactérienne, 181, 349, 435
Varicelle, 359
Viabilité fœtale, 10
VIH, 170, 367
Viol, 13
Violences sexuelles, 13–20

W

Wertheim (intervention de), 226

Elsevier Masson S.A.S
65, rue Camille-Desmoulins
92442 Issy-les-Moulineaux Cedex
Dépôt Légal : novembre 2018

Composition : SPI

Imprimé en Italie par Printer Trento